化学工业出版社“十四五”普通高等教育规划教材

药物色谱分析案例集

况 刚 邓朝芳 高 洁 主编

化学工业出版社
·北京·

内 容 简 介

《药物色谱分析案例集》详细介绍了薄层色谱、高效液相色谱、气相色谱、液相色谱-质谱联用、气相色谱-质谱联用等多种药物色谱分析技术，深入探讨它们在药品研发、质量控制、杂质研究、药物代谢分析、非法添加物检测、中药成分分析等领域中的应用。每章均通过典型案例的讲解，帮助读者深入理解色谱分析的基本原理、仪器设备和实验操作等，通过深入剖析实验设计、色谱条件优化、分析方法验证和数据处理流程，帮助读者掌握不同分析方法的特点和适用范围。与传统色谱分析教材不同，本书更加注重案例驱动的教学方式，通过真实的药物分析实例，分析色谱技术在实际应用中的难点与挑战，帮助读者从实践中获取更多的技巧与经验。

《药物色谱分析案例集》适用于高等院校药学、药物分析、制药工程等药学类相关专业以及分析化学专业的师生，同时也为药品检验、质量控制、制药企业、药物研发等行业的技术人员和科研工作者提供参考。无论是理论学习还是实际应用，本书都将为读者提供系统的知识体系和宝贵的实践经验。

图书在版编目（CIP）数据

药物色谱分析案例集 / 况刚，邓朝芳，高洁主编. 北京 ：化学工业出版社，2025. 8. -- (化学工业出版社“十四五”普通高等教育规划教材). -- ISBN 978-7-122-48786-5

Ⅰ. R917

中国国家版本馆 CIP 数据核字第 20258NX075 号

责任编辑：褚红喜　宋林青　　文字编辑：燕学伟
责任校对：刘曦阳　　装帧设计：张　辉

出版发行：化学工业出版社
（北京市东城区青年湖南街 13 号　邮政编码 100011）
印　　装：三河市双峰印刷装订有限公司
787mm×1092mm　1/16　印张 26¾　彩插 12　字数 669 千字
2025 年 10 月北京第 1 版第 1 次印刷

购书咨询：010-64518888　　售后服务：010-64518899
网　　址：http://www.cip.com.cn
凡购买本书，如有缺损质量问题，本社销售中心负责调换。

定　　价：79.80 元

《药物色谱分析案例集》编写人员

主　编　况　刚　邓朝芳　高　洁

副主编　任彦荣　李园园　张　恩

编　者（以姓氏笔画为序）

王道权（重庆华森制药股份有限公司）
邓开英（重庆市食品药品检验检测研究院）
邓朝芳（重庆第二师范学院）
任彦荣（重庆第二师范学院）
阳文武（重庆市食品药品检验检测研究院）
李　雷（沈阳药科大学）
李园园（重庆第二师范学院）
何　丹（重庆中医药学院）
况　刚（重庆第二师范学院）
汪杨丽（重庆市食品药品检验检测研究院）
陈　谊（重庆高新区金凤卫生院）
陈　瑞（重庆医科大学）
张　恩（重庆市食品药品检验检测研究院）
罗　静（重庆第二师范学院）
罗立骏（重庆市食品药品检验检测研究院）
聂旭元（重庆第二师范学院）
高　洁（重庆第二师范学院）
高家敏（中国食品药品检定研究院）

主　审　张　恩

前言

《药物色谱分析案例集》基于编者多年从事药物监管及本科教学实践经验总结而成，涵盖药物色谱分析的基本原理、方法、仪器以及常用的药物色谱分析方法，并配合大量的案例和实验操作，帮助读者更好地掌握药物色谱分析技术，提高药学实践能力。全书共分为六章，主要内容为：

第一章是概论。旨在提供整体脉络，引领读者进入药物色谱分析的广阔领域。通过这一章的阅读，读者将对本书的结构和内容有一个清晰的了解。

第二章是薄层色谱法。主要介绍薄层色谱分析的基本原理、操作步骤；涉及薄层色谱的方法学验证、中药材品种的真伪鉴别、中药及其制剂的质量标准研究等案例。

第三章是高效液相色谱法。主要介绍高效液相色谱仪（HPLC）的结构和分析原理；涉及二维液相色谱技术、典型色谱柱的选择、配方颗粒质量标准制定、中药提取物质量标准制定、HPLC“一测多评”法应用、药物非法添加剂检测方法开发、HPLC 在国家药物抽样及评价性检验中的应用、化学药物研究资料 HPLC 图谱真实性问题判定标准等。

第四章是气相色谱法。主要介绍气相色谱仪的结构和分析原理；涉及气相色谱在化学药物和中药成分检测中的一般流程，包括药物溶剂残留、有效成分含量和农药残留等方面的应用，探讨样品前处理技术与顶空气相色谱技术相结合的分析方法。此外，将通过多个实例，阐述不同类型的气相色谱检测器的特点和应用，以便读者更好地理解和运用这些技术。

第五章是液相色谱-质谱联用分析技术。主要介绍质谱分析方法的基本原理、质谱仪的构造、质谱分析中常见的离子类型、质谱法中的定性和定量分析方法以及液相色谱-质谱联用的关键技术等，并对质谱的简单解析和联用范围进行了说明。通过多个研究案例，阐述液相色谱-质谱联用技术在中药炮制品质量控制、化学药物中杂质分析检测、中药材中农药残留检测、农产品中农药残留分析检测以及抗生素药物残留等领域所发挥的重要作用。

第六章是气相色谱-质谱联用分析技术。基于第五章中质谱的基础知识，第六章主要介绍气相色谱-质谱联用仪的组成及其定性、定量分析方法，涉及中药复方制剂中药物成分分析等研究案例。

本书各章节核心内容的主要执笔者为：况刚（第 1、2、3 章）、邓朝芳（第 4 章）、高洁

(第 5、6 章)。另外，任彦荣、李园园、陈瑞、陈谊、邓开英、何丹、罗静、罗立骏、聂旭元、汪杨丽、李雷、王道权、阳文武、张恩、高家敏等同志共同参与了本书部分内容的编写工作。

本书旨在服务于药学类专业的教师、学生、科研工作者，以及在药物分析行业中的专业技术人员。对于初学者，建议按照章节顺序阅读，由浅入深，逐步掌握药物色谱分析的知识和技巧。对于有经验的读者，则可以根据需要选择阅读相应章节，以巩固和提高其在特定领域的专业能力。希望读者在阅读本书后，不仅能够理解和掌握药物色谱分析的理论知识，更能积极实践，将理论知识应用到实际的药物分析工作中。因为，真正的学习和成长，往往来源于实践。

由于编者水平有限，书稿中难免有疏漏之处，请广大读者指正。

作者

2025 年 6 月

目录

第一章
概论

第一节　药物的作用

药物（drug）是用于预防、治疗、诊断人的疾病，有目的地调节人体生理机能并规定有适应证或者功能主治、用法和用量的物质。药物包括化学药、中药和生物制品三大类。它们在疾病预防、治疗、诊断和改善生活质量中发挥着关键作用。

一、药物在疾病预防中的重要作用

药物在疾病预防中发挥着至关重要的作用。疫苗的广泛使用使许多严重的传染病得到了控制，甚至消灭。天花曾是人类历史上最致命的疾病之一，但通过全球疫苗接种计划，世界卫生组织于 1980 年宣布天花在全球范围内被消灭。脊髓灰质炎疫苗的开发和推广也极大地减少了该病的发生率，如今，许多国家已实现无脊髓灰质炎状态。此外，抗疟疾药物如氯喹和新型抗疟药物有效降低了疟疾流行地区的发病率。这些成就充分体现了药物在疾病预防领域的重要性。

二、药物在疾病治疗中的重要作用

药物是治疗各种急性和慢性疾病的重要手段。亚历山大·弗莱明发现的青霉素被广泛应用于伤口感染治疗，显著降低了第二次世界大战期间战士因感染导致的死亡率。青霉素的发现和使用是医学史上的重大突破，成功挽救了许多肺炎、脑膜炎和败血症等细菌性疾病患者的生命。抗逆转录病毒药物的开发使艾滋病从一种致命的疾病转变为一种可控的慢性病，临床上使用的“鸡尾酒疗法”是由多种抗逆转录病毒药物联合使用的治疗方法，自 20 世纪 90 年代以来，极大延长了艾滋病患者的寿命，提高了他们的生活质量。化疗药物如顺铂、多柔比星和新型靶向治疗药物如伊马替尼，改善了癌症患者的治疗效果，使患者的生存期得到延长。镇痛药物如阿片类药物（吗啡、芬太尼）和非甾体抗炎药物（布洛芬、阿司匹林），能有效缓解急性和慢性疼痛，提高患者的生活质量。精神药物如抗抑郁药（如选择性 5-羟色胺再摄取抑制剂，SSRI）、抗焦虑药（如苯二氮䓬类药物）和抗精神病药（如氯氮平）在治疗精神疾病方面取得了显著效果，显著降低了患者的复发率和缩短了患者的住院时间，提高了患者的社会功能和生活质量。

三、药物在疾病诊断中的重要作用

药物在影像学和实验室检测中对疾病的早期发现和确诊中扮演着重要角色。造影剂是用于增强影像对比度的药物，在X射线、计算机断层扫描（CT）、磁共振成像（MRI）等影像检查中广泛使用。例如，碘造影剂用于增强X射线和CT扫描的对比度，帮助医生更清晰地观察人体内部结构，在评估淋巴瘤、肺癌和结直肠癌方面效果显著，已成为癌症诊断和监测的标准方法之一。通过特定药物进行的药物挑战试验（如支气管扩张试验中的支气管舒张剂）可以帮助医生诊断哮喘或其他呼吸系统疾病。

第二节　药物分析的任务

药物分析（pharmaceutical analysis）是运用化学、物理和生物学等多种学科的技术，发展药物的分析方法，研究药物的质量规律，对药物进行全面分析、检测与控制的科学。它包括对药物的辅料、原料、中间体、成品及其生物样本中代谢产物或内源性生物活性物质进行分析，以确保药物的质量可控、安全、有效。药物分析工作的开展将直接影响到患者的健康，同时对公共健康系统的稳定和药物市场的秩序维护具有深远的意义。药物分析的主要任务包括以下几个方面。

一、确保药物的质量

药物质量的好坏直接影响其疗效和安全性。通过严格的药物分析，可以确认药物的成分和含量是否符合标准，确保药物的每一批次都能达到预期的质量要求。例如，在药物生产过程中，使用高效液相色谱（HPLC）可以准确测定药物中活性成分的含量，从而保证药物的纯度和稳定性。只有通过药物的质量控制，才能确保药物在临床应用中发挥预期的效果。

二、保证药物安全性

药物的安全性是保障公众健康的关键。药物分析可以有效检测药物中的有害杂质、残留溶剂以及潜在的毒性成分。通过系统的安全性评价，如药物中的非法添加检测、残留溶剂检测、重金属检测、基因毒性杂质检测、中药中的真菌毒素及非法染色检测等，可有效避免药物在使用过程中引发毒副反应。

三、验证药物有效性

药物分析不仅关注药物的质量和安全性，还要验证其有效性。药物的有效性指的是药物对疾病的实际治疗效果。通过对药物进行有效性测试，如生物等效性研究和临床试验数据分析，可以确保药物在治疗特定疾病时能够发挥预期的效果。在新药研发过程中，药物分析的结果可以证明药物对疾病的疗效，并支持药物的临床应用和批准上市。

四、支持药物研发和创新

药物分析在药物研发阶段发挥着重要作用。它不仅帮助药学工作者理解药物的化学性质、生物活性及物理特性，还支持药物的优化和改进。通过药物分析，研发人员可以确定药物的最优处方，改进药物的释放特性和稳定性。药物的溶出度测试可以帮助优化药物的释放速率，提高药物的生物利用度，从而提升治疗效果。

五、维护药物流通市场的秩序

药物分析在药物市场监管中具有重要作用。通过对药物的市场抽检和质量监控，监管部门可以确保市场上销售的药物符合标准，防止不合格药物流入市场。药监部门会定期对药物进行抽检，避免虚假宣传和不合格药物的销售，从而保护消费者的权益。

六、支持国际标准和规范

药物分析的标准化和规范化对国际药物市场的稳定和药物的跨国流通至关重要。国际药典和各国药物监管机构制定的药物分析标准，确保了药物的质量和安全性的一致性。通过遵循这些国际标准，药物生产商可以在全球范围内销售药物，并确保药物符合不同国家的质量要求。《中国药典》《美国药典》《欧洲药典》等，均提供了详细的药物分析方法和标准，帮助药物生产企业和监管机构保持一致的质量控制水平。

总之，药物分析在确保药物质量、安全性和有效性方面发挥着关键作用。它不仅支持药物的研发和创新，还维护药物市场的秩序，保障公众的健康和安全。通过系统的药物分析，可以确保药物在全球市场中的竞争力和一致性，为患者提供安全、有效的治疗选择。通过科学的研发、严格的药物监管和科学的药物分析，确保药物安全性、有效性和质量。

第三节　药物色谱分析

药物分析的方法种类繁多，每种方法都有其独特的原理和应用范围。其中药物色谱分析是一种重要的实验技术，广泛应用于药物的分离、鉴定和定量分析。通过该技术不仅帮助研究人员深入了解药物的组成和性质，还在药物开发、质量控制以及临床药物监测等领域中发挥着重要作用。

一、药物色谱分析的特点

色谱分析是基于物质在不同相之间的分配系数差异来实现分离的。其分析过程为：将样品引入色谱系统，通过流动相携带样品在固定相上进行迁移，根据不同组分在固定相和流动相之间的不同分配行为最终实现差速迁移而分离，分离后的组分会被检测器检测并记录，从而提供关于样品组成的信息。

色谱分析技术自 20 世纪初问世以来，经历了快速的发展。从最初的柱色谱到现代的高效液相色谱（HPLC）和气相色谱（GC），色谱技术不断创新和完善。色谱分析技术充分满足了药物分析中复杂成分分离、微量成分检测、多组分同时分析等需求，是药物研发、生产、质量控制过程中不可或缺的工具。随着科学技术的进步，色谱分析仪器的灵敏度和分辨率显著提高，应用范围也不断扩展，已成为药物分析中的主流技术，在药物分析中的应用日益广泛和深入，为药物科学的进步和人类健康的保障提供重要支持。

药物色谱分析具有如下特点：

（1）**分离能力强** 药物通常含多种成分，包括活性成分、辅料、杂质等。色谱分析技术具有优越的分离能力，能够在复杂的药物混合物中高效分离不同的成分。通过选择合适的固定相和流动相，可以实现对药物中成分的有效分离和检测。

（2）**灵敏度高** 药物分析往往涉及微量成分检测，如低浓度的活性成分、杂质和降解产物的微量检测。色谱分析技术的高灵敏度能够满足这种需求。现代色谱技术结合高灵敏度的检测器（如紫外检测器、质谱检测器），可以实现痕量成分的准确检测，保证药物的质量和安全性。

（3）**适用范围广** 色谱分析技术适用于各种类型的药物分析，包括小分子药物、生物药物、中药等。无论是挥发性成分还是非挥发性成分，色谱技术都能提供有效的分离和检测手段。如气相色谱（GC）适用于挥发性和半挥发性化合物的分析，而高效液相色谱（HPLC）则适用于挥发性低、热稳定性差、分子量大及离子型化合物的分析。

（4）**定量准确** 药物分析通常需要精确定量分析，以确保药物含量的准确性和一致性。色谱分析技术具有高精确度和高重现性，能够提供准确的定量结果。通过内标法、外标法等方法，可以实现对药物中成分的精确定量，确保每批药物的剂量和疗效一致。

（5）**方法灵活** 色谱分析方法具有高度的灵活性，可以根据不同的分析需求进行优化和调整。通过选择不同的固定相、流动相、流速、温度等参数，可以实现对不同类型药物的有效分析。此外，色谱技术还可以与其他分析技术（如质谱、核磁共振）联用，进一步提升分析的准确性和可靠性。

（6）**高通量和高效性** 现代色谱分析技术的发展使得分析速度大大提高，能够在较短时间内完成对复杂药物样品的分析。这对药物研发和生产中的高通量筛选、质量控制具有重要意义。例如，超高效液相色谱（UHPLC）能够在几分钟内完成传统 HPLC 需要数十分钟才能完成的分析，大大提高了分析效率。

二、药物色谱分析的应用

药物色谱分析技术在药学领域中扮演着至关重要的角色。其应用涵盖了药物研发、生产、质量控制、上市后监测等多个环节，发挥着不可替代的作用。其主要应用包括以下几个方面。

1. 药物研发阶段的应用

药物色谱分析技术被广泛应用于化合物的分离、鉴定、纯度测定以及药代动力学研究等方面。在新药研发中，研究人员需要从复杂的天然产物或化学合成混合物中分离出目标化合物。药物色谱分析方法可以分离和纯化活性成分，确保化合物的纯度，并检测潜在的杂质，这对于候选药物的筛选和优化非常关键。通过色谱技术与质谱（MS）、光谱的联用，可以提供化合物的分子量和结构信息，研究人员可以识别并表征新化合物，优化其化学性质，确保其具有良好的药物活性和稳定性。在药代动力学研究中，药物色谱分析用于测定药物及其代谢产物在生物样品（如血浆、尿液、组织等）中的浓度，测量药物在体内的吸收、分布、代谢和排泄过程，帮助评估药物的生物利用度和药物动力学参数。

2. 药物临床使用阶段的应用

药物色谱分析技术在治疗药物监测（therapeutic drug monitoring，TDM）中具有至关重要的作用。TDM 是通过测定药物在患者体内的浓度，确保药物达到有效的治疗水平，同时避免毒性反应的一项重要手段。药物色谱分析技术的高灵敏度和高精确性，使其成为 TDM 的理想选择。

3. 药物生产阶段的应用

药物色谱分析技术用于活性成分的含量测定和杂质分析，确保药品符合质量标准。监控药品生产过程中的中间体和最终产品，确保生产过程的稳定性和一致性。药物在储存和运输过程中可能发生降解，色谱技术也用于监测药物的稳定性和降解产物。

4. 药物中的杂质和污染物检测的应用

药品的质量控制包括检测药物中可能存在的杂质和污染物。色谱技术能够有效识别和量化这些成分，确保药品的安全性。色谱技术，如 HPLC，可以检测药物中的潜在杂质，包括原料杂质、反应副产物和降解产物，确保药品的纯度和安全性。例如，在药品生产过程中，通过 HPLC 检测杂质，可以及时发现并控制杂质水平，避免对患者造成不良影响。在药品生产和加工过程中，可能会引入微生物或化学污染物。色谱技术用于检测这些污染物，确保药品的洁净和安全。

5. 法规遵循与标准化分析的应用

色谱分析技术帮助药品制造商遵循国际和国家药品法规，确保药品质量符合标准。色谱技术被广泛应用于药品的质量控制和标准制定，确保药品在生产和销售过程中符合法规要求。各国药典（如《中国药典》《美国药典》）中规定了详细的色谱分析方法和标准，确保药品质量的一致性。通过建立标准化的色谱分析方法，药品制造商能够保证产品的一致性，并满足全球市场的质量标准。

药物色谱分析技术从药物研发到生产过程控制，再到上市后监测和质量保证发挥了关键作用。其高效的分离能力、灵敏的检测性能和准确的定量分析，使得色谱分析成为药物分析领域中不可或缺的重要工具。随着技术的发展和应用的拓展，色谱分析将继续为药物研究、生产和市场监管提供强有力的支持。

三、药物色谱分析的发展

药物色谱分析技术在药物研发、生产和质量控制中具有重要地位。随着技术的不断发展和创新，色谱分析技术的应用范围和分析能力不断扩大。未来，随着多维色谱技术、微型化和便携化仪器、自动化和智能化系统、绿色色谱技术、高分辨质谱联用技术以及与其他分析技术的集成，药物色谱分析技术将在药物分析中发挥更加重要的作用，为药物研发和质量控制提供更加高效、准确和环保的解决方案。其主要的发展方向如下：

1. 高通量分析

随着药物研发的加速，高通量色谱分析技术将成为趋势。新型色谱系统将能够在更短的时间内处理更多样本，提高效率。比如 UHPLC，使用更小粒径的填料和更高的操作压力，实现了更高的分辨率和更快的分析速度。

2. 智能化和自动化

智能化技术将使色谱分析设备更加自动化，包括样品处理、数据采集和分析过程。机器学习和人工智能的结合，将帮助优化分离条件和数据解析，提升分析的精准度和可靠性。

3. 微型化和便携化

微型化色谱设备的研发将使得现场分析和快速检测变得更加方便。微型化色谱仪器具有体积小、操作简单、分析快速的优点，可以满足临床检测、环境监测和应急检测等领域的需求。

4. 多维色谱技术

结合多种色谱技术（如二维液相色谱和气相色谱），可以实现更复杂样品的分离，提升分析的分辨率和灵敏度。未来，多维色谱技术将在药物分析中得到更多应用，尤其是在生物样品分析和代谢组学研究中。

5. 绿色环保和可持续发展

随着环保意识的提高，绿色色谱技术（如减少溶剂使用、可再生材料的应用等）将成为研究热点，推动色谱分析方法的环保化。比如：超临界流体色谱技术通常使用超临界流体二氧化碳作为流动相，对环境的影响较小，且可以在分析后通过减压回收，成为一种绿色环保的分析方法，使其在药物分析及其他领域中展现了独特的应用价值。色谱分析中的绿色分析技术不仅保护环境，还降低了分析成本。

6. 与其他分析技术的联用

色谱分析将与其他分析技术深度结合，形成更为全面的分析平台，提升药物分析的全面性和精确性。比如，色谱技术与质谱（MS）、核磁共振（NMR）、红外光谱（IR）、拉曼（Raman）光谱等分析技术的集成，将为药物分析提供更全面的结构信息和功能信息。

目前，药物色谱分析技术正处于快速发展的阶段。未来技术的发展将为日益复杂的样品分析提供有力支撑，显著提升药物分析流程的效率与可靠性。药物色谱分析技术的进步将为药物研发和质量控制提供更全面、精准的解决方案，推动医药行业的发展。

参考文献

[1] 国家药典委员会．中华人民共和国药典（2025 年版）[M]．北京：中国医药科技出版社，2025.

[2] 孙毓庆．现代色谱法 [M]．2 版．北京．科学出版社，2019.

[3] 徐国旺．全二维气相色谱法 [M]．北京：科学出版社，2003.

[4] 汪正范，杨树民，吴侔天，等．色谱联用技术 [M]．2 版．北京：化学工业出版社，2007.

[5] 关瑾，许文雅，阎峰，等．液相色谱-质谱联用技术在药物代谢组学研究中的应用进展 [J]．药物分析杂志，2016，36（1）：9-16.

第二章
薄层色谱法

第一节　薄层色谱法概述

薄层色谱法（thin layer chromatography，TLC）是一种色谱分析方法，用于药物的鉴别、检查和含量测定。它是将供试品溶液点于薄层板上，用展开剂在展开容器内展开，从而分离出供试品所含的成分并进行检测。

薄层色谱法是在20世纪50年代经典纸色谱和柱色谱的基础上发展而来。德国的Egon Stahl首先对薄层色谱的标准化、操作程序以及对许多重要化合物类别进行分析的展开剂体系进行了比较系统的研究，使得薄层色谱得以广泛应用。从1977年开始，《中国药典》就引入了薄层色谱法作为鉴别和检查的方法，《中华人民共和国药典》（以下简称《中国药典》（1985年版）引入薄层扫描法作为中药含量测定方法。薄层色谱鉴别所用的对照物质开始为单一的化学对照品，至《中国药典》（1990年版）开始增加“对照药材”，其后又增加了“对照提取物”。对照药材和对照提取物的采用既解决了没有化学对照品无法进行鉴别的问题，又能体现中药整体的鉴别特征。

最初使用的薄层板基本上都是自制的，点样也是手工点样。然而，手工操作个体差异大，加上实验条件控制欠缺，导致薄层色谱的专属性和重现性差。从20世纪90年代起，欧洲在薄层色谱技术和相应仪器的开发方面取得了较大的进展。质量稳定的商品预制薄层板代替了自制薄层板，薄层色谱技术及相应仪器开发已实现单元操作的仪器化和计算机的规范化、自动化操作，为获得良好的薄层色谱结果提供了支持（图2-1）。最近十年，国家药典委员会要求在制定标准时使用商品预制薄层板，最大限度提升薄层色谱法的重现性。现代的TLC已经见证了许多技术的进步，例如自动分离、自动涂层、自动展开和自动薄层扫描检测等。

薄层色谱法作为一种微量分离分析方法，在药物分析方面的应用优势主要有以下方面：高样品通量，可在一次色谱分离过程中处理大量的样品；分离效果好；灵敏快速，样品通常只需要最少的预处理，最低可检测至ng级的组分；为高效液相色谱（HPLC）的样品进行预处理；分析信息可以长时间保存（TLC可以作为数据存储介质）；分离的物质可以接受后

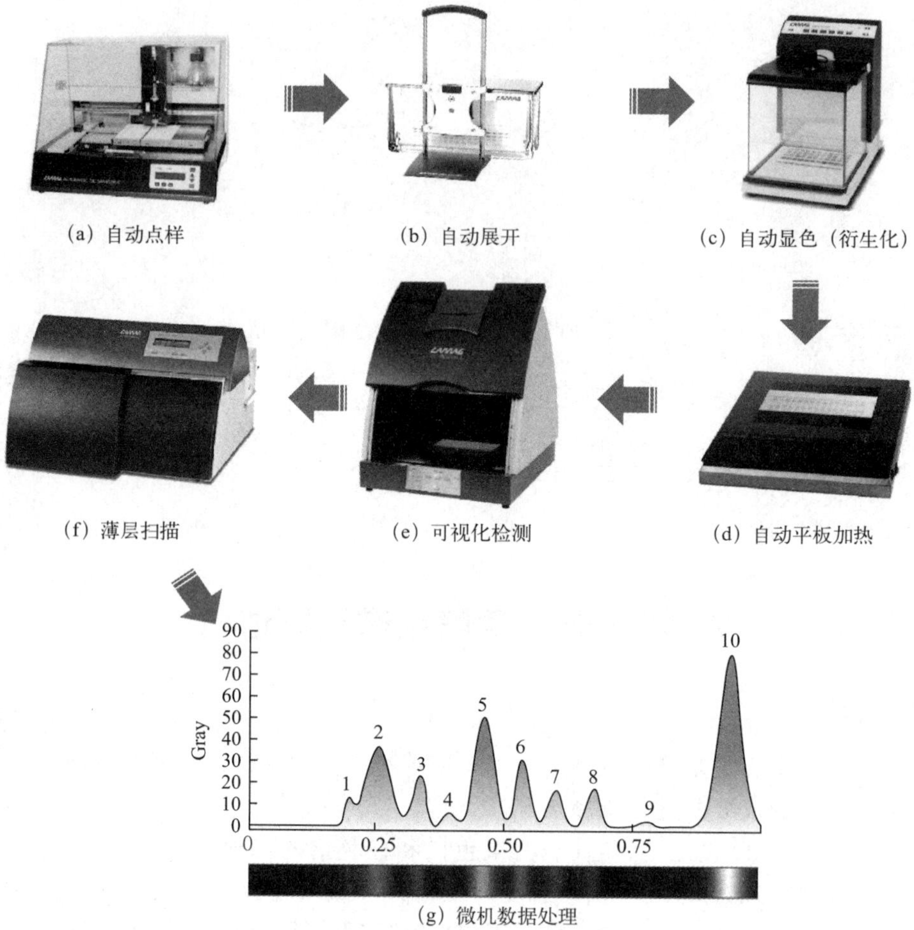

图 2-1 薄层色谱的自动化流程

续的分析过程（例如红外色谱、质谱）；易于更换流动相和固定相，可以快速和低成本地对样品进行优化分离。

一、薄层色谱法的基本原理

薄层色谱法的操作过程类似于纸色谱法，原理类似于柱色谱。薄层色谱法在覆盖很薄一层吸附剂的玻璃板、塑料片或铝箔上进行。吸附剂又称为薄层色谱固定相，常为硅胶、氧化铝或纤维素。操作时先将待分离样品用点样器点于板上，然后在密闭的展开缸中，用单一或混合溶剂作为流动相，由流动相的毛细作用缓慢地将混合物样品中的不同组分由下而上爬升至板的顶端。样品中各组分与固定相的作用力不同，在流动相中溶解度也不同，导致各组分的上升速度有差异而最终在板上形成上下不一的斑点，从而达到分离混合物的目的（图 2-2）。

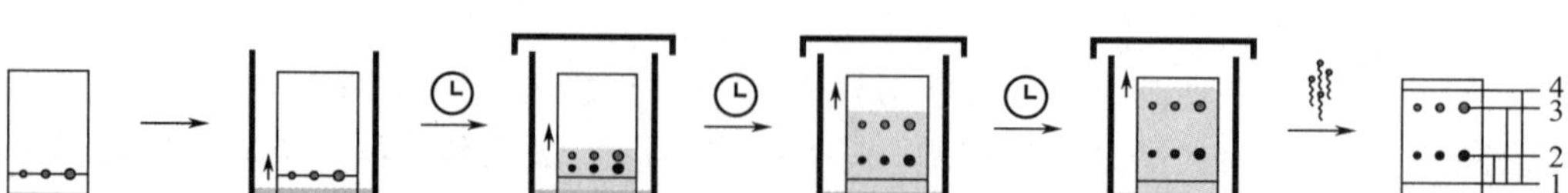

图 2-2 TLC 操作示意图

二、薄层色谱法的分类

1. 根据分离原理分类

根据分离原理，薄层色谱法分为吸附薄层色谱、分配薄层色谱、离子交换薄层色谱和空间排阻薄层色谱，实际应用中主要利用吸附薄层色谱和分配薄层色谱。

（1）**吸附薄层色谱法**　基于样品中的化合物与吸附剂之间的相互作用来实现分离。吸附剂通常是无定形二氧化硅（如硅胶）或氧化铝，被涂在薄层色谱板上作为固定相。样品溶液在薄层色谱板点样后，可以通过加入展开剂使之分离。该方法适用于分离非极性或中等极性的化合物。

（2）**分配薄层色谱法**　基于样品中的化合物在固定相与展开剂之间的分配系数不同来实现分离。分配薄层色谱法是以液体为固定相，分配系数大的组分在板上的迁移速度慢，分配系数小的组分在板上的迁移速度快，各组分在薄层板上产生差速迁移而得到分离。根据固定相和展开剂极性的相对强弱，分配薄层色谱法可分为正相薄层色谱法和反相薄层色谱法。正相薄层色谱法使用极性固定相和非极性溶剂或溶剂混合物，样品化合物的极性越大，迁移率越小。这种方法适用于极性化合物的分离和纯化。而反相薄层色谱法使用非极性固定相和极性溶剂或溶剂混合物，样品化合物的极性越小，迁移率越小。这种方法适用于非极性化合物的分离和纯化。

2. 根据分析目的分类

根据分析目的，薄层色谱法可分为定性分析薄层色谱法和定量分析薄层色谱法。

（1）**定性分析薄层色谱法**　该方法用于鉴定样品中的化合物，通常通过与标准化合物进行比较来确定它们的身份。定性分析通常采用吸附色谱法，将样品与已知化合物进行比较。

（2）**定量分析薄层色谱法**　该方法用于测定样品中化合物的含量。定量分析通常使用反相色谱法，可以测量样品中特定化合物的峰面积或峰高度，以及样品中该化合物的浓度进行定量分析。

3. 根据应用目的分类

根据应用目的，薄层色谱法可分为分析型薄层色谱法与制备型薄层色谱法。

（1）**分析型薄层色谱法**　该方法为以常规的定性分析或定量分析为应用目的的薄层色谱法。

（2）**制备型薄层色谱法**　该方法为以制备纯化化合物为应用目的的薄层色谱法，系将混合物分离成几个组分并收集目标化合物进行后续分析的一种有效方法。

第二节　薄层色谱法的器材

薄层色谱法的器材包括薄层板、点样器材、展开箱（缸）、显色与检测仪器等。

一、薄层板

薄层板是薄层色谱法的关键部分，它通常以玻璃、铝、塑料等材料为载体。薄层板的表面涂覆一层固定相，如硅胶、氧化铝、聚酰胺等。薄层板的厚度通常在0.1～0.25 mm之间；表面积大小有不同的规格可供选择，如10 cm×10 cm、10 cm×20 cm、20 cm ×20 cm

等。常用的薄层板及相关信息见表 2-1、表 2-2。

表 2-1 薄层板常用固定相与应用范围

固定相	应用范围
硅胶（未改性）	应用范围广泛
硅胶（化学改性）	
CSP 板手性固定相	对映体
NH_2 板（氨基改性）	羧酸、磺酸、核苷酸、酚
CN 板（氰基改性）	防腐剂等
DIOL 板	甾体、激素
C_2、C_8、C_{18} 反相板	非极性化合物（类脂、芳香族化合物）、极性化合物（碱性和酸性化合物）
氧化铝	碱性物质、甾族、生物碱、萜烯、脂肪和芳香化合物
聚酰胺	醌类、皮质类固醇、天然酚和多酚
纤维素	极性物质、氨基酸、羧酸、花色素苷、糖
葡聚糖凝胶	蛋白质、多肽、核酸、酶与多糖等

表 2-2 预制薄层板包装上的符号及含义

符号	含义	符号	含义
G	石膏为黏合剂	C	薄层已被分成条带
H	无外加黏合剂	RP	反相
$F_{254,365}$	荧光指示剂激发波长	Silanised，RP-2	二甲基硅烷改性固定相、二醇基改性固定相
F_{254s}	抗酸性荧光指示剂	RP-8，RP-18	C_8、C_{18} 烷基改性固定相定相
40、60……	吸附剂平均孔径（埃）	NH_2	氨基改性固定相
R	特别纯化的	CN	氰基改性固定相
P	制备用	CSP	手性固定相
W	水可湿性的	DIOL	二醇基改性固定相

二、点样器材

点样器是将待分析样品定量或半定量地上样于薄层色谱板上，以便于对样品进行定性分析和定量分析。以下是几种常见的薄层色谱点样器材（见图 2-3）。

1. 定量点样毛细管

使用固定体积毛细管点样是最简单、最便宜的样品应用方法，通常用于常规 TLC。定量点样毛细管规格有 0.5 μl、1.0 μl、2.0 μl、5.0 μl、10 μl 等多种。这种装置具有较高的精度和可控性。

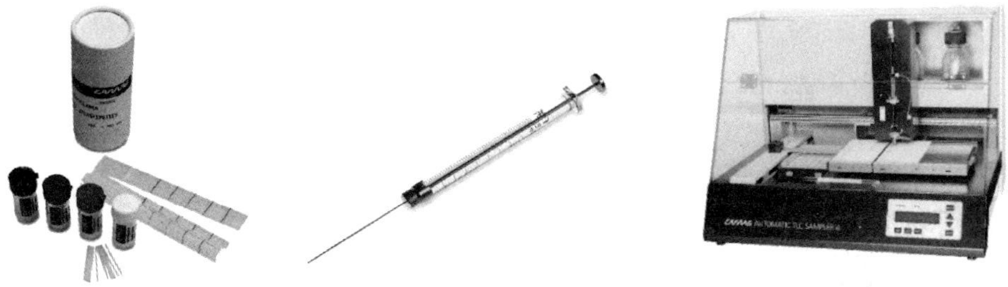

(a) 定量点样毛细管　　(b) 微量注射器　　(c) 自动点样器

图 2-3　常用点样器材

2. 微量注射器

微量注射器是一种常见的点样器。这种装置通常由一个细长的注射平头针和一个容量较小的注射器组成，可以方便控制样品的点样量和点样位置。

3. 自动点样器

采用仪器化的半自动或自动点样，可将样品点为斑点状、条带状。由于多采用喷雾状的点样方式，点样对薄层板固定相的损伤有效降低，极大提高了点样量的准确度及试验的重现性。

三、展开箱（缸）

应当用薄层色谱专用的展开箱（缸），展开箱有水平式和直立式两种类型，日常用得最多的是直立式展开箱。它又分为平底展开箱和双槽展开箱。双槽展开箱具有节省溶剂、便于预平衡、可控制展开箱内相对湿度等优点，故推荐使用此种展开箱。

四、显色与检测仪器

展开后的薄层板，大多需要用某些试剂（显色剂）使展开后的斑点显色。涂布显色剂的方法有喷雾法和浸渍法。喷雾用的喷雾瓶应能在一定压力下使试剂喷成均匀的细雾状（图 2-4）。浸渍法用的浸渍槽为特制的扁形玻璃槽，使用时，将展开后的薄层板平稳垂直地放入浸渍槽中数秒钟后取出，擦净薄层板背面残存的试剂，显色后的图像供分析用（需要时可热）。

检视装置为装有可见光、254 nm 和 365 nm 紫外光光源及相应滤光片的暗箱，365 nm 一般用于观察具有荧光的色斑，254 nm 一般用于观察硅胶 GF_{254} 板在荧光背景下的荧光猝灭暗色斑点。暗箱内光源应有足够的光照度。检视装置一般会附加数码摄像设备供拍摄 TLC 图像用（图 2-5）。

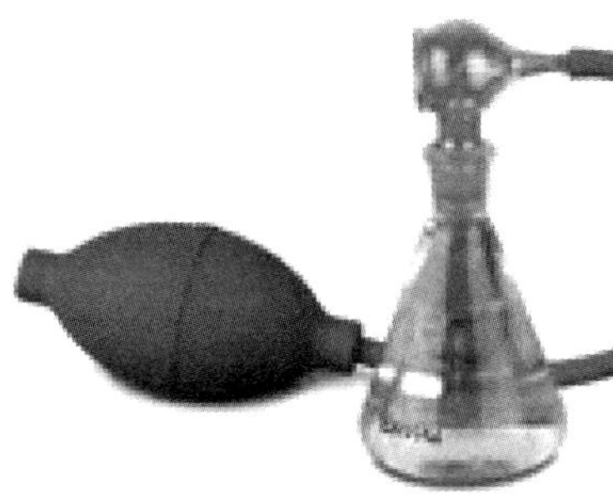

图 2-4　喷雾瓶

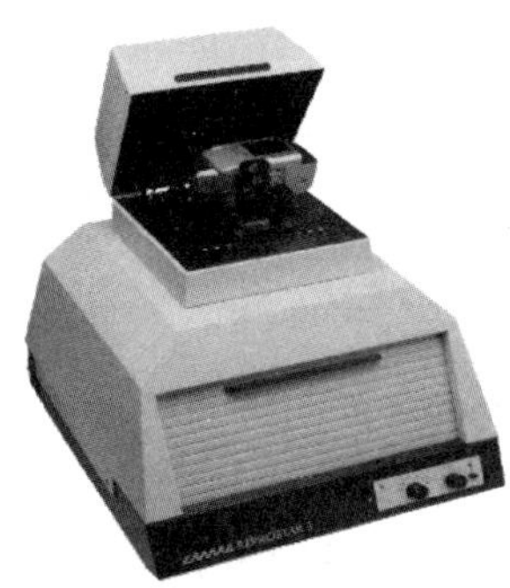

图 2-5　薄层色谱检视装置

第三节　薄层色谱法的实验步骤

一、薄层板制备

市售薄层板临用前一般应在110 ℃活化30分钟。聚酰胺薄膜不需活化。铝基片薄层板、塑料薄层板可根据需要剪裁，但须注意剪裁后的薄层板底边的固定相层不得有破损。如在存放期间被空气中杂质污染，使用前可用三氯甲烷、甲醇或二者的混合溶剂在展开缸中上行展开预洗，晾干，110 ℃ 活化，置干燥器中备用。对于自制薄层板，除另有规定外，将1份固定相和3份水（或加有黏合剂的水溶液，如0.2%～0.5% 羟甲基纤维素钠水溶液，或为规定浓度的改性剂溶液）在研钵中按同一方向研磨混合，去除表面的气泡后，倒入涂布器中，在玻璃板上平稳地移动涂布器进行涂布（厚度为0.2～0.3 mm），取下涂好薄层的玻璃板，置水平台上于室温下晾干后，在110 ℃ 烘30分钟，随即置于有干燥剂的干燥箱中备用。使用前检查其均匀度，用反射光及透视光检视，表面应均匀、平整、光滑，并且无麻点、无气泡、无破损及污染。

二、点样

除另有规定外，在洁净干燥的环境中，用专用毛细管或配合相应的半自动、自动点样器械点样于薄层板上。一般为圆点状或窄细的条带状，点样基线距底边10～15 mm，高效板一般基线离底边8～10 mm。圆点状直径一般不大于4 mm，高效板一般不大于2 mm。接触点样时注意勿损伤薄层表面。条带状宽度一般为5～10 mm，高效板条带宽度一般为4～8 mm，可用专用半自动或自动点样器械喷雾法点样。点间距离可视斑点扩散情况以相邻斑点互不干扰为宜，一般不少于8 mm，高效板供试品间隔不少于5 mm。

三、展开

将点好供试品的薄层板放入展开缸中，入展开剂的深度以距原点5 mm为宜，密闭。除另有规定外，一般上行展开8～15 cm，高效薄层板上行展开5～8 cm。溶剂前沿达到规定的展距，取出薄层板，晾干，待检测。展开前如需要溶剂蒸气预平衡，可在展开缸中加入适量的展开剂，密闭，一般保持15～30分钟。溶剂蒸气预平衡后，应迅速放入载有供试品的薄层板，立即密闭，展开。如需使展开缸达到溶剂蒸气饱和的状态，则须在展开缸的内壁贴与展开缸高、宽同样大小的滤纸，一端浸入展开剂中，密闭一定时间，使溶剂蒸气达到饱和再如法展开。必要时，可进行二次展开或双向展开，进行第二次展开前，应使薄层板残留的展开剂完全挥干。

四、显色与检视

有颜色的物质可在可见光下直接检视，无色物质可用喷雾法或浸渍法以适宜的显色剂显色，或加热显色，在可见光下检视。有荧光的物质或显色后可激发产生荧光的物质可在紫外光灯（365 nm或254 nm）下观察荧光斑点。

五、记录薄层色谱图像

一般可采用摄像设备拍摄，以光学照片或电子图像的形式保存。也可用薄层色谱扫描仪扫描或其他适宜的方式记录相应的色谱图。

六、定性方法

对于确定的固定相，样品中不同的化合物在色谱法板上移动的速度不同，这是因为它们对固定相的作用力不同，对展开剂的展开能力也不同。改变不同的展开剂，或用不同溶剂配成混合展开剂，可调节化合物的分离效果。组分在薄层色谱板上的分离情况一般用比移值（R_f）的大小来表征（图 2-6）。$R_f=S/L$（L 表示溶剂从原点至溶剂前沿距离；S 表示从原点至化合物前沿距离）。实际工作中通常将化合物与标准物质的 R_f 进行比较，以确保准确性和可靠性。

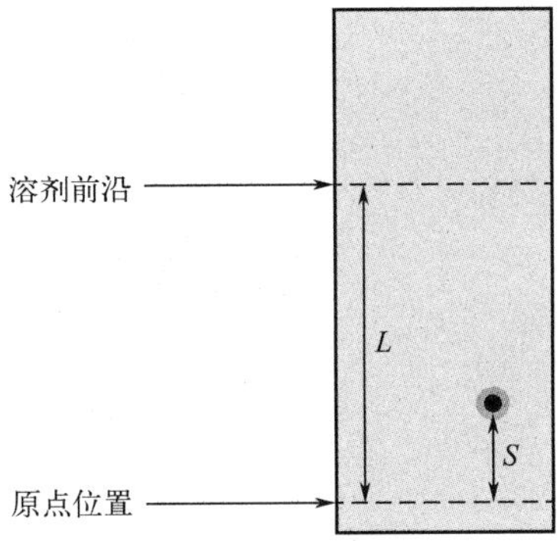

图 2-6　薄层色谱化合物的 R_f 值

七、定量方法

在薄层色谱的定量分析中主要采用薄层色谱扫描法进行定量。该法系用一定波长的光照射在薄层板上，对薄层色谱中可吸收紫外光或可见光的斑点，或经激发后能发射出荧光的斑点进行扫描，将扫描得到的图谱及积分数据用于鉴别、检查或含量测定。

可根据不同薄层色谱扫描仪的结构特点，按照规定方式扫描测定，一般选择反射方式，采用吸收法（见图 2-7）或荧光法（见图 2-8）。除另有规定外，含量测定应使用市售薄层板。扫描方法可采用单波长扫描或双波长扫描。如采用双波长扫描，应选用待测斑点无吸收或最小吸收的波长为参比波长，供试品色谱图中待测斑点的 R_f 值、光谱扫描得到的吸收光谱图或测得的光谱最大吸收和最小吸收应与对照标准溶液相符，以保证测定结果的准确性。薄层色谱扫描定量测定应保证供试品斑点的量在线性范围内，必要时可适当调整供试品溶液的点样量，供试品与标准物质同板点样、展开、扫描、测定和计算。薄层色谱扫描用于含量测定时，通常采用线性回归二点法计算，如线性范围很窄时，可用多点法校正多项式回归计算。供试品溶液和对照标准溶液应交叉点于同一薄层板上，供试品点样不得少于 2 个，标准物质每一浓度不得少于 2 个。扫描时，应沿展开方向扫描，不可横向扫描。

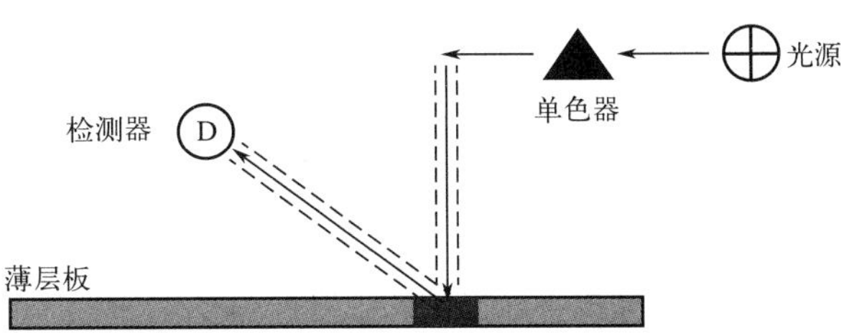

图 2-7　薄层扫描反射式吸收法

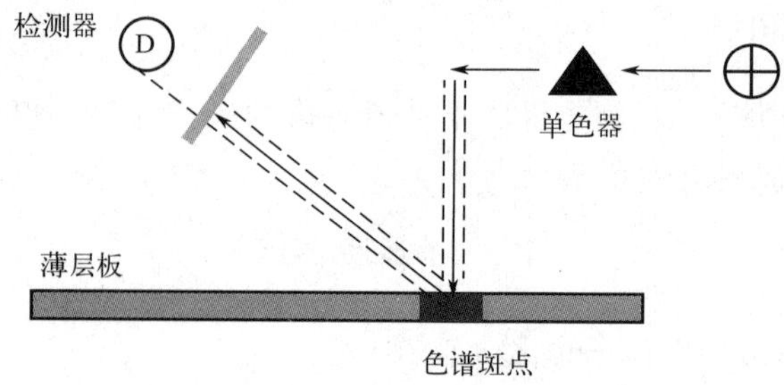

图 2-8　薄层扫描反射式荧光法

第四节　薄层色谱法分析案例

案例 2-1　固定相活性与相对湿度对薄层色谱方法开发的影响

【案例背景】

薄层色谱技术作为一种“敞开系统”的色谱技术，其分离效果受外界环境条件的影响较大，因此需要精心控制各种影响因素，以确保色谱分析的准确性和重现性。为了充分发挥薄层色谱技术在药物分析中的优势，必须注意控制影响色谱质量的因素。其中，固定相的活性和相对湿度是影响薄层色谱结果的两个重要因素。固定相的活性直接影响着被分离物质在色谱板上的分布和层析行为，而相对湿度则会对色谱板的涂层产生影响，进而影响色谱结果的准确性。

本案例以国家药典委员会提供的中药连翘在不同相对湿度下的薄层色谱展开行为为例，展示了固定相活性和相对湿度对薄层色谱结果的影响。通过对不同相对湿度条件下的色谱分析结果进行比对和分析，可以更好地理解这些因素对色谱分离度和重现性的影响，为薄层色谱技术在药物分析中的应用提供科学依据和指导。

【实验方法及结果】

取连翘粉末 1 g，加石油醚（30～60 ℃）20 ml，密塞，超声处理 15 min，滤过，滤液回收溶剂至干，残渣加乙醇 5 ml 使溶解，作为供试品溶液。照薄层色谱法［《中国药典》（2025 年版）四部通则 0502］试验，吸取上述溶液 3 μl，点于硅胶 G 薄层板上，以三氯甲烷-甲醇（15∶10）为展开剂，分别在相对湿度 18%、32%、47%、58%、65%、72%条件下展开，取出，晾干，分别喷以 10%硫酸乙醇溶液，在 105 ℃加热至斑点显色清晰，置日光下检视（图 2-9）。

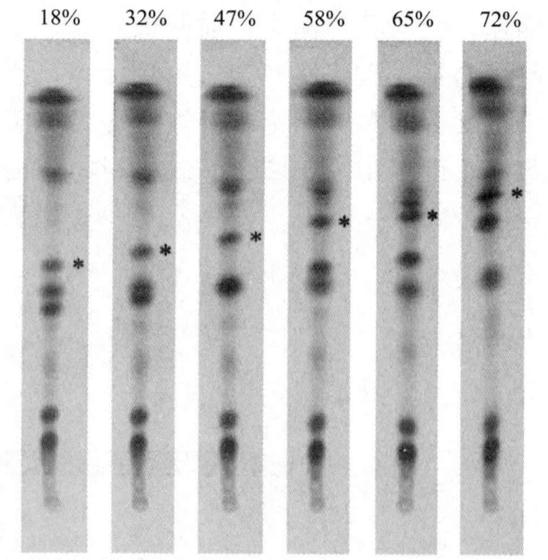

图 2-9　连翘薄层色谱湿度比较（* 为连翘苷）

【案例分析】

固定相（吸附剂）的活性是由表面能与表面积决定的。表面能越大，单位质量的表面积（比表面积）越大，吸附力越大，即活性越高；反之，吸附力越小，活性越低。如硅胶之所以有吸附力，是由于其表面含众多的硅醇基，硅醇基的活泼羟基及游离羟基可与极性化合物或不饱和化合物形成氢键。活泼型及游离型的硅醇基数目决定着硅胶的活性。硅醇基是亲水性基团，很容易吸附水而成为水合硅醇基而失去活性。薄层板常常需要在105～110 ℃活化，使水合硅醇基变为游离硅醇基，从而加强吸附力；反之，活化后的硅胶薄层板可以吸附大气中的水蒸气分子而降低活性。也就是说，硅胶表面吸附水分的作用是可逆的，在不同的相对湿度下，可以达到不同程度的吸附平衡，在相对湿度改变的情况下会重新达到新的吸附平衡，而不论在此以前硅胶板是处于何种相对湿度状态。在日常实践中，当活化后的硅胶薄层板从干燥器中取出，从准备点样到展开前，薄层板暴露在实验室的大气中，薄层板的活性就取决于实验环境的相对湿度。其他条件相同的情况下，相对湿度对色谱质量的影响是很明显的。通常认为薄层色谱的重现性差，薄层板处在不同相对湿度下操作是主要的原因之一。

有些样品的成分和所选用的展开剂对相对湿度有较宽的适应能力，即对相对湿度的要求不甚严格，大致在相对湿度30%～70%下得到相当稳定的色谱。有的样品在环境条件（温度和相对湿度）恰好适合的情况下，似乎不必控制条件也能把实验做好，但为了不同实验室之间及不同季节均可重现实验结果，应尽可能在相对湿度可控的条件下展开。至少必须记录实验时实际的相对湿度。

相对湿度的控制方法，可在双槽展开箱的一侧槽中加入适当浓度的硫酸，将点样后的薄层板放入另一侧槽中，密闭放置15～30分钟，再加展开剂于不含硫酸的槽中展开（见表2-3）；另一种方法是在预先准备好的条件控制箱（形状如平卧式展开箱，内盛适当浓度的硫酸，或用大小适宜的干燥器）内进行。也可用适宜大小的干燥器，用不同浓度的硫酸作干燥剂，或用五氧化二磷真空干燥器，隔板上放置薄层板，密闭一定时间后取出，即刻移入展开箱中展开。

表2-3 控制相对湿度用的硫酸溶液

相对湿度	所需硫酸浓度		相对湿度	所需硫酸浓度	
	硫酸/ml	水/ml		硫酸/ml	水/ml
18%	100	95.5	58%	39.5	100
32%	68	100	65%	34	100
42%	57	100	72%	27.5	100
47%	50	100	88%	10.8	100

案例2-2 薄层色谱扫描法测定中药有效成分的含量

【案例背景】

薄层扫描法主要通过使用色谱扫描仪对薄层色谱板进行扫描，从而得到色谱图谱，通过对色谱图谱的分析来鉴定和定量待测物质的组分。具体的扫描步骤如下：

① 将待测样品斑点均匀地点于薄层色谱板上，等待样品在涂层中分离。

② 等待分离完成后，将薄层色谱板放入色谱扫描仪中，启动仪器。

③ 仪器对薄层色谱板进行横向或纵向扫描，扫描速度一般为 10～200 mm/min。根据不同的仪器型号和具体的实验要求，扫描速度也会有所不同。

④ 扫描过程中，仪器会通过吸收、透射或反射等方式检测样品中各个组分，产生相应的信号。

⑤ 仪器会将检测到的信号转化成电信号，再通过计算机处理和储存，最终生成色谱图谱。

对于常见的薄层色谱扫描仪，它们一般都可以进行多种检测方式，例如紫外吸收、荧光检测、显色剂染色等，这些检测方式可以针对不同的化学物质进行选择，从而提高分析的精度和灵敏度。

总的来说，薄层扫描法通过使用色谱扫描仪对薄层色谱板进行扫描，产生信号后通过计算机处理和储存，最终得到色谱图谱。这种方式具有操作简便、快速、精确、灵敏度高等优点，在药物分析、环境监测、食品安全等领域得到了广泛的应用。

岛津 CS-9301 薄层扫描仪使用流程

1 仪器组成及开机

1.1 仪器组成

CS-9301 薄层扫描仪由主机、工作站及打印机组成，它适用于薄层色谱、纸色谱或具有相同可扫描性质的色谱进行定性、定量。它可采用飞点式实现高速扫描。

1.2 开机

1.2.1 接通电源，把主机电源（Power）钮拨到“开”（ON）位置。

1.2.2 打开计算机及打印机开关，计算机进入 Windows 界面。

1.2.3 双击 CS-9301 图标，仪器通过自检进入主菜单界面。

2 扫描条件的选择

2.1 按实验所要求的波长范围选择光源，移动主机上的光源转换杆到合适的位置上（370 nm 以下选择氘灯；370 nm 以上选择钨灯；若进行荧光扫描，应开启汞灯）。

2.2 扫描方式（Photo Mode）的选择

2.2.1 单击主菜单上的 Scanner，从下拉菜单中选择 Parameters。

2.2.2 从出现的对话框中单击 Change，从下拉菜单中选择 Control Parameters。

2.2.3 从出现的对话框中的 Photo Mode 栏中选出适当的扫描方式。

2.3 光谱扫描在要确定样品的测定波长时，可进行光谱扫描

2.3.1 打开主机上盖，放入薄层板，并用固定夹夹好。

2.3.2 通过主机面板上的方向键将光标移至待测斑点中心。

2.3.3 单击主菜上的 Scanner，从下拉菜单中选择 Spectrum Scan。

2.3.4 从出现的对话框中选择 CH1，得样品斑点光谱图。

2.3.5 通过主机面板上的方向键将光斑移至待测斑点上方的空白处。

2.3.6 单击主菜单上的 Scanner，从下拉菜单中选择 Spectrum Scan。

2.3.7 从出现的对话框中选择 CH2，得背景光谱图。

2.3.8 单击主菜单上的 Process，从下拉菜单中选择 Calculation。

2.3.9 从出现的对话框中进行选择：

"A" 栏中选 "CH1"。

"Operation" 栏中选 "Minus"。

"B" 栏中选 "CH2"。

"C" 栏中选 "CH3"。

2.3.10 直接从通道 3（CH3）中所示的谱图中选出最佳测定波长（Sample Wave）及参比波长（Reference Wave）的位置，将鼠标移至该处单击右键，横坐标上即可显示该处的吸收波长。

3 薄层板的扫描

3.1 单波长锯齿扫描

3.1.1 通过主机面板上的方向键将光斑转移至待测斑点的上方。

3.1.2 单击主菜单上的 Scanner，从下拉菜单中选择 Parameters。

3.1.3 从出现的对话框中单击 Change，从下拉菜单中选择 Control Parameters。

3.1.4 从出现的对话框中选择 Lambda 栏为 Single，Scan Mode 栏为 Zigzag，按【OK】键。

3.1.5 从出现的对话框中单击 Change，从下拉菜单中选择 Stage and Beam Parameters。

3.1.6 从出现的对话框中选择 Beam Size 栏为 "7　0.4×0.4"。

3.1.7 返回主菜单界面，单击左下角的 Lambda，从出现的对话框中输入扫描波长。

3.1.8 单击右下角的 Start，开始扫描。

3.1.9 单击右上角的 Stop，结束扫描，并储存扫描图谱。

3.2 双波长锯齿扫描

3.2.1 通过主机面板上的方向键将光斑转移至待测斑点的上方。

3.2.2 单击主菜单上的 Scanner，从下拉菜单中选择 Parameters。

3.2.3 从出现的对话框中单击 Change，从下拉菜单中选择 Control Parameters。

3.2.4 从出现的对话框中选择 Lambda 栏为 Dual，Scan Mode 栏为 Zigzag，按【OK】键。

3.2.5 从出现的对话框中单击 Change，从下拉菜单中选择 Stage and Beam Parameters。

3.2.6 从出现的对话框中选择 Beam Size 栏为 "7　0.4×0.4"。

3.2.7 在该对话框中的 Dual Wave Lengh 栏中输入扫描波长。

3.2.8 返回主菜单界面，单击右下角的 Start，开始扫描。

3.2.9 单击右上角的 Stop，结束扫描，并储存扫描图谱。

3.3 单波长或双波长线性扫描

将 3.1.4 或 3.2.4 中的 Scan Mode 栏改为 Linear，将 3.1.6 或 3.2.6 中出现的对话框中的 Beam Size 栏设为适当的光带，其他操作同 3.1 或 3.2。

4 数据处理

4.1 手动处理

4.1.1 单击主菜单栏上的 Peak，从下拉菜单中选择 Edit Peak Param，预先设定峰参数，或选择 Find Peaks，找出各峰。

4.1.2 单击主菜单栏上的 Peak，从下拉菜单中选择 Peak List，列出所有检测到的峰及峰面积。

4.1.3 单击主菜单栏上的 Print，从下拉菜单中选择 Plot Out，根据出现的对话框填好选项，即可打印出色谱图、参数及峰面积结果。

4.1.4 根据各成分的浓度与峰面积，计算含量。

4.2 自动处理

4.2.1 制作标准曲线：单击主菜单校栏上的 Quant，从下拉菜单中选择 Make Working Curve，根据出现的对话框填好选项，即可做好标准曲线。

4.2.2 单击主菜单上的 Quant，从下拉菜单中选择 Execute Quant。

4.2.3 单击下方的 Item 键，添加 Conc. 项。

4.2.4 从数据表中单击左键选择要测定的成分峰，再单击 Single，即可自动在 Conc. 项下列出该成分的含量。

5 关机

5.1 取出薄层板

5.2 退出 CS-9301 程序，回到 Windwos 界面

5.3 关闭主机开关

5.4 关闭打印机及计算机

6 注意事项

6.1 一定要先开主机开关，并等主机自检完毕后，方可进入 CS-9301 软件，否则会出现 No Analyzer Response（Error 345），当出现该种情况时，只能按关机程序关机，等 2 分钟后再按开机程序开机。

6.2 移动光源转换杆时，应快速、到位，否则易于造成线路损坏。

【实验方法及结果】

活血止痛胶囊中阿魏酸薄层扫描含量测定方法如下所述。

（1）对照溶液的配制 精密称取在 80 ℃干燥至恒重的阿魏酸对照品①12.53 mg，②20.01 mg，置 25 ml 量瓶中，加甲醇使溶解并稀释至刻度，密塞，摇匀，作为对照品溶液。

（2）供试品溶液的配制 取本品装量差异检查后的内容物，精密称定，取①0.5012 g，②0.5024 g，用甲醇回流提取 3 次，每次 20 ml，每次 1 小时，滤过，滤液蒸至近干，加蒸馏水约 40 ml，用稀盐酸调 pH 值至 2～3，煮沸，放冷，置分液漏斗中，用乙醚萃取 4 次，每次 15 ml，合并乙醚液，用 2%碳酸钠溶液萃取 4 次，每次 15 ml，弃去乙醚液，碱液用乙酸乙酯 15 ml 洗涤 1 次，弃去乙酸乙酯液，碱液用盐酸调 pH 值至 2～3，用乙醚萃取 4 次，每次 15 ml，挥去乙醚，残渣加甲醇使溶解，定量转移至 2 ml 量瓶内，并稀释至刻度，摇匀，作为供试品溶液。

（3）薄层色谱扫描法测定 照《中国药典》（2025 年版）薄层色谱扫描法测定（如图 2-10、图 2-11）。

温度：22 ℃。湿度：53%。

薄层展开及扫描实验条件如下。

展开剂：苯-三氯甲烷-乙酸乙酯-甲酸（4∶3∶2∶0.6）。

薄层板：硅胶 G 预制板。

展距：15 cm。

薄层扫描仪器：CS-9301。

扫描波长：$\lambda_s = 322$ nm。

对照品点样量：2 μl。

样品点样量：5 μl。

测定方法：按上述扫描波长进行扫描，测量供试品吸光度积分值与对照品吸光度积分值，计算，即得。

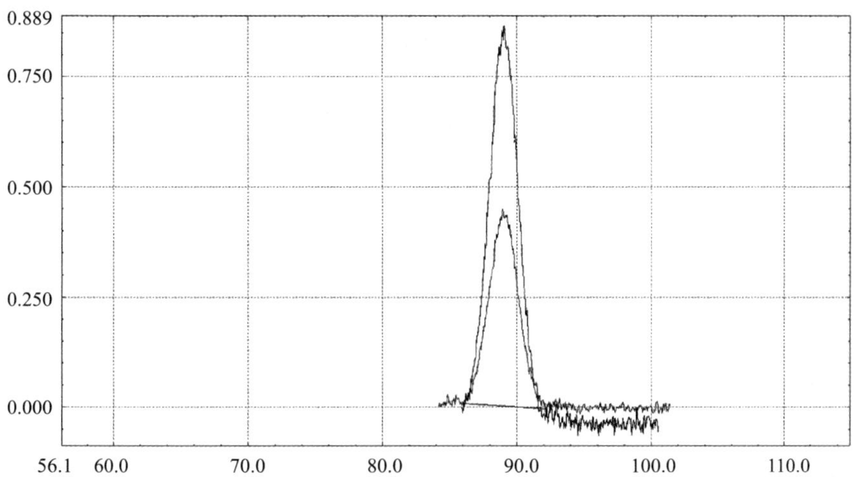

图 2-10　阿魏酸对照品薄层色谱扫描图

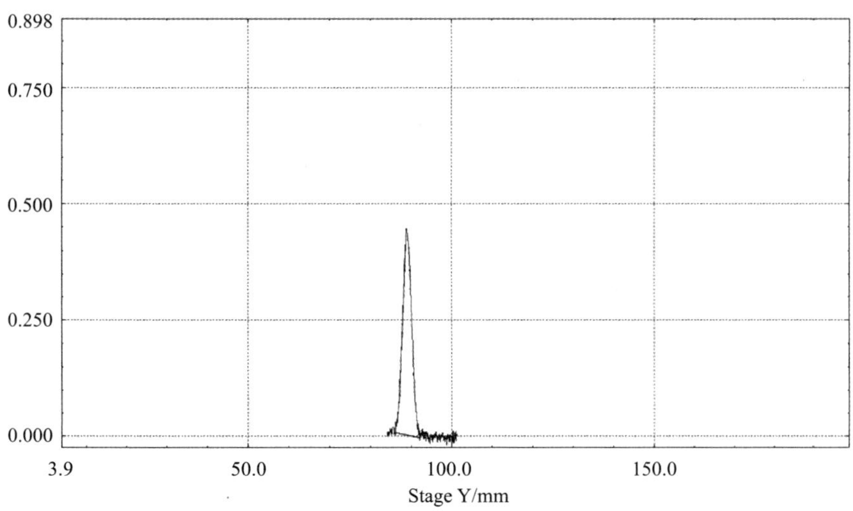

图 2-11　活血止痛胶囊薄层色谱扫描图

计算书写模板：对照品校正因子实验数据如表 2-4。

表 2-4　对照品校正因子实验数据

样品取样量（单位：____）				
A				
f				
$f_{平均值}$				
RSD				

样品含量测定实验数据如表 2-5。

表 2-5　样品含量测定实验数据

样品取样量（单位：____）				
样品点样量/μl				
含量（单位：____）				
含量平均值				
RSD				

标准规定（《中华人民共和国卫生部药品标准：新药转正标准》第十册）：每粒含阿魏酸（$C_{10}H_{10}O_4$）不得少于 25 μg。

【案例分析】

1. 薄层扫描方法的类型

（1）按测定原理不同分类　在薄层扫描过程中，按测定原理不同可分为吸收扫描法和荧光扫描法。

① 吸收扫描法：用一定波长的光束对展开后的薄层板进行扫描，记录其吸光度（A）随展开距离（L）的变化，得到薄层色谱扫描曲线，曲线上的每一个色谱峰相当于薄层上的一个斑点，色谱峰高或峰面积与组分的含量之间有一定的关系，比较对照品与样品的峰高或峰面积，可得出样品中待测组分的含量。薄层吸收扫描法适合含有颜色的化合物或有紫外吸收的物质，以及通过色谱前或色谱后衍生成上述类型化合物的样品组分的扫描测定。根据测光方式的不同，吸收扫描法又可分为透射法和反射法两种，其中反射法重现性较好，基线稳定，受薄层板厚度、均匀度等影响较小，在实际工作中应用较普遍。

② 荧光扫描法：用一定波长的激发光照射展开后的薄层板，测定薄层斑点在固定发射波长下的荧光强度（F）随展开距离（L）的变化，得到薄层荧光扫描曲线。荧光扫描法检查灵敏度比吸收扫描法可高 1～3 个数量级，但是使用范围窄，因为多数物质是非荧光物质。

（2）按扫描方式不同分类　按扫描方式不同分为单波长薄层扫描和双波长薄层扫描。

① 单波长薄层扫描：适合测定分离度好、背景干扰小的样品。

② 双波长薄层扫描：测定时用测定波长和参比波长分别扫描薄层板，测定样品斑点在两波长下的吸光度之差，可减少分离度欠佳的组分间的相互干扰，并减少薄层板的背景干扰，操作时应选择待测斑点无吸收或最小吸收的波长作为参比波长，选择待测斑点化合物的吸收峰处波长作为测定波长。

2. 定量分析方法

薄层扫描用于含量测定时通常采用线性回归两点法计算。选用高低两种不同浓度相同点样体积的对照品溶液或同一浓度不同点样体积的对照品溶液，和供试品溶液交叉点在同一薄层板上。为减少测定误差，每一浓度的对照品和供试品的点样不得少于2个点，以平均测量值计算。供试品斑点的峰面积应在两对照品斑点的峰面积之间，必要时适当调整供试品溶液的点样量。同一供试品溶液在同一薄层板上平行点样的待测成分的峰面积测定值的相对标准偏差应不大于5.0%；需显色后测定的或者异板的相对标准偏差应不大于10.0%。

《中华人民共和国卫生部药品标准：新药转正标准》第十册收录了活血止痛胶囊的质量标准，这种胶囊由当归、三七、乳香（制）、冰片、土鳖虫、煅自然铜等药材组成，其制法简单易行，具有活血散瘀、消肿止痛的功效。其中，当归作为方中的重要药味之一，具有活血化瘀的作用，有助于改善血液循环，减轻疼痛。本案例针对活血止痛胶囊中的主要活性成分之一的阿魏酸进行含量测定，采用薄层扫描法进行分析。阿魏酸是一种常见的酚类化合物，具有对羟基苯甲酸基团，因而具有紫外吸收特性。其紫外吸收光谱通常呈现两个显著的吸收峰，分别位于约260 nm和320 nm处，对应于π-π跃迁和n-π跃迁。在本实验中，使用322 nm紫外光照射薄层板，对阿魏酸斑点进行扫描，记录下阿魏酸的斑点图谱及积分数据，从而进行含量测定。

通过对活血止痛胶囊中主要活性成分阿魏酸的含量进行薄层扫描法分析，可以有效监测制剂的质量，可以及时发现并纠正可能存在的质量问题，确保其符合质量标准，保障药品的安全有效使用，维护患者的健康利益，从而提升药品的品质和可靠性。这一实践为薄层扫描法在中药制剂中活性成分含量测定的应用提供了范例，并为该方法在药物分析领域的验证和推广提供了实践基础，从而丰富了分析方法的多样性。

同时，需要注意的是，在实际应用中，药物分析人员可以根据实验目的、样品性质、设备条件等因素选择合适的检测方法，并采用多种方法相互验证，以提高分析的准确性和可靠性。

案例 2-3 中药制剂薄层色谱鉴别方法的起草研究

【案例背景】

随着我国经济社会进一步发展，居民生活改善，人民群众对药品的安全性、可及性要求不断提高。人口老龄化、疾病谱改变、新发传染性疾病频发等，对药品安全也提出了新的挑战。同时，医药产业快速发展，产业结构调整，高新技术在医药产业的广泛应用，都对药品安全监管提出了更高的要求。为进一步提高我国药品安全水平，维护人民群众健康权益，促进医药产业持续健康发展，我国自2015年开始实施国家药品标准提高行动计划，该计划是我国政府为提高药品质量和安全性而实施的一项重要举措。通过该计划的实施，加强国家药品标准研究，拟优先提高基本药物及高风险药品的质量标准，提高中药（材）、民族药（材）质量标准与炮制规范。药品生产必须严格执行国家标准，达不到国家标准的，一律不得生产、销售和使用。

乐脉胶囊为《国家基本药物目录》收载品种，列为医保甲类。具有行气活血、化瘀通脉的功效。用于气滞血瘀所致的头痛、眩晕、胸痛、心悸、冠状动脉粥样硬化性心脏病、心绞痛、多发性脑梗死等病症，市场需求大，市场前景广阔。

乐脉胶囊处方由丹参、川芎、赤芍、红花、香附、木香、山楂七味药组成。该胶囊的制法为：取上述七味药，加水煎煮三次，每次 1 小时，合并煎液，滤过，滤液低温减压浓缩成清膏，干燥，粉碎，与适量辅料混合均匀，装入胶囊，制成 1000 粒或 1333 粒，即得。

我国目前有多个生产企业生产该药品，但在 2012 年前，各企业分别执行不同注册标准，各标准鉴别项中薄层色谱设置的药味及方法均不一致。因此国家药典委员会要求对原有标准进行修订提高。本案例拟对各注册标准方中丹参、川芎、木香、赤芍、香附的 TLC 鉴别进行增修订，并进行统一，以提高药品标准的可控性。提高后的质量标准已被收入《中国药典》（2020 年版）一部。

【实验方法及结果】

1. 修订的方中丹参薄层色谱鉴别

各企业现行质量标准中对方中丹参的薄层色谱鉴别方法各不相同，研究中主要依据《中国药典》中丹参药材的 TLC 鉴别，拟定了统一的方法：取本品内容物 5 g 研细，加甲醇 20 ml，加热回流 30 分钟，滤过，滤液回收溶剂至干，残渣加甲醇 5 ml 使溶解，作供试品溶液。另取丹参对照药材 1 g，加甲醇 20 ml，加热回流 30 分钟，滤过，滤液回收溶剂至干，残渣加甲醇 2 ml 使溶解，同法制成对照药材溶液。再取丹参素钠对照品，加甲醇制成每 1 ml 含 1 mg 的溶液，作为对照品溶液。同时取阴性对照 5 g（缺丹参），按供试品溶液的制备方法同法制备，作为阴性对照溶液。将收集到的各企业乐脉胶囊样品照本案例的【案例分析】部分拟定的方法同时试验，结果供试品色谱中，在与对照药材和对照品色谱相应的位置上，显相同颜色的斑点，阴性对照无干扰（见图 2-12）。

分别对供试品溶液、丹参对照药材、丹参素钠对照品的点样量进行考察，结果表明，点样量在 3～5 μl 时色谱斑点清晰，分离度好，故将点样量定为 3～5 μl（见图 2-13）。

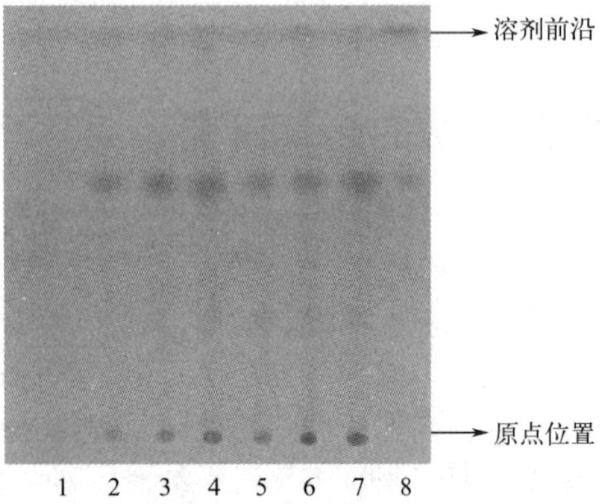

图 2-12　乐脉胶囊 TLC 图（丹参）

1—阴性对照（缺丹参）；2—乐脉胶囊 A 企业；3—乐脉胶囊 A 企业；4—乐脉胶囊 B 企业；5—乐脉胶囊 B 企业；6—乐脉胶囊 B 企业；7—丹参对照药材；8—丹参素钠对照品；温度 29 ℃；相对湿度 55%；自制硅胶 G 板

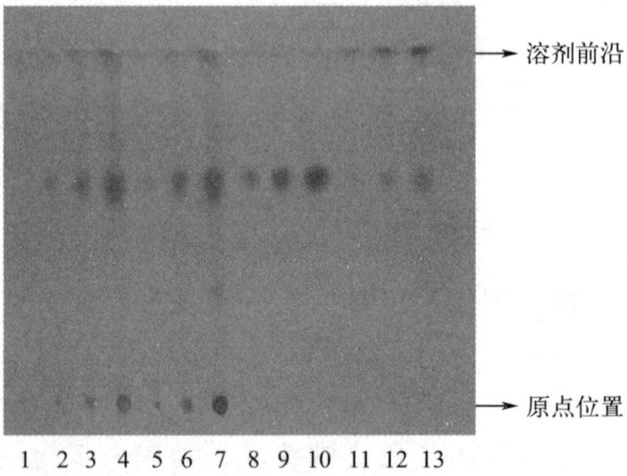

图 2-13　乐脉胶囊 TLC 图（丹参，点样量考察）

1—阴性对照（缺丹参）8 μl；2—乐脉胶囊 A 企业 1 μl；3—乐脉胶囊 A 企业 3 μl；4—乐脉胶囊 A 企业 8 μl；5—乐脉胶囊 B 企业 1 μl；6—乐脉胶囊 B 企业 3 μl；7—乐脉胶囊 B 企业 8 μl；8—丹参素钠对照品 2 μl；9—丹参素钠对照品 5 μl；10—丹参素钠对照品 10 μl；11—丹参对照药材 2 μl；12—丹参对照药材 5 μl；13—丹参对照药材 10 μl；温度 29 ℃；相对湿度 55%；自制硅胶 G 板

同时考察薄层色谱系统的耐用性：分别采用自制硅胶G板和青岛海洋化工厂生产的预制硅胶G板两种不同的薄层板进行试验，实验结果分别见图2-12、图2-14。

分别在低温低湿（温度5 ℃，相对湿度20%）和高温高湿（温度30 ℃、相对湿度75%）两种条件进行试验。实验结果（分别见图2-15、图2-16）表明所选薄层色谱条件合理，方法可行，重现性、耐用性较好，专属性强，故将此方法列入标准正文。

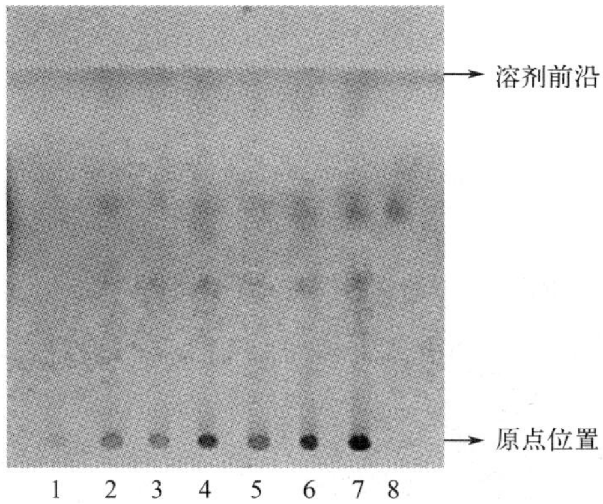

图2-14 乐脉胶囊TLC图（丹参，薄层板考察）
1—阴性对照（缺丹参）；2—乐脉胶囊A企业；3—乐脉胶囊A企业；4—乐脉胶囊B企业；5—乐脉胶囊B企业；6—乐脉胶囊B企业；7—丹参对照药材；8—丹参素钠对照品；温度28 ℃；相对湿度54%；预制硅胶G板

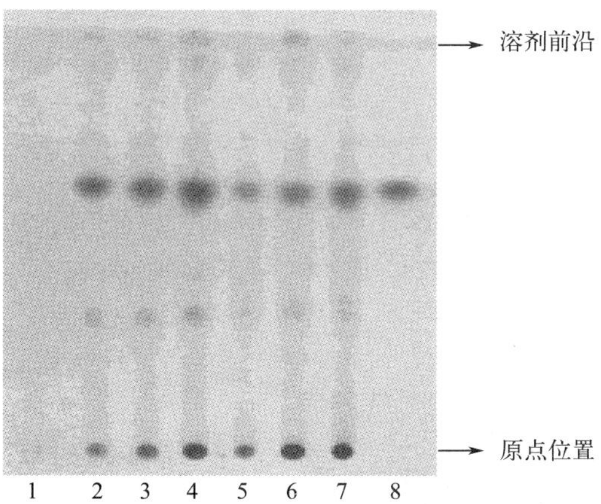

图2-15 乐脉胶囊TLC图（丹参，低温低湿）
1—阴性对照（缺丹参）；2—乐脉胶囊A企业；3—乐脉胶囊A企业；4—乐脉胶囊B企业；5—乐脉胶囊B企业；6—乐脉胶囊B企业；7—丹参对照药材；8—丹参素钠对照品；温度5 ℃；相对湿度20%；自制硅胶G板

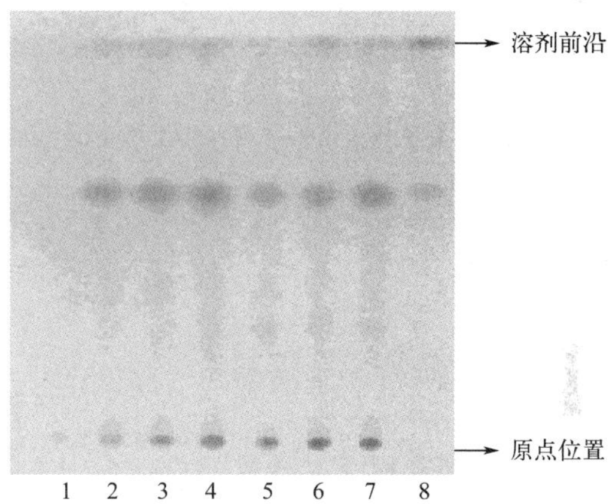

图2-16 乐脉胶囊TLC图（丹参，高温高湿）
1—阴性对照（缺丹参）；2—乐脉胶囊A企业；3—乐脉胶囊A企业；4—乐脉胶囊B企业；5—乐脉胶囊B企业；6—乐脉胶囊B企业；7—丹参对照药材；8—丹参素钠对照品；温度30 ℃；相对湿度75%；自制硅胶G板

2. 修订的方中川芎薄层色谱鉴别

各企业现行质量标准中对方中川芎的薄层色谱鉴别方法各不相同，在综合各企业TLC质量标准基础上，拟定了统一的方法：取本品内容物5 g，加水30 ml，研磨使溶解，转移至锥形瓶中，加乙醚40 ml，强力振摇，离心，分取乙醚液，加无水硫酸钠1 g，振摇，滤过，滤液回收溶剂至干，残渣加甲醇1 ml使溶解，作为供试品溶液。另取川芎对照药材0.2 g，同法制成对照药材溶液。同时取阴性对照5 g（缺川芎），按供试品溶液的制备方法同法制备，作为阴性对照溶液。将收集到的6批乐脉胶囊样品照本案例的【案例分析】部分拟定的方法同时试验，结果供试品色谱中在与对照药材和对照品色谱相应的位置上显相同颜色的荧光斑点，阴性对照无干扰（见图 2-17）。

分别对供试品溶液、川芎对照药材溶液的点样量进行考察，结果表明，点样量在 10～20 μl 时色谱斑点清晰，分离度好，故将点样量定为 10～20 μl（见图 2-18）。

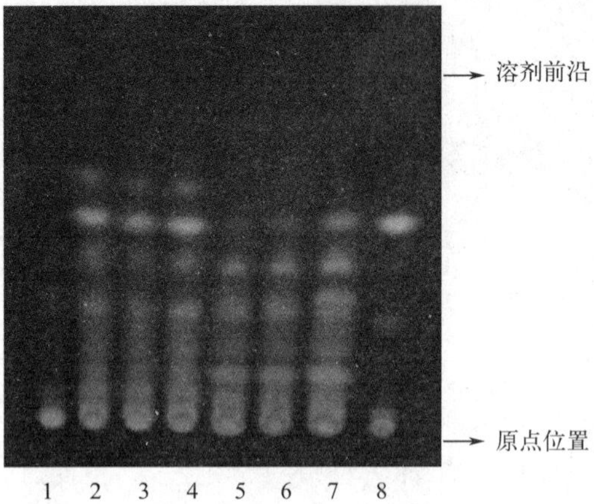

图 2-17　乐脉胶囊 TLC 图（川芎）

1—阴性对照（缺川芎）；2—乐脉胶囊 A 企业；3—乐脉胶囊 A 企业；4—乐脉胶囊 A 企业；5—乐脉胶囊 B 企业；6—乐脉胶囊 B 企业；7—乐脉胶囊 B 企业；8—川芎对照药材；温度 28 ℃；相对湿度 58%；自制硅胶 G 板

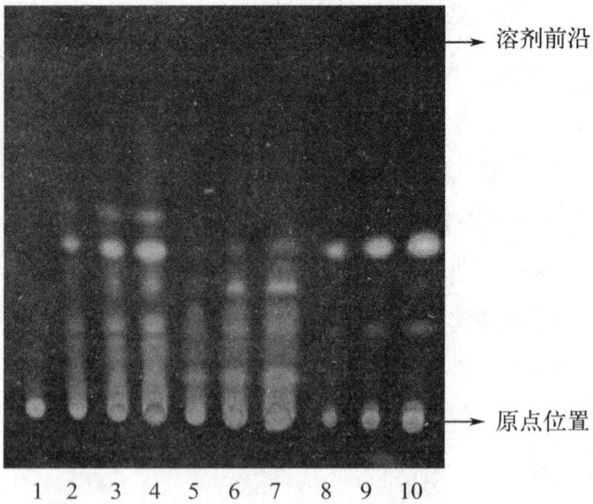

图 2-18　乐脉胶囊 TLC 图（川芎，点样量考察）

1—阴性对照（缺川芎）10 μl；2—乐脉胶囊 A 企业 2 μl；3—乐脉胶囊 A 企业 5 μl；4—乐脉胶囊 A 企业 10 μl；5—乐脉胶囊 B 企业 5 μl；6—乐脉胶囊 B 企业 10 μl；7—乐脉胶囊 B 企业 20 μl；8—川芎对照药材 2 μl；9—川芎对照药材 5 μl；10—川芎对照药材 10 μl；温度 27 ℃；相对湿度 55%；自制硅胶 G 板

为了考察薄层色谱系统的耐用性：

① 分别采用自制硅胶 G 板和青岛海洋化工厂生产的预制硅胶 G 板两种不同的薄层板进行试验，实验结果分别见图 2-17、图 2-19。

② 分别在低温低湿（温度 5 ℃、相对湿度 20%）和高温高湿（温度 30 ℃、相对湿度 75%）两种条件下进行试验。实验结果（分别见图 2-20、图 2-21）表明，所选薄层色谱条件合理，方法可行，重现性、耐用性较好，专属性强，故将此方法列入正文。

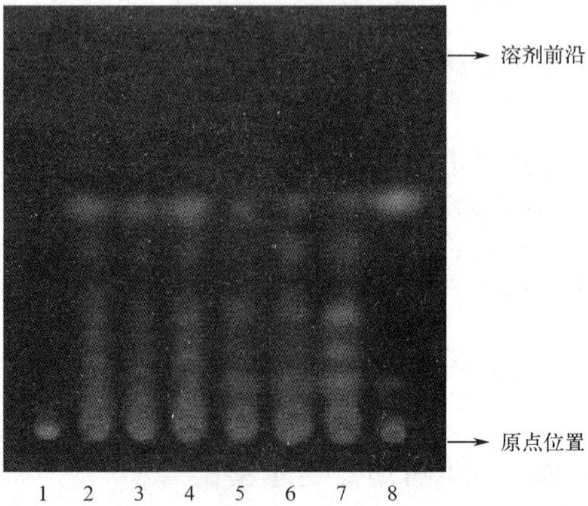

图 2-19　乐脉胶囊 TLC 图（川芎，薄层板考察）

1—阴性对照（缺川芎）；2—乐脉胶囊 A 企业；3—乐脉胶囊 A 企业；4—乐脉胶囊 A 企业；5—乐脉胶囊 B 企业；6—乐脉胶囊 B 企业；7—脉胶囊 B 企业；8—川芎对照药材；温度 28 ℃；相对湿度 58%；预制硅胶 G 板

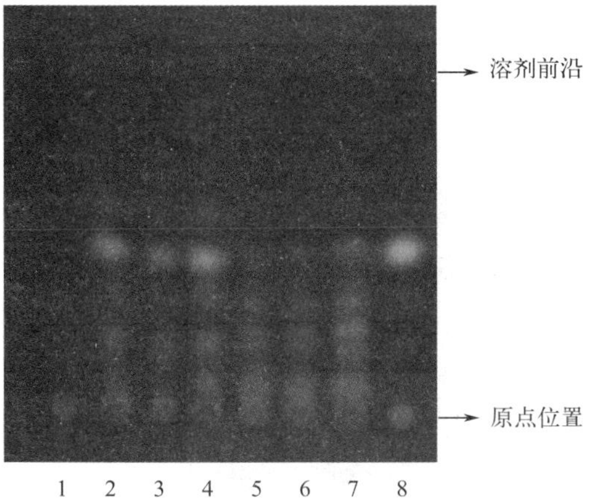

图 2-20 乐脉胶囊 TLC 图（川芎，低温低湿）
1—阴性对照（缺川芎）；2—乐脉胶囊 A 企业；
3—乐脉胶囊 A 企业；4—乐脉胶囊 A 企业；
5—乐脉胶囊 B 企业；6—乐脉胶囊 B 企业；
7—乐脉胶囊 B 企业；8—川芎对照药材；
温度 5 ℃；相对湿度 20%；自制硅胶 G 板

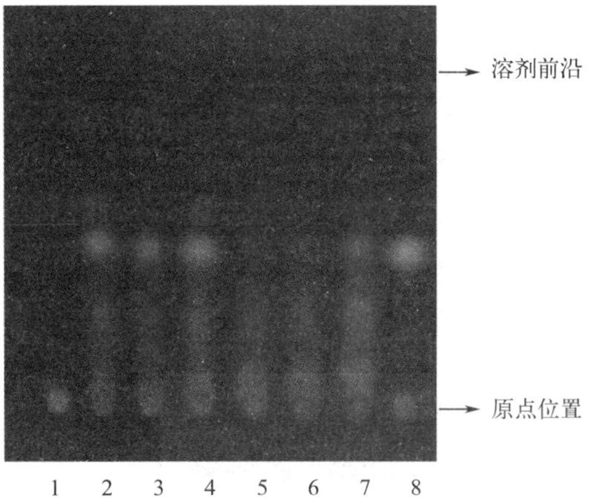

图 2-21 乐脉胶囊 TLC 图（川芎，高温高湿）
1—阴性对照（缺川芎）；2—乐脉胶囊 A 企业；
3—乐脉胶囊 A 企业；4—乐脉胶囊 A 企业；
5—乐脉胶囊 B 企业；6—乐脉胶囊 B 企业；
7—乐脉胶囊 B 企业；8—川芎对照药材；
温度 30 ℃；相对湿度 75%；自制硅胶 G 板

3. 增订的方中赤芍薄层色谱鉴别

各企业现行质量标准中，仅有少数企业收载了该鉴别项，但需进行过柱等前处理，步骤较烦琐。研究采取了如下方法：

方法一：取本案例的【案例分析】部分中【鉴别】(1) 项下的供试品溶液作为供试品溶液，另取赤芍对照药材 1 g，同法制成对照药材溶液。同时取阴性对照 5 g（缺赤芍），按供试品溶液的制备方法同法制备，作为阴性对照溶液。吸取上述三种溶液各 10 μl 分别点于同一硅胶 G 薄层板上，以三氯甲烷-乙酸乙酯-甲醇-甲酸（40∶5∶10∶0.2）为展开剂，展开，取出，晾干，喷以 5%香草醛硫酸溶液，于 105 ℃加热至斑点显色清晰。供试品色谱中，在与对照药材和对照品色谱相应的位置上，显相同颜色的斑点。阴性对照（缺赤芍）无干扰。但芍药苷斑点处存在背景干扰，结果不理想。

方法二：取本品内容物 5 g，研细，加正丁醇 30 ml，超声处理 30 分钟，滤过，滤液回收溶剂至干，残渣加甲醇 5 ml 使溶解，作供试品溶液。另取赤芍对照药材 1 g，同法制成对照药材溶液。再取芍药苷对照品，加甲醇制成每 1 ml 含 1 mg 的溶液，作为对照品溶液。同时取阴性对照 5 g（缺赤芍），按供试品溶液的制备方法同法制备，作为阴性对照溶液。吸取上述三种溶液各 5～10 μl，分别点于同一以羧甲基纤维素钠为黏合剂的硅胶 G 薄层板上，以三氯甲烷-乙酸乙酯-甲醇-甲酸（40∶5∶10∶0.2）为展开剂，展开，取出，晾干，喷以 5%香草醛硫酸溶液，于 105 ℃加热至斑点显色清晰。供试品色谱中，在与对照药材和对照品色谱相应的位置上，显相同颜色的斑点。阴性对照（缺赤芍）无干扰。将收集到的乐脉胶囊样品照本案例的【案例分析】部分拟定的方法进行实验，结果供试品色谱中，在与赤芍对照药材及对照品色谱相应的位置上，均显相同颜色的斑点，阴性无干扰（见图 2-22）。

分别对供试品溶液、赤芍对照药材、芍药苷对照品溶液的点样量进行考察，点样量在 5～10 μl 时色谱斑点清晰，分离度好，故将点样量定为 5～10 μl（见图 2-23）。

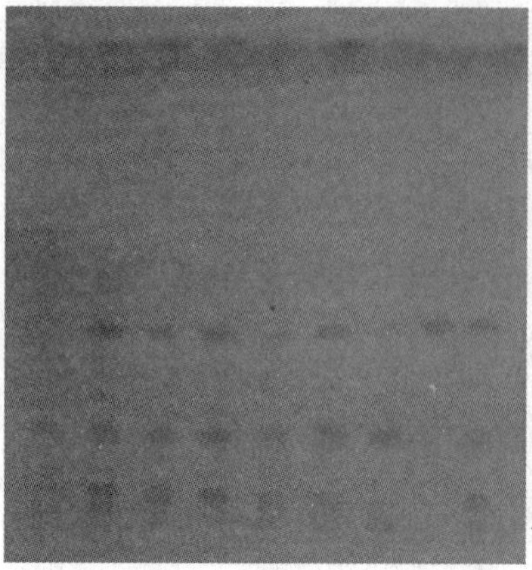

图 2-22 乐脉胶囊 TLC 图（赤芍）
1—阴性对照（缺赤芍）；2—乐脉胶囊 A 企业；
3—乐脉胶囊 A 企业；4—乐脉胶囊 A 企业；
5—乐脉胶囊 B 企业；6—乐脉胶囊 B 企业；
7—乐脉胶囊 B 企业；8—芍药苷对照品；
9—赤芍对照药材；
温度 24 ℃；相对湿度 50%；自制硅胶 G 板

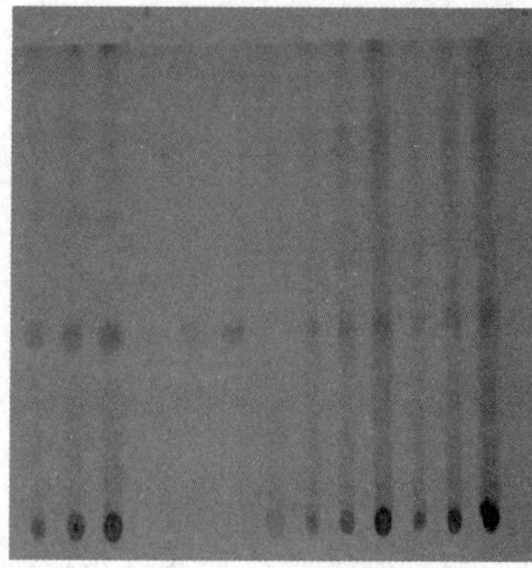

图 2-23 乐脉胶囊 TLC 图（赤芍，点样量考察）
1—赤芍对照药材 2 μl；2—赤芍对照药材 5 μl；
3—赤芍对照药材 10 μl；4—芍药苷对照品 2 μl；
5—芍药苷对照品 5 μl；6—芍药苷对照品 10 μl；
7—阴性对照（缺赤芍）10 μl；8—乐脉胶囊 A 企业 2 μl；
9—乐脉胶囊 A 企业 5 μl；10—乐脉胶囊 A 企业 10 μl；
11—乐脉胶囊 B 企业 2 μl；12—乐脉胶囊 B 企业 5 μl；
13—乐脉胶囊 B 企业 10 μl；
温度 26 ℃；相对湿度 53%；自制硅胶 G 板

为了考察薄层色谱系统的耐用性：

① 分别采用自制硅胶 G 板和青岛海洋化工厂生产的预制硅胶 G 板两种不同的薄层板进行试验（见图 2-22、图 2-24）。

② 在低温低湿（温度 5 ℃、相对湿度 20%）和高温高湿（温度 30 ℃、相对湿度 75%）两种条件进行试验，实验结果表明，所选薄层色谱条件合理，方法可行，重现性、耐用性较好，专属性强，故将此方法列入正文（见图 2-25、图 2-26）。

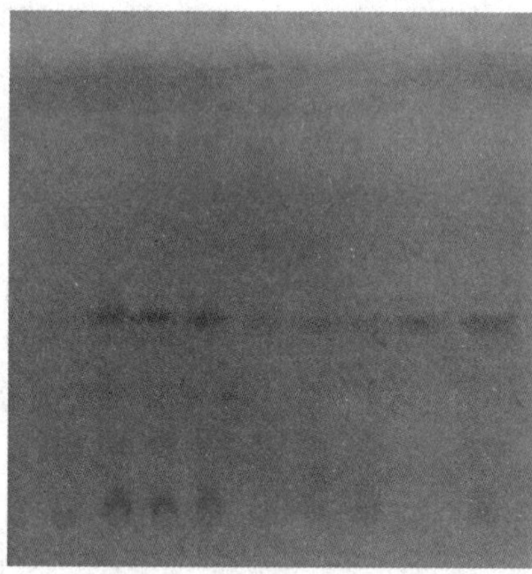

图 2-24 乐脉胶囊 TLC 图（赤芍，薄层板考察）
1—阴性对照（缺赤芍）；2—乐脉胶囊 A 企业；
3—乐脉胶囊 A 企业；4—乐脉胶囊 A 企业；
5—乐脉胶囊 B 企业；6—乐脉胶囊 B 企业；
7—乐脉胶囊 B 企业；8—芍药苷对照品；
9—赤芍对照药材；
温度 28 ℃；相对湿度 54%；预制硅胶 G 板

4. 增订的方中香附薄层色谱鉴别

各企业现行质量标准中，仅有个别企业收载了该鉴别项，故在已有该鉴别项的生产企业质量标准基础上修订该项目，并拟定了统一的方法：取本品内容物 2 g，加乙醚 20 ml，超声处理 10 分钟，滤过，滤液回收溶剂至

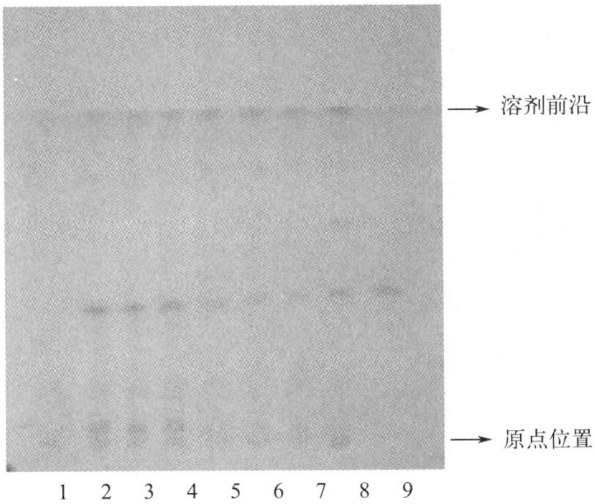

图 2-25 乐脉胶囊 TLC 图（赤芍，低温低湿）
1—阴性对照（缺赤芍）；2—乐脉胶囊 A 企业；
3—乐脉胶囊 A 企业；4—乐脉胶囊 A 企业；
5—乐脉胶囊 B 企业；6—乐脉胶囊 B 企业；
7—乐脉胶囊 B 企业；8—芍药苷对照品；
9—赤芍对照药材；
温度 5 ℃；相对湿度 20%；自制硅胶 G 板

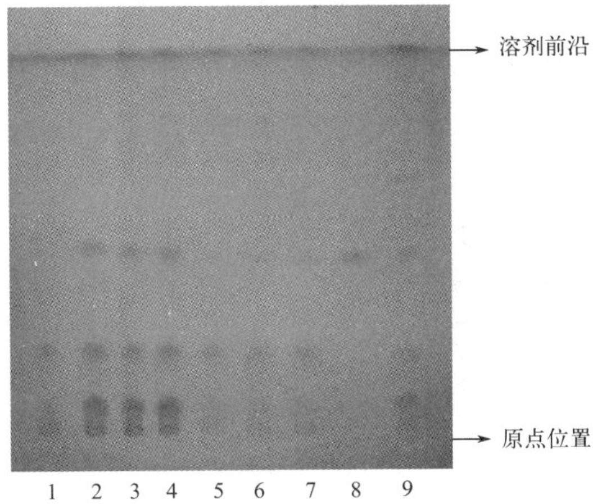

图 2-26 乐脉胶囊 TLC 图（赤芍，高温高湿）
1—阴性对照（缺赤芍）；2—乐脉胶囊 A 企业；
3—乐脉胶囊 A 企业；4—乐脉胶囊 A 企业；
5—乐脉胶囊 B 企业；6—乐脉胶囊 B 企业；
7—乐脉胶囊 B 企业；8—芍药苷对照品；
9—赤芍对照药材；
温度 30 ℃；相对湿度 75%；自制硅胶 G 板

干，残渣加乙酸乙酯 1 ml 使溶解，作供试品溶液。另取香附对照药材 2 g，同法制成对照药材溶液。吸取上述两种溶液各 10～20 μl，分别点于同一以羧甲基纤维素钠为黏合剂的硅胶 G 薄层板上，以甲苯-乙酸乙酯-冰醋酸（92∶5∶5）为展开剂，展开，取出，晾干，置紫外灯（365 nm）下检视 。结果供试品色谱中，在与对照药材色谱相应的位置上，显相同颜色的荧光斑点。将收集到的乐脉胶囊样品照本案例的【案例分析】部分拟定的方法进行试验，结果供试品色谱中，在香附对照药材色谱相应的位置上，均显相同颜色的斑点，阴性无干扰（见图 2-27）。

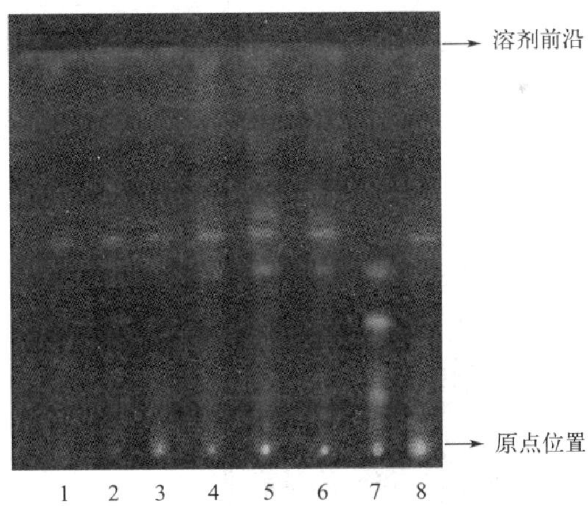

图 2-27 乐脉胶囊 TLC 图（香附）
1—乐脉胶囊 A 企业；2—乐脉胶囊 A 企业；
3—乐脉胶囊 A 企业；4—乐脉胶囊 B 企业；
5—乐脉胶囊 B 企业；6—乐脉胶囊 B 企业；
7—阴性对照（缺香附）；8—香附对照药材；
温度 25 ℃；相对湿度 51%；自制硅胶 G 板

分别对供试品溶液、香附对照药材的点样量进行考察，结果表明点样量 10～20 μl 薄层色谱斑点清晰，分离度好，故将点样量定为 10～20 μl（见图 2-28）。

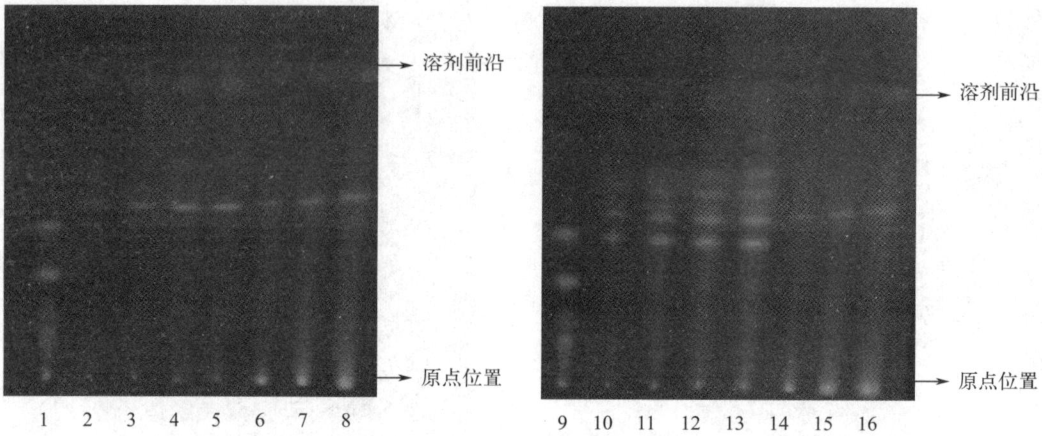

图 2-28　乐脉胶囊 TLC 图（香附，点样量考察）

1—阴性对照（缺香附）20 μl；2—乐脉胶囊 A 企业 5 μl；3—乐脉胶囊 A 企业 10 μl；4—乐脉胶囊 A 企业 15 μl；5—乐脉胶囊 A 企业 20 μl；6—香附对照药材 10 μl；7—香附对照药材 15 μl；8—香附对照药材 20 μl；9—阴性对照（缺香附）20 μl；10—乐脉胶囊 B 企业 5 μl；11—乐脉胶囊 B 企业 10 μl；12—乐脉胶囊 B 企业 15 μl；13—乐脉胶囊 B 企业 20 μl；14—香附对照药材 10 μl；15—香附对照药材 15 μl；16—香附对照药材 20 μl；温度 25 ℃；相对湿度 51%；自制硅胶 G 板

为了考察薄层色谱系统的耐用性：

① 分别采用自制硅胶 G 板和青岛海洋化工厂生产的预制硅胶 G 板两种不同的薄层板进行试验，实验结果见图 2-27、图 2-29。

② 分别在低温低湿（温度 5 ℃、相对湿度 20%）和高温高湿（温度 30 ℃、相对湿度 75%）两种条件进行试验，实验结果（分别见图 2-30、图 2-31）表明，所选薄层色谱条件合理，方法可行，重现性、耐用性较好，专属性强，故将此方法列入正文。

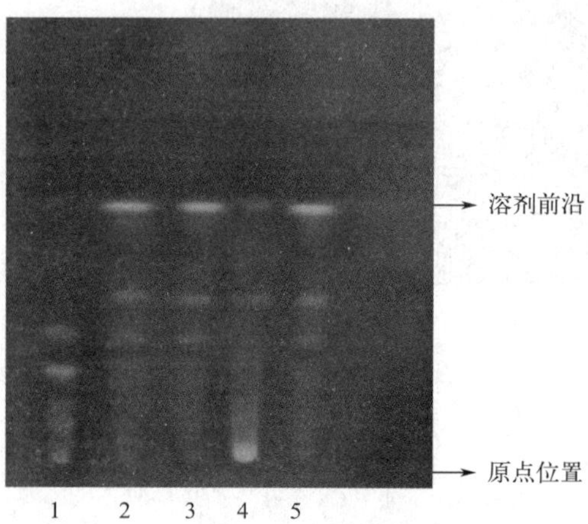

图 2-29　乐脉胶囊 TLC 图（香附，薄层板考察）

1—阴性对照（缺香附）；2—乐脉胶囊 A 企业；3—乐脉胶囊 A 企业；4—香附对照药材；5—乐脉胶囊 B 企业；温度 27 ℃；相对湿度 54%；预制硅胶 G 板

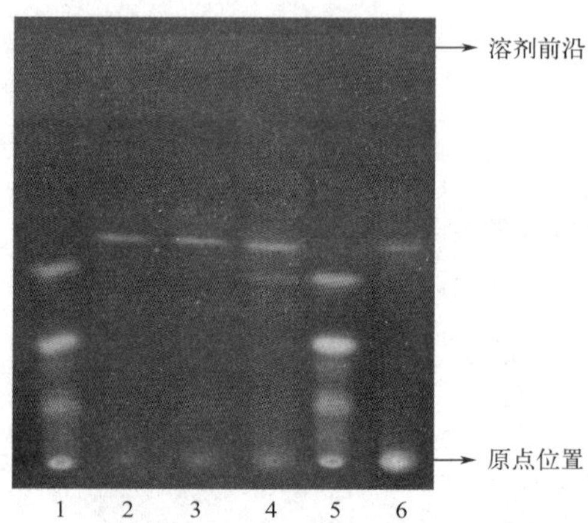

图 2-30　乐脉胶囊 TLC 图（香附，低温低湿）

1—阴性对照（缺香附）；2—乐脉胶囊 A 企业；3—乐脉胶囊 A 企业；4—乐脉胶囊 B 企业；5—阴性对照（缺香附）；6—香附对照药材；温度 5 ℃；相对湿度 20%；自制硅胶 G 板

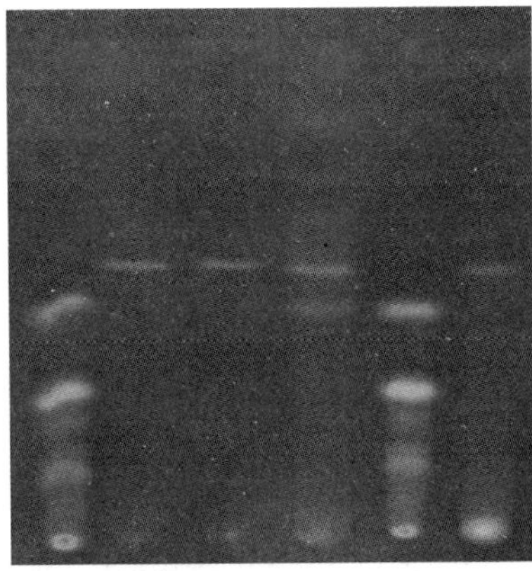

图 2-31　乐脉胶囊 TLC 图（香附，高温高湿）
1—阴性对照（缺香附）；2—乐脉胶囊 A 企业；3—乐脉胶囊 A 企业；4—乐脉胶囊 B 企业；
5—阴性对照（缺香附）；6—香附对照药材；
温度 30 ℃；相对湿度 75%；自制硅胶 G 板

5. 增订的方中木香薄层色谱鉴别

各企业现行质量标准中对方中木香的薄层色谱鉴别方法各不相同，经考察，在陕西华龙制药有限公司的质量标准（YBZ 06662006）基础上修订，并拟定了统一的方法：取正文拟定方法中［鉴别］（2）项下供试品溶液，挥干，残渣加乙酸乙酯 0.5 ml 使溶解，作为供试品溶液。另取木香对照药材 0.5 g，加乙醚 30 ml，超声处理 10 分钟，滤过，滤液回收溶剂至干，残渣加乙酸乙酯 10 ml 使溶解，作为对照药材溶液。同时取阴性对照 5 g（缺木香），按供试品溶液的制备方法同法制备，作为阴性对照溶液。吸取供试品溶液 10～15 μl、对照药材溶液 2 μl，分别点于同一以羧甲基纤维素钠为黏合剂的硅胶 G 薄层板上，以环己烷-甲酸乙酯-甲酸（15：5：1）的上层溶液为展开剂，展开，取出，晾干，喷以茴香醛试液，于 105 ℃加热至斑点显色清晰。供试品色谱中，在与对照药材色谱相应位置上显相同颜色的斑点。将收集到的乐脉胶囊样品按照正文拟定方法进行实验，结果供试品色谱中，在与木香对照药材色谱相应的位置上，均显相同颜色的斑点，阴性无干扰（见图 2-32）。

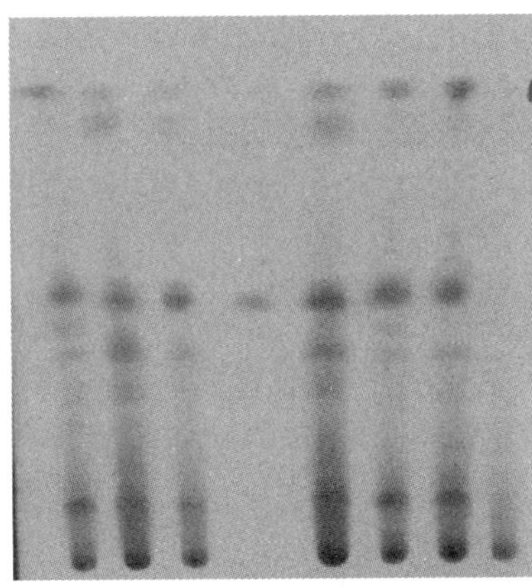

图 2-32　乐脉胶囊 TLC 图（木香）
1—乐脉胶囊 A 企业；2—乐脉胶囊 A 企业；
3—乐脉胶囊 B 企业；4—木香对照药材；
5—乐脉胶囊 B 企业；6—乐脉胶囊 B 企业；
7—乐脉胶囊 B 企业；8—阴性对照（缺木香）；
温度 21 ℃；相对湿度 50%；自制硅胶 G 板

分别对供试品溶液、木香对照药材的点样量进行考察，结果表明供试品溶液点样量为 10～15 μl、对照药材点样量为 2 μl 时，薄层色谱斑点清晰，分离度好（见图 2-33）。

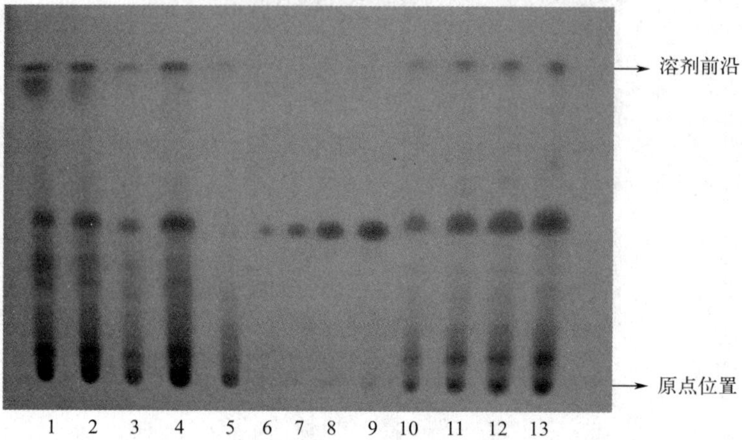

图 2-33　乐脉胶囊 TLC 图（木香，点样量考察）

1—乐脉胶囊 A 企业 10 μl；2—乐脉胶囊 A 企业 15 μl；3—乐脉胶囊 A 企业 5 μl；4—乐脉胶囊 A 企业 20 μl；5—阴性对照（缺木香）20 μl；6—木香对照药材 1 μl；7—木香对照药材 2 μl；8—木香对照药材 5 μl；9—木香对照药材 8 μl；10—乐脉胶囊 B 企业 5 μl；11—乐脉胶囊 B 企业 10 μl；12—乐脉胶囊 B 企业 15 μl；13—乐脉胶囊 B 企业 20 μl；

温度 21 ℃；相对湿度 50%；自制硅胶 G 板

为了考察薄层色谱系统的耐用性：

① 分别采用自制硅胶 G 板和青岛海洋化工厂生产的预制硅胶 G 板两种不同的薄层板进行试验，实验结果分别见图 2-32、图 2-34。

② 分别在低温低湿（温度 5 ℃、相对湿度 20%）和高温高湿（温度 30 ℃、相对湿度 75%）两种条件下进行试验，实验结果（分别见图 2-35、图 2-36）表明，所选薄层色谱条件合理，方法可行，重现性、耐用性较好，专属性强，故将此方法列入正文。

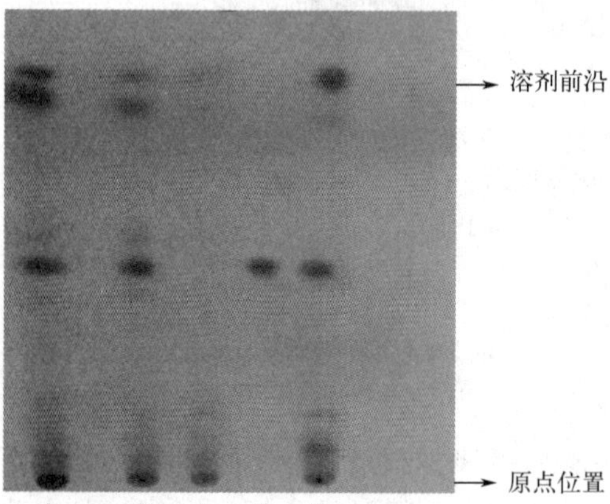

图 2-34　乐脉胶囊 TLC 图（木香，薄层板考察）

1—乐脉胶囊 A 企业；2—乐脉胶囊 A 企业；3—阴性对照（缺木香）；4—木香对照药材；5—乐脉胶囊 B 企业；

温度 27 ℃；相对湿度 54%；预制硅胶 G 板

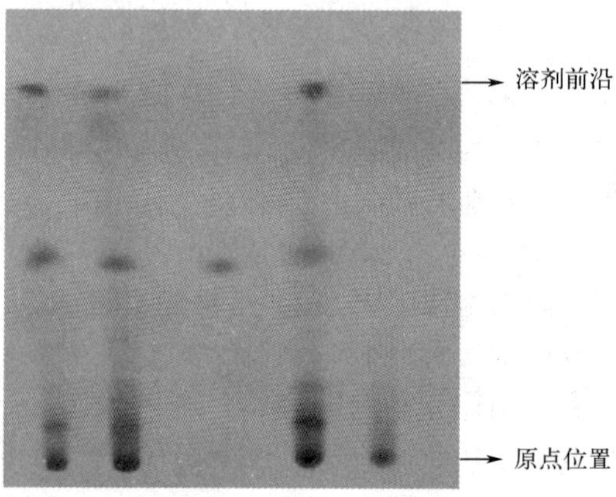

图 2-35　乐脉胶囊 TLC 图（木香，低温低湿）

1—乐脉胶囊 A 企业；2—乐脉胶囊 A 企业；3—木香对照药；4—乐脉胶囊 B 企业；5—阴性对照（缺木香）；

温度 5 ℃；相对湿度 20%；自制硅胶 G 板

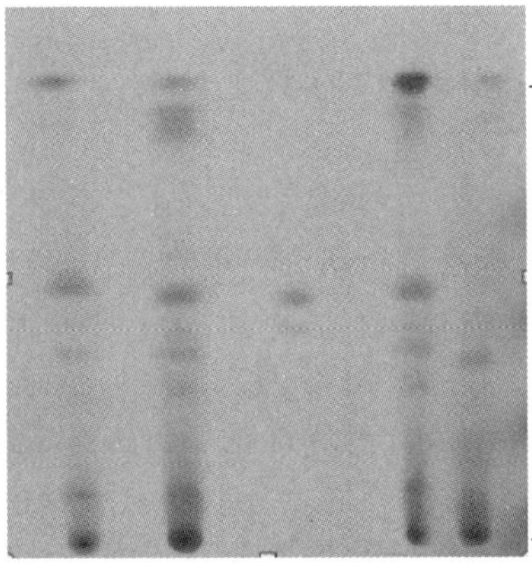

图 2-36　乐脉胶囊 TLC 图（木香，高温高湿）

1—乐脉胶囊 A 企业；2—乐脉胶囊 A 企业；3—木香对照药；4—乐脉胶囊 B 企业；5—阴性对照（缺木香）；温度 30 ℃；相对湿度 75%；自制硅胶 G 板

【案例分析】

质量标准应根据中药的特点反映中药制剂的质量，并与药物的安全性、有效性相关联。鼓励采用多种形式开展中药活性成分的探索性研究，对处方中所有药味均应建立相应的鉴别方法；通常应选择所含有效（活性）成分、毒性成分和其他指标特征明显的化学成分等作为检测指标。建立质量标准应对检验项目及其标准设置的科学性及合理性、检验方法的适用性和可行性进行评估。在质量标准研究过程中，鼓励探索临床试验及非临床研究结果与试验样品中各指标成分的相关性，开展与中药安全性、有效性相关的质量研究，为质量标准中各项指标确定的合理性提供充分的依据。从标准制定的原则来说，中药制剂处方中每种药味均尽可能用相应的鉴别试验进行鉴别，以完善药品质量标准。上述案例仅成功增修订了乐脉胶囊方中丹参、川芎、木香、赤芍、香附的 TLC 鉴别。

对方中没有成功开发的薄层色谱方法，一般应采用如下方式进行解决。

① 重新设计实验方案：重新审查实验设计和操作流程，确保实验条件的准确性和可重复性。可能需要调整试剂浓度、试剂配比、溶剂系统、上样量等实验参数，以获得更好的结果。

② 考虑对样品进行预处理：某些药材可能含有干扰物质或具有复杂的化学成分，可能需要对样品进行适当的预处理，如提取、纯化或前处理，以减少干扰并提高分析的灵敏度和准确性。

③ 考虑更换分析方法：如果传统的薄层色谱分析方法无法成功，可以尝试其他分析方法，如高效液相色谱（HPLC）、气相色谱（GC）、质谱联用技术（LC-MS/MS）等。选择适合药物成分特性的分析方法，以确保准确鉴定和定量目标化合物。

④ 考虑其他检测技术的应用：如果有必要，需要考虑使用其他分析技术，如高效液相色谱（HPLC）、气相色谱（GC）、质谱联用技术（LC-MS/MS）等，以确定目标成分的含量和质量。

通过以上措施，可以提高药物质量标准的研究效率和准确性，确保最终制定的质量标准能够科学合理地反映中药制剂的质量特性。

以下为在本案例中未成功开发 TLC 的探索工作。

1. 红花薄层色谱方法的研究

各企业现行质量标准中，仅 C 企业未收载该鉴别项，在起草研究中分别采用了下述方法。

（1）参照乐脉胶囊 C 企业的质量标准进行研究 取本品 10 粒内容物，取 2 g，置圆底烧瓶中，加水 20 ml，三氯甲烷 20 ml，振摇，水浴回流 5 分钟，分取三氯甲烷液，加无水硫酸钠 1 g，振摇，滤过，滤渣用三氯甲烷 10 ml 分两次洗涤，滤液与洗液合并，挥干，残渣加三氯甲烷 1 ml 使溶解，作为供试品溶液。另取红花对照药材 1.5 g，加水 30 ml，煮沸 20 分钟，滤过，滤液用 20 ml 三氯甲烷分两次提取，分取三氯甲烷液，加无水硫酸钠 1 g，振摇，滤过，滤渣用三氯甲烷 5 ml 洗涤，滤液与洗液合并，挥干，残渣加三氯甲烷 1 ml 使溶解，作为对照药材溶液。同时取阴性对照 2 g（缺红花），按供试品溶液的制备方法同法制备，作为阴性对照溶液。吸取上述溶液各 15 μl，分别点于同一以羧甲基纤维素钠为黏合剂的硅胶 G 薄层板上，以三氯甲烷-冰醋酸-甲醇（25：1.5：3.5）为展开剂，展开，取出，晾干，置紫外灯（365 nm）下检视 。供试品色谱中，在对照药材色谱相应位置上显相同颜色的荧光斑点。但阴性有干扰（见图 2-37）。

（2）参照《中国药典》（2010 年版）一部红花［鉴别］（2）项下方法 取本品内容物 2 g，加 80%丙酮溶液 10 ml，密塞，振摇 15 分钟，静置，取上清液作为供试品溶液。取阴性样品（缺红花）2 g，同法制备阴性溶液。另取红花对照药材 0.5 g，同法制成对照药材溶液。吸取上述三种溶液各 5 μl，分别点于同一硅胶 G 薄层板上，以乙酸乙酯-甲酸-水-甲醇（7：2：3：0.4）为展开剂，展开，晾干。供试品色谱中，在与对照药材色谱相应的位置上，不显相同颜色的斑点（见图 2-38）。

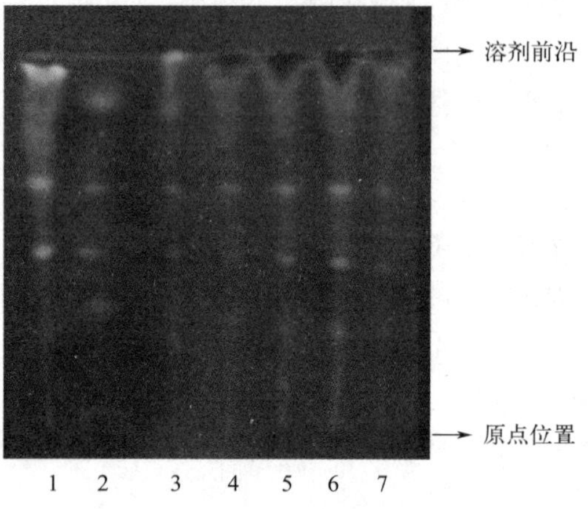

图 2-37 乐脉胶囊 TLC 图（红花一）

1—阴性对照（缺红花）；2—红花对照药材；3—乐脉胶囊 B 企业；4—乐脉胶囊 B 企业；5—乐脉胶囊 A 企业；6—乐脉胶囊 C 企业；7—乐脉胶囊 C 企业；温度 26 ℃；相对湿度 51%；自制硅胶 G 板

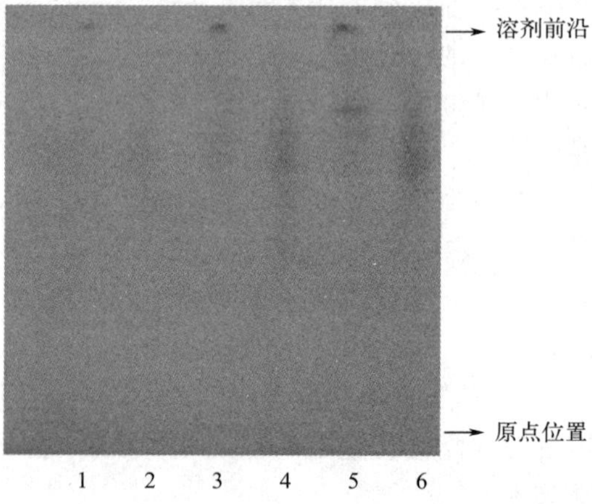

图 2-38 乐脉胶囊 TLC 图（红花二）

1—乐脉胶囊 C 企业；2—乐脉胶囊 A 企业；3—乐脉胶囊 B 企业；4—乐脉胶囊 B 企业；5—红花对照药材；6—阴性对照（缺红花）；温度 26 ℃；相对湿度 51%；自制硅胶 G 板

（3）参照《中国药典》（2010 年版）一部舒胸片［鉴别］（3）项下红花鉴别方法 取本

品内容物 5 g，加甲醇 30 ml，加热回流 30 分钟，滤过，滤液蒸干，残渣用水 10 ml 溶解，用水饱和的正丁醇振摇提取 2 次，每次 20 ml，合并正丁醇提取液，用氨试液洗涤 2 次，每次 20 ml，分取正丁醇液蒸干，残渣加甲醇 1 ml 使溶解，作为供试品溶液。取阴性样品（缺红花）5 g，同法制备阴性溶液。另取红花对照药材 1 g，加水 100 ml，煎煮 1 小时，用脱脂棉趁热滤过，滤液浓缩至 5 ml，加甲醇 20 ml，混匀，静置使沉淀，滤过，滤液蒸干，残渣用水 10 ml 使溶解，自“用水饱和的正丁醇振摇提取”起，同供试品溶液制备方法，同法制成对照药材溶液。照薄层色谱法试验，吸取上述三种溶液各 5 μl，分别点于同一硅胶 G 薄层板上，以乙酸乙酯-水-甲醇（7∶2∶3∶0.4）为展开剂，展开，晾干。置紫外光灯（365 nm）下检视，供试品色谱中，在与对照药材色谱相应的位置上，可见显相同颜色的荧光斑点，但是斑点涣散，拖尾，效果不理想，阴性有干扰（见图 2-39）。

（4）**具体实验过程** 取本品内容物 5 g，加 70%乙醇 40 ml，超声处理 30 分钟，滤过，滤液置水浴上蒸去乙醇，水溶液用乙酸乙酯提取 2 次，每次 10 ml，合并乙酸乙酯提取液，加无水硫酸钠 1 g 脱水，滤过，滤液作为供试品溶液。取阴性样品（缺红花）5 g，同法制备阴性溶液。另取红花对照药材 1 g，同法制备对照药材溶液吸取上述三种溶液各 5 μl，分别点于同一硅胶 G 薄层板上，以正丁醇-甲醇-水（6∶1∶5）的上层溶液为展开剂，展开，晾干。供试品色谱中，在与对照药材色谱相应的位置上，可见显相同颜色的斑点，但斑点不清晰，阴性有干扰（见图 2-40）。

综上，标准正文中暂不收入红花的薄层色谱鉴别。

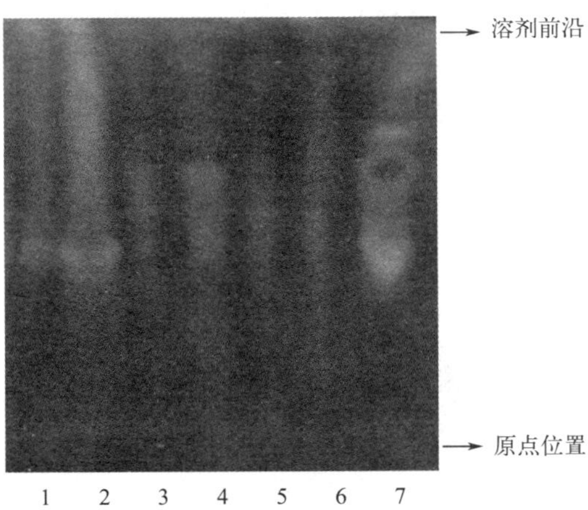

图 2-39 乐脉胶囊 TLC 图（红花三）
1—乐脉胶囊 A 企业；2—乐脉胶囊 B 企业；
3—乐脉胶囊 C 企业；4—乐脉胶囊 C 企业；
5—红花对照药材；6—红花对照药材；
7—阴性对照（缺红花）；
温度 26 ℃；相对湿度 51%；自制硅胶 G 板

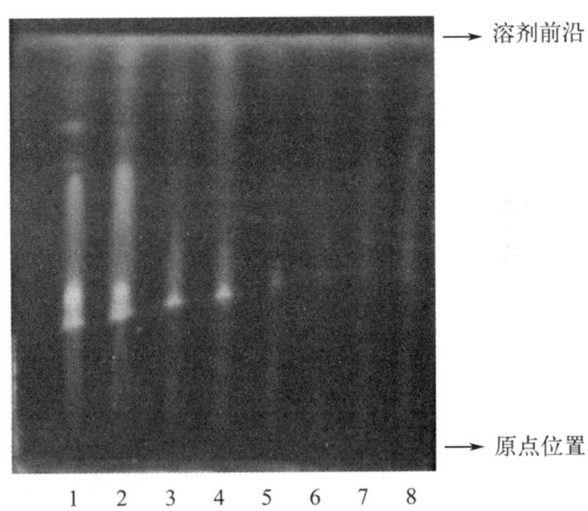

图 2-40 乐脉胶囊 TLC 图（红花四）
1—阴性对照（缺红花）；2—红花对照药材；
3—乐脉胶囊 C 企业；4—乐脉胶囊 C 企业；
5—乐脉胶囊 A 企业；6—乐脉胶囊 B 企业；
7—乐脉胶囊 B 企业；8—乐脉胶囊 B 企业；
温度 26 ℃；相对湿度 51%；自制硅胶 G 板

2. 方中山楂薄层色谱方法的研究

（1）**参照《中国药典》（2010 年版）一部山楂［鉴别］项下方法** 取本品内容物 5 g，加乙酸乙酯 4 ml，超声处理 15 分钟，滤过，滤液作为供试品溶液。取阴性样品（缺山楂）5 g，同法制备阴性溶液。另取熊果酸对照品，加甲醇制成每 1 ml 含 1 mg 的溶液，作为对照品溶液。吸取上述三种溶液各 5 μl，分别点于同一硅胶 G 薄层板上，以甲苯-乙酸乙酯-甲酸（20∶4∶0.5）为展开剂，展开，晾干，喷以 30%硫酸乙醇溶液，在 80 ℃加热至斑点显色清晰。分别置日光及紫外光灯（365 nm）下检视，结果供试品色谱中，在与对照品色谱相应的位置上，不显相同颜色的斑点（见图 2-41、图 2-42）。

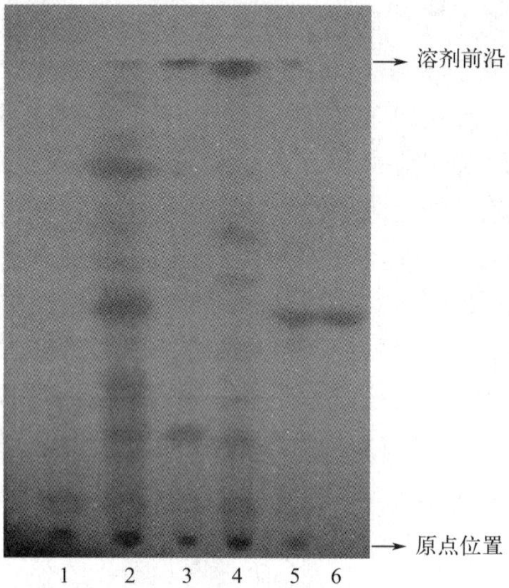

图 2-41　乐脉胶囊 TLC 图（山楂一）

1—阴性对照（缺山楂）；2—乐脉胶囊 A 企业；3—乐脉胶囊 B 企业；4—乐脉胶囊 C 企业；5—山楂对照药材；6—熊果酸对照品；温度 25 ℃；相对湿度 53%；自制硅胶 G 板

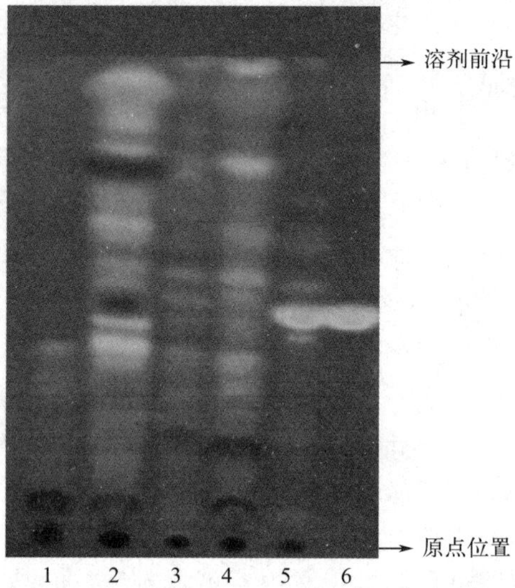

图 2-42　乐脉胶囊 TLC 图（山楂二）

1—阴性对照（缺山楂）；2—乐脉胶囊 A 企业；3—乐脉胶囊 B 企业；4—乐脉胶囊 C 企业；5—山楂对照药材；6—熊果酸对照品；温度 25 ℃；相对湿度 53%；自制硅胶 G 板

（2）参照《中国药典》（2010 年版）一部健胃消食片［鉴别］（2）项下方法　取本品内容物 5 g，加甲醇 50 ml，加热回流 30 分钟，滤过，滤液蒸干，残渣加水 20 ml 使溶解，用乙酸乙酯振摇提取 2 次，每次 20 ml，合并乙酸乙酯液，蒸干，残渣加甲醇 1 ml 使溶解，作为供试品溶液。取阴性样品（缺山楂）5 g，同法制备阴性溶液。另取山楂对照药材 2 g，加水 100 ml，煎煮 1 小时。滤过，滤液浓缩至 20 ml，用稀盐酸调节 pH 值至 1～2，用乙酸乙酯振摇提取 2 次，同法制成对照药材溶液。吸取上述三种溶液各 15 μl，分别点于同一硅胶 G 薄层板上，以环己烷-乙酸乙酯-甲酸（20∶20∶1）为展开剂，展开，晾干，喷以 2%三氯化铁乙醇溶液，在 105 ℃加热至斑点显色清晰。结果供试品色谱中，在与对照品色谱相应的位置上，显相同颜色的斑点，但阴性有干扰（见图 2-43）。综上，正文中暂不收入山楂的薄层色谱鉴别。

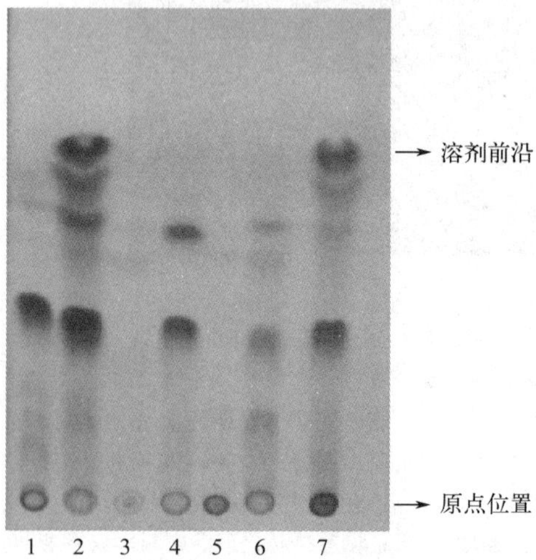

图 2-43　乐脉胶囊 TLC 图（山楂三）

1—阴性对照（缺山楂）；2—乐脉胶囊 A 企业；3—乐脉胶囊 B 企业；4—山楂对照药材；5—熊果酸对照品；6—乐脉胶囊 C 企业；7—乐脉胶囊 A 企业；温度 25 ℃；相对湿度 53%；自制硅胶 G 板

经过上述起草研究工作，形成了目前《中国药典》（2020年版）一部乐脉胶囊的药典标准，该标准中薄层色谱部分的正文如下：

【鉴别】

（1）取本品内容物5 g，研细，加甲醇20 ml，加热回流30分钟，滤过，滤液回收溶剂至干，残渣加甲醇5 ml使溶解，作为供试品溶液。另取丹参对照药材1 g，加甲醇20 ml，加热回流30分钟，滤过，滤液回收溶剂至干，残渣加甲醇2 ml使溶解，作为对照药材溶液。再取丹参素钠对照品，加甲醇制成每1 ml含1 mg的溶液，作为对照品溶液。照薄层色谱法（通则0502）试验，吸取上述三种溶液各3～5 μl，分别点于同一以羧甲基纤维素钠为黏合剂的硅胶G薄层板上，以三氯甲烷-丙酮-甲酸（8：4：1.5）为展开剂，展开，取出，晾干，喷以5%香草醛硫酸溶液。供试品色谱中，在与对照药材和对照品色谱相应的位置上，显相同颜色的斑点。

（2）取本品内容物5 g，加水30 ml，研磨使溶解，转移至锥形瓶中，加乙醚40 ml，强力振摇，离心，分取乙醚液，加无水硫酸钠1 g，振摇，滤过，滤液回收溶剂至干，残渣加甲醇1 ml使溶解，作为供试品溶液。另取川芎对照药材0.2 g，同法制成对照药材溶液。照薄层色谱法（通则0502）试验，吸取上述供试品溶液10～20 μl，对照药材溶液各5～10 μl，分别点于同一硅胶G薄层板上，以环己烷-乙酸乙酯（9：1）为展开剂，展开，取出，晾干，置紫外灯（365 nm）下检视 。供试品色谱中，在与对照药材色谱相应的位置上，显相同颜色的荧光斑点。

（3）取本品内容物5 g，研细，加正丁醇30 ml，超声处理30分钟，滤过，滤液回收溶剂至干，残渣加甲醇5 ml使溶解，作为供试品溶液。另取赤芍对照药材1 g，同法制成对照药材溶液。再取芍药苷对照品，加甲醇制成每1 ml含1 mg的溶液，作为对照品溶液。照薄层色谱法（通则0502）试验，吸取上述三种溶液各5～10 μl，分别点于同一硅胶G薄层板上，以三氯甲烷-乙酸乙酯-甲醇-甲酸（40：5：10：0.2）为展开剂，展开，取出，晾干，喷以5%香草醛硫酸溶液，在105 ℃加热至斑点显色清晰。供试品色谱中，在与对照药材和对照品色谱相应的位置上，显相同颜色的斑点。

（4）取本品内容物2 g，加乙醚20 ml，超声处理10分钟，滤过，滤液回收溶剂至干，残渣加乙酸乙酯1 ml使溶解，作为供试品溶液。另取香附对照药材2 g，同法制成对照药材溶液。照薄层色谱法（通则0502）试验，吸取上述两种溶液各10～20 μl，分别点于同一硅胶G薄层板上，以甲苯-乙酸乙酯-冰醋酸（92：5：5）为展开剂，展开，取出，晾干，置紫外光灯（365 nm）下检视 。供试品色谱中，在与对照药材色谱相应的位置上，显相同颜色的荧光斑点。

（5）取【鉴别】（2）项下供试品溶液，挥干，残渣加乙酸乙酯0.5 ml使溶解，作为供试品溶液。另取木香对照药材0.5 g，加乙醚30 ml，超声处理10分钟，滤过，滤液回收溶剂至干，残渣加乙酸乙酯10 ml使溶解，作为对照药材溶液。照薄层色谱法（通则0502）试验，吸取供试品溶液10～15 μl、对照药材溶液2 μl，分别点于同一硅胶G薄层板上，以环己烷-甲酸乙酯-甲酸（15：5：1）的上层溶液为展开剂，展开，取出，晾干，喷以茴香醛试液，于105 ℃加热至斑点显色清晰。供试品色谱中，在与对照药材色谱相应的位置上，显相同颜色的斑点。

案例 2-4 中药制剂质量标准中各药味 TLC 鉴别项的合并简化研究

【案例背景】

麝香保心丸源于宋代《太平惠民和剂局方》所记载的苏合香丸。该制剂是在苏合香丸的基础上进行组方及剂型的优化改良，于 1983 年研制成功并上市。本品由人工麝香、人参提取物、人工牛黄、肉桂、苏合香、蟾酥、冰片 7 味药材组成，芳香温通，益气强心。用于气滞血瘀所致的胸痹，症见心前区疼痛、固定不移；心肌缺血所致的心绞痛、心肌梗死见上述证候者。尚有治疗 2 型糖尿病、脑外伤后头痛，外敷治疗面瘫的报道。现有生产企业 1 家，批准文号 1 个，剂型 1 种（水丸），制剂规格为每丸重 22.5 mg，包装规格为每瓶 42 丸，包材为聚丙烯塑料瓶。

麝香保心丸原标准分别用 5 个薄层鉴别（鉴别蟾酥中华蟾酥毒基；人参中人参皂苷 Rg_1、Re、Rb_1；肉桂中肉桂酸；牛黄中胆酸、去氧胆酸；冰片）对方中药味进行鉴别。具体规定及图谱如下所述。

(1) 麝香保心丸中蟾酥的薄层色谱鉴别 取本品 0.9 g，研碎，加石油醚（30～60 ℃）40 ml，浸渍 30 分钟，时时振摇，弃去石油醚液，药渣挥干，加三氯甲烷 40 ml，超声处理 20 分钟，滤过，药渣备用，滤液蒸干，残渣加三氯甲烷 0.5 ml 使溶解，作为供试品溶液。另取脂蟾毒配基对照品，加三氯甲烷制成每 1 ml 含 1 mg 的溶液，作为对照品溶液。照薄层色谱法试验，吸取供试品溶液 6 μl、对照品溶液 2 μl，分别点于同一硅胶 G 薄层板上，以环己烷-三氯甲烷-丙酮（4∶3∶3）为展开剂，展开，取出，晾干，喷以 10%硫酸乙醇溶液，在 105 ℃加热至斑点显色清晰，分别置日光及紫外光灯（365 nm）下检视。供试品色谱中，在与对照品色谱相应的位置上，日光下显相同的蓝绿色斑点；紫外光下显相同的浅灰黄色荧光斑点（见图 2-44）。

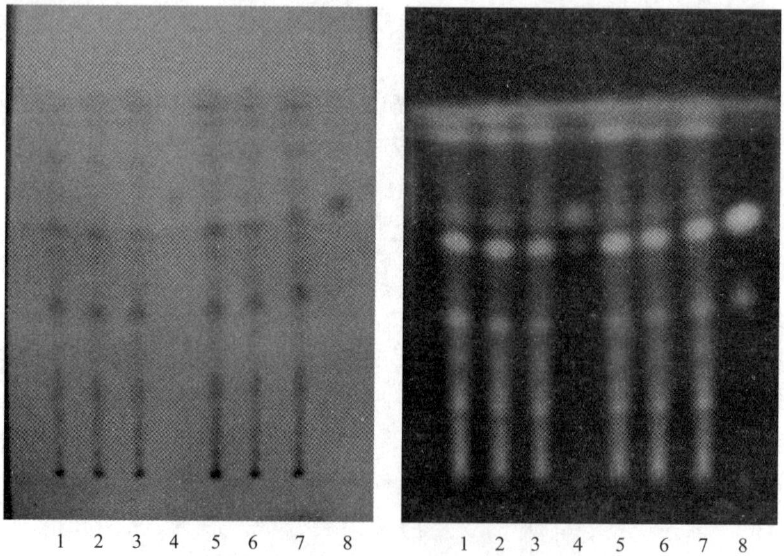

图 2-44 麝香保心丸样品蟾酥 TLC 鉴别

1～3、5～7—麝香保心丸；4、8—华蟾酥毒基

(2) 麝香保心丸中人参的薄层色谱鉴别　取（1）项下的备用药渣，挥干，加水饱和的正丁醇 20 ml，超声处理 30 分钟，滤过，滤液用 0.5%氢氧化钠溶液振摇洗涤 2 次，每次 20 ml，再用水洗涤至呈中性，正丁醇液蒸干，残渣加甲醇 0.5 ml 使溶解，作为供试品溶液。另取人参对照药材 1 g，同法制成对照药材溶液。再取人参皂苷 Rb_1 对照品、人参皂苷 Re 对照品、人参皂苷 Rg_1 对照品，加甲醇制成每 1 ml 各含 2 mg 的混合溶液，作为对照品溶液。照薄层色谱法试验，吸取上述三种溶液各 1～2 μl，分别点于同一硅胶 G 薄层板上，以三氯甲烷-乙酸乙酯-甲醇-水（15∶40∶22∶10）10 ℃以下放置的下层溶液为展开剂，展开，取出，立即吹干，喷以 10%硫酸乙醇溶液，在 110 ℃加热至斑点显色清晰，分别置日光及紫外光灯（365 nm）下检视。供试品色谱中，在与对照药材色谱相应的位置上，日光下显相同颜色的斑点，紫外光下显相同颜色的荧光斑点；在与对照品色谱相应的位置上，日光下显相同的紫红色斑点，紫外光下显相同的一个黄色和两个橙色荧光斑点（见图 2-45）。

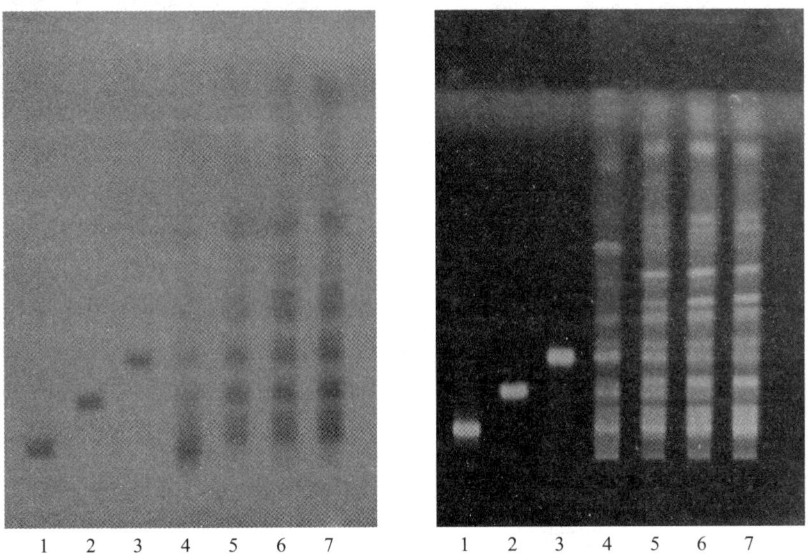

图 2-45　麝香保心丸样品人参 TLC 鉴别

1—人参皂苷 Rb_1；2—人参皂苷 Re；3—人参皂苷 Rg_1；4—人参对照药材；5～7—麝香保心丸

(3) 麝香保心丸中肉桂和人工牛黄的薄层色谱鉴别　取本品 2 g，研碎，加乙醚 5 ml，振摇，超声处理 5 分钟，离心，取上清液，作为供试品溶液；药渣备用。取肉桂酸对照品，加乙醚制成每 1 ml 含 0.2 mg 的溶液，作为对照品溶液。照薄层色谱法试验分别吸取供试品溶液及上述对照品溶液各 5 μl，分别点于同一硅胶 GF_{254} 薄层板上，以石油醚（30～60 ℃）-正己烷-甲酸乙酯-甲酸（10∶30∶15∶1）为展开剂，展开，取出，晾干，置紫外光灯（254 nm）下检视。供试品色谱中，在与对照品色谱相应的位置上，显相同颜色的斑点（见图 2-46）。

取上述备用药渣，挥干，加甲醇 5 ml，超声处理 20 分钟，放置使澄清，取上清液，作为供试品溶液。另取胆酸对照品、去氧胆酸对照品，分别加乙醇制成每 1 ml 含 0.5 mg 和 0.1 mg 的溶液，作为对照品溶液。照薄层色谱法试验，吸取上述三种溶液各 3 μl，分别点于同一高效硅胶 G 薄层板上，以三氯甲烷-乙醚-冰醋酸（2∶2∶1）为展开剂，展开，取出，晾干，喷以 10%硫酸乙醇溶液，在 105 ℃加热至斑点显色清晰，置紫外光灯（365 nm）下检视。供试品色谱中，在与对照品色谱相应的位置上，显相同颜色的荧光斑点（见图 2-47）。

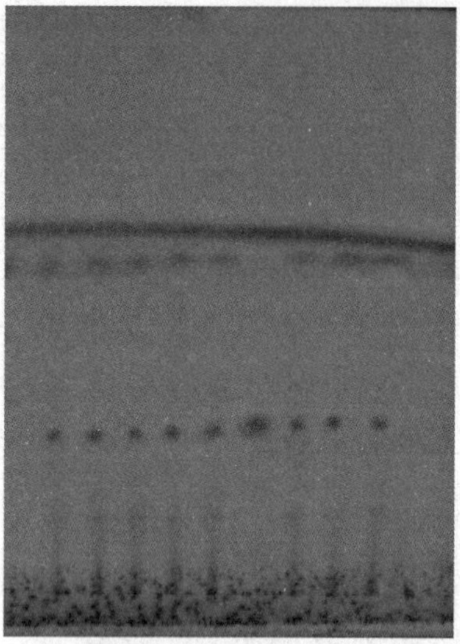

1 2 3 4 5 6 7 8 9

图 2-46　麝香保心丸样品肉桂 TLC 鉴别

1～5、7～9—麝香保心丸；6—肉桂酸对照品

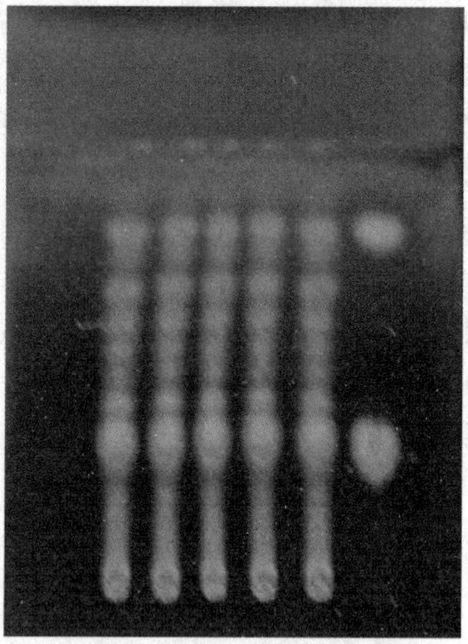

1 2 3 4 5 6

图 2-47　麝香保心丸样品人工牛黄 TLC 鉴别

1～4—麝香保心丸；6—胆酸、去氧胆酸对照品

(4) **麝香保心丸中冰片的薄层色谱鉴别**　取本品 0.5 g，研碎，加乙酸乙酯 10 ml，超声处理 5 分钟，离心，取上清液，作为供试品溶液。另取冰片对照品，加乙酸乙酯制成每 1 ml 含 3 mg 的溶液，作为对照品溶液。照薄层色谱法试验，吸取上述两种溶液各 2 μl，分别点于同一硅胶 G 薄层板上，以甲苯-丙酮（9∶1）为展开剂，展开，取出，晾干，喷以 5%香草醛硫酸溶液，在 105 ℃加热至斑点显色清晰。供试品色谱中，在与对照品色谱相应的位置上，显相同颜色的斑点（见图 2-48）。

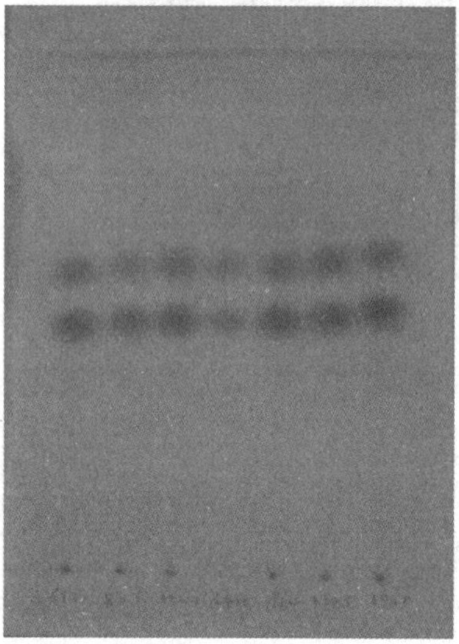

1 2 3 4 5 6 7

图 2-48　麝香保心丸样品冰片 TLC 鉴别

1～3、5～7—麝香保心丸；4—冰片对照品

综上所述，麝香保心丸原标准鉴别项为一个薄层色谱仅限于一味药材的检查，企业反映上述方法在药品的实际检验工作中异常烦琐。为了快速、简便地对该药品进行薄层色谱鉴别，本案例拟从供试品溶液的制备、展开系统及薄层板的选择多个方面考虑，将原标准的五个薄层色谱鉴别合并为两个薄层色谱鉴别，其中一块薄层板同时鉴别了人工麝香、蟾蜍、苏合香、冰片四味药材，另一块薄层同时鉴别了人工牛黄、人参提取物，极大地提高了检验工作效率。

【实验方法及结果】

1. 原标准中人工麝香、蟾蜍、苏合香、冰片的薄层鉴别的合并

将处方中四味药材以一块薄层板、两种展开系统，同时鉴别人工麝香、蟾蜍、苏合香、冰片四种药材。

人工麝香、蟾蜍、苏合香、冰片四味药材的有效成分均为脂溶性成分，且容易挥发，曾选择乙醚、二氯甲烷、三氯甲烷、乙酸乙酯为提取溶剂，因蟾蜍中的成分不溶于乙醚，三氯甲烷毒性大，故选择毒性相对小、对四味药材的有效成分溶解性均好、沸点低、容易挥干的二氯甲烷作为最佳提取溶剂。二氯甲烷沸点低，故选择在冰水浴中超声处理。处方中冰片的量大，故超声提取后的溶液先取出 1 ml 作为冰片的供试品溶液。其余溶液室温挥至近干后，加乙酸乙酯 1 ml 溶解后转移至具塞试管中，加 1 ml 二硝基苯肼试液，原理是使样品中的麝香酮与二硝基苯肼试液反应生成黄色苯腙类化合物，以便麝香酮的检出，因为如果二氯甲烷提取液直接点样展开后，需喷二硝基苯肼试液才能检出，喷二硝基苯肼试液后薄层板背景为黄色，不仅降低了麝香酮检出灵敏度，也阻碍了蟾蜍、苏合香、冰片的同时检出。故选择先使得麝香酮与二硝基苯肼试液反应生成黄色苯腙类化合物，苯腙类化合物能溶于乙酸乙酯，蟾蜍、苏合香、冰片的成分也能溶于乙酸乙酯，且乙酸乙酯液在上层，点样也容易。实验证明，这样制备的供试品溶液，既能很好地检出麝香酮，又不影响其他成分的同时检出。

(1) 供试品溶液的制备 取本品 2 g，研细，加二氯甲烷 15 ml，冰水浴超声处理 15 分钟，滤过（滤渣备用），取滤液 1 ml，作为供试品溶液Ⅰ（鉴别冰片）；其余滤液挥至近干，残渣加乙酸乙酯 1 ml 转移至具塞试管中，加 1 ml 二硝基苯肼试液，振摇使混匀，放置，取上层乙酸乙酯液作为供试品溶液Ⅱ（鉴别人工麝香、蟾蜍、苏合香）。

(2) 对照品溶液的制备 另取冰片对照品，加二氯甲烷制成每 1 ml 含 3 mg 的溶液；取脂蟾毒配基、华蟾酥毒基对照品，加乙酸乙酯制成每 1 ml 分别含 1 mg 的混合溶液，作为对照品溶液。另取麝香酮对照品，加乙酸乙酯制成每 1 ml 含 2 mg 的溶液，取溶液 1 ml，加 1 ml 二硝基苯肼试液，振摇使混匀，放置，取上层乙酸乙酯液作为对照品溶液。另取苏合香对照药材，加二氯甲烷制成每 1 ml 含 10 mg 的溶液，作为对照药材溶液。

(3) 阴性对照品溶液的制备 根据处方，分别取处方中各药味（除冰片、人工麝香、蟾蜍、苏合香）1/100 处方量，分别制备缺冰片、缺人工麝香、缺蟾蜍、缺苏合香的对照溶液，按供试品溶液的制备方法制备，即得。

照薄层色谱法试验，吸取上述供试品溶液Ⅰ及冰片对照品溶液各 2 μl；供试品溶液Ⅱ、苏合香对照药材、脂蟾毒配基、华蟾酥毒基及麝香酮对照品溶液各 5 μl，分别点于同一硅胶 GF_{254} 薄层板上，以环己烷-乙酸乙酯（20∶1.5）为展开剂，展开，取出，晾干，置日光下检视，在与麝香酮对照品色谱相应位置上，显相同的黄色斑点（见图 2-49）；置紫外光灯（254 nm）下检视，在与苏合香对照药材色谱相应的位置上，显相同颜色的荧光猝灭斑点（见图 2-50）。再以环己烷-丙酮（20∶7）为展开剂，展开，取出，晾干，喷以 5%香草醛硫酸溶液，105 ℃加热至斑点显色清晰，置日光下检视（见图 2-51）。结果表明，四味药材的阴性对照液均无干扰。

2. 原标准中人工牛黄、人参的薄层鉴别的合并

将处方中人参、人工牛黄的薄层鉴别合并，以一块薄层板、一种展开系统，同时鉴别人参、人工牛黄两种药材。

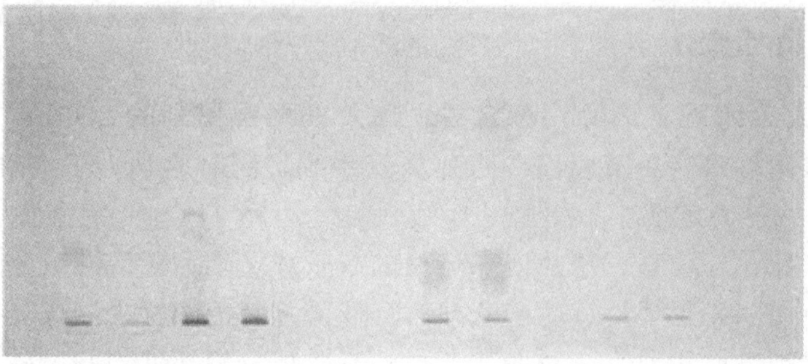

1 2 3 4 5 6 7 8 9 10 11 12

图 2-49 日光下检视（鉴别人工麝香）

1—缺人工麝香阴性；2—麝香酮对照；3—供试品溶液Ⅱ；4—供试品溶液Ⅱ；5—苏合香对照药材；
6—脂蟾毒配基、华蟾酥毒基对照；7—缺苏合香阴性；8—缺蟾蜍阴性；9—冰片对照；
10—供试品溶液Ⅰ；11—供试品溶液Ⅰ；12—缺冰片阴性

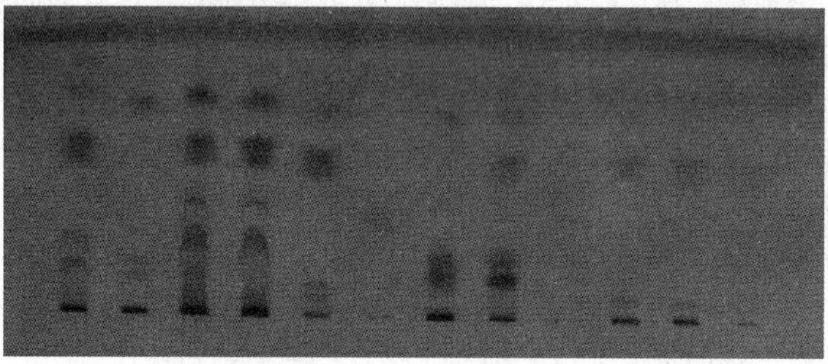

1 2 3 4 5 6 7 8 9 10 11 12

图 2-50 UV 254 nm 下检视（鉴别苏合香）

1—缺人工麝香阴性；2—麝香酮对照；3—供试品溶液Ⅱ；4—供试品溶液Ⅱ；5—苏合香对照药材；
6—脂蟾毒配基、华蟾酥毒基对照；7—缺苏合香阴性；8—缺蟾蜍阴性；9—冰片对照；
10—供试品溶液Ⅰ；11—供试品溶液Ⅰ；12—缺冰片阴性

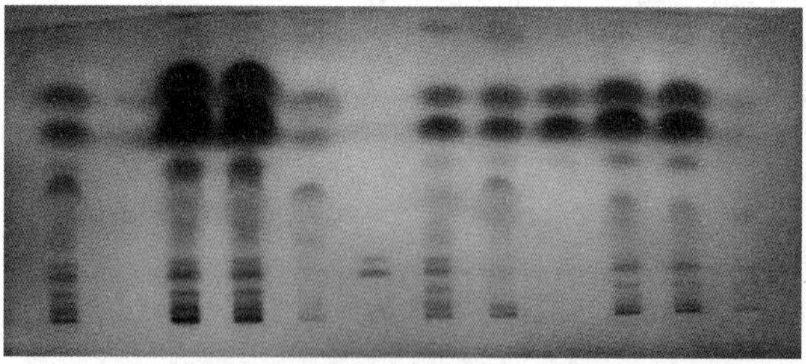

1 2 3 4 5 6 7 8 9 10 11 12

图 2-51 喷 5%香草醛后（鉴别蟾蜍、冰片）

1—缺人工麝香阴性；2—麝香酮对照；3—供试品溶液Ⅱ；4—供试品溶液Ⅱ；5—苏合香对照药材；
6—脂蟾毒配基、华蟾酥毒基对照；7—缺苏合香阴性；8—缺蟾蜍阴性；9—冰片对照；
10—供试品溶液Ⅰ；11—供试品溶液Ⅰ；12—缺冰片阴性

(1) 供试品溶液的制备　根据药材中有效成分的性质，经过多种提取方法的摸索，确定二氯甲烷为最佳提取溶剂的提取方法。人参所含的人参皂苷为水溶性成分，人工牛黄的部分有效成分也为水溶性成分，故将“1 项”下二氯甲烷提取后的滤渣，挥干二氯甲烷，加甲醇 10 ml，超声处理 20 分钟，滤过，滤液作为供试品溶液（鉴别人参、人工牛黄）。

(2) 阴性对照溶液的制备　根据处方，分别取处方中各药味（除人参、人工牛黄）1/100 处方量，分别制备缺人参、缺人工牛黄的对照溶液，按供试品溶液的制备方法制备，即得。

(3) 对照溶液的制备　另取人参皂苷 Rg_1、人参皂苷 Rb_1、人参皂苷 Re 对照品，加甲醇制成每 1 ml 分别含 1 mg 的对照品混合溶液。再取人工牛黄对照药材，加甲醇制成每 1 ml 含 3 mg 的对照药材溶液。

照薄层色谱法试验，吸取上述三种溶液各 5 μl，分别点于同一硅胶 G 薄层板上，以二氯甲烷-甲醇-水（13∶6∶2）下层溶液为展开剂，展开，取出，晾干，喷以 10％硫酸乙醇溶液，105 ℃加热至斑点显色清晰，在与人参皂苷 Rg_1、人参皂苷 Rb_1 及人参皂苷 Re 对照品色谱相应位置上，显相同颜色的斑点（见图 2-52）；置紫外光灯（365 nm）下检视，在与人参皂苷 Rg_1、人参皂苷 Rb_1 及人参皂苷 Re 对照品及人工牛黄对照药材色谱相应的位置上，显相同颜色的荧光斑点（见图 2-53）。结果显示，两味药材的阴性对照液均无干扰。

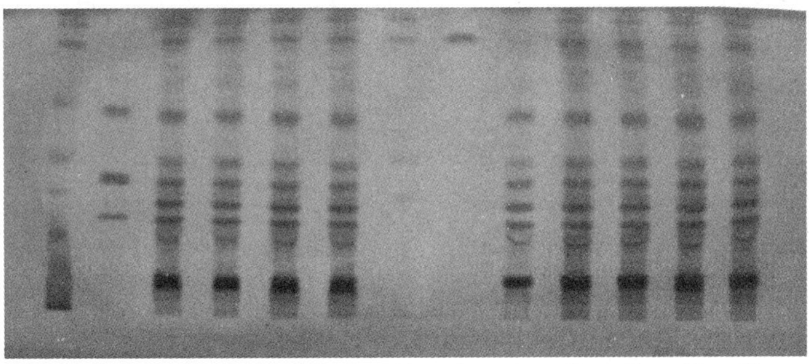

1　2　3　4　5　6　7　8　9　10　11　12　13

图 2-52　日光下检视（鉴别人工牛黄、人参）

1—缺人参对照溶液；2—人参皂苷 Rg_1、Rb_1、Re 对照品；3—供试品溶液；4—供试品溶液；5—供试品溶液；6—供试品溶液；7—人工牛黄对照品；8—胆酸对照品；9—缺人工牛黄阴性液；10—供试品溶液；11—供试品溶液；12—供试品溶液；13—供试品溶液

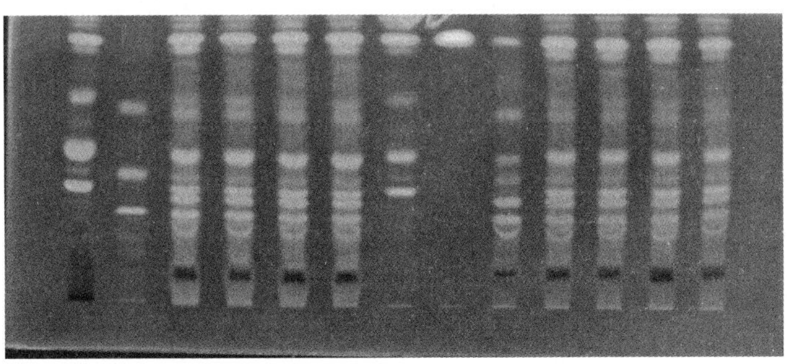

1　2　3　4　5　6　7　8　9　10　11　12　13

图 2-53　UV 365 nm 下检视（鉴别人工牛黄、人参）

1—缺人参对照溶液；2—人参皂苷 Rg_1、Rb_1、Re 对照品；3—供试品溶液；4—供试品溶液；5—供试品溶液；6—供试品溶液；7—人工牛黄对照品；8—胆酸对照品；9—缺人工牛黄阴性液；10—供试品溶液；11—供试品溶液；12—供试品溶液；13—供试品溶液

【案例分析】

本案例将原麝香保心丸的标准由 5 个独立的 TLC 鉴别修订为 2 个 TLC 鉴别控制 6 个药味。这种方法可以显著提高分析效率。通过合并多个薄层色谱，在同一时间内可以同时进行多个样品的分析，从而节省时间和成本，提高实验室的工作效率。同时，此方法还可以实现多种分析，包括对多种化合物的分析和不同样品的比较分析等，从而拓宽了薄层色谱在科学研究和实际应用中的适用性。这对薄层色谱分析技术的发展和应用具有重要的推动作用。

本案例实践表明，企业在生产过程中面临的操作烦琐、耗时长的问题不仅是一种挑战，更是一个潜在的机遇。通过本次实践，不仅解决了现有生产流程中的痛点和难题，更为重要的是，为提升工作标准和效率开辟了新的思路和途径。这种创新性的解决方案不仅能够节省时间和成本，还能提高生产效率、降低出错率，进而提升产品质量和企业竞争力。因此，本案例的成功经验不仅为当前的生产工作提供了有益的借鉴，也为未来的持续改进和发展指明了方向。

一名优秀的药物分析工作者需要认真完成标准检验和探索研究任务，在药品评价过程中广泛调查研究并掌握大量信息资料，为企业内控标准的提高和完善提供技术支持，为药品质量标准的进一步提高奠定基础。在未来的工作中，药学工作者应继续秉持创新精神，不断探索和尝试，提高工作标准，以更高效和优质的方式服务企业发展和客户需求。

参考文献

［1］国家药典委员会．中华人民共和国药典中药材薄层色谱彩色图集［S］．北京：人民卫生出版社，2009.

［2］陈利青．麝香保心丸质量标准提升研究［D］．上海：中国人民解放军海军军医大学，2018.

第三章
高效液相色谱法

高效液相色谱（high performance liquid chromatography，HPLC）是药学领域应用最广泛的仪器分析技术。本章通过向读者介绍高效液相色谱分析法的基本理论、基本知识，使其能熟练使用高效液相色谱技术解决药物分析中的实际问题，提高从业者综合实践能力、创新思维能力。

第一节　高效液相色谱法概述

液相色谱法是所有色谱技术中最早（1903 年）发明的，包括经典的柱色谱、薄层色谱和纸色谱。传统液相色谱操作烦琐，流动相的流速取决于重力，分离化合物往往需要数小时，甚至数天才能完成，分离效率较低，因此其初期发展比较缓慢。

20 世纪 50 年代，气相色谱法在色谱理论研究和实验技术上取得重大技术突破，该技术得以迅速崛起。但是气相色谱只适合分析较易挥发且化学性质稳定的有机化合物，对分析极性强、分子量大、热稳定性差的化合物具有一定的局限性。这使人们又重新认识到液相色谱法可弥补气相色谱法的不足之处。

20 世纪 60～70 年代，色谱工作者已认识到采用微粒固定相是提高柱效的重要途径，随着微粒固定相的研制成功，液相色谱仪制造商在进一步借鉴了气相色谱仪研制经验的基础上，将已经发展得比较成熟的气相色谱的理论与技术应用到液相色谱上来，开始使用泵和进样器来制作 HPLC 系统的基本设计，成功地制造了高压输液泵和高灵敏度检测器，从而产生了高效液相色谱法。HPLC 适合分析那些用气相色谱难以分析的物质，如挥发性差、极性强、具有生物活性、热稳定性差的物质。现在，HPLC 的应用范围已经远远超过气相色谱，位居色谱法之首。

高效液相色谱技术是用高压输液泵将流动相泵入装有填充剂的色谱柱，注入的供试品被流动相带入柱内进行分离后，各成分先后进入检测器，用记录仪或数据处理装置记录色谱图并进行数据处理，得到定性或定量的测定结果。

随着仪器制造技术的革新、各种检测器的发展、分离机理和分析理论的日趋完善、色谱填料化学的不断创新，高效液相色谱技术得到快速发展，应用范围迅速扩大。高效液相色谱技术与其他分析方法的联用，如高效液相-质谱联用技术（high-performance liquid chromatography-mass spectrometry，HPLC-MS）、高效液相-电感耦合等离子体质谱联用技术（high performance liquid chromatography-inductively coupled plasma-mass spectrometry，HPLC-ICP-MS）、高效液相色谱-核磁共振联用技术（high performance liquid chromatography-nuclear magnetic resonance spectrometry，HPLC-NMR）、高效液相色谱-傅里叶变换光谱（high performance liquid chromatography-FTIR spectroscopy，HPLC-FTIR）等，也得到了快速发展。之后，二维/多维高效液相色谱、以微径填料为基础的超高压（超高速、快速）高效液相色谱等新技术陆续出现，并实现了商品化。当前，现代高效液相色谱的研究热点主要集中于高效液相色谱与其他检测技术（如 MS^n、TOF-MS^n）等的联用和高效高速分离等方面。

高效液相色谱在药品研发、生产、质控、监督等领域中的应用，涉及药品鉴别、杂质控制、含量测定、打击假劣药品等方面，已成为药物分析与药品检验的主流分析方法。

目前各国药典中收载的 HPLC 方法内容基本相同。《中国药典》（1985 年版）开始收载 HPLC 法，称为“高效液相层析法”，1990 年版修订为“高效液相色谱法”，并延至 2025 年版；每版均增加了 HPLC 技术的新进展。

第二节　高效液相色谱法的分类

高效液相色谱的分离机理通常有分配、吸附、离子交换、分子排阻、疏水作用、亲和力等。装有不同类型填料的色谱柱与相对应的流动相形成了不同的分离机理，可实现对绝大多数有机化合物的分离分析。随着色谱填料技术的迅速发展，混合机理分离如反相-离子交换、反相-亲水性、分子排阻-离子交换等新分离模式也得以发展。

一、吸附色谱

吸附色谱（adsorption chromatography）基于被测组分在固定相表面具有吸附作用，且各组分的吸附能力不同，使组分在固定相中保留和实现分离。

吸附色谱的固定相通常是活性硅胶、氧化铝、活性炭、聚乙烯、聚酰胺等固体吸附剂，所以吸附色谱也称液-固吸附色谱。在众多的吸附剂中，以活性硅胶最常用。活性硅胶是一种多孔性物质，因—O—Si$\leftarrow$O$\rightarrow$O—Si$\leftarrow$O$\rightarrow$O—结合而具有三维结构，表面具有硅羟基，用作吸附剂的硅胶需经加热处理，除掉其表面吸附水，使之活化。硅胶按其孔径分布分为表面多孔和全多孔两类。硅胶既是吸附色谱最常用的固定相，也是分配色谱、离子色谱等色谱固定相的常用基质。

吸附色谱的流动相一般为弱极性有机溶剂或非极性溶剂与极性溶剂的混合物，如正构烷烃（己烷、戊烷、庚烷等）、二氯甲烷/甲醇、乙酸乙酯/乙腈等。

吸附色谱的主要分离过程如下：硅羟基呈微酸性，易与氢结合，是吸附的活性点。流动相溶剂在吸附剂表面形成单分子或双分子吸附层，当样品分子进入色谱柱，样品主要靠氢键结合力吸附到硅羟基上，与流动相分子竞争吸附点。样品分子反复地被吸附，又反复地被流动相分子顶替解吸，随着流动相的流动而在柱中向前移动。不同的样品分子在固定相表面的吸附能力不同，因而吸附-解吸的速度不同，各组分被洗脱的时间（保留时间）也就不同，使得各组分相互分离。

吸附色谱在早期的 HPLC 中应用得最多，现在，很多以前用吸附色谱分离的物质被更方便和更有效的化学键合相反相分配色谱所代替。硅羟基活性点在硅胶表面常按一定几何规律排列，因此吸附色谱用于结构异构体分离和族分离仍是最有效的方法。例如，农药异构体分离，石油中烷、烯、芳烃的分离。在吸附色谱法中，固定相是固相吸附剂，多是一些多孔性的极性微粒物质，如氧化铝、硅胶等，它们的表面存在着分散的吸附中心，溶质分子和流动相分子在吸附剂表面呈现的吸附活性中心上进行竞争吸附，这种作用还存在于不同溶质分子间，以及同一溶质分子中不同官能团之间。这些竞争作用便形成不同溶质在吸附剂表面的吸附、解吸平衡，这就是液固吸附色谱具有选择性分离能力的基础。

二、分配色谱

分配色谱（partition chromatography）是基于样品分子在流动相和固定相间的溶解度不同（分配作用）而实现分离的液相色谱分离模式。该法是《中国药典》中最常用的液相色谱法。

分配色谱的固定相通常为键合固定相，分配色谱原本是基于样品分子在包覆于惰性载体（基质）上的固定相液体和流动相液体之间的分配平衡的色谱方法，因此也称液-液分配色谱。因为作固定相的液体往往容易溶解到流动相中去，所以重现性很差，很少为人们所采用。后来发展起来的键合固定相以化学键合的方法将功能分子结合到惰性载体上，固定相就不会溶解到流动相中去了。这种化学键合型固定相是当今 HPLC 最常用的固定相，大约占 HPLC 固定相的四分之三。

根据键合相的极性，分配色谱的固定相又分为极性键合固定相与非极性键合固定相两种。其中极性键合固定相是指键合在载体表面的功能分子，通常是具有二醇基、醚基、氰基、氨基等极性基团的有机分子。非极性键合固定相指键合在载体表面的功能分子，通常是烷基、苯基等非极性有机分子。如常用的 ODS 柱或 C_{18} 柱就是典型的代表。它是将十八烷基三氯硅烷通过化学反应与硅胶表面的硅羟基结合，在硅胶表面形成化学键合态的十八烷基，其极性很小。

根据固定相和液体流动相相对极性的差别，分配色谱又可分为正相分配色谱和反相分配色谱。

正相 HPLC（normal phase HPLC）是由极性固定相和非极性（或弱极性）流动相所组成的 HPLC 体系。其代表性的固定相是改性硅胶、氰基柱等，代表性的流动相是正己烷。吸附色谱也属正相 HPLC，早期的液相色谱中曾广泛采用这种体系。对于一些在非极性疏水固定相（如 C_{18}）中强烈保留的有机分子常常采用正相 HPLC 模式。

反相 HPLC（reversed phase HPLC）是由非极性固定相和极性流动相所组成的液相色谱体系，与正相 HPLC 体系正好相反。其代表性的固定相是十八烷基键合硅胶，代表性的流动相是甲醇和乙腈。反相 HPLC 体系是当今液相色谱的最主要分离模式，几乎可用于所有能溶于极性或弱极性溶剂中的有机物质的分离。

在正相液液色谱中，固定相载体上涂布的是极性固定液，流动相为非极性溶剂。它可用来分离极性较强的水溶性样品，洗脱顺序与液相色谱法在极性吸附剂上的洗脱结果相似，即非极性组分先洗脱出来，极性组分后洗脱出来。在反相液液色谱中，固定相载体上涂布极性较弱或非极性固定液，而用极性强的溶剂作流动相。它可用来分离油溶性样品，其洗脱顺序与正相液液色谱相反，即极性组分先被洗脱，非极性组分后被洗脱。反相色谱系统的流动相常用甲醇-水系统或乙腈-水系统，用紫外末端波长检测时，宜选用乙腈-水系统。流动相中如需使用缓冲溶液，应尽可能使用低浓度缓冲盐。用十八烷基硅烷键合硅胶色谱柱时，流动相中有机溶剂一般应不低于5%，否则易导致柱效下降、色谱系统不稳定。

三、分子排阻色谱

分子排阻色谱（size exclusion chromatography）是以多孔性物质作固定相，样品分子受固定相孔径大小的影响而达到分离的一种液相色谱分离模式（图3-1）。样品分子与固定相之间不存在相互作用力（如吸附、分配和离子交换等），因而分子排阻色谱又常被称作凝胶色谱、空间排阻色谱、分子筛色谱等。比固定相孔径大的溶质分子不能进入孔内，迅速流出色谱柱，不能被分离。比固定相孔径小的分子才能进入孔内而产生保留，溶质分子体积越小，进入固定相孔内的概率越大，于是在固定相中停留（保留）的时间也就越长。

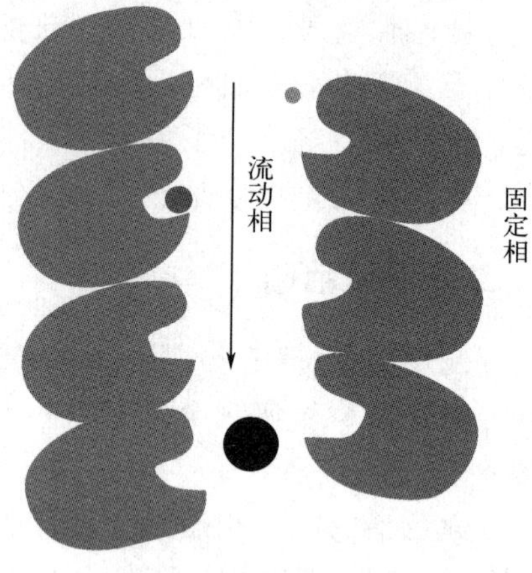

图3-1　分子排阻色谱示意图

分子排阻色谱的固定相主要是化学惰性的多孔性材料，如聚苯乙烯凝胶、亲水凝胶、无机多孔材料。

分子排阻色谱流动相的作用不是为了控制分离，而是为了溶解样品或减小流动相黏度，该流动相只要不与样品或固定相发生反应即可。凝胶过滤色谱（gel filtration chromatography，GFC）以水或缓冲溶液作流动相，主要适合水溶性高分子的分离。凝胶渗透色谱（gel permeation chromatography，GPC）以有机溶剂作流动相，主要适合脂溶性高分子的分离。如甲苯和四氢呋喃能很好地溶解合成高分子，所以GPC主要用于合成高分子的分子量（分布）的测定。

四、离子色谱

离子色谱（ion chromatography）分为离子交换色谱（ion exchange chromatography，IEC）、离子排斥色谱（ion chromatography exclusion，ICE）、离子对色谱（ion-pair chromatography，IPC）三种。

离子交换色谱（IEC）使用的是低交换容量的离子交换剂，这种交换剂的表面有离子交换基团。带负电荷的交换基团（如磺酸基和羧酸基）可以用于阳离子的分离，带正电荷的交换基团（如季铵盐）可以用于阴离子的分离。由于静电场相互作用，样品阴离子以及淋洗剂阴离子（也称淋洗离子）都与固定相中带正电荷的交换基团作用，样品离子不断地进入固定相，又不断地被淋洗离子交换而进入流动相，在两相中达到动态平衡。不同的样品阴离子与交换基团的作用力大小不同，电荷密度大的离子与交换基团的作用力大，在

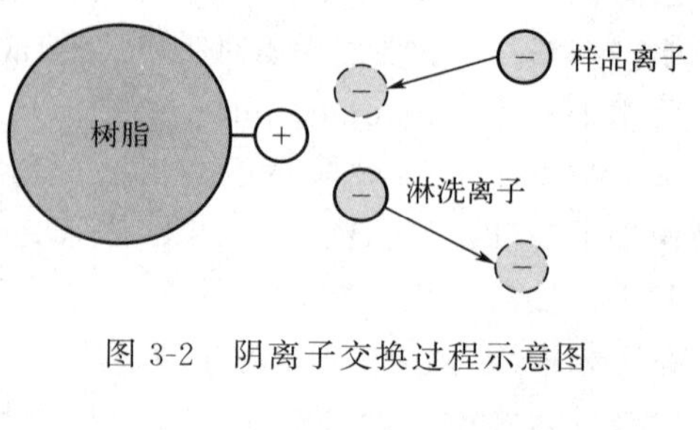

图3-2　阴离子交换过程示意图

树脂中的保留时间就长，从而实现不同的离子相互分离（图 3-2）。

离子排斥色谱（ICE）的分离机理是以树脂的唐南（Donnan）排斥为基础的分配过程。分离阴离子用强酸性高交换容量的阳离子交换树脂，分离阳离子用强碱性高交换容量的阴离子交换树脂。下面以阴离子分离为例（如图 3-3）说明离子排斥色谱的原理。强电解质 Cl^- 形成 H^+Cl^-，因受排斥作用不能穿过半透膜进入树脂的微孔，迅速通过色谱柱而无保留。而弱电解质 CH_3COOH 可以穿过半透膜进入树脂微孔。电解质的解离度越小，受排斥作用也越小，因而在树脂中的保留时间也就越长。

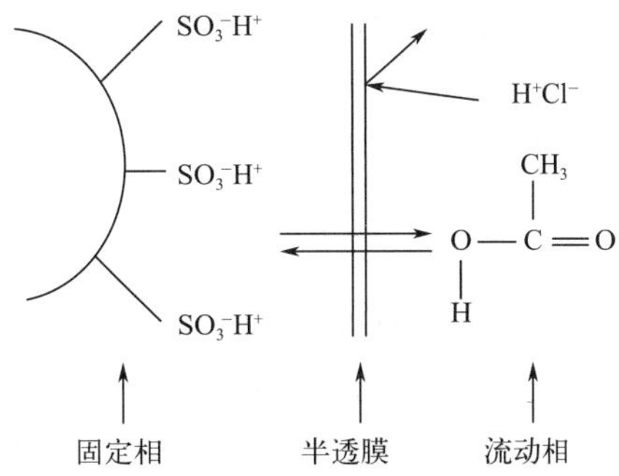

图 3-3 离子排斥色谱分离原理示意图

无机离子以及解离能力很强的有机离子通常可以采用离子交换色谱或离子排斥色谱进行分离。有很多大分子或解离能力较弱的有机离子需要采用通常用于中性有机化合物分离的反相（或正相）色谱。然而，直接采用正相或反相色谱又存在困难，因为大多数可解离的有机化合物在正相色谱的硅胶固定相上吸附力太强，致使被测物质保留值太大，出现拖尾峰，有时甚至不能被洗脱。在反相色谱的非极性（或弱极性）固定相中保留值又太小。在这种情况下，就可采用离子对色谱（IPC）。离子对色谱也称离子相互作用色谱，是在流动相中加入适当的具有与被测离子相反电荷的离子，即“离子对试剂”，使之与被测离子形成中性的离子对化合物，此离子对化合物在反相色谱柱上被保留。保留值的大小主要取决于离子对化合物的解离平衡常数和离子对试剂的浓度。离子对色谱也可采用正相色谱的模式，即可以用硅胶柱，但不如反相色谱效果好，多数情况下采用反相色谱模式，所以离子对色谱也常称反相离子对色谱。

五、亲和色谱

亲和色谱（affinity chromatography）是利用蛋白质或生物大分子等样品与固定相上生物活性配体之间的特异亲和力进行分离的液相色谱方法。

亲和色谱的固定相是将具有生物活性的配体以共价键结合到不溶性固体基质上制得的。常用的生物活性配体有酶、辅酶、抗体、激素（含激素本身、激动剂、拮抗剂）、药物靶点等。基质通常为凝胶，许多无机和有机聚合物都可形成凝胶，如琼脂糖衍生物、多孔玻璃。

亲和色谱是吸附色谱的发展，在分离过程中涉及疏水相互作用、静电力、范德瓦耳斯力和立体相互作用。在键合了某类配体的亲和色谱柱上加入含生物活性大分子的样品，只有那些与该柱中配体表现出明显亲和性的生物大分子才会被吸附，这些被吸附的生物分子只有在改变流动相（缓冲溶液）的组成时才会被洗脱。因此，亲和色谱主要用于蛋白质和生物活性物质的分离与制备。

六、多维液相色谱

多维液相色谱又称为色谱/色谱联用技术，是采用匹配的接口将不同分离性能或特点的色谱连接起来，第一级色谱中未分离开或需要分离富集的组分由接口转移到第二级色谱中，第二级色谱仍需进一步分离或分离富集的组分，也可以继续通过接口转移到第三级色谱中。

理论上，可以通过接口将任意级色谱串联或并联起来，直至将混合物样品中所有的难分离、需富集的组分都分离或富集。但实际上，一般只要两个合适的色谱联用就可以满足对绝大多数难分离混合物样品的分离或富集要求。因此，一般的色谱/色谱联用都是二级，即二维色谱。在二维色谱的术语中，1D 和 2D 则分别代表第一维和第二维。

二维液相色谱可以分为差异显著的两种主要类型：中心切割式二维色谱（heart-cutting mode two-dimensional chromatography）和全二维色谱（comprehensive two-dimensional chromatography）。中心切割式二维色谱是通过接口将前一级色谱中某一（些）组分传递到后一级色谱中继续分离，一般用 LC-LC（也可用 LC+LC）表示；全二维色谱是通过接口将前一级色谱中的全部组分连续地传递到后一级色谱中进行分离，一般用 LC×LC 表示。此外，这两种类型下还有若干子类，包括选择性全二维色谱（sLC×LC）和多中心切割 2D-LC（mLC-LC）。

LC-LC 或 LC×LC 两种二维色谱可以是相同的分离模式和类型，也可以是不同的分离模式和类型。接口技术是实现二维色谱分离的关键之一，原则上，只要有匹配的接口，任何模式和类型的色谱都可以联用。与一维色谱一样，二维色谱也可以和质谱、红外光谱和核磁共振波谱等联用。

第三节　高效液相色谱仪

现在的高效液相色谱仪一般都做成一个单元组件，然后根据分析要求将各所需单元组件组合起来。最基本的组件是高压输液泵、进样器、色谱柱、检测器和数据系统（记录仪、积分仪或色谱工作站）。此外，还可根据需要将流动相配置在线脱气装置、梯度洗脱装置、自动进样系统、柱后反应系统和全自动控制系统等。

高效液相色谱仪的工作过程：输液泵将流动相以稳定的流速（或压力）输送至分析体系，在色谱柱之前通过进样器将样品导入，流动相将样品带入色谱柱，在色谱柱中各组分因在固定相中的分配系数或吸附力大小的不同而被分离，并依次随流动相流至检测器，检测到的信号送至数据系统记录、处理或保存（图 3-4）。

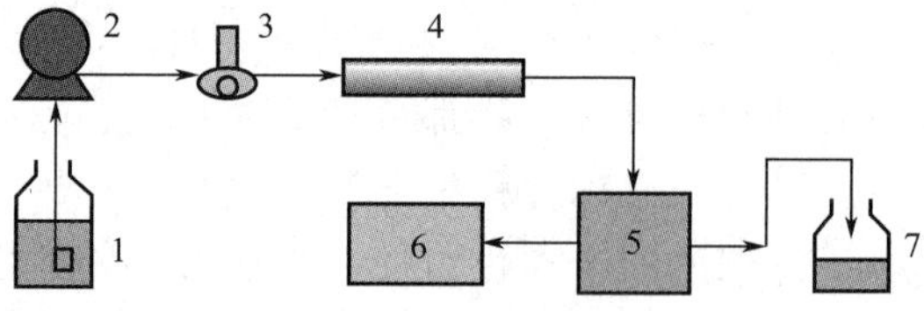

图 3-4　高效液相色谱仪流路图

1—流动相容器；2—高压输液泵；3—进样器；4—色谱柱；5—检测器；6—工作站；7—废液瓶

一、高压输液泵

高压输液泵是液相色谱仪的关键部件，其作用是将流动相以稳定的流速或压力输送到色谱系统。对于带在线脱气装置的色谱仪，流动相先经过脱气装置再输送到色谱柱。输液泵的稳定性直接关系到分析结果的重复性和准确性。对高压输液泵的基本要求如下：

（1）**流量准确可调** 对于一般的分析工作，流动相的流速在 0.5～2 ml/min，输液泵的最大流量一般为 5～10 ml/min。输液泵的流量控制精度通常要求不超过±0.5%。输液泵必须能精确地调节流动相流量，这可以通过电子线路调节电机转速或冲程长短来实现。

（2）**耐高压** 高效液相色谱柱是将很细颗粒（3～10 μm 粒径）的填料，在高压下填充到柱管中的，为了保证流动相以足够大的流速通过色谱柱，需要足够高的柱前压。通常要求泵的输出压力达到 30～60 MPa。

（3）**液流稳定** 输液泵输出的液流应无脉动，或配套脉冲抑制器。

（4）**泵的死体积小** 为了快速更换溶剂和适合梯度洗脱，泵的死体积通常要求小于 0.5 ml。

（5）**泵的结构材料** 应耐化学腐蚀。

输液泵按输出液恒定的因素分为恒压泵和恒流泵。对液相色谱分析来说，输液泵的流量稳定性更为重要，这是因为流速的变化会引起溶质的保留值的变化，而保留值是色谱定性的主要依据之一。因此，恒流泵的应用更广泛。输液泵按工作方式分为气动泵和机械泵两大类。机械泵中又有螺旋传动注射泵、单活塞往复泵、双活塞往复泵和往复式隔膜泵。

二、脱气装置

流动相溶液往往因溶解有氧气或混入了空气而形成气泡。气泡进入检测器后会在色谱图上出现尖锐的噪声峰。小气泡慢慢聚集后会变成大气泡，大气泡进入流路或色谱柱中会使流动相的流速变慢或出现流速不稳定，致使基线起伏。气泡一旦进入色谱柱，排出这些气泡则很费时间。在荧光检测中，溶解氧还会使荧光猝灭。溶解气体还可能引起某些样品的氧化或使溶液 pH 值发生变化。目前，液相色谱流动相脱气使用较多的是离线超声波振荡脱气、在线惰性气体鼓泡吹扫脱气和在线真空脱气。

1. 超声波振荡脱气

将配制好的流动相连容器放入超声水槽中脱气 10～20 min。这种方法比较简便，又基本上能满足日常分析操作的要求，所以，目前仍广泛采用。

2. 惰性气体鼓泡吹扫脱气

将气源（钢瓶）中的气体（氦气）缓慢而均匀地通入储液罐中的流动相中，氦气分子将其他气体分子置换和顶替出去，而它本身在溶剂中的溶解度又很小，微量氦气所形成的小气泡对检测无影响。

3. 真空脱气装置

将流动相通过一段由多孔性合成树脂膜制造的输液管，该输液管外有真空容器，真空泵工作时，膜外侧被减压，分子量小的氧气、氮气、二氧化碳就会从膜内进入膜外而被脱除。一般真空脱气装置有多条流路，可同时对多个溶液进行脱气（图 3-5）。

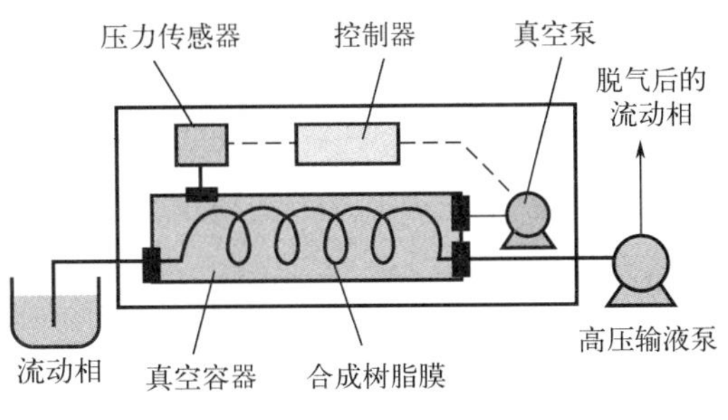

图 3-5 液相色谱仪真空脱气装置图

三、进样器

进样器是将样品溶液准确送入色谱柱的装置，分手动和自动两种方式。进样器要求密封性好，死体积小，重复性好，进样时引起色谱系统的压力和流量波动要很小。现在的液相色谱仪所采用的手动进样器几乎都是耐高压、重复性好和操作方便的六通阀进样器。

四、色谱柱

色谱柱是实现分离的核心部件，要求柱效高、柱容量大和性能稳定。柱性能与柱结构、填料特性、填充质量和使用条件有关。

色谱填料指经过制备处理后，用于填充色谱柱的物质颗粒，通常是5～10 μm粒径的球形颗粒。

色谱柱管一般为内部抛光的不锈钢管。典型的液相色谱分析柱尺寸是内径4.6 mm，长250 mm。

色谱柱也称固定相，是由色谱填料填充到色谱柱管中所构成的（图3-6）。

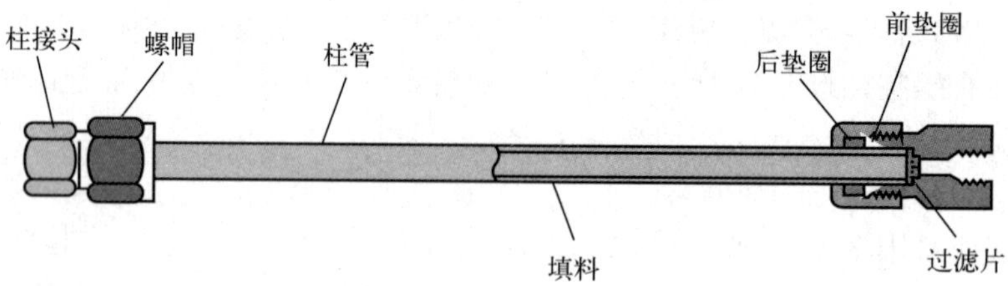

图3-6　色谱柱结构图

色谱柱的内径与长度，填充剂的形状、粒径与粒径分布、孔径、表面积、键合基团的表面覆盖度、载体表面基团残留量，填充的致密与均匀程度等均影响色谱柱的性能，实际工作中应根据被分离物质的性质来选择合适的色谱柱。主要的高效液相色谱柱类别有以下几种。

1. 反相色谱柱

反相色谱柱是以键合非极性基团的载体为填充剂填充而成的色谱柱。常见的载体有硅胶、聚合物复合硅胶和聚合物等；常用的填充剂有十八烷基硅烷键合硅胶、辛基硅烷键合硅胶和苯基硅烷键合硅胶等。

2. 正相色谱柱

正相色谱柱是用硅胶填充剂或键合极性基团的填充剂填充而成的色谱柱。常见的填充剂有硅胶、氨基键合硅胶和氰基键合硅胶等。氨基键合硅胶和氰基键合硅胶也可用于反相色谱。

3. 离子交换色谱柱

离子交换色谱柱是用离子交换填充剂填充而成的色谱柱，有阳离子交换色谱柱和阴离子交换色谱柱。

4. 手性分离色谱柱

手性分离色谱柱是用手性填充剂填充而成的色谱柱。

5. 残余硅羟基未封闭的硅胶色谱柱

流动相pH值一般应在2～8之间。烷基硅烷带有立体侧链保护，或残余硅羟基已封闭的硅胶、聚合物复合硅胶或聚合物色谱柱可耐受更广泛pH值的流动相，可用于pH值小于2或大于8的流动相。

五、检测器

最常用的检测器为紫外-可见分光检测器，包括二极管阵列检测器等，其他常见的检测器有荧光检测器、蒸发光散射检测器、电雾式检测器、示差折光检测器、电化学检测器和质谱检测器等。

紫外-可见分光检测器、荧光检测器、电化学检测器为选择性检测器，其响应值不仅与被测物质的量有关，还与其结构有关；蒸发光散射检测器、电雾式检测器和示差折光检测器为通用检测器，对所有物质均有响应；结构相似的物质在蒸发光散射检测器和电雾式检测器的响应值几乎仅与被测物质的量有关。

紫外-可见分光检测器、荧光检测器、电化学检测器和示差折光检测器的响应值与被测物质的量在一定范围内呈线性关系；蒸发光散射检测器的响应值与被测物质的量通常呈指数关系，一般需经对数转换；电雾式检测器的响应值与被测物质的量通常也呈指数关系，一般需经对数转换或用二次函数计算，但在小质量范围内可基本呈线性关系。

不同的检测器，对流动相的要求不同。紫外-可见分光检测器所用流动相应符合紫外-可见分光光度法［《中国药典》（2025 年版）四部通则 0401］项下对溶剂的要求；采用低波长检测时，还应考虑有机溶剂的截止使用波长。蒸发光散射检测器、电雾式检测器和质谱检测器不得使用含不挥发性成分的流动相。

紫外-可见分光检测器是液相色谱中使用最广泛的检测器，几乎所有的液相色谱仪都配此类检测器，是一种选择性检测器。其工作原理为一束单色光透过样品池时，若流动相不吸收光，则吸光度（A）与吸光组分的浓度（C）和样品池的光径长度（L）成正比，符合朗伯-比尔（Lambert-Beer）定律。紫外-可见分光检测器包括固定波长检测器、可变波长检测器和二极管阵列检测器三类。

（1）固定波长检测器 该检测器的波长一般为 254 nm，以低压汞灯为光源，光源单色性好、光强度大、灵敏度高，适合大多数芳香族、芳杂环、稠芳环类以及芳香氨基酸、核酸等的检测。

（2）可变波长检测器 它是目前配置最多的检测器。光路系统类似分光光度计，一般采用氘灯或卤钨灯为光源，光束经单色器分光后按需要选择组分的最大吸收波长为检测波长，从而提高灵敏度。有的还具有双波长比例检测功能，可用于峰纯度检查。

（3）二极管阵列检测器（diode-array detector，DAD） 它是 20 世纪 80 年代出现的一种光学多通道检测器。在晶体硅上紧密排列一系列光电二极管，每一个二极管相当于一个单色器的出口狭缝，二极管越多分辨率越高，一般是一个二极管对应接收光谱上一个纳米谱带宽的单色光。DAD 的工作原理是复色光通过样品池被组分选择性吸收后再进入单色器，照射在二极管阵列装置上，使每个纳米波长的光强度转变为相应的电信号强度，即获得组分的吸收光谱，从而获得特定组分的结构信息，有助于未知组分或复杂组分的结构确定。许多色谱工作站可将两张图谱绘在一张三维坐标图上而获得三维光谱——色谱图，也可进行峰纯度检查。以峰纯度数值说明某个色谱峰的纯度，数值越高，色谱峰为单峰的可能性越大，数值越低，色谱峰为重叠峰的可能性越大，用于指导色谱分离条件的摸索。

第四节 高效液相色谱法分析案例

案例 3-1 在线 SPE-中心切割液相色谱法对复杂基质样品的分析

【案例背景】

样品前处理是色谱和光谱分析的重要组成部分。样品前处理的目的是将样品转化成适合分析的形式，而不会对目标化合物造成大量损失。适当的样品前处理可以去除可能的干扰污染物，从而延长 HPLC 色谱柱和仪器组件的使用寿命。

1. 在线固相萃取技术

固相萃取（SPE）是一种样品前处理技术，其原理类似于高效液相色谱（HPLC），可用于选择性吸附复杂基质中的分析物或干扰物。SPE 用于液相色谱（LC）、气相色谱（GC）、离子色谱和其他技术之前的样品净化和分析物浓缩。SPE 是液-液萃取（分析效率、溶剂、废物）的经济高效的替代品。与液-液萃取相比，SPE 的优势包括：提高通量，减少有机溶剂使用和废物产生，具有更高且更具可重复性的回收率、更清洁的提取物，不形成乳液，可实现可调选择性和自动化。SPE 的典型应用包括样品净化、痕量富集、脱盐、溶剂交换以及样品保存和储存。在线 SPE 在组合合成和高通量 HPLC 分析中的应用正在增加，有效减少有机溶剂和废物，延长了仪器正常运行时间。

2. 二维液相色谱技术

与常规一维液相色谱的比较，二维液相色谱（2D-LC）能够大大提高分离性能。这在分析复杂样品时非常重要。在线二维液相色谱系统包括通过二维进样器连接的两台独立 LC 仪器。而二维液相色谱实验则由一维色谱开始。对一维色谱柱中的洗脱液进行采样，然后将其进样至二维色谱柱中进行进一步分析。分离行为主要由选择性差异主导。在理想情况下，当第一维中的分离机制与第二维正交时，分离能力将为两个维度各自分离能力的乘积。

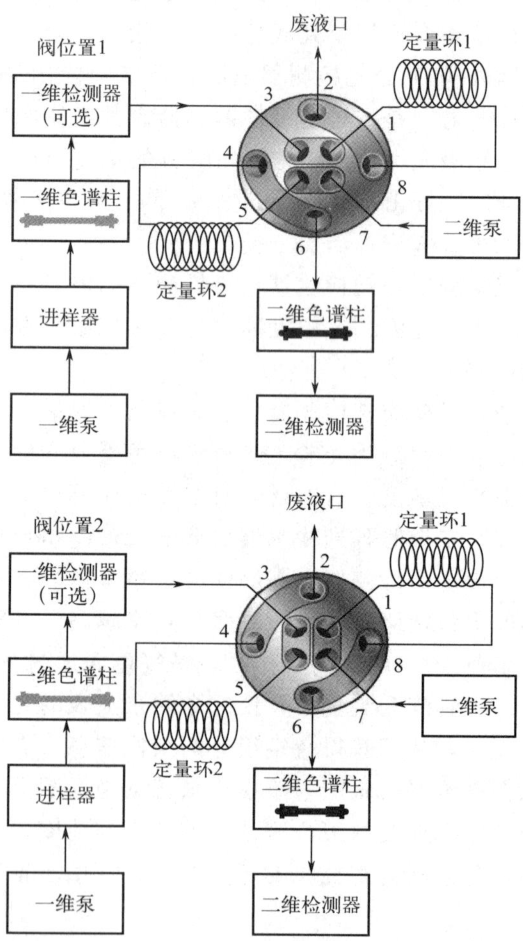

图 3-7 二维液相色谱系统示意图

系统中最常用的工具为交替式双定量环接口。图 3-7 展示的安捷伦 2 位/4 通双阀专为二维液相色谱应用而开发，有助于形成对称流路。从设计理念上看，这款阀最大限度减少了二维色谱柱进样口的压力波动（这种波动在切换时不可避免），因而大大延长了色谱柱寿命。二维液相色谱从阀处于位置 1 时开始，此时一维洗脱液流经定量环 1。将阀切换到位置 2 后可将定量环 1 中的样品进样至二维循环中。二维分离一经完成后即可进样定量环 2 中的样品。随后再将这一过程重复进行。

图 3-7 中通过 2 位/4 通双阀将第一维和第二维相互连接。此双定量环接口处于位置 1（上图）和位置 2（下图）时如图 3-7 所示。

二维液相色谱可以分为两种主要的操作类型，即全二维和中心切割。每种模式的应用均取决于任务类型。

（1）全二维液相色谱 主要用于分析组学类应用中发现的高度复杂的未知混合物、天然产物以及生物大分子。它的任务是收集尽可能多的信息。因此，应对一维色谱柱中洗脱出的每个一维峰（通常为全部一维洗脱液）进行采样，并将其转移至第二维中（见图 3-8）。采样应频繁进行，以避免在第一维中成功分离的组分再次混合。达到这些条件需要运行具有快速梯度、短色谱柱以及高流速二维和低流速一维的典型二维液相色谱，因为二维循环的持续时间通常与采样时间相等。

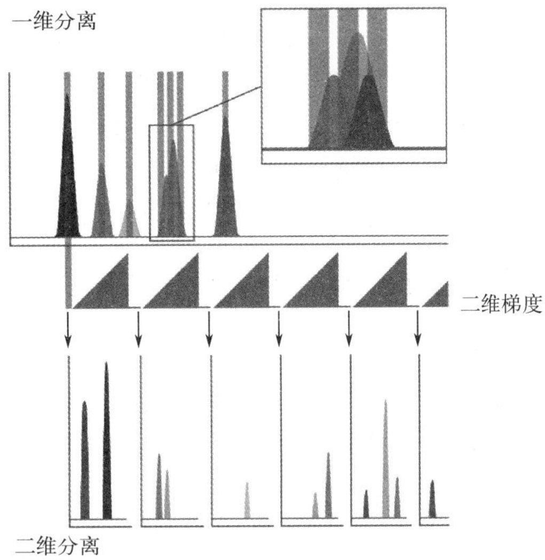

图 3-8 全二维液相色谱

（2）中心切割二维液相色谱 其用途与全二维色谱不同，其目的在于仅测定高度复杂样品中具有代表性的一种或少数几种目标化合物。仅取一维峰的一个特定组分在第二维中进行再分析。如此打破了采样时间和二维循环之间的连接，使两个维度均可在最佳条件下运行。使用更长的二维梯度以及具有更高分离效率的色谱柱通常可以获得比全二维模式更好的色谱性能，并且无须降低第一维的流速。然而，在这种条件下获得的色谱质量的提高需要付出一定代价，那就是可能使某些信息丢失。例如，图 3-9 中的示意图表明，在切割 1 和切割 2 的二维循环过程中分别丢失了 3 个一维峰。插图则表明此峰中包含更多化合物（见图 3-9）。实践证明多中心切割二维液相色谱解决方案大大改善了分离性能，并将目标物中心切割分析提升到了更高的水平。接口技术可在运行二维循环

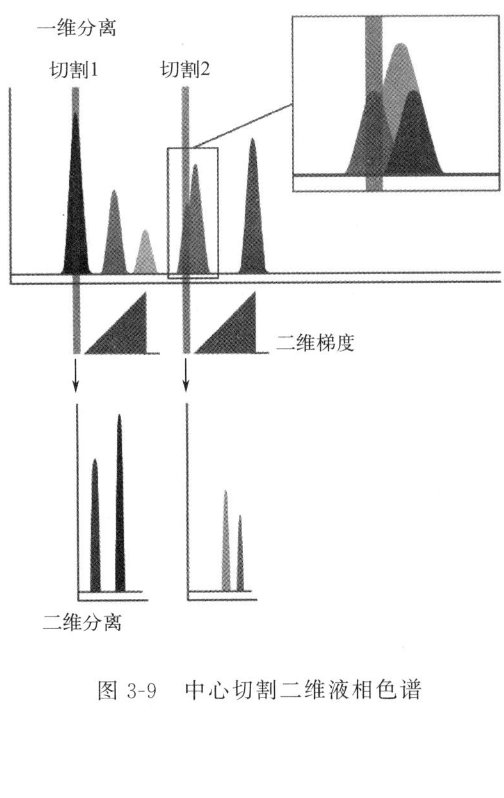

图 3-9 中心切割二维液相色谱

的同时实现一维组分的驻留。通过这种方式可以将多个一维峰在较高频率下进行中心切割，以此得到复杂样品中目标化合物的详细信息。这一概念已被证明对于天然产物、药物和聚合物等样品的分析大有裨益。将二维分离与一维分离的时间序列独立开来，可以使两个维度均可在更优的条件下运行。

3. 食品中维生素分析检测现状

有关食品中维生素 A、维生素 D、维生素 E 分析的新国家标准方法，从 2017 年 6 月 23 日起实施，覆盖了婴幼儿食品、乳品、肉与肉制品、食用植物油、坚果、豆类和辣椒粉等多种食品基质。但是该标准方法中规定的样品前处理过程极其复杂、测定方法多样（同一成分有不同的检测方法）、检测周期长、目标化合物回收率低且重复性差，极大降低了分析效率。为解决该国标方法所存在的难点和不足，需要开发一种同时测定维生素 A、维生素 D、维生素 E 的稳定高效的二维液相色谱方法。

【实验方法及结果】

本案例参照现有的文献方法，基于二维液相色谱并串联在线固相萃取（online SPE）技术，成功建立了食品中维生素 A、维生素 D 及三种维生素 E 异构体的中心切割快速分析方法。此案例将前处理皂化液直接进样，省去了液-液萃取等复杂的前处理过程。第一维液相色谱对维生素 A 和维生素 E 进行分析，同时对维生素 D 进行初步净化；第二维液相色谱对维生素 D 进一步分离，整个分析过程只需一次进样，即可完成样品中维生素 A、维生素 D 和维生素 E 的测定。

维生素 A、维生素 D、维生素 E 分析方法包含以下四个阶段。

第一阶段：进样/SPE 净化，此时阀 1 的位置为 1-6，阀 2 的位置为 1-6。

第二阶段：SPE 洗脱/检测维生素 A，此时阀 1（左阀）的位置为 1-2，阀 2（右阀）的位置为 1-6。

第三阶段：捕获维生素 D，第二维检测维生素 D，此时阀 1 的位置为 1-6，阀 2 的位置为 1-2。

第四阶段：第一维液相色谱继续检测维生素 E，第二维液相色谱检测维生素 D，此时阀 1 的位置为 1-6，阀 2 的位置为 1-6。

四个阶段阀切换示意见图 3-10。

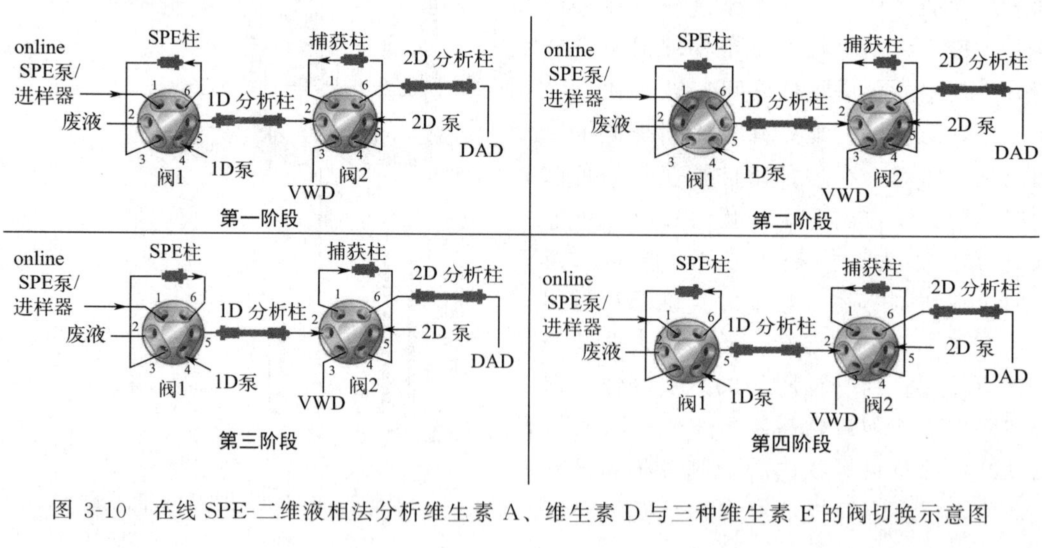

图 3-10　在线 SPE-二维液相法分析维生素 A、维生素 D 与三种维生素 E 的阀切换示意图

色谱条件见表 3-1。

表 3-1 在线 SPE-二维液相分析条件

	SPE 泵	第一维	第二维
仪器配置	Agilent 1260 Infinity Ⅱ四元泵、1260 Infinity Ⅱ自动进样器	Agilent 1260 Infinity Ⅱ四元泵、Agilent 1260 Infinity Ⅱ柱温箱、Agilent 1260 Infinity Ⅱ紫外检测器	Agilent 1260 Infinity Ⅱ二元泵、Agilent 1260 Infinity Ⅱ二极管阵列检测器
流动相	A：乙醇∶水=4∶6 B：乙腈∶异丙醇=1∶1	A：水 B：乙腈	A：乙腈 B：甲醇
梯度	时间/min　B/% 0.0　0 4.0　0 4.1　100 11.0　100 11.1　0 22.0　0	时间/min　B/% 0.0　50 2.0　80 6.0　80 16.0　100 19.0　100 19.1　50 22.0　50	时间/min　B/% 0.0　100 5.0　100 5.1　10 20.0　10 20.1　100 22.0　100
流速	0～11 min：1 ml/min 11.1～20 min：0.2 ml/min 20.1～22 min：1 ml/min	1.5 ml/min	0.4 ml/min
分析柱	PLRP-S，4.6 mm×12.5 mm，15～20 μm	Poroshell 120 EC-C_8，4.6 mm×100 mm，4 μm	Zorbax Eclipse Plus PAH，2.1 mm×100 mm，3.5 μm
捕获柱	Poroshell 120 EC-C_{18}，4.6 mm×5 mm，4 μm		
进样量	100 μl		
柱温	35 ℃		
检测波长	0～10 min：325 nm 10～13 min：264 nm 13～22 min：294 nm 采集频率：20 Hz		264 nm 采集频率：2.5 Hz
阀位置	阀 1： 0～4 min（位置 1-6）； 4～6 min（位置 1-2）； 6～22 min（位置 1-6）。 阀 2： 0～12.1 min（位置 1-6）； 12.1～12.6 min（位置 1-2）； 12.6～22.0 min（位置 1-6）。 阀 2 具体阀切换时间以实验中维生素 D 出峰时间为准		

图 3-11 所示的标准品色谱图表明：在第一维色谱柱上，维生素 A（VA）、维生素 E（VE）异构体以及杂质得到了良好分离；在第二维色谱柱上，两种维生素 D（VD）与杂质

得到了良好分离，同时维生素D检测灵敏度良好。图3-12所示的奶粉样品色谱图表明：样品中维生素D检测灵敏度良好，同时样品中杂质产生的干扰较小。对标准品的线性范围进行考察，结果发现，维生素A、维生素D和维生素E分别在0.006～1.2 μg/ml、1～200 ng/ml和0.06～12 μg/ml的浓度范围内表现出良好的线性关系，线性系数均大于0.9995。连续6次标准品进样，对方法重现性进行考察，结果如图3-13所示。从中可以看出，所有目标分析物的峰面积与保留时间相对标准偏差（RSD）均小于0.5%，表明该方法具有良好的重现性。

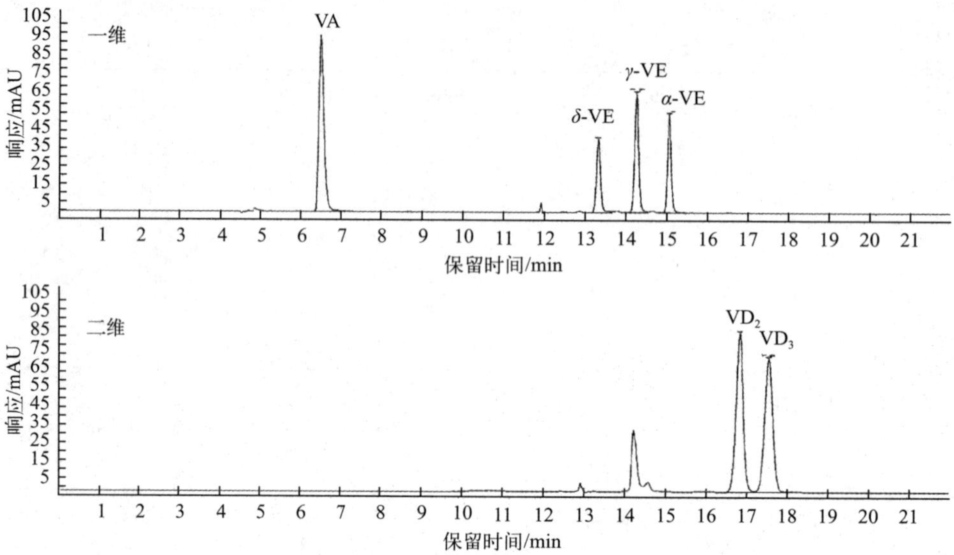

图3-11 维生素A、维生素E和维生素D标准品色谱图

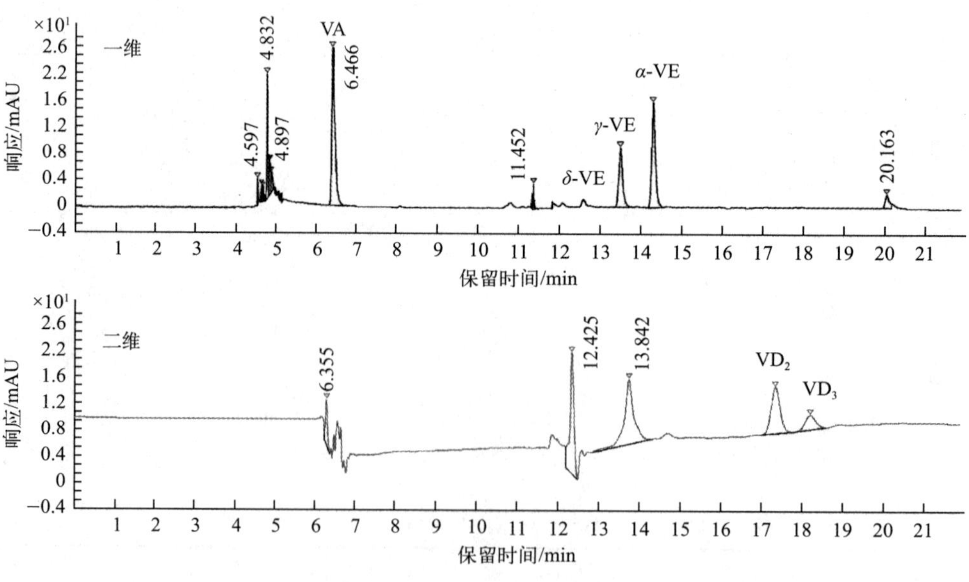

图3-12 奶粉样品维生素A、维生素E和维生素D色谱图

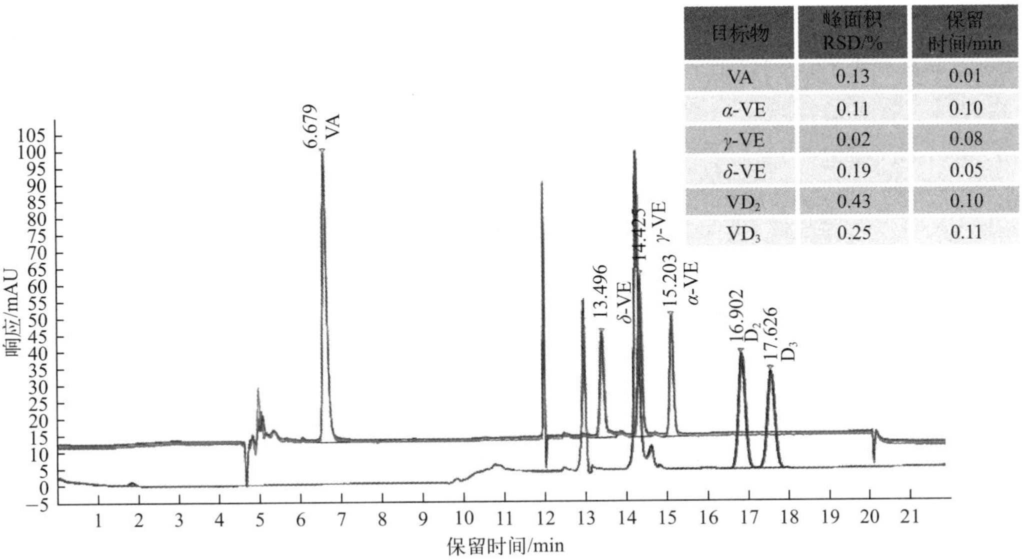

图 3-13　维生素 A、维生素 E 和维生素 D 标准品连续进样 6 次色谱图

【案例分析】

GB 5009.82—2016《食品中维生素 A、D、E 的测定》涵盖四种检测方法。

第一法：反相 HPLC，用于维生素 A 与 E。

第二法：正相 HPLC，专用于食用油、坚果、豆类、辣椒粉等高脂食品中的维生素 E。

第三法：液相色谱-串联质谱（LC-MS/MS），用于维生素 D_2 和 D_3 的测定。

第四法：常规 HPLC，用于配方食品中维生素 D_2 或 D_3 的测定。

该标准的主要问题是：①样品前处理复杂涉及酶解、皂化、液-液萃取、浓缩等多个步骤，流程烦琐且耗时，维生素易因加热或光照被氧化、降解。②多基质适配性差。标准方法对复杂食品（如粉状、功能性、强化型、低脂/高纤维样品）适配性有限，缺乏基质适用性验证。

而二维液相的主要优势是：①提升复杂基质样品的分离能力。二维液相色谱通过两种不同分离机制的色谱柱串联（如正相＋反相，或离子交换＋反相），能够显著提高样品中多组分的分离度，特别适用于油脂类、乳制品、复合营养粉等复杂基质中的维生素检测，有效减少基质干扰，避免假阴性或假阳性结果。②增强对异构体的分辨能力。维生素 D_2、D_3 及其代谢物等结构相近异构体，在传统单向 HPLC 中分离困难，而 2D-LC 可通过不同维度分离机制协同作用，实现对异构体的有效分离与定量，提高检测的特异性和准确性。③提高检测灵敏度和选择性。通过前一维对目标成分初步富集、去除干扰后，第二维再进行精准分析，有助于提高目标维生素的富集倍数和峰形质量，特别适用于微量维生素 D 的测定，提升方法灵敏度和信噪比（S/N）。

实验结果表明，新的维生素检测方法具有使样品分析通量大幅提高的优势。皂化液直接进样方法与国标方法相比，样品前处理时间由原来的 2～3 小时缩短为 30 分钟左右，分析通量提高 5 倍以上，省去了前处理提取步骤，溶剂使用量大大减少，降低了实验成本，也避免有机试剂对实验人员造成危害。阀切换方法代替烦琐的净化、浓缩等过程，自动化程度大幅提高。

按照国标方法的检测限浓度，考察方法的灵敏度，分析图谱表明所有物质在最低限均有良好响应，该方法不仅可以节省大量的样品前处理时间，同时可以避免复杂的样品前处理过程导致的回收率不稳定现象。该方法实验结果准确、重现性好，可以用于多种基质中脂溶性维生素的常规快速检测。

参考文献

[1] Lang Li, Zhanlei Xing. Online SPE method on determination of vitamin A, D, E in milk powder simultaneously [C]. 2nd Dalian International Symposium and Exhibition on Chromatography and Related Techniques. 2011: 444.

[2] 林洋，许文雅，王韵，等．在线柱切换二维液相色谱法测定市售液态乳品中维生素 D_3 的含量 [J]. 中国食品添加剂，2023，34 (07): 286-291.

[3] 林洋，张宏宏，周长民，等．二维液相色谱法测定婴幼儿配方食品中维生素 A、D_3 和 4 种维生素 E 异构体的含量 [J]. 食品科技，2023，48 (04): 280-285.

[4] 许彬，林金海，陈程琳．二维液相色谱法测定乳粉中维生素 A、D、E 含量 [J]. 中国食品添加剂，2022，33 (11): 212-217.

[5] 刘朝霞，周亚楠，何兰，等．二维液相色谱技术在药物分析中的应用 [J]. 中国药学杂志，2019，54 (12): 941-946.

[6] 岑建斌，区硕俊，周朗君，等．二维液相色谱法同时检测婴幼儿乳粉中维生素 A、E 与 D3 [J]. 中国乳品工业，2017，45 (02): 43-46.

[7] 张艳海，张大伟，曹莹，等．在线二维反相色谱法快速测定维生素 AD 制剂中维生素 A、D 的含量 [J]. 分析测试学报，2016，35 (01): 28-34.

案例 3-2　表面多孔颗粒填料液相色谱柱对手性药物的分析

【案例背景】

色谱柱是 HPLC 分离过程的核心，一支稳定、高效的色谱柱对建立普适性强、重现性好的方法是必不可少的。不同供应商的色谱柱，甚至来源相同、认为完全一样的色谱柱之间，可能也会存在很大差异，尤其是不同的色谱柱在塔板数、谱峰的对称性、保留值、峰间距以及使用寿命方面会有所不同，这些不同对建立理想的 HPLC 方法会产生很大影响。药物色谱分析中，为获得最佳结果，一支“好”色谱柱意义重大。

选择 HPLC 柱时，大多数使用者都认为柱间的重现性是方法建立中极为重要的因素。色谱工作者在校准了某一具体系统后，又不得不为新色谱柱再重新建立 HPLC 方法。一些生产商能在一定程度上保证柱性能指标的重现性，如色谱柱塔板数（N），特定样品与条件下的选择性，反压（柱压），特定测试溶质的保留值等。因此，对许多使用者来说，生产优质产品的厂家的信誉很重要。色谱柱的有关要求如下：某指定保留值的塔板数；峰对称因子；两种不同溶质的选择性；色谱柱的反压；保留值的重现性；键合相浓度（是否合适）；色谱柱的稳定性。

药物分析工作者在购买色谱柱之前，应从柱生产厂家获悉这些资料。许多生产厂可为色谱柱提供上述前 4 项数据及色谱柱的测试色谱图。有的生产厂还提供有关保留值重现性、键合相浓度与柱稳定性的数据。

氨基酸是含有氨基（—NH_2）和羧基（—COOH）官能团的有机化合物，此外每种氨基酸分子中还有一条特定侧链（R 基团）。作为蛋白质基本组成单位的 20 种氨基酸被归类为标准氨基酸。在这 20 种标准氨基酸中，有 19 种具有手性中心。尽管细菌细胞壁和一些抗生素中存在少量的 D-氨基酸，但大多数天然氨基酸为 L 型。氨基酸在生物学上具有重要意义，是重要的营养物质，通常用于营养补充剂、肥料、饲料和食品技术领域。其工业用途包括生产药物和生物可降解塑料。通常可以根据氨基酸侧链的性质对其进行分类。这些性质包括极性（中性、碱性和酸性）和疏水性（芳香族和脂肪族）。其中，疏水性随烃链中 C 原子数目的增加而增强。在脂肪族氨基酸中，虽然丙氨酸和甘氨酸可以存在于蛋白质分子内或分子外，但是大多数脂肪族氨基酸都存在于蛋白质分子内。甘氨酸、丙氨酸、缬氨酸、亮氨酸和异亮氨酸含有不同的脂肪族取代基，这导致它们的疏水性存在差异（图 3-14）。

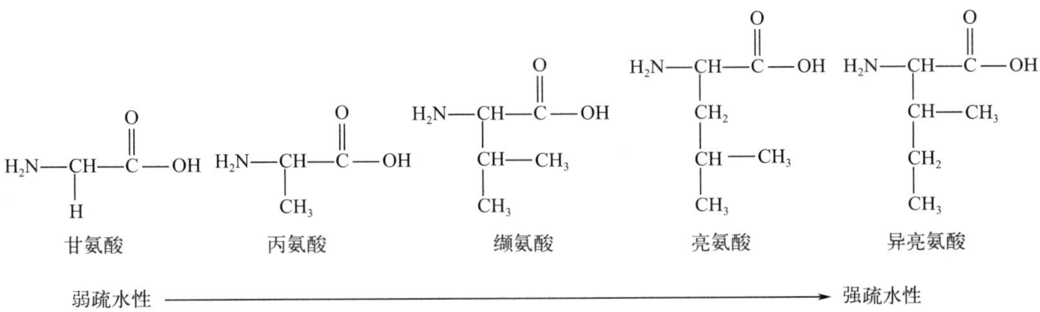

图 3-14 脂肪族氨基酸的结构及其疏水性

表面多孔颗粒填料液相色谱柱是液相色谱领域常用的工具。与对应的全多孔颗粒色谱柱相比，这种色谱柱能够在较低压力下获得较高柱效。这主要是由于该色谱柱的传质距离更短并且填料颗粒的粒径分布明显更窄。更高的柱效能够明显提高分离度和灵敏度，加快分析速度并改善分析结果。表面多孔颗粒填料已被用于反相和亲水相互作用色谱（HILIC）分离。随着表面多孔颗粒填料技术的成熟，其也越来越多地运用于化学键合相和包括手性分离的其他色谱技术中。

【实验方法及结果】

丙氨酸、缬氨酸、亮氨酸和异亮氨酸的 D 型对映体购自 Sigma-Aldrich，它们的 L 型对映体购自安捷伦。用水将这些化合物分别配制为 2 mg/ml 的溶液。按 1∶1 的比例混合每种对映体，得到每种氨基酸单独对映体的浓度为 1 mg/ml 的混合溶液。甲酸铵和甲酸同样购自 Sigma-Aldrich。甲醇购自 Honeywell。水经 Milli-Q 系统 0.2 μm 滤膜过滤。

本案例的具体信息见表 3-2。实验中的所有化合物均以对映体混合物以及单标的形式进样以完成鉴定。

表 3-2 疏水性氨基酸的手性分析仪器配置及色谱条件

参数	条件
色谱仪	Agilent1290 色谱系统
色谱柱	Agilent InfinityLab Poroshell 120 Chiral-T，2.1 mm×100 mm，2.7 μm
流动相	预混合甲醇-甲酸铵（70∶30），pH 3.0，25 mmol/L

续表

参数	条件
流速	0.21 ml/min
温度（色谱柱）	30 ℃
进样量	1 μl
样品浓度	2 mg/ml 水溶液

四对脂肪族氨基酸对映体在 Agilent InfinityLab Poroshell 120 Chiral-T 色谱柱上实现了基线分离。分离均在 4 分钟或更短的时间内完成，所有化合物均实现了基线分离，分别如图 3-15～图 3-18 所示。

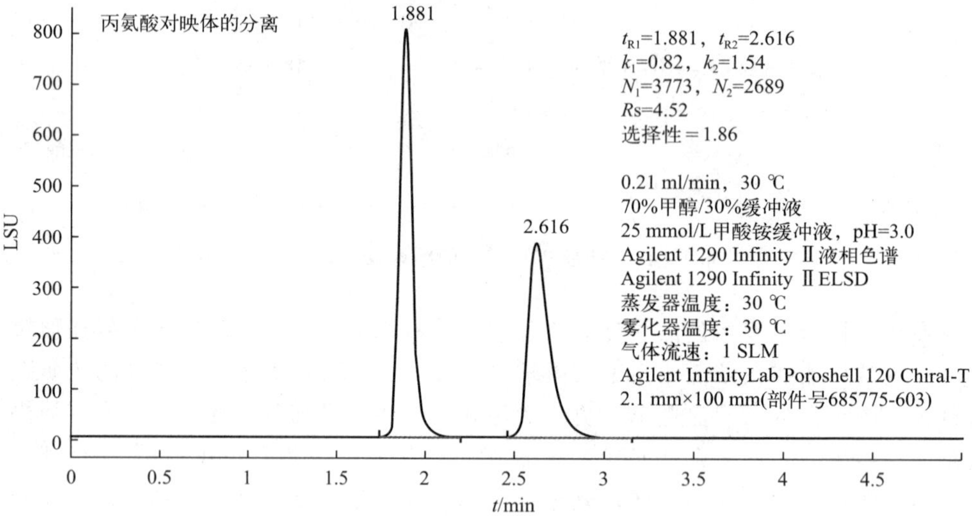

图 3-15　丙氨酸对映体的分离

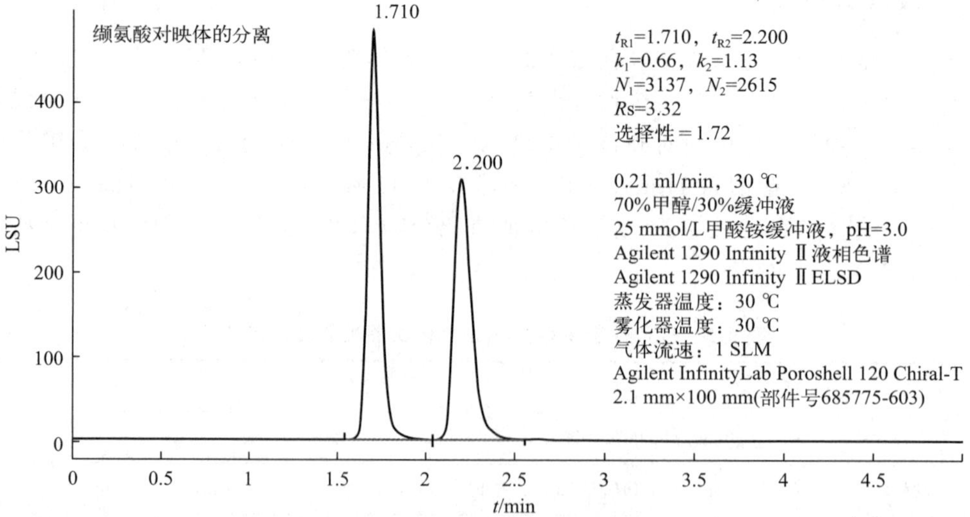

图 3-16　缬氨酸对映体的分离

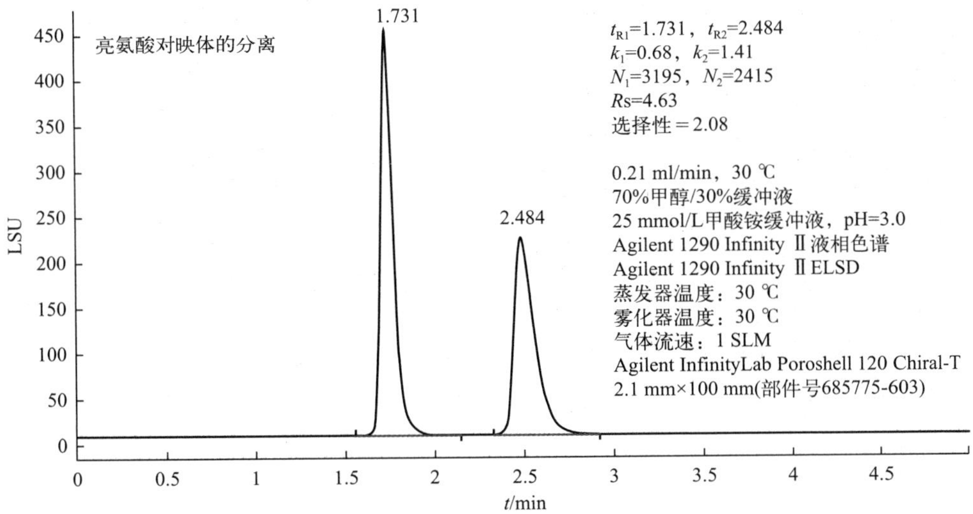

图 3-17 亮氨酸对映体的分离

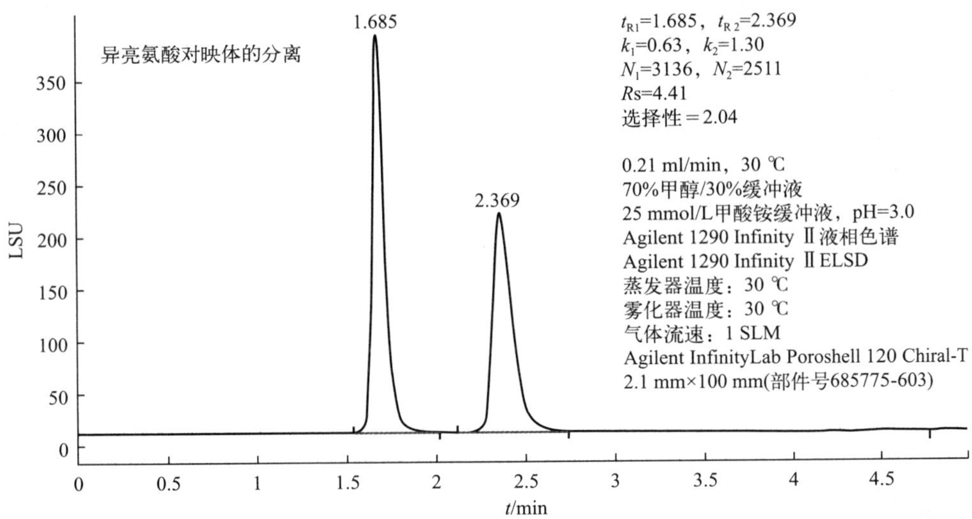

图 3-18 异亮氨酸对映体的分离

【案例分析】

本案例中所用色谱柱提供了一种稳定的脂肪族氨基酸对映体分离方法。这款色谱柱为研究中的所有化合物提供了良好的分离度和峰形。InfinityLab Poroshell 120 Chiral-T 色谱柱的独特之处在于其糖肽固定相，该固定相共价键合在稳定的表面多孔颗粒填料上，从而实现高效的手性分离。替考拉宁是一种两性糖肽，含有可离子化的酸性和碱性官能团。因此，它们可以带正电荷、负电荷或为中性，具体取决于流动相的 pH。这使得在使用手性固定相（CSP）材料分离离子化合物时，可以通过离子相互作用进行手性识别。因此，这在此类 CSP 的手性识别中发挥了重要的作用。使用抗生素作为 CSP 材料进行手性识别时，其他可能的相互作用包括氢键、空间、偶极-偶极和 π-π 相互作用以及疏水相互作用。这些相互作用可能以不同的组合形式出现，具体由各个分析物的特性和所使用的流动相模式决定。每种分离模式同时提供不同的相互作用以实现手性识别。虽然该色谱柱也能在正相溶剂中运行，但大多数实验室的实际应用表明，该色谱柱在各种反相流动相中性质稳定。

在高效液相色谱法出现后，特别是近年来，仪器制造技术、分离分析理论、填料化学和色谱柱适用范围呈相互促进、相互补充式发展。现代液相色谱分离理论揭示，色谱固定相与流动相的最佳组合，可实现复杂组分的最佳分离。

常用的普通分析柱，内径通常为 4.6 mm，用于常规的分离分析。快速分析柱的内径一般为 6 mm 或更大，长 30～80 mm，固定相颗粒为 3 μm 或更小。半制备柱与制备柱，内径一般在 6 mm 以上。而微径柱内径一般为 1 mm，甚至有更小内径的毛细管柱，与常规分析柱相比，需要特殊的装填技术，并配合高精度的微流泵使用。

通过本案例，药物分析人员应该熟悉如何选择合适的 HPLC 色谱柱，以下是一些详细的考虑因素。

1. 样品的性质

（1）**极性和溶解性** 了解样品是否具有极性，以及它们的溶解性如何。对于极性样品，正相色谱柱可能更合适；而对于非极性样品，可能需要反相色谱柱。

（2）**化学稳定性** 样品的化学性质对色谱柱的选择至关重要。如果样品在常规的分析条件下不稳定，应选择一种色谱柱材料，如硅胶或聚合物，能够减少样品分解的可能性。

2. 目标化合物的特性

（1）**极性和分子大小** 确定分析的目标化合物的极性和分子大小。这有助于确定最佳的分离模式和色谱柱类型。

（2）**疏水性** 了解目标化合物的疏水性，以便选择相应的色谱柱。一些样品可能需要更大的疏水性，而其他样品可能需要更强的亲水性。

3. 分离需求

分离效果和分辨率是在选择色谱柱时需要特别关注的重要因素。这两个概念在确定分析需求和选择最适合的色谱柱时起着至关重要的作用。

（1）**分离效果** 色谱柱在分析过程中能够将目标化合物与其他成分有效分离开来的能力。对于某些复杂的样品，如药物混合物或天然产物提取物，可能需要较好的分离效果才能准确地确定每种化合物的存在和浓度。

（2）**分辨率** 色谱柱分离相邻峰的能力，通常通过峰的宽度和峰之间的距离来衡量。对于需要分析非常接近的化合物，比如同分异构体或结构类似的化合物，高分辨率是至关重要的，以确保能够准确地区分它们并避免混淆。并非所有的分析都需要高分辨率。有些应用只需要进行快速的样品分离，而不需要过高的分辨率。这种情况下，可以选择一种分离速度更快的色谱柱，以提高分析的效率和进样量。

在实际分析中需要根据具体的分析需求和样品特性来确定所需的分离效果和分辨率。这样可以确保选择的色谱柱能够最大程度地满足实验的要求，并产生准确可靠的分析结果。

4. 分析条件

流动相是色谱分离中至关重要的组成部分，它可以影响色谱柱的性能和分离效果。流动相的选择取决于样品的极性、溶解度和化学性质。在选择色谱柱时，需要确保色谱柱能够与流动相的成分兼容，并且不会造成柱子表面的损坏或失效。例如，如果计划使用一种有机溶剂作为流动相的一部分，那么就需要选择一种能够耐受这种有机溶剂的色谱柱。另一个需要考虑的因素是流动相的温度。温度可以影响溶剂的流动性和样品的溶解度，从而影响色谱分离的效果。在选择色谱柱时，需要确保色谱柱能够在所选温度范围内稳定运行，并且不会因为温度的变化而导致分离效果变差或色谱柱损坏。确保色谱分离的稳定性和准确性。

5. 成本效益

色谱柱的成本是选择色谱柱的重要考虑因素，特别是在实验室经费有限的情况下。一些色谱柱可能成本较低，但在一定程度上牺牲了性能或使用寿命。在选择色谱柱时，需要权衡成本与性能之间的关系，确保选择的色谱柱能够满足分析需求，同时又不会超出预算范围。选择一个既能够满足分析需求，又具有合理的成本和较长的使用寿命的色谱柱，可以最大程度地提高实验的效率和成本效益。

6. 厂家和品牌

信誉良好的色谱柱厂家和品牌通常会对其产品质量进行严格的控制和管理，确保每一批次的色谱柱都具有稳定的性能和可靠的分析结果。这样可以降低实验中出现问题的可能性，提高实验的可重复性和准确性。同时，这些厂家和品牌通常会提供优质的技术支持服务。他们的专业团队会为用户提供关于色谱柱的选择、使用和维护的建议，解决用户在实验过程中遇到的各种问题和困难。这种技术支持可以帮助用户更好地利用色谱柱，确保实验能够顺利进行并获得准确的结果。

7. 查阅相关的文献和应用手册

在选择色谱柱之前，查阅相关的文献和应用手册是至关重要的一步。通过查阅已发表的科学文献，分析人员可以了解到在类似的分析应用中，其他研究人员所使用的色谱柱的类型和品牌。在文献中通常会详细描述分析工作者的实验条件、方法和结果，包括所使用的色谱柱的性能和效果评价。通过对这些文献的综合分析，药物分析人员可以得出不同色谱柱在不同应用下的优缺点，从而为色谱柱的选择提供参考依据。

查阅色谱柱厂家和品牌的应用手册也是非常重要的。这些手册通常包含了对不同类型色谱柱的详细介绍，包括其技术规格、性能参数、应用范围以及最佳使用条件等信息。通过仔细阅读这些手册，可以更加全面地了解不同品牌色谱柱的特点和适用性，并根据自己的实验需求做出合适的选择。

同时，对选择的色谱柱进行一些测试和比较也至关重要。这些测试可以帮助确认所选择的色谱柱是否能够满足实验需求，并且确保所需的分离效果和结果的可靠性。色谱柱的性能测试包括评估色谱柱的分离能力、分辨率、分离效率等参数。例如，可以通过使用标准样品或模拟样品进行实验，在不同条件下测试不同色谱柱的表现，并比较它们的分离效果和结果；也可以进行色谱柱的稳定性测试，通过连续运行相同样品多次，在长时间运行或多次使用后，观察色谱峰的峰形和保留时间是否稳定，以及峰面积是否一致。

参考文献

[1] William J L. 使用 Agilent InfinityLab Poroshell 120 Chiral-T 色谱柱对疏水性氨基酸进行手性分析 [EB]. 安捷伦科技有限公司应用简报，2019.

[2] 田颂九，胡昌勤，马双成，等．色谱在药物分析中的应用 [M]. 北京：化学工业出版社，2005.

[3] 李倩，李海洋，赵宇新. 手性药物的分离在色谱法中的应用 [J]. 科技资讯，2020，18 (12)：59-61.

[4] 王转，尹东东，王杏林，等. 高效液相色谱法在手性药物分析中的研究进展 [J]. 药物分析杂志，2015，35 (07)：1127-1133.

[5] 马剑茵. 手性药物的色谱分离方法 [J]. 中国医药工业杂志，2002 (04)：45-48.

[6] 李依璠，刘龙婵，李林楠，等. 手性分离方法及在中药手性成分研究中的应用 [J]. 药学学报，2023，58 (06)：1566-1576.
[7] 张美龄，赵琰，屈会化. 拆分手性化合物色谱填料的研究进展 [J]. 药物分析杂志，2017，37 (05)：755-762.
[8] 张美，奚文汇，字敏，等. 高效液相色谱的 4 种商品手性柱对 38 种手性化合物的拆分研究 [J]. 分析化学，2010，38 (02)：181-186.
[9] Grybinik S，Bosakova Z. An overview of chiral separations of pharmaceutically active substances by HPLC (2018-2020) [J]. Monatsh Chem，2021，152 (11)：1399.
[10] Okamoto Y，Ikai T. Chiral HPLC for efficient resolution of enantiomers [J]. Chem Soc Rev. 2008，37 (12)：2593.
[11] Bhushan R，Joshi S. Resolution of enantiomers of amino acids by HPLC [J]. Biomed Chromatogr. 1993；7 (5)：235.

案例 3-3　中药配方颗粒指纹图谱分析方法开发

【案例背景】

2021 年 2 月 10 日，国家药品监督管理局、国家中医药管理局、国家卫生健康委员会和国家医疗保障局联合发布《关于结束中药配方颗粒试点工作的公告》，中药配方颗粒随即成为中医药行业的热门话题之一。

1. 中药配方颗粒

中药配方颗粒是由单味中药饮片经提取浓缩制成的、供中医临床配方用的颗粒制剂。其基于中医药理论，以中药饮片为原料，结合现代制剂新技术，采用工业化生产，经提取、浓缩、干燥、制粒等工序精制而成；组方灵活，符合中医“辨证论治，随证加减”的特点，是对传统中药饮片的补充。经过多年的发展，目前中药配方颗粒市场规模正呈现出不断扩大的趋势。业内认为，中药配方颗粒优势明显，并且随着全国各地开展中药配方颗粒研究试点，中药配方颗粒的市场渗透率有望持续提升。在此背景下，优势企业有望获得更大的市场份额，同时会吸引越来越多的中药企业布局中药配方颗粒领域。随着市场准入放开，以及医保报销覆盖范围的逐步推进，未来中药配方颗粒的市场前景值得期待。

与中药饮片相比，中药配方颗粒产业链可实现从田间到车间的全程控制，在药材来源、饮片炮制、加工工艺、质量检测、产品销售流通等环节，可实现标准化管理（图 3-19）。智能配药机能够按医生处方所需的用药剂量、味、剂数等配方参数，实时自动将配方颗粒组成小包，计量精度高、动作快捷、使用安全，从而实现替代部分中成药的效果（见表 3-3）。

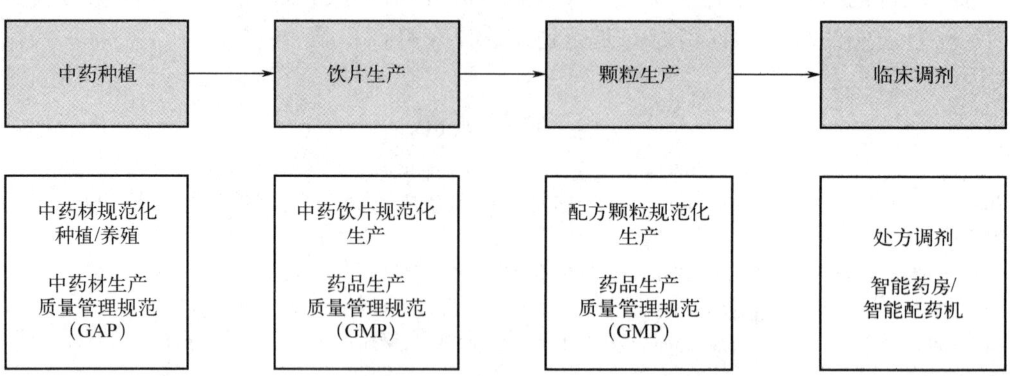

图 3-19　中药配方颗粒产业链

表 3-3　中药配方颗粒和中药饮片差异比较

项目	中药配方颗粒	中药饮片
监管	实行批准文号管理，生产遵循国家标准	某些饮片类根据地方用药习惯，地方炮制规范生产
生产工艺	生产工艺单一，提取溶剂为水，以提取物的形式用于临床配方	根据药品特征和使用方式不同，采用多种生产工艺
质量稳定性	由专业人员严格按照每味药的性能特点，实行规范化、科学化生产管理	制剂要求复杂，火力火候等操作条件难控制，无法对煎煮的质量进行有效控制
疗效	尚未达成统一意见	传统验证
价格	生产过程涉及提取、纯化等多环节的制剂加工，生产成本较高，价格较高	价格较低
储运	包装密封性好，不易吸潮变质，保管、运输、储存方便	不易储存，易虫蛀、受潮、霉变
使用	服用剂量小，体积小而轻，易于携带，便于患者随时服用；更适合急用	煎煮成煎剂费时、量大、携带不便，且其火力火候、加水量、煎煮时间等因素较难控制
调配	多规格独立包装，无须称量，调配方便，干净卫生，用药安全	多为散装，调配时需用称量，有误差且工作量大，易污损

近年来，中药配方颗粒行业持续保持快速增长，市场规模不断扩大，展现出强劲的发展势头。随着相关政策的出台，配方颗粒的应用范围已由特定医疗机构扩展至更广泛的医疗体系，为行业带来了更广阔的市场空间。这一趋势吸引了众多企业的关注和布局，使行业竞争日趋激烈。尽管市场机遇显著，但严格的国家标准也对企业的研发、生产和质量控制提出了更高要求，行业发展在迎来新机遇的同时，也面临不小的挑战。

2. 中药配方颗粒相关政策分析

国家和地方政府目前对于中药配方颗粒的发展始终保持积极谨慎的态度，陆续出台了许多鼓励政策。该发展方向符合国家中药现代化、创新化的发展要求。相关政府部门发布的《中医药创新发展规划纲要（2006—2020 年）》《关于深化医药卫生体制改革的意见》《关于扶持和促进中医药事业发展的若干意见》《 产业结构调整指导目录（2011 年本）》等均在不同层面上鼓励和促进中药配方颗粒的发展。中药配方颗粒政策梳理见图 3-20。

3. 中药配方颗粒面临的问题与争议

中药配方颗粒质量不稳定，目前法定标准尚待完善；中药颗粒剂与饮片质量换算尚无标准依据；中药配方颗粒疗效有待验证，传统中药汤剂取的是其药物合煎后的作用；中药配方颗粒临床应用受到限制，药材炮制成饮片的方法有很多种，同种药材选择不同炮制方法也会得到药效不同的饮片；中药配方颗粒需要经过提取、分离、浓缩、干燥、制粒、包装等生产工艺，每个工序都至关重要，技术创新力度亟待提升。

4. 中药配方颗粒品种试点统一标准

中药剂型的创新是中医药健康发展的内在要求，中药配方颗粒的发展是中药现代化的重

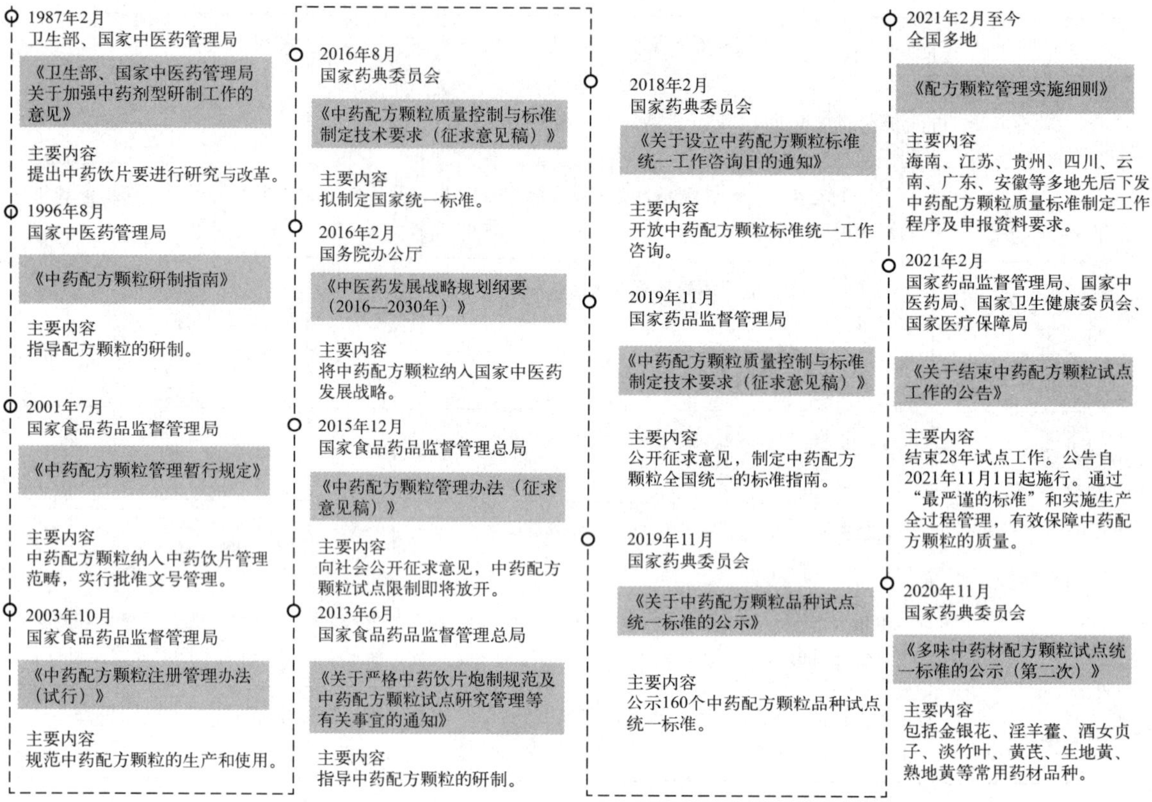

图 3-20　中药配方颗粒政策梳理

要尝试。中药配方颗粒既保持了原中药饮片的药性和药效，又无须煎煮，服用、携带和储存方便，且易于调剂，可满足现代快节奏生活方式的需求，尤其在中药智能化药房应用方面具有特殊的优越性，在医院诊疗中占据越来越重要的地位。目前，国家药品监管制度的改革和技术的发展为中药配方颗粒带来发展机遇，需要尽快从提高生产工艺、建立质量标准、完善监管制度、拓展临床应用等方面解决困扰中药配方颗粒发展壮大面临的问题。

2021 年 2 月发布的《关于结束中药配方颗粒试点工作的公告》决定结束中药配方颗粒试点工作，对中药配方颗粒品种实施备案管理，将其质量监管纳入中药饮片管理范畴。与该公告同步发布的还有《中药配方颗粒质量控制与标准制定技术要求》（下文简称《技术要求》），其中从基本要求、原辅料、标准汤剂、生产工艺、标准制定、稳定性和标准复核等几个方面规范了标准研究制定的过程。按照该《技术要求》，企业应有配套的中药材种植基地，并且都要制定中药材、中药饮片的企业内控标准，从源头上确保投料中药材的质量可靠性。此外，《技术要求》覆盖原料药材、中药饮片、标准汤剂及制备过程、中药配方颗粒成品，体现中药全过程质量控制的特点及方向，尤其是重视了农药残留、重金属、真菌毒素等安全性方面的评价指标，既抓住了中药质量真伪鉴别和足量投料的关键点，亦体现了中药复杂体系质量控制的特点。目前中药配方颗粒国家药品标准持续扩容，除已颁布标准外，仍有新的国家药品标准在审评中。可以预见，未来将有更多国家标准陆续出台，规范和引领配方颗粒行业发展。

当前标准主要具有以下五个特点：①明确多基原药材品种，使中药基原源头可控、更精准；②充分体现水煎煮传统工艺，确保饮片足量投料；③能有效甄别中药配方颗粒的真伪优劣，实现中药的整体质量控制；④全面实施新版《中国药典》对外源性有害残留物的要求，使中药配方颗粒更具安全保障；⑤合理规定贮藏、流通环节条件，更好保障中药配方颗粒质量。

5. 中药配方颗粒的特征图谱、指纹图谱分析

中药配方颗粒市场竞争日益加剧，如今在最严配方颗粒质量标准体系驱动下，必须持续提高市场准入门槛，这将对企业的规模和质量把控都提出更高的要求。未来，随着行业竞争日益激烈，现有的市场格局有望被打破。业内专家认为，对于药企来说，未来更需要在源头质量监管、药效研究、技术创新等方面下足工夫，才有望获得更多的发展机遇。

中药配方颗粒作为传统中药饮片的一种补充形式，经过一系列提取、分离、浓缩、干燥、制粒工艺后，其性状已经发生根本变化。因此，对中药配方颗粒质量标准的研究尤为重要。2021 年 2 月发布的《关于结束中药配方颗粒试点工作的公告》中明确要求："中药配方颗粒生产企业应当履行药品全生命周期的主体责任和相关义务，实施生产全过程管理，建立追溯体系，逐步实现来源可查、去向可追，加强风险管理。"其中，以整体质量控制为目的的特征图谱、指纹图谱分析需要涵盖中药材、中药饮片、中间体和成品，是"实施生产全过程管理"的至关重要的环节。液相色谱因其适用范围广、分离能力强、自动化程度高，已经成为特征图谱/指纹图谱分析的首选分析技术。

中药配方颗粒物质基础复杂，各化学成分含量差异大，并且主要由极性化合物组成，为液相色谱特征图谱、指纹图谱的建立带来了挑战。为达到特征图谱、指纹图谱对产品整体性、特征性和稳定性控制的要求，需要对色谱柱种类、流动相类型、温度、洗脱梯度乃至检测器类型等参数进行筛选。自动、全面地筛选出最优化的色谱分离条件，是保证特征图谱、指纹图谱分析稳定性的必要条件。

【实验方法及结果】

黄芩为唇形科植物黄芩（*Scutellaria baicalensis* Georgi）的干燥根（图 3-21）。具有清热燥湿、泻火解毒、止血、安胎等功效。现代药理研究表明，黄芩具有解热、抗炎、抗菌、抗氧化、抗肿瘤、保肝、调节免疫等作用。

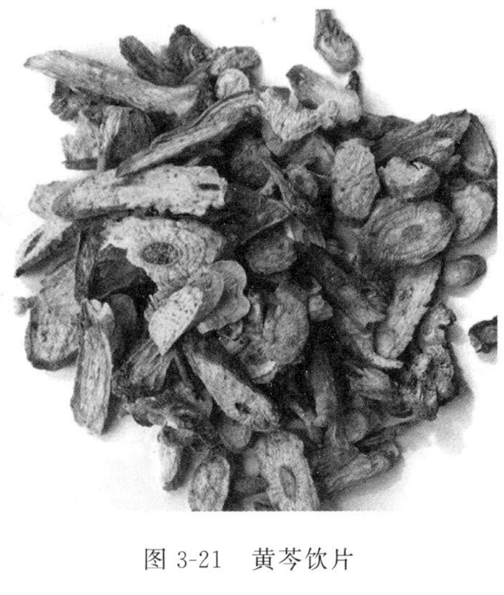

图 3-21　黄芩饮片

黄芩道地和大宗产地有河北、山西、河南、内蒙古等，化学成分主要是黄酮及其苷类，还有少量萜类、挥发油等成分。黄芩配方颗粒是以黄芩饮片投料，经提取、浓缩、干燥、制粒而成，已经失去了饮片的外观形态。如果仅用黄芩苷的含量限度作为质量控制指标，较难全面地判断黄芩配方颗粒的真伪与优劣。国家药典委员会发布的《中药配方颗粒质量控制与标准制定技术要求（征求意见稿）》，将标准汤剂作为中药配方颗粒是否与临床汤剂基本一致的标准参照物，并需指出中药材、饮片、中间体、配方颗粒特征或指纹图谱应具相关性。

目前，关于黄芩的 HPLC 指纹图谱研究较多，但多局限于单一研究黄芩药材、提取物、配方颗粒的指纹图谱，缺乏对黄芩饮片、标准汤剂、中间体、配方颗粒 HPLC 指纹图谱相关性研究。本案例利用 HPLC 建立黄芩饮片、标准汤剂、中间体、配方颗粒指纹图谱，对其相关性进行评价，为黄芩配方颗粒制备全过程的质量控制提供实验依据。

1. 仪器与材料

(1) 仪器 LC-20AT 高效液相色谱仪（日本岛津），ME204 万分之一分析天平（梅特勒），AUW220D 十万分之一天平（日本岛津），JJ5000A 型电子天平（常熟市双杰测试仪器厂），KQ-250DB 型数控超声波清洗器（昆山舒美超声仪器有限公司），HGJR-01 红外加热仪（河南中良科学仪器有限公司），LGJ-12 低温冷冻干燥仪（北京松源华兴科技发展有限公司），N-1300V-W 旋转蒸发仪（东京理化），A-1000S 真空泵（东京理化）。

(2) 对照品 黄芩苷（批号 110715-201318，纯度 93.3%）购自中国食品药品检定研究院；黄芩素（批号 16101101）、汉黄芩素（批号 160215）均购自成都普菲德生物技术有限公司；试剂乙腈、甲醇为色谱纯；水为娃哈哈纯净水、蒸馏水；其他试剂均为分析纯。

(3) 药材 10 批黄芩饮片来源河南、山西、河北、内蒙古，经河南大学药学院张保国教授鉴定，均为唇形科植物黄芩 *Scutellaria baicalensis* Georgi 的干燥根。本实验根据《中药配方颗粒质量控制与标准制定技术要求（征求意见稿）》制备黄芩的标准汤剂，并制定黄芩标准汤剂的质量标准，根据标准汤剂的标准优化黄芩的配方颗粒制备工艺，制成同批号的配方颗粒。

2. 方法与结果

(1) 黄芩饮片、标准汤剂、中间体、配方颗粒中黄芩苷含量测定

① 色谱条件 色谱柱 Agilent Eclipse XDB-C_{18} 柱（250 mm ×4.6 mm，5 μm），以甲醇-0.2%磷酸（47∶53）为流动相，流速 1.0 ml/min，柱温 35 ℃，检测波长 280 nm，进样量 10 μl。

② 对照品溶液制备 取 60 ℃减压干燥 4 h 的黄芩苷对照品适量，精密称定，加甲醇制成每 1 ml 含 41.24 μg 的溶液，备用。

③ 供试品溶液制备 黄芩饮片供试品溶液的制备同《中国药典》一部黄芩饮片项下方法。黄芩标准汤剂、中间体、配方颗粒供试品制备方法为：取各样品粉末约 0.01 g，精密称定，置 100 ml 锥形瓶中，加 70%乙醇 25 ml，称定重量，超声处理 30 min，放冷，用 70%乙醇补足减失的重量，摇匀，过 0.45 μm 微孔滤膜，取续滤液，即得。

④ 样品含量测定 测定结果见表 3-4，黄芩饮片中黄芩苷含量均大于 8.0%，符合《中国药典》要求。根据《中药配方颗粒质量控制与标准制定技术要求（征求意见稿）》的要求，前期研究了黄芩标准汤剂的质量标准，结合文献最后确定出黄芩标准汤剂中浸膏得率范围为 25.1%～46.6%，黄芩苷转移率范围为 46.6%～86.6%。该要求还指出中间体出膏率、含量和上下限范围以及指纹或特征图谱等各项指标的合理性评价应当以标准汤剂为标准参照物。

表 3-4 黄芩饮片、标准汤剂、中间体、配方颗粒中黄芩苷含量

编号	饮片来源	黄芩饮片黄芩苷含量/%	标准汤剂黄芩苷含量/%	中间体黄芩苷含量/%	配方颗粒黄芩苷含量/%
1	河南	13.0	25.8	26.3	22.0

续表

编号	饮片来源	黄芩饮片黄芩苷含量/%	标准汤剂黄芩苷含量/%	中间体黄芩苷含量/%	配方颗粒黄芩苷含量/%
2	河南	8.8	17.6	19.5	16.1
3	河南	11.1	19.0	20.3	17.5
4	山西	11.5	17.4	17.4	16.5
5	山西	12.0	20.8	22.4	21.9
6	河北	11.0	18.9	20.8	17.4
7	河北	12.2	22.4	23.8	21.1
8	河北	9.5	18.6	18.8	17.1
9	内蒙古	11.0	20.8	21.2	19.2
10	内蒙古	9.7	20.7	21.5	18.8

上述数据表明：黄芩标准汤剂、中间体中黄芩苷含量相差不超过±2%，说明二者含量基本一致；黄芩中间体的浸膏得率、黄芩苷转移率均在标准汤剂标准范围之内，说明黄芩配方颗粒制备工艺合理，符合要求，黄芩配方颗粒在制备时由于加了辅料，故黄芩苷含量较中间体稍偏低。

（2）黄芩饮片、标准汤剂、中间体、配方颗粒 HPLC 指纹图谱的建立

① 色谱条件 色谱柱 Agilent Eclipse XDB-C_{18}（250 mm×4.6 mm，5 μm），流动相甲醇（A）和0.05%磷酸水（B）。梯度洗脱程序为：0～46 min，40%～70% A；46～60 min，70%～90%A；60～65 min，90% A。流速 1 ml/min，柱温 35 ℃，进样量10 μl，检测波长 275 nm。

② 对照品溶液的制备 精密称取黄芩苷、黄芩素、汉黄芩素对照品适量于 25 ml 容量瓶中，加甲醇溶解稀释至刻度，摇匀，配制成每 1 ml 溶液含 129.6 μg 黄芩苷、71.6 μg 黄芩素、81.6 μg 汉黄芩素的混合对照品溶液。

③ 供试品溶液的制备 分别精密称取黄芩饮片粉末 0.02 g，黄芩标准汤剂、中间体、配方颗粒粉末 0.01 g，置 100 ml 锥形瓶中，加入 70%乙醇 20 ml，称定重量，超声处理 30 min，放冷，用 70%乙醇补足减失的重量，摇匀，过 0.45 μm 微孔滤膜，取续滤液，即得。

（3）方法学考察

① 稳定性试验 取同一批次黄芩标准汤剂样品，按“③供试品溶液的制备”项下制备供试品溶液，分别在 0、2、4、8、12、24、48 h 进样，结果各共有峰相对保留时间和相对峰面积 RSD 均<3%，表明供试品溶液在 48 h 内稳定性良好。

② 精密度试验 取同一批次黄芩标准汤剂样品，按“③供试品溶液的制备”项下制备供试品溶液，按照“①色谱条件”项下条件连续进样 6 次，结果各共有峰相对保留时间和相对峰面积 RSD 均<3%，表明精密度良好。

③ 重复性试验 取同一批次黄芩标准汤剂样品 6 份，按“③供试品溶液的制备”项下制备供试品溶液，按照“①色谱条件”项下条件测定，结果各共有峰相对保留时间和相对峰

面积 RSD 均<3%，表明重复性良好。

（4）**样品的测定**　取 10 批黄芩饮片、标准汤剂、中间体、配方颗粒供试品溶液 10 μl，黄芩混标溶液按照"①色谱条件"项下条件检测。黄芩标准汤剂、配方颗粒色谱图见图 3-22。

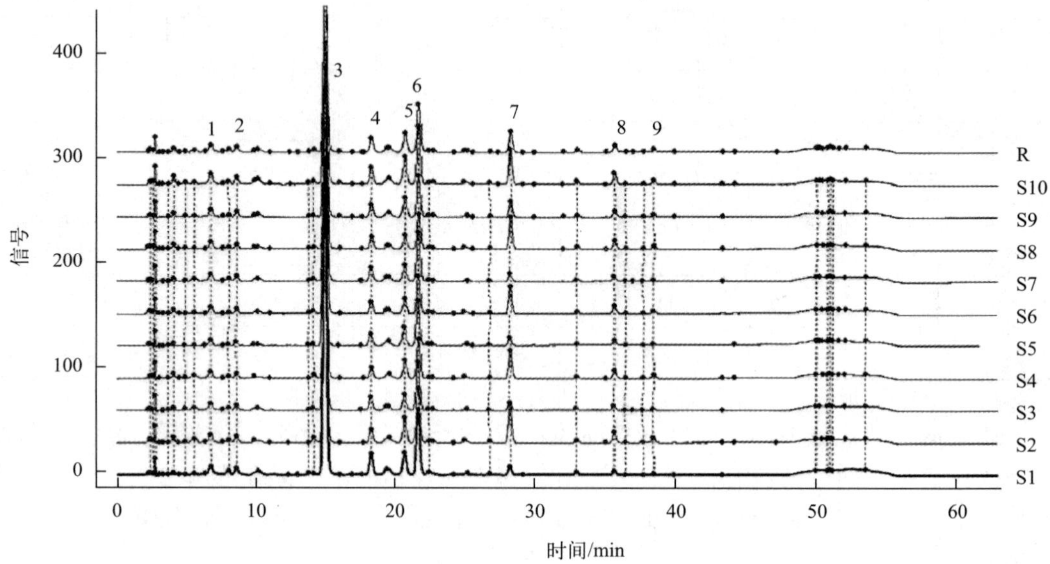

图 3-22　10 批黄芩配方颗粒 HPLC 指纹图谱及其对照指纹图谱

（5）**共有峰的标定**　将 10 批黄芩标准汤剂、黄芩配方颗粒 HPLC 指纹图谱数据导入中药色谱指纹图谱相似度评价系统（2012 版），选择时间宽度为 0.1，中位数法生成对照指纹图谱，经比较分析后确定黄芩标准汤剂、配方颗粒均有 9 个共有峰。同法采集黄芩饮片、中间体的指纹图谱发现，黄芩饮片、中间体的 HPLC 指纹图谱与黄芩标准汤剂、配方颗粒基本一致，均有 9 个共有峰，10 批黄芩饮片、中间体、标准汤剂、配方颗粒指纹图谱相似度范围在 0.95～1。各批次供试品指纹图谱与对照图谱进行比较，计算其相似度，结果见表 3-5。结果显示，10 批饮片、标准汤剂、中间体、配方颗粒指纹图谱与对照指纹图谱的相似度均在 0.98 以上，说明 10 批不同来源的黄芩饮片化学成分具有良好的相似性，黄芩配方颗粒生产工艺稳定。与黄芩苷、黄芩素、汉黄芩素对照品色谱图进行对比，确认配方颗粒 HPLC 指纹图谱中 3 号峰为黄芩苷，7 号峰为黄芩素，8 号峰为汉黄芩素，见图 3-23。

表 3-5　黄芩饮片、中间体、标准汤剂及配方颗粒的指纹图谱相似度

样品	相似度									
	S1	S2	S3	S4	S5	S6	S7	S8	S9	S10
饮片	0.993	0.997	0.999	0.991	0.996	0.999	0.994	0.987	0.999	0.998
中间体	0.995	0.996	0.991	0.995	0.996	0.996	0.995	0.998	0.996	0.997
标准汤剂	0.995	0.996	0.982	0.995	0.997	0.998	0.997	0.994	0.998	0.998
配方颗粒	0.998	0.995	0.999	0.997	0.998	0.999	0.997	0.997	0.998	0.998

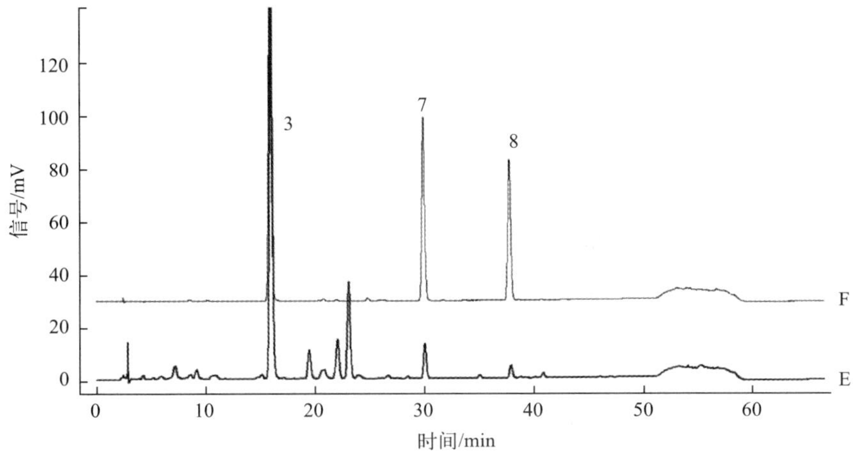

图 3-23 共有峰指认

3—黄芩苷；7—黄芩素；8—汉黄芩素；E—黄芩配方颗粒对照指纹图；F—混标

（6）**相关性分析** 黄芩饮片、标准汤剂、中间体、配方颗粒 HPLC 对照指纹图谱比较结果见图 3-24，并采用相似度评价软件评价四者图谱的相似度，结果表明黄芩配方颗粒的 9 个共有特征峰在黄芩标准汤剂、饮片、中间体中均有显示。黄芩配方颗粒对照指纹图谱与黄芩饮片、标准汤剂、中间体的对照指纹图谱相似度在 0.99 以上，结合 10 批黄芩饮片、中间体、标准汤剂、配方颗粒指纹图谱相似度范围在 0.95～1，说明黄芩配方颗粒和黄芩饮片、中间体、标准汤剂成分一致，四者指纹图谱具有良好的相关性，为采用 HPLC 指纹图谱对黄芩配方颗粒生产全过程进行控制提供实验依据。

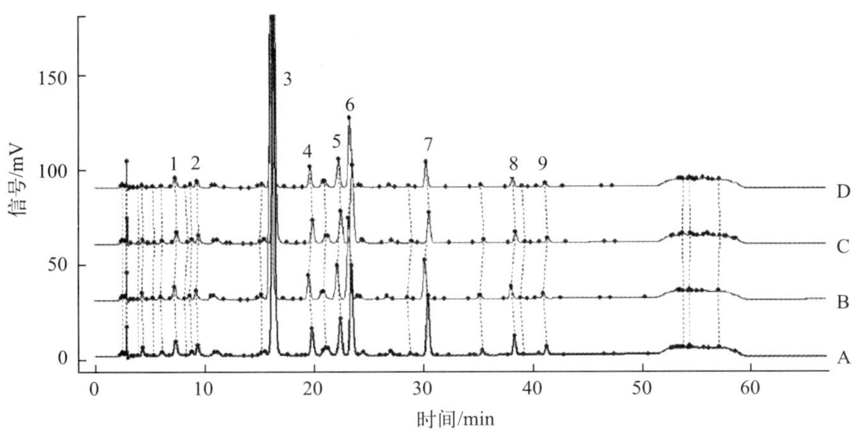

图 3-24 黄芩饮片（A）、标准汤剂（B）、中间体（C）及配方颗粒（D）的 HPLC 对照指纹图谱比较共有峰指认

（7）**不同厂家黄芩配方颗粒 HPLC 指纹图谱比较** 从市场上购买了 5 批黄芩配方颗粒，采用相同色谱条件方法建立其指纹图谱，结果见图 3-25，除了 G1 市售配方颗粒 HPLC 指纹图谱上多了一个较大的峰以外，其他厂家的配方颗粒和本实验自制的配方颗粒 HPLC 指纹图谱基本一致，各批之间相似度＞0.92，说明市场上和本实验自制的黄芩配方颗粒的化学成

分、含量基本一致，均来源于黄芩饮片，提取工艺均为水提，黄芩配方颗粒和标准汤剂在化学成分上具有一致性。

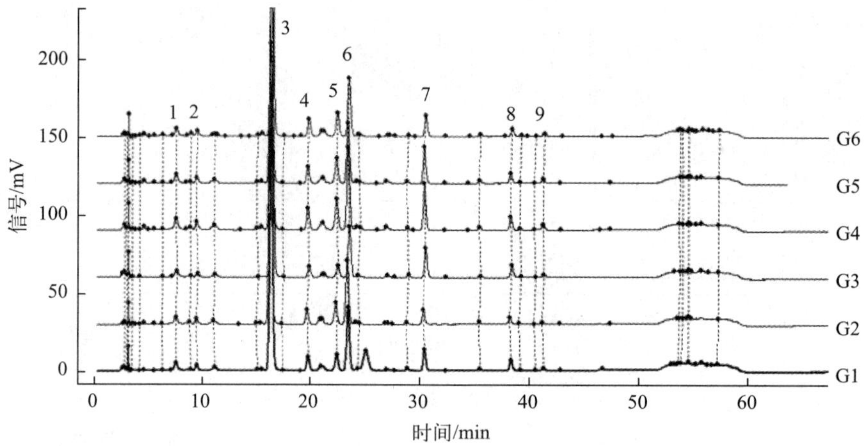

图 3-25　黄芩市售配方颗粒和自制配方颗粒 HPLC 指纹图谱比较

G1～G5—市售配方颗粒；G6—自制配方颗粒对照指纹图谱

【案例分析】

为规范中药配方颗粒的标准研究，体现中药配方颗粒质量控制的特点，需要遵循一定的技术要求。

1. 基本要求

中药配方颗粒是由单味中药饮片经水加热提取、分离、浓缩、干燥、制粒而成的颗粒，在中医药理论指导下，按照中医临床处方调配后，供患者冲服使用。

(1) **具备汤剂的基本属性**　中药配方颗粒的制备，除成型工艺外，其余应与传统汤剂基本一致，即以水为溶剂加热提取，采用物理方法进行固液分离、浓缩、干燥、颗粒成型等工艺生产。

(2) **符合颗粒剂通则有关要求**　除另有规定外，中药配方颗粒应符合现行版《中国药典》制剂通则颗粒剂项下的有关规定。根据各品种的性质，可使用颗粒成型必要的辅料，辅料用量以最少化为原则。除另有规定外，辅料与中间体（浸膏或干膏粉，以干燥品计）之比一般不超过 1∶1。

(3) **符合品种适用性原则**　对于部分自然属性不适宜制成中药配方颗粒的品种，原则上不应制备成中药配方颗粒。

2. 研究用样品及对照物质的要求

(1) **研究用样品**　为保证研究用样品的代表性，所用中药材样品采集地应覆盖道地产地（或主产区），且每个道地产地（或主产区）样品不少于 3 批，并对样品批次数量从产地环境条件、质量水平等方面的代表性进行合理评价，应收集 15 批以上中药材样品，经相关专业技术人员鉴定合格后，制成中药饮片和标准汤剂。其中至少有 3 批应达到商业规模的量，以满足备案用样品的要求。样品保存应符合各品种项下的贮藏要求。所有样品均应按要求留样。

（2）对照物质 标准制定应使用国家法定部门认可的对照物质（包括对照品、对照提取物和对照药材）。若使用的对照物质是自行研制的，应按照相关要求报送相应的对照物质研究资料和对照物质实物样品。

3. 原辅料要求

（1）中药材 供中药饮片生产用中药材应符合现行版《中国药典》或其他的国家药品标准中相关规定。应固定基原、采收时间、产地加工方法、药用部位等并说明选择依据。

（2）中药饮片

① 供中药配方颗粒生产用中药饮片应符合现行版《中国药典》中中药饮片相关要求及炮制通则的规定。企业应结合中药材实际质量情况和工艺控制水平制定企业内控标准及关键控制指标，并提供3批检验报告书。

② 应明确中药饮片炮制方法及条件，明确关键生产设备、规模、收率及辅料、包材、包装、贮藏条件等，说明相应的生产过程质量控制方法。

③ 提取用溶剂。中药配方颗粒提取用溶剂为制药用水，不得使用酸碱、有机溶剂。

4. 药用辅料

供中药配方颗粒生产用辅料应符合药用要求，并提供相关的证明性文件、来源、质量标准、检验报告书及选用依据。

5. 直接接触药品的包装材料和容器

直接接触药品的包装材料或容器应符合药用要求，并提供相关的证明性文件、来源、质量标准、检验报告书及选用依据，必要时应进行相容性研究。

6. 标准汤剂要求

中药饮片是中医药发挥临床疗效的重要药用物质，其安全性、有效性已得到广泛认可，其习用方式以汤剂为主。单味中药配方颗粒是单味中药饮片的水提物，为使中药配方颗粒能够承载中药饮片的安全性、有效性，需要以标准汤剂为桥接，该标准汤剂为衡量单味中药配方颗粒是否与其相对应的单味中药饮片临床汤剂基本一致的物质基准。标准汤剂中的“标准”主要涵盖了投料中药饮片的道地性、提取工艺的统一性及质量控制的严谨性。

研究表征，标准汤剂需由不少于15批有代表性的原料，遵循中医药理论，分别按照临床汤剂煎煮方法规范化煎煮，固液分离，经适当浓缩制得或经适宜方法干燥制得后，测定其出膏率、有效（或指标）成分的含量及转移率等，计算相关均值，并规定其变异可接受的范围。中药配方颗粒的所有药学研究均需与标准汤剂进行对比。

（1）研究表征标准汤剂用原料 供研究表征标准汤剂用的原料包括中药材及其中药饮片，除应符合上述“研究用样品”的要求和“原辅料要求”外，其中药饮片规格应与现行版《中国药典》一致。

（2）研究表征标准汤剂的制备 由单味中药饮片制备其汤剂，包括煎煮、固液分离、浓缩和干燥等步骤，应固定方法、设备、工艺参数和操作规程。

① 煎煮 在充分研究古今文献的基础上，考虑中药药性、药用部位、质地等因素，并参照原卫生部、国家中医药管理局《医疗机构中药煎药室管理规范》（国中医药发〔2009〕3号），固定前处理方法、煎煮次数、加水量、煎煮时间等相关参数进行煎煮。煎煮用设备不作统一规定（但不得使用连续回流提取设备），实验报告和申报资料中应注明设备名称及型号。建议每煎使用中药饮片量一般不少于100克，花、叶类等中药饮片可酌减。

② 前处理　待煎中药饮片应符合现行版《中国药典》规格的相关要求，还应参考传统经验对中药饮片进行必要的处理。例如，视中药饮片质地按中药调剂“逢壳必捣，逢籽必破”等要求对中药饮片进行捣碎或破壳的处理，其中破壳率应不低于90%。

③ 浸泡　待煎中药饮片应当先行浸泡，浸泡时间应根据中药饮片的质地确定，一般不少于30分钟。

④ 煎煮次数　每剂药一般煎煮两次。

⑤ 加水量　由于中药饮片的质地和吸水率相差较大，应根据不同的中药饮片确定加水量。加水量一般以浸过药面2～5 cm为宜，花、草类中药饮片或煎煮时间较长的中药饮片可酌量加水。

⑥ 煎煮时间　煎煮时间应当根据药性及功能主治确定。一般煮沸后再煎煮30 min；解表类、清热类、芳香类药物不宜久煎，煮沸后再煎煮20 min为宜；质地较硬的中药饮片可适当延长煎煮时间；滋补类中药饮片先用武火煮沸后，改用文火慢煎约60 min。第二煎时间可适当缩短。

中药饮片药性、功效、质地及吸水性差异较大，当上述参数无法满足《医疗机构中药煎药室管理规范》的要求时，应酌情加减，并提供数据参数。

⑦ 固液分离

a. 分离。应趁热进行固液分离，滤材目数应在100目以上，要固定方法、设备、耗材和条件。

b. 混合。将两煎药液混合，备用。

⑧ 浓缩和干燥　上述煎煮混合液，一般经浓缩制成规定量的浸膏或经适宜的干燥方法制成干燥品。可采用减压浓缩方法进行低温浓缩，温度一般不超过65 ℃。采用冷冻干燥或适宜的方法干燥，以保证其质量的稳定和易于溶解及免加辅料。

7. 标准汤剂的表征与应用

标准汤剂的表征，至少需用以下3个参数。

(1) **出膏率**　以干膏粉计算浸膏得率及标准偏差（SD）。均值加减3倍SD（或均值的70%～130%）为出膏率的允许范围。

(2) **有效（或指标）成分的含量及含量转移率**　制定有效（或指标）成分的含量测定方法，测得各批次标准汤剂中有效（或指标）成分的含量，计算转移率和标准偏差。转移率可接受的范围为均值加减3倍SD（或均值的70%～130%），根据含量测定得到的有效（或指标）成分的含量，确定含量限度及范围。

对于中药饮片标准中规定有挥发油含量测定项目的以及中医临床处方规定“后下”的含挥发油成分的中药饮片，其煎煮液应采用适宜的挥发油含量测定方法测定煎煮液中挥发油含量。

(3) **特征图谱**　建议采用液相或气相色谱法，比较主要成分色谱峰的个数，规定其相对保留时间等，并标注供试品样品浓度（每毫升相当于多少克中药饮片）。用相似度评价软件生成标准汤剂对照特征图谱。鼓励采用指纹图谱表征标准汤剂，有关特征图谱/指纹图谱方法建立的要求另行规定。

中药配方颗粒所有药学研究，包括工艺参数确定、质控方法和指标选择、限度制定等，均应以标准汤剂的上述三个参数（不少于）为依据进行对比研究。

8. 标准制定的要求

为了有效控制中药配方颗粒生产各环节的质量，应分别建立中药材、中药饮片、中间体和成品的标准，实现全过程质量控制。标准研究应符合“《中国药典》中药质量标准研究制定技术要求”中的有关规定。

根据中药配方颗粒的特点，加强专属性鉴别和多成分、整体质量控制。应建立与药效相关的活性成分或指标成分的含量测定项，并采用特征图谱或指纹图谱等方法进行整体质量评价，必要时可建立生物活性测定方法。

标准研究中，应进行原料、中间体、成品与标准汤剂的对比研究，以明确关键质量属性，并说明生产全过程量质传递和各项指标设定的合理性。中药材、中药饮片的标准应参照《国家药品标准工作手册》中相关技术要求制定，其中薄层色谱鉴别、含量测定、特征图谱或指纹图谱等项目设置应与中药配方颗粒质量标准具有相关性。对于来源复杂的原料药材，必要时采用DNA分子鉴别技术进行物种真伪鉴别。中间体标准参照中药配方颗粒的标准制定。

中药配方颗粒的标准内容主要包括名称、来源、制法、性状、鉴别、检查、浸出物、特征图谱或指纹图谱、含量测定、规格、贮藏等。应提供相应的中药配方颗粒标准与起草说明。标准正文应按“《中国药典》中药质量标准正文各论编写细则”的要求编写；标准起草说明应按“《中国药典》中药质量标准起草说明编写细则”的要求编写。

（1）特征图谱或指纹图谱　由于中药配方颗粒已经不具备中药饮片性状鉴别的特征，应建立以对照药材为随行对照的特征图谱或指纹图谱。特征图谱可采用色谱峰保留时间、峰面积比值等进行结果评价。指纹图谱可采用中药指纹图谱相似度评价软件对供试品图谱的整体信息（包括其色谱峰的峰数、峰位及峰高或峰面积的比值等）进行分析，得到相似度值进行结果评价。主要成分在特征或指纹图谱中应尽可能得到指认。

应重点考察主要工艺过程中图谱的变化。在对中药材产地、采收期、基原调查基础上，建立作为初始原料的中药材特征图谱或指纹图谱。中药材、中药饮片、中间体、中药配方颗粒特征图谱或指纹图谱应具有相关性，并具有明确的量质传递规律。

中药配方颗粒特征图谱或指纹图谱的测定一般采用色谱法，如采用高效液相色谱法，根据中药配方颗粒品种多批次、检验量大的特点，亦可考虑采用超高效液相色谱法。

（2）含量测定　应选择与功能主治及活性相关的专属性成分作为含量测定的指标，并尽可能建立多成分含量测定方法。应选择样品中原型成分作为测定指标，避免选择水解、降解等产物或无专属性的指标成分及微量成分作为指标。对于被测成分含量低于0.01%者，可增加有效组分的含量测定，如总黄酮、总生物碱、总皂苷等。

中药配方颗粒含量测定应选择具有专属性的方法，否则应采用其他方法进行补充，以达到整体的专属性。选用的分析方法必须按照现行版《中国药典》“分析方法验证指导原则”的要求进行验证。应根据实验数据制定限度范围，一般规定上下限，以“本品每1 g含×××应为×××～×××mg”表示。

由于中药配方颗粒的品种多、批次多、检验数据量大，在选择测定方法时，可考虑采用超高效液相色谱方法。高效液相色谱方法与超高效液相色谱方法转换应进行必要的方法学验证，包括分离度、峰纯度和重现性。如果转换前后待测成分色谱峰顺序及个数不一致，检测结果明显不一致，或涉及不合格情况，应放弃方法转换。选择超高效液相色谱方法时，标准正文项下可规定色谱柱规格，但色谱柱品牌和生产厂家一般不作规定。

本研究购买的黄芩饮片有河南、山西、河北、内蒙古四个产地，涵盖了黄芩的道地和大宗产区，在质量上经检测均符合现行版《中国药典》要求，在产地和质量上具有代表性。研究中综合考察了甲醇-水、乙腈-水、甲醇-0.05%磷酸水、甲醇-0.01%磷酸水、甲醇-0.1%磷酸水等几种流动相系统，结果以甲醇-磷酸水系统分离效果比较好，考虑到对色谱柱的保护，选择甲醇-0.05%磷酸水系统，在该条件下，各色谱峰分离度良好，保留时间适中。样品检测时采用 DAD 检测器对黄芩配方颗粒供试品溶液进行了紫外区 190～400 nm 扫描，发现在 275 nm 下色谱峰数较多且各峰之间的分离度较好，能够反映组分的全貌，所以选择 275 nm 作为吸收波长。黄芩样品均为水提，超声就能保证有效成分的溶出完全，所以供试品制备方法选择超声提取，所用溶剂分别考察了 30%、50%、70%、100% 甲醇，30%、50%、70%、95%乙醇，结果显示用 70%乙醇作为提取溶剂时，各峰分离良好，峰形较好，且黄芩苷提取效率最高。本案例通过对黄芩配方颗粒与黄芩饮片、中间体、标准汤剂的 HPLC 指纹图谱相关性的研究，阐明了黄芩配方颗粒与黄芩饮片、中间体、标准汤剂在化学成分上的相关性，为黄芩配方颗粒的质量控制提供了研究基础。

参考文献

[1] 周永康，张志强，吉艳慧，等. 中药配方颗粒国家标准研究要求与实践浅析［J］. 中国药品标准，2024，25（04）：339-346.

[2] 田闵元，陶晓倩，韩子璇，等. 中药配方颗粒药效学及与饮片药效比较研究进展［J］. 沈阳药科大学学报，2024，41（08）：978-994.

[3] 巴楠楠，郭朝晖，朱旭江，等. 中药配方颗粒质量控制研究进展［J/OL］. 亚太传统医药，1-10［2024-09-22］.

[4] 朱佩佩，李耿，杨洪军. 中药配方颗粒趋势分析与监管策略的思考［J］. 中国中药杂志，2024，49（15）：4249-4260.

[5] 胡佳，张营，成焕波，等. 中药配方颗粒与饮片（汤剂）等效性研究综述［J］. 亚太传统医药，2024（12）：213-217.

[6] 朱佩佩，杨洪军，李耿，等. 中药配方颗粒产业与监管的思考［J］. 中国中药杂志，2024（4）：213-217.

[7] 王涛，刘书琪，黎耀宏，等. 中药配方颗粒发展现状及企业生存策略探讨［J］. 中国实验方剂学杂志，2023，29（23）：166-173.

[8] 王赵，金红宇，马双成. 从市场抽验角度探讨中药配方颗粒质量标准相关问题［J］. 中草药，2023，54（03）：677-687.

[9] 郝亚冬，马堃，温瑞卿，等. 现行中药配方颗粒国家标准的探讨［J］. 中国实验方剂学杂志，2023，29（15）：158-164.

[10] 张伟，孙叶芬，金传山，等. 中药配方颗粒研究现状与展望［J］. 中草药，2022，53（22）：7221-7233.

[11] 刘洪超，于姗姗，齐红，等. 从质量标准复核和审评视角浅析中药配方颗粒标准制定工作（Ⅱ）［J］. 中草药，2022，53（14）：4249-4255.

[12] 于姗姗，刘洪超，郭东晓，等. 从质量标准复核和审评视角浅析中药配方颗粒标准制定工作（Ⅰ）［J］. 中草药，2022，53（14）：4243-4248.

[13] 郭东晓，于姗姗，郭衍珩，等. 中药配方颗粒标准制定技术问题和对策分析［J］. 中国实验方剂学杂志，2022，28（17）：188-194.

[14] 路露，施钧瀚，张迪，等. 196 种中药配方颗粒国家药品标准的主要特点分析及实践探讨［J］. 中国中药杂志，2022，47（16）：4536-4544.

[15] 陈玲，李晓，魏悦，等. 黄芩饮片、标准汤剂、中间体、配方颗粒的 HPLC 指纹图谱相关性研究［J］. 天然产物研究与开发，2018，30（01）：56-60，154.

案例 3-4 中药提取物指纹图谱分析方法的建立

【案例背景】

《中国药典》(2025 年版)一部凡例中规定,植物油脂和提取物系指从植、动物中得到的挥发油、油脂、有效部位和有效成分。其中,提取物包括以水或醇为溶剂经提取制成的流浸膏、浸膏或干浸膏、含有一类或数类有效成分的有效部位和含量达到 90%以上的单一有效成分。根据 2020 年发布的《中药注册分类及申报资料要求》,中药提取物是指从单一植物、动物、矿物等物质中提取得到的提取物。可以看出,中药提取物区别于中药饮片和配方颗粒,不具有功能主治,不能直接用于中医临床。在中成药工业化生产过程中,中药提取物起到了重要的作用,为工业化大规模生产提供了支撑和保障。

1. 中药提取物的管理现状

针对中药提取物生产环节存在的问题,国家食品药品监督管理总局于 2014 年 7 月印发了《关于加强中药生产中提取和提取物监督管理的通知》(食药监药化监〔2014〕135 号),以下简称"135 号文件",明确了中药提取和提取物管理要求并规定了过渡期。各省(区、市)食品药品监督管理局需按照 135 号文件的要求,停止批准中药提取委托加工。对于已经批准的中药提取委托加工,要求药品生产企业必须从 2016 年 1 月 1 日起停止委托提取。对于不具备中药前处理和提取能力的中成药生产企业,自 2016 年 1 月 1 日起,停止相应中药品种的生产。逾期不停止生产的,食品药品监督管理部门依据《中华人民共和国药品管理法》❶(2015 年修订,下同)第七十八条规定严肃查处。

自 2016 年 1 月 1 日起,生产使用中药提取物必须备案。自 2016 年 1 月 1 日起,对中成药国家药品标准处方项下载明,且具有单独国家药品标准的中药提取物实施备案管理。凡生产或使用上述中药提取物的企业,都必须按照《中药提取物备案管理实施细则》在各省(区、市)食品药品监督管理局备案。凡是违反规定、使用未备案的中药提取物投料生产中成药的,各省(区、市)食品药品监督管理局依据《中华人民共和国药品管理法》第七十八条规定严肃查处。

目前,中药提取物的管理方式包括三类:按新药批准的中药有效成分或有效部位、按照备案管理的中药提取物,以及按照标准管理的中药提取物。通过新药批准的中药有效成分和有效部位按照批准文号管理。备案制度的适用范围需要同时满足以下三种条件:一是中药提取物包括挥发油、油脂、浸膏、流浸膏、干浸膏、有效成分、有效部位等,用于中成药投料生产;二是中成药国家药品标准的处方项下载明使用中药提取物;三是中药提取物具有单独的国家药品标准。符合备案要求的中药提取物,省级药监部门对其生产和使用分别备案管理。还有一部分中药提取物不在上述两种管理范畴内,属于中成药国家药品标准正文后附有具体制法或标准的中药提取物。

2. 丹参水提物基本情况

丹参水提物由唇形科植物丹参 *Salvia miltiorrhiza* Bunge 的干燥根及根茎加工制得。丹参原植物及其饮片见图 3-26。

---

❶《中华人民共和国药品管理法》已于 2019 年 8 月 26 日修订,并于 2019 年 12 月 1 日起施行。此处仅为 135 号文件原表述。

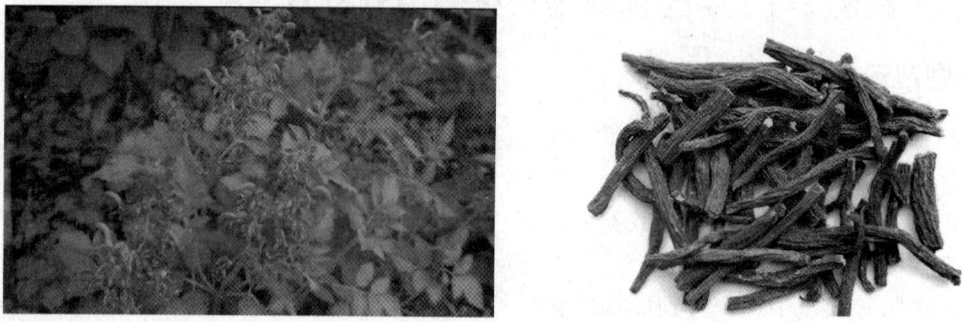

图 3-26　丹参原植物及丹参饮片

现行版《中国药典》中丹参水提物制备方法是：取丹参，切成小段，加水于 80 ℃提取两次，合并提取液，滤过，滤液于 60 ℃减压浓缩至相对密度为 1.18～1.22（50 ℃）的清膏，放冷，加乙醇使含醇量为70%，静置 12 小时，取上清液，减压回收乙醇，并浓缩至稠膏，干燥，即得。

丹参水提物为黄褐色粉末，有微弱甜香味，有引湿性。具有显著的抗脑缺血、抗血小板聚集、抗血栓、脑保护、抗氧化、清除自由基等作用。调研发现，现行市面所售以丹参酚酸类提取物或者丹参水提物命名的样品，均仅以丹酚酸 B 的含量作为检测指标，倘若产品单纯以丹酚酸 B 为指标，则此标准基本可行，倘若产品以总酚酸提取物为指标，则标准就显得不够全面。检测发现，很多产品虽然丹酚酸 B 的含量能达标，但是成分缺失现象严重，尤以原儿茶醛的缺失为多。研究表明，中药以多成分、多靶点和协同作用见长，中药提取物从药理作用到生物体内的代谢过程均与单体活性化合物有较大区别。发展以中药提取物为主要成分的药物不同于发展以单体活性化合物为主要成分的西药，因此，需要建立丹参水提物的多指标成分含量测定结合指纹图谱的质量标准，以期对市场上以丹参酚酸类为主要成分的提取物质量进行规范。

【实验方法及结果】

1. 仪器与试剂

（1）仪器　高效液相色谱系统 Agilent 1100［美国安捷伦科技公司（配置真空脱气机，自动进样器，四元泵，VWD G1314A，DAD G1315B。Agilent ChemStation A 10.02 色谱工作站）］。色谱柱 Agilent Zorbax SB-C_{18}（4.6 mm×250 mm，5 μm）。

Sartorius CP124S 电子天平（北京赛多利斯有限公司）、Sartorius BT25S 电子天平（北京赛多利斯有限公司）；B200 超声波清洗仪（荷兰必能信有限公司）。

（2）试剂　磷酸、甲醇、乙醇（国药集团化学试剂有限公司）；乙腈（Honeywell，LOT CV681）；水（Mili-Q 超纯水仪制备）；原儿茶醛（中国食品药品检定研究院，批号 110810-200506）；丹酚酸 B（中国食品药品检定研究院，批号 111562-200807）；紫草酸（上海友思生物技术有限公司，批号 080109）；迷迭香酸（上海友思生物技术有限公司，批号 080420）；丹参对照药材（中国食品药品检定研究院，批号 120923-200610）。

2. 丹参水提物的来源及批号

9 批丹参水提物均从市场上购得。从所收集到的样品中发现，与原药材相比，许多厂家的提取物中丢失了一种重要的成分原儿茶醛，由此可见，在提取过程中，如果只注重丹酚酸B的含量，则可能不能兼顾到其他成分。因此，在本研究中仅选择了9批成分齐全的样品来制定丹参水提物的标准。其中，是否含有原儿茶醛为重要的选择指标。

3. 丹参水提物指纹图谱参照物的选择

（1）选择依据 原儿茶醛、迷迭香酸、紫草酸和丹酚酸B是丹参的主要药理活性成分，在丹参水提物中含量较高，并且这四种对照品较易购得，能够作为丹参水提物色谱指纹图谱的特征峰，对辨认和评价丹参水提物的色谱指纹图谱起到指引作用。四种参照物结构式如图3-27。

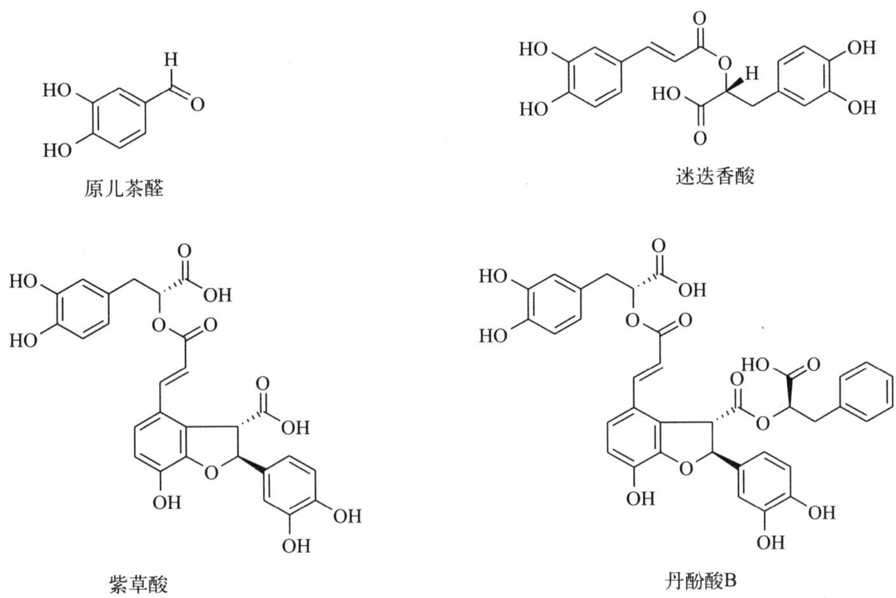

图3-27 四种参照物的结构

（2）参照物溶液的制备 分别精密称取原儿茶醛、迷迭香酸、紫草酸和丹酚酸B各1 mg于1 ml的容量瓶中，加水稀释至刻度，得各参照物母液。以上各参照物母液放置于4 ℃冰箱中备用。

（3）参照物的确认 丹参水提物提取物色谱图（图3-28）2号、5号、6号、7号峰分别对应于原儿茶醛、迷迭香酸、紫草酸和丹酚酸B。

4. 供试品溶液的制备

丹酚酸类成分易溶于水，精密称取5 mg样品于5 ml容量瓶中，超声即溶，少许不溶物不属于丹酚酸类物质，在进样前过0.45 μm微孔滤膜即可。

5. 丹参水提物指纹图谱分析方法的建立

（1）色谱柱的选择 本研究考察了Supelco公司Discovery C_{18}（4.6 mm×250 mm，5 μm），Agilent公司的Zorbax Extend C_{18}（4.6 mm×250 mm，5 μm）、Zorbax SB C_{18}（4.6 mm×250 mm，5 μm），资生堂Capcell Pak MG C_{18}（4.6 mm×250 mm，5 μm）四种色谱柱，采用相同的流动相体系，检测波长为286 nm，进行丹参水提物供试样品溶液的HPLC分析，见图3-29。主要考察丹酚酸B与其后面小峰分离度，各色谱图中两峰分离度

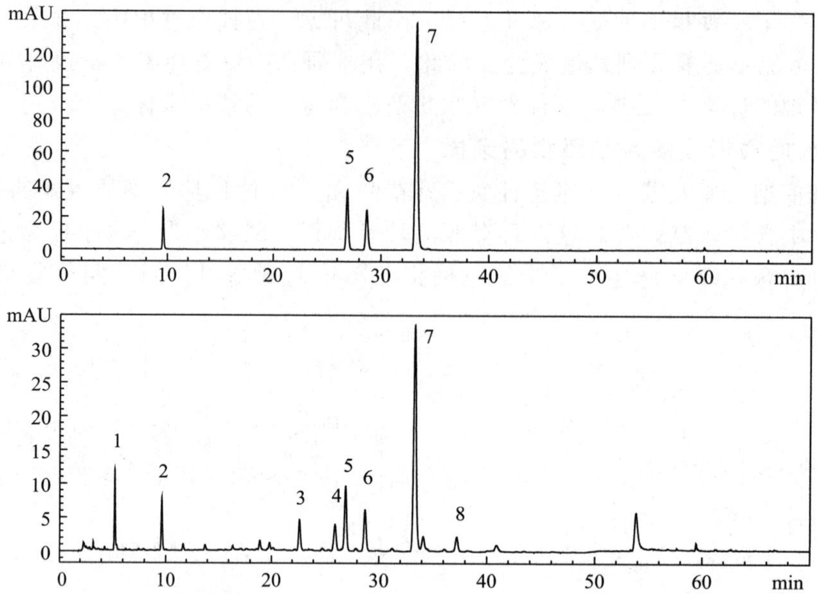

图 3-28　丹参水提物提取物指纹图谱

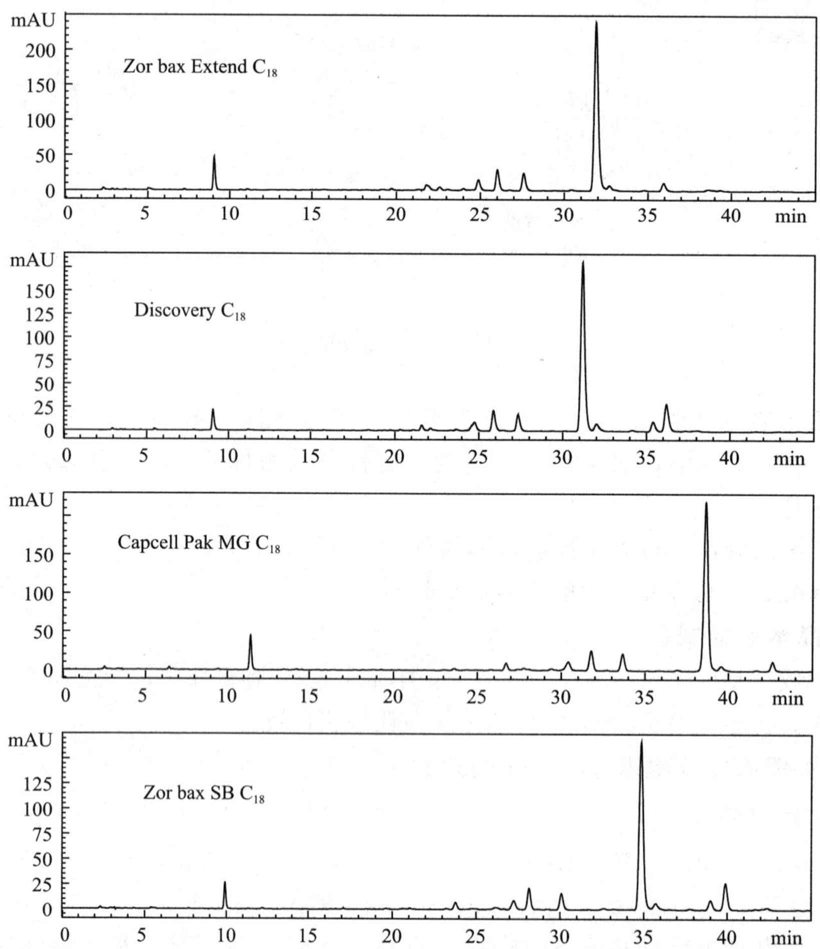

图 3-29　丹参水提物指纹图谱分析方法的建立——不同色谱柱的选择

按从上到下顺序，分别为 1.85、1.75、1.92 和 1.93，均能达到分离要求。其中 Zorbax SB C_{18} 与 Capcell Pak MG C_{18} 两个色谱柱的分离度最好，但是，前者所用分析时间明显要少于后者，而且在实际工作中比后者更为常用。因此，确定 Zorbax SB C_{18} 为丹参水提物 HPLC 指纹图谱分析用色谱柱。

(2) 流动相的选择

① 流动相系统选择　采用 Zorbax SB C_{18}（4.6 mm×250 mm，5 μm）色谱柱并配 Zorbax SB C_{18}（4.6 mm×12.5 mm，5 μm）保护柱进行了甲醇-水和乙腈-水不同流动相体系的比较试验。由于所测对象为酸性物质，因此向流动相中加入了磷酸以获得理想的色谱图（图 3-30）。结果表明乙腈-磷酸水体系分离效果好，故确定其为总丹酚酸指纹图谱的流动相。

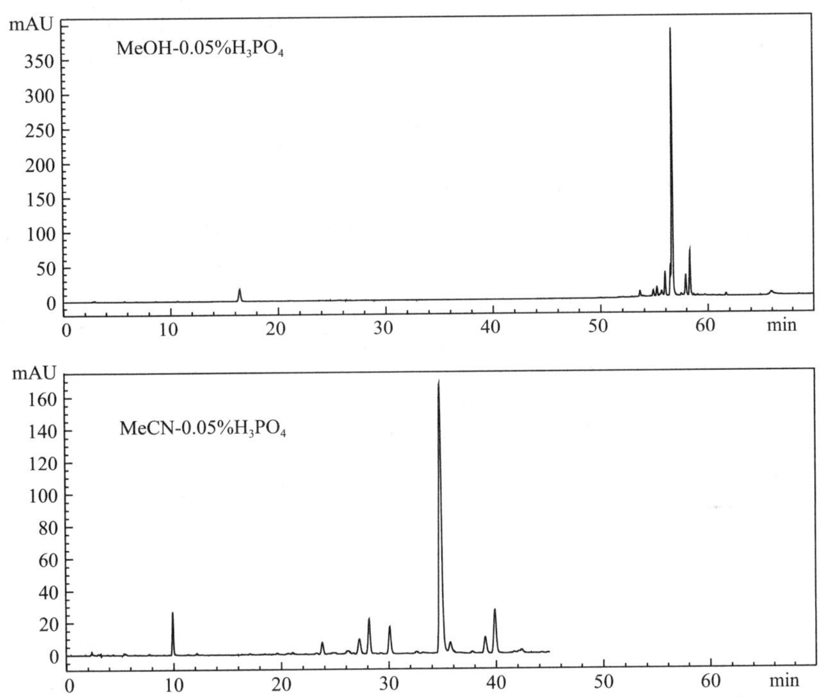

图 3-30　丹参水提物指纹图谱分析方法的建立——不同流动相的选择

② 流动相梯度的选择　对流动相梯度进行考察和优化，力求每一个主要色谱峰的分离度都能达到 1.5 以上，经过反复试验，最终确定梯度洗脱程序及积分参数，如表 3-6 和表 3-7 所示，所得色谱图见图 3-31。

表 3-6　指纹图谱梯度洗脱程序

时间/min	流动相 A/%	流动相 B/%
0～15	10→20	90→80
15～35	20→25	80→75
35～45	25→30	75→70
45～55	30→90	70→10
55～70	90→90	10→10

表 3-7　色谱积分参数

名称	斜率灵敏度	峰宽	峰面积	峰高	肩峰
参数	5	0.05	5	1	off

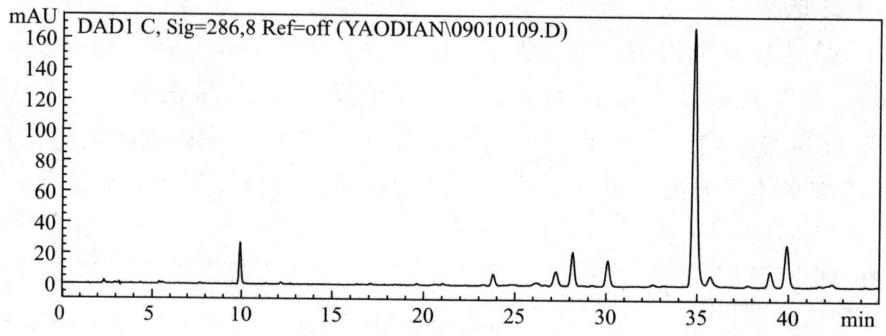

图 3-31　丹参水提物指纹图谱色谱图

③ 流动相酸度的选择　本研究考察了 0.026%、0.05%、0.075%三个浓度的磷酸水溶液进行丹参水提物的 HPLC 指纹图谱分析。结果见图 3-32。比较发现，主要成分丹酚酸 B 峰与其后一峰的分离度（1.65、1.92、1.94）随酸度的增加而增加。并且色谱峰的对称性和理论塔板数也随酸度的增加而增加。当磷酸浓度大于 0.05%时，分离度的增加变得缓慢，考虑到酸对色谱柱的损害，因此选择 0.05%磷酸水溶液为流动相。

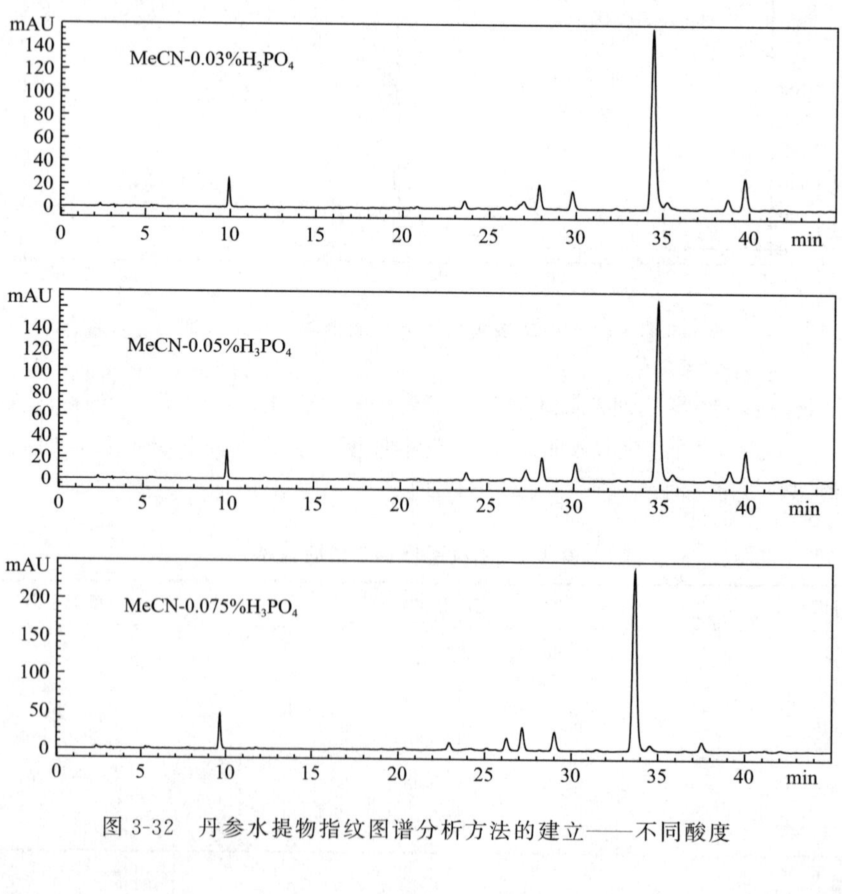

图 3-32　丹参水提物指纹图谱分析方法的建立——不同酸度

(3) 检测波长的选择　通过各色谱峰的紫外光谱图，可以看到多数丹酚酸类化合物在286 nm处有最大吸收，因此，本研究选择了270 nm、280 nm、286 nm、310 nm四个波长进行丹参水提物的HPLC指纹图谱分析。结果见图3-33。结果表明286 nm是最适合分析丹参酚酸类成分的波长，在此波长下基线平稳，响应值高，故选其为检测波长。

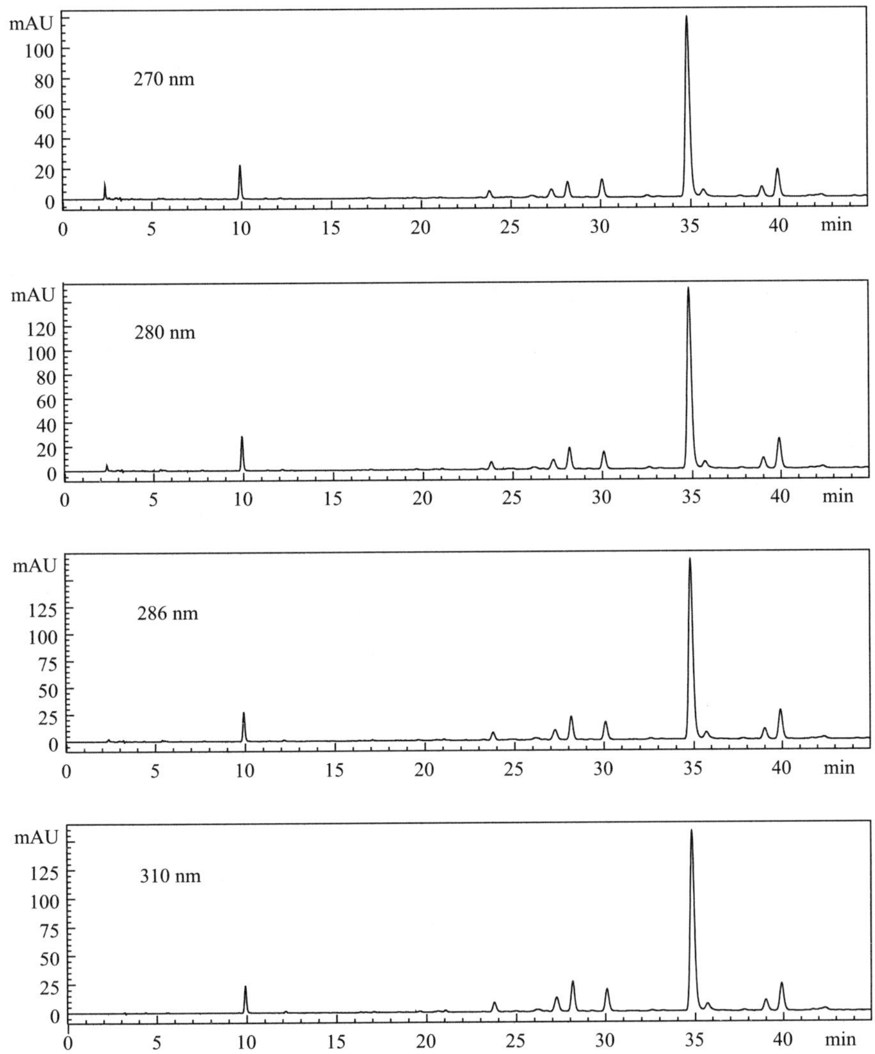

图3-33　丹参水提物指纹图谱分析方法的建立——不同检测波长

(4) 柱温的选择　本研究考察了20 ℃、25 ℃、30 ℃、35 ℃四个温度对丹参水提物的HPLC指纹图谱的影响。分析结果见图3-34，可见分析时间随温度的升高而减少，丹酚酸B与其后面相邻峰的分离度（1.86、1.95、1.92、1.80）在25～30 ℃时最高，综合考虑分离度和分析时间的因素，选择30 ℃为HPLC分析条件。

(5) 流速的选择　本研究考察了0.8 ml/min、1.0 ml/min、1.2 ml/min三个流速进行丹参水提物的HPLC指纹图谱分析。结果见图3-35。丹酚酸B与其后相邻峰的分离度（1.92、1.92、1.83）随流速的增加而减小，综合考虑分析时间和分离度，选择1.0 ml/min为指纹图谱的流速。

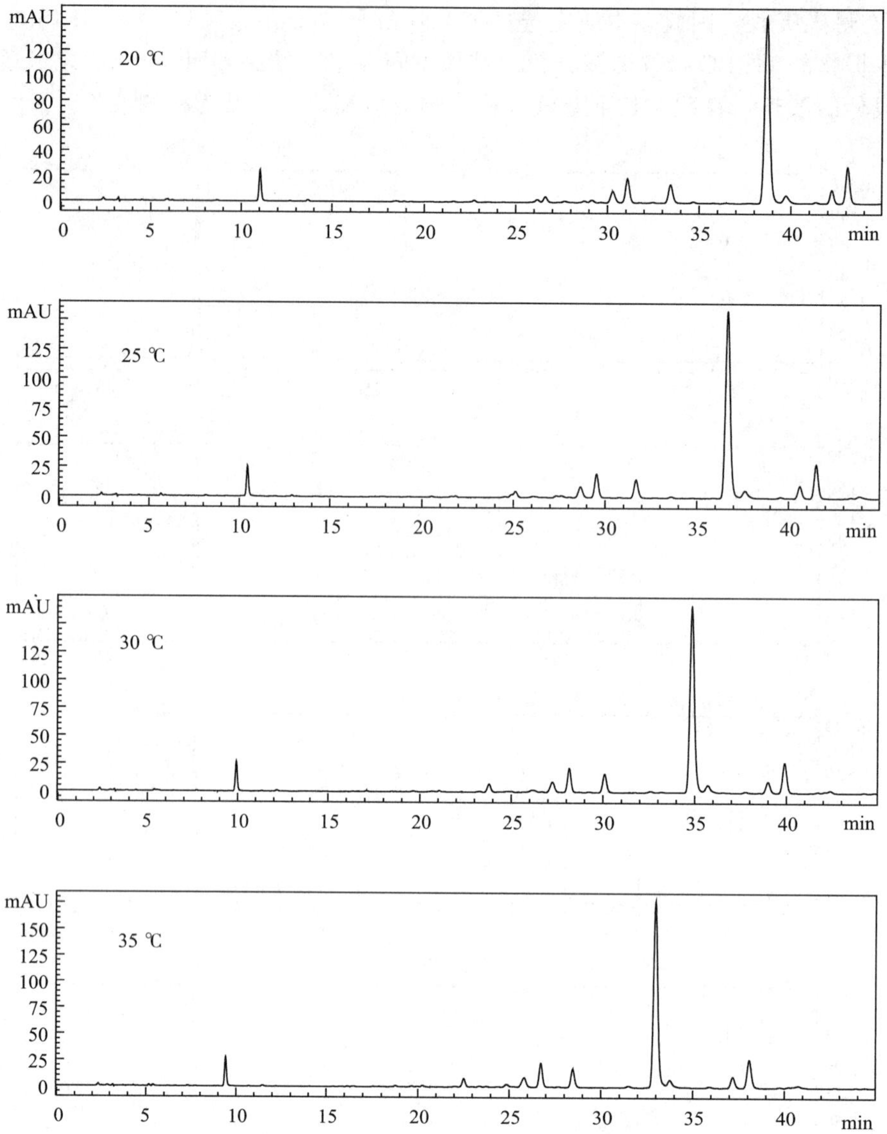

图 3-34 丹参水提物指纹图谱分析方法的建立——不同柱温的选择

综上所述，丹参水提物指纹图谱 HPLC 条件为：以十八烷基硅烷键合硅胶为填充剂；以 Agilent Zorbax，SB C_{18}（4.6 mm×250 mm，5μm）为色谱柱；以乙腈为流动相 A，以 0.05%磷酸水溶液为流动相 B，检测波长为 286 nm，流速为 1 ml/min；柱温为 30 ℃。梯度洗脱程序见上述考察结果。

6. 丹参水提物指纹图谱分析方法的验证

（1）精密度考察 取丹参水提物样品按照丹参水提物“供试品溶液的制备”方法制备丹参水提物样品。按照所建立的 HPLC 条件分析，连续进样 6 次，每次进样 10 μl。将色谱图导入国家药典委员会颁布的中药色谱指纹图谱相似度评价软件，计算各色谱图的相似度。考察结果见表 3-8 及图 3-36。结果表明，连续进样 6 次所得的色谱图相似度为 1.000，精密度符合要求。

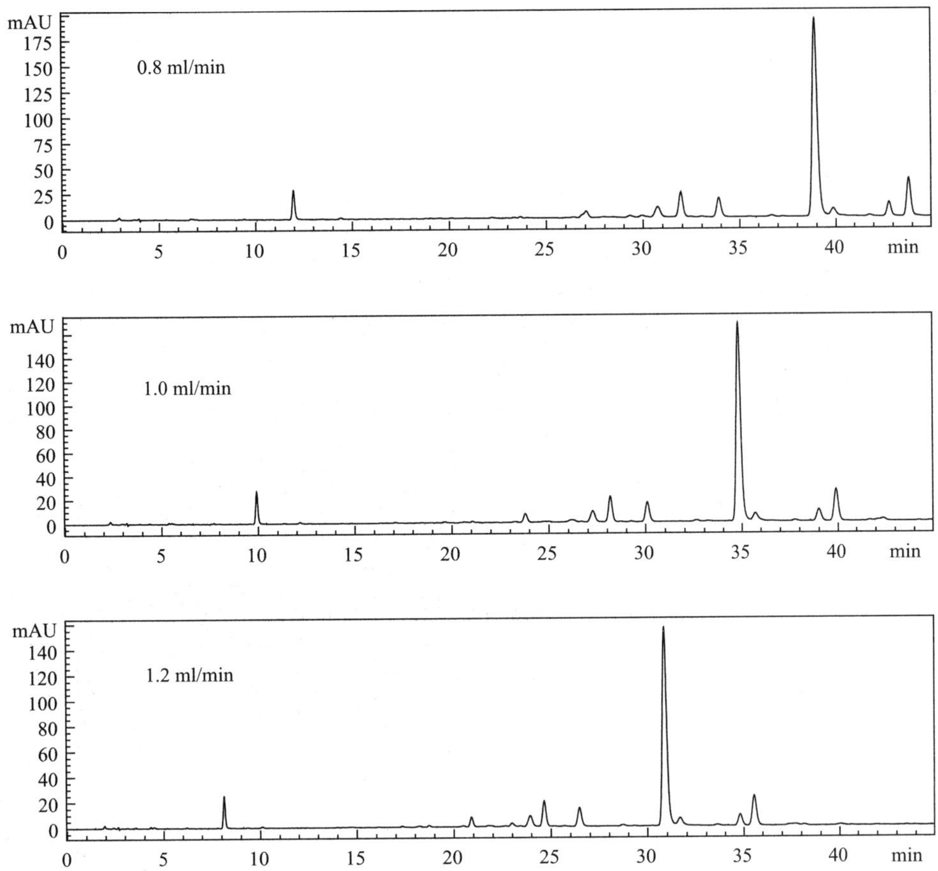

图 3-35 丹参水提物指纹图谱分析方法的建立——不同流速的选择

表 3-8 指纹图谱精密度考察相似度结果

样品	S1	S2	S3	S4	S5	S6	对照指纹图谱
S1	1.000	1.000	1.000	1.000	1.000	1.000	1.000
S2	1.000	1.000	1.000	1.000	1.000	1.000	1.000
S3	1.000	1.000	1.000	1.000	1.000	1.000	1.000
S4	1.000	1.000	1.000	1.000	1.000	1.000	1.000
S5	1.000	1.000	1.000	1.000	1.000	1.000	1.000
S6	1.000	1.000	1.000	1.000	1.000	1.000	1.000
对照指纹图谱	1.000	1.000	1.000	1.000	1.000	1.000	1.000

（2）**重复性考察** 取同一批丹参水提物样品，精密称取 6 份，分别按照丹参水提物“供试品溶液的制备”方法平行制备 6 份供试品溶液，按照所建立的 HPLC 指纹图谱条件进行分析。考察结果见表 3-9 及图 3-37。结果表明，6 份平行样品所得到的色谱图相似度大于 0.999，重复性符合要求。

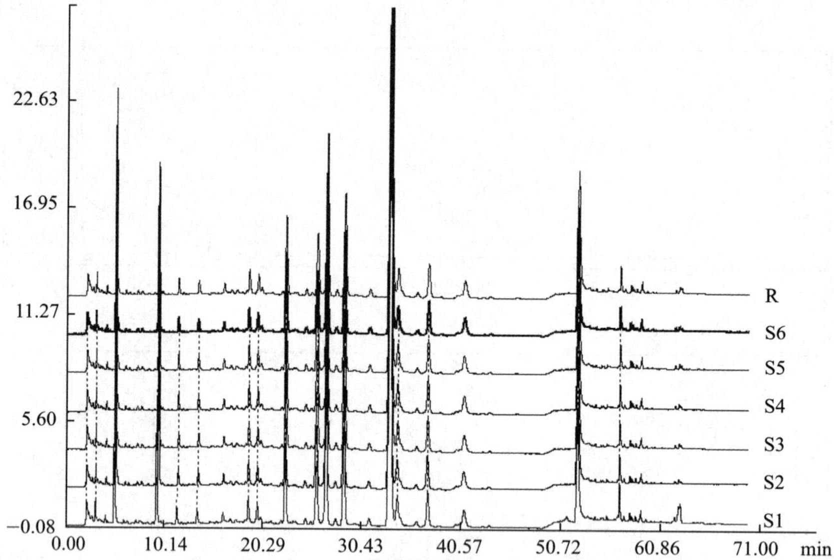

图 3-36　指纹图谱精密度考察结果

表 3-9　指纹图谱重复性考察相似度结果

样品	S1	S2	S3	S4	S5	S6	对照指纹图谱
S1	1.000	1.000	1.000	0.998	1.000	0.999	1.000
S2	1.000	1.000	1.000	0.999	1.000	0.999	1.000
S3	1.000	1.000	1.000	0.999	1.000	1.000	1.000
S4	0.998	0.999	0.999	1.000	0.999	1.000	0.999
S5	1.000	1.000	1.000	0.999	1.000	1.000	1.000
S6	0.999	0.999	1.000	1.000	1.000	1.000	1.000
对照指纹图谱	1.000	1.000	1.000	0.999	1.000	1.000	1.000

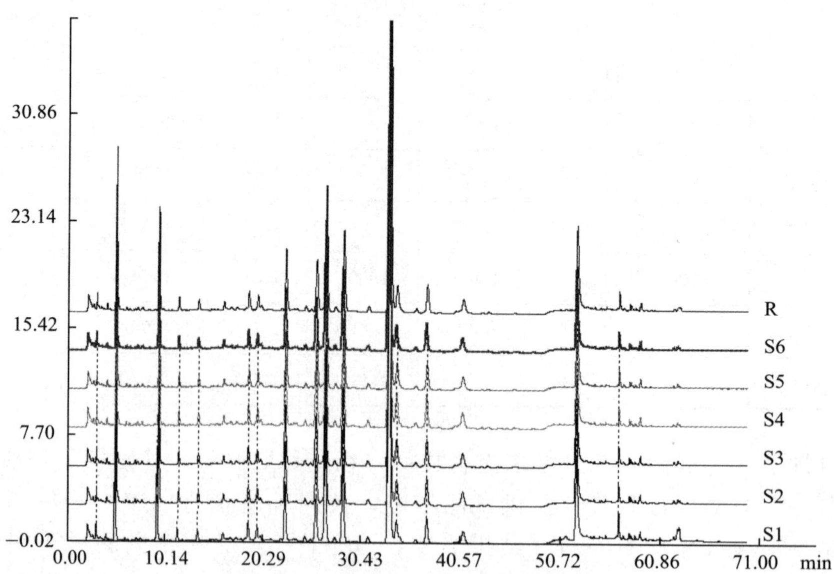

图 3-37　指纹图谱重复性考察结果

（3）**稳定性考察** 取同一批丹参水提物样品，按照丹参水提物“供试品溶液的制备”方法制备供试品溶液，室温放置，于0、3、6、9、12、24小时进样，按照所建立的HPLC指纹图谱分析方法分析。考察结果见表3-10及图3-38。结果表明，24小时内所得到的色谱图相似度大于0.999，稳定性符合要求。

表3-10 指纹图谱稳定性考察相似度结果

进样时间	0 h	3 h	6 h	9 h	12 h	24 h	对照指纹图谱
0 h	1.000	1.000	1.000	1.000	1.000	0.998	1.000
3 h	1.000	1.000	1.000	1.000	1.000	0.997	1.000
6 h	1.000	1.000	1.000	1.000	1.000	0.998	1.000
9 h	1.000	1.000	1.000	1.000	1.000	0.998	1.000
12 h	1.000	1.000	1.000	1.000	1.000	0.998	1.000
24 h	0.998	0.997	0.998	0.998	0.998	1.000	0.999
对照指纹图谱	1.000	1.000	1.000	1.000	1.000	0.999	1.000

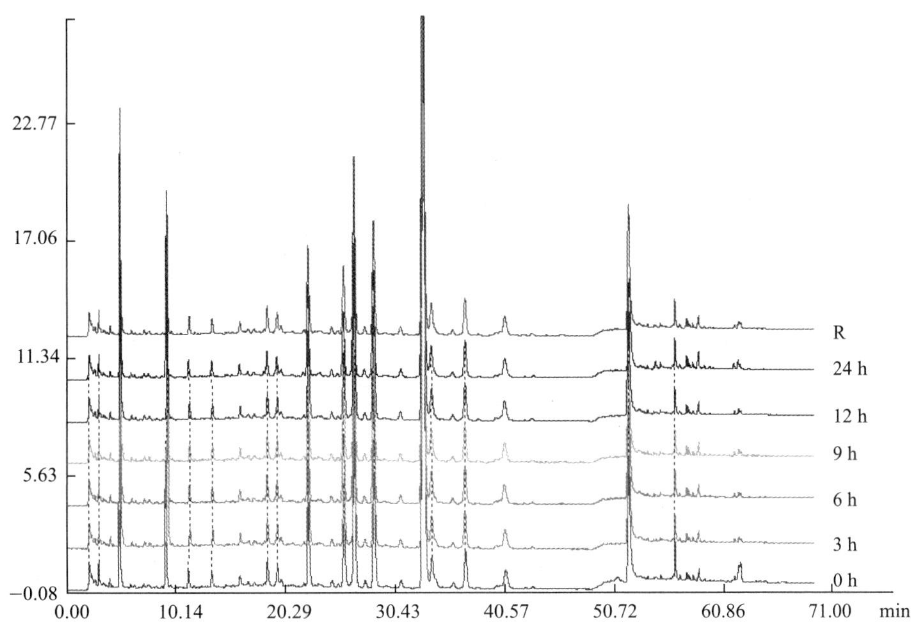

图3-38 指纹图谱稳定性考察结果

精密度、重复性、稳定性考察表明所建立的丹参水提物指纹图谱方法准确度高，重现性好，稳定性合格，符合指纹图谱的方法验证要求。

7. 9批丹参水提物的HPLC指纹图谱分析

对选出的9批丹参水提物按照所建立的HPLC条件分别进行了分析，所得指纹图谱峰见图3-39。考察结果见表3-11。结果表明，9批丹参水提物样品相似度超过0.98，具有很好的相似性。

表 3-11　9 批丹参水提物 HPLC 指纹图谱相似度结果

样品	S1	S2	S3	S4	S5	S6	S7	S8	S9	对照指纹图谱
S1	1.000	0.993	0.960	0.991	0.991	0.990	0.959	0.981	0.980	0.988
S2	0.993	1.000	0.976	0.986	0.986	0.986	0.970	0.988	0.988	0.992
S3	0.960	0.976	1.000	0.977	0.977	0.977	0.994	0.990	0.988	0.990
S4	0.991	0.986	0.977	1.000	1.000	1.000	0.975	0.993	0.993	0.996
S5	0.991	0.986	0.977	1.000	1.000	1.000	0.975	0.994	0.994	0.996
S6	0.990	0.986	0.977	1.000	1.000	1.000	0.975	0.994	0.994	0.997
S7	0.959	0.970	0.994	0.975	0.975	0.975	1.000	0.982	0.983	0.987
S8	0.981	0.988	0.990	0.993	0.994	0.994	0.982	1.000	0.999	0.998
S9	0.980	0.988	0.988	0.993	0.994	0.994	0.983	0.999	1.000	0.998
对照指纹图谱	0.988	0.992	0.990	0.996	0.996	0.997	0.987	0.998	0.998	1.000

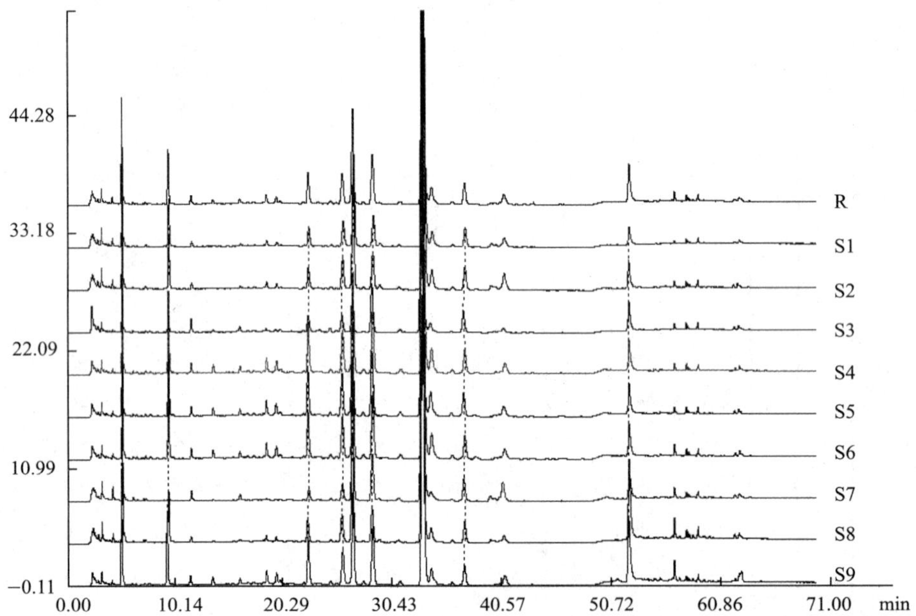

图 3-39　九批丹参水提物 HPLC 指纹图谱

8. 与药材特征图谱的比较

由于指纹图谱主要研究对象为丹参药材中的水溶性成分，因此，选择水为提取溶剂。对照药材提取方法：取丹参对照药材 0.5 g，加水煎煮 1 h，放冷至室温，过 0.45 μm 微孔滤膜。取 10 μl，注入液相色谱仪，测定，记录色谱图。将所得色谱图与对照图谱导入中药色谱指纹图谱相似度评价软件，比较相似度。考察结果见表 3-12 和图 3-40。丹参水提物指纹图谱与对照药材色谱图相似度很好，表明对照图谱能很好地反映原药材中的水溶性成分。

表 3-12 丹参水提物对照图谱与对照药材色谱图的比较相似度结果

样品	S1	S2	对照指纹图谱
S1	1.000	0.982	0.993
S2	0.982	1.000	0.997
对照指纹图谱	0.993	0.997	1.000

注：S1—对照图谱；S2—对照药材。

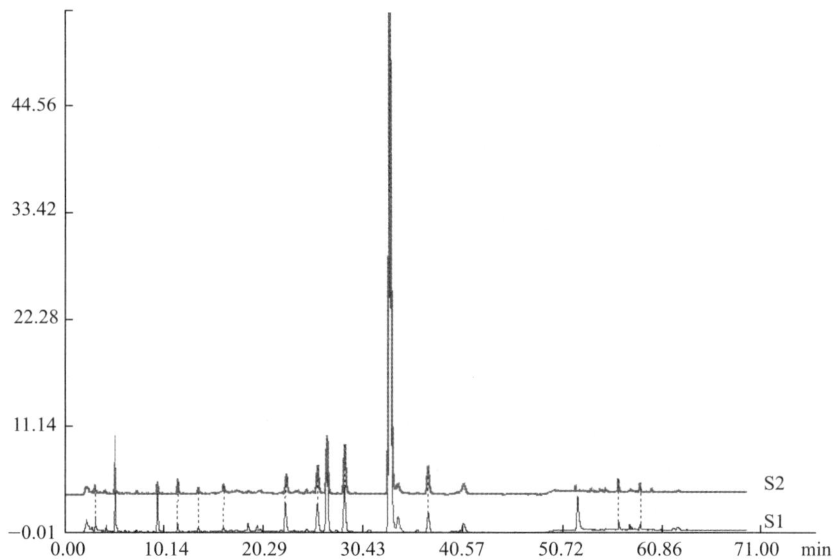

图 3-40 丹参水提物对照图谱与对照药材色谱图的比较结果

S1—对照图谱；S2—对照药材

【案例分析】

中药新药制剂（提取的天然单一成分制剂除外）一般应进行指纹/特征图谱研究并建立相应的标准。内容一般包括建立分析方法、色谱峰的指认、建立对照图谱、数据分析与评价等过程。

1. 中药指纹图谱分析方法的建立

指纹/特征图谱一般采用各种色谱方法，如 HPLC/UPLC 法、HPTLC 法、GC 法等。应根据所含主要成分的性质研究建立合适的供试品制备方法。若药品中含多种理化性质差异较大的不同类型成分，可考虑针对不同类型成分分别制备供试品，并建立多个指纹/特征图谱以分别反映不同类型成分的信息。若一种方法不能完整体现供试品所含成分特征，可采用两种或两种以上的方法获取不同的指纹/特征图谱进行分析。

指纹图谱、特征图谱的检测方法、参数等的选择，应以反映制剂所含成分信息最大化为原则。一般选取容易获取的一个或多个主要活性成分或指标成分作为参照物；若无合适的参照物，也可选择图谱中稳定的色谱峰作为参照峰，并应尽可能对其进行指认。

通过对代表性样品指纹图谱、特征图谱的分析，选择各批样品中均出现的色谱峰作为共有峰。可选择其中含量高、专属性强的色谱峰（优先选择已知有效/活性成分、含量测定指标成分及其他已知成分）作为特征峰。指纹图谱、特征图谱研究过程中，应尽可能对图谱中主要色谱峰进行指认。

指纹图谱、特征图谱一般以相似度或特征峰相对保留时间、峰面积比值等为检测指标。可根据多批样品的检测结果，采用指纹图谱相似度评价系统计算机软件获取共有峰的模式，建立对照指纹图谱，采用上述软件对供试品指纹图谱与对照指纹图谱进行相似度分析比较，并关注非共有峰的特征。特征图谱需确定各特征峰的相对保留时间及其范围。应在样品检测数据的基础上进行评价，制定指纹/特征图谱相似度或相对保留时间、峰面积比值及其范围。

2. 中药提取物备案管理的实施

完善中药提取物质量标准是确保中成药安全、有效和质量可控的重要保障。近年来，国家药典委员会也积极组织相关机构及生产企业对部颁质量标准中不完善、质控水平较低、不能对中药提取物质量进行有效控制的标准进行修订。一是健全质量标准。完整的中药提取物标准至少应包括提取物的名称、来源、制法、性状、鉴别、检查、含量测定、贮藏等内容。二是提高质量标准的专属性，研究能够区别于相同科属或近源种属药材提取物的特征，建立专属性强的指标和方法。对于在监管中发现的擅自变更工艺和非法添加等问题，如“银杏叶事件”，可研究建立特征性检查方法。三是根据提取物的特点建立针对性可控指标，如植物油脂应增加折射率、密度等能反映产品质量的指标。四是加强整体控制，不局限于一两个单一成分含量测定，由单一指标成分定性定量向有效成分、多指标成分质量控制转变，如采用对照提取物、指纹图谱或特征图谱、一测多评等方法表征质量。此外，研究能体现中药活性的检测方法，与理化检测相互补充，更好地表征质量。安全性指标同样不容忽视，部分较早上市的中药提取物标准缺少残留物检查、重金属及有害元素检查等，对于易霉变的品种应增加真菌毒素检查。

我国《中药提取物备案管理实施细则》的具体规定

第一条 为加强中成药生产监督管理，规范中药提取物备案管理工作，保证使用中药提取物的中成药安全、有效和质量可控，制定本细则。

第二条 本细则所指中药提取物，是中成药国家药品标准的处方项下载明，并具有单独国家药品标准，且用于中成药投料生产的挥发油、油脂、浸膏、流浸膏、干浸膏、有效成分、有效部位等成分。

本细则所指中药提取物不包括：中成药国家药品标准中附有具体制法或标准的提取物；按新药批准的中药有效成分或有效部位；冰片、青黛、阿胶等传统按中药材或中药饮片使用的产品；盐酸小檗碱等按化学原料药管理，并经过化学修饰的产品。

第三条 本细则所指中药提取物备案，是中药提取物生产企业按要求提交中药提取物生产备案资料，以及中药提取物使用企业按要求提交使用备案资料的过程。

第四条 中药提取物生产备案，中药提取物生产企业应通过中药提取物备案信息平台，填写《中药提取物生产备案表》，向所在地省（区、市）食品药品监督管理局提交完整的资料（PDF 格式电子版），并对资料真实性负责。

第五条 中药提取物生产备案应提交以下资料：

（一）《中药提取物生产备案表》原件。

（二）证明性文件彩色影印件，包括有效的《营业执照》等。

（三）国家药品标准复印件。

（四）生产该提取物用中药材、中药饮片信息。包括产地、基原、执行标准或炮制规范。

（五）关键工艺资料。包括主要工艺路线、设备，关键工艺参数等，关键工艺资料应提供给中药提取物使用企业。

（六）内控质量标准。包括原料、各单元工艺环节物料及过程质量控制指标、提取物成品检验标准，以及完整工艺路线、详细工艺参数等。用于中药注射剂的中药提取物应提交指纹或特征图谱检测方法和指标等质量控制资料。

（七）中药提取物购销合同书彩色影印件。购销合同书应明确质量责任关系。

（八）其他资料。

第六条 中药提取物生产备案信息不得随意变更，如有变更，中药提取物生产企业应及时通知相关中药提取物使用企业，并提交变更相关资料，按上述程序和要求重新备案。

第七条 中药提取物使用备案，中药提取物使用企业应通过中药提取物备案信息平台，填写《中药提取物使用备案表》，向所在地省（区、市）食品药品监督管理局提交完整的资料（PDF 格式电子版），并对资料真实性负责。

第八条 中药提取物使用备案应提交以下资料：

（一）《中药提取物使用备案表》原件。

（二）证明性文件彩色影印件。包括有效的《药品生产许可证》《营业执照》《药品GMP 证书》、使用中药提取物的中成药品种批准证明文件及其变更证明文件等。

（三）使用中药提取物的中成药国家药品标准复印件。

（四）中药提取物购销合同书彩色影印件。购销合同书应明确质量责任关系。

（五）对中药提取物生产企业的质量评估报告。重点包括评估中药提取物生产企业的生产条件、技术水平、质量管理、中药提取物原料、生产过程和提取物质量等方面。

（六）对中药提取物生产企业的供应商审计报告。

（七）中药提取物关键工艺资料。

（八）其他资料。

第九条 中成药国家药品标准处方项下含多种中药提取物的，应填写同一《中药提取物使用备案表》，一同备案。

第十条 中成药生产企业自主生产中药提取物供本企业使用的，应分别对该中药提取物进行生产及使用备案，使用备案时仅提交第八条中的（一）～（二）项资料。

第十一条 中药提取物使用企业应固定中药提取物来源；及时了解其使用的中药提取物生产备案信息变更情况，参照《已上市中药变更研究技术指导原则（一）》的要求，对中药提取物生产备案信息变更可能产生的中成药产品质量变化进行研究和评估，中药提取物生产备案信息变更造成中成药产品质量改变的，应立即停止使用。

中药提取物使用备案信息发生变更，包括使用企业、使用的中成药品种及其使用的提取物生产备案的有关信息变更等，相关使用企业应提交变更相关资料，按上述程序和要求重新备案。

第十二条 国家食品药品监督管理总局负责建立中药提取物备案信息平台。

各省（区、市）食品药品监督管理局负责本行政区域内中药提取物生产或使用备案工作，并负责本行政区域内中药提取物生产或使用的监督检查。

第十三条 各省（区、市）食品药品监督管理局收到中药提取物备案资料后，应在5个工作日内将备案资料传送至中药提取物备案信息平台。中药提取物备案信息平台按备案顺序自动生成中药提取物备案号。

中药提取物生产备案号格式为：ZTCB＋4位年号＋4位顺序号＋省份简称。如有变更，变更后备案顺序号格式：原备案号＋3位变化顺序号。

中药提取物使用备案号格式为：ZTYB＋4位年号＋4位顺序号＋省份简称。如有变更，变更后备案号格式：原备案号＋3位变化顺序号。

第十四条 中药提取物备案信息平台将自动公开使用备案基本信息，包括：中药提取物名称、生产企业、备案时间、生产备案号，使用该中药提取物的中成药品种名称、批准文号、生产企业、备案时间、使用备案号，备案状态。

中药提取物生产备案内容及使用备案中的内控质量标准、生产工艺资料、购买合同书和质量评估报告等资料不予公开。

第十五条 中药提取物备案信息供各级食品药品监督管理局监督检查及延伸检查使用；其中，未公开的备案资料仅供国家食品药品监督管理总局、备案所在地省（区、市）食品药品监督管理局监督检查及延伸检查使用。

第十六条 各省（区、市）食品药品监督管理局在监督检查中发现存在以下情形的，应采取责令整改、暂停生产使用该中药提取物等措施，并依法予以行政处罚，同时报请国家食品药品监督管理总局在该中药提取物相关备案信息中记载并公示。

（一）备案资料与生产实际不一致的；

（二）中药提取物的生产不符合《药品生产质量管理规范》（GMP）要求的；

（三）中药提取物的生产不符合国家药品标准的；

（四）外购中药提取物冒充自主生产产品的；

（五）外购中药提取物半成品或成品进行分包装或改换包装的；

（六）经查实，中成药出现的质量问题系由其使用的中药提取物引起的；

（七）存在其他违法违规行为的。

参考文献

[1] 王丹，程刚，胡奎，等．丹参提取工艺的指纹图谱技术结合正交试验优化［J］．时珍国医国药，2016，27（04）：857-860.

[2] 徐玉玲，梁悦，赵群，等．大生产中丹参提取物制备工艺优选［J］．中国实验方剂学杂志，2015，21（19）：24-27.

[3] 周欣，王道平，梁光义，等．丹参药材水溶性成分的高效液相色谱指纹图谱研究［J］．色谱，2005（03）：292-295.

[4] 刘刚，王文明，张捷，等．丹参药材乙醇提取物高效液相色谱指纹图谱研究［J］．中国药学杂志，2004（08）：25-27.

[5] 赵巍，武志昂．关于中药提取物管理的思考［J］．沈阳药科大学学报，2022，39（07）：849-853.

[6] 郭东晓，于姗姗，郭衍珩，等．中药配方颗粒标准制定技术问题和对策分析［J］．中国实验方剂学杂志，2022，28（17）：188-194.

[7] 路露，施钧瀚，张迪，等．196种中药配方颗粒国家药品标准的主要特点分析及实践探讨［J］．中国中药杂志，2022，47（16）：4536-4544.

[8] 吴葳，封亮，贾晓斌．关于中药提取物与组分名称的标准化探讨［J］. 中国中药杂志，2022，47（04）：1126-1131.
[9] 赵晓霞．关于中药创新药物 1.2 类的分析及其提取物质量控制的思考［J］. 中国中药杂志，2021，46（10）：2601-2606.
[10] 陈玲，李晓，魏悦，等．黄芩饮片、标准汤剂、中间体、配方颗粒的 HPLC 指纹图谱相关性研究［J］. 天然产物研究与开发，2018，30（01）：56-60，154.
[11] 丛骆骆，吴彬，张建武，等．中药提取物标准管理的思路与对策研究［J］. 中国新药杂志，2015，24（21）：2405-2409.
[12] 张永文．对实施批准文号管理的中药饮片和提取物的现状分析［J］. 世界科学技术-中医药现代化，2014，16（05）：940-946.
[13] 谢晓余．加强药材提取物监督管理之管见［J］. 中国中药杂志，2013，38（12）：2039-2040.
[14] 张建武．中药提取物及其制剂注册管理研究［J］. 中国中药杂志，2013，38（10）：1627-1630.
[15] 陈鸿平，刘友平，张玲．中草药提取物的标准化现状及发展趋势［J］. 时珍国医国药，2011，22（04）：996-999.
[16] 陈巧，马爱霞．建立中药提取生产质量管理规范，促进我国植物提取物质量标准化［J］. 中国药房，2005（12）：889-891.
[17] 侯团章，曾建国．中药提取物产业化初探［J］. 中草药，2001（06）：3-5，19.
[18] 国家药典委员会．中华人民共和国药典［S］. 北京：中国医药科技出版社，2025.

案例 3-5 HPLC “一测多评”法在药物含量测定中的应用

【案例背景】

1. 色谱定量分析“一测多评”的理论依据

在一定的范围内（线性范围内）某一组分的量（质量或浓度，W）与检测器响应（峰面积，A）成正比，即

$$W = fA$$

式中，f 为绝对校正因子。

在多指标质量评价时，以药材中某一典型组分（有对照品供应者，且性质稳定）为标准，建立该组分对照品与其他组分对照品之间的相对校正因子（$f_{k,s}$），即

$$f_{k,s} = \frac{f_k}{f_s} = \frac{W_s \times A_k}{W_k \times A_s}$$

式中，A_s 为标准物峰面积；W_s 为标准物浓度（或质量）；A_k 为某待测成分 k 的峰面积；W_k 为某待测成分 k 的浓度。

测得的 $f_{k,s}$ 可作为某一色谱条件下某一组分的通用参数。通过使用一个对照品（标准物）和相对校正因子（$f_{k,s}$）计算其他组分的含量。即其中一个组分（标准物）用外标法测定，$(n-1)$ 个组分按下式计算。

$$w = \frac{W'_k}{\overline{W}} \times 100\% = \frac{A'_k \times W'_s}{f_{k,s} \times A'_s \times \overline{W}} \times 100\%$$

式中，w 是某组分的含量；$\overline{W}$ 是样品的配制浓度；W'_k 为样品中待测组分 k 的浓度；W'_s 为用峰面积-外标法测得的样品中标准物浓度；A'_s 和 A'_k 分别为样品中标准物和待测组分的峰面积。

一测多评法可同时测定样品中 n 个组分的含量。

2. 黄连采用“一测多评”进行质量控制的意义

黄连是临床常用中药。长期以来黄连药材、饮片和成方制剂的质量控制主要以单指标（小檗碱）来控制其质量。小檗碱已知在很多植物中均存在，且含量较高，如三颗针、黄柏等，因此选择适宜的指标对保证黄连及其相关中成药的质量至关重要。生物碱是黄连的主要有效成分，除小檗碱之外，还含有黄连碱、巴马汀、药根碱、表小檗碱等具有生物活性且含量较高的成分，特别是表小檗碱是区别黄连与其他掺假品的特征性成分。因此选取小檗碱、黄连碱、巴马汀、药根碱、表小檗碱五个成分作为指标评价黄连的质量是恰当的，有利于提高黄连质量控制指标的专属性和客观性。

尽管多指标评价模式已经广泛应用于科学研究，每年都有大量相关的高质量的论文发表，但是该模式却很难应用于生产实践，主要瓶颈是缺乏其中的一些对照品以及检测成本过高。黄连药材质量评价过程中同样存在这方面的问题。由于表小檗碱和黄连碱纯化难度大，据调查，目前市场上几乎没有纯度高可供定量分析用的表小檗碱对照品供应，黄连碱的供应价格则是高达 2000 元/20 mg，且供不应求，难以买到。以上对照品的缺乏有可能影响到上述标准的应用与实施。本着“标准为生产服务”的原则，本案例在制备高纯度的表小檗碱和黄连碱的基础上，以价廉易得的小檗碱为参照物，建立小檗碱与其余四个生物碱（黄连碱、巴马汀、药根碱、表小檗碱）之间的相对校正因子，实现了只测定其中一个成分（小檗碱）的含量，通过相对校正因子计算其余四个生物碱的含量，实现黄连多指标质量评价。

【实验方法及结果】

1. 色谱条件

色谱柱为 Alltima C_{18}（4.6 mm×250 mm，5 μm），Agilent Extend C_{18}（4.6 mm×250 mm，5 μm），Zorbax SB C_{18}（4.6 mm×250 mm，5 μm），Kromasil C_{18}（4.6 mm×250 mm，5 μm）；分别采用流动相乙腈-50 mmol/L 磷酸二氢钾和 25 mmol/L 十二烷基磺酸钠（SDS）水溶液（磷酸调节 pH＝3）（50∶50）、乙腈-0.5%冰醋酸水（40∶60 和 30∶70）试验，结果以乙腈-50 mmol/L 磷酸二氢钾和 25 mmol/L 十二烷基磺酸钠（SDS）水溶液（磷酸调节 pH＝3）（50∶50）为流动相，各个峰与邻峰达到基线分离。柱温 30 ℃；流速 0.6 ml/min；检测波长 345 nm。

上述色谱条件下，药根碱、表小檗碱、黄连碱、巴马汀和小檗碱的保留时间分别为 15.127 min、16.153 min、17.558 min、20.839 min 和 22.751 min；各组分分离良好，各组分的理论塔板数均≥7500。如图 3-41。

2. 混合对照品溶液的制备

精密称取盐酸药根碱、盐酸表小檗碱、盐酸黄连碱、盐酸巴马汀和盐酸小檗碱 5 种生物碱盐，依次为 6.36 mg、7.40 mg、15.53 mg、10.92 mg、45.26 mg，分别置于 10 ml 量瓶中，用甲醇溶解，并定容至刻度，摇匀，得各对照品溶液；分别精密量取各对照品溶液 1 ml，置于 50 ml 量瓶中，加甲醇定容至刻度，摇匀，即为混合对照溶液，4 ℃冰箱中保存，备用。

3. 供试品溶液的制备

取黄连药材粉末（40 目）约 0.1 g，精密称定，置于 50 ml 锥形瓶，精密加入甲醇-盐酸（100∶1）溶液 50 ml，称重，超声 30 min，冷却，加甲醇补足重量，滤过，取续滤液过 0.45 μm 滤膜，即得。

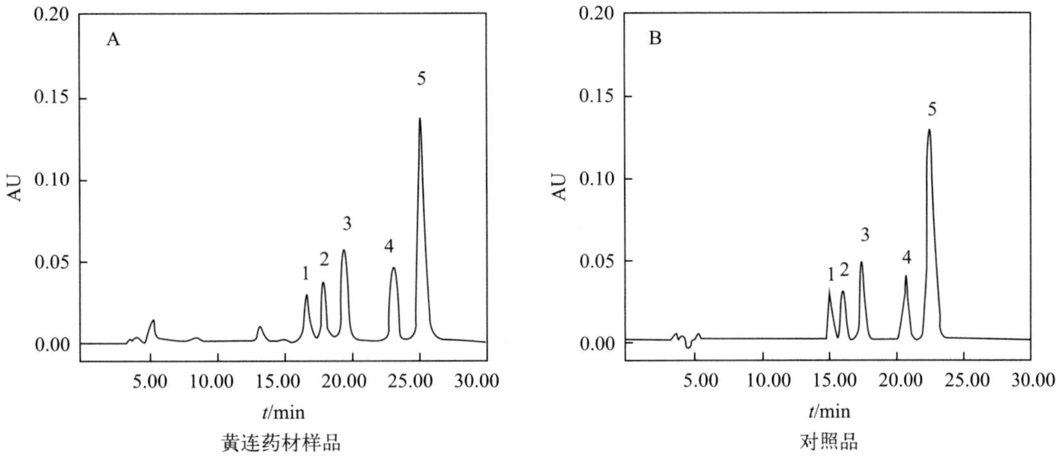

图 3-41 黄连 HPLC 图

1—药根碱；2—表小檗碱；3—黄连碱；4—巴马汀；5—小檗碱

4. 线性范围

分别精密量取混合对照品溶液 40 μl、30 μl、20 μl、10 μl、8 μl、6 μl、4 μl、2 μl、1 μl，进样分析，每个体积进样 3 次，取峰面积积分值的平均值，见表 3-13。以进样量对峰面积积分值进行线性回归处理，得药根碱、表小檗碱、黄连碱、巴马汀和小檗碱的回归直线方程，见表 3-13、表 3-14。

表 3-13 五种生物碱标准曲线的测定数据表

编号	药根碱		表小檗碱		黄连碱		巴马汀		小檗碱	
	进样量/μg	峰面积	进样量/μg	峰面积	进样量/μg	峰面积	进样量/μg	峰面积	进样量/μg	峰面积
1	0.509	3574	0.592	3744	1.21	7452	0.874	5642	3.62	22870
2	0.382	2678	0.444	2799	0.905	5568	0.655	4226	2.72	17080
3	0.254	1757	0.296	1839	0.603	3647	0.437	2774	1.81	11240
4	0.127	901	0.148	946	0.302	1865	0.218	1426	0.905	5837
5	0.102	742	0.118	791	0.241	1575	0.175	1209	0.724	4893
6	0.0763	539	0.0888	563	0.181	1124	0.131	851	0.543	3468
7	0.0509	35	0.0592	368	0.121	734	0.0874	557	0.362	2283
8	0.0254	177	0.0296	186	0.0603	369	0.0437	280	0.181	1160
9	0.0127	85	0.0148	89	0.0302	181	0.0218	136	0.0905	582

表 3-14 五种生物碱的标准曲线

化合物名称	回归直线方程	r	线性范围/μg
药根碱	$Y=7008X+2.24$	0.9999	0.013～0.51
表小檗碱	$Y=6300X+4.55$	0.9999	0.015～0.59

续表

化合物名称	回归直线方程	r	线性范围/μg
黄连碱	$Y=6151X+7.31$	0.9998	0.030～1.24
巴马汀	$Y=6434X+10.7$	0.9998	0.022～0.87
小檗碱	$Y=6278X+72.2$	0.9998	0.091～3.62

5. 检测限和定量限的测定

配制一个较低浓度的对照品溶液，注入液相色谱仪，观察其峰高比基线噪声高多少倍（即 S/N）。当 S/N 约等于 3 时，此时的浓度为检测限；当 S/N 约等于 10 时，此时的浓度为定量限。结果见表 3-15。

表 3-15　五种生物碱的检测限和定量限

化合物名称	检测限/(g/ml)	定量限/(g/ml)
药根碱	5.09×10^{-8}	1.27×10^{-7}
表小檗碱	5.66×10^{-8}	1.42×10^{-7}
黄连碱	6.38×10^{-8}	1.28×10^{-7}
巴马汀	8.74×10^{-8}	2.18×10^{-7}
小檗碱	9.05×10^{-8}	1.81×10^{-7}

6. 相对校正因子计算

以小檗碱为内标，在上述特定范围内，分别计算药根碱（jatrorrhizine，缩写为 J）、表小檗碱（epiberberine，缩写为 E）、黄连碱（coptisine，缩写为 C）、巴马汀（palmatine，缩写为 P）对小檗碱（berberine，缩写为 B）的相对校正因子（$f_{k,s}$），见表 3-16。

表 3-16　黄连生物碱相对校正因子（$f_{k,s}$①）的测定结果

进样体积/μl	$f_{J,B}$	$f_{E,B}$	$f_{C,B}$	$f_{P,B}$
20	0.898	1	1.058	0.978
10	0.91	1.009	1.074	0.988
8	0.928	1.012	1.066	0.977
6	0.905	1.006	1.059	0.983
4	0.908	1.015	1.067	0.989
2	0.919	1.022	1.080	1.000
1	0.965	1.064	1.100	1.030
$\bar{x}$	1.089	0.982	0.933	1.008
RSD/%	2.4	2.0	1.4	1.8

① 表中 $f_{k,s}$ 的下标用英文缩写字母表示各组分。

7. 精密度试验

取同一供试品溶液，于同一天内连续进样 5 次，每次 5 μl，记录药根碱、表小檗碱、黄连碱、巴马汀和小檗碱的峰面积，得出日内精密度（见表 3-17）；取同一供试品溶液，连续进样 3 天，每天 3 次，每次 5 μl，记录峰面积。以上五个生物碱成分的日间精密度见表 3-18，表明仪器精密度好。

表 3-17 日内精密度测定结果（按峰面积积分值计）

化合物	第 1 次	第 2 次	第 3 次	第 4 次	第 5 次	$\bar{x}$	RSD/%
J	421	432	430	426	425	427	1.0
E	466	462	470	467	465	466	0.7
C	809	794	812	807	806	805	0.8
P	729	702	706	703	712	710	1.5
B	2884	2811	2887	2871	2902	2871	1.2

注：J—药根碱；E—表小檗碱；C—黄连碱；P—巴马汀；B—小檗碱。下同。

表 3-18 日间精密度测定结果（按峰面积积分值计）

化合物	第 1 天			第 2 天			第 3 天			$\bar{x}$	RSD/%
	1 次	2 次	3 次	1 次	2 次	3 次	1 次	2 次	3 次		
J	421	432	430	426	426	439	422	424	425	427	1.3
E	466	462	470	470	473	482	458	460	461	467	1.6
C	809	794	811	815	829	835	787	791	793	807	2.1
P	729	702	706	739	736	752	698	695	697	717	3.0
B	2884	2811	2887	2910	2952	2977	2791	2801	2823	2871	2.4

8. 稳定性试验

取同一供试品溶液，分别于配制后的 0 h、2 h、4 h、8 h、12 h、24 h、48 h、72 h 进样，每次 5 μl，测定药根碱、表小檗碱、黄连碱、巴马汀和小檗碱的峰面积积分值，见表 3-19，表明处理后的样品在 3 d 内稳定。

表 3-19 稳定性试验测定结果（按峰面积积分值计）

化合物	0 h	2 h	4 h	6 h	8 h	12 h	24 h	48 h	72 h	$\bar{x}$	RSD/%
J	421	432	430	426	425	436	426	425	431	428	1.1
E	461	462	470	467	465	472	470	461	471	467	0.8
C	801	794	811	807	806	811	815	793	808	806	1.0
P	729	702	706	703	712	734	739	697	720	716	2.1
B	2884	2811	2887	2871	2902	2906	2910	2823	2857	2872	1.2

9. 重复性试验

精密称取黄连（产地广州）药材粉末（40 目）约 0.1 g 共 6 份，按“3. 供试品溶液的制备”项下方法制备样品，测得药根碱、表小檗碱、黄连碱、巴马汀和小檗碱的平均含量和 RSD，测定结果分别见表 3-20。

表 3-20 重复性试验测定结果

化合物	第 1 份 /(mg/g)	第 2 份 /(mg/g)	第 3 份 /(mg/g)	第 4 份 /(mg/g)	第 5 份 /(mg/g)	第 6 份 /(mg/g)	$\bar{x}$ /(mg/g)	RSD/%
J	6.36	6.25	6.50	6.51	6.63	6.42	6.44	2.1
E	7.75	7.65	7.92	7.98	8.11	7.93	7.89	2.1
C	14.0	13.9	14.3	14.6	14.8	14.4	14.3	2.4
P	11.3	11.1	11.6	11.7	12.1	11.5	11.6	3.0
B	46.3	46.0	47.5	48.4	49.7	47.4	47.5	2.8

10. 加样回收率

精密称取适量已知含量的黄连药材粉末（60 目）约 0.1 g 共 6 份，加入“2. 混合对照品溶液的制备”项下制备对照品溶液（药根碱、表小檗碱、黄连碱、巴马汀和小檗碱）各 1 ml，精密加入甲醇-盐酸（100∶1）溶液 45 ml，按“3. 供试品溶液的制备”项下方法制备样品进行 HPLC 测定，计算加样回收率。药根碱、表小檗碱、黄连碱、巴马汀和小檗碱的平均回收率及 RSD 见表 3-21。各组分的 RSD≤5.0%，表示测定结果基本准确。

表 3-21 黄连生物碱的加样回收率测定结果

化合物	取样量/g	药材中含量/mg	加入量/mg	测得量/mg	平均回收率/%	RSD/%
药根碱	0.1008	0.607	0.636	1.24	101.0	2.4
	0.1006	0.606	0.636	1.26		
	0.1009	0.607	0.636	1.25		
	0.1005	0.605	0.636	1.27		
	0.1009	0.607	0.636	1.24		
	0.1003	0.604	0.636	1.23		
表小檗碱	0.1008	0.732	0.740	1.47	100.6	1.6
	0.1003	0.728	0.740	1.47		
	0.1001	0.726	0.740	1.47		
	0.099	0.718	0.740	1.45		
	0.099	0.718	0.740	1.46		
	0.1007	0.731	0.740	1.50		
黄连碱	0.1008	1.33	1.55	2.88	99.5	1.8
	0.1003	1.33	1.55	2.89		

续表

化合物	取样量/g	药材中含量/mg	加入量/mg	测得量/mg	平均回收率/%	RSD/%
黄连碱	0.1001	1.32	1.55	2.85	99.5	1.8
	0.099	1.31	1.55	2.90		
	0.099	1.31	1.55	2.82		
	0.1007	1.33	1.55	2.88		
巴马汀	0.1008	1.10	1.09	2.24	101.6	2.5
	0.1006	1.10	1.09	2.20		
	0.1009	1.10	1.09	2.22		
	0.1005	1.10	1.09	2.19		
	0.1009	1.10	1.09	2.17		
	0.1003	1.09	1.09	2.22		
小檗碱	0.1008	4.43	4.53	9.08	103.7	1.3
	0.1006	4.43	4.53	9.16		
	0.1009	4.44	4.53	9.19		
	0.1005	4.42	4.53	9.07		
	0.1009	4.44	4.53	9.18		
	0.1003	4.41	4.53	9.03		

11. 重现性考察

取混合对照品溶液，除以下条件不同外，其余按“1. 色谱条件”项下条件操作。分别进样 20 μl、10 μl、8 μl、6 μl、4 μl、2 μl、1 μl 测定，计算小檗碱对药根碱、表小檗碱、黄连碱和巴马汀的相对校正因子。

试验考察了 Waters 1515-2487-717、Agilent 1100 两种高效液相色谱仪和 Alltima C_{18}（4.6 mm×250 mm，5 μm）、Agilent Extend C_{18}（4.6 mm ×250 mm，5 μm）、Zorbax SB C_{18}（4.6 mm×250 mm，5 μm）、Kromasil C_{18}（4.6 mm×250 mm，5 μm）四种色谱柱，均能得到较好的分离。不同色谱柱相应的系统适用性考察结果见表 3-22，不同仪器和色谱柱所测的校正因子结果见表 3-23。

表 3-22 不同色谱柱系统适用性考察结果

化合物	色谱柱	理论塔板数	分离度	拖尾因子	校正因子	RSD/%
药根碱	Kromasil C_{18}	22506	1.55	1.06	1.115	0.73
	Agilent Extend C_{18}	22441	1.50	1.13	1.101	
	Zorbax SB C_{18}	22660	1.84	1.05	1.115	
表小檗碱	Kromasil C_{18}	22589	1.55	1.03	1.003	0.21
	Agilent Extend C_{18}	22546	1.50	1.04	1.006	
	Zorbax SB C_{18}	22967	1.84	1.04	1.002	

续表

化合物	色谱柱	理论塔板数	分离度	拖尾因子	校正因子	RSD/%
黄连碱	Kromasil C_{18}	23406	3.17	1.05	0.937	0.28
	Agilent Extend C_{18}	23339	2.93	1.09	0.941	
	Zorbax SB C_{18}	23610	3.18	1.05	0.942	
巴马汀	Kromasil C_{18}	22880	5.64	1.04	1.021	0.57
	Agilent Extend C_{18}	23310	5.40	1.07	1.019	
	Zorbax SB C_{18}	23770	6.87	1.03	1.030	
小檗碱	Kromasil C_{18}	23429	3.50	1.05	—	—
	Agilent Extend C_{18}	23490	3.36	1.10	—	
	Zorbax SB C_{18}	23977	3.63	1.05	—	

表 3-23 不同仪器和色谱柱测得相对校正因子

仪器	色谱柱	$f_{J,B}$	$f_{E,B}$	$f_{C,B}$	$f_{P,B}$
Waters	Alltima C_{18}	0.918	1.018	1.072	0.992
	Zorbax SB C_{18}	0.898	0.998	1.062	0.971
	Agilent Extend C_{18}	0.904	0.982	1.054	0.972
	Kromasil C_{18}	0.905	0.995	1.073	0.984
Agilent	Alltima C_{18}	0.887	0.929	0.980	0.969
	Zorbax SB C_{18}	0.873	0.913	0.981	0.951
$\bar{x}$		0.898	0.971	1.035	0.973
RSD/%		1.8	4.4	4.4	1.4

12. 不同实验室考察

建立的一测多评试验方法在两个实验室进行试验［Zorbax SB C_{18}（4.6 mm×250 mm，5 μm）］，结果见表 3-24。

表 3-24 不同实验室（Lab）测得相对校正因子

$f_{k,s}$	进样量/μl								$\bar{x}$	RSD/%
	Lab	20	10	8	6	4	2	1		
$f_{J,B}$	Lab 1	0.898	0.893	0.894	0.887	0.883	0.927	0.897	0.898	1.5
	Lab 2	0.864	0.866	0.869	0.870	0.873	0.883	0.888	0.873	1.0
$f_{E,B}$	Lab 1	0.996	0.993	0.992	0.997	1.001	1.000	1.011	0.998	0.6
	Lab 2	0.895	0.901	0.904	0.904	0.907	0.940	0.943	0.913	2.1
$f_{C,B}$	Lab 1	1.058	1.056	1.055	1.062	1.065	1.064	1.073	1.062	0.6
	Lab 2	0.967	0.966	0.969	0.971	0.968	1.012	1.019	0.981	2.3

续表

$f_{k,s}$	进样量/μl							$\bar{x}$	RSD/%
	Lab	20	10	8	6	4	2	1		
$f_{P,B}$	Lab 1	0.968	0.968	0.968	0.969	0.971	0.973	0.978	0.971	0.3
	Lab 2	0.946	0.950	0.947	0.955	0.953	0.953	0.956	0.951	0.4

13. 待测组分色谱峰的定位

由于一测多评法只有一个对照品，在这种情况下，如何实现其余指标成分的指认是必须解决的问题。本实验利用相对保留值（$r_{k,s}$）定性：

$$r_{k,s}=\frac{t_{R(k)}}{t_{R(s)}}$$

式中，k 为待测组分；s 为标准物。

由标准物的保留时间［$t_{R(s)}$］和待测组分的相对保留值（$r_{k,s}$），就能够求出待测组分的保留时间（峰位）。

测得药根碱、表小檗碱、黄连碱、巴马汀和小檗碱各色谱峰的相对保留值（$r_{k,s}$），测定结果见表 3-25，RSD≤5%。利用 $r_{k,s}$ 是一个相对稳定的参数，可以用于色谱峰的定位。另外，由于黄连药材样品中色谱峰并不复杂，如图 3-41，根据峰形再加上相对保留值（$r_{k,s}$），可以准确定位色谱峰。

表 3-25 不同仪器和色谱柱测得的相对保留值

不同实验室	不同色谱柱	$r_{J,B}$	$r_{E,B}$	$r_{C,B}$	$r_{P,B}$
Waters	Alltima C_{18}	0.67	0.71	0.77	0.92
	Zorbax SB C_{18}	0.67	0.70	0.76	0.91
	Agilent Extend C_{18}	0.71	0.74	0.80	0.92
	Kromasil C_{18}	0.70	0.73	0.79	0.91
Agilent	Alltima C_{18}	0.64	0.70	0.77	0.90
	Zorbax SB C_{18}	0.64	0.68	0.76	0.89
$\bar{x}$		0.67	0.71	0.78	0.91
RSD/%		4.1	2.9	1.8	1.3

【案例分析】

本案例中选择小檗碱作为内标进行一测多评的原因是多方面的。首先，小檗碱是黄连中的主要药效成分之一，其含量相对较高，且在市场上定量用的对照品相对便宜易得，这使得小檗碱成为理想的内标选择。其次，通过内标峰的保留时间和相对保留值，可以准确地确定目标峰的位置，从而实现对目标物质的定性。实验结果表明，利用这种方法进行峰的定性是可行的。

本案例方法的科学性和准确性曾通过外标法与一测多评法的对比验证予以确认。具体实验中，分别从供试品溶液中取 5 μl 样品注入高效液相色谱仪，依照预定的色谱条件进行检测。采用标准曲线法（外标两点法）与一测多评法分别计算黄连药材中主要生物碱成分的含量。统计学分析（成组 t 检验）结果显示，两种方法所得含量差异无显著性（$P>0.05$），且偏差均控制在 3%以内。该验证结果进一步印证了一测多评法在中药质量评价中的可靠性和科学性，为本案例方法的合理性提供了有力支持。

通过本案例，药物分析人员应该理解中药的独特复杂性和多样性要求分析者采用与之相符的质量评价方法。指纹图谱技术在中药质量评价中扮演着重要角色，但也存在一定的模糊性，使得在实际应用中存在一些困难。相比之下，一测多评方法更加着重于从数量上明确主要成分或药效成分之间的关系，这使得它成为一种更为适应中药特点的新型质量评价方法。采用一测多评方法可以在同一样品中迅速、准确地同时评价多种成分的含量。该方法展现出了令人满意的可靠性和准确性，为中药质量评价提供了更为方便和有效的选择。

参考文献

[1] 秦昆明，杨冰，胡静，等．一测多评法在中药多组分质量控制中的应用现状与思考［J］．中草药，2018，49（03）：725-731.

[2] 杨洋，黄良永，朱美玲，等．一测多评法在中国药典 2015 年版中的应用［J］．中南药学，2017，15（12）：1738-1741.

[3] 吕邵娃，于风明，苏红，等．中药材一测多评中相对校正因子的规律性文献调查和分析［J］．中国药房，2016，27（15）：2020-2023.

[4] 卿大双，罗维早，孙建彬，等．一测多评法测定黄连及其炮制品中 6 种生物碱［J］．中草药，2016，47（02）：324-329.

[5] 匡艳辉，朱晶晶，王智民，等．一测多评法测定黄连中小檗碱、巴马汀、黄连碱、表小檗碱、药根碱含量［J］．中国药学杂志，2009，44（05）：390-394.

[6] 国家药典委员会．中华人民共和国药典［S］．北京：中国医药科技出版社，2025.

案例 3-6　药品非法添加剂 HPLC 检测技术研究与应用

【案例背景】

药品添加剂的使用历史悠久，即便在美国、日本等发达国家，也曾经历过滥用添加剂和非法添加非药用化学物质的阶段。相较之下，我国在添加剂管理中受到文化传统、民间用药观念及地区间经济发展水平差异等多重因素影响，各地在非法添加物的种类、频率和监管强度上存在明显差异。

近年来，随着药品安全事件频发，从“苏丹红”“三聚氰胺”到“塑化剂”事件，造成了广泛的社会危害。2015 年，国家药品监管部门在对市售某中成药进行评价性抽检时，检出其非法添加了工业染料金胺 O。该染料主要用于纺织印染，具有明确的致突变性和潜在致癌风险，已被明确禁止用于药品。这一事件不仅再次暴露出部分中成药制剂中存在非法添加化学物质的现象，也凸显出当前检测机构在应对复杂非药用添加物时所面临的技术瓶颈与监管压力。

在此背景下，建立和发展高效、可靠的药品安全检测技术，特别是针对非法添加物的快速筛查与确证分析手段，已成为药品监管体系建设的核心任务之一。药品质量安全监测体系的有效运行，极大依赖于灵敏、准确、快速的现代分析技术及仪器设备的支撑。因此，相关检测技术的研发与优化一直是国际药品质量研究领域的重点方向。

过去十余年间，随着仪器分析科学的迅速发展，药品非法添加物检测技术取得了显著进展，尤其在液相色谱、质谱联用、光谱识别等方面取得一系列成果。然而，鉴于药品本身成分的复杂性、剂型的多样性以及非法添加物的多变性，构建面向实战应用的、适用于不同类型药品的高通量、多组分、广谱型检测平台仍是当前国内外分析测试领域面临的难点与热点。

目前，采用的检测技术主要有以下几种。

① 色谱法：薄层色谱法（TLC）、高效液相色谱法（HPLC）、高效毛细管电泳色谱（HPCE）等；

② 质谱法：离子阱质谱、飞行时间质谱、LC-MS 、GC-MS、Q-TOF 等；

③ 光谱法：紫外-可见分光光度计（UV）、红外光谱（IR）、近红外光谱等。

近年来，随着快检技术的发展，针对药品中非法添加物质的初筛工具不断出现，如药品污染物快检试剂盒、比色阶卡、酶活性检测试剂盒等。这些方法在现场快速筛查中具备一定实用价值，但整体仍存在准确率不高（易产生假阳性或假阴性）、重现性差、抗干扰能力弱等问题，难以满足复杂样品中痕量成分分析的需求。

在众多检测技术中，高效液相色谱（HPLC）凭借其高灵敏度、良好的分离效率和出色的定量性能，已成为当前药品非法添加物检测的主流方法之一，特别适用于复杂制剂中非法添加成分的定性与定量分析。

本案例将以 HPLC 技术为基础，结合超高效液相色谱（UPLC）平台，建立针对 9 种常见非法添加化学染料的检测方法，并对其方法学性能进行系统评价。该研究旨在探索一套适用于中药制剂中非法染色成分的高效、可靠的检测技术体系，为药品质量安全监管提供坚实的技术支撑。

【实验方法及结果】

1. 仪器与材料

（1）仪器 Acquity UPLC 超高效液相色谱仪（美国 Waters 公司）；TQD 质谱仪和 Masslynx 4.1 数据处理工作站（美国 Waters 公司）；色谱柱为 Agilent ZORBAX RRHD Eclipse Plus C_{18} 柱（100 mm×3.0 mm，1.8 μm）、Kromasil C_{18} 柱（100 mm×2.1 mm，1.8 μm）、Waters ACQUITY HSS T3 C_{18} 柱（100 mm × 2.1 mm，1.8 μm）、Waters ACQUITY BEH C_{18} 柱（100 mm×2.1 mm，1.7 μm）；KQ-500DE 型超声波清洗器（昆山市超声仪器有限公司）；Milli-Q 超纯水器（美国 Millipore 公司）。

（2）试剂 甲醇、乙腈均为色谱纯（美国 Fisher 公司），乙酸铵均为 LC-MS 用（美国 Sigma 公司），纯净水为 Milli-Q 纯水。

（3）样品 赤藓红（中国食品药品检定研究院，批号 100056-201204）、亮蓝（中国计量科学研究院，批号 201212）、胭脂红（中国计量科学研究院，批号 201302）、酸性红 73（中国食品药品检定研究院，批号 111773-200701）、柠檬黄（中国计量科学研究院，批号 201304）、日落黄（中国计量科学研究院，批号 201308）、金橙Ⅱ（中国食品药品检定研究院，批号 110769-200701）、金胺 O（中国食品药品检定研究院，批号 11077-200701）、苋菜红（中国计量科学研究院，批号 201307）。

2. 方法

（1）**供试品溶液制备**　取相当于一次口服剂量的中药材或保健食品，加甲醇 25 ml，超声处理 10 分钟，用微孔滤膜（0.22 μm）滤过，滤液作为供试品溶液。

（2）**对照品溶液制备**　精密称（量）取赤藓红、亮蓝、胭脂红、酸性红 73、柠檬黄、日落黄、金橙Ⅱ、金胺 O、苋莱红对照品适量置 10 ml 棕色容量瓶中，加甲醇使溶解，并稀释至刻度，摇匀，作为对照品溶液。各对照品终浓度见表 3-26。

表 3-26　对照品浓度

对照品	浓度/(mg/ml)	对照品	浓度/(mg/ml)
赤藓红	0.1	日落黄	0.05
亮蓝	0.05	金橙Ⅱ	0.1
胭脂红	0.05	金胺 O	0.1
酸性红 73	0.1	苋莱红	0.05
柠檬黄	0.05		

（3）**液相色谱条件**　高效液相色谱仪（Waters Acquity UPLC 仪），以十八烷基硅烷键合硅胶为填充剂（色谱柱为 Waters ACQUITY BEH C_{18} 柱，50 mm×2.1 mm，1.7 μm）；以乙腈为流动相 A，以 10 mmol/L 乙酸铵溶液为流动相 B，按表 3-27 进行梯度洗脱。检测波长为：430 nm（柠檬黄、金胺 O、金橙Ⅱ）、500 nm（赤藓红、胭脂红、酸性红 73、日落黄、苋莱红）、630 nm（亮蓝）。

表 3-27　流动相梯度洗脱表

时间/min	流动相 A/%	流动相 B/%
0～10	5→95	95→5
10～12	95→5	5→95
12～13	5	95

注：流速 0.3 ml/min。柱温 40 ℃。样品温度 15 ℃。进样量 1 μl。

（4）**鉴定**　供试品色谱中，出现与对照品色谱保留时间相同的色谱峰，即判断此供试品为阳性。

供试品色谱中，未出现与对照品色谱保留时间相同的色谱峰，即判断此供试品为阴性。

3. 方法的考察

（1）对照品溶液的制备考察

① 对照品的选择：在前期的调研中发现，赤藓红、亮蓝、胭脂红、酸性红 73、柠檬黄、日落黄、金橙Ⅱ、金胺 O、苋莱红基本涵盖了各种色系，具有便宜、易得的特点。近年来日常药品检验工作中遇到的实际案例也发现，以上 9 种成分为添加的常用物质，故选择以上 9 种成分进行检测。

② 对照品溶液的制备：9 种染色剂在有机溶剂甲醇中均易溶，故选择甲醇为配制溶剂。

（2）**色谱条件的考察**　目前文献报道的色素筛查方法中有化学反应法、薄层色谱法、液相色谱法等，其中化学反应法特征性差，假阳性多，只适用于单一化学结构类型的药物；薄层色谱法操作复杂，时间长，所需试剂多；文献报道的普通液相色谱法分离上述 9 种化学成分，多采用不同的流动相系统，分离时间较长，难以满足快速筛查的要求。本案例选用的超高效液相色谱法（UPLC）具有快速、准确、简单的特点，一个流动相系统 10 分钟以内即可完成对 9 种成分的测定（见图 3-42～图 3-51）。

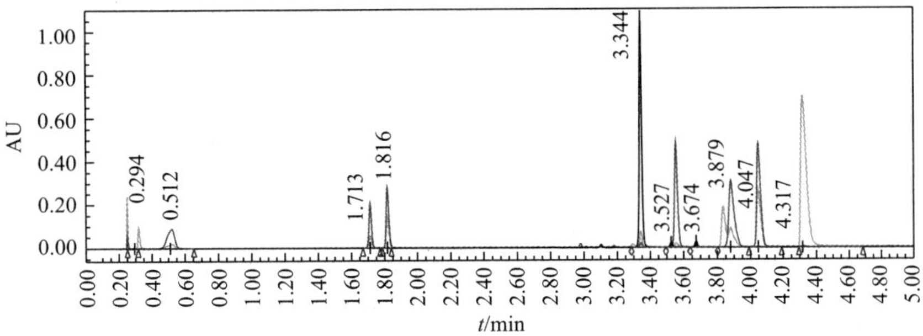

图 3-42　混合对照 UPLC 法色谱图

1—柠檬黄；2—苋菜红；3—胭脂红；4—日落黄；5—亮蓝；6—赤藓红；7—酸性红 73；8—金橙Ⅱ；9—金胺 O

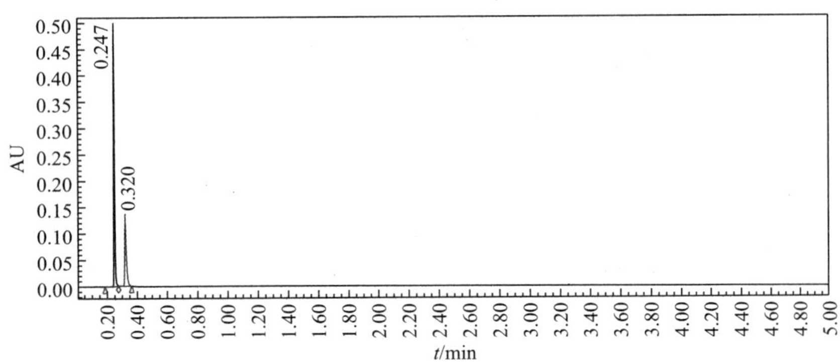

图 3-43　柠檬黄对照品 UPLC 法色谱图

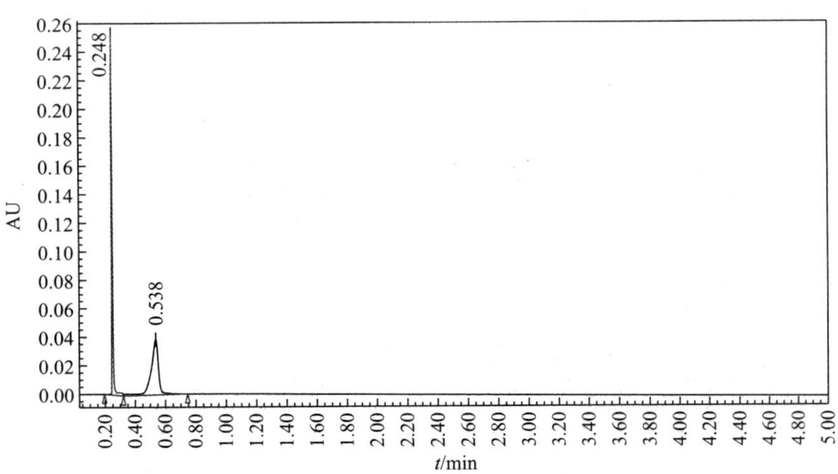

图 3-44　苋菜红对照品 UPLC 色谱图

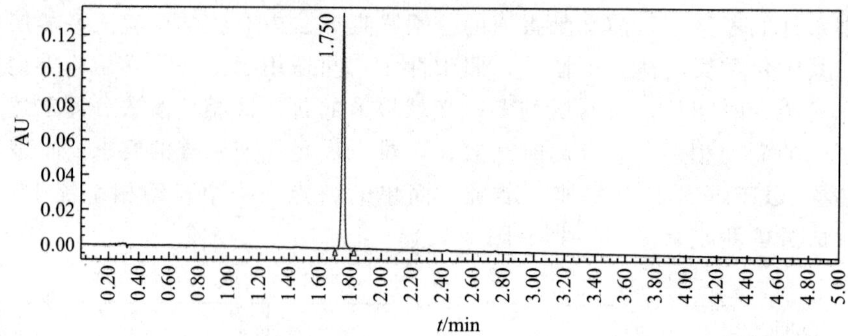

图 3-45　胭脂红对照品 UPLC 色谱图

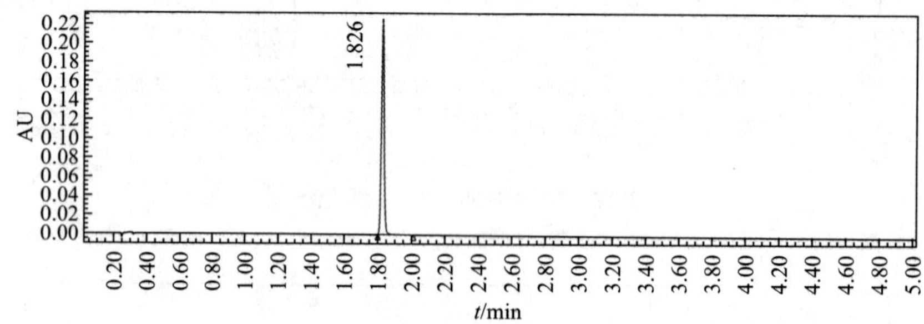

图 3-46　日落黄对照品 UPLC 色谱图

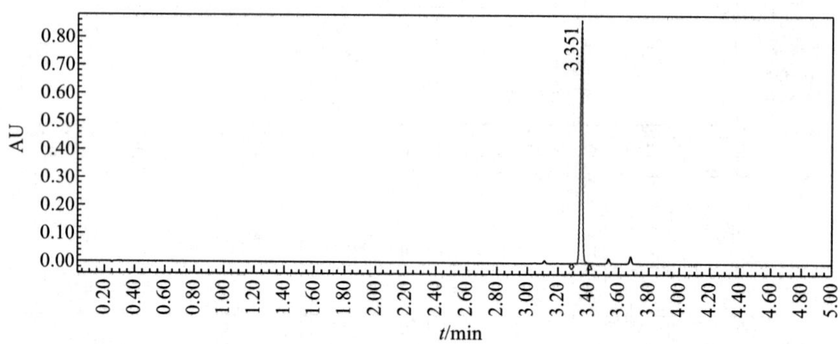

图 3-47　亮蓝对照品 UPLC 色谱图

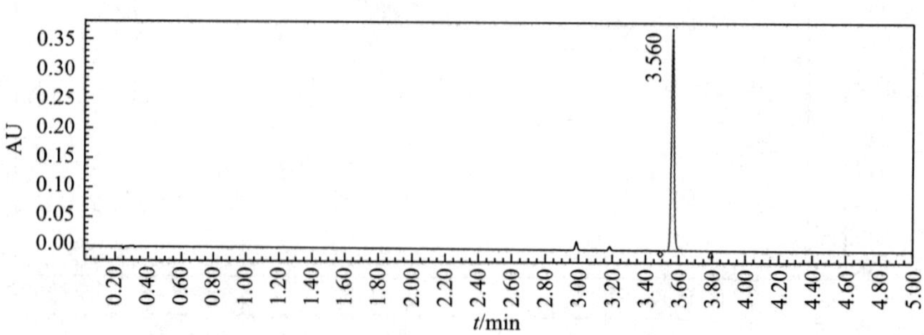

图 3-48　赤藓红对照品 UPLC 色谱图

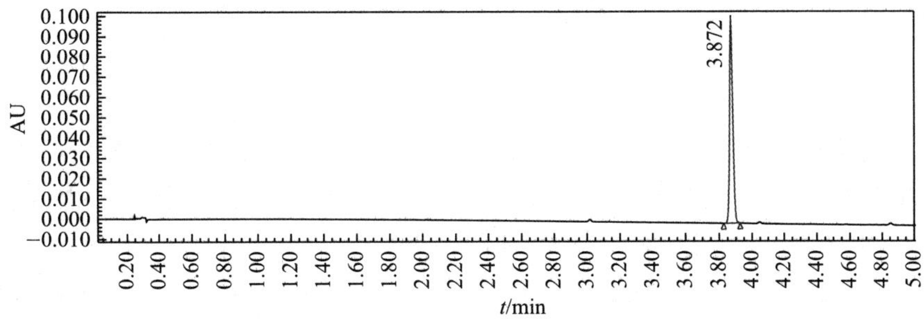

图 3-49 酸性红 73 对照品 UPLC 色谱图

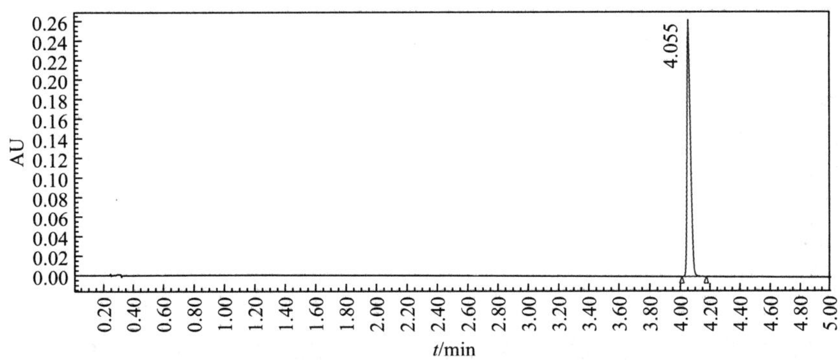

图 3-50 金胺 O 对照品 UPLC 色谱图

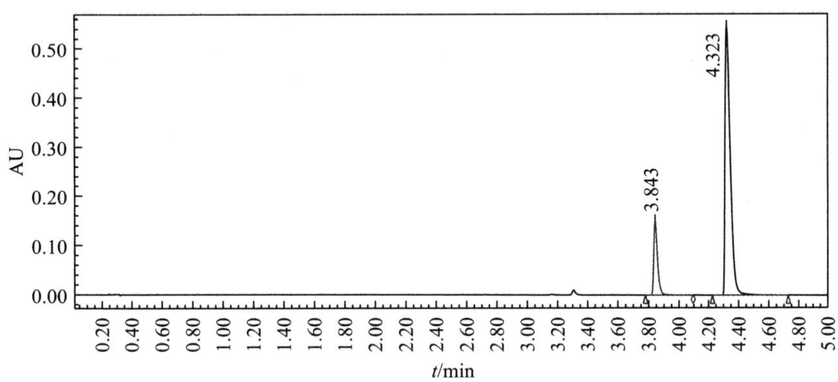

图 3-51 金橙Ⅱ对照品 UPLC 色谱图

① 检测波长的选择：由于各种色素的最大吸收波长不一致，分别对 9 个对照品的紫外吸收进行全波长扫描，筛选出高效液相色谱的适宜检测波长（见表 3-28）。

表 3-28 各种色素的检测波长

波长/nm	色素名称
430	柠檬黄、金胺 O、金橙Ⅱ
500	赤藓红、胭脂红、酸性红 73、日落黄、苋菜红
630	亮蓝

② 色谱填料的选择：以上 9 种化学成分，用十八烷基硅烷键合硅胶（C_{18}）即可得到较好的分离效果，并考虑到此方法的推广应用，C_{18} 填料是目前最常用、较便宜的反相填料，故采用 C_{18} 填料。

③ 色谱柱的选择：在色谱柱的长度、内径、粒径方面，采用与 UPLC 系统匹配的窄内径、小粒径的 UPLC 柱，使峰形更加尖锐，分离度更高，为达到快速分析的目的，选用 50 mm 短柱。同时考察了 Waters ACQUITY HSS T3 C_{18} 柱（100 mm×2.1 mm，1.8 μm）、Waters ACQUITY BEH C_{18} 柱（100 mm×2.1 mm，1.7 μm）、Agilent ZORBAX RRHD Eclipse Plus C_{18} 柱（100 mm×3.0 mm，1.8 μm）、Kromasil C_{18}（100 mm×2.1 mm，1.8 μm）四根不同品牌的 UPLC 色谱柱对以上 9 种成分的分离情况，结果表明均能达到较好的分离效果（见图 3-52～图 3-55）。

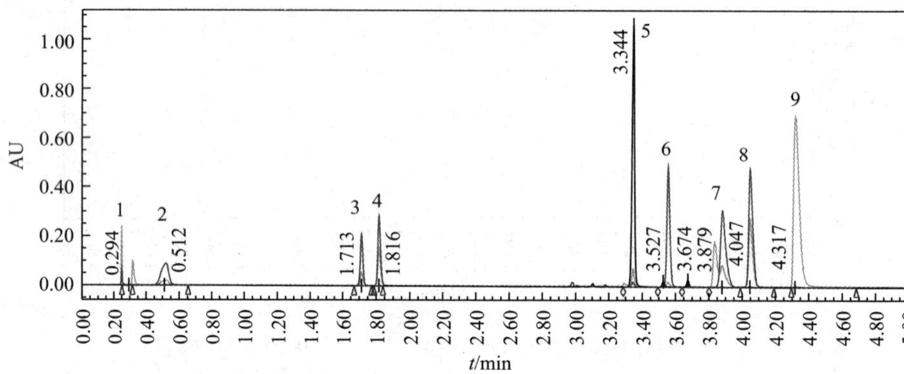

图 3-52 Waters ACQUITY HSS T3 C_{18} 柱（100 mm×2.1 mm，1.8 μm）

1—柠檬黄；2—苋菜红；3—胭脂红；4—日落黄；5—亮蓝；6—赤藓红；7—酸性红 73；8—金橙Ⅱ；9—金胺 O

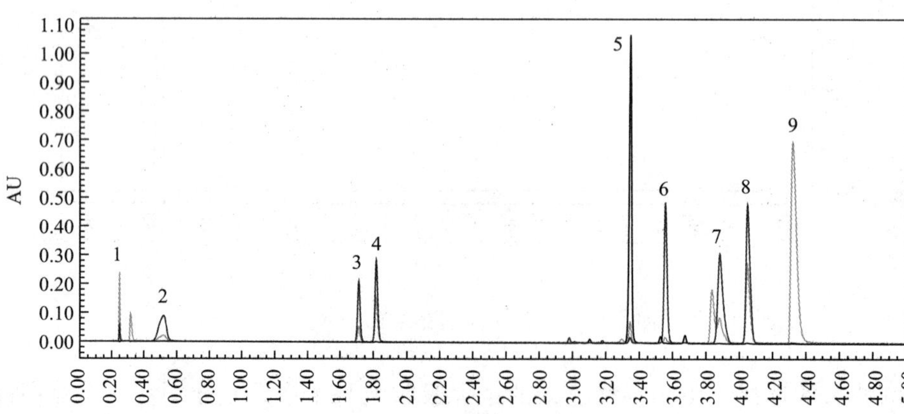

图 3-53 Waters ACQUITY BEH C_{18} 柱（100 mm×2.1 mm，1.7 μm）

1—柠檬黄；2—苋菜红；3—胭脂红；4—日落黄；5—亮蓝；6—赤藓红；7—酸性红 73；8—金橙Ⅱ；9—金胺 O

④ 流动相的选择：本实验要求的流动相既要达到分离 9 种成分的效果，更重要的是要保证 9 种成分的离子化效率，以满足质谱的检测。故在流动相中使用液质联用系统中最常用乙腈-乙酸铵系统，并对乙酸铵浓度进行了考察，发现过高的乙酸铵浓度在梯度洗脱时柱压上升太快，经过反复测试，最后采用乙腈-10 mmol/L 乙酸铵系统。

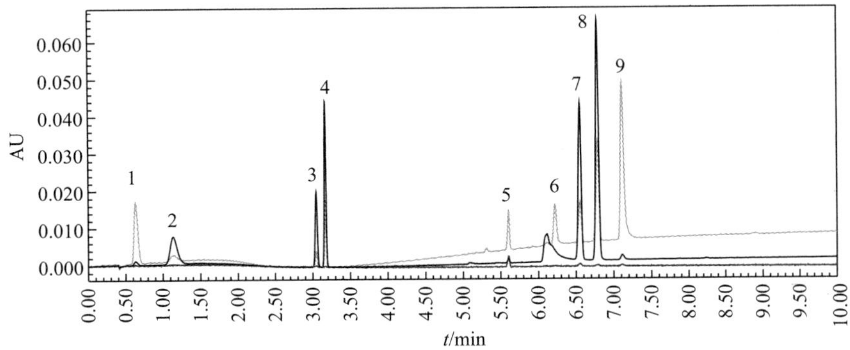

图 3-54 Agilent ZORBAX RRHD Eclipse Plus C_{18} 柱（100 mm×3.0 mm，1.8 μm）

1—柠檬黄；2—苋菜红；3—胭脂红；4—日落黄；5—亮蓝；6—赤藓红；7—酸性红 73；8—金橙Ⅱ；9—金胺 O

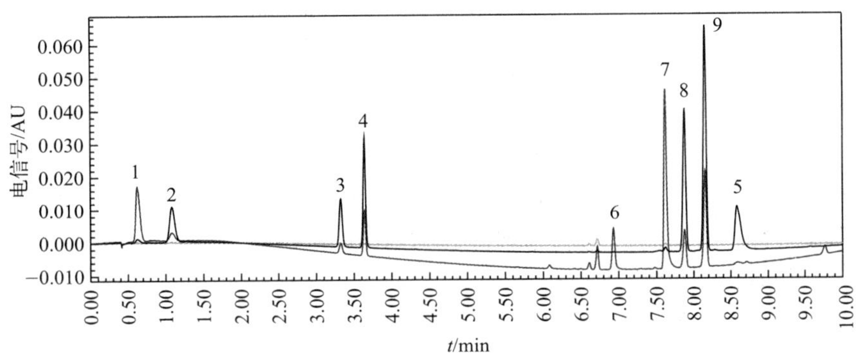

图 3-55 Kromasil C_{18}（100 mm×2.1 mm，1.8 μm）

1—柠檬黄；2—苋菜红；3—胭脂红；4—日落黄；5—亮蓝；6—赤藓红；7—酸性红 73；8—金橙Ⅱ；9—金胺 O

⑤ 洗脱梯度的选择：分别考察表 3-29～表 3-31 所示几种梯度洗脱方式，最终选用表 3-29 所示的梯度，这个洗脱梯度使待测成分得到较好的分离，更加有利于质谱的检测。

表 3-29 洗脱梯度条件 1

时间/min	流动相 A/%	流动相 B/%
0～10	20→95	80→5
10～12	95→20	5→80
12～13	20	80

表 3-30 洗脱梯度条件 2

时间/min	流动相 A/%	流动相 B/%
0～10	10→95	90→5
10～12	95→10	5→90
12～13	10	90

表 3-31　洗脱梯度条件 3

时间/min	流动相 A/%	流动相 B/%
0～10	5→95	95→5
10～12	95→5	5→95
12～13	95	5

【案例分析】

本案例聚焦于药物中非法染色成分的检测方法建立，在此基础上，研究工作实现了更广泛的技术拓展与应用验证。例如，项目共收集并检测了 650 批次药品样品，涵盖降糖类药品 80 批、增强性功能类药品 75 批、减肥类药品 90 批，以及其他类别的药品。除非法染料的检测外，研究工作按照本案例思路，还系统开展了对多类非法添加化学成分的筛查与分析，涉及降糖药物、西地那非类成分、利尿剂、激素类物质等常见非法添加问题。

该项目的全部检测工作均依托高效液相色谱（HPLC）和超高效液相色谱（UPLC）技术平台，凭借其高灵敏度、良好分离度和定量精度，实现了对多种非法添加成分的准确识别与定量分析。系统性的研究设计与丰富的样本数据，为全面掌握当前药品中非法添加行为的现状提供了坚实的技术支撑，也为监管策略的优化和风险评估提供了科学依据。

展望未来，该检测体系有望进一步与高分辨质谱（HRMS）联用，构建覆盖范围更广、结构信息更完整的色谱-质谱数据库，显著提升对可疑非法添加物的快速筛查与精确定性能力，进一步增强药品监管部门在风险防控中的技术支撑能力与响应效率。

参考文献

[1] 李榕，朱斌，耿昭，等. 高效液相色谱同时检测补肾壮阳类保健品及中成药中非法添加的 14 种化学药物 [J]. 现代食品科技，2025，41 (1)：320-330.

[2] 张琳琳，李正，杨欢，等. UHPLC-MS/MS 同时测定活血化瘀类中成药中非法添加的 30 个化学药物 [J]. 中国现代应用药学，2024，41 (03)：359-365.

[3] 杨雯，屈玮. 睡眠类特膳食品中非法添加地西泮的快速检测 [J]. 合肥工业大学学报（自然科学版），2024，47 (01)：107-111，136.

[4] 张学斌，李俊，张瑄. HPLC 同时测定中成药中 13 种非法添加的降糖类化学药物 [J]. 中国现代应用药学，2023，40 (01)：86-92.

[5] 黄泽玮，刘忠莹，黄瑛，等. Orbitrap-Elite 高分辨质谱用于减肥及壮阳类保健食品和中成药中 54 种非法添加物的快速筛查及确证 [J]. 中国测试，2019，45 (01)：70-76.

案例 3-7　中药非法添加染色剂补充检验方法的制定

【案例背景】

中药非法添加染色剂是一种严重的违法行为，它不仅损害了消费者的健康，还破坏了中药的信誉和形象。目前非法添加染色剂的种类主要有金橙Ⅱ、日落黄、柠檬黄、胭脂红、苏丹红、酱红、酸性红 74 等。

1. 中药非法添加染色剂的原因

中药非法添加染色剂的原因有很多。一方面，为了增加中药的色泽，提高中药的品质和市场竞争力，非法添加染色剂成为一种不法商家提高产品吸引力的手段。例如，某些中药材因生长环境、采摘方式等原因可能出现颜色不鲜艳的问题，而添加染色剂能够改善这种情况。另一方面，为了掩盖中药本身的质量问题，一些不法商家会在中药中添加染色剂以掩盖其本身的瑕疵。例如，苏丹红是一种染料，一般用于染红食品，而酱红则是一种用于染色的合成染料，它能增加食品的鲜艳度和诱人程度。长期摄入这些有毒的染色剂会对人体健康造成严重危害。例如，苏丹红可能导致患上癌症和其他慢性疾病；酱红会增加过敏反应的风险，造成消化系统、肝脏和肾脏的损害；金胺O是化学染色剂，对皮肤黏膜有轻度刺激，可引起结膜炎、皮炎和上呼吸道刺激症状，长期过量食用，将对人体肾脏、肝脏造成损害甚至致癌。上述染料曾被发现用于红花、蒲黄、丹参、延胡索、黄柏、五味子等中药材、中药饮片的非法染色。

2. 补充检验方法起草的背景

对假药、劣药的处罚决定，应当依法载明药品检验机构的质量检验结论。药品检验检测部门出具质量检验结论即报告书的技术依据是药品标准。目前，国家药品标准包括《中国药典》、部颁标准、局颁标准。对于省级药品检验检测机构，其在检测中还可能采纳地方药材标准及地方饮片炮制规范。上述标准，无论是国家标准还是地方标准，都是从正面的角度表征中药的特征，即中药应当具有的特性。标准针对的问题主要是种植（养殖）、采收、加工、炮制、流通、储藏等生产环节不规范导致的质量问题。检测的指标一般是药品应当含有的化学成分。对于掺伪、掺杂、染色、增重等人为因素导致的质量问题，往往需要检测的是药品不应当含有的成分。按药品标准检测，有时发现不了相关问题，并且以此为目的建立的检测方法不属于按《药品生产质量管理规范》生产的药品标准规定的范畴。这些用于打击掺伪造假的检测方法要成为药品检验检测机构出具检验报告书的法定依据，必须先经过国家药品监督管理部门的批准。对有掺杂、掺假嫌疑的药品，在国家药品标准规定的检验方法和检验项目不能检验时，药品检验机构可以补充检验方法和检验项目进行药品检验；经国务院药品监督管理部门批准后，使用补充检验方法和检验项目所得出的检验结果，可以作为药品监督管理部门认定药品质量的依据。

3. 中药蒲黄非法添加染色剂

蒲黄为香蒲科植物水烛香蒲（*Typha angustifolia* L.）、东方香蒲（*Typha orientalis* Presl）或同属植物的干燥花粉（图3-56～图3-58）。具有止血、化瘀、通淋等功效。用于吐血、衄血、咯血、崩漏、外伤出血、经闭痛经、胸腹刺痛、跌扑肿痛、血淋涩痛等症。

近年来，蒲黄需求量较大，供不应求，少数违法商人为了使中药材蒲黄外观颜色亮丽，便于以次充好，从而提高其价格，大量采用人工合成色素染色或用矿物、植物粉末染色后掺入蒲黄中进行非法销售获取利益。经鉴定，用于染色的色素多为金胺O。

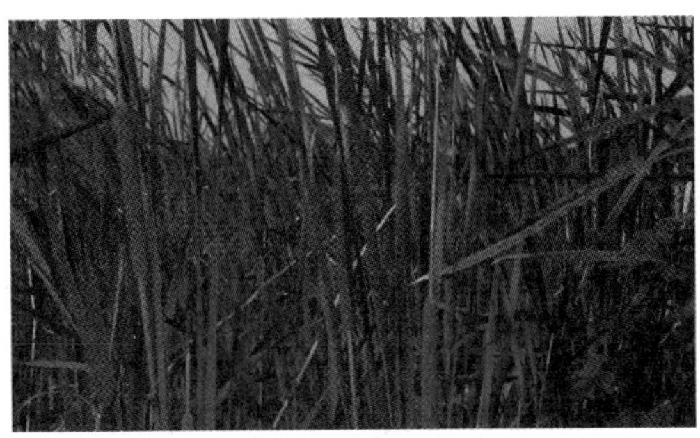

图3-56　水烛香蒲

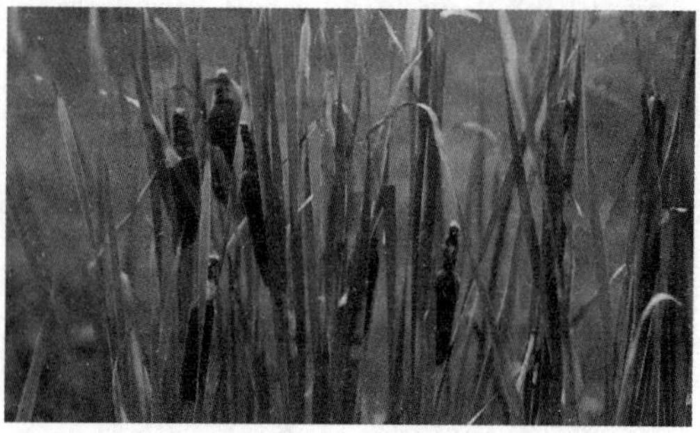

图 3-57　东方香蒲

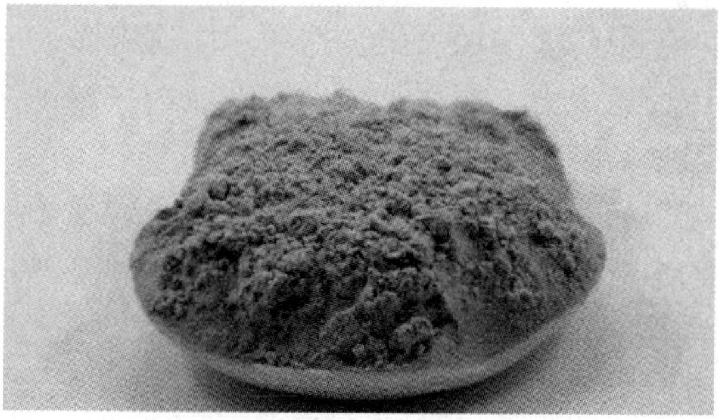

图 3-58　蒲黄

为了有效地遏制蒲黄染色的非法行为、控制蒲黄的质量，并保证用药的安全有效性，需要建立快速、可靠、灵敏的分析方法来检测蒲黄中的非法染色色素。本文案例拟建立蒲黄中金胺 O 的 HPLC 测定方法，为制定蒲黄非法添加金胺 O 染色剂补充检验方法提供有益参考。

【实验方法及结果】

1. 仪器及试药

(1) 仪器　Agilent 1260 高效液相色谱仪；Ultimate XB-C_{18}（5 μm，4.6 mm×250 mm）色谱柱；十万分之一电子分析天平（METTLER TOLEDO，批号 XS205）；万分之一电子分析天平（FA20048）；Molecular 超纯水处理器；旋转蒸发仪（RE2000A）。

(2) 试药　金胺 O 对照品（中国食品药品检定研究院，批号 111770-200701 含量测定使用，含量以 90.0%计）；乙腈（张家港世博，批号 904916）为色谱纯；水为超纯水。

2. 实验方法

(1) 对照品溶液的制备　精密称取金胺 O 对照品 10.32 mg（以 90.0%的含量计），置 100 ml 容量瓶中，加入超纯水溶解并稀释至刻度，摇匀，作为储备液。临用前，取 10 ml 稀释定容至 100 ml 容量瓶中，得到对照品溶液。

(2) 色谱条件与系统适用性考察

① 流动相比例的选择　对流动相比例的确定，通过比较 3 个系统的流动相比例，乙腈-水（25∶75）的分离效果最佳，考察测定结果见表 3-32、图 3-59。

表 3-32　乙腈-水比例筛选

乙腈∶水	22∶78	25∶75	30∶70
出峰时间	8.614	8.032	6.445
分离度	13.23	11.23	11.17

② 检测波长的考察　分别选择在 400 nm、432 nm、470 nm 进行波长的筛选考察，实验得出在检测波长为 432 nm 时得到最大吸收。如图 3-60。

③ 柱温的考察　分别选择 25 ℃、30 ℃、35 ℃进行分析。实验结果见表 3-33。

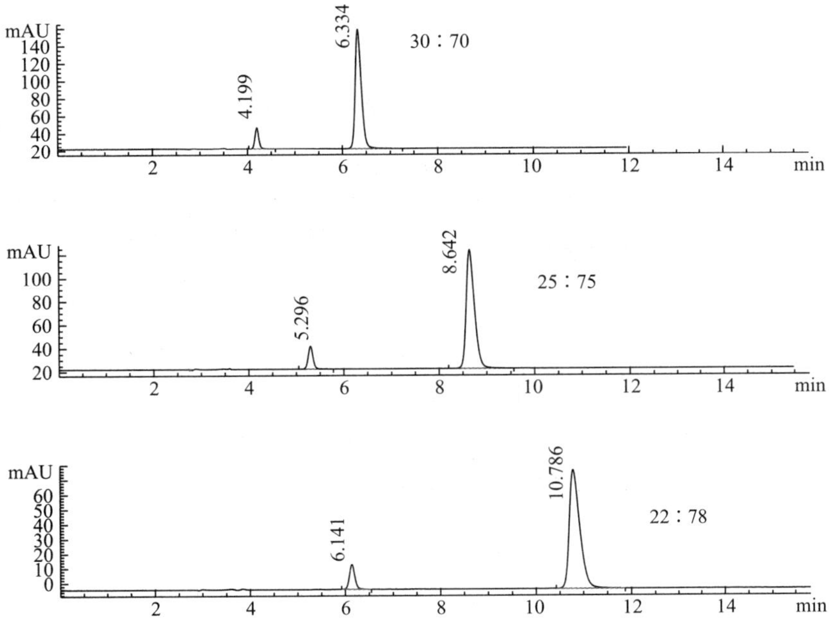

图 3-59 乙腈-水比例筛选

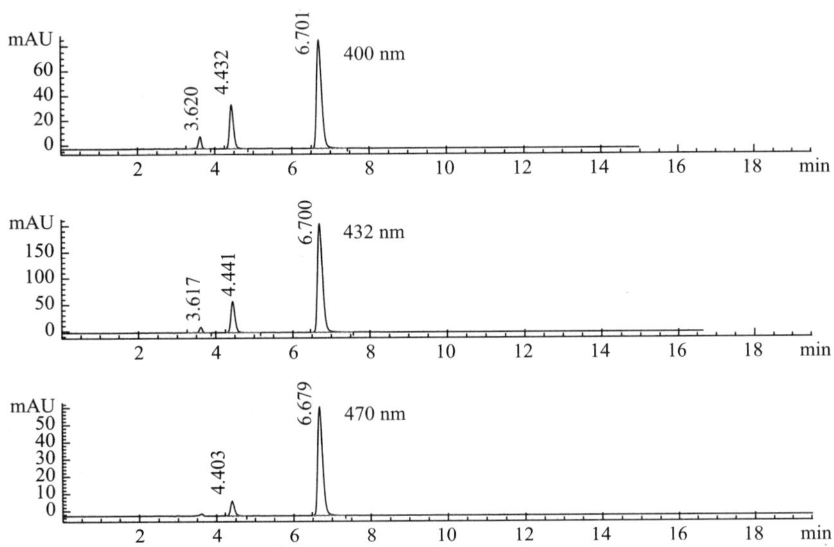

图 3-60 波长筛选

表 3-33 柱温考察

柱温	25 ℃	30 ℃	35 ℃
金胺 O 量（mg/ml）	0.185	0.188	0.187

柱温考察结果基本一致。本实验选择 30 ℃。

综上所述，确定色谱条件为色谱柱 Ultimate XB-C_{18}（5 μm，4.6 mm×250 mm）；流动

相乙腈-水（25∶75）；流速 1.0 ml/min，检测波长 432 nm；柱温 30 ℃；进样量 20 μl。

（3）供试品溶液制备方法的考察

① 提取溶剂的选择　称取蒲黄供试品约 2 g，分别用水、30%乙醇、50%乙醇、70%乙醇 25 ml 作为提取溶剂，制备供试品溶液，按上述色谱条件进行含量测定。测定结果见表 3-34。

表 3-34　提取溶剂考察

提取溶剂	纯化水	30%乙醇	50%乙醇	70%乙醇
金胺 O 量/(mg/g)	0.185	0.176	0.133	0.182

上述实验结果表明，用水和 70%乙醇作为提取溶剂时所得结果相近且含量较高，考虑到实验的经济性，故本案例最终选择水作为提取溶剂。

② 超声处理时间考察　考察超声处理（功率 250 W，60 kHz）10 min、20 min、30 min、40 min，除考察项外，其余按标准正文拟定的方法操作，结果见图 3-61 及表 3-35。

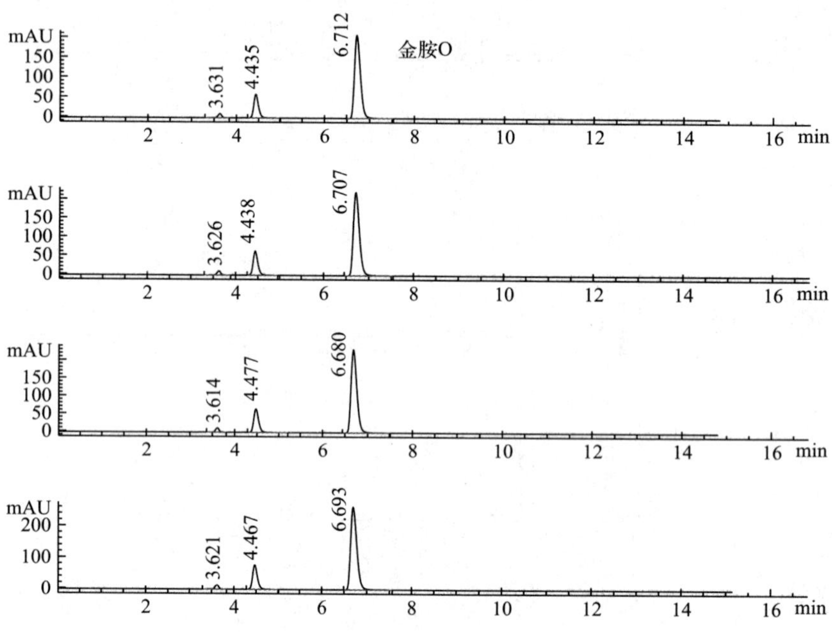

图 3-61　超声时间考察

表 3-35　超声处理时间考察

超声时间	10 min	20 min	30 min	40 min
峰面积	1758.4	1865.8	1955.5	1951.3
金胺 O 量/(mg/g)	0.170	0.181	0.189	0.188

由上述实验结果表明，超声处理时间 30 min 和 40 min 时所测得的含量较高且十分接近，考虑到时间效率问题，故正文选用超声处理 30 min。

综上所述，供试品溶液的制备方法为：精密称定蒲黄粉末约 2 g，置 100 ml 具塞锥形瓶中，精密加入 25 ml 水，密塞，称定重量，超声处理 30 min（功率 250 W，60 kHz），放冷至室温，用水补足重量，摇匀，滤过，取续滤液作为供试品溶液。

3. 方法学验证

（1）专属性考察 取阴性样品（不含金胺 O 的蒲黄）按上文拟定的供试品溶液制备方法将其制备成阴性样品，按拟定的色谱条件进样分析，结果表明阴性样品与金胺 O 对照品在相同保留时间上无色谱峰，证明该方法的专属性良好，如图 3-62 所示。

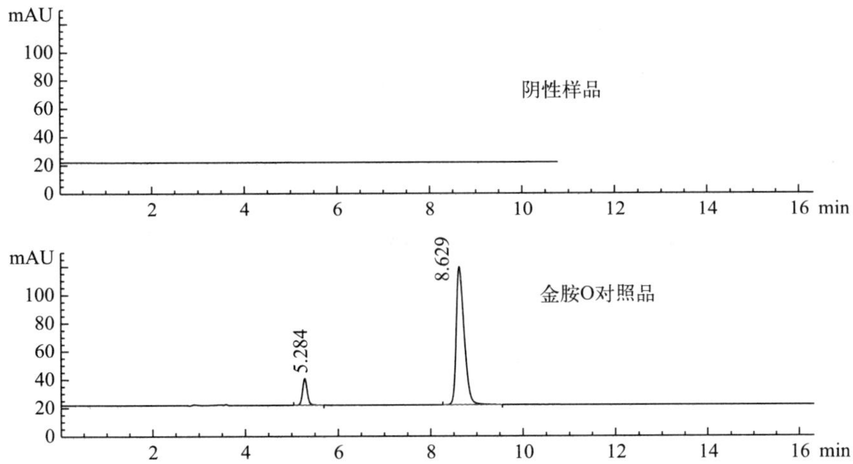

图 3-62 专属性考察

（2）精密度考察 以同一金胺 O 对照品（9.288 μg/ml）按标准正文拟定的方法连续进样 6 针。每次 20 μl，测定峰面积，计算 RSD 值，结果表明金胺 O 峰面积平均值为 1177.88，RSD=1.88%，证明该方法的精密度良好，见表 3-36 及图 3-63。

表 3-36 精密度考察结果

进样次数	1	2	3	4	5	6
出峰时间/min	8.641	8.632	8.628	8.610	8.666	8.605
峰面积	1174.2	1211.7	1142.6	1184.7	1177.3	1176.8

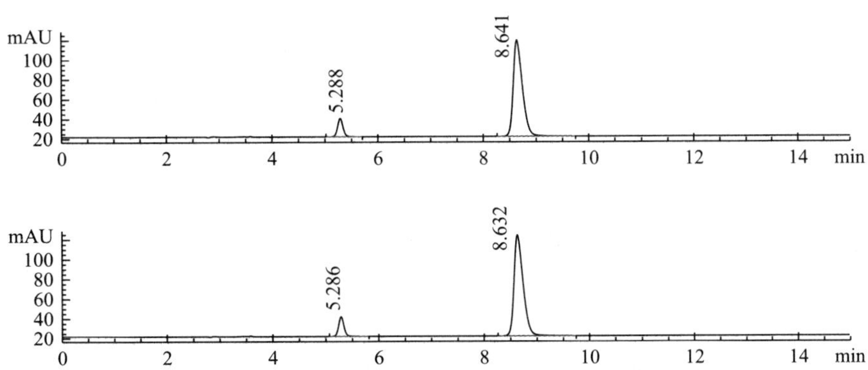

图 3-63

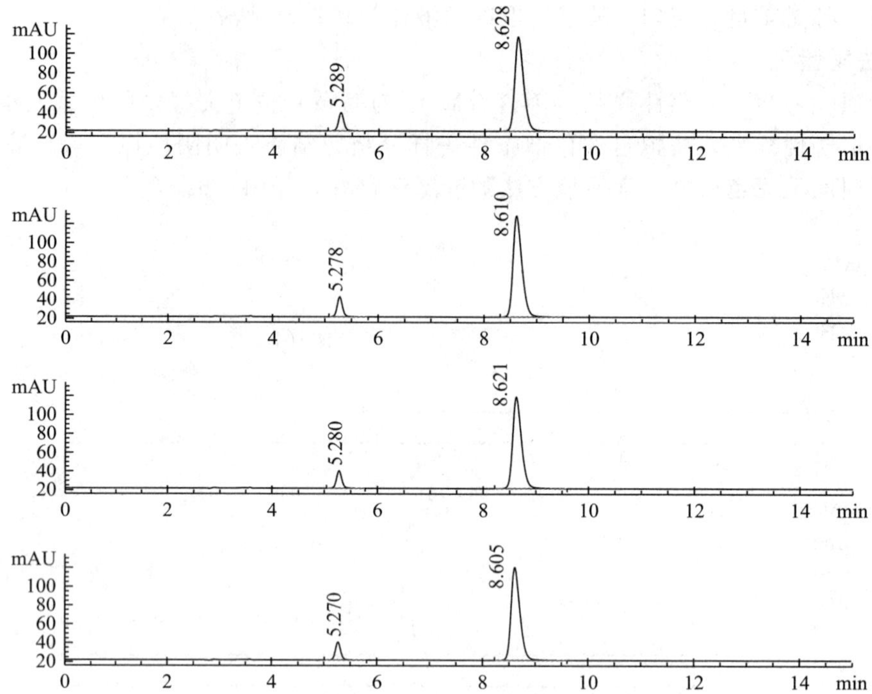

图 3-63 金胺 O 的精密度考察

（3）**重复性考察** 取同一蒲黄样品，分别称取 6 份，每份约 2 g，按前面拟定的方法制备成供试品溶液，然后进行含量测定。实验结果表明，金胺 O 平均含量值为 0.200 mg/g，RSD 值为 1.51%，证明重复性较好，见表 3-37 及图 3-64。

表 3-37 重复性考察结果

取样量/g	2.0081	2.0017	2.0019	2.0042	2.0069	2.0007
峰面积	2109.2	2051.5	2057.5	2068.8	2105.2	2021.5
金胺 O 量/(mg/g)	0.204	0.198	0.199	0.200	0.203	0.196

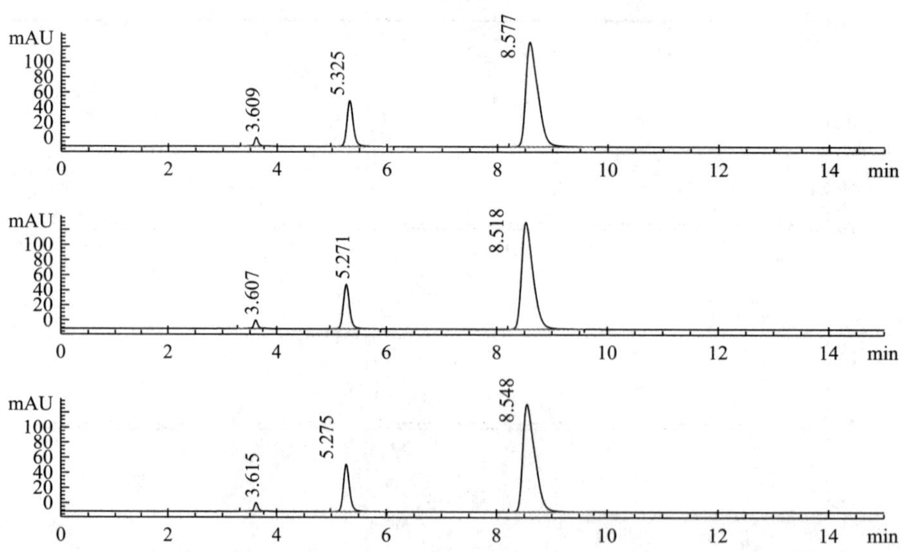

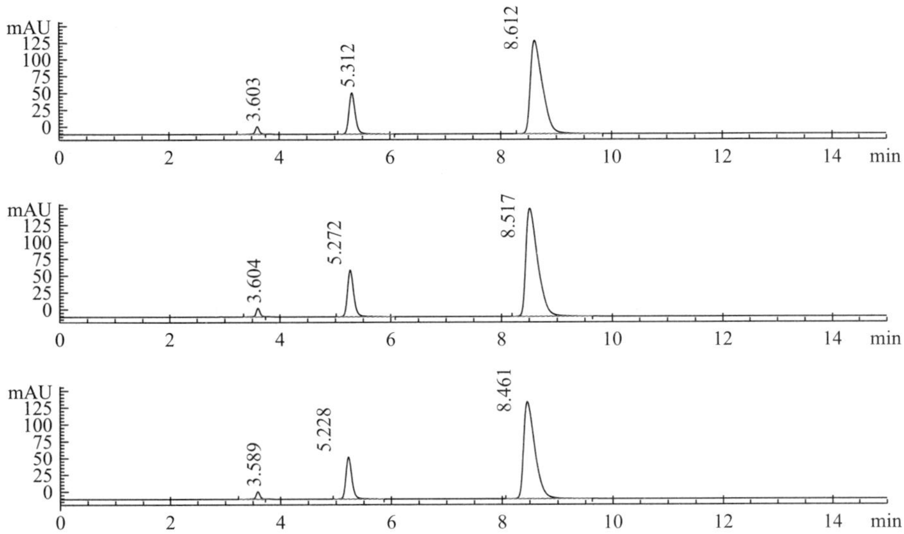

图 3-64　金胺 O 的重复性考察

（4）**供试品溶液和对照品溶液稳定性考察**　按标准正文拟定的方法将新配制的供试品溶液和对照品溶液分别于 0 h、2 h、4 h、6 h、8 h、10 h，精密进样 20 μl，测定金胺 O 的峰面积，计算 RSD 值。根据 RSD 值，分别考察供试品溶液和对照品溶液的稳定性，测定结果见表 3-38、图 3-65、图 3-66。

表 3-38　对照品溶液及供试品溶液稳定性考察结果

放置时间/h	0	2	4	6	8	10
供试品峰面积	1905.4	1852.0	1907.5	1862.7	1929.7.2	1862
对照品峰面积	1184.4	1214.5	1201.0	1182.5	1177.3	1194.0

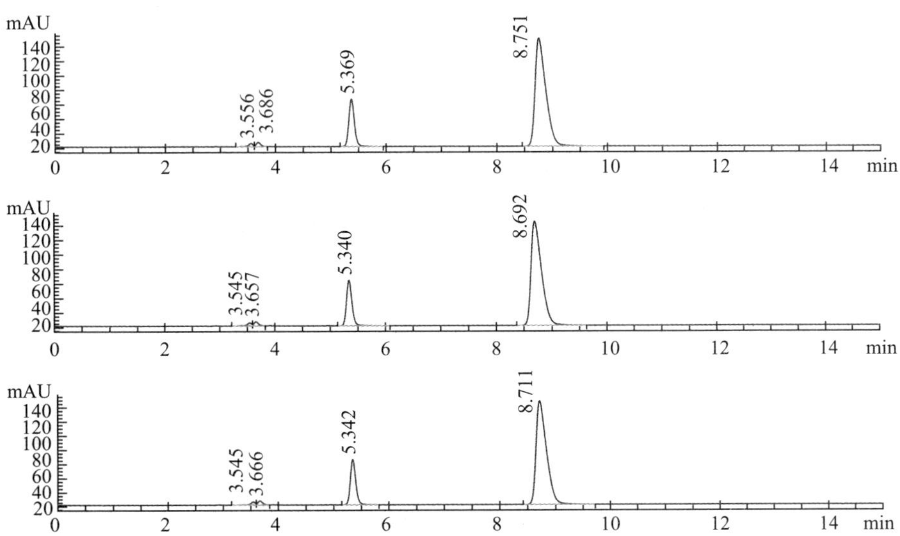

图 3-65

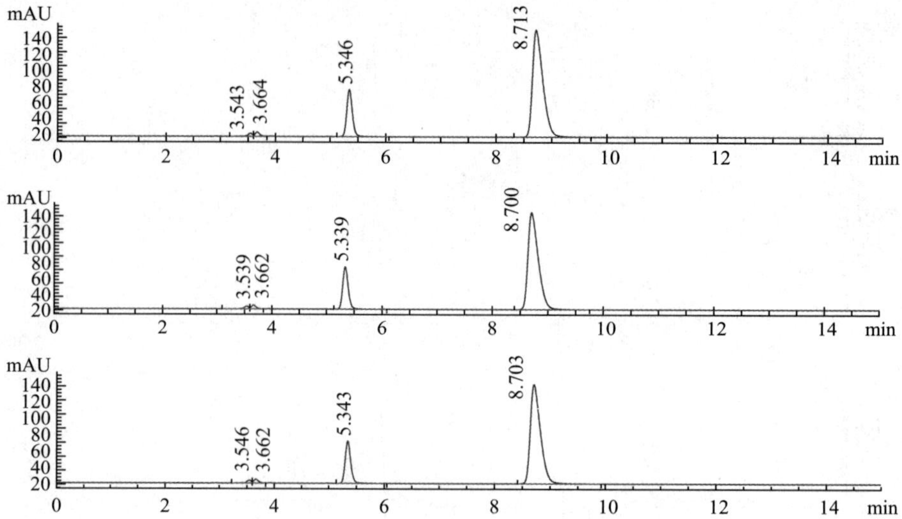

图 3-65　金胺 O 供试品溶液稳定性考察

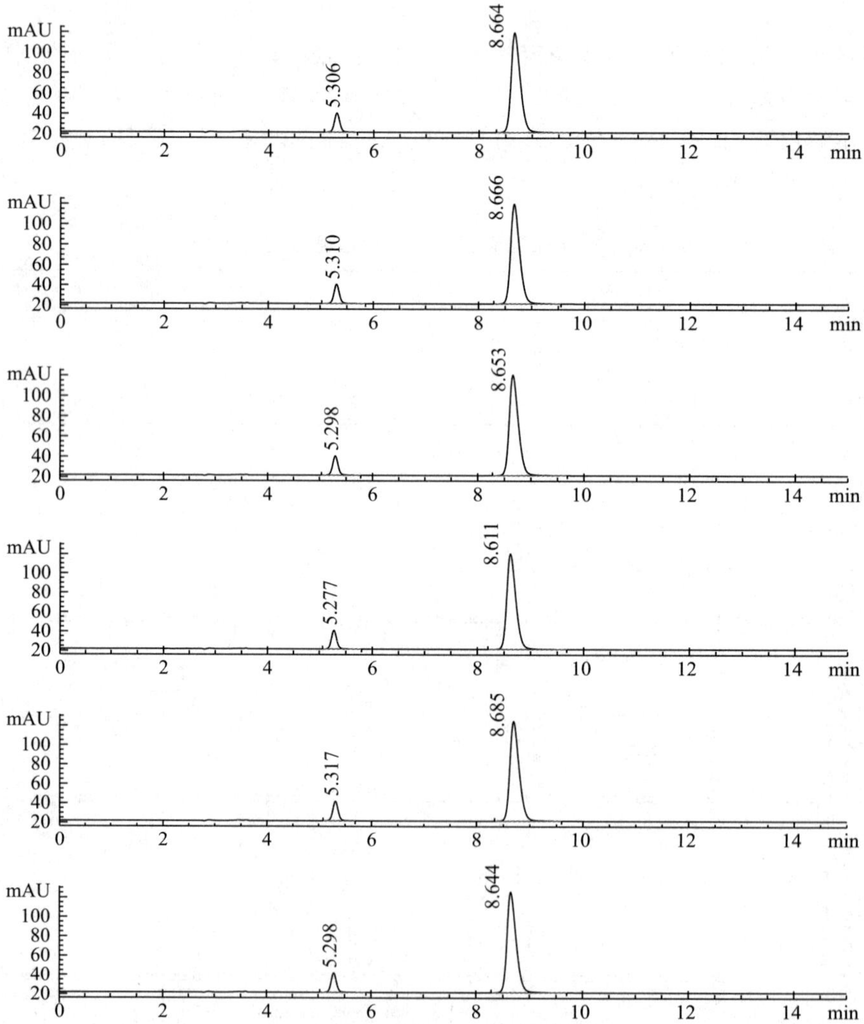

图 3-66　金胺 O 对照品溶液稳定性考察

根据以上数据得出，供试品溶液的平均峰面积为 1887.18，RSD 值为 1.64%；对照品溶液的平均峰面积为 1192.28，RSD 值为 1.16%。实验结果表明，供试品溶液和对照品溶液至少在 0～10 h 内处于稳定状态。

（5）线性关系考察 取金胺 O 对照品的储备液 10 ml，置于 100 ml 容量瓶中，稀释、定容至刻度、摇匀，即得对照品溶液（9.288 μg/ml）。按照等比的比例用移液管精密量取 1 ml、2 ml、4 ml、8 ml、16 ml 对照品溶液分别置于 25 ml 容量瓶中，用超纯水稀释、定容至刻度，得到不同浓度的对照品溶液，最后分别进样 20 μl。测定结果见表 3-39。

表 3-39 线性关系考察结果

浓度（μg/ml）	0.3715	0.7430	1.4861	2.9722	5.9443
峰面积	50.6	109.4	218.7	467.8	938.4

以浓度为横坐标，金胺 O 峰面积为纵坐标，绘制标准曲线，并计算回归方程，见图 3-67、图 3-68。

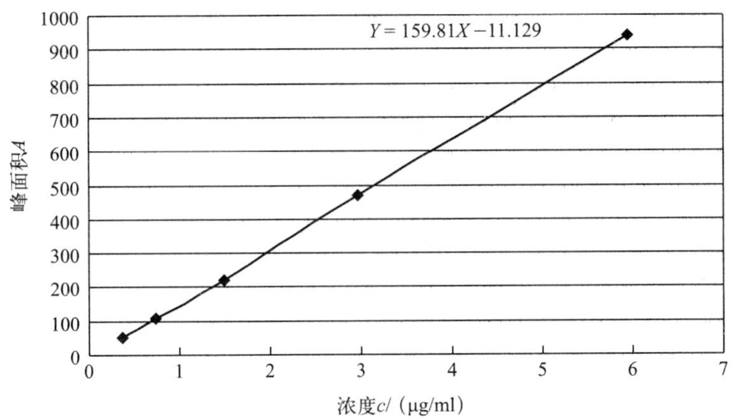

图 3-67 金胺 O 线性关系

由上图得出回归方程 $Y=159.81X-11.129$（$r=0.9999$），结果表明金胺 O 对照品浓度在 0.3715～5.9443 μg/ml 范围内，与峰面积呈较好的线性关系。

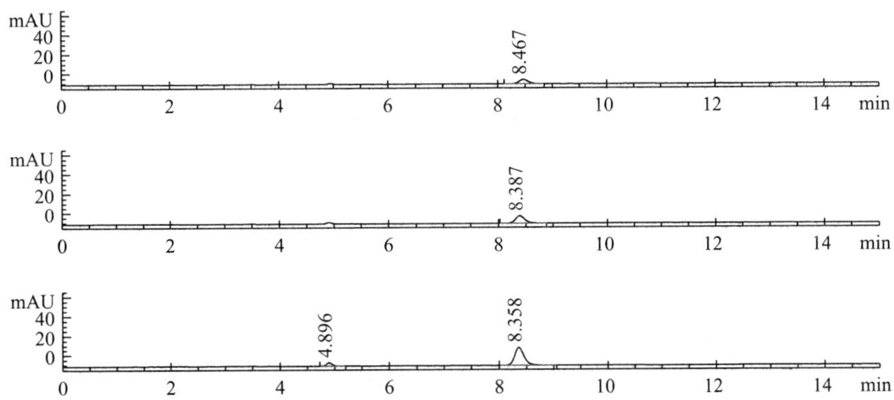

图 3-68

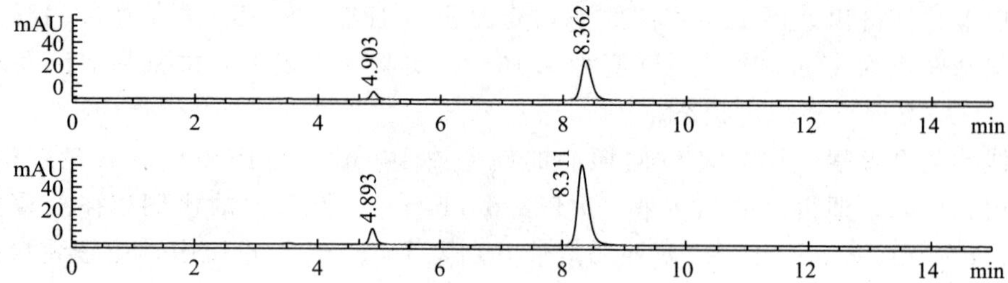

图 3-68　金胺 O 线性关系考察

（6）加样回收率考察　精密量取金胺 O 对照品（9.288 μg/ml）20 ml 分别置于 6 个 250 ml 圆底烧瓶中，进行减压旋转蒸干溶剂，然后向其中加入 1 g 蒲黄样品，再加入蒸馏水进行洗涤，转移至 100 ml 锥形瓶中。蒸馏水的量与标准正文中供试品溶液制备时的量一致，即 25 ml。超声提取 30 min，得到 6 份供试品，测定金胺 O 的含量，并按照下式计算加样回收率，实验结果见表 3-40。

$$回收率(\%)=\frac{测得量-样品中含量}{对照品加入量}$$

表 3-40　加样回收率考察结果

编号	取样量/g	样品中含量/mg	加入对照品量/mg	测得量/mg	回收率/%	平均回收率/%	RSD/%
1	1.0032	0.1941	0.1858	0.3793	99.67	98.96	1.59
2	1.0083	0.1951	0.1858	0.3756	97.14		
3	1.0073	0.1949	0.1858	0.3764	97.68		
4	1.0044	0.1943	0.1858	0.3826	101.34		
5	1.0058	0.1946	0.1858	0.3799	99.73		
6	1.0049	0.1944	0.1858	0.3768	98.17		

从上表可以得出，6 份样品的平均回收率为 98.96%，RSD 值为 1.59%，证明该方法的准确度较好。

（7）检测限考察　取金胺 O 对照品（9.288 μg/ml），按标准正文拟定的色谱条件，进样 20 μl 测定，以信噪比 3∶1 计算，金胺 O 的检测限为 4.6×10^{-2} μg/ml，见图 3-69。

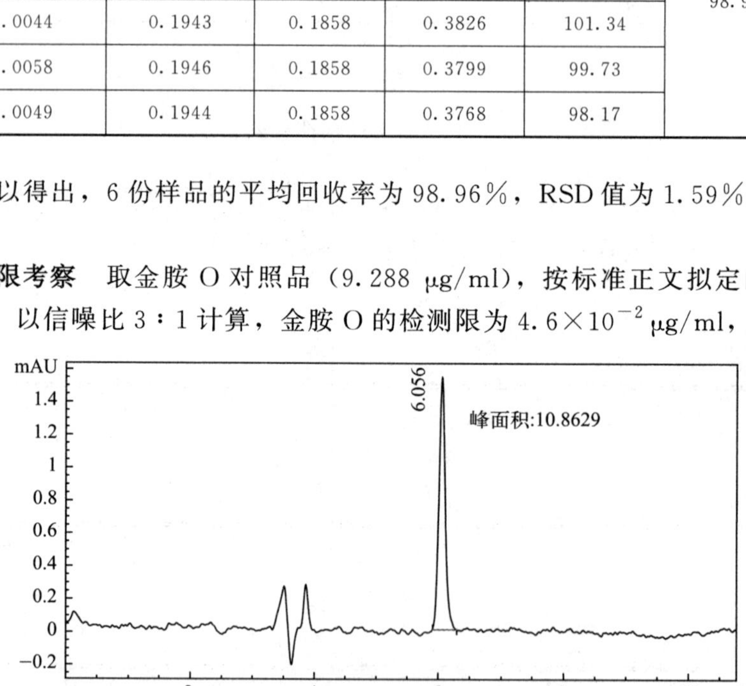

图 3-69　检测限考察

(8) **方法耐用性考察**　采用不同牌号仪器、色谱柱，按标准正文拟定的方法，测定样品中金胺 O 的含量，结果见表 3-41。

表 3-41　样品中金胺 O 的含量

<table>
<tr><th>色谱条件</th><th>金胺 O 量/(mg/g)</th><th>色谱条件</th><th>金胺 O 量/(mg/g)</th></tr>
<tr><td>色谱仪：SHIMADZM</td><td rowspan="2">0.194</td><td>色谱仪：Agilent 1260</td><td rowspan="2">0.192</td></tr>
<tr><td>色谱柱：C_{18} (5 μm，4.6 mm×150 mm)</td><td>色谱柱：C_{18}-WR (5 μm，4.6 mm×150 mm)</td></tr>
</table>

以上结果表明，该方法的耐用性较好。

(9) **供试品中金胺 O 含量测定**　按标准正文拟定的方法，测定 6 批蒲黄样品中金胺 O 的含量，实验结果见表 3-42。

表 3-42　蒲黄中金胺 O 的测定结果

销售厂家	批号	金胺 O 含量/(mg/g)
某中药批发市场	20170401	0.1928
	20170412	0.1933
	20170423	0.1927
	20170503	0.1941
	20170408	0.1921
	20170419	0.1935

结果表明，建立的补充检验方法专属性强，重现性好，灵敏度高，可用于蒲黄中的非法添加金胺 O 染色剂的检测。

【案例分析】

非法添加染色剂对人体健康构成严重威胁，这在中药领域尤为突出。除了强调加强监管和提高公众意识外，加强行业自律和企业责任也是至关重要的，只有这样才能共同维护中药市场的安全和健康。制定药品的补充检验方法是解决这一问题的重要步骤，下面是关于制定现有药品的补充检验方法的主要流程。

1. 检测目标物的确定

检测目标物的确定是制定药品补充检验方法的关键步骤之一。在实际检验工作中发现的问题是深入调查研究的起点。这种调查需要对拟测定目标物的特性、来源以及潜在的风险危害有充分的认识。通常情况下，药品补充检验方法主要是定性检查，旨在确认是否存在掺杂掺假的目标物。然而，在某些情况下，可能存在原料污染或目标物风险可控等特殊情况，因此也可以考虑设定为限量检查。此外，当需要评估样品中添加物的风险程度、危害性或毒性时，必须进行含量测定，或在方法草案中设定含量测定项。因此，在制定补充检验方法时，必须充分考虑目标物的特性，并根据具体情况采取相应的检测手段，以确保方法的准确性和适用性。

2. 样品要求

在制定药品补充检验方法时，对样品的选择至关重要。应该选择具有代表性的样品，这包括阳性样品和阴性样品，以便按照起草确证方法进行检测分析。为了确保分析方法的重现性，需要特别关注提供的重现性研究样品的一致性。这样做的目的是避免样品在传递过程中发生变化，从而影响到重现性的结果。对于特定方法，应该根据监督检验的实际情况选择合适的代表性阳性样品和阴性样品。而对于通用方法，则一般需要检测至少 10 批代表性阳性样品和 10 批代表性阴性样品，以确保方法的可靠性和适用性。这样的样品选择标准有助于保证制定的药品补充检验方法具有代表性，并且可以在实际应用中得到准确的结果。

3. 标准物质要求

考虑到药品补充检验方法的特殊用途和实效性，需要在选择标准物质时采取灵活的方法。这些方法主要旨在发现药品中的掺假非药品成分，以及打击制假售假等违法行为。因此，在确定所需的标准物质时，并不受限于国家药品标准物质或计量院提供的物质。实际工作中，可以扩大标准物质的范围，以确保药品补充检验方法的准确性和实用性。这包括但不限于标准试剂、标准参比物等阳性对照物。关键是这些物质必须来源明确、资料信息完整，以确保其质量和可靠性。

在药品补充检验方法的起草过程中，申报单位应该提供所用标准物质（或阳性对照物）的完整资料。这些资料包括标准物质的来源、标化方法、赋值等信息。这样做有助于确保所选用的标准物质符合相关要求，并能够正确地应用于检验方法中。

审评委员会秘书处负责组织标准物质专家审核所提供的资料，以判断所用标准物质（或阳性对照物）的适用性，确保所选用的标准物质能够满足检验方法的要求，并确保方法的准确性和可靠性。

4. 分析方法选择

药品补充检验方法应选择专属性强、重现性好、灵敏度高、快速简便、适合基层使用的方法。如药品检验常规使用的显微鉴别法、理化检查法、薄层色谱法、高效液相色谱法、气相色谱法、毛细管电泳法等方法。同时，应根据检测目标物的特性，建立有效的验证方法。如 HPLC-MS/MS 或 GC-MS/MS 对样品中目标物的验证方法。一般常规方法列入补充检验方法草案，HPLC-MS/MS 或 GC-MS/MS 方法作为实验室检测验证方法，必要时使用（生物制品可采用相关的生物分析方法，如免疫印迹法、酶联免疫吸附法及生物活性鉴别法等），尽量避免使用毒性、腐蚀性较大的试剂和特殊试剂，选择节约资源、减少环境污染的技术方案。

5. 方法学参数

方法起草应按照方法的用途，根据现行版《中国药典》通则进行全面的方法学验证，保证方法对被测目标物的适用性和样品的质量可控性。

6. 样品检测

应至少测定 3 批样品，在重复条件下两次独立测定结果的相对标准偏差在相应的精密度接受范围内。对于通用方法，需要对同一品种不同来源、不同规格、不同生产企业的产品进行检验，以获得较大范围的样本检测结果，为方法的批准提供数据支持。

7. 检验结果

（1）检测结果的表述

① 定性检查：检出掺杂掺假目标物，表述为“检出×××”；未检出时，表述为“未检

出（检测限为××.× mg/g）”。

② 限量检查：检出掺杂掺假目标物，并高于限量值，表述为“检出，高于限量值”；可检出，但低于限量值，表述为“检出，低于限量值”；未检出，表述为“未检出（检测限为××.× mg/g）”。

③ 定量测定：表述为“检出×××，含量为××.× mg/制剂单位（或××.×%）”

（2）检测结果分析

① 分析样品总体检测结果，阳性批次或检出率；检出阳性样品的含量情况；检出阳性样本的趋势分析等。

② 检出目标物的安全风险分析。目标物的化学成分、主要用途、毒性或安全评价资料（如 LD_{50} 数据）等方面的信息资料分析。

③ 补充检验方法的可行性、适用性分析。

8. 方法编写

研究起草补充检验方法的编写要求、项目顺序和文字描述等应与现行版《中国药典》一致。

参考文献

[1] 国家药典委员会．中华人民共和国药典［S］. 北京：中国医药科技出版社，2025.

[2] 翟海云，刘振平，余晓，等．高效液相色谱法测定中药中的五种禁用黄色工业染料［J］. 化学研究与应用，2014，26（01）：135-139.

[3] 葛会奇，贾天柱．LC-MS/PAD 法测定非法染色的中药蒲黄和黄芩饮片中金胺 O［J］. 辽宁中医杂志，2011，38（08）：1616-1618.

[4] 赵纯玉，饶伟文，莫连峰．蒲黄中金胺 O 的 HPLC 测定［J］. 药物分析杂志，2007（12）：1956-1958.

案例 3-8　高效液相色谱方法在国家药品抽样及评价性检验中的应用

【案例背景】

1. 药品抽检历史沿革

1956 年，我国首次提出药品计划抽检的概念；1964 年，原卫生部第一次制定国家级年度药品抽检计划并组织实施；1984 年颁布《中华人民共和国药品管理法》，第一次从法律上明确了药品抽检工作的地位；1986 年，实行药品质量公报制度；1990 年，实行药品抽检收费制度，即抽检药品须由被抽检单位付检验费；2001 年，《中华人民共和国药品管理法》修订，取消了药品抽检收费制度，所需费用由财政列支；2019 年，《中华人民共和国药品管理法》再次修订，明确“药品监督管理部门根据监督管理的需要，可以对药品质量进行抽查检验”“抽样应当购买样品”。

2. 药品抽检相关概念

（1）药品标准检验　药品标准检验是指具有检验资质的药品检验机构，依据国家药品监督管理部门批准的法定检验标准中的检验方法，进行全项目或部分项目的检验，并依法出具检验报告书的过程。

（2）探索性研究　探索性研究是指在国家药品抽检过程中，除按照国家药品标准进行检验并判定药品是否符合标准规定之外，针对可能存在的质量问题，应用该品种国家药品标准以外的检验项目和检测方法对药品质量进行进一步分析研究的过程。探索性研究结果不作为判定药品合格与否的依据，可为进一步提升药品质量水平、加强药品监管提供技术支持。

（3）**国家基本药物** 国家基本药物是适应基本医疗卫生需求，剂型适宜，价格合理，能够保障供应，公众可公平获得的药品。国家基本药物目录是各级医疗卫生机构配备使用药品的依据。《国家基本药物目录（2018 年版）》中的药品包括化学药品和生物制品、中成药、中药饮片 3 部分，其中，化学药品和生物制品主要依据临床药理学分类，共 417 个品种；中成药主要依据功能分类，共 268 个品种；中药饮片不列具体品种，颁布国家标准的中药饮片为国家基本药物，国家另有规定的除外。

（4）**药品补充检验方法** 药品补充检验方法和检验项目（药品补充检验方法）适用于有掺杂、掺假嫌疑，且国家药品标准规定的检验方法和检验项目不能检验的药品检验。经国务院药品监督管理部门批准后，使用补充检验方法和检验项目所得出的检验结果，可以作为药品监督管理部门认定药品质量的依据。

（5）**检验项目** 性状项下记载药品的外观、臭、味、溶解度以及物理常数等，在一定程度上反映药品的质量特性。

鉴别项下规定的实验方法，系根据反映该药品的某些物理、化学或生物学等特性所进行的药物鉴别试验，不完全代表对该药品化学结构的确认。

检查项下包括反映药品的安全性与有效性的实验方法和限度、均一性与纯度等制备工艺要求等内容；对于规定中的各种杂质检查项目，系指该药品在按既定工艺进行生产和正常贮藏过程中可能含有或产生并需控制的杂质（如残留溶剂、有关物质等）；改变生产工艺时需另考虑增修订有关项目。

含量测定项下规定的试验方法，用于测定原料及制剂中有效成分的含量，一般可采用化学、仪器或生物测定方法。

3. 近年国家药品抽检的基本情况

为贯彻落实《中华人民共和国药品管理法》和《中华人民共和国疫苗管理法》，2021 年，国家药品监督管理局根据《药品质量抽查检验管理办法》等有关要求，以“四个最严”为根本指南，坚持问题导向和风险控制原则，组织各省级药品管理部门与相关检验机构，在全国范围内对部分生产、经营、使用、进口等环节的药品质量开展抽查检验工作，评估上市后药品的质量状况，打击制售假劣药品行为。通过加强顶层制度体系构建，整合抽检资源，以信息化引领监管现代化，不断促进抽检成果运用向纵深推进，积极提升服务药品监管效能。近年来国家药品抽检结果显示，当前我国药品安全形势总体平稳可控，药品质量持续保持在较高水平。

药品抽检作为药品上市后监管的重要手段之一，是实现风险管理、科学监管的重要技术支撑。多年来，在打击违法违规行为、震慑不法企业、评价药品质量状况、提升行业标准、警示公众用药安全、服务智慧监管等方面发挥着重要作用。

国家药品抽检作为一个全国上下联动的协作项目，由国家药品监督管理部门统筹组织，采取“分散抽样、集中检验、探索研究、综合评价”的工作模式。国家药品监督管理局通过进一步优化品种遴选机制，聚焦群众关切，重点遴选临床使用量大、日常监管发现问题多的品种，同时配合基本药物、集中采购、进口检验等国家重大医药政策制定抽检计划及实施方案。在抽样环节，采取分级抽样模式，由各省级药品监管部门组成的组织管理和监管保障体系，由全国 31 个省（自治区、直辖市）和新疆生产建设兵团负责抽取样品；在检验研究环节遵循依标准检验和探索性研究并重的模式，由中国食品药品检定研究院等 47 个承检机构组成的技术支撑体系，对抽检样品进行深度“体检”，并紧盯突出问题，结合监管需求开展有针对性的探索性研究，不断提升探索性研究与风险挖掘的准确性，建立以问题为导向的质量分析研究体系，揭示可能存在的质量安全隐患，提升抽检服务监管的效能；同时完善风险分级防控机制，对发现的问题随时报告、随时研判、随时处置。目前已逐渐构建了基于全国药品抽检信息平台的智慧化信息管理系统，实现全过程实时动态管理，保障整个国家药品抽检政策的执行流程清晰明确。

近年来国家药品抽检任务的样品来源涉及药品生产、经营企业和使用单位，对检出的不符合规定的产品，国家药监局组织各省级药品监管部门采取相应的风险控制措施。

更为重要的是，针对探索性研究发现的问题线索，国家药品监督管理局在风险分析研判的基础上，实施以“监检结合”为重点的分级监管。对可能存在安全隐患的产品，及时部署采取相应的风险控制措施；对个别涉嫌存在违法违规问题的企业，组织监管部门开展现场检查；对一般性问题，采取风险提示等措施督促相关企业排查整改。

【实验方法及结果】

HPLC法在抽检和探索性研究中使用的频率非常高，但对药品的评价往往需要多种方法联合使用，故本案例将近年来国家药品评价性抽验品种及探索性研究项目进行详细梳理（见表3-43），希望能启发读者思路，不断推进药品抽检制度体系现代化，健全完善药品抽检模式，发展监管科学和智慧监管，多措并举提升技术支撑能力，坚决守住药品安全质量底线，助力产业高质量发展。

表3-43　国家药品评价性抽验品种及探索性研究项目[1]

品种名称	药品名称	探索性研究情况	检验方法
乳香	乳香、醋乳香、制乳香、炙乳香	通过探索性研究，建立了醇水不溶物方法，进行了总灰分测定，提示有关生产企业可参考上述方法关注乳香的质量；并建立了乳香中11-羰基-β-乙酰乳香酸的检验方法，提示有关生产企业可参考该检验方法关注该特征成分在乳香中的含量	乳香检验方法（1）：乳香品种中醇水不溶物的检验方法
			乳香检验方法（2）：参照《中国药典》（2015年版）附录总灰分测定法
			乳香检验方法（3）：乳香品种中11-羰基-β-乙酰乳香酸的检验方法
银翘解毒颗粒	银翘解毒颗粒	通过探索性研究，建立了银翘解毒颗粒中山银花的检查方法，提示有关生产企业参考上述方法关注金银花的混用问题；建立了银翘解毒颗粒中多指标的含量测定方法，提示有关生产企业可参考该检验方法关注上述成分在制剂中的含量；建立了银翘解毒颗粒中指纹图谱的检查方法，提示有关生产企业参考上述方法关注投料用饮片的质量以及生产工艺的问题	银翘解毒颗粒检验方法（1）：银翘解毒颗粒中山银花的检查方法
			银翘解毒颗粒检验方法（2）：银翘解毒颗粒指纹图谱检查方法
			银翘解毒颗粒检验方法（3）：银翘解毒颗粒多指标含量测定方法

[1] 本案例所梳理的国家评价性抽验与探索性研究项目，涵盖2009年起陆续开展的多个品种，相关方法依据当时药典标准执行，涉及《中国药典》2010、2015、2020年版等多个版本。案例中相关检测项目及标准依据其实施当时的药典版本表述，均已在表格中注明。

续表

品种名称	药品名称	探索性研究情况	检验方法
百花定喘片	百花定喘片	通过探索性研究，建立了百花定喘片中五味子甲醇、五味子甲素、五味子乙素总量、白花前胡甲素、白花前胡乙素总量、丹皮酚的含量测定方法，提示有关生产企业可参考该检验方法关注上述成分在制剂中的含量	百花定喘片检验方法：百花定喘制剂中多指标成分含量测定方法
妇康宁片	妇康宁片	通过探索性研究，建立了麦冬皂苷D、山麦冬皂苷B和短葶山麦冬皂苷C的检查方法，提示有关生产企业参考上述方法关注麦冬与山麦冬的混用问题；建立了妇康宁片中三七总皂苷、阿魏酸、α-香附酮、盐酸水苏碱的含量测定方法，提示有关生产企业可参考该检验方法关注上述成分在制剂中的含量	妇康宁片检验方法（1）：妇康宁片中麦冬皂苷D、山麦冬皂苷B和短葶山麦冬皂苷C的检验方法
			妇康宁片检验方法（2）：妇康宁片中三七总皂苷的检验方法
			妇康宁片检验方法（3）：妇康宁片中阿魏酸的检验方法
			妇康宁片检验方法（4）：妇康宁片中α-香附酮的检验方法
			妇康宁片检验方法（5）：妇康宁片中盐酸水苏碱的检验方法
跌打红药片	跌打红药片	通过探索性研究，建立了跌打红药片中羟基红花黄色素A的含量测定方法，提示有关生产企业可参考该检验方法关注上述成分在制剂中的含量	跌打红药片检验方法：跌打红药片中羟基红花黄色素A的液相鉴别检验方法
通脉制剂	通脉颗粒、口服液	通过探索性研究，建立了通脉颗粒/口服液中葛根素、丹酚酸B的含量测定方法，提示有关生产企业可参考该检验方法关注上述成分在制剂中的含量	通脉颗粒/口服液检验方法：通脉颗粒/口服液品种中多成分的含量测定检验方法
黄疸茵陈颗粒	黄疸茵陈颗粒	通过探索性研究，建立了土大黄苷的检查方法，提示有关生产企业参考上述方法关注大黄的质量	黄疸茵陈颗粒检验方法（1）：黄疸茵陈颗粒品种中土大黄苷成分的补充检验方法
安胎丸	安胎丸	通过探索性研究，建立了安胎丸中黄芩苷、芍药苷的含量测定方法，以及白术的鉴别方法，提示有关生产企业可参考该检验方法关注上述成分在制剂中的含量；同时，提示有关生产企业关注白芍、白术药材的硫黄过度熏蒸问题	安胎丸检验方法（1）：安胎丸品种中黄芩苷与芍药苷的含量测定方法
			安胎丸检验方法（2）：安胎丸中白术的薄层色谱鉴别方法
			安胎丸检验方法（3）：《中国药典》（2015年版）四部通则2331二氧化硫残留量测定法
吡罗昔康片	吡罗昔康片	通过探索性研究发现制剂中检出1,2-二氯乙烷并超标，提示相关企业对原料供应商进行审计，按药典要求检测残留溶剂	吡罗昔康片检验方法：吡罗昔康片中残留溶剂（乙醇、二甲苯、1,2-二氯乙烷）检验方法

续表

品种名称	药品名称	探索性研究情况	检验方法
复方丹参片	复方丹参片	通过探索性研究，发现复方丹参片中砷、汞元素超过药典黄芪等品种项下规定的限度，提示有关生产企业可参考该检验方法关注制剂中砷、汞残留量的问题	复方丹参片检验方法：参照《中国药典》（2015年版）四部2321铅、镉、砷、汞、铜测定法第二法电感耦合等离子体质谱法
辛夷鼻炎丸	辛夷鼻炎丸	通过探索性研究，建立了特征图谱测定方法，提示有关生产企业参考该方法关注药材薄荷的混用问题，并关注药材辛夷、紫苏叶、广藿香、菊花、薄荷、鹅不食草、鱼腥草和板蓝根在制剂中的含量	辛夷鼻炎丸检验方法（1）：辛夷鼻炎丸中特征图谱的气相色谱检验方法 辛夷鼻炎丸检验方法（2）：辛夷鼻炎丸中特征图谱的高效液相色谱检验方法
天麻丸	天麻丸	通过探索性研究，建立了天麻丸中独活特征成分蛇床子素等的鉴别方法，提示有关生产企业可参考该检验方法关注独活在制剂工艺中的成分变化；建立了天麻丸中天麻酚酸类成分的鉴别方法，提示有关生产企业可参考该检验方法注意控制成品中天麻药材质量	天麻丸检验方法（1）：天麻丸中当归、羌活、独活类成分的特征图谱分析检验方法 天麻丸检验方法（2）：天麻丸中天麻素成分的含量测定检验方法及天麻特征成分考察及评价方法
舒肝丸	舒肝丸	通过探索性研究，建立了舒肝丸中松香酸的检查方法，提示企业参考上述方法关注药材沉香的质量	舒肝丸检验方法：舒肝丸中松香酸的高效液相色谱检验方法
利胆排石片	利胆排石片	通过探索性研究，建立了土大黄苷的检查方法，提示有关生产企业参考上述方法关注大黄的质量	利胆排石片检验方法：利胆排石片品种中土大黄苷成分的限量检查检验方法
注射用醋酸奥曲肽	注射用醋酸奥曲肽	通过探索性研究，提示有关生产企业进一步研究醋酸盐对制剂稳定性和有关物质的影响	注射用醋酸奥曲肽检验方法：注射用醋酸奥曲肽中醋酸盐的含量测定方法
注射用辅酶A	注射用辅酶A	通过探索性研究，建立了有关物质测定方法，提示有关生产企业可参考该检验方法关注制剂中有关物质的含量；建立了效价测定方法，提示有关生产企业可参考该检验方法关注制剂的效价	注射用辅酶A检验方法（1）：注射用辅酶A中有关物质的检验方法 注射用辅酶A检验方法（2）：注射用辅酶A含量测定方法
盐酸氨基葡萄糖制剂	盐酸氨基葡萄糖片	通过探索性研究，建立了盐酸氨基葡萄糖片有关物质测定方法，提示有关生产企业可参考该检验方法关注制剂中有关物质的含量	盐酸氨基葡萄糖片检验方法：盐酸氨基葡萄糖片中有关物质的HPLC检验方法
	盐酸氨基葡萄糖颗粒	通过探索性研究，建立了盐酸氨基葡萄糖颗粒有关物质测定方法，提示有关生产企业可参考检验方法关注制剂中有关物质的含量	盐酸氨基葡萄糖颗粒检验方法：盐酸氨基葡萄糖颗粒中有关物质的HPLC检验方法

续表

<table>
<tr><th>品种名称</th><th>药品名称</th><th>探索性研究情况</th><th>检验方法</th></tr>
<tr><td rowspan="4">安神补心制剂</td><td>安神补心胶囊</td><td>通过探索性研究，建立了安神补心胶囊中丹酚酸B、丹参酮ⅡA、隐丹参酮、丹参酮Ⅰ、五味子醇甲、特女贞苷的含量测定方法，提示有关生产企业可参考该检验方法关注上述成分在制剂中的含量</td><td>安神补心胶囊检验方法：安神补心胶囊质量标准草案</td></tr>
<tr><td>安神补心片</td><td>通过探索性研究，建立了安神补心片中丹酚酸B、丹参酮ⅡA、隐丹参酮、丹参酮Ⅰ、五味子醇甲、特女贞苷的含量测定方法，提示有关生产企业可参考该检验方法关注上述成分在制剂中的含量</td><td>安神补心片检验方法：安神补心片质量标准草案</td></tr>
<tr><td rowspan="2">安神补心丸</td><td rowspan="2">通过探索性研究，建立了安神补心丸中丹参酮ⅡA、隐丹参酮、丹参酮Ⅰ、特女贞苷的含量测定方法，提示有关生产企业可参考该检验方法关注上述成分在制剂中的含量；并提示有关生产企业注意本品外包装和说明书上【性状】与实物的一致性，及关注药材染色的情况</td><td>安神补心丸检验方法（1）：安神补心丸质量标准草案</td></tr>
<tr><td>安神补心丸检验方法（2）：安神补心丸中金橙Ⅱ检查方法</td></tr>
<tr><td rowspan="7">注射用核糖核酸制剂</td><td rowspan="3">注射用核糖核酸Ⅰ</td><td rowspan="3">通过探索性研究，建立了注射用核糖核酸Ⅰ中残留溶剂的检验方法，修订了注射用核糖核酸Ⅰ中增色效应的检验方法，建立了注射用核糖核酸Ⅰ中活力测定方法、注射用核糖核酸Ⅰ中蛋白质的检验方法，提示有关生产企业可参考相应的检验方法关注制剂中上述检查项目</td><td>注射用核糖核酸Ⅰ检验方法（1）：注射用核糖核酸Ⅰ中残留溶剂的检验方法</td></tr>
<tr><td>注射用核糖核酸Ⅰ检验方法（2）：注射用核糖核酸Ⅰ中活力测定方法</td></tr>
<tr><td>注射用核糖核酸Ⅰ检验方法（3）：注射用核糖核酸Ⅰ中蛋白质的检验方法</td></tr>
<tr><td rowspan="3">注射用核糖核酸Ⅱ</td><td rowspan="3">通过探索性研究，建立了注射用核糖核酸Ⅱ中残留溶剂的检验方法、注射用核糖核酸Ⅱ中活力测定的检验方法，增订了溶液的澄清度与颜色检查，提示有关生产企业可参考该方法关注制剂中上述检查项目</td><td>注射用核糖核酸Ⅱ检验方法（1）：注射用核糖核酸Ⅱ中残留溶剂的检验方法</td></tr>
<tr><td>注射用核糖核酸Ⅱ检验方法（2）：注射用核糖核酸Ⅱ中活力测定的检验方法</td></tr>
<tr><td>注射用核糖核酸Ⅱ检验方法（3）：溶液的颜色与澄清度参照《中国药典》（2015年版）四部通则0901、通则0902</td></tr>
<tr><td>注射用核糖核酸Ⅲ</td><td>通过探索性研究，建立了注射用核糖核酸Ⅲ中残留溶剂的检验方法，提示有关生产企业可参考该方法关注制剂中上述检查项目</td><td>注射用核糖核酸Ⅲ检验方法：注射用核糖核酸Ⅲ中残留溶剂的检验方法</td></tr>
</table>

续表

品种名称	药品名称	探索性研究情况	检验方法
更年安制剂	更年安胶囊	通过探索性研究，建立了更年安胶囊中丹皮酚、五味子醇甲的鉴别方法，提示有关生产企业可参考该检验方法关注上述成分在制剂中的含量	更年安胶囊检验方法（1）：更年安胶囊中五味子醇甲、丹皮酚的高效液相色谱鉴别检验方法
			更年安胶囊检验方法（2）：更年安胶囊中五味子及五味子醇甲的薄层色谱鉴别检验方法
	更年安片	通过探索性研究，建立了更年安片中丹皮酚的鉴别方法，提示有关生产企业可参考该检验方法关注上述成分在制剂中的含量	更年安片检验方法：更年安片中丹皮酚的高效液相色谱鉴别检验方法
桑菊感冒片	桑菊感冒片	通过探索性研究，建立了桑菊感冒片中（一）-薄荷酮、薄荷脑、芦丁、绿原酸、木犀草苷和3,5-*O*-二咖啡酰奎宁酸、甘草苷和甘草酸的检测方法，提示有关生产企业可参考该检验方法关注上述成分在制剂中的含量	桑菊感冒片检验方法（1）：桑菊感冒片中薄荷素油的指标性成分的气相色谱含量测定检验方法
			桑菊感冒片检验方法（2）：桑菊感冒片中芦丁、绿原酸、木犀草苷、3,5-*O*-二咖啡酰奎宁酸成分的高效液相色谱含量测定检验方法
			桑菊感冒片检验方法（3）：桑菊感冒片中甘草苷、甘草酸成分的高效液相色谱含量测定检验方法
富马酸酮替芬片	富马酸酮替芬片	通过探索性研究，建立了富马酸酮替芬片有关物质测定方法，提示有关生产企业可参考该检验方法关注制剂中有关物质的含量	富马酸酮替芬片检验方法：富马酸酮替芬片中有关物质的检验方法
炉甘石洗剂	炉甘石洗剂	通过探索性研究，建立了炉甘石洗剂中甘油的含量测定方法，提示有关生产企业可参考该检验方法关注上述成分在制剂中的含量；建立了炉甘石洗剂中沉降体积比检查方法，提示有关生产企业可参考该检验方法关注制剂的物理稳定性；建立了炉甘石洗剂中pH值检查方法，提示有关生产企业可参考该检验方法关注制剂的pH值	炉甘石洗剂检验方法（1）：炉甘石洗剂中甘油含量的气相色谱检验方法
			炉甘石洗剂检验方法（2）：炉甘石洗剂沉降体积比的检验方法
			炉甘石洗剂检验方法（3）：炉甘石洗剂pH值的测定方法
妇科止带片	妇科止带片	通过探索性研究，建立了妇科止带片中龟甲胶特征离子、阿胶特征离子的鉴别方法和牛皮源成分的检查方法，提示有关生产企业可参考该检验方法关注龟甲、阿胶的投料问题；建立了以五味子醇甲、五味子醇乙、五味子乙素、安五酯素等成分为对照的特征图谱检查方法，提示有关生产企业参考上述方法关注五味子的混用问题	妇科止带片检验方法（1）：妇科止带片中龟甲胶特征离子、阿胶特征离子的鉴别方法和牛皮源成分的检验方法
			妇科止带片检验方法（2）：妇科止带片中五味子醇甲、五味子醇乙、五味子乙素、安五酯素等成分特征图谱的检验方法
盐酸左西替利嗪片	盐酸左西替利嗪片	通过探索性研究发现，单个未知杂质、杂质总量均较高，提示相关生产企业排查原因	盐酸左西替利嗪片检验方法：盐酸左西替利嗪片中有关物质的检验方法

续表

<table>
<tr><th>品种名称</th><th>药品名称</th><th>探索性研究情况</th><th>检验方法</th></tr>
<tr><td rowspan="3">通窍耳聋丸</td><td rowspan="3">通窍耳聋丸</td><td rowspan="3">通过探索性研究，建立了通窍耳聋丸中黄芩苷、龙胆苦苷的测定方法，提示有关生产企业可参考该检测方法关注上述成分在制剂中的含量</td><td>通窍耳聋丸检验方法（1）：通窍耳聋丸中龙胆 TLC 鉴别方法</td></tr>
<tr><td>通窍耳聋丸检验方法（2）：黄芩苷 HPLC 含量测定方法</td></tr>
<tr><td>通窍耳聋丸检验方法（3）：龙胆苦苷 HPLC 含量测定方法</td></tr>
<tr><td rowspan="2">柏子养心丸</td><td rowspan="2">柏子养心丸</td><td rowspan="2">通过探索性研究，提示有关生产企业参考上述方法关注药材朱砂的染色问题；建立了柏子养心丸中五味子醇甲的含量测定方法，提示有关生产企业可参考该检验方法关注上述成分在制剂中的含量</td><td>柏子养心丸检验方法（1）：柏子养心丸中 808 猩红检查方法</td></tr>
<tr><td>柏子养心丸检验方法（2）：柏子养心丸五味子醇甲含量测定方法</td></tr>
<tr><td rowspan="5">抗宫炎制剂</td><td rowspan="2">抗宫炎分散片</td><td rowspan="2">通过探索性研究，建立了抗宫炎分散片中连翘酯苷 B、金石蚕苷和去甲异波尔定的含量测定方法，提示有关生产企业可参考该检验方法关注上述成分在制剂中的含量</td><td>抗宫炎分散片检验方法（1）：抗宫炎分散片品种中连翘酯苷 B 和金石蚕苷成分的 HPLC 检验方法</td></tr>
<tr><td>抗宫炎分散片检验方法（2）：抗宫炎分散片品种中去甲异波尔定成分的 HPLC 检验方法</td></tr>
<tr><td>抗宫炎胶囊</td><td>通过探索性研究，建立了抗宫炎片中去甲异波尔定的含量测定方法，提示有关生产企业可参考该检验方法关注上述成分在制剂中的含量</td><td>抗宫炎胶囊检验方法：抗宫炎胶囊品种中去甲异波尔定成分的 HPLC 检验方法</td></tr>
<tr><td>抗宫炎片</td><td>通过探索性研究，建立了抗宫炎片中去甲异波尔定的含量测定方法，提示有关生产企业可参考该检验方法关注上述成分在制剂中的含量</td><td>抗宫炎片检验方法：抗宫炎片品种中去甲异波尔定成分的 HPLC 检验方法</td></tr>
<tr><td>抗宫炎软胶囊</td><td>通过探索性研究，建立了抗宫炎片中去甲异波尔定的含量测定方法，提示有关生产企业可参考该检验方法关注上述成分在制剂中的含量</td><td>抗宫炎软胶囊检验方法：抗宫炎软胶囊品种中去甲异波尔定成分的 HPLC 检验方法</td></tr>
<tr><td rowspan="2">胃康灵胶囊</td><td rowspan="2">胃康灵胶囊</td><td rowspan="2">通过探索性研究，建立了胃康灵胶囊中白及的测定方法，提示有关生产企业可参考该检测方法关注白及在制剂中的含量</td><td>胃康灵胶囊检验方法（1）：胃康灵胶囊中白及成分的含量检验方法</td></tr>
<tr><td>胃康灵胶囊检验方法（2）：显微鉴别参考《中国药典》（2010 年版）白及的显微鉴别</td></tr>
<tr><td>抗感颗粒</td><td>抗感颗粒</td><td>通过探索性研究，建立了山柰苷的检查方法，提示有关生产企业应关注处方药味绵马贯众的质量</td><td>抗感颗粒检验方法：抗感颗粒中山柰苷的高效液相色谱-质谱联用检验方法</td></tr>
<tr><td>新复方大青叶片</td><td>新复方大青叶片</td><td>通过探索性研究，建立了土大黄苷的检查方法，提示有关生产企业参考上述方法关注大黄的质量</td><td>新复方大青叶片检验方法：新复方大青叶片中土大黄苷的薄层色谱检查方法</td></tr>
</table>

续表

品种名称	药品名称	探索性研究情况	检验方法
小儿咳喘灵颗粒	小儿咳喘灵颗粒	通过探索性研究，建立了金银花的特征成分木犀草苷的含量测定方法及山银花的特征成分灰毡毛忍冬皂苷乙、灰毡毛忍冬皂苷甲、川续断皂苷乙的检查方法，提示有关生产企业参考上述方法关注金银花的混用问题	小儿咳喘灵颗粒检验方法（1）：小儿咳喘灵颗粒品种中木犀草苷成分的含量测定检验方法 小儿咳喘灵颗粒检验方法（2）：小儿咳喘灵颗粒品种中灰毡毛忍冬皂苷乙、灰毡毛忍冬皂苷甲、川续断皂苷乙成分的检查检验方法
盐酸麻黄碱滴鼻液	盐酸麻黄碱滴鼻液	探索性研究发现，产品瓶密封性差，致使产品易渗漏和溶剂挥发，提示生产企业选择密封性更好的包材	盐酸麻黄碱滴鼻液检验方法：《低密度聚乙烯药用滴眼剂瓶》（YBB00062002-2015）标准中【密封性】项下的检查方法
阿替洛尔片	阿替洛尔片	通过探索性研究，发现样品批内均一性差，不同片之间的溶出曲线离散度较大，提示相关企业加强生产工艺的控制；同时，提示有关生产企业参考上述方法关注药品说明书对包材的规范描述	阿替洛尔片检验方法（1）：阿替洛尔片溶出曲线的检验方法 阿替洛尔片检验方法（2）：参照《包装材料红外光谱测定法》YBB00262004-2015和《口服固体药用高密度聚乙烯瓶》YBB00122002-2015
心宁片	心宁片	通过探索性研究，建立了心宁片中槐花、降香的鉴别方法，提示有关生产企业可参考该检测方法关注槐花在制剂中的含量；同时，提示有关生产企业参考上述方法关注药材红花的质量	心宁片检验方法（1）：心宁片中槐花的鉴别检验方法 心宁片检验方法（2）：心宁片中降香的鉴别检验方法 心宁片检验方法（3）：心宁片中7种色素的检验方法
黄连	黄连	通过对全国范围内抽取的黄连二氧化硫残留量检验，提示有关生产企业参考上述方法关注硫黄过度熏硫问题	黄连检验方法：《中国药典》（2010年版）第一增补本附录ⅨU二氧化硫残留量测定法
杞菊地黄丸	杞菊地黄丸	通过探索性研究，建立了山药混伪品石细胞的显微检查检验方法，提示有关生产企业可参考该方法关注山药的混用问题；建立了杞菊地黄丸中毛蕊花糖苷、绿原酸、3，5-*O*-二咖啡酰基奎宁酸、木犀草苷和23-乙酰泽泻醇B的含量测定方法，提示有关生产企业可参考该检验方法关注上述成分在制剂中的含量	杞菊地黄丸检验方法（1）：杞菊地黄丸品种中山药混伪品石细胞的显微检查检验方法 杞菊地黄丸检验方法（2）：杞菊地黄丸品种中菊花的绿原酸、木犀草苷、3，5-*O*-二咖啡酰基奎宁酸成分的含量测定检验方法 杞菊地黄丸检验方法（3）：杞菊地黄丸品种中泽泻的23-乙酰泽泻醇B成分的含量测定检验方法 杞菊地黄丸检验方法（4）：杞菊地黄丸品种中熟地黄的毛蕊花糖苷成分的含量测定检验方法

续表

品种名称	药品名称	探索性研究情况	检验方法
碘化油注射液	碘化油注射液	通过探索性研究发现碘化油注射液不同批号样品间黏度差异较大，提示相关生产企业参考上述方法关注原料碘化油的质量差异	碘化油注射液检验方法：碘化油注射液的黏度检验方法
蒲黄	蒲黄炭、生蒲黄	通过探索性研究，建立了蒲黄药材及饮片金胺O、酸性黄36、镁盐、钙盐的检查方法，提示有关生产企业参考上述方法关注蒲黄（蒲黄炭、生蒲黄）的质量	蒲黄检验方法（1）：蒲黄药材及饮片中金胺O、酸性黄36、柠檬黄检查的补充检验方法 蒲黄检验方法（2）：蒲黄药材及饮片中钙盐和镁盐的快速检验方法
天麻头痛片	天麻头痛片	通过探索性研究，建立了天麻头痛片中松香酸的检查方法，提示有关生产企业参考上述方法关注药材乳香的质量	天麻头痛片检验方法：天麻头痛片中松香酸检查项补充检验方法
通滞苏润江制剂	通滞苏润江胶囊、片	通过探索性研究，建立了通滞苏润江胶囊、片中西红花成分的高效液相检验方法，建立了通滞苏润江胶囊、片品种中番泻叶成分的高效液相检验方法，建立了秋水仙碱成分的高效液相检验方法，提示生产企业可参考该检验方法关注制剂中上述成分的含量	通滞苏润江胶囊、片检验方法（1）：通滞苏润江胶囊、片品种中西红花成分的高效液相检验方法 通滞苏润江胶囊、片检验方法（2）：通滞苏润江胶囊、片品种中番泻叶成分的高效液相检验方法 通滞苏润江胶囊、片检验方法（3）：通滞苏润江胶囊、片品种中秋水仙碱成分的高效液相检验方法
低密度聚乙烯药用滴眼剂瓶	低密度聚乙烯药用滴眼剂瓶	通过探索性研究，建立了低密度聚乙烯药用滴眼剂瓶中熔点分析的检验方法，提示有关企业参考该检验方法关注包装材料原料的使用	低密度聚乙烯药用滴眼剂瓶检验方法：低密度聚乙烯药用滴眼剂瓶中熔点分析的检验方法
蛇胆川贝液	蛇胆川贝液	通过探索性研究，建立了蛇胆川贝液中甘氨猪去氧胆酸、甘氨去氧胆酸和贝母素甲、贝母素乙的检查方法，提示有关生产企业可参考该检验方法关注蛇胆汁和平贝母的掺杂混用问题；建立了蛇胆川贝液中防腐剂苯甲酸、羟苯乙酯的检查方法，提示有关生产企业参考上述方法关注防腐剂的规范使用问题	蛇胆川贝液检验方法（1）：蛇胆川贝液中平贝母的掺伪检查的检验方法 蛇胆川贝液检验方法（2）：蛇胆川贝液中蛇胆汁的掺伪检查的检验方法 蛇胆川贝液检验方法（3）：蛇胆川贝液中防腐剂检查的检验方法
跌打活血散	跌打活血散	通过探索性研究，建立了跌打活血散中龙脑的含量测定方法，提示有关生产企业可参考该检验方法关注上述成分在制剂中的含量；同时建立了土大黄苷的检查方法，提示有关生产企业参考上述方法关注大黄的质量	跌打活血散检验方法（1）：跌打活血散中龙脑的测定方法 跌打活血散检验方法（2）：跌打活血散中土大黄苷的检查方法

续表

品种名称	药品名称	探索性研究情况	检验方法
注射用顺铂	注射用顺铂	通过探索性研究，建议企业应对冻干工艺进行再研究	注射用顺铂检验方法（1）：注射用顺铂检验方法
沉香化气丸	沉香化气丸	通过探索性研究，建立了沉香化气丸中松香酸检查补充检验方法，提示有关生产企业可参考该方法关注药品的上述项目；建立了沉香化气丸中沉香的薄层色谱鉴别方法，提示有关生产企业可参考该方法关注药品的上述项目；建立了沉香化气丸中沉香四醇的含量测定方法，提示有关生产企业可参考该方法关注药品的上述项目；建立了沉香化气丸中乙酸龙脑酯的含量测定方法，提示有关生产企业可参考该方法关注药品的上述项目	沉香化气丸检验方法（1）：沉香化气丸中松香酸检查项补充检验方法
			沉香化气丸检验方法（2）：沉香化气丸中沉香薄层鉴别项目检验方法
			沉香化气丸检验方法（3）：沉香化气丸中沉香四醇含量测定项目检验方法
			沉香化气丸检验方法（4）：沉香化气丸中乙酸龙脑酯含量测定项目检验方法
注射用头孢匹胺	注射用头孢匹胺钠	通过探索性研究，建立了注射用头孢匹胺钠中残留溶剂测定方法，提示有关生产企业可参考该方法关注该品种的残留溶剂的残留量	注射用头孢匹胺钠检验方法：注射用头孢匹胺钠残留溶剂测定方法
蛇胆陈皮制剂	蛇胆陈皮片	通过探索性研究，建立了蛇胆陈皮片中蛇胆汁中添加猪胆汁、牛胆汁及羊胆汁的测定方法，提示生产企业可参考该方法关注药品的上述项目	蛇胆陈皮制剂检验方法（1）：蛇胆陈皮制剂中高效液相-质谱联用法测定蛇胆汁掺伪检查的检验方法
	蛇胆陈皮胶囊	通过探索性研究，建立了蛇胆陈皮胶囊中蛇胆汁中非法添加猪胆汁、牛胆汁及羊胆汁的测定方法，蛇胆陈皮胶囊中陈皮的指纹图谱测定方法，提示生产企业可参考该方法关注药品的上述项目	蛇胆陈皮制剂检验方法（1）：蛇胆陈皮制剂中高效液相-质谱联用法测定蛇胆汁掺伪检查的检验方法
			蛇胆陈皮制剂检验方法（2）：蛇胆陈皮制剂中陈皮的 UPLC 指纹图谱的检验方法
	蛇胆陈皮口服液	通过探索性研究，建立了蛇胆陈皮口服液中蛇胆汁中非法添加猪胆汁、牛胆汁及羊胆汁的测定方法，蛇胆陈皮口服液中陈皮的指纹图谱测定方法及蛇胆陈皮口服液中防腐剂的测定方法，提示生产企业可参考该方法关注药品的上述项目	蛇胆陈皮制剂检验方法（1）：蛇胆陈皮制剂中高效液相-质谱联用法测定蛇胆汁掺伪检查的检验方法
			蛇胆陈皮制剂检验方法（2）：蛇胆陈皮制剂中陈皮的 UPLC 指纹图谱的检验方法
			蛇胆陈皮制剂检验方法（3）：液相色谱法测定蛇胆陈皮口服液中防腐剂的检验方法
藿香祛暑软胶囊	藿香祛暑软胶囊	通过探索性研究，建立了藿香祛暑软胶囊品种中特征图谱方法及百秋李醇与丁香酚的含量测定方法，提示有关生产企业参考该方法关注投料药材广藿香、香薷、白芷、苍术、丁香等含量问题	藿香祛暑软胶囊检验方法（1）：藿香祛暑软胶囊特征图谱的液相检验方法
			藿香祛暑软胶囊检验方法（2）：藿香祛暑软胶囊特征图谱的气相检验方法
			藿香祛暑软胶囊检验方法（3）：藿香祛暑软胶囊中百秋李醇、丁香酚的高效液相色谱的含量测定方法

续表

<table>
<tr><th>品种名称</th><th>药品名称</th><th>探索性研究情况</th><th>检验方法</th></tr>
<tr><td rowspan="2">鱼肝油酸钠注射液</td><td rowspan="2">鱼肝油酸钠注射液</td><td rowspan="2">通过探索性研究，建立了鱼肝油酸钠注射液中脂肪酸组成项目的GC检查方法，提示有关生产企业可参考该方法关注鱼肝油原料的质量和专属性；建立了乙醇和乙醚的GC检查方法，提示有关企业可参考该方法关注药品的有机溶剂残留量；参照苯甲醇品种中苯甲醛项目的HPLC检查方法，提示有关生产企业可参考该方法关注辅料苯甲醇的纯度；另外，提示有关生产企业关注药品经冷冻后性状不一致、鱼肝油来源的一致性等问题</td><td>鱼肝油酸钠注射液检验方法（1）：鱼肝油酸钠注射液中脂肪酸组成的柱前衍生-GC检验方法</td></tr>
<tr><td>鱼肝油酸钠注射液检验方法（2）：鱼肝油酸钠注射液中残留溶剂的GC检验方法</td></tr>
<tr><td>硫酸西索米星注射液</td><td>硫酸西索米星注射液</td><td>通过探索性研究，建立了硫酸西索米星注射液品种中辅料（焦亚硫酸钠、L-半胱氨酸、亚硫酸氢钠、依地酸二钠）项目的高效液相色谱方法，提示有关企业可参考该方法关注药品的上述项目</td><td>硫酸西索米星注射液检验方法：硫酸西索米星注射液品种中辅料的含量测定项目检验方法</td></tr>
<tr><td rowspan="5">感冒退烧片</td><td rowspan="5">感冒退烧片</td><td rowspan="5">通过探索性研究，建立了感冒退烧片中板蓝根薄层色谱鉴别方法；板蓝根含量测定方法；葛根含量测定方法；柴胡含量测定方法；荆芥穗的含量测定方法。提示有关生产企业可参考该方法关注药品的上述项目</td><td>感冒退烧片检验方法（1）：感冒退烧片品种板蓝根薄层色谱鉴别项目检验方法</td></tr>
<tr><td>感冒退烧片检验方法（2）：感冒退烧片品种板蓝根含量测定项目检验方法</td></tr>
<tr><td>感冒退烧片检验方法（3）：感冒退烧片品种葛根含量测定项目检验方法</td></tr>
<tr><td>感冒退烧片检验方法（4）：感冒退烧片品种柴胡含量测定项目检验方法</td></tr>
<tr><td>感冒退烧片检验方法（5）：感冒退烧片品种荆芥穗的含量测定项目检验方法</td></tr>
<tr><td>依诺沙星滴眼液</td><td>依诺沙星滴眼液</td><td>通过探索性研究，建立了依诺沙星滴眼液中苯扎溴铵、羟苯乙酯与硫柳汞的含量测定方法，提示有关生产企业关注处方中抑菌剂的使用量；且部分抑菌剂与处方中其他辅料的相容性较差，导致储存、使用过程中抑菌剂含量下降。根据《中国药典》（2015年版）四部眼用制剂的规定，提示有关生产企业还应及时修订药品说明书，增加对抑菌剂种类和标示量的说明</td><td>依诺沙星滴眼液检验方法：依诺沙星滴眼液中苯扎溴铵、羟苯乙酯与硫柳汞的含量测定检验方法</td></tr>
<tr><td>泻痢固肠丸</td><td>泻痢固肠丸</td><td>通过探索性研究，建立了泻痢固肠丸中芍药苷含量测定方法，提示有关生产企业可参考该方法关注上述成分在制剂中的含量</td><td>泻痢固肠丸检验方法：芍药苷含量测定方法</td></tr>
</table>

续表

品种名称	药品名称	探索性研究情况	检验方法
克霉唑	克霉唑阴道片	通过探索性研究发现，不同包装材料对制剂的性状、水分及二苯基-(2-氯苯基)甲醇有一定影响，提示有关生产企业关注包装材料对制剂稳定性的影响	(1)：参照克霉唑阴道片品种的《中国药典》(2015年版)二部标准性状、二苯基-(2-氯苯基)甲醇项目的检验方法
			克霉唑阴道片检验方法
			(2)：参照《中国药典》(2015年版)四部水分测定法
利胆片	利胆片	通过探索性研究，提示有关生产企业关注片重或片芯重与从药典处方量推算不一致的问题；建立了灰毡毛忍冬皂苷乙、土大黄苷检查方法，提示有关生产企业关注金银花和山银花的混用、大黄投料的问题	利胆片检验方法(1)：参照《中国药典》(2015年版)重量差异检验方法
			利胆片检验方法(2)：利胆片中山银花的检查
			利胆片检验方法(3)：利胆片中夏佛塔苷、土大黄苷、土木香内酯检查
浙贝母	浙贝母	通过探索性研究，建立浙贝母品种中贝母素甲、贝母素乙含量测定方法，提示有关生产企业可参考该方法关注药品的上述项目	浙贝母检验方法(1)：浙贝母中贝母素甲、贝母素乙含量HPLC测定方法
		通过探索性研究，提示有关生产企业可参照《中国药典》(2015年版)重金属检查方法关注药品的上述项目	参照《中国药典》(2015年版)重金属检查方法
参芪五味子糖浆	参芪五味子糖浆	通过探索性研究，建立参芪五味子糖浆中五味子含量测定和黄芪、酸枣仁含量测定方法，提示有关生产企业可参考方法关注药品的上述项目	参芪五味子糖浆检验方法(1)：参芪五味子糖浆五味子含量测定方法
			参芪五味子糖浆检验方法(2)：参芪五味子糖浆黄芪、酸枣仁含量测定方法
加味左金丸	加味左金丸	通过探索性研究，建立加味左金丸指纹图谱、黄曲霉毒素和新橙皮苷、黄芩苷、柚皮苷含量测定方法，提示有关生产企业可参考方法关注药品的上述项目	加味左金丸检验方法(1)：加味左金丸新橙皮苷、黄芩苷、柚皮苷检验方法
			加味左金丸检验方法(2)：加味左金丸指纹图谱检验方法
			加味左金丸检验方法(3)：加味左金丸黄曲霉毒素检验方法
利肺片	利肺片	通过探索性研究，建立了利肺片五味子和白及筛查研究HPLC和TLC方法，提示有关生产企业可参考该方法关注药品的上述项目	利肺片检验方法(1)：利肺片五味子筛查研究项目检验方法
			利肺片检验方法(2)：利肺片白及筛查研究项目检验方法

续表

品种名称	药品名称	探索性研究情况	检验方法
氯化琥珀胆碱	氯化琥珀胆碱注射液	通过探索性研究，建立了氯化琥珀胆碱注射液鉴别方法、氯化胆碱与氯化琥珀酰单胆碱检查方法、细菌内毒素检查方法以及含量测定方法，提示有关生产企业可参考上述方法关注氯化琥珀胆碱注射液的上述项目	氯化琥珀胆碱注射液检验方法（1）：氯化琥珀胆碱注射液色谱鉴别的检验方法
			氯化琥珀胆碱注射液检验方法（2）：氯化琥珀胆碱注射液中氯化胆碱与氯化琥珀酰单胆碱检查的检验方法
			氯化琥珀胆碱注射液检验方法（3）：氯化琥珀胆碱注射液中细菌内毒素检查的检验方法
			氯化琥珀胆碱注射液检验方法（4）：氯化琥珀胆碱注射液中含量测定的检验方法
		通过探索性研究，提示有关生产企业关注丙二醇作为溶剂的合理性	不涉及检验方法
厄多司坦分散片	厄多司坦分散片	通过探索性研究，建立了厄多司坦分散片中残留溶剂的检查方法，提示有关生产企业可参考该方法关注药品的上述项目	厄多司坦分散片残留溶剂（氯仿、丙酮、乙醇）检验方法
苯丙氨酯片	苯丙氨酯片	通过探索性研究，建立了苯丙氨酯片溶出度测定方法，发现样品批内均一性差，不同片之间的溶出曲线离散度较大，溶出量偏低，提示相关企业应加强生产工艺和处方的研究	苯丙氨酯片溶出度测定方法
复方桔梗麻黄碱糖浆	复方桔梗麻黄碱糖浆	通过探索性研究，建立了防腐剂测定方法，检出处方以外的防腐剂羟苯乙酯，防腐剂苯甲酸含量超过处方量，提示相关企业应加强生产工艺的控制	复方桔梗麻黄碱糖浆中防腐剂测定方法
复方桔梗麻黄碱糖浆（Ⅱ）	复方桔梗麻黄碱糖浆（Ⅱ）	通过探索性研究，建立了防腐剂含量测定方法，苯甲酸含量未在标示量的80%～120%范围；通过探索性研究，建立薄荷脑的含量测定方法，薄荷脑含量低于标示量的80%，提示相关企业应加强生产工艺的控制	复方桔梗麻黄碱糖浆（Ⅱ）检验方法（1）：复方桔梗麻黄碱糖浆（Ⅱ）中防腐剂测定方法
			复方桔梗麻黄碱糖浆（Ⅱ）检验方法（2）：复方桔梗麻黄碱糖浆（Ⅱ）中薄荷脑测定方法
		通过探索性研究，发现微生物污染严重及污染情况不均匀；样品批间及批内多项质量指标差异较大，提示相关企业应加强对生产工艺及过程的质量控制	参照药典通则

续表

品种名称	药品名称	探索性研究情况	检验方法
宫炎康颗粒	宫炎康颗粒	通过探索性研究，建立了宫炎康颗粒品种中鉴别项目的延胡索显微鉴别、柴胡薄层鉴别方法，提示有关生产企业可参考该方法关注药品的上述项目	宫炎康颗粒检验方法（1）：宫炎康颗粒品种延胡索显微鉴别项目检验方法
			宫炎康颗粒检验方法（2）：宫炎康颗粒品种柴胡鉴别项目检验方法
		通过探索性研究，建立了宫炎康颗粒品种中检查项目的异性有机物、金胺O测定方法，提示有关生产企业可参考该方法关注药品的上述项目	宫炎康颗粒检验方法（3）：宫炎康颗粒品种异性有机物检查项目检验方法
			宫炎康颗粒检验方法（4）：宫炎康颗粒品种金胺O检查项目检验方法
		通过探索性研究，建立了宫炎康颗粒品种中含量测定项目的延胡索乙素、芍药苷、阿魏酸测定方法，提示有关生产企业可参考该方法关注药品的上述项目	宫炎康颗粒检验方法（5）：宫炎康颗粒品种延胡索乙素含量测定项目检验方法
			宫炎康颗粒检验方法（6）：宫炎康颗粒品种芍药苷、阿魏酸含量测定项目检验方法
磷酸苯丙哌林片	磷酸苯丙哌林片	通过探索性研究，建立了磷酸苯丙哌林片中溶出度项目的液相方法、有关物质项目的液相方法项目的检验方法，提示有关生产企业可参考该方法关注药品的上述项目	磷酸苯丙哌林片（1）：磷酸苯丙哌林片溶出度项目检验方法
			磷酸苯丙哌林片（2）：磷酸苯丙哌林片有关物质项目检验方法
磷酸苯丙哌林胶囊	磷酸苯丙哌林胶囊	通过探索性研究，建立了磷酸苯丙哌林胶囊中溶出度项目的液相方法、有关物质项目的液相方法，提示有关生产企业可参考该方法关注药品的上述项目	磷酸苯丙哌林胶囊（1）：磷酸苯丙哌林胶囊溶出度项目检验方法
			磷酸苯丙哌林胶囊（2）：磷酸苯丙哌林胶囊有关物质项目检验方法
硫酸奈替米星	硫酸奈替米星注射液	通过探索性研究，建立了硫酸奈替米星注射液中抗氧剂亚硫酸盐项目（以 SO_2 计）的测定方法，提示有关生产企业可参考该方法关注药品的上述项目	硫酸奈替米星注射液中亚硫酸盐项目检验方法
黄杨宁片	黄杨宁片	通过探索性研究，建立了黄杨宁片中环维黄杨星D含量测定和含量均匀度检查方法，提示有关生产企业可参考该方法关注药品的上述项目	黄杨宁片检验方法（1）：黄杨宁片中环维黄杨星D含量测定、含量均匀度检查项目检验方法
		通过探索性研究，建立了原料环维黄杨星D中［鉴别］（2），环维黄杨星D含量测定、其他生物碱检查方法，提示有关生产企业可参考该方法关注药品的上述项目	黄杨宁片检验方法（2）：黄杨宁片原料环维黄杨星D鉴别、含量测定、其他生物碱检查项目检验方法

续表

品种名称	药品名称	探索性研究情况	检验方法
清热解毒片/胶囊	清热解毒片、清热解毒胶囊	通过探索性研究，建立了清热解毒片、清热解毒胶囊品种中山银花、山麦冬、紫花地丁检查方法，提示有关生产企业可参考该方法关注药品的上述项目	清热解毒片/胶囊检验方法（1）：清热解毒片、清热解毒胶囊中山银花检查项目检验方法
			清热解毒片/胶囊检验方法（2）：清热解毒片、清热解毒胶囊中山麦冬检查项目检验方法
			清热解毒片/胶囊检验方法（3）：清热解毒片、清热解毒胶囊中紫花地丁检查项目检验方法
珍菊降压片	珍菊降压片	通过探索性研究，建立了珍菊降压片中氢氯噻嗪有关物质的高效液相色谱-质谱联用检验方法，提示有关生产企业可参考该方法关注药品的上述项目	珍菊降压片氢氯噻嗪有关物质检验方法
来氟米特片	来氟米特片	通过探索性研究，建立了来氟米特片溶出度测定方法，提示有关生产企业可参考该检验方法关注该品种溶出量	来氟米特片溶出度的检验方法
抗骨增生丸	抗骨增生丸	通过探索性研究，建立了抗骨增生丸中柚皮苷含量测定方法，提示有关生产企业可参考该方法关注骨碎补的混用问题；建立了抗骨增生丸中毛蕊花糖苷、松果菊苷的含量测定方法，提示有关生产企业可参考该检验方法关注上述成分在制剂中的含量；建立了抗骨增生丸中铅、镉、铜、砷、汞 ICP-MS 测定方法、铁 ICP-OES 测定方法，提示有关生产企业可参考该检验方法关注制剂中原药材重金属残留量的问题	抗骨增生丸检验方法（1）：抗骨增生丸品种淫羊藿和骨碎补含量测定方法
			抗骨增生丸检验方法（2）：抗骨增生丸品种熟地黄和淫羊藿含量测定方法
			抗骨增生丸检验方法（3）：抗骨增生丸品种中重金属的测定方法
			抗骨增生丸检验方法（4）：抗骨增生丸品种中铁的测定方法
保心宁片	保心宁片	通过探索性研究，建立了保心宁片中生姜的薄层色谱鉴别方法，提示有关生产企业可参考上述方法关注生姜药材质量及生产工艺	保心宁片检验方法（1）：保心宁片中的生姜薄层色谱鉴别方法
		建立了保心宁片 HPLC 特征图谱检查，提示有关生产企业可参考上述方法关注枳壳、丹参干浸膏质量	保心宁片检验方法（2）：保心宁片特征图谱检查方法
		通过探索性研究，建立了保心宁片中三七的 HPLC 含量测定方法，提示有关生产企业可参考上述方法关注三七药材的质量	保心宁片检验方法（3）：保心宁片中的三七 HPLC 含量测定方法

续表

品种名称	药品名称	探索性研究情况	检验方法
女宝胶囊	女宝胶囊	通过探索性研究，建立了女宝胶囊中人参、延胡索等显微鉴别方法；延胡索的薄层色谱鉴别方法；乌头碱的薄层色谱检查方法；挥发油类成分的气相特征图谱的鉴别；芍药苷和橙皮苷的含量测定方法。提示有关生产企业参考上述方法关注女宝胶囊的上述项目	女宝胶囊检验方法（1）：女宝胶囊显微鉴别检验方法
			女宝胶囊检验方法（2）：女宝胶囊人参薄层色谱鉴别检验方法
			女宝胶囊检验方法（3）：女宝胶囊延胡索薄层色谱鉴别检验方法
			女宝胶囊检验方法（4）：女宝胶囊乌头碱薄层色谱检查检验方法
			女宝胶囊检验方法（5）：女宝胶囊特征图谱鉴别检验方法
			女宝胶囊检验方法（6）：女宝胶囊芍药苷、橙皮苷含量测定检验方法
		通过探索性研究，参照阿胶补充检验方法中牛皮源成分的检查和《中国药典》（2015 年版）一部阿胶项下的鉴别方法，提示有关生产企业可参考上述方法关注阿胶药材的质量	参照阿胶补充检验方法中牛皮源成分的检查和《中国药典》（2015 年版）一部阿胶项下的鉴别方法
盐酸洛美沙星滴眼液	盐酸洛美沙星滴眼液	通过探索性研究，建立了盐酸洛美沙星滴眼液中有关物质、抑菌剂、依地酸盐的检验方法，提示有关生产企业可参考相应的检验方法关注盐酸洛美沙星滴眼液中上述检查项目	盐酸洛美沙星滴眼液中有关物质的检验方法
			盐酸洛美沙星滴眼液中抑菌剂的检验方法
			盐酸洛美沙星滴眼液中依地酸盐的检验方法
		通过探索性研究，进行了渗透压摩尔浓度比的测定，提示有关生产企业可参考该方法关注盐酸洛美沙星滴眼液中上述检查项目	参照《中国药典》（2015 年版）四部通则 0632 渗透压摩尔浓度测定法
杜仲	杜仲、盐杜仲	通过探索性研究，建立了盐杜仲品种中盐含量测定项目的离子色谱法，提示有关生产企业可以参考该方法关注药品的上述项目	盐杜仲品种中盐含量测定项目检验方法
			参照《中国药典》（2015 年版）四部 2321 铅、镉、砷、汞、铜测定法
接骨续筋片	接骨续筋片	通过探索性研究，建立了接骨续筋片、接骨续筋胶囊中骨碎补的含量测定方法，提示有关生产企业可以参考该方法关注药品的上述项目	接骨续筋片、接骨续筋胶囊中骨碎补检验方法
			参照《中国药典》（2015 年版）四部 2321 铅、镉、砷、汞、铜测定法

续表

品种名称	药品名称	探索性研究情况	检验方法
解郁安神颗粒	解郁安神颗粒	通过探索性研究，建立了解郁安神颗粒中甘草含量测定方法，提示有关生产企业可以参考该方法注意控制成品中甘草药材质量	解郁安神颗粒中甘草酸、甘草苷的HPLC含量测定检验方法
		通过探索性研究，建立了解郁安神颗粒中柴胡含量测定方法，提示有关生产企业可以参考该方法注意控制成品中柴胡药材质量	解郁安神颗粒中柴胡皂苷A的高效液相色谱含量测定检验方法
		通过探索性研究，建立了解郁安神颗粒中酸枣仁皂苷的鉴别方法，提示有关生产企业可以参考该方法注意控制成品中酸枣仁药材质量	解郁安神颗粒中甘酸枣仁皂苷A、酸枣仁皂苷B的HPLC法鉴别检验方法
舒胸片	舒胸片	通过探索性研究，参照现行《中国药典》四部通则9303色素测定法指导原则中的方法，提示有关生产企业可参照该方法关注投料药材红花的染色情况	参照现行《中国药典》四部通则9303色素测定法指导原则
补肾强身片	补肾强身片	通过探索性研究，建立了补肾强身片中淫羊藿苷、金丝桃苷、特女贞苷及原儿茶酸的含量测定方法，提示有关生产企业可参考该方法关注上述成分在制剂中的含量	补肾强身片中淫羊藿、菟丝子、女贞子及原儿茶酸的含量测定方法
右归丸	右归丸	通过探索性研究，建立了右归丸品种中鹿角胶项目的液质检测方法，肉桂、菟丝子项目的高效液相检测方法，提示有关生产企业可参考该方法关注药品的上述项目	右归丸检验方法（1）：右归丸品种鹿角胶项目检验方法
			右归丸检验方法（2）：右归丸品种肉桂项目检验方法
			右归丸检验方法（3）：右归丸品种菟丝子项目检验方法
盐酸黄酮哌酯	盐酸黄酮哌酯片、胶囊	通过探索性研究，建立了盐酸黄酮哌酯片/胶囊中有关物质的检查方法，提示有关生产企业可参考该方法关注药品的上述项目	盐酸黄酮哌酯片/胶囊中有关物质的检验方法
		通过探索性研究，参照《包装材料溶剂残留量测定法》YBB00312004-2015，提示有关生产企业可参考该方法关注药品包材的苯类溶剂残留	参照《包装材料溶剂残留量测定法》YBB00312004-2015
硫酸氨基葡萄糖	硫酸氨基葡萄糖片、胶囊、颗粒	通过探索性研究，建立了硫酸氨基葡萄糖片/胶囊/颗粒中有关物质的检查方法，提示有关生产企业可参考该方法关注药品的上述项目	硫酸氨基葡萄糖片/胶囊/颗粒中有关物质的检验方法
		通过探索性研究，参照《包装材料溶剂残留量测定法》YBB00312004-2015，提示有关生产企业可参考该方法关注药品包材的苯类溶剂残留	参照《包装材料溶剂残留量测定法》YBB00312004-2015

续表

品种名称	药品名称	探索性研究情况	检验方法
炎可宁制剂	炎可宁片、胶囊	通过探索性研究，建立了炎可宁片/胶囊中板蓝根的薄层色谱鉴别方法，提示有关生产企业可参考该方法控制成品中板蓝根药材质量	炎可宁片/胶囊中板蓝根的薄层色谱鉴别方法
		通过探索性研究，发现炎可宁片中砷、汞、铅元素超过药典黄芪等品种项下规定的限度，提示有关生产企业可参考该方法关注制剂中砷、汞、铅残留量的问题	参照《中国药典》（2015 年版）四部 2321 铅、镉、砷、汞、铜测定法第二法电感耦合等离子体质谱法
醋酸氟轻松冰片乳膏	醋酸氟轻松冰片乳膏	通过探索性研究，建立了醋酸氟轻松冰片乳膏中氟轻松、醋酸氟轻松、冰片含量测定方法，提示有关生产企业可参考该方法关注药品的上述成分在制剂中的含量	醋酸氟轻松冰片乳膏检验方法（1）：醋酸氟轻松冰片乳膏中氟轻松检查项的检验方法
			醋酸氟轻松冰片乳膏检验方法（2）：醋酸氟轻松冰片乳膏中醋酸氟轻松含量测定的检验方法
			醋酸氟轻松冰片乳膏检验方法（3）：醋酸氟轻松冰片乳膏中冰片含量测定的检验方法
蒲地蓝消炎片	蒲地蓝消炎片	通过探索性研究，建立了异性有机物检查项目，蒲公英、苦地丁、黄芩薄层色谱项目，提示有关企业可参考该方法关注药品的上述项目	蒲地蓝消炎片检验方法（1）：蒲地蓝消炎片中异性有机物检查项的检验方法
			蒲地蓝消炎片检验方法（2）：蒲地蓝消炎片中蒲公英薄层色谱鉴别项的检验方法
			蒲地蓝消炎片检验方法（3）：蒲地蓝消炎片中苦地丁薄层色谱鉴别项的检验方法
			蒲地蓝消炎片检验方法（4）：蒲地蓝消炎片中黄芩薄层色谱鉴别项的检验方法
匹多莫德	匹多莫德颗粒	通过探索性研究，建立了匹多莫德颗粒中有关物质检查的检验法，提示有关生产企业可参考该方法关注药品的上述项目	匹多莫德颗粒有关物质检查方法
	匹多莫德口服溶液	通过探索性研究，建立了匹多莫德口服溶液中有关物质检查的检验法，提示有关生产企业可参考该方法关注药品的上述项目	匹多莫德口服溶液有关物质检查方法
	匹多莫德片	通过探索性研究，建立了匹多莫德片中有关物质检查的检验法，提示有关生产企业可参考该方法关注药品的上述项目	匹多莫德片、匹多莫德分散片有关物质检查方法
	匹多莫德分散片	通过探索性研究，建立了匹多莫德分散片中有关物质检查的检验法，提示有关生产企业可参考该方法关注药品的上述项目	
	匹多莫德颗粒	通过探索性研究，参照匹多莫德颗粒（标准号：YBH02912003-2014Z）含量测定项下的含量测定方法，提示有关生产企业可参考该方法关注药品的上述项目	参照匹多莫德颗粒（标准号：YBH02912003-2014Z）含量测定项下的含量测定方法

续表

品种名称	药品名称	探索性研究情况	检验方法
西罗莫司胶囊	西罗莫司胶囊	通过探索性研究，建立了西罗莫司胶囊品种中有关物质项目的检查方法，提示有关生产企业可参考该方法关注药品的上述项目	西罗莫司胶囊有关物质检验方法
鹿瓜多肽	鹿瓜多肽注射液、注射用鹿瓜多肽	通过探索性研究，建立了鹿瓜多肽注射液、注射用鹿瓜多肽品种中肽图、氨基酸项目的检验方法，提示有关生产企业可参考该方法关注药品的上述项目	鹿瓜多肽注射液、注射用鹿瓜多肽品种的肽图项目检验方法
	鹿瓜多肽注射液原材料、注射用鹿瓜多肽原材料	通过探索性研究，建立了鹿瓜多肽注射液原材料、注射用鹿瓜多肽原材料品种中鹿骨种属鉴别项目的检验方法，提示有关生产企业可参考该方法关注药品的上述项目	鹿瓜多肽注射液原材料、注射用鹿瓜多肽原材料品种的鹿骨种属鉴别项目检验方法
注射用三磷酸胞苷二钠	注射用三磷酸胞苷二钠	通过探索性研究，建立了注射用三磷酸胞苷二钠含量均匀度、含量测定的液相色谱方法，提示有关生产企业可参考该方法关注药品的上述项目	注射用三磷酸胞苷二钠检验方法（1）：注射用三磷酸胞苷二钠含量均匀度检验方法
			注射用三磷酸胞苷二钠检验方法（2）：注射用三磷酸胞苷二钠含量测定检验方法
磁朱丸	磁朱丸	通过探索性研究，建立了磁朱丸中808猩红补充检验方法，提示有关生产企业关注磁朱丸中808猩红染色问题	磁朱丸中808猩红补充检验方法
苯巴比妥钠注射液	苯巴比妥钠注射液	通过探索性研究，建立了苯巴比妥钠注射液中有关物质苯丁酰脲的检查方法，提示有关生产企业可参考该方法关注药品的上述项目	苯巴比妥钠注射液中苯丁酰脲的检查方法
十三味菥蓂丸	十三味菥蓂丸	通过探索性研究，建立了十三味菥蓂丸品种中黑芥子苷的含量测定项目的高效液相色谱检验方法，提示有关企业可参考该方法关注药品的上述项目	十三味菥蓂丸品种中黑芥子苷的含量测定项目检验方法
清眩丸	清眩丸	通过探索性研究参照《中国药典》（2015年版）四部重金属检查法，提示有关生产企业可参考该方法关注药品的上述项目	参照《中国药典》（2015年版）四部重金属检查法
异氟烷	异氟烷	通过探索性研究，建立了异氟烷有关物质的检验方法，提示有关生产企业可参考该方法关注药品的上述项目	异氟烷有关物质的检验方法
保胎灵	保胎灵片	通过探索性研究，建立了保胎灵品种中芍药苷的含量测定方法，提示有关生产企业可参考该方法关注保胎灵制剂中白芍的质量	保胎灵品种芍药苷含量测定检验方法

续表

品种名称	药品名称	探索性研究情况	检验方法
牛黄镇惊丸	牛黄镇惊丸	通过探索性研究，建立了牛黄镇惊丸中胆红素和胆酸的含量测定方法，提示有关生产企业可参考该方法关注制剂中上述成分的含量	牛黄镇惊丸检验方法（1）：牛黄镇惊丸中胆红素的含量测定方法 牛黄镇惊丸检验方法（2）：牛黄镇惊丸中胆酸的含量测定方法
硫酸阿托品片	硫酸阿托品片	通过探索性研究，建立了硫酸阿托品片品种中溶出度项目的测定方法，提示有关生产企业可参考该方法关注药品溶出度批内批间差异；提示有关生产企业关注硫酸阿托品片品种的片剂硬度和厚度的批内、批间稳定性问题	硫酸阿托品片溶出度测定方法
重组人表皮生长因子滴眼液（酵母）	重组人表皮生长因子滴眼液（酵母）	通过探索性研究，建立了重组人表皮生长因子滴眼液（酵母）品种中成品主药蛋白质含量项目的高效液相检测方法，提示有关生产企业可参考该方法关注药品的上述项目	重组人表皮生长因子滴眼液（酵母）品种成品主药蛋白质含量项目检验方法
重组人表皮生长因子衍生物滴眼液	重组人表皮生长因子衍生物滴眼液	通过探索性研究，建立了重组人表皮生长因子衍生物滴眼液品种中成品主药蛋白质含量项目高效液相检测方法，提示有关生产企业可参考该方法关注药品的上述项目	重组人表皮生长因子衍生物滴眼液品种成品主药蛋白质含量项目检验方法
羟丙基倍他环糊精	羟丙基倍他环糊精	通过探索性研究，参照了泊洛沙姆 188（注射用）品种中环氧丙烷项目的 GC 检测方法，在羟丙基环糊精品种中检出了环氧丙烷，提示有关生产企业可参考该方法关注环氧丙烷在产品中的残留；参照《中国药典》（2015 年版）四部通则 0704 氮测定法，在羟丙基环糊精品种中检出了蛋白，提示有关生产企业在本产品用于注射用途时可参考该方法关注蛋白在产品中的残留	羟丙基倍他环糊精品种环氧丙烷项目检验方法：参照泊洛沙姆 188 品种的现行《中国药典》标准环氧丙烷项目的检验方法 羟丙基倍他环糊精品种蛋白项目检验方法：参照《中国药典》（2015 年版）四部通则 0704 氮测定法
乳糖酸阿奇霉素注射液	乳糖酸阿奇霉素注射液	通过探索性研究，建立了乳糖酸阿奇霉素注射液品种中有关物质和含量测定项目的 HPLC 方法，提示有关生产企业可参考该方法关注药品的上述项目	乳糖酸阿奇霉素注射液检验方法（1）：乳糖酸阿奇霉素注射液品种有关物质项检验方法 乳糖酸阿奇霉素注射液检验方法（2）：乳糖酸阿奇霉素注射液品种含量测定项检验方法
板蓝根片	板蓝根片	通过探索性研究，建立了板蓝根片中（*R*,*S*）-告依春含量测定方法，提示有关生产企业关注板蓝根片的（*R*,*S*）-告依春含量问题	板蓝根片检验方法：板蓝根片中（*R*,*S*）-告依春含量测定方法
尼可地尔片	尼可地尔片	通过探索性研究，参照《英国药典》（2017 年版）尼可地尔片品种中有关物质项目的有关物质方法，提示有关生产企业可参考该方法关注药品的上述项目	参照尼可地尔片品种《英国药典》（2017 年版）的有关物质项目检验方法

续表

品种名称	药品名称	探索性研究情况	检验方法
清喉咽合剂	清喉咽合剂	通过探索性研究，建立了清喉咽合剂中玄参含量测定、防腐剂检验方法，提示有关生产企业可参考该方法关注药品的上述项目	清喉咽合剂检验方法（1）：清喉咽合剂玄参含量测定方法
			清喉咽合剂检验方法（2）：清喉咽合剂防腐剂检验方法
枸橼酸铁铵维 B_1 糖浆Ⅱ	枸橼酸铁铵维 B_1 糖浆Ⅱ	通过探索性研究，建立了枸橼酸铁铵维 B_1 糖浆Ⅱ中抑菌剂项目的含量测定方法，提示有关生产企业可参考该方法关注药品的上述项目	枸橼酸铁铵维 B_1 糖浆Ⅱ检验方法：枸橼酸铁铵维 B_1 糖浆Ⅱ中抑菌剂项目检验方法
感冒清片	感冒清片	通过探索性研究，建立了感冒清片中对乙酰氨基酚、盐酸吗啉胍、马来酸氯苯那敏的含量测定方法，提示有关生产企业可参考该方法关注药品的上述项目；建立了感冒清片中穿心莲内酯和脱水穿心莲内酯的含量测定方法，提示有关生产企业可参考该方法关注药品的上述项目；建立了感冒清片中岗梅、山芝麻、金盏银盘的薄层色谱鉴别方法，提示有关生产企业可参考该方法关注药品的上述项目；建立了感冒清片中对乙酰氨基酚、盐酸吗啉胍、马来酸氯苯那敏含量均匀度检查方法，提示有关生产企业可参考该方法关注药品的上述项目	感冒清片检验方法（1）：感冒清片中对乙酰氨基酚、盐酸吗啉胍、马来酸氯苯那敏含量测定项目检验方法
			感冒清片检验方法（2）：感冒清片中穿心莲内酯和脱水穿心莲内酯含量测定项目检验方法
			感冒清片检验方法（3）：感冒清片中岗梅、山芝麻、金盏银盘的薄层鉴别项目检验方法
			感冒清片检验方法（4）：感冒清片中对乙酰氨基酚、盐酸吗啉胍、马来酸氯苯那敏含量均匀度检查项目的检验方法
红霉素	红霉素肠溶片	通过探索性研究，建立了红霉素肠溶片溶出曲线检验方法，提示有关企业可参考该方法关注红霉素肠溶片品种存在制剂的批间和批内溶出曲线差异大的问题，以及个别企业的制剂存在溶出速度显著慢于参比制剂和国内其他大部分企业制剂的情况	红霉素肠溶片检验方法：红霉素肠溶片溶出曲线检验方法
五维他口服溶液	五维他口服溶液	通过探索性研究，建立了五维他口服溶液中泛酸钙和枸橼酸的含量测定方法，提示有关生产企业可参考该检验方法关注上述成分在制剂中的含量	五维他口服溶液检验方法（1）：五维他口服溶液品种中泛酸钙的含量测定项目检验方法
			五维他口服溶液检验方法（2）：五维他口服溶液品种中枸橼酸的含量测定项目检验方法
降脂宁颗粒	降脂宁颗粒	通过探索性研究，参照野木瓜片品种中检查项目的异性有机物补充检验方法，提示有关生产企业可参考该方法关注药品的上述项目	参照野木瓜片品种的现行国家局药品补充检验方法和检验项目批准件2009019标准异性有机物项目的检验方法

续表

品种名称	药品名称	探索性研究情况	检验方法
骨刺消痛胶囊、骨刺消痛片	骨刺消痛胶囊、骨刺消痛片	通过探索性研究，建立了骨刺消痛系列品种中显微鉴别项目的异性有机物筛查方法，含量测定项目的秦艽、甘草、徐长卿、白芷多指标液相色谱方法，非法染色检查项目的薄层色谱方法，提示有关生产企业参考该方法关注药品的上述项目	骨刺消痛系列品种检验方法（1）：骨刺消痛系列品种异性有机物鉴别项目检验方法
			骨刺消痛系列品种检验方法（2）：骨刺消痛系列品种多指标含量测定项目检验方法
			骨刺消痛系列品种检验方法（3）：骨刺消痛胶囊亮蓝色素检验方法
复方茶碱麻黄碱片	复方茶碱麻黄碱片	通过探索性研究，建立了复方茶碱麻黄碱片中含量及含量均匀度项目的液相方法，提示有关生产企业可参考该方法关注药品的上述项目	复方茶碱麻黄碱片检验方法（1）：复方茶碱麻黄碱片中咖啡因的含量均匀度项目检验方法
			复方茶碱麻黄碱片检验方法（2）：复方茶碱麻黄碱片中硫酸天仙子胺的含量测定项目检验方法
			复方茶碱麻黄碱片检验方法（3）：复方茶碱麻黄碱片中东莨菪内酯的含量测定项目检验方法
			复方茶碱麻黄碱片检验方法（4）：复方茶碱麻黄碱片中茶碱、咖啡因、可可碱与盐酸麻黄碱的含量测定项目检验方法
麝香壮骨膏	麝香壮骨膏	通过探索性研究，建立了麝香壮骨膏中盐酸苯海拉明、樟脑、薄荷脑、冰片、水杨酸甲酯的含量测定方法，提示生产企业可参考该方法关注药品的上述项目	麝香壮骨膏检验方法（1）：液相色谱法测定盐酸苯海拉明含量
			麝香壮骨膏检验方法（2）：气相色谱法测定樟脑、薄荷脑、冰片、水杨酸甲酯含量
乙酰谷酰胺	乙酰谷酰胺	通过探索性研究，参照《中国药典》（2020年版）三部人血白蛋白项下铝离子残留检测方法，提示注射液生产企业可以参照上述方法进行铝离子检测	参照《中国药典》（2020年版）三部人血白蛋白项下铝离子残留检测方法
注射用冷冻干燥用氯化丁基橡胶塞	注射用冷冻干燥用氯化丁基橡胶塞	通过探索性研究，提示有关生产企业关注残留水分的检测，以及加强质量标准的管理	注射用冷冻干燥用氯化丁基橡胶塞检验方法（1）：参照ISO 0836-5-2008附录A，卡氏炉-库伦法
肌苷制剂	肌苷口服溶液	通过探索性研究，建立了肌苷口服溶液中亚硫酸钠含量测定方法，提示相关企业关注处方合理性问题；建立了肌苷口服溶液有关物质测定方法，提示相关企业关注本品稳定性问题	肌苷口服溶液检验方法（1）：肌苷口服溶液中亚硫酸钠检验方法
			肌苷口服溶液检验方法（2）：肌苷口服溶液有关物质检验方法

续表

品种名称	药品名称	探索性研究情况	检验方法
银翘解毒合剂	银翘解毒合剂	通过探索性研究，建立了银翘解毒合剂中防腐剂的含量测定方法，提示有关生产企业可参考上述方法关注药品生产过程中辅料投料的规范性；建立了银翘解毒合剂中山银花的检查方法，提示有关生产企业可参考上述方法关注金银花中掺入山银花或二者混用的问题；建立了银翘解毒合剂中多成分含量测定的方法，提示有关生产企业可参考上述方法关注投料药材（饮片）的质量问题	银翘解毒合剂检验方法（1）银翘解毒合剂中山梨酸、苯甲酸的含量测定方法
			银翘解毒合剂检验方法（2）银翘解毒合剂中山银花的检查方法
			银翘解毒合剂检验方法（3）银翘解毒合剂中多成分含量测定方法
		通过探索性研究，参照银翘解毒合剂（国家药品标准 WS_3-B-2783-97-1）中含量测定项下的高效液相色谱法测定了制剂中绿原酸的含量，提示有关生产企业可参考该方法关注药品的上述项目	参照银翘解毒合剂（国家药品标准 WS_3-B-2783-97-1）的现行含量测定项目的检验方法
丁香	丁香	通过探索性研究，建立了丁香中焦糖色素的检查方法，提示有关生产企业可参考该方法关注药品的上述项目	丁香检验方法：丁香焦糖色素检验方法
门冬氨酸洛美沙星葡萄糖注射液	门冬氨酸洛美沙星葡萄糖注射液	通过探索性研究，建立了门冬氨酸洛美沙星葡萄糖注射液品种中有关物质、5-羟甲基糠醛项目的检查方法，提示有关生产企业可参考该方法关注药品的上述项目	门冬氨酸洛美沙星葡萄糖注射液检验方法（1）：门冬氨酸洛美沙星葡萄糖注射液有关物质项目检查方法
			门冬氨酸洛美沙星葡萄糖注射液检验方法（2）：门冬氨酸洛美沙星葡萄糖注射液5-羟甲基糠醛项目检查方法
白术	白术	通过探索性研究，建立了白术中农药残留量、植物生长调节剂的检查方法，提示有关生产企业可参考该方法关注药品的上述项目；参照《中国药典》（2015年版）通则2321重金属及有害元素残留量第二法的检验方法，提示有关生产企业可参考该方法关注药品的上述项目	白术检验方法（1）：白术农药残留量检验方法
			白术检验方法（2）：白术植物生长调节剂检验方法
盐酸氯哌丁片	盐酸氯哌丁片	通过探索性研究，建立了盐酸氯哌丁片中有关物质、溶出度的检查方法以及含量与含量均匀度的测定方法，提示有关生产企业可参考该方法关注药品的上述项目；建立了盐酸氯哌丁原料药的有关物质、残留溶剂的检查方法，提示有关生产企业可参考该方法关注原料药的上述项目；通过探索性研究，提示有关生产企业关注原料药的熔点	盐酸氯哌丁片检验方法（1）：盐酸氯哌丁片有关物质检验方法
			盐酸氯哌丁片检验方法（2）：盐酸氯哌丁片溶出度检验方法
			盐酸氯哌丁片检验方法（3）：盐酸氯哌丁片含量与含量均匀度检验方法
			盐酸氯哌丁片检验方法（4）：盐酸氯哌丁有关物质检验方法
			盐酸氯哌丁片检验方法（5）：盐酸氯哌丁残留溶剂检验方法

续表

品种名称	药品名称	探索性研究情况	检验方法
安胃颗粒	安胃颗粒	通过探索性研究，建立了安胃颗粒中柠檬黄的检验方法，提示有关企业可参考该方法关注原药材延胡索的染色情况	安胃颗粒检验方法：安胃系列中延胡索染色情况研究
甲砜霉素	甲砜霉素肠溶片、胶囊	通过探索性研究，建立了正相手性柱 HPLC 法测定甲砜霉素原料或制剂中 L-甲砜霉素的含量，提示有关生产企业可参考该检验方法关注甲砜霉素原料中 L-甲砜霉素的含量；建立了 HPLC 法测定甲砜霉素胶囊、肠溶片中有关物质，提示有关生产企业可参考该检验方法关注原料或制剂中有关物质的含量；溶出曲线显示甲砜霉素肠溶片或甲砜霉素胶囊批内不同片或粒之间的溶出曲线离散度较大，样品批内均一性差，提示相关企业加强生产工艺的控制或改进优化工艺	甲砜霉素检验方法（1）：HPLC 法测定甲砜霉素原料或制剂中 L-甲砜霉素的含量
			甲砜霉素检验方法（2）：HPLC 法测定甲砜霉素胶囊、肠溶片中有关物质
新生化制剂	新生化颗粒	通过探索性研究，建立了新生化颗粒中阿魏酸的含量测定检验方法，提示有关生产企业可参考该方法关注药品的上述项目	新生化颗粒中阿魏酸的含量测定检验方法
根痛平胶囊	根痛平胶囊	通过探索性研究，建立了根痛平胶囊中羟基红花黄色素 A 的含量测定方法，提示有关生产企业可参考该方法关注上述成分在制剂中的含量	根痛平胶囊检验方法：根痛平胶囊中羟基红花黄色素 A 的含量测定方法
		通过探索性研究，建立了根痛平胶囊中乙醇残留量的检查方法，提示有关生产企业可参考该方法关注制剂中乙醇残留量问题	参照现行《中国药典》四部通则 0861 残留溶剂测定法
生化丸	生化丸	通过探索性研究，建立了生化丸当归、川芎中阿魏酸含量测定的方法，提示有关企业可参考该方法关注药品的阿魏酸含量	生化丸检验方法（1）：生化丸当归、川芎中阿魏酸含量测定方法
		通过探索性研究，建立了生化丸桃仁中苦杏仁苷含量测定的方法，提示有关企业可参考该方法关注药品的苦杏仁苷含量	生化丸检验方法（2）：生化丸桃仁中苦杏仁苷含量测定方法
硫酸卡那霉素	硫酸卡那霉素注射液	通过探索性研究，建立了有关物质和含量测定的 HPLC-柱后衍生化-荧光检测方法，提示有关生产企业可参考方法关注制剂的上述项目	硫酸卡那霉素注射液检验方法（1）：硫酸卡那霉素注射液有关物质检验方法
			硫酸卡那霉素注射液检验方法（2）：卡那霉素注射液含量测定检验方法
	硫酸卡那霉素滴眼液	通过探索性研究，建立了有关物质和含量测定的 HPLC-柱后衍生化-荧光检测方法、羟苯乙酯的高效液相色谱检测方法，提示有关生产企业可参考方法关注制剂的上述项目	硫酸卡那霉素滴眼液（1）：硫酸卡那霉素滴眼液有关物质检验方法
			硫酸卡那霉素滴眼液（2）：硫酸卡那霉素滴眼液含量测定检验方法
			硫酸卡那霉素滴眼液（3）：硫酸卡那霉素滴眼液羟苯乙酯检验方法

续表

品种名称	药品名称	探索性研究情况	检验方法
胰酶	胰酶肠溶片	通过探索性研究，建立了胰酶肠溶片品种中溶出度项目的检验方法，提示有关生产企业可参考该方法关注药品的上述项目	胰酶肠溶片检验方法：溶出度项目检验方法
愈酚喷托异丙嗪颗粒	愈酚喷托异丙嗪颗粒	通过探索性研究，建立了愈酚喷托异丙嗪颗粒中愈创木酚磺酸钾、盐酸异丙嗪、枸橼酸喷托维林含量均匀度检查方法，提示有关生产企业参考上述方法关注样品均匀性的问题	愈酚喷托异丙嗪颗粒检验方法：愈酚喷托异丙嗪颗粒中多组分的含量均匀度检验方法
复方氨酚苯海拉明片	复方氨酚苯海拉明片	通过探索性研究，建立了复方氨酚苯海拉明片中有关物质检查方法，提示有关生产企业可参考该检验方法关注制剂中有关物质的含量；建立了复方氨酚苯海拉明片中对乙酰氨基酚、咖啡因、盐酸麻黄碱和盐酸苯海拉明的含量测定方法，提示有关生产企业可参考该检验方法关注上述成分在制剂中的含量；建立了复方氨酚苯海拉明片中咖啡因、盐酸麻黄碱和盐酸苯海拉明的含量均匀度检查方法，提示有关生产企业参考上述方法关注样品均匀性的问题	复方氨酚苯海拉明片检验方法（1）：复方氨酚苯海拉明片中有关物质的检验方法
			复方氨酚苯海拉明片检验方法（2）：复方氨酚苯海拉明片中多成分的含量测定检验方法
			复方氨酚苯海拉明片检验方法（3）：复方氨酚苯海拉明片中多成分的含量均匀度检验方法
盐酸萘甲唑啉滴鼻液	盐酸萘甲唑啉滴鼻液	通过探索性研究，建立了盐酸萘甲唑啉滴鼻液中有关物质项目的HPLC检查方法，提示有关生产企业可参考该方法关注药品的质量；建立了盐酸萘甲唑啉滴鼻液中抑菌剂的HPLC检查方法，提示有关生产企业可参考该方法关注抑菌剂的加入量；增订了渗透压摩尔浓度检查项目，提示有关企业关注药品的等渗问题；提示有关生产企业关注药品说明书贮藏条件不合理的问题	盐酸萘甲唑啉滴鼻液检验方法（1）：有关物质的HPLC检验方法
			盐酸萘甲唑啉滴鼻液检验方法（2）：抑菌剂的HPLC检验方法
			盐酸萘甲唑啉滴鼻液检验方法（3）：渗透压摩尔浓度参照《中国药典》（2015年）四部通则0632；不涉及检验方法
尿塞通	尿塞通片（胶囊）	通过探索性研究，建立了尿塞通片（胶囊）中18种染色色素的HPLC-DAD检查方法，提示有关生产企业关注因盐关黄柏、红花、丹参等投料药材非法染色带来的成品质量风险；建立了尿塞通片（胶囊）中反式茴香脑、茴香醛、柠檬烯的GC鉴别方法，提示有关生产企业关注盐小茴香、陈皮挥发油提取工艺的稳定性、一致性	尿塞通片（胶囊）检验方法（1）：18种染色色素的HPLC-DAD检验方法
			尿塞通片（胶囊）检验方法（2）：反式茴香脑、茴香醛，柠檬烯的GC鉴别方法
		通过探索性研究，参照《中国药典》（2015年版）四部通则2321铅、镉、砷、汞、铜测定法第二法电感等离子体质谱法，发现成品中有砷、汞元素超过药典黄芪等药材品种项下限度的情况，提示有关生产企业可参考该方法关注成品中砷、汞的残留	参照《中国药典》（2015年版）四部通则2321铅、镉、砷、汞、铜测定法第二法电感等离子体质谱法

续表

品种名称	药品名称	探索性研究情况	检验方法
加味逍遥丸	加味逍遥丸	通过探索性研究，建立了加味逍遥丸品种中甘草酸、丹皮酚项目的高效液相检测方法，提示有关生产企业可参考该方法关注药品的上述项目	加味逍遥丸检验方法（1）：加味逍遥丸品种甘草酸项目检验方法
			加味逍遥丸检验方法（2）：加味逍遥丸品种丹皮酚项目检验方法
大败毒胶囊	大败毒胶囊	通过探索性研究，建立了大败毒胶囊中松香酸掺伪检查项目的高效液相色谱和液相-质谱联用方法，提示有关生产企业可参考该方法关注药品的上述项目	大败毒胶囊检验方法（1）：松香酸掺伪检查项目检验方法
			大败毒胶囊检验方法（2）：黄柏与关黄柏混用检查项目检验方法
替硝唑葡萄糖注射液	替硝唑葡萄糖注射液	通过探索性研究，建立了替硝唑葡萄糖注射液中汞元素的ICP-MS测定方法，提示有关生产企业可参考该方法关注药品的上述项目	替硝唑葡萄糖注射液汞元素检验方法
盐酸奥洛他定制剂	盐酸奥洛他定胶囊	通过探索性研究，建立了盐酸奥洛他定胶囊品种中检查项目的有关物质方法，提示有关生产企业可参考该方法关注药品的上述项目	盐酸奥洛他定胶囊品种有关物质项目检验方法
注射用盐酸头孢替安	注射用盐酸头孢替安	通过探索性研究，建立了注射用盐酸头孢替安残留溶剂检查法，提示有关生产企业可参考上述方法关注盐酸头孢替安原料的质量	注射用盐酸头孢替安残留溶剂检查方法
泮托拉唑钠肠溶制剂	泮托拉唑钠肠溶片	通过探索性研究，建立了泮托拉唑钠肠溶片溶出度检验方法，提示有关生产企业可参考该检验方法关注药品的溶出度	泮托拉唑钠肠溶片溶出度检查方法
肠多糖片	肠多糖片	通过探索性研究，建立了肠多糖片中生物学活性的检测方法，提示有关生产企业可参考该方法关注药品的质量	肠多糖片生物学活性检验方法
羧甲淀粉钠	羧甲淀粉钠	通过探索性研究，建立了羧甲淀粉钠中显微鉴别、氯乙酸、残留溶剂、粒度与粒度分布、膨胀体积检测方法，提示有关生产企业可参考上述方法关注羧甲淀粉钠的质量	羧甲淀粉钠来源鉴别检测方法
			羧甲淀粉钠氯乙酸检测方法
			羧甲淀粉钠残留溶剂检测方法
			羧甲淀粉钠粒度与粒度分布检测方法
			羧甲淀粉钠膨胀体积检测方法
益母制剂	益母丸	通过探索性研究，建立了益母丸中含量测定项目的HPLC、LC-MS方法，提示有关生产企业可参考该方法关注药品的上述项目	益母丸中益母草含量测定项目检验方法
			益母丸中当归、川芎含量测定项目检验方法
			益母丸中木香含量测定项目检验方法
	益母颗粒	通过探索性研究，建立了益母丸中含量测定项目的HPLC、LC-MS方法，提示有关生产企业可参考该方法关注药品的上述项目	益母颗粒中益母草含量测定项目检验方法
			益母颗粒中当归、川芎含量测定项目检验方法
			益母颗粒中木香含量测定项目检验方法

续表

<table>
<tr><th>品种名称</th><th>药品名称</th><th>探索性研究情况</th><th>检验方法</th></tr>
<tr><td rowspan="2">山药</td><td>山药（麸炒山药）</td><td>通过探索性研究，建立山药品种中脱硫剂检查项目的离子色谱测定方法，提示有关生产企业可参考上述方法关注脱硫剂的含量，关注山药经过度硫熏后非法使用脱硫剂的问题</td><td>山药中脱硫剂检查方法</td></tr>
<tr><td>山药</td><td>通过探索性研究，提示有关生产企业可参照甘草品种中重金属及有害元素项目的铅、镉、砷、汞、铜测定法方法关注药品的上述项目</td><td>参照甘草《中国药典》（2015 年版）一部的重金属及有害元素项目检验方法</td></tr>
<tr><td rowspan="2">丙谷胺制剂</td><td rowspan="2">丙谷胺片</td><td rowspan="2">通过探索性研究，建立了丙谷胺片品种中残留溶剂甲苯项目的气相色谱法与气相色谱-质谱联用检测方法，提示有关生产企业可参考该方法关注药品的上述项目</td><td>丙谷胺片中残留溶剂甲苯的气相色谱检测法</td></tr>
<tr><td>丙谷胺片中残留溶剂甲苯的气相色谱-质谱联用检测方法</td></tr>
<tr><td>复方胃膜素</td><td>复方胃膜素胶囊</td><td>通过探索性研究，建立了复方胃膜素胶囊品种中维生素 U 含量项目的高效液相色谱检测）方法，提示有关生产企业可参考该方法关注药品的上述项目</td><td>复方胃膜素胶囊中维生素 U 含量测定方法</td></tr>
<tr><td rowspan="2">天麻素片</td><td rowspan="2">天麻素片</td><td>通过探索性研究，建立了天麻素片品种溶出度、含量均匀度项目的检查方法，提示有关企业可参考该方法关注药品的上述项目</td><td>天麻素片品种溶出度、含量均匀度项目检验方法</td></tr>
<tr><td>通过探索性研究，提示有关企业可参照天麻素原料药品种中含量测定项目的高效液相色谱方法关注药品的上述项目</td><td>参照天麻素原料药品种的现行 WS1-XG-020-2001-2014 标准含量测定项目的检验方法</td></tr>
<tr><td rowspan="3">金银花制剂</td><td>金银花露</td><td>通过探索性研究，测定蔗糖、果糖、葡萄糖的相对含量，发现有企业样品中蔗糖的水解率差别显著，提示有关生产企业可参考该方法关注制剂的生产工艺稳定性；加速试验发现有企业样品中芳樟醇含量减失情况严重，所采用的高密度聚乙烯瓶为不适宜包装材料，提示生产企业应选择阻隔性能更好的药包材</td><td>参照《中国药典》（2015 年版）一部中蜂蜜的含量测定方法；参照《中国药典》（2015 年版）四部通则〈9001〉原料药物与制剂稳定性试验指导原则、《中国药典》（2015 年版）一部金银花露的气相鉴别检验方法</td></tr>
<tr><td>金银花口服液</td><td>通过探索性研究，加速试验发现有企业样品中水分减失严重，所采用的聚氯乙烯/低密度聚乙烯口服液体药用复合硬片为不适宜包装材料，提示生产企业应选择阻隔性能更好的药包材</td><td>参照《中国药典》（2015 年版）四部通则〈9001〉原料药物与制剂稳定性试验指导原则、国家药包材标准 YBB 00092003-2015 水蒸气透过量测定法中第三法重量法，实验条件 A 测定</td></tr>
<tr><td>金银花糖浆</td><td>通过探索性研究，建立了山银花的特征成分灰毡毛忍冬皂苷乙的检查方法，提示有关生产企业参考上述方法关注金银花的混用问题</td><td>金银花糖浆中山银花的检查方法</td></tr>
</table>

续表

品种名称	药品名称	探索性研究情况	检验方法
石淋通制剂	石淋通颗粒、石淋通冲剂、石淋通胶囊	通过探索性研究，建立了石淋通制剂中夏佛塔苷的含量测定方法，提示有关生产企业可参考上述方法关注上述成分在制剂中的含量	石淋通颗粒中夏佛塔苷的含量测定方法
银柴制剂	银柴颗粒	通过探索性研究，建立了银柴颗粒中忍冬藤的薄层色谱鉴别方法及绿原酸和马钱苷的含量测定方法，提示有关生产企业可参考上述方法关注投料忍冬藤及枇杷叶的质量及上述成分在制剂中的含量	银柴颗粒中忍冬藤的薄层色谱鉴别方法
			银柴颗粒中绿原酸与马钱苷的含量测定方法
盐酸金霉素	盐酸金霉素眼膏	通过探索性研究，建立了盐酸金霉素眼膏中有关物质检验方法，提示有关生产企业可参考该检验方法，关注制剂中有关物质的含量；建立了16种多环芳项目的GC-MS检验方法，提示有关生产企业可参考该方法关注制剂的上述项目	盐酸金霉素眼膏中有关物质检验方法
			盐酸金霉素眼膏中16种多环芳的气相色谱-质谱联用检验方法
双向拉伸聚酯或聚酯/镀铝双向拉伸聚酯或镀铝聚酯/低密度聚乙烯或聚乙烯药用复合膜（袋）	双向拉伸聚酯或聚酯/镀铝双向拉伸聚酯或镀铝聚酯/低密度聚乙烯或聚乙烯药用复合膜（袋）	通过探索性研究，建立了双向拉伸聚酯或聚酯/镀铝双向拉伸聚酯或镀铝聚酯/低密度聚乙烯或聚乙烯药用复合膜（袋）品种中溶剂残留量项目的GC-MS测定27种残留溶剂方法，提示有关生产企业可参考该方法关注药包材的上述项目	双向拉伸聚酯或聚酯/镀铝双向拉伸聚酯或镀铝聚酯/低密度聚乙烯或聚乙烯药用复合膜（袋）品种溶剂残留量项目检验方法
注射用奥美拉唑钠	注射用奥美拉唑钠	通过探索性研究，提示有关生产企业可参照奥美拉唑钠品种中残留溶剂项目的气相色谱方法关注药品的上述项目	参照奥美拉唑钠品种的现行《中国药典》（2015年版）二部残留溶剂项目的检验方法
脑心舒口服液	脑心舒口服液	通过探索性研究，提示有关生产企业可参照脑心舒口服液［标准号：WS-11356（ZD-1356）-2002-2012Z］含量测定项方法，参考该方法关注药品的上述项目	参照脑心舒口服液［标准号：WS-11356（ZD-1356）-2002-2012Z］含量测定项下的含量测定方法
		通过探索性研究，建立了脑心舒口服液中防腐剂苯甲酸钠的测定方法，提示生产企业可参考该方法关注药品的上述项目	脑心舒口服液中防腐剂苯甲酸钠的测定方法
乙肝扶正胶囊	乙肝扶正胶囊	通过探索性研究，建立了乙肝扶正胶囊品种中检查项目的指纹图谱、非法染色剂和砷、汞、铅、镉、铜的检验方法，提示有关生产企业可参考该方法关注药品的上述项目	乙肝扶正胶囊品种指纹图谱项目检验方法
			乙肝扶正胶囊品种非法染色剂方法项目检验方法
			乙肝扶正胶囊品种砷、汞、铅、镉、铜项目检验方法

续表

品种名称	药品名称	探索性研究情况	检验方法
乙肝扶正胶囊	乙肝扶正胶囊	通过探索性研究，建立了乙肝扶正胶囊品种中含量测定项目的肉桂中桂皮醛、当归中阿魏酸、丹参中丹酚酸B、何首乌中2,3,5,4-四羟基二苯乙烯葡萄糖苷和虎杖中虎杖苷检验方法，提示有关生产企业可参考该方法关注药品的上述项目	乙肝扶正胶囊品种桂皮醛含量测定项目检验方法
			乙肝扶正胶囊品种阿魏酸含量测定项目检验方法
			乙肝扶正胶囊品种丹酚酸B含量测定项目检验方法
			乙肝扶正胶囊品种何首乌中2,3,5,4-四羟基二苯乙烯葡萄糖苷和虎杖中虎杖苷项目检验方法
		通过探索性研究，建立了乙肝扶正胶囊品种中薄层鉴别项目的沙苑子等药味、白矾的铁盐检验方法，提示有关生产企业可参考该方法关注药品的上述项目	乙肝扶正胶囊品种沙苑子等药味薄层鉴别项目检验方法
			乙肝扶正胶囊品种白矾的铁盐检验方法
		通过探索性研究，提示有关生产企业可参照《中国药典》（2015年版）中石榴皮和肉桂、桂皮项目的显微鉴别方法关注药品的上述项目	参照石榴皮品种的《中国药典》（2015年版）显微鉴别项目的检验方法
			参照肉桂、桂皮品种的《中国药典》（2015年版）显微鉴别项目的检验方法
伤科七味片	伤科七味片	通过探索性研究，建立了伤科七味片品种中三七含量测定项目的检验方法，提示有关企业可参考该方法关注药品的上述项目	伤科七味片品种三七含量测定项目检验方法
联苯苄唑乳膏	联苯苄唑乳膏	通过探索性研究，建立了联苯苄唑乳膏防腐剂与抗氧剂的检测方法（HPLC-DAD方法），提示部分有关药品生产企业可参考该方法关注该药品的防腐剂与抗氧剂含量	HPLC-DAD法检测联苯苄唑乳膏中防腐剂与抗氧剂的含量
清火栀麦片/胶囊	清火栀麦片/胶囊	通过探索性研究，建立了清火栀麦系列制剂山麦冬的检测方法（UPLC-HR-ESI-MS方法），提示有关药品生产企业可参考该方法关注该药品的掺伪问题	UPLC-HR-ESI-MS法检测清火栀麦系列制剂中的山麦冬
		通过探索性研究，提示有关生产企业可参照《中国药典》（2015年版）四部通则2321铅、镉、砷、汞、铜测定法关注该药品的重金属及有害元素	参照《中国药典》（2015年版）四部通则2321铅、镉、砷、汞、铜测定法
环扁桃酯胶囊	环扁桃酯胶囊	通过探索性研究，建立了环扁桃酯胶囊中溶出度项目的修订方法，提示有关生产企业可参考该方法关注药品的上述项目	环扁桃酯胶囊品种溶出度项目检验方法

续表

<table>
<tr><th>品种名称</th><th>药品名称</th><th>探索性研究情况</th><th>检验方法</th></tr>
<tr><td rowspan="2">乙肝解毒胶囊</td><td rowspan="2">乙肝解毒胶囊</td><td>通过探索性研究，建立了乙肝解毒胶囊品种中皂矾检查项目的补充检验方法，提示有关生产企业可参考该方法关注药品的上述项目</td><td>乙肝解毒胶囊中皂矾检查项目检验方法</td></tr>
<tr><td>通过探索性研究，参照牛黄消炎片品种中土大黄苷检查项目的补充检验方法，提示有关生产企业可参考该方法关注药品的上述项目</td><td>参照牛黄消炎片品种的现行补充检验方法标准中土大黄苷检查项目的检验方法</td></tr>
<tr><td>米格来宁片</td><td>米格来宁片</td><td>通过探索性研究，建立了米格来宁片中咖啡因与安替比林含量测定的方法，提示有关生产企业可参考该检验方法关注制剂中咖啡因的含量</td><td>米格来宁片含量测定检验方法</td></tr>
<tr><td rowspan="4">薄荷</td><td rowspan="4">薄荷</td><td rowspan="4">通过探索性研究，建立了气相色谱法测定薄荷挥发油中薄荷脑占比鉴别方法，提示有关生产企业可参考该方法关注药品的上述项目；建立了薄荷气相指纹图谱的方法，提示有关生产企业可参考该方法关注药品的上述项目；建立了气相色谱法测定薄荷饮片中薄荷脑含量，提示有关生产企业可参考该方法关注药品的上述项目；建立了薄荷药材及饮片中香芹酮检查的补充检验方法，提示有关生产企业可参考该方法关注药品的上述项目</td><td>薄荷饮片挥发油中薄荷脑占比检验方法</td></tr>
<tr><td>薄荷饮片气相指纹图谱检验方法</td></tr>
<tr><td>薄荷饮片中薄荷脑含量测定方法</td></tr>
<tr><td>薄荷药材及饮片香芹酮检查的补充检验方法</td></tr>
<tr><td rowspan="2">羌活</td><td rowspan="2">羌活</td><td rowspan="2">通过探索性研究，建立了羌活饮片中焦糖色筛查的方法，提示有关生产企业可参考该方法关注药品的上述项目；建立了羌活中农药残留量的检测方法，提示有关生产企业可参考该方法关注药品的上述项目</td><td>羌活饮片中焦糖色筛查方法</td></tr>
<tr><td>羌活中农药残留检测方法</td></tr>
<tr><td>消栓制剂</td><td>消栓制剂</td><td>通过探索性研究，建立了消栓制剂中芍药苷与毛蕊异黄酮葡萄糖苷的含量测定方法，提示有关生产企业可参考该方法关注药品的上述项目</td><td>消栓制剂中芍药苷与毛蕊异黄酮葡萄糖苷的含量测定方法</td></tr>
<tr><td>吉非罗齐胶囊</td><td>吉非罗齐胶囊</td><td>通过探索性研究，建立了吉非罗齐胶囊有关物质测定方法，提示有关生产企业可参考该检验方法关注制剂中有关物质的含量</td><td>吉非罗齐胶囊中有关物质的 HPLC 检测方法</td></tr>
<tr><td rowspan="3">复方桔梗止咳片</td><td rowspan="3">复方桔梗止咳片</td><td rowspan="3">通过探索性研究，建立了复方桔梗止咳片中桔梗皂苷 D、3,6′-二芥子酰基蔗糖、甘草酸的含量测定方法，提示有关生产企业可参考该检验方法关注上述成分在制剂中的含量</td><td>复方桔梗止咳片中桔梗皂苷 D 含量测定方法</td></tr>
<tr><td>复方桔梗止咳片中 3,6′-二芥子酰基蔗糖含量测定方法</td></tr>
<tr><td>复方桔梗止咳片中甘草酸含量测定方法</td></tr>
</table>

续表

<table>
<tr><th>品种名称</th><th>药品名称</th><th>探索性研究情况</th><th>检验方法</th></tr>
<tr><td rowspan="3">清火制剂</td><td rowspan="3">清火片（胶囊）</td><td rowspan="3">通过探索性研究，建立了清火片（胶囊）中薄荷脑的含量测定方法、大青叶尿苷的含量测定方法、大黄总蒽醌和结合蒽醌的含量测定方法，提示有关生产企业可参考该方法关注药品的上述项目</td><td>清火片（胶囊）中薄荷脑的含量测定方法</td></tr>
<tr><td>清火片（胶囊）中大青叶尿苷的含量测定方法</td></tr>
<tr><td>清火片（胶囊）中大黄总蒽醌和结合蒽醌的含量测定方法</td></tr>
<tr><td rowspan="2">灵芝制剂</td><td rowspan="2">灵芝胶囊</td><td rowspan="2">通过探索性研究，建立了灵芝胶囊品种中腺苷含量、三萜成分，灵芝糖浆/灵芝片/灵芝颗粒中腺苷含量项目的检验方法，提示有关生产企业可参考该方法关注药品的上述项目</td><td>灵芝制剂中腺苷项目检验方法</td></tr>
<tr><td>灵芝制剂中三萜成分检验方法</td></tr>
<tr><td>注射用酒石酸吉他霉素</td><td>注射用酒石酸吉他霉素</td><td>通过探索性研究，建立了注射用酒石酸吉他霉素检查项目有关物质检查方法，提示有关生产企业可参考该方法关注药品的上述项目</td><td>注射用酒石酸吉他霉素有关物质检查项目检验</td></tr>
<tr><td rowspan="5">脑乐静制剂</td><td rowspan="2">脑乐静口服液</td><td rowspan="2">通过探索性研究，建立了脑乐静口服液中甘草苷、甘草酸等 8 个成分的含量测定方法、赭曲霉毒素 A 残留量测定方法，提示有关生产企业可参考该方法关注药品的上述问题</td><td>脑乐静口服液含量测定方法</td></tr>
<tr><td>脑乐静口服液赭曲霉毒素 A 残留量测定方法</td></tr>
<tr><td rowspan="2">脑乐静</td><td rowspan="2">通过探索性研究，建立了脑乐静中赭曲霉毒素 A 残留量测定方法、苯甲酸（钠）含量测定方法，提示有关生产企业可参考该方法关注药品的上述问题</td><td>脑乐静赭曲霉毒素 A 残留量测定方法</td></tr>
<tr><td>脑乐静中苯甲酸（钠）含量测定方法</td></tr>
<tr><td>脑乐静胶囊</td><td>通过探索性研究，建立了脑乐静胶囊中赭曲霉毒素 A 残留量测定方法，提示有关生产企业可参考该方法关注药品的上述问题</td><td>脑乐静胶囊中赭曲霉毒素 A 残留量测定方法</td></tr>
<tr><td rowspan="5">三磷酸胞苷二钠</td><td rowspan="5">三磷酸胞苷二钠注射液</td><td rowspan="5">通过探索性研究，建立了三磷酸胞苷二钠注射液品种中含量测定、有关物质项目的高效液相检测方法，提示有关生产企业可参考该方法关注药品的上述项目。通过探索性研究，建立了注射用三磷酸胞苷二钠品种中含量测定项目、有关物质的高效液相检测方法，水分项目的费休氏水分测定法，提示有关生产企业可参考该方法关注药品的上述项目</td><td>三磷酸胞苷二钠注射液含量测定项目检验方法</td></tr>
<tr><td>三磷酸胞苷二钠注射液有关物质检验方法</td></tr>
<tr><td>注射用三磷酸胞苷二钠含量测定项目检验方法</td></tr>
<tr><td>注射用三磷酸胞苷二钠有关物质检验方法</td></tr>
<tr><td>注射用三磷酸胞苷二钠水分检验方法</td></tr>
</table>

续表

品种名称	药品名称	探索性研究情况	检验方法
上清丸	上清丸	通过探索性研究，参照《中国药典》(2015 年版) 中药材有关品种重金属及有害元素的测定方法，提示有关生产企业可参考该方法关注药品的重金属及有害元素残留问题	参照《中国药典》(2015 版) 四部通则 2321 铅、镉、砷、汞、铜测定法
		通过探索性研究，建立了上清制剂中大黄和白芷的多指标成分含量测定方法，提示有关生产企业可参考该方法关注药品的白芷药材投料问题	高效液色谱法测定上清制剂中大黄和白芷的多指标成分的含量
启脾制剂	启脾丸	通过探索性研究，参照《中国药典》(2015 年版) 四部通则 2321 中铅、镉、砷、汞、铜项目的测定法第二法，提示有关生产企业可参考该方法关注药品的上述项目	参照《中国药典》(2015 年版) 四部中通则 2321 第二法标准铅、镉、砷、汞、铜项目的检验方法
盐酸左旋咪唑	盐酸左旋咪唑片	通过探索性研究，建立了盐酸左旋咪唑片中右旋体项目的高效液相色谱检查方法、有关物质项目的高效液相色谱检测方法，提示有关生产企业可参考该方法关注药品的上述项目	盐酸左旋咪唑原料/片剂中右旋体检验方法
			盐酸左旋咪唑原料/片剂中有关物质检验方法
庆大霉素普鲁卡因维 B_{12}	庆大霉素普鲁卡因维 B_{12} 颗粒	通过探索性研究，建立了庆大霉素普鲁卡因维 B_{12} 颗粒中维生素 B_{12} 的高效液相色谱含量测定和含量均匀度检查方法、盐酸普鲁卡因的高效液相色谱含量测定方法，提示有关生产企业可参考该方法关注药品的上述项目	庆大霉素普鲁卡因维 B_{12} 颗粒中维生素 B_{12} 含量均匀度、含量测定检验方法
			庆大霉素普鲁卡因维 B_{12} 颗粒中盐酸普鲁卡因含量测定检验方法
		通过探索性研究，参照药用复合膜、袋品种中水蒸气透过量、氧气透过量项目的测定方法，提示有关生产企业可参考该方法关注药品的上述项目	参照药用复合膜、袋品种的现行 YBB 00132002-2015 标准水蒸气透过量、氧气透过量项目的检验方法
	庆大霉素普鲁卡因维 B_{12} 胶囊	通过探索性研究，建立了庆大霉素普鲁卡因维 B_{12} 胶囊中维生素 B_{12} 的高效液相色谱含量测定和含量均匀度检查方法，提示有关生产企业可参考该方法关注药品的上述项目	庆大霉素普鲁卡因维 B_{12} 胶囊中维生素 B_{12} 含量均匀度、含量测定检验方法
硫酸软骨素制剂	硫酸软骨素滴眼液	通过探索性研究，建立了硫酸软骨素滴眼液中抑菌剂检查项目的测定方法，提示有关生产企业可参考该方法关注制剂中抑菌剂的含量；建立了硫酸软骨素滴眼液中高效液相色谱含量测定的方法，提示有关生产企业可参考该方法关注制剂中硫酸软骨素的含量	硫酸软骨素滴眼液抑菌剂的检验方法
			硫酸软骨素滴眼液中硫酸软骨素含量测定的 HPLC 检验方法

续表

<table>
<tr><th>品种名称</th><th>药品名称</th><th>探索性研究情况</th><th>检验方法</th></tr>
<tr><td rowspan="2">硫酸软骨素制剂</td><td>复方硫酸软骨素片</td><td>通过探索性研究，建立了复方硫酸软骨素片中高效液相色谱含量测定的方法，提示有关生产企业可参考该方法关注制剂中硫酸软骨素的含量</td><td>复方硫酸软骨素片中硫酸软骨素含量测定的 HPLC 检验方法</td></tr>
<tr><td>硫酸软骨素滴眼液</td><td>通过探索性研究，提示有关生产企业参照《中国药典》（2015 年版）四部通则 0632 渗透压摩尔浓度测定法关注制剂的渗透压摩尔浓度</td><td>参照《中国药典》（2015 年版）四部通则 0632 渗透压摩尔浓度测定法</td></tr>
<tr><td>穿心莲制剂</td><td>穿心莲片</td><td>通过探索性研究，建立了穿心莲片品种中特征图谱项目的超高效液相色谱方法，提示有关生产企业可参考该方法关注药品的上述项目</td><td>穿心莲片品种特征图谱项目检验方法</td></tr>
<tr><td rowspan="2">氨苄西林丙磺舒胶囊</td><td rowspan="2">氨苄西林丙磺舒</td><td rowspan="2">通过探索性研究，建立了氨苄西林丙磺舒胶囊品种中有关物质和溶出度项目的检验方法，提示有关生产企业可参考该方法关注药品的上述项目</td><td>氨苄西林丙磺舒胶囊品种有关物质项目检验方法</td></tr>
<tr><td>氨苄西林丙磺舒胶囊品种溶出度项目检验方法</td></tr>
<tr><td>复方醋酸地塞米松凝胶</td><td>复方醋酸地塞米松凝胶</td><td>通过探索性研究，提示有关生产企业参照复方醋酸地塞米松乳膏含量测定项的检验方法关注药品的上述项目</td><td>参照复方醋酸地塞米松乳膏的现行标准《中国药典》（2015 年版）二部含量测定项的检验方法</td></tr>
<tr><td rowspan="2">注射用盐酸头孢甲肟</td><td rowspan="2">注射用盐酸头孢甲肟</td><td rowspan="2">通过探索性研究，建立了注射用盐酸头孢甲肟有关物质中 2-巯基苯并噻唑测定方法，提示有关生产企业可参考上述方法关注制剂中 2-巯基苯并噻唑的限量；参照盐酸头孢甲肟残留溶剂的检验方法，提示有关生产企业可参考上述方法关注制剂中丙酮的残留量</td><td>注射用盐酸头孢甲肟有关物质检验方法</td></tr>
<tr><td>参照盐酸头孢甲肟的《中国药典》（2015 年版）二部的残留溶剂的检验方法</td></tr>
<tr><td rowspan="2">维胺酯</td><td>维胺酯胶囊</td><td>通过探索性研究，建立了维胺酯胶囊中有关物质检查的检验方法，提示有关生产企业可参考该方法关注药品的有关物质</td><td>维胺酯胶囊有关物质检验方法</td></tr>
<tr><td>维胺酯维 E 乳膏</td><td>通过探索性研究，建立了维胺酯维 E 乳膏中有关物质检查的检验方法，提示有关生产企业可参考该方法关注药品的有关物质</td><td>维胺酯维 E 乳膏有关物质检验方法</td></tr>
<tr><td rowspan="3">利福昔明</td><td>利福昔明片</td><td>通过探索性研究，建立了利福昔明片的有关物质、溶出度和水分检查方法，提示有关生产企业可参考该方法关注药品的有关物质、溶出度和水分</td><td>利福昔明片有关物质、溶出度和水分检验方法</td></tr>
<tr><td>利福昔明胶囊</td><td>通过探索性研究，建立了利福昔明胶囊的有关物质、溶出度检查方法，提示有关生产企业可参考该方法关注药品的有关物质和溶出度</td><td>利福昔明胶囊有关物质、溶出度和水分检验方法</td></tr>
<tr><td>利福昔明软胶囊</td><td>通过探索性研究，建立了利福昔明软胶囊的有关物质、溶出度检查方法，提示有关生产企业可参考该方法关注药品的有关物质和溶出度</td><td>利福昔明软胶囊有关物质和溶出度检验方法</td></tr>
</table>

续表

品种名称	药品名称	探索性研究情况	检验方法
注射用胸腺法新	注射用胸腺法新	通过探索性研究，建立了注射用胸腺法新中渗透压摩尔浓度项目的检验方法，提示有关生产企业可参考该方法关注药品的上述项目	注射用胸腺法新渗透压摩尔浓度项目检验方法
人参养荣制剂	人参养荣丸	通过探索性研究，建立了人参养荣丸中人参、五味子、肉桂的含量测定方法，提示有关企业可参考该方法关注人参、五味子掺伪问题以及人参、五味子、肉桂等原料质量不足的问题	人参养荣丸中人参、五味子、肉桂的含量测定方法
		通过探索性研究，提示有关企业可参照《中国药典》（2015 年版）四部通则〈9305〉方法，提示有关企业可参考该方法关注甘草、黄芪等原料及制剂中赭曲霉毒素 A 残留的安全性问题；参照 GB/T 18932.18—2003 方法，提示有关企业可参考该方法关注炼蜜工艺和制剂工艺对 5-羟甲基糠醛含量的影响；参照 GB/T 18932.19—2003 和 GB/T 23412—2009 方法，关注辅料炼蜜及制剂中兽药残留的质量问题	参照《中国药典》（2015 年版）四部通则〈9305〉中药中真菌毒素测定指导原则
			参照 GB/T 18932.18—2003 蜂蜜中羟甲基糠醛的含量测定方法
			参照 GB/T 18932.19—2003 蜂蜜中氯霉素残留量的测定方法、GB/T 23412—2009 蜂蜜中 19 种喹诺酮类药物残留量的测定方法
小儿咳喘灵制剂	小儿咳喘灵颗粒/口服液	通过探索性研究，建立了山银花特征成分灰毡毛忍冬皂苷乙的检验方法，提示有关生产企业可参考该方法关注药品中金银花伪品混用的问题	小儿咳喘灵颗粒/口服液中山银花成分的补充检验方法
半夏糖浆、半夏止咳糖浆	半夏糖浆	通过探索性研究，建立了半夏糖浆中甘草苷、甘草酸、橙皮苷的含量测定方法，提示有关生产企业可参考该方法关注投料用饮片质量及生产工艺问题；通过探索性研究，建立了半夏糖浆中盐酸麻黄碱和盐酸伪麻黄碱的含量测定方法，提示有关生产企业可参考该方法关注投料用饮片质量问题；建立了半夏糖浆中防腐剂苯甲酸、山梨酸、对羟基苯甲酸甲酯、对羟基苯甲酸乙酯、对羟基苯甲酸丙酯、对羟基苯甲酸丁酯的含量测定方法，提示有关生产企业可参考该方法关注产品中防腐剂用量问题	半夏糖浆相关检验法
	半夏止咳糖浆	通过探索性研究，建立了半夏止咳糖浆中甘草苷、甘草酸、橙皮苷的含量测定方法，提示有关生产企业可参考该方法关注投料用饮片质量及生产工艺问题；通过探索性研究，建立了半夏止咳糖浆中盐酸麻黄碱和盐酸伪麻黄碱的含量测定方法，提示有关生产企业可参考该方法关注投料用饮片质量问题；通过探索性研究，建立了半夏止咳糖浆中苦杏仁苷的含量测定方法，提示有关生产企业可参考该方法关注投料用饮片质量问题；建立了半夏止咳糖浆中防腐剂苯甲酸、山梨酸、对羟基苯甲酸甲酯、对羟基苯甲酸乙酯、对羟基苯甲酸丙酯、对羟基苯甲酸丁酯的含量测定方法，提示有关生产企业可参考该方法关注产品中防腐剂用量问题	半夏止咳糖浆相关检验方法

续表

<table>
<tr><th>品种名称</th><th>药品名称</th><th>探索性研究情况</th><th>检验方法</th></tr>
<tr><td>乳果糖口服溶液</td><td>乳果糖口服溶液</td><td>通过探索性研究，提示有关生产企业可参照乳果糖口服溶液现行进口药品注册标准JX20170031方法关注药品的有关物质项目</td><td>参照乳果糖口服溶液的现行国家药品监督管理局进口药品注册标准JX20170031有关物质项目的检验方法</td></tr>
<tr><td rowspan="3">风寒感冒颗粒</td><td rowspan="3">风寒感冒颗粒</td><td rowspan="3">通过探索性研究，建立了风寒感冒颗粒中盐酸麻黄碱和盐酸伪麻黄碱、葛根素的含量测定方法，19种非处方化药成分UPLC-Q-Orbitrap HRMS检验方法，提示有关生产企业可参考该方法关注药品的上述项目</td><td>风寒感冒颗粒麻黄含量测定项目检验方法</td></tr>
<tr><td>风寒感冒颗粒葛根含量测定项目检验方法</td></tr>
<tr><td>风寒感冒颗粒中非处方化药成分检验方法</td></tr>
<tr><td rowspan="3">当归养血丸</td><td rowspan="3">当归养血丸</td><td rowspan="3">通过探索性研究，采用高效液相色谱-质谱法，建立了当归养血丸品种中阿胶的鉴别方法和阿胶特征多肽的含量测定方法；采用高效液相色谱法，建立了当归养血丸品种中赭曲霉毒素A的检查方法；提示有关生产企业可参考上述方法关注药品的上述项目</td><td>当归养血丸中阿胶的高效液相色谱-质谱法鉴别</td></tr>
<tr><td>高效液相色谱-质谱法测定当归养血丸中阿胶特征多肽的含量</td></tr>
<tr><td>高效液相色谱法测定当归养血丸中赭曲霉毒素</td></tr>
<tr><td>补骨脂</td><td>补骨脂</td><td>通过探索性研究，建立了补骨脂品种中含量测定项目的HPLC方法，提示有关生产企业可参考该方法关注样品的上述项目</td><td>补骨脂含量测定检验方法</td></tr>
<tr><td>那屈肝素钙注射液</td><td>那屈肝素钙注射液</td><td>通过探索性研究，建立了那屈肝素钙中硼元素的ICP-MS测定方法，提示有关生产企业可参考该方法关注药品的上述项目</td><td>那屈肝素钙硼元素检验方法</td></tr>
<tr><td>葡萄糖酸钙口服溶液</td><td>葡萄糖酸钙口服溶液</td><td>通过探索性研究，建立了葡萄糖酸钙口服溶液品种中葡萄糖酸钙和乳酸HPLC含量测定的方法，提示有关生产企业可参考该方法监测投料准确性</td><td>葡萄糖酸钙口服溶液中葡萄糖酸钙与乳酸HPLC含量测定方法</td></tr>
<tr><td rowspan="4">红金消结制剂</td><td rowspan="2">红金消结胶囊</td><td rowspan="2">通过探索性研究，建立了红金消结胶囊品种中八角莲项目的显微鉴别和含量测定方法，提示有关生产企业可参考该方法关注药品的上述项目</td><td>红金消结胶囊品种显微鉴别项目检验方法</td></tr>
<tr><td>红金消结胶囊八角莲含量测定方法</td></tr>
<tr><td rowspan="2">红金消结片</td><td rowspan="2">通过探索性研究，建立了红金消结片品种中八角莲项目的显微鉴别和含量测定方法，提示有关生产企业可参考该方法关注药品的上述项目</td><td>红金消结片品种显微鉴别项目检验方法</td></tr>
<tr><td>红金消结片八角莲含量测定方法</td></tr>
<tr><td rowspan="3">滑膜炎片</td><td rowspan="3">滑膜炎片</td><td rowspan="3">通过探索性研究，采用高效液相色谱法对滑膜炎片的有效成分进行测定，分别建立了滑膜炎片中落新妇苷、奇壬醇、杯苋甾酮的含量测定方法，考察投料土茯苓、稀莶草、川牛膝的质量，提示有关生产企业可参考该方法关注药品的上述项目</td><td>HPLC法测定滑膜炎片中落新妇苷的含量</td></tr>
<tr><td>HPLC法测定滑膜炎片中奇壬醇的含量</td></tr>
<tr><td>HPLC法测定滑膜炎片中杯苋甾酮的含量</td></tr>
</table>

续表

<table>
<tr><th>品种名称</th><th>药品名称</th><th>探索性研究情况</th><th>检验方法</th></tr>
<tr><td>伏格列波糖</td><td>伏格列波糖胶囊</td><td>通过探索性研究，参照现行《日本药典》伏格列波糖片品种中溶出度项目的溶出度检测方法，检验溶出度项目，结果不符合自拟的不低于85%限度，可能原因是药用胶囊壳溶解效果不好，提示有关生产企业可参考该方法关注药品的上述项目</td><td>参照伏格列波糖品种的现行《日本药典》伏格列波糖片标准溶出度项目的检验方法</td></tr>
<tr><td rowspan="2">金芪降糖胶囊</td><td rowspan="2">金芪降糖胶囊</td><td rowspan="2">通过探索性研究，提示有关生产企业可参照《中国药典》（2020年版）四部通则2321重金属及有害元素的测定方法关注药品的重金属及有害元素残留问题；建立了金芪降糖制剂中山银花的检查方法检验，提示有关生产企业可参考该方法关注制剂中金银花药材的投料问题</td><td>参照《中国药典》（2015年版）四部通则2321重金属及有害元素检验方法检验</td></tr>
<tr><td>金芪降糖制剂中山银花的检查方法</td></tr>
<tr><td rowspan="3">感冒制剂</td><td>感冒软胶囊</td><td>通过探索性研究，建立了检查感冒软胶囊品种中荆芥穗和薄荷中α-蒎烯、柠檬烯、薄荷酮、薄荷醇、胡薄荷酮等5种共有特征成分的GC-FID和GC-MSMS方法，提示有关生产企业可参考该方法关注药品的上述项目</td><td>荆芥穗和薄荷中α-蒎烯、柠檬烯、薄荷酮、薄荷醇、胡薄荷酮等5种特征性成分检查方法</td></tr>
<tr><td rowspan="2">感冒止咳颗粒、感冒止咳片、感冒止咳胶囊、感冒止咳糖浆</td><td rowspan="2">通过探索性研究，建立了感冒止咳制剂品种中检查项目的液相色谱、液相色谱-质谱联用的检测方法。提示有关生产企业可参考该方法关注药品的上述项目</td><td>感冒止咳制剂品种藏柴胡液质联用项目检验方法</td></tr>
<tr><td>感冒止咳制剂品种黄芩提取物液相色谱项目检验方法</td></tr>
<tr><td rowspan="3">消炎镇痛膏</td><td rowspan="3">消炎镇痛膏</td><td rowspan="3">通过探索性研究，建立了消炎镇痛膏中阿托品的检查方法，提示有关生产企业可参考该方法关注颠茄流浸膏的质量；建立了消炎镇痛膏中薄荷脑、樟脑、水杨酸甲酯、冰片及麝香草酚的含量测定方法，提示有关生产企业可参考该方法关注上述成分在制剂中的含量；建立了消炎镇痛膏中残留溶剂的检查方法，提示有关生产企业可参考该方法关注消炎镇痛膏中汽油的残留量的问题</td><td>消炎镇痛膏中阿托品的检查方法</td></tr>
<tr><td>消炎镇痛膏中薄荷脑、樟脑、水杨酸甲酯、冰片及麝香草酚的含量测定方法</td></tr>
<tr><td>消炎镇痛膏的残留溶剂的检查方法</td></tr>
<tr><td rowspan="2">药用复合膜、袋（含铝箔类）</td><td rowspan="2">药用复合膜、袋（含铝箔类）</td><td rowspan="2">通过探索性研究，建立了药用复合膜、袋（含铝箔类）品种中气相色谱-质谱联用测定32种残留溶剂的方法；建立了药用复合膜、袋（含铝箔类）品种中液相色谱-质谱联用测定29种芳香伯胺的方法，提示有关生产企业可参考该方法关注药用复合膜（袋）的上述项目</td><td>药用复合膜、袋（含铝箔类）中32种残留溶剂气相色谱-质谱联用测定法</td></tr>
<tr><td>药用复合膜、袋（含铝箔类）中29种芳香伯胺液相色谱-质谱联用测定法</td></tr>
</table>

续表

品种名称	药品名称	探索性研究情况	检验方法
左归丸	左归丸	通过探索性研究，建立熟地黄、菟丝子、牛膝、山药、山茱萸、枸杞子6味药材的显微鉴别，提示有关生产企业参考上述方法关注投料用饮片的质量；建立枸杞子、牛膝的薄层色谱鉴别，提示有关生产企业参考上述方法关注投料用饮片的质量；建立鹿角胶、龟甲胶特征离子的鉴别方法和牛皮源成分、驴皮源成分、猪皮源成分、马皮源成分的检查方法，提示有关生产企业可参考该检验方法关注龟甲胶、鹿角胶的投料问题；建立左归丸中莫诺苷、马钱苷、山茱萸新苷Ⅰ和金丝桃苷的含量测定方法，提示有关生产企业可参考该检验方法关注上述成分在制剂中的含量；建立左归丸的指纹图谱方法，提示有关生产企业参考上述方法关注投料用饮片的质量以及生产工艺的问题；建议有关生产企业对原料药及成品进行农药残留控制；建议有关生产企业关注熟地黄炮制程度的问题	熟地黄、菟丝子、牛膝、山药、山茱萸、枸杞子6味药材的显微鉴别
			枸杞子、牛膝的薄层色谱鉴别
			龟甲胶特征离子、阿胶特征离子的鉴别方法和牛皮源、驴皮源、猪皮源和马皮源成分的检查方法
			山茱萸、菟丝子中多指标成分的含量测定方法
			指纹图谱
注射用头孢尼西钠	注射用头孢尼西钠	通过探索性研究，建立了注射用头孢尼西钠中有关物质梯度检测方法，参照头孢尼西钠原料的残留溶剂方法对制剂进行残留溶剂检测，提示有关生产企业可参考上述方法关注注射用头孢尼西钠的质量	注射用头孢尼西钠中有关物质梯度检测方法
			参照《中国药典》（2015年版）头孢尼西钠标准中残留溶剂项的检测方法
			参照《中国药典》（2015年版）附录2-乙基己酸的检测方法
非那雄胺	非那雄胺片	通过探索性研究，建立了非那雄胺原料和片剂的残留溶剂测定检验方法，也可用于其辅料检测，提示有关生产企业可参考该方法关注非那雄胺原料及其他辅料的甲醇残留量情况	非那雄胺原料和片剂的残留溶剂测定检验方法
清热八味制剂	清热八味胶囊（丸、散）	通过探索性研究，建立了清热八味制剂中山麦冬检查项补充检验方法，提示有关生产企业可参考该方法关注药品的上述项目	清热八味丸（胶囊、散）中山麦冬检查项目检验方法
	清热八味丸	通过探索性研究，建立了清热八味丸中酸性红73检查项补充检验方法，提示有关生产企业可参考该方法关注药品的上述项目	清热八味丸中酸性红73检查项目检验方法
定坤丹	定坤丹	通过探索性研究，建立了定坤丹中驯鹿源特征肽检查方法、马源寡肽A检查方法，提示有关生产企业可参考该方法关注鹿茸药材质量问题	定坤丹中驯鹿源特征肽检查方法
			定坤丹中马源寡肽A检查方法
拉莫三嗪片	拉莫三嗪片	通过探索性研究，建立了拉莫三嗪片品种中有关物质测定方法，提示有关生产企业可参考该检验方法关注制剂中有关物质的含量	拉莫三嗪片中有关物质的检验方法

续表

品种名称	药品名称	探索性研究情况	检验方法
青霉胺片	青霉胺片	通过探索性研究，建立了青霉胺片有关物质项目的测定方法，提示有关生产企业可参考该方法关注青霉胺片的有关物质；建立了青霉胺片溶出度项目的测定方法，提示有关生产企业可参考该方法关注青霉胺片的溶出度；建立了青霉胺片含量测定项目的测定方法，提示有关生产企业可参考该方法关注青霉胺片的质量	青霉胺片有关物质检验方法
			青霉胺片溶出度检验方法
			青霉胺片含量测定检验方法
乳核内消液	乳核内消液	通过探索性研究，提示有关生产企业可参照WS3-B-1159-92-8芍药苷的含量测定方法关注芍药苷在制剂中的含量；建立了乳核内消液中迷迭香酸的含量测定方法，提示有关生产企业可参考该检验方法关注上述成分在制剂中的含量；建立了乳核内消液中苯甲酸和山梨酸的含量测定方法，提示有关生产企业可参考该检验方法关注制剂中防腐剂药典通则规定的限度问题；建立了乳核内消液中伊贝母、湖北贝母、藏柴胡的检查方法，提示有关生产企业可参考该检验方法关注浙贝母与伊贝母、湖北贝母，柴胡与藏柴胡的混用问题；提示有关生产企业可参照《中国药典》（2015年版）四部通则0711乙醇量测定法关注制剂中的乙醇量	参照乳核内消液的现行国家药品监督管理局国家药品标准WS3-B-1159-92-8芍药苷含量测定项目的检验方法
			乳核内消液中迷迭香酸含量测定方法
			乳核内消液中苯甲酸和山梨酸含量测定方法
			乳核内消液中伊贝母、湖北贝母检查方法
			乳核内消液中藏柴胡检查方法
			参照《中国药典》（2015年版）四部通则0711乙醇量测定法
乳酸环丙沙星滴眼液	乳酸环丙沙星滴眼液	通过探索性研究，建立了乳酸环丙沙星滴眼液品种中有关物质项目的检测方法，提示有关生产企业可参考该方法关注药品的上述项目	乳酸环丙沙星滴眼液品种有关物质项目检验方法
静注人免疫球蛋白（pH4）	静注人免疫球蛋白（pH4）	通过探索性研究，建议生产企业参照《中国药典》（2020年版）三部征求意见稿中“人免疫球蛋白类制品IgA残留量测定法”中第二法-酶联免疫法测定IgA含量，并在说明书中标识IgA含量范围，指导医生临床使用	参照《中国药典》（2020年版）三部征求意见稿中“人免疫球蛋白类制品IgA残留量测定法”中第二法-酶联免疫法对静注人免疫球蛋白中IgA残留进行测定
美沙拉秦栓	美沙拉秦栓	通过探索性研究，提示有关生产企业关注美沙拉秦栓的处方不合理问题。通过探索性研究发现，部分企业样品融变时限检查不能在60分钟内完全溶解，提示有关生产企业关注该品种的处方与生产工艺问题	参照《中国药典》（2015年版）融变时限检查法
小儿咽扁颗粒	小儿咽扁颗粒	通过探索性研究，建立了小儿咽扁颗粒品种中检查项目的灰毡毛忍冬皂苷乙检查方法、山麦冬皂苷B和短葶山麦冬皂苷C检查方法，提示有关生产企业可参考该方法关注药品的上述项目	灰毡毛忍冬皂苷乙检查
			山麦冬皂苷B和短葶山麦冬皂苷C检查方法

续表

<table>
<tr><th>品种名称</th><th>药品名称</th><th>探索性研究情况</th><th>检验方法</th></tr>
<tr><td rowspan="4">安神补脑胶囊</td><td rowspan="4">安神补脑胶囊</td><td rowspan="4">通过探索性研究，建立了安神补脑胶囊［含量测定］维生素 B_1 项的高效液相色谱测定方法，［含量测定］制何首乌、淫羊藿、甘草项的高效液相色谱测定方法，［检查］维生素 B_1 含量均匀度项目，［检查］气相色谱指纹图谱项目，提示有关生产企业可参考该方法关注药品的上述项目</td><td>安神补脑胶囊［含量测定］维生素 B_1 项目检验方法</td></tr>
<tr><td>安神补脑胶囊［含量测定］制何首乌、淫羊藿、甘草检验方法</td></tr>
<tr><td>安神补脑胶囊［检查］维生素 B_1 含量均匀度项目检验方法</td></tr>
<tr><td>安神补脑胶囊［检查］气相色谱指纹图谱检验方法</td></tr>
<tr><td>曲安奈德益康唑乳膏</td><td>曲安奈德益康唑乳膏</td><td>通过探索性研究，提示有关生产企业关注曲安奈德益康唑乳膏的曲安奈德含量问题。多家生产企业样品的曲安奈德含量测定结果虽然合格但结果偏低，接近限度。提示相关生产企业排查原因</td><td>参照《中国药典》（2015 年版）二部中曲安奈德益康唑乳膏的含量测定方法</td></tr>
<tr><td rowspan="4">复方感冒灵颗粒</td><td rowspan="4">复方感冒灵颗粒</td><td rowspan="4">通过探索性研究，建立了复方感冒灵颗粒品种中绿原酸、灰毡毛忍冬皂苷乙、蒙花苷、对乙酰氨基酚、马来酸氯苯那敏、咖啡因的含量测定方法，提示有关生产企业可参考该检验方法关注上述成分在制剂中的含量</td><td>复方感冒灵颗粒山银花中绿原酸和灰毡毛忍冬皂苷乙的含量测定检验方法</td></tr>
<tr><td>复方感冒灵颗粒野菊花中蒙花苷的含量测定检验方法</td></tr>
<tr><td>复方感冒灵颗粒中对乙酰氨基酚和咖啡因的含量测定检验方法</td></tr>
<tr><td>复方感冒灵颗粒中马来酸氯苯那敏的含量测定检验方法</td></tr>
<tr><td rowspan="2">盐酸拉贝洛尔片</td><td rowspan="2">盐酸拉贝洛尔片</td><td rowspan="2">通过探索性研究，建立了盐酸拉贝洛尔片中含量测定的高效液相色谱方法，提示有关生产企业可参考该方法关注药品的上述项目。通过探索性研究，建立了盐酸拉贝洛尔片中溶出度项目的高效液相色谱法检查方法，提示有关生产企业可参考该方法关注药品的上述项目</td><td>盐酸拉贝洛尔片含量测定方法</td></tr>
<tr><td>盐酸拉贝洛尔片溶出度检查方法</td></tr>
<tr><td rowspan="3">肾衰宁制剂</td><td rowspan="2">肾衰宁胶囊</td><td rowspan="2">通过探索研究建立了肾衰宁胶囊中 6 种生物碱类成分含量测定项目，提示有关生产企业可参考该检验方法关注上述成分在制剂中的含量；建立了肾衰宁胶囊中土大黄苷的 HPLC 检查方法，提示有关生产企业可参考上述方法关注大黄的质量</td><td>肾衰宁胶囊中 6 种生物碱类成分</td></tr>
<tr><td>肾衰宁胶囊中土大黄苷 HPLC 检查方法</td></tr>
<tr><td>肾衰宁片</td><td>通过探索性研究建立了肾衰宁片中土大黄苷的 HPLC 检查方法，提示有关生产企业可参考上述方法关注大黄的质量</td><td>肾衰宁片中土大黄苷 HPLC 检查方法</td></tr>
</table>

续表

品种名称	药品名称	探索性研究情况	检验方法
坤宝丸	坤宝丸	通过探索性研究，建立了坤宝丸中麦冬的检验方法，提示有关企业可参考该方法关注药品的麦冬掺伪问题	坤宝丸中麦冬掺伪检查方法
		通过探索性研究，参照GB/T 18932.19—2003、GB/T 18932.17—2003、GB/T 23412—2009方法，并自建了液质联用法，提示有关企业可参考该方法关注辅料炼蜜的兽药残留问题	参照GB/T 18932.19—2003蜂蜜中氯霉素残留量的测定方法、GB/T 18932.17—2003蜂蜜中16种磺胺残留量的测定方法、GB/T 23412—2009蜂蜜中19种喹诺酮类药物残留量的测定方法
腰痛片	腰痛片	通过探索性研究，建立了腰痛片中乳香的鉴别方法，提示有关企业可参考该方法关注药品不投或严重少投乳香的问题	腰痛片中乳香鉴别方法
		按照国家食药监总局2017年第159号公告附件4：腰痛片中松香酸检查项补充检验方法（BJY201713）检验，提示有关企业可按照该方法关注药品的乳香掺伪问题	按照国家食药监总局2017年第159号公告附件4：腰痛片中松香酸检查项补充检验方法（BJY201713）
奥拉西坦注射液	奥拉西坦注射液	通过探索性研究，建立了奥拉西坦注射液中依地酸二钠含量测定的方法，提示有关生产企业可参考该检验方法关注制剂中依地酸二钠的含量	奥拉西坦注射液依地酸二钠含量测定检验方法
防风	防风	通过探索性研究，建立了防风药材及饮片香豆素类成分的薄层鉴别方法，提示有关生产企业可参考该方法，关注由于栽培方式改变及栽培年限较短而导致栽培品质量下降，部分样品薄层特征斑点缺失或较弱的问题，建议使用籽播2年以上的栽培品；建立了防风液相指纹图谱方法，提示有关生产企业可参考该方法关注药品的上述项目；提高了现行标准的含量限度，提示有关生产企业可参考该方法关注药品的含量；建立了防风饮片中掺混水防风类检查的检验方法，提示有关生产企业可参考该方法关注药品掺杂水防风的问题；建立了防风饮片中焦糖染色的检查方法，提示有关生产企业可参考该方法关注防风染色问题	防风药材及其饮片香豆素类成分的薄层鉴别方法
			防风饮片液相指纹图谱检验方法
			防风饮片含量测定方法
			防风饮片中掺混水防风类检查的检验方法
			防风饮片中焦糖染色检查的检验方法
		通过测量饮片的厚度，发现部分企业生产的饮片厚度超过要求，提示有关生产企业严格按照炮制通则要求生产	参照《中国药典》（2015年版）四部通则0213炮制通则规定

续表

<table>
<tr><th>品种名称</th><th>药品名称</th><th>探索性研究情况</th><th>检验方法</th></tr>
<tr><td rowspan="3">双黄消炎片</td><td rowspan="3">双黄消炎片</td><td rowspan="3">通过探索性研究，建立了双黄消炎片中盐酸小檗碱、盐酸巴马汀、盐酸药根碱、木兰花碱总量以及黄芩苷、黄芩素、汉黄芩苷、汉黄芩素总量含量测定方法，提示有关生产企业可参考该检验方法关注上述成分在制剂中的含量。建立了双黄消炎片中特征图谱的检查方法，提示有关生产企业参考上述方法关注投料用饮片的质量以及生产工艺的问题</td><td>双黄消炎片中三颗针多指标含量测定方法</td></tr>
<tr><td>双黄消炎片中黄芩多指标含量测定方法</td></tr>
<tr><td>双黄消炎片特征图谱检查方法</td></tr>
<tr><td rowspan="2">盐酸洛哌丁胺胶囊</td><td rowspan="2">盐酸洛哌丁胺胶囊</td><td rowspan="2">通过探索性研究，建立了盐酸洛哌丁胺胶囊有关物质测定方法，修订了溶出度测定方法，提示有关生产企业可参考上述方法关注药品的上述项目</td><td>盐酸洛哌丁胺胶囊有关物质测定方法</td></tr>
<tr><td>盐酸洛哌丁胺胶囊溶出度测定方法</td></tr>
<tr><td>半夏</td><td>半夏（姜半夏）</td><td>通过探索性研究，建立了半夏（姜半夏）中干姜薄层色谱鉴别的方法，提示有关生产企业可参考该方法关注姜半夏炮制工艺和炮制用生姜的质量</td><td>半夏（姜半夏）中干姜薄层色谱鉴别方法</td></tr>
<tr><td>盐酸丙卡特罗片</td><td>盐酸丙卡特罗片</td><td>通过探索性研究，建立了盐酸丙卡特罗片有关物质检查方法，进行了样品测定以及安全性、稳定性相关研究，结果表明盐酸丙卡特罗片对光、湿、热均不稳定，杂质个数和杂质量普遍偏大，提示有关生产企业可参考该方法关注药品的有关物质</td><td>盐酸丙卡特罗片有关物质检验方法</td></tr>
<tr><td rowspan="5">茵栀黄制剂</td><td rowspan="5">茵栀黄口服液、茵栀黄注射液</td><td rowspan="5">通过探索性研究，建立了茵栀黄口服液、茵栀黄注射液品种指纹图谱鉴别和 15 种成分的含量测定项目的 HPLC 方法和茵栀黄口服液品种中苯甲酸钠和其他防腐剂的含量测定、枸橼酸的含量测定、5-羟甲基糠醛和阿斯巴甜及其他人工甜味剂含量测定、蔗糖蜂蜜和蔗果糖类人工甜味剂的含量测定项目的 HPLC 方法，提示有关生产企业可参考该方法关注药品的上述项目</td><td>茵栀黄口服液、茵栀黄注射液中 15 种成分的含量测定和指纹图谱鉴别方法</td></tr>
<tr><td>茵栀黄口服液中苯甲酸钠和其他防腐剂的含量测定方法</td></tr>
<tr><td>茵栀黄口服液中枸橼酸的含量测定方法</td></tr>
<tr><td>茵栀黄口服液中 5-羟甲基糠醛、阿斯巴甜和其他人工甜味剂的含量测定方法</td></tr>
<tr><td>茵栀黄口服液中蔗糖、蜂蜜和蔗果糖类人工甜味剂的含量测定方法</td></tr>
<tr><td rowspan="4">大黄䗪虫丸</td><td rowspan="4">大黄䗪虫丸</td><td rowspan="4">通过探索性研究，建立了大黄䗪虫丸中土大黄苷的检查方法、辅料炼蜜质量的考察方法、合成色素猩红 808 的检查方法、黄芩等有效成分的 UPLC 含量测定方法、UPLC 指纹图谱，提示有关生产企业可参考该方法关注药品的上述项目</td><td>大黄䗪虫丸中土大黄苷检查方法</td></tr>
<tr><td>大黄䗪虫丸中蜂蜜中果糖、葡萄糖、蔗糖及麦芽糖的含量测定方法</td></tr>
<tr><td>大黄䗪虫丸中 5-羟甲基糠醛限量检查</td></tr>
<tr><td>大黄䗪虫丸中合成色素 808 猩红检查项补充检验方法</td></tr>
</table>

续表

<table>
<tr><th>品种名称</th><th>药品名称</th><th>探索性研究情况</th><th>检验方法</th></tr>
<tr><td rowspan="3">大黄䗪虫丸</td><td rowspan="3">大黄䗪虫丸</td><td rowspan="2">通过探索性研究，建立了大黄䗪虫丸中土大黄苷的检查方法、辅料炼蜜质量的考察方法、合成色素猩红 808 的检查方法、黄芩等有效成分的 UPLC 含量测定方法、UPLC 指纹图谱，提示有关生产企业可参考该方法关注药品的上述项目</td><td>黄芩、白芍、甘草、炒苦杏仁、桃仁有效成分的 UPLC 含量测定方法</td></tr>
<tr><td>UPLC 指纹图谱</td></tr>
<tr><td>通过探索性研究，提示有关生产企业关注大黄䗪虫丸的重金属超标、真菌毒素、显微鉴别检出淀粉粒等问题</td><td>参照《中国药典》（2015 年版）四部通则 2321、2351、2001</td></tr>
<tr><td>阿魏酸哌嗪片</td><td>阿魏酸哌嗪片</td><td>通过探索性研究，建立了乙醇残留量检查项检验方法，部分样品超出拟定限度，提示有关生产企业可参考该方法关注药品的上述项目</td><td>乙醇残留量检查项检验方法</td></tr>
<tr><td rowspan="6">妇康宝口服液</td><td rowspan="6">妇康宝口服液</td><td>通过探索性研究，建立了妇康宝口服液中阿胶液质鉴别方法及阿胶中掺伪马源成分的液质鉴别方法，提示有关生产企业可参考该方法关注药品中阿胶品质的上述项目</td><td>妇康宝口服液中阿胶检验方法</td></tr>
<tr><td>通过探索性研究，建立了妇康宝口服液中阿魏酸、甘草苷、甘草酸的含量测定方法，提示有关生产企业可参考该方法关注上述成分在制剂中的含量且对有效期较长的样品应重点关注阿魏酸成分的稳定性</td><td>妇康宝口服液中阿胶掺伪马源成分检验方法</td></tr>
<tr><td rowspan="4">通过探索性研究，建立了妇康宝口服液中 598 种农药残留量及 75 种真菌毒素的检验方法，提示有关生产企业可参考该方法关注上述项目并注重投料药材的安全性</td><td>妇康宝口服液中阿魏酸的含量测定检验方法</td></tr>
<tr><td>妇康宝口服液中甘草苷、甘草酸的含量测定检验方法</td></tr>
<tr><td>妇康宝口服液中 598 种农药残留量检验方法</td></tr>
<tr><td>妇康宝口服液中 75 种真菌毒素测定检验方法</td></tr>
<tr><td>注射用替加环素</td><td>注射用替加环素</td><td>通过探索性研究，建立了注射用替加环素品种中辅料乳糖的含量测定方法，提示有关生产企业可参考该方法关注药品的上述项目</td><td>注射用替加环素品种辅料乳糖的含量测定方法</td></tr>
<tr><td rowspan="2">天麻追风膏</td><td rowspan="2">天麻追风膏</td><td rowspan="2">通过探索性研究，建立了天麻追风膏中检查-樟脑；含量测定-龙脑、异龙脑项目的气相色谱方法，提示有关生产企业可参考该方法关注药品的上述项目</td><td>樟脑检查方法</td></tr>
<tr><td>龙脑、异龙脑含量测定方法</td></tr>
</table>

续表

品种名称	药品名称	探索性研究情况	检验方法
蓝芩颗粒	蓝芩颗粒	通过探索性研究，建立了蓝芩颗粒中栀子苷、黄芩苷等7个成分的含量测定方法，提示有关生产企业可参考该方法关注药品的上述项目	蓝芩颗粒含量测定检验方法
牛黄解毒片	牛黄解毒片	通过探索性研究，建立了牛黄解毒片中大黄主要成分总蒽醌（以芦荟大黄素、大黄酸、大黄酚、大黄素、大黄素甲醚总量计）的含量测定方法，提示有关生产企业可参考该检验方法注意控制成品中大黄药材质量；建立了牛黄解毒片中石膏的检查方法，提示有关生产企业可参考该检验方法关注药材石膏的质量	牛黄解毒片品种中大黄的含量测定方法
			牛黄解毒片品种中石膏的检查方法
吸入用乙酰半胱氨酸溶液	吸入用乙酰半胱氨酸溶液	通过探索性研究，提示有关生产企业可参照吸入用乙酰半胱氨酸溶液品种中硫化氢项目的检测方法和有关物质项目的色谱检测方法关注药品的上述项目	参照吸入用乙酰半胱氨酸溶液品种的现行企业注册标准 YBH 00052018 和 YBH 00782018 硫化氢项目的检验方法
倍他米松	倍他米松片	通过探索性研究，建立了倍他米松片中辅料相容性考察项目的有关物质检查方法，提示有关生产企业可参考该方法关注药品的上述项目	倍他米松片辅料相容性考察有关物质检查方法
复方穿心莲片	复方穿心莲片	通过探索性研究建立了复方穿心莲片中路边青植物组织的补充检验方法，建议生产企业参考该方法关注路边青投料问题	复方穿心莲片中路边青植物组织检查项检验方法
		通过探索性研究，建立了穿心莲内酯和脱水穿心莲内酯的含量测定方法，提示生产企业参考该方法关注药品中的上述项目	复方穿心莲片中穿心莲的含量测定方法
		通过探索性研究，提示有关生产企业可参考《中国药典》（2015年版）四部通则2321关注药品的砷残留量	参照《中国药典》（2015年版）四部通则2321铅、镉、砷、汞、铜测定法
		通过探索性研究，提示有关生产企业可参考《中国药典》（2015年版）四部通则2001关注药品的辅料淀粉	参照《中国药典》（2015年版）四部通则2001显微鉴别法
雷公藤多苷片	雷公藤多苷片	通过探索性研究，建立了雷公藤多苷片中指纹图谱项目的HPLC检测方法，以及含量测定项目中雷酚内酯和雷公藤红素的LC-MS检测方法。发现不同企业、部分企业不同批次制剂间化学成分存在较大差异。其中两个有效成分雷酚内酯和雷公藤红素在不同样品中的含量也存在差异，提示有关生产企业可参考该方法关注药品的原料和生产工艺稳定性问题	雷公藤多苷片中指纹图谱项目检验方法
			雷公藤多苷片中雷酚内酯和雷公藤红素含量测定项目检验方法

续表

品种名称	药品名称	探索性研究情况	检验方法
淡豆豉	淡豆豉	针对以黑芸豆冒充淡豆豉、发酵不完全的质量问题，对淡豆豉质量标准的来源、性状、鉴别项进行了修订，并增加了含量测定项，来有效控制淡豆豉质量，有关生产企业可参考该方法关注药品的上述项目	淡豆豉标准修订草案
醋酸曲普瑞林注射液	醋酸曲普瑞林注射液	通过探索性研究，参照醋酸曲普瑞林品种中醋酸项目的检测方法，进行了醋酸盐含量测定，并对醋酸盐含量与产品稳定性关系进行了研究，结果显示醋酸盐含量越高，产品稳定性越差。提示有关生产企业可参考以上方法关注产品中醋酸盐含量，评估制剂工艺过程中醋酸盐使用量，深入研究影响产品质量的关键工艺控制点	参照醋酸曲普瑞林品种的现行《中国药典》标准醋酸项目的检验方法
阿达帕林凝胶	阿达帕林凝胶	通过探索性研究，建立了阿达帕林凝胶中黏度检查方法，建立了阿达帕林凝胶中有关物质项目的高效液相色谱法，并设立了阿达帕林凝胶中pH值的合理限度（4.75～5.25），提示有关生产企业可参考上述方法关注上述项目	阿达帕林凝胶黏度检验方法
			阿达帕林凝胶有关物质检验方法
			参照《中国药典》（2020年版）四部通则0631
氨甲环酸	氨甲环酸注射液	通过探索性研究，提示氨甲环酸注射液有关生产企业关注制剂工艺中所使用活性炭的加入比例（如0.1%、0.2%）和吸附温度（如70℃）对杂质量的影响	参照《中国药典》（2020年版）二部氨甲环酸注射液有关物质检查方法
龙泽熊胆胶囊	龙泽熊胆胶囊	通过探索性研究，优化了现行质量标准中〔鉴别〕（3）防风的薄层色谱鉴别方法，提示有关生产企业参考该方法关注原料防风的来源或质量；建立了水防风的检查方法，提示有关生产企业可参考该检验方法关注投料用饮片基原	龙泽熊胆胶囊中防风的薄层色谱鉴别方法
			龙泽熊胆胶囊中水防风特征成分的检查方法
糊精	糊精	通过探索性研究，建立了糊精品种中真菌毒素的测定方法，提示有关生产企业可参考该方法关注药品的上述项目	糊精中真菌毒素测定方法
氨糖美辛肠溶片	氨糖美辛肠溶片	通过探索性研究，建立了氨糖美辛肠溶片中有关物质（盐酸氨基葡萄糖）方法，提示有关生产企业可参考该方法关注药品的上述项目	氨糖美辛肠溶片中有关物质（盐酸氨基葡萄糖）项目检验方法
吡诺克辛钠滴眼液	吡诺克辛钠滴眼液	通过探索性研究，提示有关生产企业注药品的抑菌效力项目	参照眼用制剂品种的现行标准抑菌效力［《中国药典》（2020年版）四部通则1121抑菌效力检查法］项目的检验方法
氯沙坦钾胶囊	氯沙坦钾胶囊	通过探索性研究，建立了氯沙坦钾胶囊中叠氮类杂质LADX的检查方法，提示有关生产企业可参考该方法关注药品的上述项目	氯沙坦钾胶囊中叠氮类杂质LADX的检查方法

续表

品种名称	药品名称	探索性研究情况	检验方法
布地奈德	布地奈德鼻喷雾剂/吸入气雾剂/粉雾剂	通过探索性研究，建立了布地奈德鼻喷雾剂中没食子酸丙酯的检查方法，布地奈德吸入气雾剂中二丁基羟基甲苯的检查方法，以及布地奈德粉雾剂有关物质的检验方法，提示有关生产企业可参考该方法关注药品的上述项目	布地奈德鼻喷雾剂中没食子酸丙酯的检验方法
			布地奈德吸入气雾剂中二丁基羟基甲苯的检验方法
			布地奈德粉雾剂中有关物质的检验方法
二羟丙茶碱注射液	二羟丙茶碱注射液	通过探索性研究，建立了二羟丙茶碱注射液有关物质 HPLC 方法，提示生产企业参考该方法关注药品中的茶碱含量	二羟丙茶碱注射液有关物质检验方法
呋塞米片	呋塞米片	通过探索性研究，建立了呋塞米原料药和呋塞米片中糠醛检查方法，以及呋塞米片溶出度检查方法，提示有关企业可参考该方法关注药品的上述项目	呋塞米原料药中糠醛检查方法
			呋塞米片中糠醛检查方法
			呋塞米片溶出度检查方法
复方甘草酸铵	复方甘草酸铵注射液	通过探索性研究，建立了复方甘草酸铵注射液中有关物质测定方法，以及甘草酸单铵、盐酸半胱氨酸、甘氨酸含量测定方法提示有关生产企业可参考该方法关注上述项目	复方甘草酸铵注射液中有关物质测定方法
			复方甘草酸铵注射液中甘草酸单铵、盐酸半胱氨酸、甘氨酸含量测定方法
	复方甘草酸单铵注射液	通过探索性研究，建立了复方甘草酸单铵注射液中有关物质测定方法，以及甘草酸单铵、盐酸半胱氨酸、甘氨酸含量测定方法，提示有关生产企业可参考该方法关注上述项目	复方甘草酸单铵注射液中有关物质测定方法
			复方甘草酸单铵注射液中甘草酸单铵、盐酸半胱氨酸、甘氨酸含量测定方法
	注射用复方甘草酸单铵 S	通过探索性研究，建立了注射用复方甘草酸单铵 S 中有关物质测定方法，以及甘草酸单铵、盐酸半胱氨酸、甘氨酸含量测定方法，提示有关生产企业可参考该方法关注上述项目	注射用复方甘草酸单铵 S 中有关物质测定方法
			注射用复方甘草酸单铵 S 中甘草酸单铵、盐酸半胱氨酸、甘氨酸含量测定方法
	复方甘草酸单铵 S 氯化钠注射液	通过探索性研究，建立了复方甘草酸单铵 S 氯化钠注射液中有关物质测定方法，以及复方甘草酸单铵 S 氯化钠注射液中甘草酸单铵、盐酸半胱氨酸、甘氨酸含量测定方法，提示有关生产企业可参考该方法关注上述项目	复方甘草酸单铵 S 氯化钠注射液中有关物质测定方法
			复方甘草酸单铵 S 氯化钠注射液中甘草酸单铵、盐酸半胱氨酸、甘氨酸含量测定方法
	甘草酸单铵半胱氨酸氯化钠注射液	通过探索性研究，建立了甘草酸单铵半胱氨酸氯化钠注射液中有关物质测定方法，以及甘草酸单铵、盐酸半胱氨酸含量测定方法，提示有关生产企业可参考该方法关注上述项目	甘草酸单铵半胱氨酸氯化钠注射液中有关物质测定方法
			甘草酸单铵半胱氨酸氯化钠注射液中甘草酸单铵、盐酸半胱氨酸含量测定方法

续表

<table>
<tr><th>品种名称</th><th>药品名称</th><th>探索性研究情况</th><th>检验方法</th></tr>
<tr><td>肌苷制剂</td><td>肌苷片/肌苷注射液</td><td>通过探索性研究，提示有关生产企业可参照国家药典委员会发布的肌苷片、肌苷注射液药典标准草案中有关物质项目的 HPLC 测定方法，关注已知杂质和未知杂质的含量</td><td>参照国家药典委官网发布的肌苷片、肌苷注射液药典标准草案有关物质检验方法</td></tr>
<tr><td>间苯三酚注射液</td><td>间苯三酚注射液</td><td>通过探索性研究，建立了间苯三酚注射液有关物质检验方法，提示有关生产企业可参考该方法关注上述项目</td><td>间苯三酚注射液有关物质检验方法</td></tr>
<tr><td rowspan="6">酒石酸托特罗定片</td><td rowspan="6">酒石酸托特罗定片</td><td rowspan="6">通过探索性研究，建立了酒石酸托特罗定片有关物质、溶出度、含量均匀度、含量测定、半片含量均匀度等项目的检验方法，提示有关生产企业可参考该方法关注药品的上述项目；同时，提示有关生产企业关注药品的水分</td><td>酒石酸托特罗定片有关物质项目检验方法</td></tr>
<tr><td>酒石酸托特罗定片溶出度项目检验方法</td></tr>
<tr><td>酒石酸托特罗定片含量均匀度项目检验方法</td></tr>
<tr><td>酒石酸托特罗定片含量测定项目检验方法</td></tr>
<tr><td>酒石酸托特罗定片半片含量均匀度项目检验方法</td></tr>
<tr><td>参照《中国药典》（2020 年版）四部通则 0832 水分测定第一法</td></tr>
<tr><td rowspan="3">口服五维赖氨酸葡萄糖</td><td rowspan="3">口服五维赖氨酸葡萄糖</td><td rowspan="3">通过探索性研究，建立了口服五维赖氨酸葡萄糖品种中盐酸赖氨酸、维生素 B_1、维生素 B_2、维生素 B_6、烟酰胺、泛酸钙含量测定方法；通过口服五维赖氨酸葡萄糖原辅料相容性的探索性研究，发现盐酸赖氨酸与葡萄糖发生化学反应，从而导致盐酸赖氨酸含量降低，生成有关物质，建立了口服五维赖氨酸葡萄糖品种中有关物质的测定方法，提示有关生产企业可参考上述方法关注药品的上述项目</td><td>口服五维赖氨酸葡萄糖品种中盐酸赖氨酸含量测定方法</td></tr>
<tr><td>口服五维赖氨酸葡萄糖品种中维生素 B_1、维生素 B_2、维生素 B_6、烟酰胺、泛酸钙含量测定方法</td></tr>
<tr><td>口服五维赖氨酸葡萄糖品种有关物质测定方法</td></tr>
<tr><td rowspan="4">赖氨肌醇维 B_{12} 口服溶液</td><td rowspan="4">赖氨肌醇维 B_{12} 口服溶液</td><td rowspan="4">通过探索性研究，建立了赖氨肌醇维 B_{12} 口服溶液中维生素 B_{12} 含量测定法、苯甲酸钠/苯甲酸钠检查方法、甜味剂添加量的检验方法，提示有关生产企业可参考相应检验方法关注药品的上述项目；同时，参照《中国药典》（2020 年版）四部通则 1121 抑菌效力检查法关注药品的抑菌剂最低有效添加量问题</td><td>赖氨肌醇维 B_{12} 口服溶液中维生素 B_{12} 含量测定检验方法</td></tr>
<tr><td>赖氨肌醇维 B_{12} 口服溶液中苯甲酸钠/苯甲酸钠检查检验方法</td></tr>
<tr><td>赖氨肌醇维 B_{12} 口服溶液中甜味剂蔗糖添加量的检验方法</td></tr>
<tr><td>参照《中国药典》（2020 年版）四部通则 1121 抑菌效力检查法</td></tr>
</table>

续表

品种名称	药品名称	探索性研究情况	检验方法
芦丁片	芦丁片	通过探索性研究，建立了芦丁、芦丁片有关物质检查方法，提示有关生产企业可参考该方法关注药品的上述项目	芦丁片有关物质检查方法 芦丁有关物质检查方法
马来酸麦角新碱注射液	马来酸麦角新碱注射液	通过探索性研究，建立了马来酸麦角新碱注射液品种中有关物质、2-氨基丙醇的检查方法，提示有关生产企业可参考该方法关注药品的上述项目	马来酸麦角新碱注射液品种有关物质项目检验方法 马来酸麦角新碱注射液品种2-氨基丙醇检验方法
诺氟沙星滴眼液	诺氟沙星滴眼液	通过探索性研究，建立了诺氟沙星滴眼液中抑菌剂的检测方法，提示有关生产企业可参考该方法关注该品种抑菌剂含量	诺氟沙星滴眼液中抑菌剂检测方法
他达拉非片	他达拉非片	通过探索性研究，提示有关生产企业关注他达拉非片体外溶出曲线与参比制剂的一致性问题	他达拉非片溶出度项目检验方法
替米沙坦胶囊	替米沙坦胶囊	通过探索性研究，建立了替米沙坦胶囊品种中有关物质、含量均匀度、溶出度、乙醇和含量测定项目的检验方法，提示有关生产企业可参考该方法关注药品的上述项目	替米沙坦胶囊有关物质、含量均匀度、溶出度、乙醇和含量测定项目的检验方法
维U颠茄铝胶囊Ⅱ	维U颠茄铝胶囊Ⅱ	通过探索性研究，建立了维U颠茄铝胶囊Ⅱ品种中颠茄提取物含量测定方法，提示有关生产企业可参考该方法关注药品的上述项目	维U颠茄铝胶囊Ⅱ品种颠茄提取物含量测定方法
消旋山莨菪碱片	消旋山莨菪碱片	通过探索性研究，建立了6β-羟基托品醇和有关物质的检查方法，提示有关生产企业可参考该方法关注上述项目。此外，提示有关生产企业关注消旋山莨菪碱片品种的脆碎度问题	消旋山莨菪碱片中6β-羟基托品醇的测定方法 参照消旋山莨菪品种的《中国药典》（2020年版）二部标准有关物质项目的检验方法 参照《中国药典》（2020年版）四部0923片剂脆碎度检查法
硝酸咪康唑栓	硝酸咪康唑栓	通过探索性研究，建立了硝酸咪康唑栓中有关物质和含量测定样品前处理方法，提示有关生产企业可参考该方法关注药品的上述项目	硝酸咪康唑栓中的有关物质和含量测定方法
小儿氨酚那敏片	小儿氨酚那敏片	通过探索性研究，建立了小儿氨酚那敏片溶出度检验方法，提示有关企业可参考该方法关注药品的溶出度项目；参照《美国药典》（2021版）通则〈705〉，建立了评价小儿氨酚那敏片分割剂量准确度的方法，提示有关生产企业可参照该方法关注药品的分割剂量准确度。此外通过探索性研究，提示有关生产企业关注小儿氨酚那敏片加速试验（温度40℃±2℃、相对湿度75%±5%）条件下的片剂硬度和溶出度问题；提示有关生产企业关注小儿氨酚那敏片说明书中规定药品分剂量使用合理性问题以及说明书中规定储存条件较宽松，产品质量受温湿度影响而变化的问题	小儿氨酚那敏片溶出度检验方法 参照《美国药典》（2021版）通则〈705〉片剂分割剂量准确度的评价方法 参照《中国药典》（2020年版）通则9001原料药物与制剂稳定性试验指导原则

续表

品种名称	药品名称	探索性研究情况	检验方法
盐酸洛美沙星滴耳液	盐酸洛美沙星滴耳液	通过探索性研究，建立了盐酸洛美沙星滴耳液品种中有关物质项目的检查方法，提示有关生产企业可参考该方法关注药品的上述项目	盐酸洛美沙星滴耳液有关物质项目检查方法
葡萄糖酸钙锌口服溶液	葡萄糖酸钙锌口服溶液	通过探索性研究，40 ℃放置 3 个月后，发现 PVC/PE 复合硬片包装的样品溶液体积有减少现象，提示关注该包装密封性问题；发现钠钙玻璃管制液体瓶包装的样品中锌含量有增加现象，提示企业关注该包装胶塞中的锌迁移问题	参照《中国药典》（2020 年版）二部葡萄糖酸锌含量测定方法
依替巴肽注射液	依替巴肽注射液	通过探索性研究，建立了依替巴肽注射液中醋酸含量测定方法和聚合物的检查方法，提示有关生产企业关注药品的上述项目	依替巴肽注射液醋酸含量测定方法
			依替巴肽注射液聚合物检查方法
磺胺嘧啶锌软膏	磺胺嘧啶锌软膏	通过探索性研究，建立了磺胺嘧啶锌软膏中抑菌剂含量测定方法，提示有关生产企业可参考上述方法关注上述项目；同时，提示有关生产企业可参照《中国药典》（2020 年版）四部通则 1121 抑菌效力检查法关注磺胺嘧啶锌软膏的抑菌效力检查	磺胺嘧啶锌软膏中抑菌剂含量测定方法
			参照《中国药典》（2020 年版）四部通则 1121 抑菌效力检查法
依托红霉素片	依托红霉素片	通过探索性研究，建立了依托红霉素片溶出度检查方法，提示有关生产企业可参考该方法关注药品的上述项目	依托红霉素片溶出度检查方法
吲达帕胺	吲达帕胺片	通过探索性研究，提示有关生产企业可参照日本橙皮书吲达帕胺片品种的溶出度项目的方法关注吲达帕胺片与参比制剂溶出曲线的相似性	参照日本橙皮书吲达帕胺片品种的溶出度项目的检验方法
		通过探索性研究，提示有关生产企业可参照《中国药典》（2020 年版）四部通则 9001 方法关注吲达帕胺片品种稳定性有关问题	参照药物与制剂稳定性试验指导原则［《中国药典》（2020 年版）四部通则 9001］药物制剂加速试验的检验方法
	吲达帕胺胶囊	通过探索性研究，提示有关生产企业可参照《中国药典》（2020 年版）四部通则 9001 方法关注吲达帕胺胶囊品种稳定性有关问题	参照药物与制剂稳定性试验指导原则［《中国药典》（2020 年版）四部通则 9001］药物制剂加速试验的检验方法
	吲达帕胺缓释片	通过探索性研究，提示有关生产企业可参照吲达帕胺缓释片品种的释放度项目的方法关注吲达帕胺缓释片与参比制剂溶出曲线的相似性	参照吲达帕胺缓释片品种的现行标准 WS1-（X-006）-2007Z-2011 释放度项目的检验方法
	吲达帕胺缓释胶囊	通过探索性研究，提示有关生产企业可参照《中国药典》（2020 年版）四部通则 9001 方法关注吲达帕胺缓释胶囊品种稳定性有关问题	参照原料药物与制剂稳定性试验指导原则［《中国药典》（2020 年版）四部通则 9001］药物制剂加速试验的检验方法

续表

品种名称	药品名称	探索性研究情况	检验方法
注射用美洛西林钠	注射用美洛西林钠	通过探索性研究，建立了注射用美洛西林钠中二硫化碳检验方法，提示有关生产企业可参考该方法关注药品的上述项目	注射用美洛西林钠中二硫化碳检验方法
注射用头孢他啶	注射用头孢他啶	通过探索性研究，建立了注射用头孢他啶品种中高效液相色谱法测定有关物质的方法，提示有关企业可参考该方法关注药品的上述项目	注射用头孢他啶高效液相色谱法测定有关物质的检验方法
左羟丙哌嗪	左羟丙哌嗪胶囊（片）	通过探索性研究，建立了左羟丙哌嗪、左羟丙哌嗪胶囊、左羟丙哌嗪片有关物质检查方法，提示有关生产企业可参考该方法关注药品的上述项目	左羟丙哌嗪有关物质检查方法
			左羟丙哌嗪胶囊有关物质检查方法
			左羟丙哌嗪片有关物质检查方法
藿香正气水	藿香正气水	通过探索性研究，建立了藿香正气水中紫苏叶油掺伪研究项目中桂皮醛检查项的补充检验方法，提示有关生产企业可参考该方法关注药品的上述项目	藿香正气水中桂皮醛检验方法
咽炎片	咽炎片	通过探索性研究，建立了咽炎片中山麦冬皂苷B和短葶山麦冬皂苷C的检验方法，提示有关生产企业可参考该方法关注麦冬的投料问题；建立了咽炎片中蝉蜕特征多肽的检测方法，提示有关生产企业可参考该方法关注蝉蜕投料问题	咽炎片中山麦冬皂苷B和短葶山麦冬皂苷C检查项目的检验方法
			咽炎片中蝉蜕特征多肽鉴别项目的检验方法
人参健脾丸	人参健脾丸	通过探索性研究，建立了人参健脾丸中拟人参皂苷 F_{11} 的检查方法、酸枣仁皂苷A的鉴别方法和 *O*-去甲基荷叶碱的检查方法，提示有关生产企业可参考该方法关注药品的上述项目	人参健脾丸中拟人参皂苷 F_{11} 检查方法
			人参健脾丸中酸枣仁皂苷A鉴别方法
			人参健脾丸中 *O*-去甲基荷叶碱检查方法
栀子金花丸	栀子金花丸	通过探索性研究，建立了栀子金花丸中酚酸类的HPLC含量测定方法、土大黄苷的检查方法，提示有关生产企业可参考该方法关注上述项目	栀子金花丸中酚酸类的HPLC含量测定方法
			栀子金花丸中土大黄苷的检查方法
咳喘宁	咳喘宁	通过探索性研究，建立了咳喘宁中盐酸麻黄碱等7种成分含量测定的高效液相色谱方法，提示有关生产企业可参考该方法关注药品的上述项目	咳喘宁中盐酸麻黄碱等7种成分含量测定方法
川牛膝	川牛膝、川牛膝（酒川牛膝）	通过探索性研究，建立了川牛膝药材及饮片中牛膝皂苷Ⅰ检查方法，提示有关生产企业可参考该方法关注川牛膝的质量	川牛膝药材及饮片中牛膝皂苷Ⅰ检查方法

续表

品种名称	药品名称	探索性研究情况	检验方法
参麦颗粒	参麦颗粒	通过探索性研究，建立了参麦颗粒中伪原薯蓣皂苷检查方法、山麦冬皂苷B检查方法、拟人参皂苷F_{11}检查方法、黄芩苷和小檗碱检查方法，提示有关生产企业可参考该方法关注药品的上述项目	参麦颗粒中伪原薯蓣皂苷检查项补充检验方法
			参麦颗粒中山麦冬皂苷B检查项补充检验方法
			参麦颗粒中拟人参皂苷F_{11}检查项补充检验方法
			参麦颗粒中参麦颗粒非处方药味化学成分检查方法
更年宁	更年宁	通过探索性研究，建立了更年宁中拟人参皂苷F_{11}的检查方法，藏柴胡的检查方法，薄荷脑等多组分含量测定方法，以及果糖、葡萄糖、麦芽糖、5-羟甲基糠醛的含量测定方法，提示有关企业可参考该方法关注更年宁中上述项目	更年宁中拟人参皂苷F_{11}的检查方法
			更年宁（水蜜丸）中尼泊尔柴胡皂苷k检查方法
			基于GC-MS法的更年宁中薄荷脑、胡薄荷酮、柠檬烯、丹皮酚、β-细辛醚、藁本内酯、α-香附酮的多成分含量测定方法
			更年宁中果糖、葡萄糖、麦芽糖、5-羟甲基糠醛的含量测定方法
小儿感冒颗粒	小儿感冒颗粒	通过探索性研究，建立了小儿感冒颗粒中白薇的鉴别和检查方法、挥发性成分特征图谱、钙元素含量测定的方法，提示有关生产企业可参考该方法关注药品的上述项目	小儿感冒颗粒白薇的鉴别和检查方法
			小儿感冒颗粒挥发性成分特征图谱
			小儿感冒颗粒钙元素测定
骨筋丸胶囊	骨筋丸胶囊	通过探索性研究，建立了骨筋丸胶囊中龙血竭的检查方法，提示有关企业可参考该方法关注药品的血竭原料质量	骨筋丸胶囊中龙血素B检查方法
冠脉宁	冠脉宁	通过探索性研究，建立了冠脉宁制剂中龙血竭B检查方法，提示有关生产企业可参考该方法关注药品的上述项目	冠脉宁制剂中龙血竭B的检查方法
消炎利胆片	消炎利胆片	通过探索性研究，建立了消炎利胆片中植物组织项目的检查方法，提示有关生产企业可参考该方法关注药品的上述项目	消炎利胆片中植物组织检查方法
清热解毒制剂	清热解毒口服液/注射液/颗粒	通过探索性研究，建立了清热解毒口服液中紫花地丁、山麦冬检查方法，清热解毒注射液中紫花地丁的检查方法，清热解毒颗粒中灰毡毛忍冬皂苷乙检查方法，提示有关生产企业可参考该方法关注药品的上述项目	清热解毒口服液品种紫花地丁检查方法
			清热解毒口服液品种山麦冬检查方法
			清热解毒注射液品种紫花地丁检查方法
			清热解毒颗粒品种灰毡毛忍冬皂苷乙检查项目高效液相色谱方法

续表

品种名称	药品名称	探索性研究情况	检验方法
天麻胶囊	天麻胶囊	通过探索性研究，建立了天麻胶囊品种中玉米淀粉检查方法，提示有关生产企业可参考该方法关注药品的上述项目	参照2020年版《中国药典》四部药用辅料玉米淀粉鉴别（1）
口炎清颗粒	口炎清颗粒	通过探索性研究，建立了口炎清颗粒中山麦冬（湖北麦冬）检查方法，提示有关生产企业可参考拟定方法关注药品的上述项目	口炎清颗粒中山麦冬皂苷B检查方法
玄麦甘桔颗粒	玄麦甘桔颗粒	通过探索性研究，建立了玄麦甘桔颗粒中山麦冬皂苷B检查方法，提示有关生产企业可参考拟定方法关注药品的上述项目	玄麦甘桔颗粒中山麦冬皂苷B检查方法
心脑康胶囊	心脑康胶囊	通过探索性研究，建立了心脑康胶囊中杯苋甾酮检查方法，提示有关生产企业可参考该方法关注药品的上述项目	心脑康胶囊中杯苋甾酮检查方法
男宝胶囊	男宝胶囊	通过探索性研究，建立了男宝胶囊中拟人参皂苷F_{11}的检查方法，提示有关生产企业可参考该方法关注药品的上述项目	男宝胶囊中拟人参皂苷F_{11}的检查方法
生脉胶囊	生脉胶囊	通过探索性研究，建立了生脉胶囊中拟人参皂苷F_{11}的检查方法，提示有关生产企业可参考该方法关注药品的上述项目；同时，通过探索性研究提示有关生产企业可参照《中国药典》（2020年版）四部通则2341农药残留测定法关注药品的农残	生脉胶囊中拟人参皂苷F_{11}的检查方法
			参照《中国药典》（2020年版）四部通则2341农药残留测定法
朱砂安神丸	朱砂安神丸	通过探索性研究，建立了朱砂安神丸中黄连和朱砂的含量测定方法，提示有关生产企业可参考该方法关注药品的上述项目	朱砂安神丸中黄连含量测定方法
			朱砂安神丸中朱砂含量测定方法
维C银翘系列	维C银翘片	通过探索性研究，建立了维C银翘片品种中挥发性成分项目的GC-MS全扫模式（MS SCAN）方法，提示有关生产企业可参考该方法关注药品的上述项目	维C银翘片中连翘、山银花、荆芥、薄荷素油检验方法
上清丸	上清丸	通过探索性研究，建立了上清丸中欧前胡素、黄芩苷含量测定项目方法，提示有关生产企业可参考该方法关注药品上述项目	上清丸中黄芩苷含量测定项目方法
			上清丸中欧前胡素含量测定方法
艾叶	艾叶	通过探索性研究，建立了艾叶中母菊薁的检查方法，提示有关生产企业可以参考建立的方法关注上述项目	艾叶中母菊薁的检查方法
痢泻灵片	痢泻灵片	通过探索性研究，建立了痢泻灵片中拳参的鉴别、检查方法，提示有关生产企业可参考该方法关注药品的上述项目	痢泻灵片品种拳参的鉴别、检查项目质谱检验方法

续表

品种名称	药品名称	探索性研究情况	检验方法
香砂养胃丸	香砂养胃丸	通过探索性研究，建立了香砂养胃丸（水丸）中铁元素的残留量检验方法，提示有关生产企业关注药品中的上述项目	香砂养胃丸（水丸）中铁元素含量测定方法
乳康制剂	乳康丸、乳康片、乳康颗粒、乳康胶囊	通过探索性研究，建立了乳康系列制剂中湖贝甲素的检查方法，提示有关生产企业可参考该方法关注药品的上述项目	乳康系列制剂中湖贝甲素的检查方法
艾叶	艾叶	通过探索性研究，提示有关生产企业可参照《中国药典》通则 2301 杂质检查法及通则 2321 铅、镉、砷、汞、铜测定法关注上述项目	参照《中国药典》通则 2301 杂质检查法 参照《中国药典》（2020 年版）四部通则 2321 铅、镉、砷、汞、铜测定法
鼻炎灵片	鼻炎灵片	通过探索性研究，建立了鼻炎灵片品种中薄荷脑气相色谱含量测定方法和绿原酸含量测定方法，提示有关生产企业可参照该方法关注药品的上述项目	鼻炎灵片中薄荷脑气相色谱含量测定方法 鼻炎灵片中绿原酸含量测定方法
参麦颗粒	参麦颗粒	通过探索性研究，建立了参麦颗粒中红参、麦冬、山药、枸杞子的多指标成分含量测定方法，提示有关生产企业可参考该方法关注上述饮片质量	红参多指标成分含量测定方法 麦冬、山药、枸杞子多指标成分含量测定方法
川贝止咳糖浆	川贝止咳糖浆	通过探索性研究，建立了川贝止咳糖浆中甘草、陈皮、前胡含量测定的 HPLC 方法，以及氢氰酸含量测定的 GC 方法，提示有关生产企业可参考该方法关注药品的上述项目	川贝止咳糖浆中甘草的含量测定方法 川贝止咳糖浆中陈皮的含量测定方法 川贝止咳糖浆中前胡的含量测方法 川贝止咳糖浆中氢氰酸的含量测定方法
川牛膝	川牛膝	通过探索性研究，建立了川牛膝药材及饮片中多效唑 GC-MS/MS 检查方法，提示有关生产企业可参考该方法关注药品的上述项目	川牛膝（药材、饮片、配方颗粒）中多效唑检查方法
丁蔻理中丸	丁蔻理中丸	通过探索性研究，提示生产企业可参照《中国药典》（2020 年版）四部通则 2321 方法关注药品的重金属及有害元素残留问题。此外，建立了 GC 法测定丁蔻理中丸中丁香酚的含量，提示有关生产企业可参考该方法关注药品的上述项目	参照《中国药典》（2020 年版）四部通则 2321 方法 丁蔻理中丸中丁香酚的含量测定方法

续表

品种名称	药品名称	探索性研究情况	检验方法
更年宁	更年宁（剂型为水蜜丸）	通过探索性研究，建立了更年宁中拟人参皂苷 F_{11} 的检查方法，以及人参皂苷 Rg_1、人参皂苷 Re、人参皂苷 Rf、人参皂苷 Rb_1 的含量测定方法；藏柴胡的检查方法；胡皂苷 a、柴胡皂苷 d 的含量测定方法；果糖、葡萄糖、麦芽糖、5-羟甲基糠醛的含量测定方法；黄芩苷、汉黄芩苷、黄芩素、汉黄芩素、芍药苷、橙皮苷、丹酚酸 B 的多成分含量测定方法；薄荷、牡丹皮、石菖蒲、当归、川芎、醋香附等含量测定方法；酒女贞子、玄参、炒王不留行、党参、墨旱莲、干姜、麸炒白术等含量测定方法，提示有关生产企业可参考上述方法关注药品的上述项目	更年宁中拟人参皂苷 F_{11} 的检查方法
			更年宁中人参皂苷 Rg_1、人参皂苷 Re、人参皂苷 Rf、人参皂苷 Rb_1 的含量测定方法
			更年宁中藏柴胡的检查方法
			更年宁中柴胡皂苷 a、柴胡皂苷 d 的含量测定方法
			更年宁中果糖、葡萄糖、麦芽糖、5-羟甲基糠醛的含量测定方法
			更年宁中黄芩苷、汉黄芩苷、黄芩素、汉黄芩素、芍药苷、橙皮苷、丹酚酸 B 的多成分含量测定方法
			更年宁中薄荷脑、胡薄荷酮、柠檬烯、丹皮酚、β-细辛醚、藁本内酯、α-香附酮的多成分含量测定方法
			更年宁中红景天苷、特女贞苷、哈巴苷、哈巴俄苷、王不留行黄酮苷、党参炔苷、蟛蜞菊内酯、6-姜辣素、白术内酯Ⅰ、白术内酯Ⅱ、白术内酯Ⅲ的多成分含量测定方法
骨筋丸胶囊	骨筋丸胶囊	通过探索性研究，建立了骨筋丸胶囊的指纹图谱方法，提示有关生产企业可参考该方法关注药品上述项目；建立了血竭、独活及马钱子含量测定的 HPLC 方法，提示有关生产企业可参考该方法关注原药材质量及投料或生产工艺问题。此外，通过探索性研究，提示有关生产企业可参照《中国药典》（2020 年版）通则中 2321“铅、镉、砷、汞、铜测定法中电感耦合等离子体质谱法”关注原料及制剂中重金属及有害元素残留量	骨筋丸胶囊中指纹图谱方法
			骨筋丸胶囊中血竭含量检验方法
			骨筋丸胶囊中独活含量检验方法
			骨筋丸胶囊中马钱子含量检验方法
			参照《中国药典》（2020 年版）通则 2321“铅、镉、砷、汞、铜测定法中电感耦合等离子体质谱法”
冠脉宁制剂	冠脉宁片/胶囊	通过探索性研究，建立了冠脉宁制剂中龙血竭掺伪的检查方法，冰片、乳香、天然没药所含多成分的气相含量测定方法，冰片、血竭、（天然/乳胶）没药、乳香的气相特征图谱方法，葛根、丹参、血竭所含多成分的高效液相的含量测定方法，葛根、丹参、制何首乌、醋延胡索、血竭、乳香、天然没药的高效液相的特征图谱测定方法，提示有关生产企业可参考该方法关注药品的上述项目	冠脉宁制剂中龙血竭的检查方法
			冠脉宁制剂气相含量测定方法
			冠脉宁制剂气相特征图谱测定方法
			冠脉宁制剂高效液相含量测定方法
			冠脉宁制剂高效液相特征图谱测定方法

续表

品种名称	药品名称	探索性研究情况	检验方法
蛤蚧定喘丸	蛤蚧定喘丸	通过探索性研究，提示有关生产企业可参照《中国药典》（2020年版）（四部）通则2321铅、镉、砷、汞、铜测定法关注药品的重金属及有害元素检查项目；参照《中国药典》（2020年版）（四部）通则2351真菌毒素测定法关注药品的赭曲霉毒素A检查项目。此外，建立了山麦冬检查项目的液质联用测定方法，提示有关生产企业可参考该方法关注药品的上述项目	参照《中国药典》（2020年版）（四部）通则2321铅、镉、砷、汞、铜测定法中的检验方法
			参照《中国药典》（2020年版）（四部）通则2351真菌毒素测定法二、赭曲霉毒素A测定法中的检验方法
			蛤蚧定喘丸中山麦冬检查方法
藿香正气制剂	藿香正气水	通过探索性研究，建立了藿香正气水中紫苏叶油、生半夏鉴别方法，藿香正气水中桂皮醛、指纹图谱的检查方法，甘草苷、甘草酸、苍术素、百秋李醇的含量测定方法，提示有关生产企业可参考该方法关注药品的上述项目。此外，提示有关生产企业可参照《中国药典》（2020年版）一部十滴水等酊剂品种项下总固体测定法，关注药品的总固体含量，以及包装材料问题	藿香正气水中紫苏叶油的气相鉴别方法
			藿香正气水中生半夏的液质鉴别方法
			藿香正气水中桂皮醛补充检验方法
			藿香正气水中指纹图谱方法
			藿香正气水中甘草苷、甘草酸含量测定方法
			藿香正气水中苍术素含量测定方法
			藿香正气水中百秋李醇含量测定方法
			参照《中国药典》（2020年版）一部十滴水等酊剂品种项下总固体测定法（遗留残渣不得少于2.54%）
			参照《中国药典》（2020年版）四部通则9001影响因素试验
	藿香正气合剂	通过探索性研究，建立了藿香正气合剂中半夏（姜制）鉴别方法，甘草苷、甘草酸、百秋李醇、橙皮苷的含量测定方法，防腐剂种类及用量方法，提示有关生产企业可参考该方法关注药品的上述项目。此外，提示有关生产企业关注藿香正气合剂中防腐剂的抑菌效力问题，以及包装材料问题	藿香正气合剂中半夏（姜制）液质鉴别方法
			藿香正气合剂中甘草苷、甘草酸含量测定方法
			藿香正气合剂中百秋李醇含量测定方法
			藿香正气合剂中橙皮苷含量测定方法
			藿香正气合剂中防腐剂种类及用量检验方法
			参照《中国药典》（2020年版）四部通则1121抑菌效力检查法
			参照《中国药典》（2020年版）四部通则9001影响因素试验

续表

品种名称	药品名称	探索性研究情况	检验方法
金银花	金银花	通过探索性研究，建立了金银花饮片木犀草素含量测定方法，以及山银花筛查方法，提示有关生产企业可参考该方法关注药品的上述项目	金银花饮片的木犀草素含量测定方法
			金银花饮片的山银花检查方法
康乐鼻炎片	康乐鼻炎片	通过探索性研究，建立了康乐鼻炎片中11种成分的UPLC含量测定方法，提示有关生产企业可参考该方法关注药品的黄芩、防风、穿心莲、苍耳子和广藿香药材的投料及质量问题；建立了康乐鼻炎片中2种成分的GC含量测定方法，提示有关企业可参考该方法关注药品中薄荷脑和广藿香的投料与质量问题；建立了康乐鼻炎片中盐酸麻黄碱与盐酸伪麻黄碱的含量测定方法，提示有关生产企业可参考该方法关注药品的麻黄投料与质量问题；建立了康乐鼻炎片中马来酸氯苯那敏的含量测定方法，提示企业可参考该方法与《中国药典》(2020年版)四部通则0941含量均匀度检查法关注药品马来酸氯苯那敏的含量均匀度问题；建立了黄芩提取物检查法，提示生产企业可参考该方法关注黄芩投料问题	康乐鼻炎片中11种成分UPLC含量测定方法
			康乐鼻炎片中2种成分GC测定方法
			康乐鼻炎片中盐酸麻黄碱与盐酸伪麻黄碱含量测定方法
			康乐鼻炎片中马来酸氯苯那敏含量测定方法
			康乐鼻炎片中黄芩提取物检查方法
咳喘宁	咳喘宁(剂型为片剂)	通过探索性研究，提示有关生产企业可参照《中国药典》(2020年版)四部通则2321“铅、镉、砷、汞、铜测定法”的“二、电感耦合等离子体质谱法”检验方法关注药品的重金属及有害元素残留量项目；参照食药总局2015年发布的中药辐照灭菌技术指导原则关注药品的辐照残留量情况	参照《中国药典》(2020年版)四部通则2321“铅、镉、砷、汞、铜测定法”的“二、电感耦合等离子体质谱法”检验方法
			参照食药总局2015年发布的中药辐照灭菌技术指导原则关注药品的辐照残留量情况
口炎清颗粒	口炎清颗粒	通过探索性研究，建立了口炎清颗粒中甘草酸含量测定方法、哈巴俄苷含量测定、5种甜味剂的筛查方法，提示有关生产企业可参考拟定方法关注药品的上述项目	口炎清颗粒中甘草酸含量测定方法
			口炎清颗粒中哈巴俄苷含量测定方法
			口炎清颗粒中5种甜味剂的筛查方法
痢泻灵片	痢泻灵片	通过探索性研究，建立了痢泻灵片品种中穿心莲和苦参含量测定方法，提示有关生产企业可参考该方法关注药品的上述项目。同时，提示有关生产企业可参照《中国药典》的中药辐照灭菌技术指导原则(征求意见稿)的光释光检测法关注药品的辐照剂量、辐照检测项目	痢泻灵片品种穿心莲和苦参的含量测定方法
			参照《中国药典》品种的中药辐照灭菌技术指导原则(征求意见稿)标准辐照剂量、辐照检测项目的检验方法

续表

品种名称	药品名称	探索性研究情况	检验方法
龙泽熊胆胶囊	龙泽熊胆胶囊	通过探索性研究，建立指纹图谱方法，提示有关生产企业参考该方法关注原料黄连的来源或制剂制备工艺的稳定性；建立薄荷脑、冰片的含量测定方法，提示有关生产企业可参考该检验方法关注投料原料的质量问题、包装密封性及储存环境；建立了黄连的含量测定方法，提示有关生产企业可参考该检验方法关注投料饮片的基原或质量问题；建立了熊胆粉的含量测定方法，提示有关生产企业可参考该检验方法关注投料饮片的基原或质量问题。此外，提示有关生产企业可参照《中国药典》（2020 年版）四部通则 2321“铅、镉、砷、汞、铜测定法中电感耦合等离子体质谱法”关注原料及制剂中重金属及有害元素残留量	龙泽熊胆胶囊指纹图谱
			龙泽熊胆胶囊中薄荷脑、冰片的含量测定方法
			龙泽熊胆胶囊中黄连的含量测定方法
			龙泽熊胆胶囊中熊胆粉的含量测定方法
			参照《中国药典》（2020 年版）四部通则 2321“铅、镉、砷、汞、铜测定法中电感耦合等离子体质谱法”
男宝胶囊	男宝胶囊	通过探索性研究，提示有关生产企业可参照《中国药典》（2020 年版）四部通则 2351 真菌毒素测定法关注制剂的原料及制剂中赭曲霉毒素 A 的残留	参照《中国药典》（2020 年版）四部通则 2351“真菌毒素测定法：二、赭曲霉毒素 A 测定法”
片姜黄	片姜黄	通过探索性研究，建立了片姜黄品种中指纹图谱方法和含量测定方法，提示有关生产企业可参考该方法关注药品的上述项目。此外，提示有关生产企业可参照现行《中国药典》四部通则 2302 灰分测定法关注药品的灰分及酸不溶性灰分检查项目	片姜黄指纹图谱方法
			片姜黄含量测定方法
清热安宫丸	清热安宫丸	通过探索性研究，建立了清热安宫丸中龙脑和以龙脑的含量测定方法、樟脑的限度检查方法、胆红素的含量测定方法，提示有关生产企业可参考该方法关注药品的上述项目。同时，可参照《中国药典》（2020 年版）一部中蜂蜜的含量测定法关注清热安宫丸（大蜜丸）中果糖、葡萄糖、蔗糖和麦芽糖的含量测定项目，参照《中国药典》（2020 年版）一部中蜂蜜的 5-羟甲基糠醛的限量检查方法关注清热安宫丸（大蜜丸）中 5-羟甲基糠醛的含量限度，参照 GB 23748—2016《食品安全国家标准 辐照食品鉴定 筛选法》关注清热安宫丸中的辐照残留量，参照《中国药典》（2020 年版）四部通则 2001 显微鉴别法关注清热安宫丸中的雌黄杂质	清热安宫丸中龙脑和异龙脑的含量测定方法
			清热安宫丸中樟脑的限度检查方法
			清热安宫丸中胆红素的含量测定方法
			参照《中国药典》（2020 年版）一部中蜂蜜的含量测定法
			参照《中国药典》（2020 年版）一部中蜂蜜的 5-羟甲基糠醛的限量检查方法
			参照 GB 23748—2016《食品安全国家标准 辐照食品鉴定 筛选法》
			参照《中国药典》（2020 年版）四部通则 2001 显微鉴别法

续表

<table>
<tr><th>品种名称</th><th>药品名称</th><th>探索性研究情况</th><th>检验方法</th></tr>
<tr><td rowspan="10">清热解毒制剂</td><td rowspan="5">清热解毒口服液</td><td rowspan="5">通过探索性研究，建立了清热解毒口服液品种知母、龙胆鉴别项目的 TLC 薄层色谱方法，苯甲酸、糖精钠及安赛蜜检查项目的 HPLC 高效液相色谱方法，三氯蔗糖检查项目的 LC-MS/MS 方法，甜菊糖苷检查项目的 LC-MS/MS 方法，指纹图谱 HPLC 测定法，提示有关生产企业可参考该方法关注药品的上述项目</td><td>清热解毒口服液中知母、龙胆 TLC 薄层色谱鉴别方法</td></tr>
<tr><td>清热解毒口服液中定量检测苯甲酸、糖精钠、安赛蜜高效液相色谱法</td></tr>
<tr><td>清热解毒口服液中三氯蔗糖 LC-MS/MS 检测法</td></tr>
<tr><td>清热解毒口服液中甜菊糖苷 LC-MS/MS 检测法</td></tr>
<tr><td>清热解毒口服液指纹图谱 HPLC 测定法</td></tr>
<tr><td>清热解毒口服液、清热解毒注射液</td><td>通过探索性研究，建立了清热解毒口服液、清热解毒注射液品种中地黄和板蓝根 HPLC-MS 鉴别方法，提示有关生产企业可参考该方法关注药品的上述项目</td><td>清热解毒口服液中地黄和板蓝根 HPLC-MS 检测法</td></tr>
<tr><td>清热解毒颗粒</td><td>通过探索性研究，建立了清热解毒口服液品种中水牛角 HPLC-MS 鉴别方法，提示有关生产企业可参考该方法关注药品的上述项目</td><td>清热解毒口服液中水牛角 HPLC-MS 检测法</td></tr>
<tr><td>清热解毒注射液</td><td>通过探索性研究建立了注射液中栀子苷、黄芩苷的含量测定项目，提示有关生产企业可参考该方法关注药品的上述项目</td><td>清热解毒注射液栀子苷和黄芩苷的含量测定法</td></tr>
<tr><td rowspan="2">清热解毒口服液、清热解毒颗粒</td><td rowspan="2">通过探索性研究，建立了清热解毒口服及颗粒剂品种中多指标（哈巴俄苷、黄芩苷、连翘酯、龙胆苦苷、4,5-二-O-咖啡酰奎宁酸、栀子苷、知母皂苷 BⅡ）含量测定项目的 HPLC-PDA-ELSD 方法，提示有关生产企业可参考该方法关注药品的上述项目。此外，提示有关生产企业可参照《中国药典》（2020 年版）四部 0861 残留溶剂测定法关注药品的乙醇残留量项目</td><td>清热解毒口服液和颗粒剂（处方一）多指标特征成分检验方法</td></tr>
<tr><td>参照《中国药典》（2020 年版）四部 0861 残留溶剂测定法</td></tr>
<tr><td rowspan="3">上清丸</td><td rowspan="3">上清丸</td><td rowspan="3">通过探索性研究，建立了上清丸中游离蒽醌、欧前胡素、黄芩苷、栀子苷、连翘酯苷 A、盐酸小檗碱、5-羟基糠醛含量测定项目的 HPLC 方法，提示有关生产企业可参考该方法关注药品上述项目</td><td>上清丸中游离蒽醌含量测定项目检验方法</td></tr>
<tr><td>上清丸中黄芩苷含量测定项目检验方法</td></tr>
<tr><td>上清丸中欧前胡素含量测定项目检验方法</td></tr>
</table>

续表

品种名称	药品名称	探索性研究情况	检验方法
上清丸	上清丸	通过探索性研究，建立了上清丸中游离蒽醌、欧前胡素、黄芩苷、栀子苷、连翘酯苷 A、盐酸小檗碱、5-羟基糠醛含量测定项目的 HPLC 方法，提示有关生产企业可参考该方法关注药品上述项目	上清丸中栀子苷、连翘酯苷 A 含量测定项目检验方法
			上清丸中盐酸小檗碱含量测定项目检验方法
			上清丸中 5-羟基糠醛含量测定项目检验方法
麝香关节止痛膏	麝香关节止痛膏	通过探索性研究，建立了麝香关节止痛膏品种黏附力测定方法，盐酸苯海拉明含量测定方法，樟脑和水杨酸甲酯含量测定方法，含膏量测定方法，提示有关生产企业可参考该方法关注药品的上述项目。此外，提示有关生产企业关注麝香关节止痛膏膏料涂布问题	麝香关节止痛膏品种黏附力检查方法
			麝香关节止痛膏品种盐酸苯海拉明含量测定方法
			麝香关节止痛膏品种樟脑和水杨酸甲酯含量测定项目检验方法
			麝香关节止痛膏品种颠茄流浸膏含量测定方法
			参照《中国药典》（2020 年版）四部制剂通则 0122 贴膏剂通用方法
生脉胶囊	生脉胶囊	通过探索性研究，建立了生脉胶囊中人参皂苷 Rg_3 的含量测定方法，提示有关生产企业可参考该方法关注红参药材质量差或炮制问题；建立了生脉胶囊中五味子醇甲的含量测定方法，提示有关生产企业可参考该方法关注五味子药材质量或工艺参数设置的问题；建立了生脉胶囊中麦冬龙脑苷的含量测定方法，提示有关生产企业可参考该方法关注麦冬质量问题	生脉胶囊中人参皂苷 Rg_3 的含量测定方法
			生脉胶囊中五味子醇甲的含量测定方法
			生脉胶囊中麦冬龙脑苷的含量测定方法
天麻制剂	天麻胶囊	通过探索性研究，建立了天麻胶囊品种中单酯型生物碱总量和双酯型生物碱总量含量测定方法，当归、羌活、独活的薄层鉴别方法，提示有关生产企业可参考上述方法关注药品的上述项目	天麻胶囊（片）中单酯型生物碱总量和双酯型生物碱总量含量测定方法
			天麻胶囊（片）多指标含量测定方法
	天麻胶囊（片）	通过探索性研究，建立了辐照残留量检查方法，提示有关生产企业可参考上述方法关注药品的上述项目	天麻胶囊（片）中辐照残留量检查方法
调经益灵制剂	调经益灵片、调经益灵胶囊	通过探索性研究，建立了调经益灵片、调经益灵胶囊品种中拟人参皂苷 F_{11} 检查方法，提示有关生产企业可参考该方法关注药品的上述项目。此外，提示有关生产企业可参照 EN 13751—2002《食品——利用光刺激发光法检测辐照食品》的方法关注药品的辐照灭菌残留项目	调经益灵片、调经益灵胶囊品种拟人参皂苷 F_{11} 检查方法
			参照 EN 13751—2002《食品——利用光刺激发光法检测辐照食品》的检验方法

续表

品种名称	药品名称	探索性研究情况	检验方法
通宣理肺制剂	通宣理肺颗粒	通过探索性研究，建立了通宣理肺颗粒中黄芩的含量测定方法、前胡的鉴别方法，提示有关生产企业可参考该方法关注药品的上述项目	通宣理肺颗粒中黄芩的含量测定方法
			通宣理肺颗粒中前胡鉴别方法
	通宣理肺片	通过探索性研究，建立了通宣理肺片中前胡的鉴别方法，提示有关生产企业可参考该方法关注药品的上述项目	通宣理肺片中前胡的鉴别方法
香砂养胃丸	香砂养胃丸、香砂养胃丸（浓缩丸）	通过探索性研究，建立了香砂养胃丸中木香含量测定方法，提示有关生产企业可参考该方法关注木香作为君药在制剂中的质量；建立了HPLC测定香砂养胃丸中辛弗林的含量检验方法，以辛弗林为指标成分控制枳实与陈皮质量，提示有关生产企业可参考该方法关注制剂中枳实的质量。此外，提示有关生产企业可参照《中国药典》（2020年版）四部通则2321铅、镉、砷、汞、铜测定法和0412电感耦合等离子体质谱法测定法关注药品的铅、镉、砷、汞、铜、铝元素的残留问题	香砂养胃丸中木香含量测定方法
			香砂养胃丸中枳实、陈皮含量测定方法
			《中国药典》（2020年版）四部通则2321铅、镉、砷、汞、铜测定法，0412电感耦合等离子体质谱法
消炎利胆片	消炎利胆片	通过探索性研究，建立了消炎利胆片中穿心莲4种成分的含量测定方法，铅、镉、砷、汞、铜、铬、锰和镍的检验方法，提示有关生产企业可参考该方法关注药品的上述项目	消炎利胆片中穿心莲含量测定方法
			消炎利胆片中铅、镉、砷、汞、铜、铬、锰和镍的检验方法
小儿感冒颗粒	小儿感冒颗粒	通过探索性研究，建立了小儿感冒颗粒中留兰香的检查方法，挥发性成分特征图谱检查方法，指纹图谱方法，连翘苷、绿原酸、木犀草苷、连翘酯苷A的测定方法、钙元素含量测定方法，提示有关生产企业可参考该方法关注药品的上述项目	小儿感冒颗粒留兰香的检查方法
			小儿感冒颗粒挥发性成分特征图谱检查
			小儿感冒颗粒连翘苷含量测定方法
			小儿感冒颗粒绿原酸、木犀草苷、连翘酯苷A含量测定和指纹图谱方法
			小儿感冒颗粒钙元素测定方法
小儿麻甘颗粒	小儿麻甘颗粒	通过探索性研究，建立了小儿麻甘颗粒中桑白皮、苦杏仁、紫苏子、黄芩的多组分含量测定方法，提示有关企业可参考该方法关注上述项目	小儿麻甘颗粒中桑白皮、苦杏仁、紫苏子、黄芩的多组分检验方法
心脑康胶囊	心脑康胶囊	通过探索性研究，建立了心脑康胶囊中红花含量测定方法，丹参、葛根、制何首乌、甘草含量测定项目的高效液相色谱法，提示有关生产企业可参考该方法关注药品的上述项目	心脑康胶囊品种红花含量测定方法
			心脑康胶囊品种一测多评含量测定方法

续表

品种名称	药品名称	探索性研究情况	检验方法
心脑清软胶囊	心脑清软胶囊	通过探索性研究，建立了心脑清软胶囊维生素 B_6 的含量测定方法、维生素 B_6 的含量均匀度测定方法、冰片的含量测定方法、羟苯乙酯的含量测定方法，提示有关生产企业可参考该方法关注药品的上述项目	心脑清软胶囊维生素 B_6 的含量测定方法
			心脑清软胶囊维生素 B_6 的含量均匀度测定方法
			心脑清软胶囊冰片的含量测定方法
			心脑清软胶囊囊壳中羟苯乙酯的含量测定方法
玄麦甘桔制剂	玄麦甘桔颗粒	通过探索性研究，建立了玄麦甘桔颗粒中桔梗皂苷 D 含量测定方法、多效唑残留量检测方法，提示有关生产企业可参考拟定方法关注药品的上述项目	玄麦甘桔制剂中桔梗皂苷 D 含量测定方法
			玄麦甘桔颗粒中多效唑残留量检测方法
咽炎片	咽炎片	通过探索性研究，建立了咽炎片中没食子酸、芍药苷、芦丁、黄芩苷、哈巴俄苷的多指标含量测定方法，提示有关生产企业可参考该方法关注上述成分在制剂中的含量；建立了咽炎片中薄荷脑的含量测定方法及薄荷素油的指纹图谱，提示有关生产企业可参考上述方法关注薄荷素油在制剂中的质量	咽炎片中多指标含量测定方法
			咽炎片中薄荷脑含量测定项目及薄荷素油指纹图谱方法
余甘子喉片	余甘子喉片	通过探索性研究，建立了余甘子喉片中余甘子含量研究项目的没食子酸、鞣花酸的 HPLC 方法，冰片、薄荷脑含量测定方法，铝塑泡罩和复合膜外包装袋中的冰片、薄荷脑含量测定方法，提示有关生产企业可参考该方法关注药品上述项目	余甘子喉片中余甘子含量测定方法
			余甘子喉片中冰片、薄荷脑的含量测定方法
			余甘子喉片铝塑泡罩和复合膜外包装袋中的冰片、薄荷脑含量测定方法
越鞠保和丸	越鞠保和丸	通过探索性研究，建立了越鞠保和丸中 5-羟甲基糠醛限量方法，提示有关企业可参考该方法关注药品的上述项目	越鞠保和丸中 5-羟甲基糠醛限量检查方法
		参照《中国药典》（2020 年版）四部通则 2321 的通用的电感耦合等离子体质谱法检验铅、镉、砷、汞、铜 5 种元素含量	参照《中国药典》（2020 年版）四部通则 2321 铅、镉、砷、汞、铜测定法（拟定限度：铅≤5 mg/kg、镉≤1 mg/kg、砷≤2 mg/kg、汞≤0.2 mg/kg、铜≤20 mg/kg）
		参照《国家药包材标准》（2015 年版）中药用复合膜、袋通则（YBB 00132002-2015），关注药品内包装材料的药用复合膜水蒸气透过量问题	参照《国家药包材标准》（2015 年版）中药用复合膜、袋（YBB 00132002-2015）方法，对药用复合膜检验

续表

品种名称	药品名称	探索性研究情况	检验方法
栀子金花丸	栀子金花丸	通过探索性研究，建立了栀子金花丸中知母的薄层鉴别方法、黄芩苷的含量测定方法、山银花的检查方法，提示有关生产企业可参考该方法关注上述项目	栀子金花丸中知母的薄层鉴别方法
			栀子金花丸中黄芩苷含量测定方法
			栀子金花丸中山银花的检查方法
朱砂安神丸	朱砂安神丸	通过探索性研究，建立了朱砂安神丸中重金属及有害元素测定方法及指纹图谱研究方法，提示有关生产企业可参考该方法关注药品的上述项目	朱砂安神丸中重金属及有害元素测定方法
			朱砂安神丸指纹图谱研究方法

【案例分析】

通过国家药品抽检的探索性研究，各药品检验机构在遵循现行法定标准的基础上，围绕抽检品种可能存在的安全性和有效性问题，进行了有针对性的研究。这一过程中，发现了一系列主要问题，其中包括个别企业存在违法违规生产问题。这些问题主要体现在生产工艺方面，例如擅自改变生产工艺、低限或使用掺伪、替代品投料，违反关键工艺制法，以及擅自改变或添加辅料、防腐剂和抑菌剂等。此外，由于不同厂家的原料药质量差异和生产工艺不稳定等原因，产品的均一性较差。另外，中药饮片存在混用掺伪问题，例如使用质量低劣、掺伪的中药材及饮片生产中药成方制剂。还有部分产品存在外源性污染物超标的问题，包括重金属、农药、防腐剂残留量超标等情况。此外，还发现了包装材料的相容性问题。这些问题都对产品的质量稳定性造成了影响。

药品抽检作为药品上市后监管的重要手段，具有科学监管、智慧监管的特点。随着国家药品抽检制度体系的不断完善和创新，其风险防控能力不断提升，风险防控关口也不断前移。药品监管部门充分利用国家药品抽检结果，通过有效识别风险、采取多种措施打击违法行为，提升药品质量。药品抽检不仅仅是服务监管的技术手段，更是服务产业和公众的多维度技术支撑。

药品抽检的探索性研究在以下几个方面发挥了重要作用。

首先，它维持了对不法企业的震慑，确保了安全底线。通过多年的抽检工作，药品监管部门对不合格产品进行查控和信息公开，形成了对药品生产企业的强烈震慑，从而强化了对药品全生命周期和全过程质量控制的意识，保障了公众用药安全。

其次，药品抽检通过深入排查，有针对性地查控了假劣药品。药品监管部门依照风险控制的原则，及时对不符合规定产品采取查封扣押、暂停销售使用、要求企业主动召回等措施，有力打击了假劣药品制造和销售行为，为净化市场环境发挥了作用。

另外，药品抽检也在监检结合方面发挥了作用，有力打击了违法违规行为。根据探索性研究发现的风险线索，药品监管部门及时开展现场检查，并根据检查结果采取相应的监管措施，严厉打击个别企业的违法违规行为，维护了行业的正常秩序。药品抽检的探索性研究还能够通过风险提示推动产业升级。对于发现的安全风险信息，药品监管部门对相关企业进行风险提示，督促指导企业对可能存在的质量风险因素进行深入排查、认真整改，促进了产品质量的提升。

最后，药品抽检也为社会共治提供了一个重要平台。国家药监局及时向公众发布不符合规定产品信息，筑牢了公众用药安全的防线。同时，相关机构通过公开抽检的探索性研究情况，有利于促进上市持有人的质量安全意识和主体责任自律意识，推动了药品产业的发展与进步。

参考文献

[1] 郭志鑫，黄志禄，张弛，等．欧盟集中审批药品抽验模式对我国药品评价抽验工作的借鉴［J］．中国药学杂志，2011，46（06）：472-474.

[2] 王敏．浅析国家评价性抽验模式的改革［J］．海峡药学，2009，21（06）：238-239.

[3] 王夏炎．加强药品抽验工作的探索与思考［J］．中国药事，2006（02）：70-72.

[4] 中国食品药品鉴定研究院．国家药品抽检探索性研究情况汇编［EB/OL］．［2024-07-09］.

案例 3-9　化学药品研究资料 HPLC 图谱真实性问题判定标准

【案例背景】

化学药品研究资料 HPLC 图谱的真实性问题是非常严重的。这是因为药品研究资料和图谱的真实性直接影响到药品研究的可靠性和有效性，进而影响到药品的质量和安全性。

近年来，一些公司或个人为了追求经济利益或荣誉，可能会故意或无意地篡改或伪造药品研究资料的 HPLC 图谱，以使其看起来更加成功。这种行为不仅违反了学术诚信和道德规范，还会对药品研究和临床应用造成严重的危害。

为了确保药品研究的可靠性和有效性，需要遵守科学方法和伦理规范，采用科学严谨的研究设计和数据分析方法，同时加强监管和审查机制，对药品研究的真实性和合法性进行严格的检查和审核。

原《药品注册管理办法》第九、十七、十九和四十七条等，以及现行《药品注册管理办法》第十三、二十三、二十四条等均对注册申报资料真实性有明确规定，要求申请人应当提供充分可靠的研究数据，证明药品的安全性、有效性和质量可控性，并对资料真实性负责。

在药品注册过程中，药品注册监督管理部门也应当加强对资料真实性的审查，以净化药品注册环境，维护好遵纪守法申请人的利益，切实保证公众的用药安全。同时，研究资料和图谱真实性判定是一个比较复杂的过程，在工作中需认真、细致、慎重，注意结合具体实验方法从多方面着手，根据掌握的数据、存在真实性疑问的研究内容、图谱的数量和相似程度进行判定。

【常见核查方法汇总】

1. 申报资料内容和数据雷同，申报资料存在一图多用、数据造假等问题

① 不同品种的研究资料、数据相同或雷同。该项雷同是指同一单位不同品种，或不同单位同一品种/不同品种之间的研究资料的文字、实验数据、图谱相同或有较明确证据的雷同，包括研究资料中主要实验数据一致，图谱特征明显、可以确认相同，研究图谱雷同（如 HPLC 图谱峰形相似，可以重叠并有多数峰或全部峰保留时间相同）等。

② 同一品种 HPLC 图谱各峰的保留时间、峰面积（和/或峰高）完全一致，或多个峰中

仅个别峰有微小差别，或完全一致，存在一图多用的问题（包括同一时间点不同批号样品、不同时间点相同批号或不同批号样品等）。

该项问题是指同一品种存在较明确的一图多用（包括人为修改图谱和/或数据）的证据。对于 HPLC 图谱，主要从保留时间、峰面积（和/或峰高）判定，其中保留时间相同、多个峰（半数以上）峰面积和/或峰高一致的情况在实际工作中不可能出现，可以判定系人为修改获得。

③ HPLC 图谱的峰形相似，各峰的保留时间完全一致或多数峰的保留时间完全一致，峰面积（峰高）不同或仅有少数峰的峰面积（峰高）相同（包括同一时间点不同批号样品、不同时间点相同批号或不同批号样品等）。

该种现象在实际工作中也几乎不可能出现，可依据图谱及色谱峰的数量、保留时间相同峰的比例等进行判定。对于同时存在少数峰的峰面积和/或峰高，半峰宽、塔板数等一致的，是更充分的证据；对于实验日期相隔数日或数月仍出现上述问题的，也是较充分的证据。判断时还应注意，对于 HPLC 图谱中容量因子小于 3 的色谱峰，出现个别色谱峰保留时间一致的概率可能较高。

④ HPLC 图谱的峰形相似，各峰的峰面积（和/或峰高、峰宽）完全一致或多数峰的峰面积（和/或峰高、峰宽）一致，但各峰的保留时间不同（包括同一时间点不同批号样品、不同时间点相同批号或不同批号样品等）。该项问题主要依据色谱峰峰面积是否一致进行判定。此处“多数峰”可根据半数以上色谱峰峰面积一致判定。

⑤ HPLC 图谱中仅显示一个峰，但多张图谱保留时间（和峰面积）完全一致（包括同一时间点不同批号样品、不同时间点相同批号或不同批号样品等）。

该项问题主要依据多张图谱的单峰的保留时间（和峰面积）是否一致进行判定。对于研究资料中存在大量图谱的单峰的保留时间（和峰面积）一致，尤其是实验跨度较大、实验相隔较长时出现上述问题，均是较充分的证据。

⑥ HPLC 色谱图采集时间与运行时间矛盾。该项问题主要依据连续实验得到的图谱中的采集时间先于研究资料中方法规定的时间和图谱显示的实验时间进行判定，还包括连续多张 HPLC 图谱中运行时间与采样时间衔接吻合的问题。

⑦ HPLC 色谱图保留时间与坐标轴标示矛盾，或数据表与图中保留时间不一致。

⑧ HPLC 色谱图中各峰保留时间的绝对差值相同或呈规律性变化，不符合色谱行为的基本规律（包括同一时间点不同批号样品、不同时间点相同批号或不同批号样品等）。

该项问题主要依据图谱之间各峰保留时间的绝对差值规律性变化进行判定，比对中需注意图谱之间的相似性和图谱中色谱峰数量，如色谱峰过少可能会影响判定。

⑨ 其他申报资料图谱、数据造假现象（指申报资料图谱、数据存在不合常理之处）。主要包括以下现象：

a. 多张或多组 HPLC 图谱的进样时间（小时、分、秒）完全相同。

b. 不同 HPLC 图谱之间峰形相似，图中显示的峰高接近，数据表（分析结果表）中多数峰的峰面积、峰高数据相近，但个别峰的峰面积、峰高数据相差数倍以上。

c. HPLC 图谱数据表中各峰的峰面积、峰高加和与数据表中显示的总峰面积、总峰高数据不一致，且相差较大。

d. 图谱信息部分存在明显有悖常理的地方。例如，进样时间为“28:18:26”、日期为“2023-3-71”；一张 HPLC 图谱中数据采集日期为“Jun 05，2023”（即 2023 年 6 月 5 日），而其他图谱上日期均为“Jun”（即 6 月）。

e. 大量 HPLC 图谱中所有峰保留时间末位或后 2～3 位数呈现特征性。例如均为“8”或“5”或“2”；或所有色谱峰保留时间末位数均为 0、3 或 7；或同一张色谱图中多个色谱峰保留时间最后 2 位数或最后 3 位数一致。

f. 图谱的打印时间（或报告时间）早于其进样时间（或实验运行时间）。

g. HPLC 方法学研究中破坏性实验在不同破坏实验条件下得到的图谱相似，叠放能够重合，特别是采用低波长检测时，溶剂峰的峰形相似。（上述问题可结合化合物的稳定性、所采用的破坏条件等综合判断。）

2. 存在资料/图谱类似，或有研究资料造假嫌疑，可作为进一步查证的线索

① HPLC 图谱叠放能够重合，各峰的峰面积不一致，少数峰保留时间相同；TLC 照片类似（包括同一时间点不同批号样品、不同时间点相同批号或不同批号样品等）。

② HPLC 色谱图的保留时间完全一致或多数峰的保留时间一致，但峰形不同。

③ 相同保留时间的色谱峰在数据表中重复出现，但峰高和峰面积不同，对于容量因子小于 3 的色谱峰，出现上述问题的概率增加，需注意。

④ 同一品种不同用途图谱（不同实验可以合理共用图谱除外）的文件名、图谱和数据完全相同（如仅发现一对可继续查证）。

⑤ 色谱图数据表中个别峰保留时间位数与多数峰不一致等。

【案例分析】

在评估化学药品研究资料中 HPLC 图谱的真实性时，需要综合考虑多个方面的因素，以确保研究结果的准确性和可信度。首先，应该对图谱的各项数据进行详细的检查和比对，包括峰的保留时间、峰面积、峰高等关键参数。这些数据应当与研究所宣称的方法和实验过程相一致，任何不合理的差异都可能暗示着数据的潜在问题。

其次，需要审查图谱数据的采集过程。这包括对样品的准备、仪器的设置、实验条件的记录等方面的检查。确保采样过程中未出现任何操作失误或技术问题，并验证数据的采集过程是否符合标准操作规程。

另外，还需要关注不同图谱之间的一致性和相关性。特别是针对同一品种或不同时间点的样品，其图谱应该呈现出一定程度的差异性，以反映出样品之间的差异或者在不同条件下的变化。如果多个图谱之间存在明显的相似性或雷同，那么就需要进一步调查可能的原因和来源。

最后，一旦发现研究资料中存在 HPLC 图谱真实性问题，应立即采取必要的措施进行核查和处理。这可能包括重新进行实验，与相关人员进行沟通和调查，纠正数据错误并重新分析结果等。重要的是及时发现问题并采取行动，以保障公众的用药安全和维护药品研究的诚信性。

参考文献

[1] 何辉，刘艺迪，周刚．监管科学视角下基于风险启动药品注册临床试验现场核查的新思考［J］．中国新药杂志，2024，33（08）：756-760.

[2] 曹丽亚，谢林利，谢江川，等．2020 版《药物临床试验质量管理规范》实施后药物临床试验数据现场核查的要点与

浅析 [J]. 中国新药杂志，2023，32（03）：264-269.
[3] 沈玉红，张琼光，王白璐．药物临床试验数据现场核查介绍与分析 [J]. 中国临床药理学杂志，2016，32（23）：2206-2208.
[4] 朱志权，吴晓军．药品注册许可中现场核查的法律完善 [J]. 企业经济，2011，30（03）：178-182.
[5] 药品注册现场核查管理规定 [J]. 中国新药与临床杂志，2009，28（06）：475-479.
[6] 张清，吴浩，孙轶康，等．药品注册现场核查模式探讨 [J]. 中国新药与临床杂志，2008（05）：388-393.
[7] 国家药品监督管理局．关于印发化学药品技术标准等 5 个药品审评技术标准的通知 [EB]. [2008-06-03].

第四章 气相色谱法

气相色谱（gas chromatography，GC）法是一种以气体作为流动相的色谱分析方法。混合物在气相色谱仪中高温气化后，由载气携带进入色谱柱中进行分离，然后通过检测器检测出混合物的组成含量。该分析方法在医药、食品和化工等行业均有重要的应用。本章主要向读者介绍气相色谱分析的基本理论知识和气相色谱在药物分析中的应用案例。

第一节 气相色谱法概述

色谱分析法自20世纪初创立以来，已有一百多年的历史，该方法是1906年俄国科学家茨维特首先提出来的。后来Martin和Synge将化工原理中的塔板理论引入色谱法中，成功解释了色谱峰产生的原因，并由此获得了诺贝尔化学奖。1941年，他们发表的论文中提到“色谱的流动相不一定是液体，蒸气也可以作为流动相以永久性气体携带挥发性混合物进入色谱柱，色谱柱中装填采用不挥发性溶剂浸透的固体，混合物可以得到很好的分离”。1950年，Martin和James采用硅油作为固定相，以硅藻土助滤剂为载体，以气体为流动相，对脂肪酸进行了分离，这就是气-液分配色谱的起源。后来，他们又多次发表了用气相色谱的方法分离低碳脂肪酸、挥发性胺和吡啶类同系物的方法。这一系列研究和发现标志着气相色谱的方法正式进入历史舞台。后来出现了高沸点有机化合物的液体固定相，该固定相的选择性较高，对于难分离组分具有更高的适用性。因此，气相色谱在分析测试中受到了重视，得到了广泛的研究和应用，气相色谱作为色谱分析法的一个分支，近七十年来得到快速的发展，其灵敏度和分辨率都得到了显著提高。将计算机、数学、化学、信息科学和医药科学等多个学科的理论和相应的技术应用到气相色谱中，气相色谱的发展取得了更大的突破。

气相色谱的发展和气相色谱仪的发展是密不可分的，随着气相色谱检测器的发展，色谱柱技术的不断革新，气相色谱仪不断更新发展，例如，引入了新型的色谱柱材料和固定相，如毛细管柱和固定相薄膜，这使得气相色谱具有更高的分离效率和更广泛的应用范围。气相色谱技术也常常与其他方法联用，发挥各自的优势，以提高分析检测的准确性和灵敏度等。

例如，气相色谱-质谱联用（GC-MS），它是将 GC 分离的化合物通过质谱进行检测和鉴定，该技术具有高分辨率、高灵敏度和高选择性等优点；气相色谱-红外联用（GC-FTIR），系将混合物采用气相色谱仪进行分离，然后通过红外光谱对分离后的化合物进行结构鉴定和定量分析，该技术具有高分辨率、非破坏性和无须样品前处理等优点；气相色谱-离子迁移谱联用（GC-IMS），系将样品首先通过气相色谱进行分离，然后进入离子迁移谱进行离子分离和检测，该技术综合了气相色谱的高分离能力和离子迁移谱的高灵敏度，样品前处理简单。这些气相色谱联用技术的结合不同分析技术的优势，不仅提高了分析的准确性和灵敏度，更拓宽了气相色谱的应用范围。

近来，高分辨率气相色谱（high-resolution GC，HRGC）、快速气相色谱（fast GC）、二维气相色谱（two-dimensional GC，GC×GC）等新兴的气相色谱技术的出现，在提高分离能力、分析速度和样品信息获取方面都具有重要的应用价值，为科学研究和工业生产提供了更多选择的可能性。

气相色谱可以用于药品的定性和定量分析，在药物的代谢、残留、纯度和稳定性等方面均有应用，可以为药物研发、质量控制和药物安全性评估提供重要的分析技术支持。

第二节　气相色谱法分类

色谱法相较于其他分析方法，最大的优势就是它具有强大的分离功能，而色谱的分离过程是在色谱柱中完成的，色谱柱的分离效果主要依赖于固定相的性质。气相色谱法按照固定相与样品的作用机理不同分为气-固色谱（gas-solid chromatography，GSC）和气-液色谱（gas-liquid chromatography，GLC）。

一、气-固色谱

气-固色谱是基于样品中组分与固体固定相之间的吸附/脱附来实现分离。固定相是具有较大比表面积的固体吸附剂。当样品由载气携带通过色谱柱时，样品会被固体吸附剂吸附，载气不断流过吸附剂表面，被吸附的组分又会从吸附剂表面脱落下来，这样反复多次地吸附、脱附，样品中的不同组分由于吸附能力不同，在反复多次的吸脱附过程中就被分开，易吸附的组分由于跟固定相作用力强后流出色谱柱，而难吸附的组分由于跟固定相作用力弱先流出色谱柱。气-固色谱常用的固定相有活性炭、氧化铝、硅胶和分子筛等。气-固色谱主要用于分离 C_1～C_4 的低沸点烃类和永久性气体等。

1. 固定相

气-固色谱中常用的固定相是具有较大比表面积或多孔性固体材料，这些固定相由于具有较大的表面积和孔隙结构，可以提供更多的吸附位点，从而实现对化合物的有效吸附和分离。常见的气固色谱固定相如下。

(1) 活性炭/石墨化炭黑　活性炭属于非极性的固定相，可以用来分析永久性气体（如空气、CO_2、CO 等）和低沸点的 C_1～C_4 烃类（如乙炔、乙烯等）。但由于活性炭表面不均匀，造成色谱峰峰形较差，拖尾现象较为严重。另外，活性炭的来源不同（如木炭、核桃壳），批次不同，都可能导致分离效果存在较大的差异，分析结果的重复性差，因此，现在很少使用活性炭固定相。现多使用石墨化炭黑，将炭黑在 3000 ℃的高温下进行煅烧，煅烧后可以形成均匀的石墨化表面，可以克服活性炭几何结构和吸附活性不均一的缺点，色谱峰拖尾现象可以得到明显的改善。

（2）**氧化铝** γ-氧化铝常作为气-固色谱的固定相，属于中等极性的固定相。氧化铝的含水量对分析结果具有直接的影响，使用前应对氧化铝进行活化，然后保存在干燥器中。一般而言，分析 $C_1 \sim C_4$ 烃类物质时，要求氧化铝的含水量低于 1%。该固定相热稳定性和机械强度都较好，且具有较大的比表面积，适合分析 O_2、N_2、CH_4、C_2H_6 等气体的分离。

（3）**硅胶** 硅胶属于一种强极性的固定相，硅胶的孔径大小和含水量对分离效果具有很大的影响，与活性氧化铝具有大致相同的分离性能，由于硅胶对 CO_2 具有强的吸附能力，因此，它可以将 CO_2 与 H_2、O_2、N_2、CH_4 等永久性气体分离。现在多使用多孔球形硅胶，其具有更好的分离性能。

（4）**分子筛** 分子筛属于一类人工合成的沸石，主要成分为硅酸铝的钠盐或钙盐，具有强极性表面，空隙较多，比表面积大。孔径的大小和表面性质决定了分子筛的分离效能。按孔径大小可以将分子筛分为多种类型，气-固色谱常用的分子筛类型有 4A、5A 和 13X。前面的数字表示分子筛的平均孔径（单位为 Å，1 Å$=10^{-10}$ m），后面的字母表示分子筛的类型。例如，4A 分子筛中的 4 表示分子筛的平均孔径为 4 Å，A 表示其组成的质量比为 Na_2O∶Al_2O_3∶SiO_2=1∶1∶1。分子筛特别适合分析永久性气体（H_2、O_2、N_2、CH_4 等）和惰性气体（He、Ne、Ar 等），它不适合分离 CO_2，因为 CO_2 不易脱附。

（5）**合成固定相** 国产高分子多孔微球（常用 GDX 表示）是以苯乙烯和二乙烯基苯形成的交联共聚物，使用较为广泛。高分子多孔微球具有很大的比表面积，表面孔径结构特殊，在 250 ℃下能够耐 HCl、NH_3 等氮氧化合物的腐蚀，可用于分析 HCl、NH_3、Cl_2 等物质，也可以用于醇、脂肪酸等极性较强物质的分离。

2. 固定相选择的原则

选择适当的固定相对分离效果十分重要，气-固色谱固定相选择可以参考以下原则：

① 如果分离的物质极性和沸点都比较相似，分子直径不同，则可以选择适宜孔径的分子筛，利用孔径效应进行分离。

② 如果分离的物质极性相似，沸点不同，当分离组分沸点比较低时，可以选择活性炭作为固定相；当分离组分沸点比较高时，可以选择活性氧化铝作为固定相。

③ 如果分离的物质沸点相似，极性不同，当分离组分沸点比较低时，可以选择 5A 分子筛作为固定相；当分离组分沸点比较高时，可以选择活性氧化铝或硅胶作为固定相。

④ 对于复杂的体系，一种固定相不能完全分离时，可以采用两种或多种固定相串联使用达到分离的目的。

总之，固定相的选择应综合考虑分离物质的性质、分析目标和分离效果等因素，以选择适合的固定相。

气-固色谱可以用于分离和分析永久性气体、低沸点的烃类和极性化合物等，在药物、食品和环境等领域具有广泛的应用。然而，由于固定相的选择性较低，固定相的结构和表面不均匀及非线性等温吸附等缺点，气-固色谱峰峰形较差，常常容易拖尾。因此，对于复杂样品的分析效果可能不理想，在某些情况下，可能需要借助气-液色谱或其他分离技术进行分析和鉴定。

二、气-液色谱

气-液色谱是一种常用的色谱分析技术，它主要基于样品中组分在液体固定相中的溶解与挥发来实现分离。气-液色谱的固定相分为担体和固定液两部分。固定液涂在担体表面，固定液一般是高沸点的有机化合物。当样品由载气携带通过色谱柱时，样品会溶解到固定液中，载气不断流过固定液表面，溶解的组分又会从固定液中挥发出来，这样反复多次地溶解挥发，样品中的不同组分由于溶解能力不同，在反复多次的溶解挥发过程中被分开。溶解度大的组分从固定液中挥发出来较难，因此后流出色谱柱，而溶解度小的组分容易从固定液中挥发出来，所以先流出色谱柱。气-液色谱由于固定液选择性较多，分离效果好，因此受到广泛的重视。

担体可以承载固定液，固定液在担体表面形成薄膜状态。下面分别介绍担体和固定液的种类、性质和选择的原则。

1. 担体

(1) 担体的种类 担体对固定相起到承载的作用，要求能够提供大的比表面积，表面处于化学惰性，可以使固定液在其表面以薄膜状态均匀地分布，热稳定性要好，具有一定的机械强度，粒度均匀细小。常用的担体有硅藻土型和非硅藻土型两类。

① 硅藻土型担体：该类担体可分为红色和白色两种。红色硅藻土担体由天然硅藻土在 900 ℃下进行煅烧而成，由于煅烧后形成了 Fe_2O_3，煅烧后的物质显红色。红色担体具有空穴密集、孔径小（1 μm）、比表面积大（4 m^2/g）、结构紧密和力学强度大等特点。红色硅藻土担体表面活性中心较多，吸附性较强，不能分析极性物质，适合与非极性固定液配合使用，分析非极性和弱极性的体系。白色硅藻土是在天然硅藻土中加入少量 Na_2CO_3 等作为助溶剂，在 900 ℃下进行煅烧，形成铁硅酸盐络合物，使得煅烧后的物质显白色。白色硅藻土担体具有孔径大（9 μm）、比表面积小（1 m^2/g）、颗粒疏松和力学强度差等特点。由于表面中心较少，吸附性较差，其适合与极性固定液配合使用，分析极性体系。

② 非硅藻土型担体：该类担体种类较多，常用的有氟担体、玻璃微球担体和高分子多孔微球等。其中，氟担体用得较多的是聚四氟乙烯，它抗腐蚀性强，不溶于一般的溶剂，理论上使用的温度可以达到 270 ℃左右，但是如果长时间处于 225 ℃的使用温度，该担体会发生颗粒熔结现象。氟担体呈化学惰性，适合分析极性强和强腐蚀性的体系，例如水、酸、腈、氟化氢和氯气等物质。

(2) 担体的选择原则

① 当进样量较大，固定液负载量大于 15%时，选用红色硅藻土作为担体。

② 当样品中含有微量杂质，固定液负载量较低（<10%）时，选用白色硅藻土作为担体，且最好采用酸进行处理。

③ 分析高沸点组分时，为了提高分析效率，加速组分的洗脱，可以在高柱温下进行试验，这时选用玻璃微球担体。

④ 分析强腐蚀性组分时，可选用氟担体。

2. 固定液

(1) 固定液的种类 气-液色谱的固定液一般是沸点较高的非极性和极性化合物。它是依据样品中不同组分在固定液中的溶解度不同来实现分离的，组分与固定液之间存在的作用力（如色散力、氢键作用、定向力和诱导力等）强弱是决定组分从色谱柱流出顺序的热力学因素，因此，固定液的选择对色谱的分离效果具有直接的影响作用。常见的固-液色谱的固定液可以分为以下几类。

① 非极性固定液：适合分析低沸点的碳氢化合物，样品中的各组分按照沸点的高低而在不同时间出峰，沸点低的组分先出峰。常见的非极性固定液有十八烷、角鲨烷、阿皮松和硅橡胶等。

② 中等极性固定液：适合分析烃、醇、醛酮、酸酯、酚类等各类有机化合物，样品中的各组分按照极性的大小而在不同时间出峰，极性小的组分先出峰。常见的中等极性的固定液有癸二酸辛酯、邻苯二甲酸二壬酯、磷酸三苯酯和丁二酸二乙醇酯等。

③ 极性固定液：适合分析低级烃、芳烃、含氧有机物等，样品中的各组分按照极性的大小而在不同时间出峰，极性小的组分先出峰。常见的极性固定液有苯乙腈、二甲基甲酰胺、有机皂土-34、β,β′-氧二丙腈等。

④ 氢键型固定液：适合分析醇、酯、醛、芳烃、胺和水等，对水有强滞留作用，样品中的各组分按照其与固定液分子形成氢键能力的大小先后出峰，形成氢键能力弱的组分先出峰。常见的氢键型固定液有甘油、季戊四醇、聚乙二醇 400 和聚乙二醇 20M 等。

(2) 固定液的选择原则 固定液的选择一般依据“相似相溶”原则进行选择。

① 被分离的组分为非极性物质时，应选用性质相似的非极性固定液。

② 被分离的组分为极性物质时，应选用极性固定液。

③ 被分离的组分为极性和非极性的混合物质时，一般来说优先选择极性固定液，这时非极性组分先出峰；也可以选择非极性固定液，这时极性组分先出峰。

④ 被分离的组分为能形成氢键的物质时，一般情况下选用氢键型或者极性固定液。

⑤ 被分离的组分非常复杂，一种固定相不能完全分离时，可以选用两种或多种混合固定液，也可以将色谱柱进行串并联达到对复杂成分分析的目的。

气-液色谱常用于分析挥发性有机化合物，在石油化工产品、食品添加剂、药物分析等领域均有应用。由于可以合成得到高纯度的固定液，且固定液选择性高，因此，气-液色谱可以克服气-固色谱的重复性差、峰形拖尾的缺点，可以有效地改善色谱柱的分离效果。另外，气-液色谱还可以与其他技术（如质谱）联用，提高分析结果的准确性和灵敏度。

第三节 气相色谱法原理及仪器

一、气相色谱法的基本原理

气相色谱法与液相色谱法原理类似，它是一种先分离后检测的分析方法。固定相与流动相是实现供试品分离的必要条件。气相色谱的固定相种类较多，按照样品与固定相的作用机理不同分为气-固色谱固定相和气-液色谱固定相。前者样品与固定相主要发生吸附-解吸作用，而后者主要是溶解-挥发作用。气相色谱的流动相也称为载气，常用的流动相有氢气、氮气和氦气等。如图 4-1 所示，供试品中含有 A 和 B 两个组分，随着流动相的不断流动，组分 A 和组分 B 在流动相和固定相之间反复多次地（约几百上千次）吸附（或溶解）与脱附（或挥发），其中 A 组分与固定相的作用力比 B 组分更强，因此，A 组分在色谱柱中的移动速度比 B 组分慢，经过一定距离的流动，就可以把 A、B 组分完全分离。最后，组分 A 和组分 B 在不同时间分别到达检测器。这样就达到了对混合物进行分离与检测的目的。

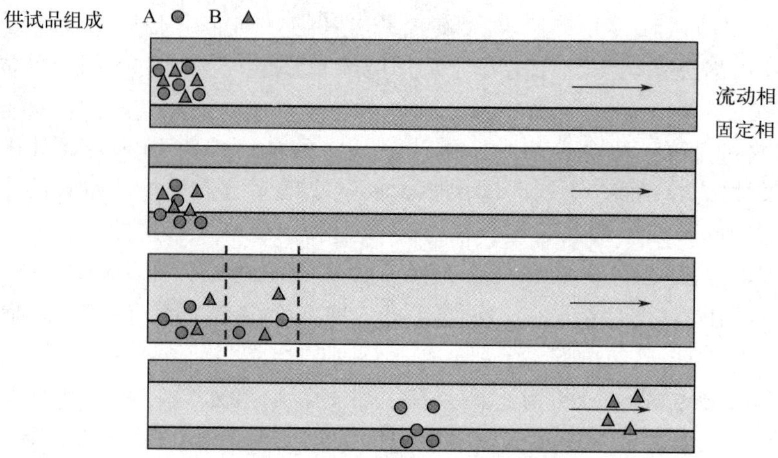

图 4-1　气相色谱分离过程的示意图

气相色谱以气体作为流动相，样品经气化后由载气带入色谱柱中进行分离，气态样品传质速度快，在色谱柱中两相间达到平衡所需时间短，另外，在色谱柱中气体流动相阻力比液体流动相的阻力小得多，流动相的洗脱速度可以更高，因此气相色谱具有分析速度快的优点。由于气体流过色谱柱的阻力小，气相色谱的色谱柱可以用细而长的色谱柱，具有更高的分离效能。

二、气相色谱仪器构成

气相色谱仪主要由五部分构成：气路系统、进样系统、分离系统、检测系统和数据处理系统。图 4-2 所示为气相色谱仪的基本结构（检测器为热导池）。高压载气钢瓶提供流动相（流动相不能与样品组分发生作用），流动相经减压阀减压到适当压力，然后经过净化干燥管进行干燥，由针形调节阀控制其流量，然后进入进样器，将进样器气化的样品携带进入色谱柱中，样品中的各组分在色谱柱中进行分离，分离之后于不同时间依次进入检测器，检测器检测到信号，将信号转化为色谱峰谱图，该谱图可作为气相色谱定性定量分析的依据。

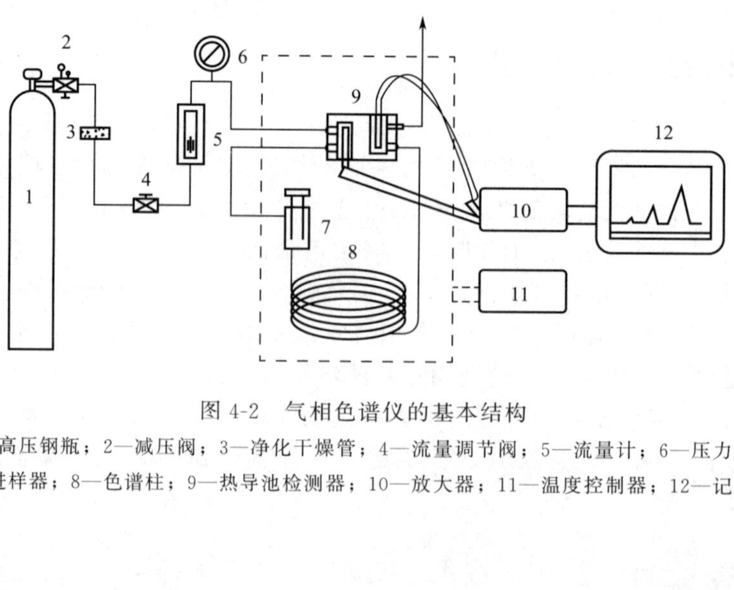

图 4-2　气相色谱仪的基本结构

1—高压钢瓶；2—减压阀；3—净化干燥管；4—流量调节阀；5—流量计；6—压力表；7—进样器；8—色谱柱；9—热导池检测器；10—放大器；11—温度控制器；12—记录仪

1. 气路系统

气相色谱的气路系统主要包括气源、净化器、流速控制与测量装置。

气源主要提供载气和检测器用气（燃气或助燃气）。载气作为气相色谱的流动相，主要是将气化后的样品送至色谱柱和检测器，常用的载气有氢气、氮气和氦气等。根据检测器的不同，可能还需要使用燃气和助燃气等。这些气体一般由高压钢瓶提供，该方法具有供气压力稳定、安装方便等优点，但在使用过程中要特别注意安全，高压钢瓶需用专门的气瓶柜放置，还需要配备必要的安全报警与防护设备。除了高压钢瓶供气外，还可以采用气体发生器，目前，国内许多厂商都可以生产无油气体压缩机的全自动空气发生器；以空气为原料，通过电解、催化和吸附等分离空气中的氮气和氧气而得到的氮气发生器；以及利用电解水技术产生氧气和氢气，再利用膜分离技术分离出氧气而得到的氢气发生器。这三种气体发生器可以满足气相色谱对气源的需求，气体发生器通常以低压方式产生气体，相对于高压钢瓶，其操作更加安全，气体发生器可以在需要时即时产生气体，避免了气体储存和运输过程中的环境污染和能源浪费，但是气体发生器的一次性投资较大。

载气的纯度主要取决于色谱柱、检测器和分析的要求。色谱柱对载气中的水分要求比较高，一般要求载气中无水或者应控制在一定的含量范围。因为水分会影响色谱柱的寿命、活性和分离性能。在室温下，可以采用吸附硅胶和5A分子筛等净化载气中的水分。净化的干燥管一般为圆柱形的金属管，长度为200～250 mm，内径为50 mm；不同种类的检测器对载气的纯度要求不一样。热导检测器要求载气中的水分控制在30～50 μg/ml，火焰离子化检测器要求所有气源中的烃类应去除；电子捕获检测器要求载气中不能有电负性强的组分(例如氧气的含量要尽量低)。一般用硅胶、分子筛和活性炭分段填充干燥管，就可以满足上述检测器对水分和烃类的要求。干燥管中的净化物质使用一段时间效果会降低，需要重新更换或者烘干，然后重新装填使用。载气中的氧气可以采用酸处理的铜屑进行吸附，铜屑能与氧气反应生成氧化铜，从而达到降低氧气含量的效果。氧气净化管一般长度为50～100 cm，内径为5～10 cm。

载气的流量会影响气相色谱的准确性，因此，测试过程中需保持流量恒定，一般使用减压阀、稳压阀和针形阀等来控制载气的流速，高压钢瓶的初始压力一般为10～15 MPa，经减压阀减压至0.1～0.5 MPa，气相色谱仪的载气流速一般小于100 ml/min，流量较小，仅靠减压阀很难达到理想的稳流效果。因此，气路系统中还需要串联稳压阀或者针形阀等进一步精确控制载气流量的稳定性。载气的测量可以采用转子流量计、皂膜流速计等，现在许多新型的气相色谱采用电子气路系统（EPC）来准确地控制和调节气体的流量，该系统气体流量测量和控制准确，重现性好。

2. 进样系统

进样系统主要包括进样器和气化室。

气相色谱不仅可以分析气体样品，还可以分析可挥发的液体和固体样品。样品经进样器进样之后在气化室中瞬间气化，然后由载气携带进入色谱柱中。样品进样量和进样时间的准确性和重复性都会对分析的结果造成较大的影响。例如，进样量过大，进样时间较长，会使得色谱峰变宽，拖尾甚至出现多峰的情况。因此，要求样品进样量要适当，进样时间要短。气相色谱的进样器可采用注射器，气体样品的注射器规格一般为0.25～5 ml，液体样品的注射器常采用微量注射器，规格一般为1～100 μl，固体样品进样之前一般先用溶剂溶解制备成溶液，然后用微量注射器进样。对于高分子化合物，可将高聚物置于裂解炉中进行裂解、气化，气化后的分解产物由载气带入色谱柱中，然后进行分析检测。气相色谱还可以采用顶空进样，该进样方法适合固体或液体样品中挥发性组分的分离和测定。将待分析的液态或固态样品置于密封的顶空瓶中，在顶空瓶中充入惰性气体（一般是氮气），通过加热或搅拌样品，样品中的挥发性物质蒸发到顶空瓶的气相空间中，然后，使用进样器将顶空瓶中的气相样品部分注入气相色谱柱中进行分析检测。顶空进样简便快速，可以避免复杂的前处理过程，灵敏度高。

气相色谱对气化室的要求很高，它实际上是一个加热器，能够将样品瞬间气化。因此，气化室的热容要大，一般采用金属块作为加热器。另外，为了防止样品扩散，减小柱前扩散效应，气化室的体积应尽可能地小。载气进入气化室后，要迅速将气化后的样品带入色谱柱，避免样品返回冷区而影响分析效果。选择合适的气化温度对色谱峰峰形有较大的影响，特别是高沸点且受热易分解的样品。在设置的气化温度下，需保证样品能够瞬间气化而不分解。在高温下，气化后的样品容易与气化室的金属内壁发生吸附或者反应，为了避免该现象发生，应在气化室内部置入一根玻璃石英材质的衬管。气相色谱气化室的温度一般可以从室温升高到 350～400 ℃，而使用的进样隔垫是硅橡胶材质，隔垫在高温下可能会发生部分降解，降解后的物质可能会被载气带入色谱柱中而出现“鬼峰”，因此，现在很多气相色谱仪都配备了隔垫吹扫装置，即在衬管和进样隔垫之间增加了一个防控毛细管，当载气进入气化室后，大部分进入衬管将气化后的样品带入色谱柱，小部分向上流动，从隔垫下方吹过，将隔垫降解的物质吹扫出气化室，这样样品是在衬管内气化并带入色谱柱的，隔垫吹扫不会引起样品的流失。

3. 分离系统

分离系统主要包括色谱柱和柱温箱。

色谱柱是气相色谱仪的核心部分，样品组分是在色谱柱中进行分离的。色谱柱分为毛细管柱和填充柱两类，前者又分为填充毛细管柱和空心毛细管柱。色谱柱材质主要有玻璃、不锈钢、铜和聚四氟乙烯等。色谱柱外形常见的有 U 形和螺旋形。填充柱柱长一般为 0.5～10 m，内径一般为 2～6 mm。毛细管柱内径较填充柱小，一般为 0.2～0.5 mm，长度较长，可以达到几十米甚至上百米，因此，毛细管柱可以获得更高的分离效率，解决填充柱难以解决的问题。根据不同的分析样品可以选择不同的色谱柱，因此，就需要更换柱温箱中的色谱柱，色谱柱的拆卸和更换要注意连接处的气密性，否则会漏气，对分析结果造成影响。

为了满足分析时不同的温度要求，常将色谱柱置于一个可以调节温度的恒温箱中。恒温箱的使用温度一般为 0～500 ℃，温度控制一般要求在±0.1～±0.5 ℃。气相色谱分析复杂样品时，常常采用程序升温，因此柱温箱控温准确性对分析结果也有比较大的影响，现多采用电子式程序升温系统。

4. 检测系统

样品在色谱柱中分离后依次进入检测器中检测。检测器根据样品的物理或化学特性，将检测到的组分浓度和质量信号转变为电信号，经过放大，然后由记录仪记录为色谱峰谱图。常见的气相色谱仪的检测器有热导池检测器（TCD）、火焰离子化检测器（FID）、电子捕获检测器（ECD）和火焰光度检测器（FPD）等。检测器分为浓度型检测器和质量型检测器。浓度型检测器的检测灵敏度和被测物质的浓度成正比，例如 TCD；而质量型检测器的灵敏度与被测物质单位时间进入检测器的质量成正比，例如 FID。评价检测器性能的指标主要有灵敏度、检测限、最小检测量和最小检测浓度、线性范围和响应时间。

5. 数据处理系统

检测器检测到信号，数据处理系统记录检测器检测到的信号，绘制出色谱图，色谱图是定性分析和定量分析主要依据，也是衡量检测器性能、色谱柱柱效和分离度的参考依据。早期的数据处理系统基本只有记录功能，多采用电子电位差计进行记录，这种记录系统只能记录色谱的流出曲线，各个组分的保留值、峰高或峰面积等都需要人工进行测量。之后出现了数据处理机，它能自动记录色谱的相关数据，但存储时间不长。现在的气相色谱仪都配备色谱工作站，工作站不仅可以采集数据，还可以处理数据，极大地提高了分析测试者的工作效率。

第四节　气相色谱法分析案例

案例 4-1　Agilent 7890A GC 仪器操作流程案例

【案例背景】

气相色谱的发展可以追溯到 20 世纪初，但直到 20 世纪中叶，James 和 Martin 才推出了气相色谱技术，从而开启了现代气相色谱技术的新纪元。该技术在分离速度、精度和分辨率等方面有了较大的提升。早期的气相色谱仪主要用于石油和化工产品的分析，其结构和功能相对简单。随着科学技术的进步，尤其是电子学、计算机科学和材料科学的发展，气相色谱仪经历了从机械到电子化、再到智能化的巨大变革，气相色谱仪器也经历了持续的发展与演变。在 20 世纪 60 年代至 70 年代，由于气相色谱技术的发展，毛细管柱逐步取代了填充柱，分离效率和分辨率得到显著提升。又由于环境科学等学科的发展，痕量分析的要求被提出，气相色谱仪开始配备电子流量计、温度控制器和记录器，提高了分析的精度和重复性。这一时期，火焰离子化检测器（flame ionization detector，FID）和热导检测器（thermal conductivity detector，TCD）成为主流检测技术。进入 20 世纪 80 年代，随着计算机技术的引入，气相色谱仪的数据处理和操作控制变得更加自动化和精确。到了 20 世纪 90 年代，气相色谱仪的发展重点转向了提高分析速度和增强检测灵敏度。此时，一些先进的检测器如质谱检测器（MS）、氮磷检测器（nitrogen phosphorus detector，NPD）和电子捕获检测器（electron capture detector，ECD）等开始普及。多维气相色谱技术也在这一时期兴起，它通过组合多个分离维度，显著增强了对复杂样品中化合物的分离能力。21 世纪初，随着分析需求的多样化和精细化，气相色谱仪开始向更高的灵敏度、更快的分析速度和更智能的操作体验方向发展。当前，气相色谱仪已成为化学分析、环境监测、食品安全、药物开发等多个领域中不可或缺的工具。未来，随着技术的不断进步，气相色谱仪预计将继续向着更高的集成化、智能化和多功能化方向发展，以适应日益增长的分析需求和挑战。

本案例以 Agilent 7890A GC 为例，介绍该仪器操作流程。Agilent 7890A GC 是一款高性能的气相色谱仪，广泛用于实验室进行复杂样品的成分分析。

Agilent 7890A GC 具有以下特点。

① 多样化的进样口：配备多种类型的进样口，包括填充柱样口、毛细管柱样口、冷柱头样口和程序升温蒸发样口，以适应不同的样品需求和分析条件。

② 多种检测器选择：该仪器支持多种检测器，如火焰离子化检测器、热导检测器、电子捕获检测器、氮磷检测器和火焰光度检测器等，这些检测器能够应对不同物质的检测需求，提供高灵敏度和选择性。

③ 高效的数据处理：配备先进的色谱数据处理系统，可以实现快速、准确的数据分析和报告生成。

④ 用户友好的操作界面：Agilent 7890A GC 设计了直观的用户界面，使得操作者即使没有深厚的专业背景也能轻松上手。

⑤ 可靠的性能：Agilent 通常具有高可靠性和稳定性，确保长期运行中的准确性和重复性。

Agilent 7890A GC 气相色谱仪广泛应用于环境监测、食品安全、石油化工、药物分析等领域。其精确的控制系统和灵敏的检测能力，使其成为实验室中不可或缺的分析工具。

图 4-3 所示为 Agilent 7890A GC 仪器的结构示意图，该仪器可以搭载两个进样口和两个检测器——火焰离子化检测器（FID）和电子捕获检测器（ECD），还包括柱温箱和键盘面板等。可以通过键盘面板设置仪器的操作参数，状态显示屏可以实时地显示仪器的状态和采集数据，除此之外，该仪器还配备了控制仪器操作、数据采集和分析的软件系统，提供了用户友好的界面和强大的数据处理功能。

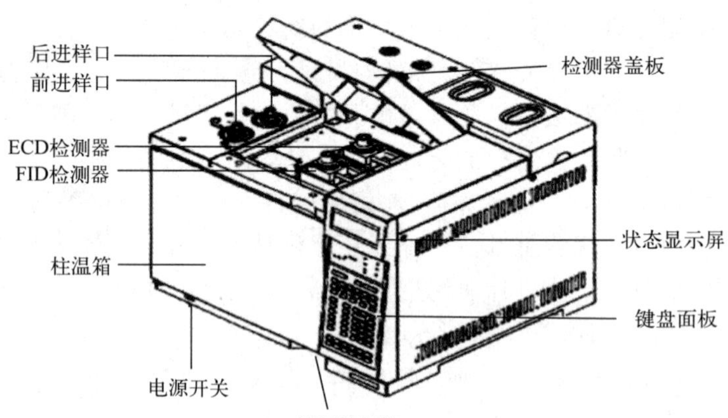

图 4-3　Agilent 7890A GC 结构示意图

【实验方法及操作流程】

1. 开机前准备

在仪器开机前，为了能够正常运行并获取准确的分析数据，气相色谱仪需要经过一系列准备工作。以下是进行气相色谱分析前的一些关键准备步骤。

(1) **确认安全**　确保实验环境安全，无易燃气体泄漏、无不适合的化学品蒸气或危险品。

(2) **检查气体供应**　确保载气（如氮气、氦气）、燃烧气（如氢气）和助燃气体（如空气）等的供应充足且压力稳定。

(3) **检查气体泄漏**　在使用之前，务必对系统中所有的接头、管道和连接点进行检漏，确保无气体泄漏。

(4) **检查色谱柱**　确保色谱柱已经正确安装，明确色谱柱连接的检测器。如若未安装色谱柱，可以取下色谱柱两端的盲堵，分清入口端及出口端，套好石墨密封圈及固定螺母，小心装于仪器上，拧紧固定螺母。柱箱内有两种进样接口与检测器接口，安装时选择合适的进样接口及检测器接口。

2. 开机并建立方法

① 打开载气（氮气）、空气、氢气钢瓶的开关。调节氮气输出气压为 0.4～0.6 MPa；调节空气输出压力 0.4～0.6 MPa；调节氢气输出压力 0.4 MPa。不同的检测器对载气的要求不一样，本案例中检测器采用的 FID，工作时需要氢气与空气以一定比例混合，形成稳定的火焰。这个比例需要精确控制，以确保最佳的检测效果。因此，空气和氢气是 FID 所需要的气源。

② 打开计算机，进入中文系统操作画面。

③ 打开 Agilent 7890A GC 仪器的电源开关。

④ 双击桌面的“仪器 1 联机”图标（或点击屏幕左下角“开始”，选择“程序”，选择“安捷伦化学工作站”，选择“仪器 1 联机”），则化学工作站自动与 7890A 通信，进入的工作站界面如图 4-4 所示（通信成功后，仪器的遥控指示灯亮）。

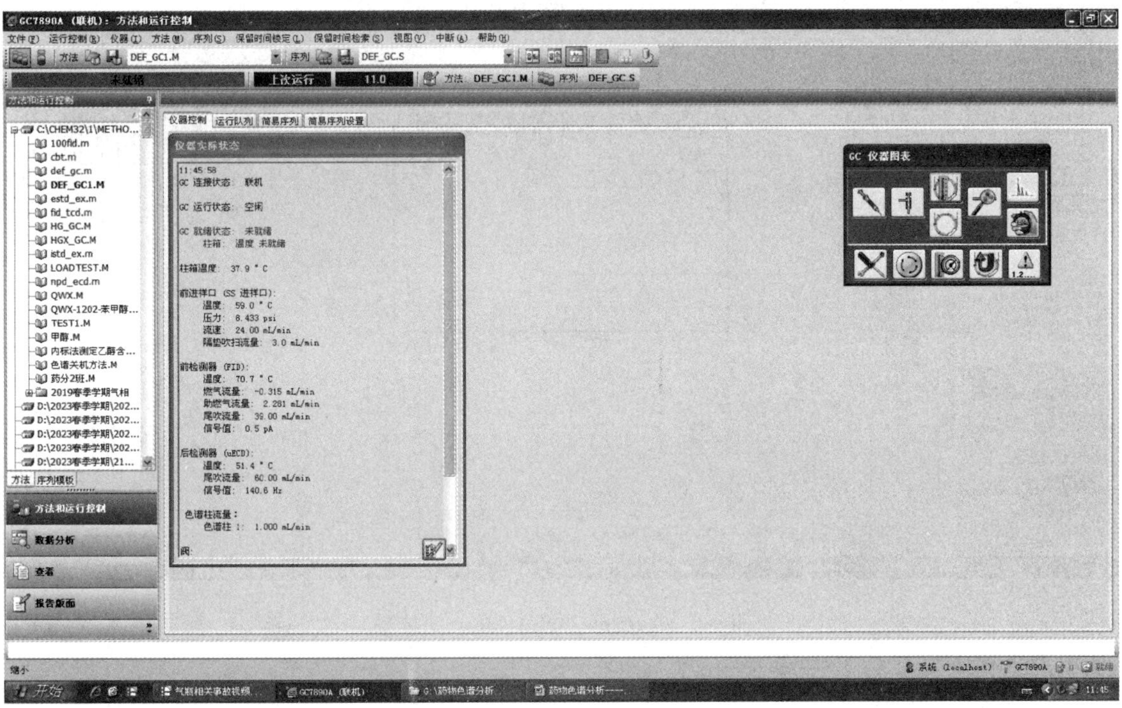

图 4-4　Agilent 7890A GC 工作界面

⑤ 从“视图”菜单中选择“方法和运行控制”界面，点击“化学工作站状态”，使其命令前有“√”标志，点击“全部菜单”，使之显示为“短菜单”来调用所需的界面。

3. 数据采集方法编辑

(1) **开始编辑完整方法**　从“方法”菜单中选择“编辑方法…”项，选中除“数据分析”外的三项，如图 4-5 所示，点击“确定”，进入下一界面。

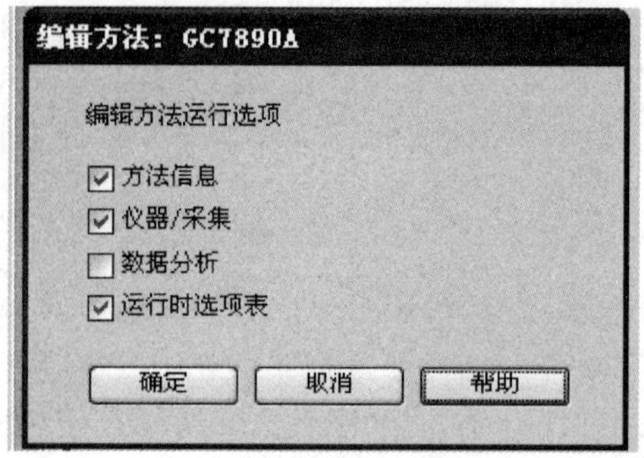

图 4-5　Agilent 7890A GC 编辑方法运行选项

(2) 方法信息　在“方法注释”中输入方法的信息（例如：This is for test!），如图 4-6 所示，点击“确定”进入下一界面。

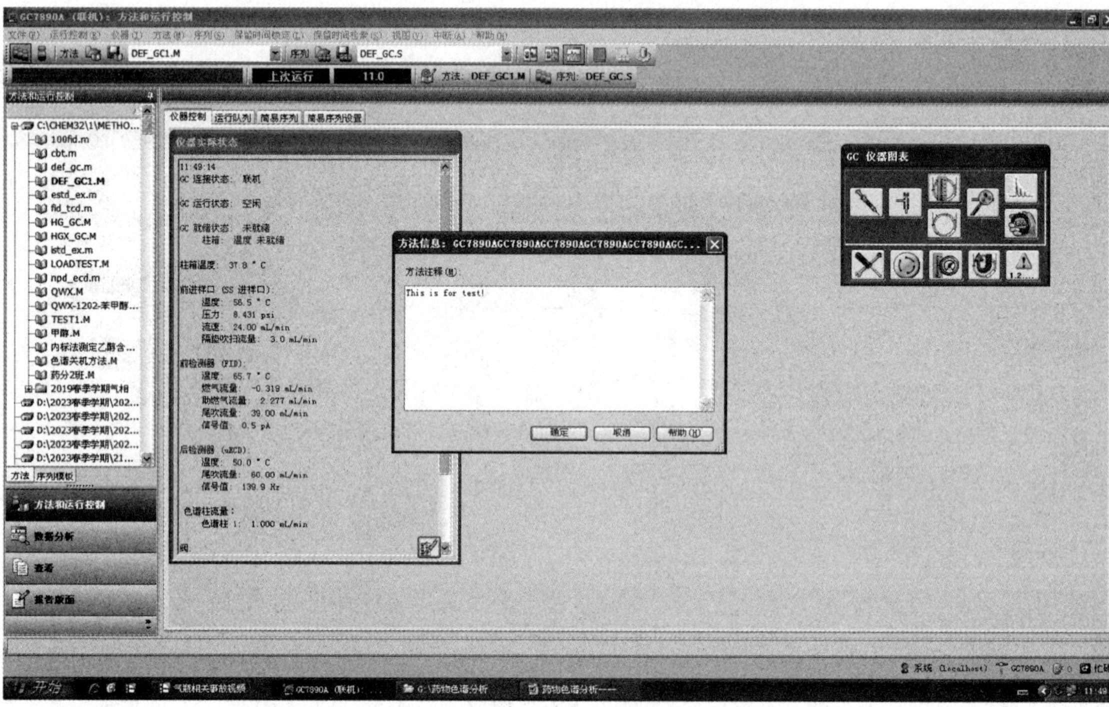

图 4-6　Agilent 7890A GC 方法注释

(3) 进样器设置　气相色谱进样器的条件设置需要综合考虑样品的性质、色谱柱的特点、检测器的要求以及分析目的。气相色谱自动进样能够实现高度重复的进样，这对于保证分析结果的准确性和可靠性至关重要。气相色谱仪有自动进样器和手动进样器。由于自动进样器的精确性和一致性，通常可以采用更简单的定量计算方法，如外标法，而不是更复杂的内标法。配备自动进样器之后，气相色谱仪可以实现全自动分析，在夜间或周末等无人值守的时间，自动进样器可以连续工作，减少人工操作的需求，提高分析效率。在需要处理大量样品的分析中，自动进样器可以显著提高工作效率。如果有自动进样器，则进行自动进样器参数设置。设置如图 4-7 所示，进入进样器参数设定界面。点击“前进样器”或“后进样器”按钮，进入参数设定界面：选择进样体积，如 1 μl；进样前—进样前洗针次数，进样后—进样后洗针次数；体积（μl）—清洗的体积；样品清洗次数—用样品洗针次数；溶剂 A 清洗—溶剂 A 洗针的次数；溶剂 B 清洗—溶剂 B 洗针的次数。

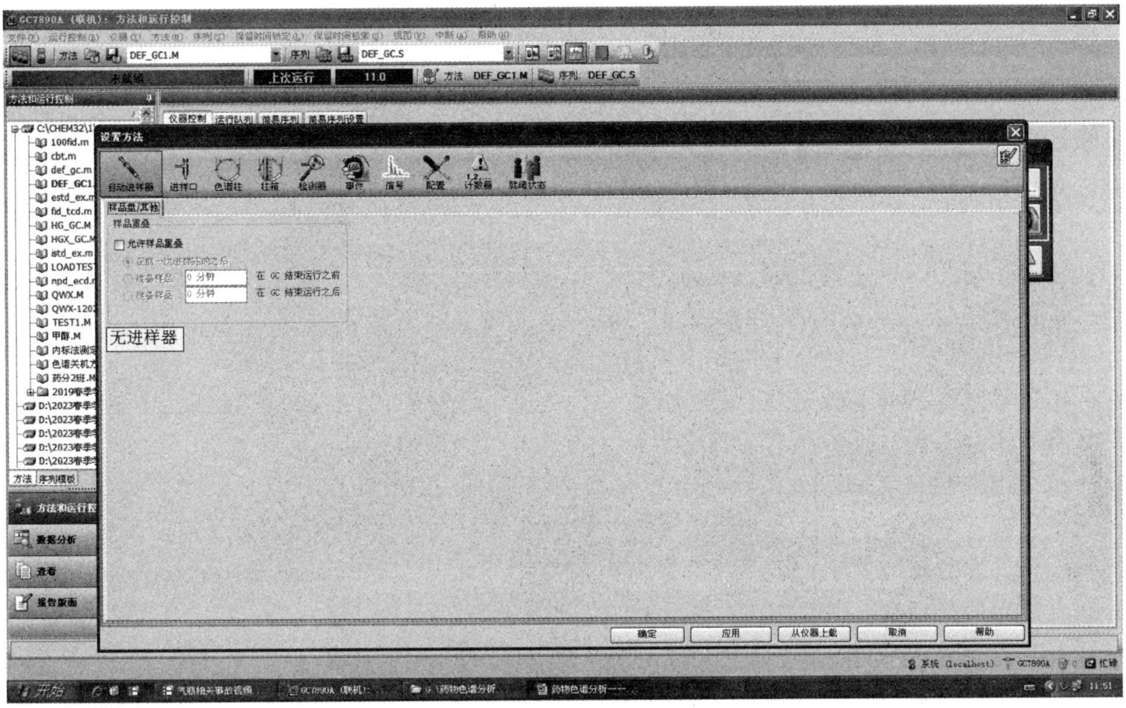

图 4-7　自动进样器参数设置

气相色谱也可以采用手动进样，它需要操作者手动将样品注入气相色谱仪中。与自动进样器相比，手动进样器在操作过程中需要更多的人工参与。手动进样器的成本通常较低，适合预算有限的实验室或个人使用。对于小批量的样品分析，手动进样器可能是一个更经济实用的选择。它可以根据操作者的需求进行灵活的调整，如进样体积和速度等。但是，手动进样器要求操作者需要具备一定的专业技能和经验，以确保进样的准确性和一致性。由于手动进样器的进样过程受到操作者技能和经验的影响，其进样重复性可能不如自动进样器，因此，手动进样器分析时，常常采用内标法进行分析。

如果未使用自动液体进样器，则在“选择进样源/位置”画面中选择“手动”，并选择所用进样口的物理位置（前或后或双），如图 4-8 所示，本案例中选择前进样口。点击“确定”，进入下一步设定。

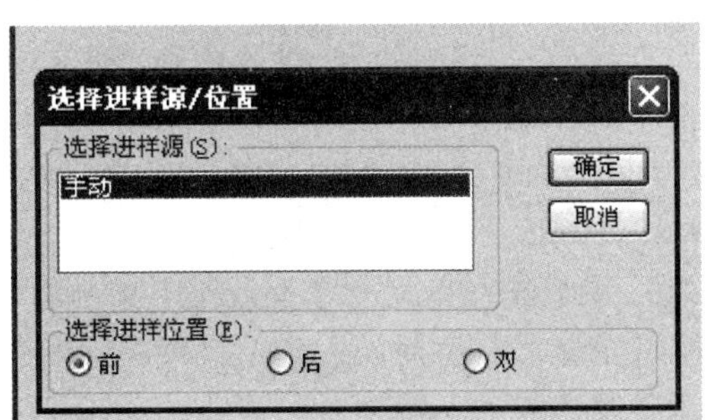

图 4-8　Agilent 7890A GC 进样源选择

(4) **进样口参数设置**　点击进样口图标，进入进样口设定界面。该界面主要进行加热温度、压力、隔垫吹扫、载气节省和分流比的设定。

加热温度即进样口的温度，该温度的

设定原则是确保所有分析物在进入色谱柱之前能够完全气化，需要根据样品的挥发性来设定。对于易挥发的样品，可以设定较低的进样温度；而对于难挥发的样品，则需要较高的进样温度以确保样品能够充分气化。

进样口的压力设定是一个重要的参数。液体样品在进入气相色谱仪之前需要被气化，通常是通过加热的进样口和液体注射器或液体进样阀共同完成的。压力的设定需要考虑到样品的传输效率，确保样品能够有效地转移到色谱柱中进行分析。进样口的密封性对维持系统内的压力稳定至关重要。进样隔垫就是在进样过程中用来保持进样口密闭、确保压力稳定的部件。当进样器的针穿过进样隔垫进入衬管中间释放样品时，隔垫的密封作用防止气体泄漏，从而保持系统的压力平衡。进样隔垫被进样针扎的次数过多可能会造成漏气，此时，进样口的温度无法维持恒定，仪器就会发出警报声，通过更换新的进样垫就可以解决该问题。在实际操作中，压力的设定需要根据具体的仪器配置和分析要求进行调整。一般来说，制造商会提供推荐的压力范围，但最佳的设定值可能需要通过实验来确定。

隔垫吹扫的主要目的是将进样口隔垫在高温下产生的挥发物质尽可能地吹出，并通过专门的出口排空，从而避免这些物质进入色谱柱内部。这样做可以减少隔垫上吸附物和隔垫流失物所产生的干扰，保护色谱柱不受污染，确保分析结果的准确性和重复性。例如，可以设定一个基础的吹扫流量，如 3 ml/min。此外，如果要使用分流出口吹扫，也可以设置相应的流量，如 0.5 min 后 50 ml/min。这些参数的设置取决于具体的仪器型号和分析需求。隔垫吹扫是气相色谱分析中的一个重要环节，它有助于维护色谱柱的性能，延长其使用寿命，并提高数据质量。

载气节省模式是一种实用的功能，它是在样品进样完毕后，经过一段时间（即样品在进样口气化并完全进入色谱柱或者被分流掉之后），通过改变分流比来节省载气。这意味着在分析过程的初期，使用正常的分流比以保证样品的有效分离，而在后期则减小分流比以节省载气。它通过在分析过程中适当调整分流比来减少载气的消耗，既经济又环保。在实际操作中，可以设置合适的参数实现最佳节省效果。

分流比是指在气相色谱分析中，进样后样品气化产生的气体中有多少比例进入色谱柱进行分离，以及有多少比例被排出进样器外部。分流进样的主要目的是减轻色谱柱的负荷，提高检测器的灵敏度。通过分流，可以避免色谱柱过载，同时减少样品中可能存在的不挥发物质对色谱柱的污染。恒流模式下，分流比一般不低于 20∶1，这是因为较大的分流比可以减轻色谱柱的负荷，提高检测器的灵敏度。如果分流比过小，可能会导致检测器钝化。在设置分流比时，需要考虑到样品的浓度和色谱柱的承载能力。对于高浓度样品或不能稀释的样品，通常会采用较大的分流比。为了避免分流歧视和不均匀气化的问题，需要确保进样系统的稳定和准确。这包括使用稳流阀和背压阀来控制流量，以及确保进样口的温度适宜以促进样品的快速和完全气化。

如图 4-9 所示，可以对上述参数进行设定。例如，在空白框内输入进样口的温度（如 200 ℃），然后选中左边的所有方框。选择“隔垫吹扫流量模式”为“标准”，并输入隔垫吹扫流量，如 3 ml/min。对于特殊应用，亦可选择“关闭”。点击“载气节省”下面的方框，设置载气节省的等待时间。点击“模式”右方的下拉式箭头，选择进样方式为分流，也可以设置为不分流模式。

(5) 柱模式设定 气相色谱柱是气相色谱分离的核心部件，气相色谱柱的选择是基于待测组分的性质，色谱柱中涂载有固定相，固定相的选择通常基于待测物质的极性和所需的相

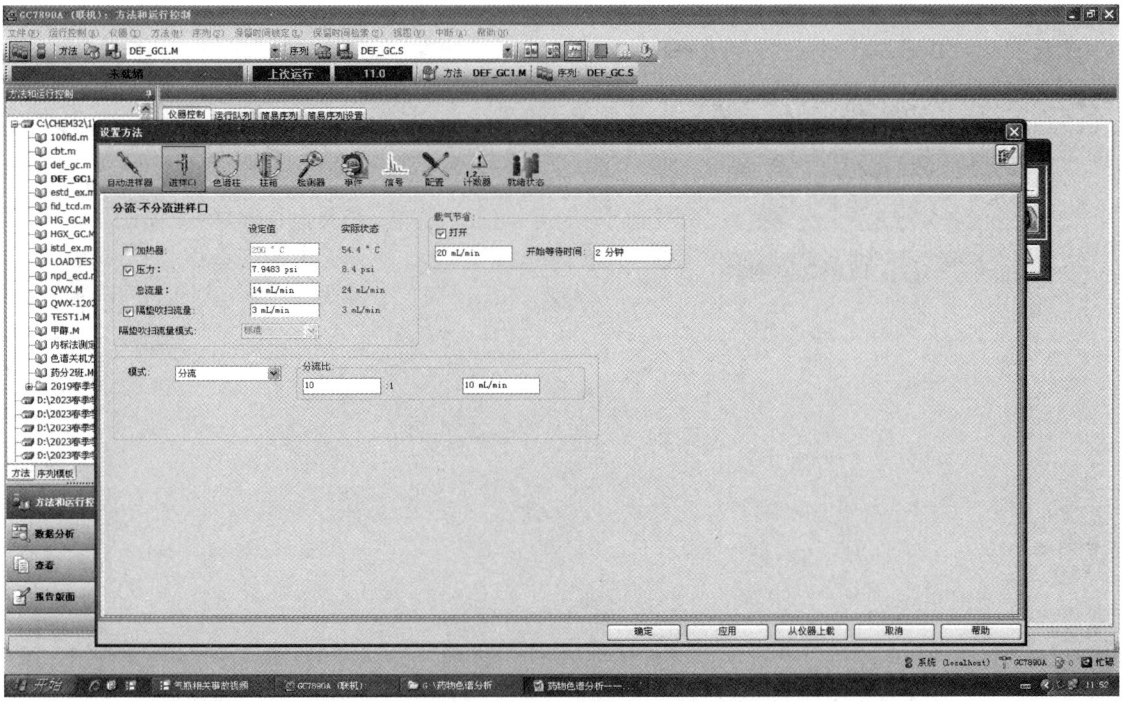

图 4-9 进样口参数的设定

互作用力。如果缺乏具体的信息，可以从非极性柱开始尝试。使用与溶质极性相似的固定相可以获得更好的选择性，例如，DB-1 或 DB-5、DB-1701、DB-17 和 DB-WAX 柱能够以最少的数量覆盖广泛的选择性范围。固定液膜厚度也会影响色谱柱的载量和传质速率，较薄的液膜可以提供更快的分析速度，但可能会降低色谱柱的载量。另外，色谱柱的内径也是重要的影响因素，内径会影响样品的载量和柱效。内径越小，柱效越高，但样品载量也相应减少。常见的内径有 0.10 mm、0.18 mm、0.20 mm、0.25 mm、0.32 mm、0.45 mm 和 0.53 mm 等。柱长也会影响分析的结果，柱长的选择取决于分析的复杂性和所需的分辨率。较长的柱子能提供更高的分辨率，但也会增加分析时间。气相色谱柱可以自己装载固定相，也可以通过市场购买。

图 4-10 为色谱柱模式设定界面。在画面中点击鼠标右键，先选择“下载”，再用同样方法选择“上传”；点击“色谱柱编号 1 配置”处进行柱 1 设定，设定的具体细节如图 4-11 所示，可以对色谱柱的详细参数进行录入。录入完毕后，选中“打开”左边方框；设置控制模式下的“流速”或“压力”。如压力设定为 0.172 MPa，或流速设定为 6.5 ml/min。

（6）**柱温箱温度参数设定** 点击图 4-12 上的柱箱图标，可以进入柱温箱参数设定。在空白表框内输入温度，选中“柱温箱温度为开”左边的方框；右侧可以输入程序升温的参数，程序升温的核心优势在于它能够通过温度的变化来优化不同组分的分离。在分析初期，柱温较低，有利于低沸点或保留性较弱的化合物的分离；随着温度逐渐升高，高沸点或保留性强的化合物也能在较短的时间内出峰，从而缩短整体的分析时间。程序升温通过逐步提高柱温，使得不同沸点的组分都能在其最佳温度下进行分离，提高分离效率，也有助于减少峰展宽，使得峰形更加尖锐和对称，提高检测的灵敏度。图 4-12 为某一程序升温的设置，起始温度为 25 ℃，保持 0.5 分钟，然后以每分钟 20 ℃的速率升温至 240 ℃，并保持 3 分钟。

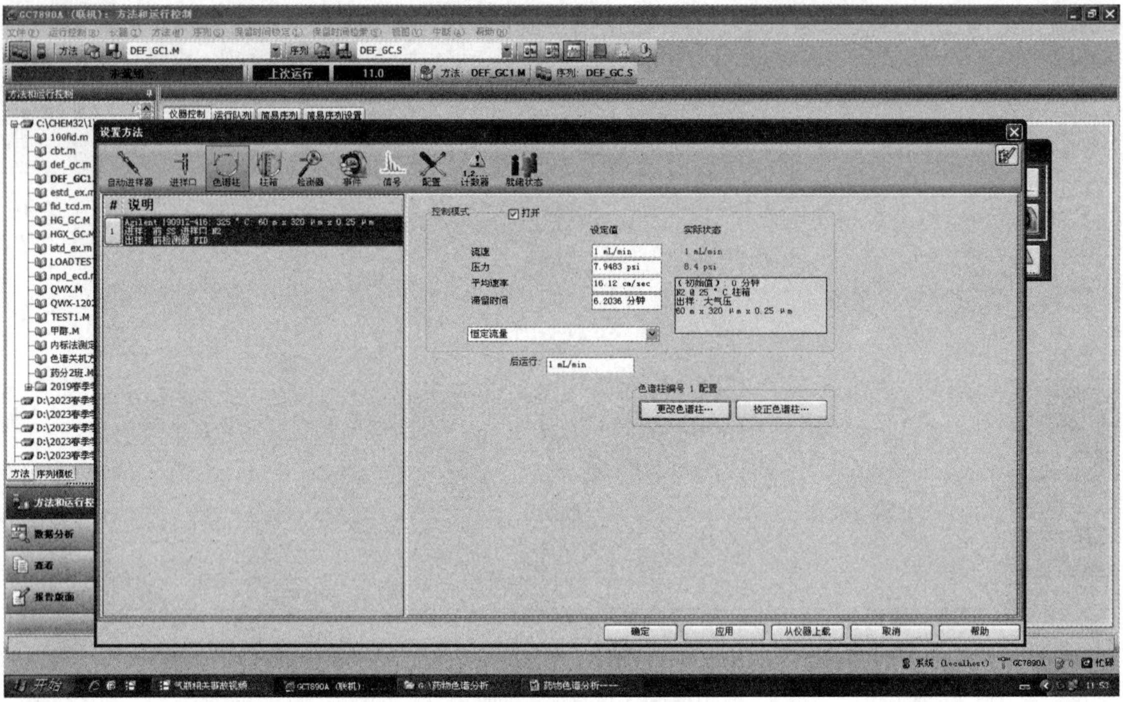

图 4-10　色谱柱模式设定

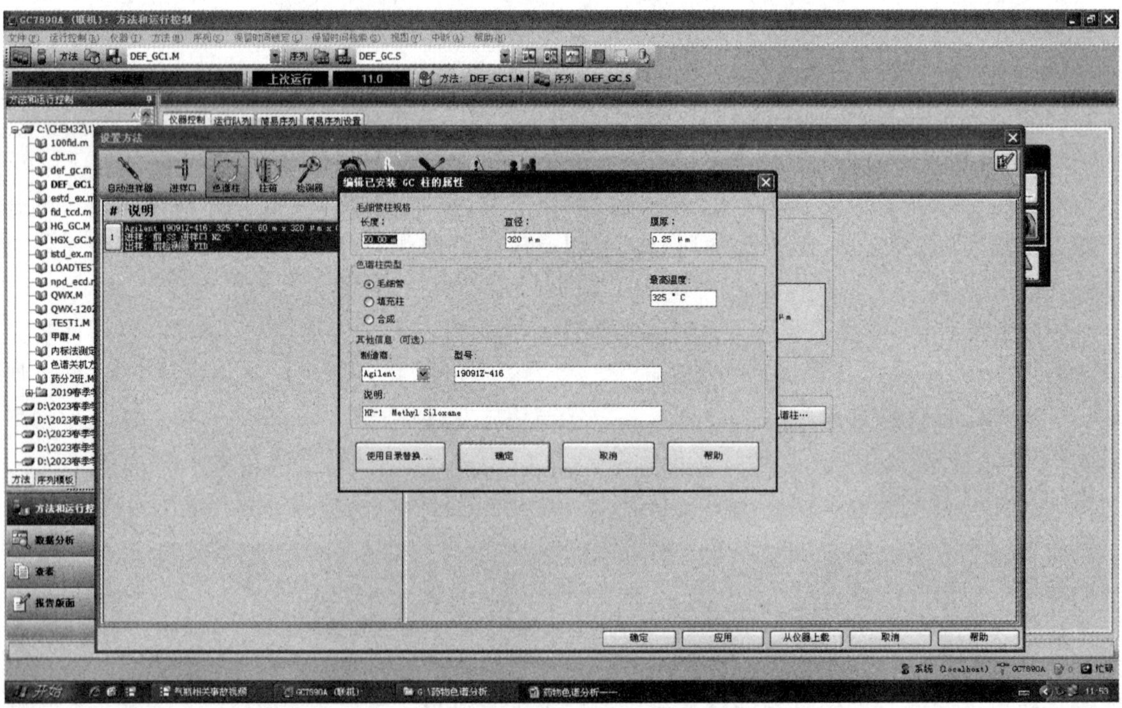

图 4-11　色谱柱详细信息录入

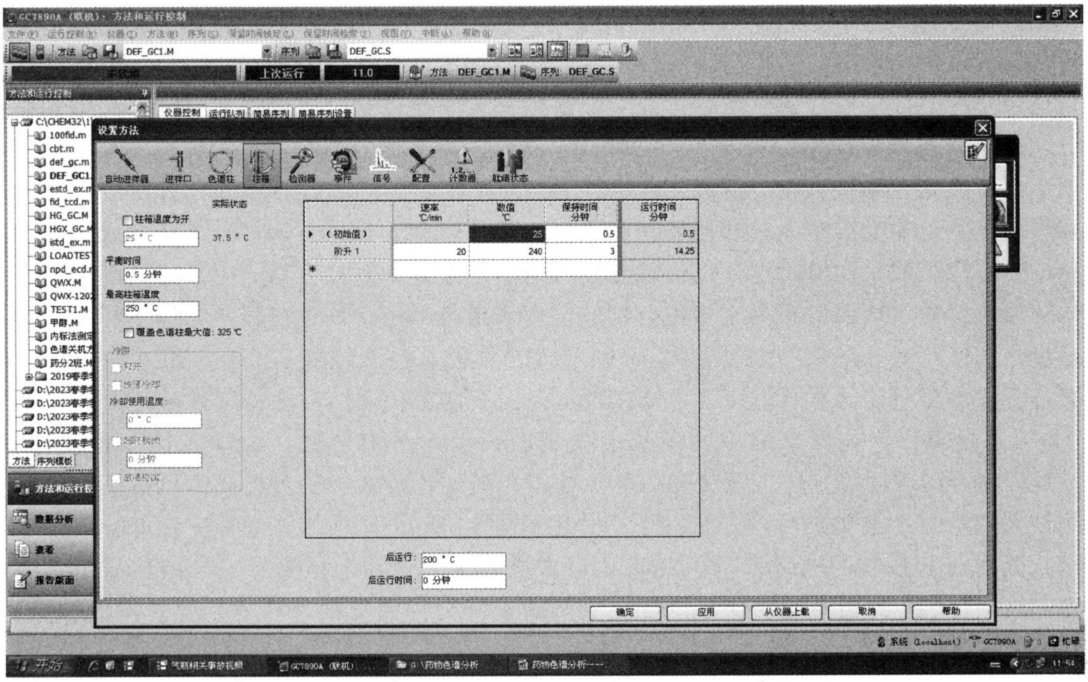

图 4-12　柱温箱参数设定

(7) **检测器参数设定**　点击图 4-13 上的检测器，可以进入检测器参数设定。如图 4-13 所示，该气相色谱配备了两个检测器，前检测器为火焰离子化检测器（FID），后检测器为 ECD。点击“FID-前”，可进入 FID-前检测器设定画面。

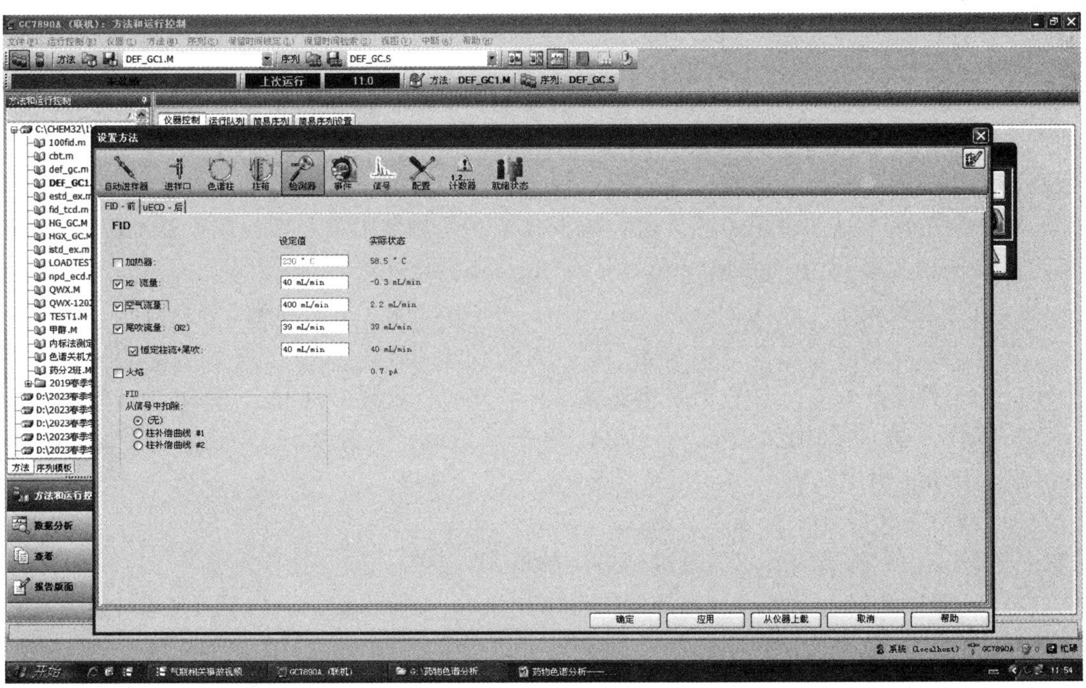

图 4-13　检测器参数设定

火焰离子化检测器（FID）是气相色谱分析中最常用的一种通用型检测器。它特别适用于有机化合物的痕量分析，因为这些物质在氢氧火焰中能被有效地离子化。FID的运作基于有机化合物在高温氢气和氧气混合燃烧生成的火焰中发生的化学电离过程。当样品中的有机组分随载气（通常为氮气）流出色谱柱时，它们进入检测器的燃烧室并与氢氧火焰接触。在高温下，有机化合物被氧化分解成 CO_2 和 H_2O，并释放出电子，导致部分有机分子和含碳碎片形成正负电荷的离子。这些离子在收集极（阳极）和发射极（阴极）之间形成的静电场中移动，形成可测量的微弱电流。该电流信号通过电流放大器放大后，由数据处理系统记录并转化为色谱峰，从而实现对有机化合物的定性和定量分析。该检测器具有以下特点：①高灵敏度。FID对于大多数有机化合物具有很高的响应，检测限通常在 ng/ml 级别或更低，适合进行痕量分析。②宽线性范围。FID可以在很宽的浓度范围内保持线性响应，通常达到 10^7 以上，这意味着它可以准确测定从痕量到较高浓度的有机物。③稳定性和重现性好。FID具有良好的时间稳定性，基线噪声低，使得长时间连续运行的分析成为可能。同时，其检测结果的重复性也非常好。④通用性。尽管不同化合物的响应因子存在一定差异，但许多有机化合物在FID上的响应相近，因此FID常被视为“通用”检测器。⑤结构简单，易于操作和维护。FID的设计相对简单，没有复杂的光学部件或易损件，使其容易操作和维护，并且成本较低。

如图4-13所示，FID的设置参数主要包括加热器温度、氢气和空气流量及尾吹流量等。在使用FID时，检测器的温度通常应高于柱温，以避免水汽凝结。当使用FID进行顶空进样时，进样口的温度通常设置为200 ℃。如果是直接使用FID检测器，则进样口的温度应设置为250 ℃。这有助于确保样品能够有效地进入色谱柱，并且有助于提高分析的准确性和重复性。氢气和空气在FID中的作用是提供必要的高温环境和化学反应条件，使得有机化合物能够电离，并最终生成可以被检测的离子流。空气流速越大，灵敏度越高，但是当达到一定值后，空气流速对灵敏度的影响不再显著。一般情况下，H_2 与空气的比例建议为1∶10。例如图4-13中设置 H_2 流量为40 ml/min，空气流量为400 ml/min。当程序升温时，柱流量变化，仪器会相应调整辅助气的流量，使到达检测器的总流量不变，即打开尾吹气，适当的尾吹气流速可以提高FID的灵敏度，尾吹气体流量可以维持FID稳定的火焰和高效的离子化过程，它还有助于减少色谱柱出口与检测器之间的死体积，同时，它还起着清扫离子室的作用，将产生的离子迅速带出检测区域，减少离子在检测器内的滞留时间，从而提高了信号的稳定性。例如图4-13中选择尾吹流量为39 ml/min。

（8）**信号参数设定**　点击图4-14的“信号”图标，进入信号参数设定画面。点击“信号源”下方下拉式箭头，选择“前部信号”，本例中为FID。点击“数据采集频率/最小峰宽”下方的下拉式箭头，选择数据采集速率（如5 Hz）。选择“保存”，存储所有的数据。

（9）**保存方法**　点击“方法”菜单，选中“方法另存为…”，输入一方法名，如“testfid”，点击“确定”。

（10）**调出在线信号**　从菜单“视图”中选中“在线信号”，选中“窗口1”，然后点击“改变…”按钮，将所要的绘图信号移到右边的框中，点击“确定”。

（11）**设置样品信息**　从“运行控制”菜单中选择“样品信息…”选项，输入操作者名称（如CE），在“数据文件”中选择“手动”或“前缀/计数器”。两者的区别：手动需要每次进样之前必须给出新名字，否则仪器会将上次的数据覆盖掉。前缀则是在前缀框中输入前缀，在计数器框中输入计数器的起始位，仪器会自动命名，如fid001，fid002……。

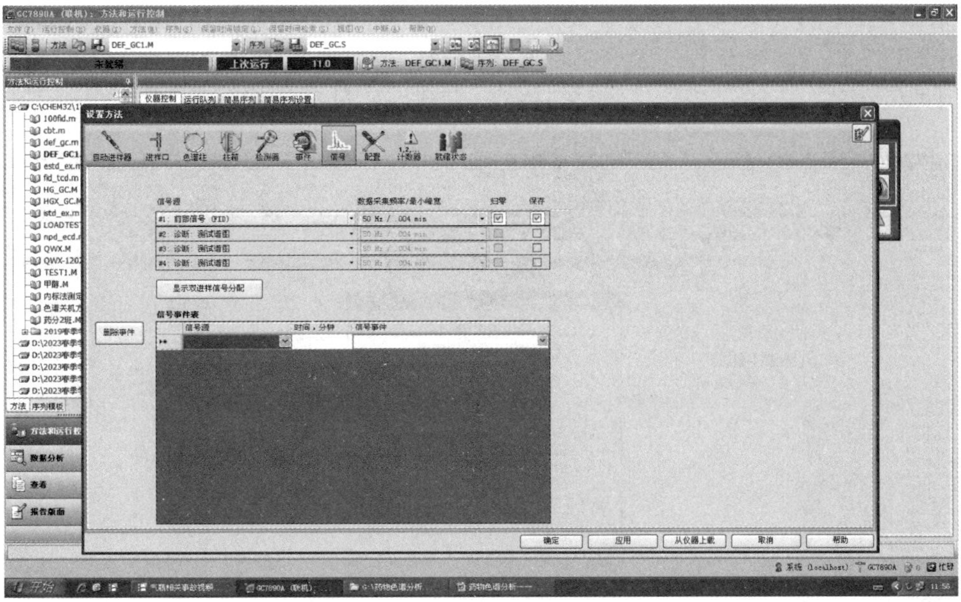

图 4-14　信号参数的设定

(12) **稳定基线，准备进样**　等待仪器准备好，基线平稳，从“运行控制”菜单中选择“运行方法”，进样（若无自动液体进样器，则基线平稳后，进样并手动按仪器键盘上的开始键，启动运行）。

4. 数据分析方法编辑

仪器完成色谱图的采集之后，可以按以下步骤对采集数据进行分析。

① 从“视图”菜单中，点击“数据分析”进入数据分析界面。

② 从“文件”菜单中选择“调用信号…”选项，选中数据文件名，点击确定，则数据被调出，如图 4-15 所示。

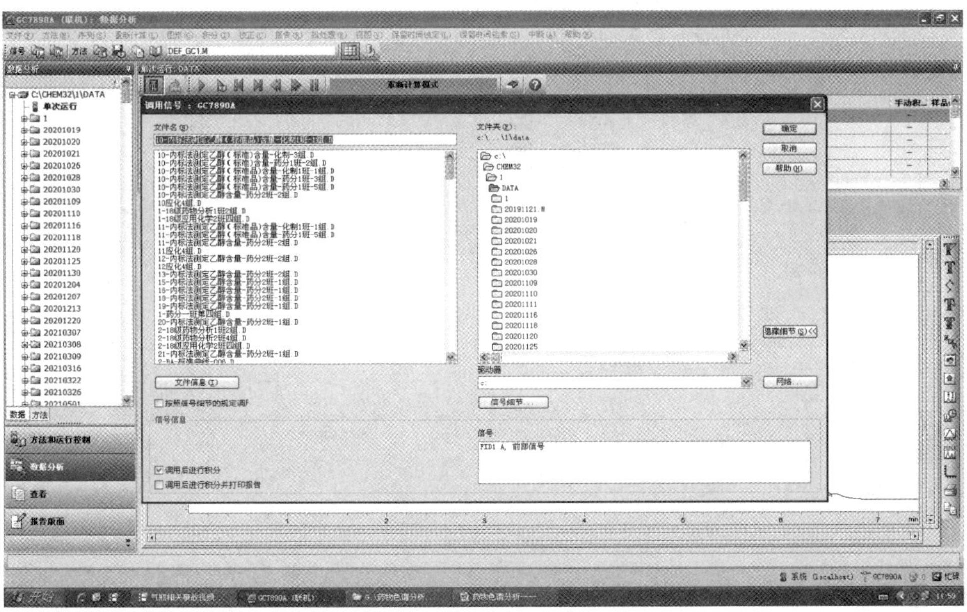

图 4-15　信号调用

③ 谱图优化。从“图形”菜单中选择“信号选项…”，如图 4-16 所示。从“范围”中选择“满量程”或“自动量程”及合适的显示时间，或选择“自定义量程”手动输入 X、Y 坐标范围进行调整，点击“确定”。反复进行，直到图的显示比例合适。

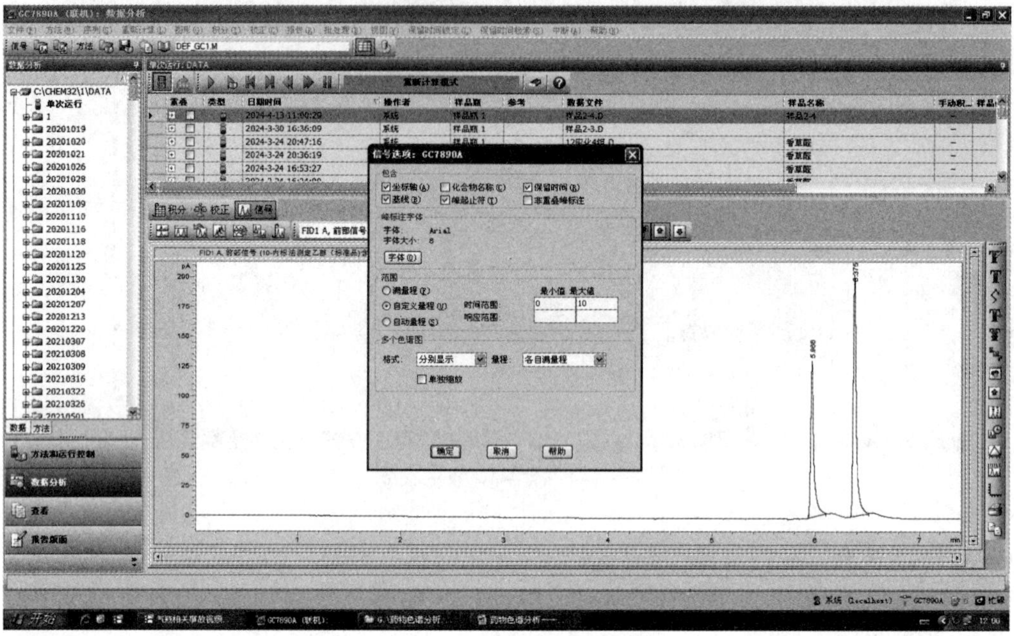

图 4-16　谱图优化设定

④ 积分参数优化。从“积分”菜单中选择“积分事件…”选项，选择合适的“斜率灵敏度”“峰宽”“最小峰面积”等。如图 4-17 所示，从“积分”菜单中选择“积分”选项，则数据被积分。如积分结果不理想，则修改相应的积分参数，直到满意，然后将积分参数存入方法。

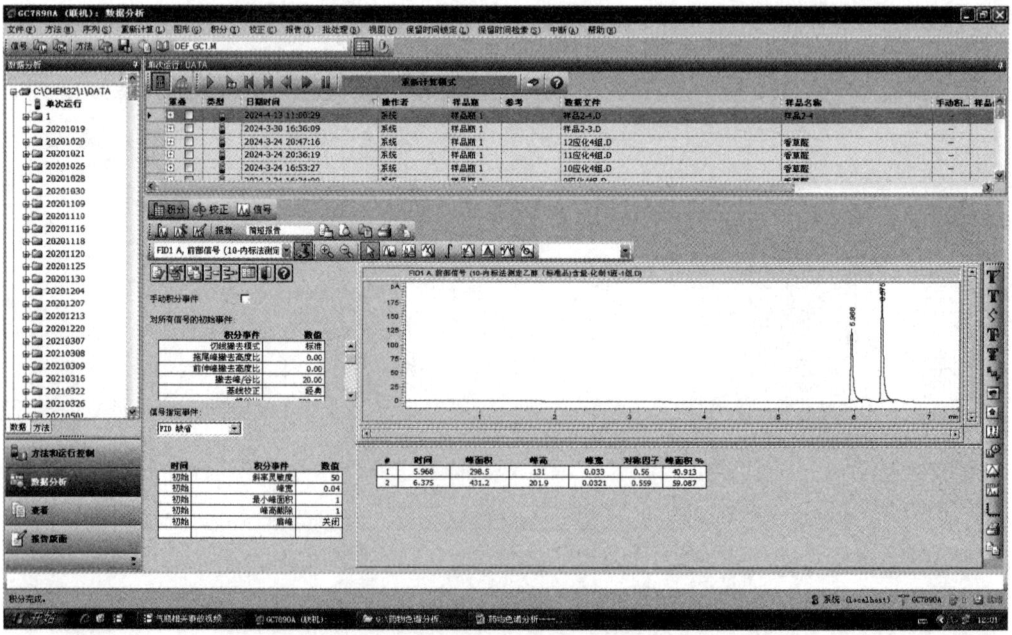

图 4-17　积分参数优化设定

5. 打印报告

通过数据积分优化和数据分析之后，可以打印输出报告。

① 从“报告”菜单中选择“指定报告…”选项，进入如图 4-18 界面。

② 点击“定量设定”框中“定量”右侧的黑三角，选中“面积百分比法”，其他选项保持不变。点击“确定”。

③ 从菜单栏“报告”菜单中选择“打印”，则报告结果将打印到屏幕上，如想输出到打印机上，则点击“报告”底部的“打印”按钮。

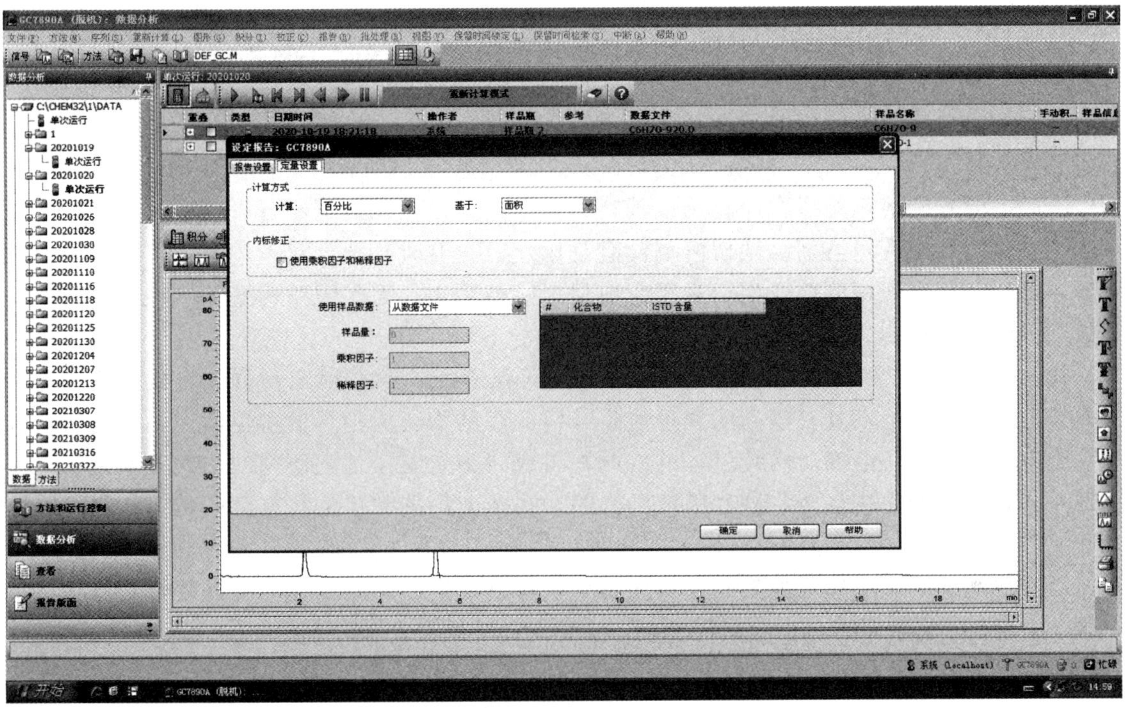

图 4-18　信号参数的设定

6. 关机

① 实验结束后，先分别在工作站和气瓶开关上关闭氢气和空气。注意不要关闭氮气，以防止色谱柱干烧。

② 降温各热源（柱温、进样口温度、检测器温度），待各处温度降下来后（低于 50 ℃），退出化学工作站。

③ 退出 Windows 所有的应用程序，并关闭电脑。

④ 关闭 Agilent 7890A GC 仪器电源，最后关氮气。

【案例分析】

气相色谱是分析化学中一种重要的分离和分析方法，本案例以 Agilent 7890A GC 进行气相色谱操作流程的一般设置：正确地安装色谱柱→将载气、空气、氢气打开→打开电脑→打开 Agilent 7890A 硬件电源→打开色谱工作站（联机）→设置进样器、柱温箱、检测器等参数→进样分析→调用采集的数据设置积分条件→数据积分→打印积分结果→按关机步骤关机。

⊖ 参考文献

[1] 安捷伦科技推出全新7890A旗舰气相色谱仪及5975C气-质联用仪 [J]. 中国环境监测，2007 (2)：121.

[2] 安捷伦科技（上海）有限公司 . Agilent 7890 系列气相色谱仪安全手册 [Z]. 2013，https：//www.agilent.com.cn/cs/library/usermanuals/public/ZH _ 7890B _ Safety.pdf.

[3] 袁存光，祝优珍，田晶，等 . 现代仪器分析 [M]. 北京：化学工业出版社，2012.

[4] 于世林 . 图解气相色谱技术与应用 [M]. 北京：科学出版社，2010.

案例 4-2　中药复方制剂残留溶剂的测定

【案例背景】

药物中的残留溶剂是指在原料药或辅料的生产中，以及在制剂制备过程中使用或产生而又未能完全去除的有机溶剂。残留溶剂没有临床疗效，有时甚至会对人体或环境产生一定的危害，因此，所有残留溶剂在生产过程中应尽可能地除去。为保障用药安全，也需要对残留溶剂进行监测和控制。

如表 4-1 所示，依据残留溶剂对人体及环境可能造成的危害程度，可以将残留溶剂分为四种类型。第 1 类溶剂具有较高的致癌风险，因此在药物合成中尽量避免使用，或进行替代研究。为了降低替代溶剂对后续过程的影响，替代研究建议在工艺研究的初期开始进行。替代研究有时候可能比较复杂，种种因素的限制，临床前可能无法进行充分的替代研究，这个时候就需要严格控制残留溶剂量，药物也可进入临床研究。进入临床研究后仍然可以进一步开展替代溶剂的研究工作。如果后期采用了替代溶剂，产品的质量标准则需要重新修订。如

表 4-1　有机残留溶剂分类及使用要求

残留溶剂分类	使用要求
第 1 类	该类为毒性明显，并且具有致癌风险的溶剂，在原料药、赋形剂等生产过程中应该避免使用。确定的合成路线，如果使用到第 1 类溶剂，建议设计者重新设计方案，尽量不使用第 1 类溶剂，或者进行替代溶剂研究。无论在合成过程中哪一步骤使用，均需将残留量检查订入质量标准，限度必须符合规定。第 1 类溶剂共有五种：苯、四氯化碳、1,2-二氯乙烷、1,1-二氯乙烷、1,1,1-三氯乙烷。其中，1,1,1-三氯乙烷会造成环境公害，因而被列入了第 1 类，但是基于安全性数据计算，其在药物中允许存在的浓度限度与第 2 类溶剂相似，因此，使用该溶剂时需要有严格的环境保护措施，是否需将残留量检测定入标准可以参照第 2 类溶剂进行要求
第 2 类	该类为非遗传毒性致癌（动物实验）的溶剂，但是也可能导致其他不可逆的毒性，如神经毒性或致畸性。此类溶剂具有一定的毒性，但与第 1 类溶剂相比较，其毒性较小，建议限制使用，以预防对患者潜在的不良影响。该类溶剂有 31 种，如乙腈、氯苯、异丙基苯、环己烷、环戊基甲基醚、1,2-二氯乙烯、二氯甲烷等
第 3 类	该类可视为低毒、对人类健康危害风险较低的溶剂。该类溶剂有 27 种，如乙酸、乙醇、1-丁醇、乙醚、乙酸丁酯、丙酮等
第 4 类	该类为无足够毒理学数据的溶剂，无法计算每日允许暴露量（PDE）值，进而计算限度。药品生产企业应论证这些溶剂在制剂中残留量的合理性。这类溶剂主要包括 1,1-二乙氧基丙烷、1,1-二甲氧基甲烷等

果第 1 类溶剂始终无法替代，则质量标准中需要一直保留其残留量的监测。总之，为了保障药品的用药安全，第 1 类溶剂的使用和监测一定要慎重。第 2 类溶剂具有一定的毒性和潜在的致癌风险，建议限制性使用。在临床研究期间，以多批中试和工业化生产规模产品为研究对象，可以根据继续积累合成过程中所使用的第 2 类有机溶剂残留量检测数据来制定残留溶剂控制的质量标准。一般情况下，如果多批中试和工业化生产规模产品的检测结果能够充分表明所使用的第 2 类溶剂没有残留，那么该溶剂的残留检测可以不订入质量标准。否则，质量标准中仍然需要保留或增加其残留量检查。第 3 类溶剂毒性小，人体可接受的粗略浓度限度为 0.5%，是 GMP 或其他质量要求限制使用的量，由于其毒性小，因此可仅对最终产品的精制过程进行第 3 类溶剂的残留量检测。一般情况下，该类溶剂可依据临床前残留溶剂研究结果来制定临床研究质量标准。通常，如果该类溶剂在最终产品精制过程中仍有残留，建议将其残留量检查订入质量标准。第 4 类溶剂目前尚无足够毒理学资料，建议药物研发者根据生产工艺和溶剂的特点，必要时进行溶剂残留量研究。总之，在药物合成和制备过程中，一般首选毒性较低的溶剂，尽量不使用第 1 类溶剂，控制第 2 类溶剂的使用，确保药品的使用安全。药物中常见残留溶剂及其限度如表 4-2 所示。

表 4-2　药物中常见残留溶剂及其限度

溶剂名称	PDE 值/(mg/d)	限度/%	溶剂名称	PDE 值/(mg/d)	限度/%
第 1 类溶剂（应避免使用）			甲酰胺	2.2	0.022
苯	0.02	0.0002	正己烷	2.9	0.029
四氯化碳	0.04	0.0004	甲醇	30.0	0.3
1,2-二氯乙烷	0.05	0.0005	2-甲氧基乙醇	0.5	0.005
1,1-二氯乙烯	0.08	0.0008	甲基丁基酮	0.5	0.005
1,1,1-三氯乙烷	15.0	0.15	甲基环己烷	11.8	0.118
第 2 类溶剂（应该限制使用）			*N*-甲基吡咯烷酮	5.3	0.053
乙腈	4.1	0.041	硝基甲烷	0.5	0.005
氯苯	3.6	0.036	吡啶	2.0	0.02
氯仿	0.6	0.006	四氢噻吩	1.6	0.016
环己烷	38.8	0.388	四氢化萘	1.0	0.01
1,2-二氯乙烯	18.7	0.187	四氢呋喃	7.2	0.072
二氯甲烷	6.0	0.06	甲苯	8.9	0.089
1,2-二甲氧基乙烷	1.0	0.01	1,1,2-三氯乙烯	0.8	0.008
N,*N*-二甲氧基乙酰胺	10.9	0.109	二甲苯（通常含 60%间二甲苯，14%对二甲苯，9%邻二甲苯和 17%乙基苯，9%邻二甲苯和 17%乙基苯）	21.7	0.217
N,*N*-二甲氧基甲酰胺	8.8	0.088			
1,4-二氧六环	3.8	0.038			
2-乙氧基乙醇	1.6	0.016			
乙二醇	6.2	0.062			

续表

溶剂名称	PDE值/(mg/d)	限度/%	溶剂名称	PDE值/(mg/d)	限度/%
第3类溶剂（GMP或其他质量要求限制使用）			丁酮	50.0	0.5
乙酸	50.0	0.5	甲基异丁基酮	50.0	0.5
丙酮	50.0	0.5	异丁醇	50.0	0.5
甲氧基苯	50.0	0.5	正戊烷	50.0	0.5
正丁醇	50.0	0.5	正戊醇	50.0	0.5
仲丁醇	50.0	0.5	正丙醇	50.0	0.5
乙酸丁酯	50.0	0.5	异丙醇	50.0	0.5
叔丁基甲基醚	50.0	0.5	乙酸丙酯	50.0	0.5
异丙基苯	50.0	0.5	尚无足够毒性资料的溶剂		
二甲亚砜	50.0	0.5	1,1-二乙氧基丙烷		
乙醇	50.0	0.5	1,1-二甲氧基甲烷		
乙酸乙酯	50.0	0.5	2,2-二甲氧基丙烷		
乙醚	50.0	0.5	异辛烷		
甲酸乙酯	50.0	0.5	异丙醚		
甲酸	50.0	0.5	甲基异丙基酮		
正庚烷	50.0	0.5	甲基四氢呋喃		
乙酸异丁酯	50.0	0.5	石油醚		
乙酸异丙酯	50.0	0.5	三氯乙酸		
乙酸甲酯	50.0	0.5	三氟乙酸		
3-甲基-1-丁醇	50.0	0.5			

红豆杉是一种珍稀的植物，其提取物含有丰富的红豆杉碱类化合物，如紫杉醇。紫杉醇是一种有效的抗肿瘤药物，能够抑制肿瘤细胞的增殖和分裂，具有广谱的抗肿瘤活性。全世界共有十一种红豆杉，其中，我国共有四个品种和一个变种，即东北红豆杉、云南红豆杉、西藏红豆杉、中国红豆杉和南方红豆杉（变种）。曼地亚红豆杉原产地为美国、加拿大，母本为东北红豆杉（*T. cuspidata*），父本为欧洲红豆杉（*T. bauata*），是一种天然杂交品种。其在美国、加拿大生长发展已有近100年的历史。20世纪90年代中期，我国引种加拿大红豆杉，并在四川进行试种，经过权威机构测定，引种的红豆杉生物特性稳定，并没有发生变异，紫杉醇含量与原产地相当甚至高于原产地。曼地亚红豆杉植株各部分均含有紫杉醇，枝叶含量达0.03%以上，根系部分可达0.06%，全株用于提取紫杉醇，植株利用率高，其深度加工后综合经济价值更高。而天然红豆杉树的紫杉醇整株利用率低，一般分布于树皮中。因此，曼地亚红豆杉引种的成功对保护野生红豆杉树具有重要意义。

复方红豆杉胶囊是一种中药复方制剂，主要成分是红豆杉树皮、红参、甘草等物质的提取物，经过纯化后制成的胶囊。复方红豆杉胶囊常用于气虚痰瘀所致的中晚期肺癌化疗的辅助治疗。目前，重庆赛诺生物药业股份有限公司独家生产该品种（国药准字 Z20026350），根据该公司公布的专利，其制备方法是将红豆杉皮、红参、甘草以上三味药材，添加二氧化硅作为辅料，红豆杉皮粉碎，过 20 目筛，用乙醇作溶剂，浸渍 48 h 后，缓缓渗漉，收集漉液，40 ℃减压回收乙醇至干，加水和二氯甲烷，充分搅拌混合，静置 4 h 后，分出并收集二氯甲烷液，水液再用二氯甲烷萃取 3 次，合并各次二氯甲烷液，滤过，减压回收二氯甲烷至干，残余物用醋酸乙酯-甲醇（3∶1）混合溶液溶解，加硅藻土拌匀，减压除去溶剂，装入渗漉桶中，先用正己烷渗漉，继用二氯甲烷渗漉，收集二氯甲烷渗漉液，减压回收二氯甲烷至干，残余物用醋酸乙酯溶解，照柱色谱法［《中国药典》（2000 年版）一部附录Ⅵ C］，以硅胶为吸收剂，正己烷-丙酮（75∶25）为洗脱剂，洗脱，收集含有紫杉醇的洗脱液，减压回收溶剂至干；甘草、红参粉碎成粗粉，照流浸膏剂与浸膏剂项下的方法［《中国药典》（2020 年版）四部通则 0819］，用 70%乙醇作溶剂，浸渍 48 h 后，缓缓渗漉，收集渗漉液，回收乙醇，浓缩成稠膏，与上述含紫杉醇浸膏混合，加入二氧化硅，充分混匀，用乙醇作湿润剂，制成颗粒，60 ℃ 以下干燥，装入胶囊，即得复方红豆杉胶囊。

从上述工艺中可以看出，复方红豆杉胶囊制备过程用到了乙醇、二氯甲烷、醋酸乙酯、甲醇、正己烷和丙酮六种有机溶剂，这些溶剂的使用可能会引入杂质苯。根据前文可知，苯属于第 1 类溶剂，其毒性明显，无论在合成过程中哪一步骤使用，均需将残留量检查订入质量标准中。因此，考虑到临床用药的安全性，除检查甲醇、乙醇、丙酮、二氯甲烷、乙酸乙酯、正己烷残留量外，对复方红豆杉胶囊中苯的残留量测定也十分重要。本案例介绍了中药复方制剂复方红豆杉胶囊上述七种残留溶剂的测定方法。

【实验方法及结果】

1. 仪器与试药

（1）**仪器** 实验设备为安捷伦气相色谱仪，详细设置参数见表 4-3。

表 4-3 气相色谱仪条件

参数	条件
色谱仪	Agilent 6890 气相色谱仪（配置 Agilent 7694 型顶空进样，自动进样器）
色谱柱	以氰丙基苯基（6%）-二甲基聚硅氧烷（94%）为固定液的毛细管柱
流速	1.0 ml/min
柱温	（程序升温）35 ℃保持 5 min，20 ℃/min 升温至 200 ℃，保持 5 min
进样口温度	200 ℃
检测器温度	火焰离子化检测器（FID），250 ℃
进样量	1 μl
分流比	10∶1
炉温	80 ℃
定量环温度	120 ℃
传输管温度	150 ℃

(2) **试剂** 甲醇、乙醇、丙酮、二氯甲烷、乙酸乙酯、正己烷、苯，均为色谱纯。

(3) **样品** 市场购买复方红豆杉胶囊。

2. 溶液配制

(1) **对照品溶液的配制** 精密称取对应的对照品置于100 ml容量瓶中得到各个物质的贮备液，各个对照品的质量如表4-4所示，按照表中参数对各个对照品进行配制之后，苯对照品需要进一步稀释，取表中得到的苯溶液1 ml，置于250 ml容量瓶中，用50%二甲基亚砜溶液（空白溶液）定容至刻度，即得到苯的贮备液。将得到的各个物质的贮备液再精确量取2.5 ml，置于50 ml容量瓶中，用50%二甲基亚砜溶液定容至刻度，摇匀，即得到测试的七种溶剂的混合对照溶液。

表4-4 溶液的配置参数

溶液	溶质	质量/g	溶剂	体积/ml
对照品贮备液	甲醇	0.6092	50%二甲基亚砜溶液	100
	乙醇	1.0216	50%二甲基亚砜溶液	100
	丙酮	1.0136	50%二甲基亚砜溶液	100
	二氯甲烷	0.1229	50%二甲基亚砜溶液	100
	正己烷	0.05856	50%二甲基亚砜溶液	100
	乙酸乙酯	1.0208	50%二甲基亚砜溶液	100
	苯	0.001195	50%二甲基亚砜溶液	100
供试品	复方红豆杉胶囊	1.0	50%二甲基亚砜溶液	10

(2) **供试品溶液的配制** 称取购买的复方红豆杉胶囊样品1.0 g，置于顶空瓶中，精密加入50%二甲基亚砜溶液10 ml，密封瓶口，经超声10 min样品溶解后，作为供试品待测。

3. 溶剂气相色谱方法的验证

(1) **专属性试验** 专属性（specificity）是指在其他成分（如药物辅料、杂质、降解物等）存在时，采用的分析方法可以正确鉴定和检测出待测物质的特性。该特性用于考查该方法的抗干扰程度，它对准确度、精密度和线性范围等特性均有一定的影响，因此专属性往往是验证分析方法的第一步。

按照表4-3的色谱条件，再分别精密移取空白溶液（50%二甲基亚砜溶液）、混合对照溶液10 ml，置于顶空瓶中，密封瓶口，在80 ℃下恒温平衡30 min后进样，并记录色谱图，发现各溶剂分离较好，满足专属性的要求。

(2) **线性相关试验** 线性（linearity）是指在设计的测定范围之内，检测结果与待测物质浓度呈线性相关。一般来说，线性相关试验需要制备一系列浓度的待测物质溶液（至少需要5个浓度），以待测物为自变量，相应信号为因变量，采用最小二乘法（least-squares method）回归计算。在线性范围以内，可以直接应用分析得到的回归方程计算出样品中待测物质的浓度，也可以通过建立工作曲线的方式获得样品中待测物质的浓度。药物制剂的分析方法一般要求 r 不得小于0.999，而体内药物和痕量药物的分析方法一般要求 r 不得小于0.99。

本案例需要测定七种溶剂的浓度，因此需要建立七种溶剂的线性回归方程。首先制备每个溶剂的线性对照溶液。以甲醇为例，分别量取甲醇对照贮备溶液 0.5 ml、1.75 ml、2.5 ml、4.0 ml 和 5 ml 于 50 ml 的容量瓶中，加空白溶液定容，摇匀，制成甲醇线性相关试验的系列浓度。然后分别精密量取各个浓度的溶液 10 ml 置于顶空瓶中，按照前面的色谱条件进行分析检测。以各个溶剂的质量浓度（C，mg/ml）为自变量（X），测得峰面积（A）为因变量（Y），采用最小二乘法进行线性回归，结果如表 4-5 所示，全部残留溶剂的相关系数 r 均大于 0.999，线性关系良好。

表 4-5 回归方程及线性范围试验结果

残留溶剂	回归方程	相关系数	线性范围
甲醇	$Y=177017X+1393.6$	0.9992	0.06093～0.6093
乙醇	$Y=287680X+7333.9$	0.9992	0.1022～1.022
丙酮	$Y=1.00\times10^6X+27075$	0.9992	0.1014～1.0136
二氯甲烷	$Y=3.00\times10^6X-5292.3$	0.9992	0.01229～0.1229
正己烷	$Y=1.00\times10^6X+644.96$	0.9992	0.007856～0.07856
乙酸乙酯	$Y=2.00\times10^6X+87939$	0.9992	0.1021～1.0208
苯	$Y=7.00\times10^6X-901.46$	0.9992	0.00004780～0.0004780

（3）**精密度试验** 精密度（precision）是指在设计的测试条件下，同一均质样品经过多次进样测定所得结果之间的接近程度，用于反映在正常测定条件下分析方法的再现程度。国际人用药品注册技术协调会（ICH）提出了更全面的定义，将精密度分为三种类型，即重复性、中间精密度以及重现性。其中，重复性（repeatability）是指在同一分析人员和同样的操作条件下所得结果的精密度，重复性需要用多次测定结果来进行评价；中间精密度（intermediate precision）是指在同一实验室，不同时间由不同分析人员用不同设备测定结果的精密度，中间精密度主要反映实验室内部的随机变动因素（如日期、分析人员、仪器设备）对精密度的影响；重现性（reproducibility）为不同实验室之间不同分析人员的测定结果的精密度。在分析方法建立的初期，常常采用重复性和中间精密度进行考察。精密度一般采用一组测试数据的标准偏差（SD）或相对标准偏差（RSD）表示，要求方法的 RSD 在 2%以内。

该案例测试精密度时，精密量取上述混合对照溶液 10 ml 置于顶空瓶中，按照前面的色谱条件进行分析检测，多次进样并记录各个残留溶剂的峰面积，并分别计算 RSD。甲醇、乙醇、丙酮、二氯甲烷、正己烷、乙酸乙酯和苯的平均峰面积分别为 57224、162641、696100、168275.8、52244、1368306 和 17282。它们的 RSD 值分别为 0.95%、1.12%、1.86%、2.57%、0.65%、0.85%、1.38%，除二氯甲烷的 RSD 大于 2%以外，其他各残留溶剂的 RSD 均小于 2%。

（4）**检测限试验** 检测限（limit of detection，LOD）又称检出限，指由供试品中待测物能被检测到的最低含量，该指标体现了测试方法的灵敏度。一般以基质空白产生的仪器背景信号的 3 倍值所对应的浓度作为检测限。对于痕量浓度药物的检测，需要证明有足够低的检测限，这样才能保证样品中很小量的待测组分也能被检测出来。

该案例中，取对照贮备液，用空白溶液稀释至信噪比为 3∶1 时，测出的对应浓度即为七种残留溶剂的检测限，由结果可知，甲醇、乙醇、丙酮、二氯甲烷、正己烷、乙酸乙酯和苯的检测限分别为 1.88 μg/ml、1.15 μg/ml、1.65 μg/ml、0.71 μg/ml、1.44 μg/ml、0.64 μg/ml、0.021 μg/ml。混合对照溶液中的七种残留溶剂含量的浓度均高于检测限，证明所采用的分析方法可靠。

（5）**回收率试验** 回收率用来考查方法的准确度，即向空白基质中加入已知量的不同浓度的待测物对照品，然后测定值与加入值进行比较，以此来确定方法的准确度。在药物制剂分析中，空白基质一般由除待测组分外的其他所有处方组成。在进行主成分分析时，对照品的加入量构成的系列浓度可以自行设计，关键是要包括期望浓度，一般为待测组分期望浓度的 80%、100%、120%。《中国药典》对评价准确的要求是，在规定的范围内，对至少 9 次结果进行评价。

本案例中，分别精密称取同一批号的复方红豆杉胶囊样品 1.0 g，共称取 9 份，分别置于顶空瓶中。然后向这 9 个顶空瓶中加入不同浓度的待测物对照品。向装有样品的三个顶空瓶中加入 80%的混合对照溶液 10 ml，密封顶空瓶，经超声 10 min 样品溶解后，待测；向装有样品的另外三个顶空瓶中加入 100%的混合对照溶液 10 ml，密封顶空瓶，经超声 10 min 样品溶解后，待测；向余下的装有样品的三个顶空瓶中加入 120%的混合对照溶液 10 ml，密封顶空瓶，经超声 10 min 样品溶解后，待测。这样就配制了一组浓度为 80%、100%、120%的九个系列溶液，满足《中国药典》中对测定准确度实验次数的要求。将上述 100%的混合对照溶液作为对照，按照前面的色谱条件进行分析检测，根据色谱图得到的峰面积和表 4-4 的回归方程，利用外标法计算得到甲醇、乙醇、丙酮、二氯甲烷、正己烷、乙酸乙酯和苯的平均回收率和对应的 RSD 值，分别为 103.57% 和 1.69%、100.37% 和 1.92%、101.37% 和 1.91%、101.54% 和 1.28%、102.85% 和 1.28%、102.85% 和 1.49%、100.13% 和 1.77%、102.85% 和 1.49%、100.13% 和 1.77%、101.06% 和 1.78%。一般来说，常量药物的色谱分析方法要求回收率在 98%～102%的范围内，而痕量药物色谱分析方法要求回收率在 85%～115%的范围内。

（6）**残留溶剂测定** 按照前面的色谱条件进行分析检测，连续进样，得到七种残留溶剂的含量见表 4-6，从表中可知，复方红豆杉胶囊制备工艺中虽然涉及了溶剂甲醇、二氯甲烷、正己烷、乙酸乙酯和苯，但是后续这几种溶剂去除彻底，在产品中未检出这几种溶剂。产品中只检测出了乙醇和丙酮的残留量，实验的三批溶剂含量均符合相关规定。

表 4-6 复方红豆杉胶囊中七种残留溶剂的含量 单位：%

批号	080401	080402	080501
甲醇	未检出	未检出	未检出
乙醇	0.1368	0.1843	0.2929
丙酮	0.004960	0.002363	0.005006
二氯甲烷	未检出	未检出	未检出
正己烷	未检出	未检出	未检出
乙酸乙酯	未检出	未检出	未检出
苯	未检出	未检出	未检出

【案例分析】

在该案例中，苯溶剂并不是复方红豆杉胶囊制备过程使用到的直接溶剂，但是使用的其他溶剂有可能含有杂质苯。苯属于第 1 类溶剂，其毒性明显，对人体危害较大，它会对神经系统产生不良影响，造成头晕、头痛等，甚至引起慢性中毒，损害造血系统。因此，在药物溶剂残留检测的时候除了关注直接使用到的溶剂残留以外，还需要关注间接引入的溶剂，例如，使用的溶剂中含有杂质，工艺中大孔树脂的使用等都有可能间接性地引入其他溶剂。

参考文献

[1] 宋敏，赵朝群，周永福．气相色谱法测定复方红豆杉胶囊中七种有机溶剂残留量［J］．黑龙江中医药，2010，39（6）46-47.

[2] 刘悉承．一种复方红豆杉胶囊，制备方法及其乳腺癌化疗中气虚痰瘀症应用：CN113855721A［P］．2023-10-07.

[3] 杨文魁，周志刚，张琼，等．复方红豆杉胶囊联合微波消融术在早期非小细胞肺癌治疗中的应用及对预后的影响［J］．医药论坛杂志，2023，44（23）：9-13，22.

[4] 董军．复方红豆杉胶囊维持治疗晚期非小细胞肺癌疗效及其机制研究［D］．北京：中国中医科学院，2022.

[5] 丁黎．药物色谱分析［M］．北京：人民卫生出版社，2008.

[6] 于世林．图解气相色谱技术与应用［M］．北京：科学出版社，2010.

[7] 国家药典委员会．中华人民共和国药典［M］．北京：中国医药科技出版社，2025.

案例 4-3　气相色谱法测定甲磺酸伊马替尼中有机溶剂残留量

【案例背景】

甲磺酸伊马替尼（imatinib mesylate）是一种酪氨酸激酶抑制药，是全球首个获得批准的小分子酪氨酸激酶抑制剂，其对 BCR-ABL 酪氨酸激酶、血小板衍生生长因子受体和 c-Kit 酪氨酸激酶有高度特异性，不影响正常造血干细胞的生长。该药主要用于治疗慢性髓细胞性白血病（CML）和胃肠道间质瘤（GIST）。它是一种口服药物，通过抑制异常活跃的酪氨酸激酶来阻止癌细胞的生长和扩散。甲磺酸伊马替尼原料药在其合成、晶型制备等工艺步骤，使用了甲醇、乙醇、丙酮、异丙醇、乙酸乙酯、四氢呋喃和二甲基甲酰胺（DMF）等有机溶剂，这些溶剂对人体具有一定的潜在毒性，按国际人用药品注册技术协调会（ICH）颁布的 Q3C 残留溶剂指导原则，甲醇、四氢呋喃、二甲基甲酰胺为第 2 类溶剂，乙醇、丙酮、异丙醇、乙酸乙酯为第 3 类溶剂，它们的限度分别为甲醇 0.3%、乙醇 0.5%、丙酮 0.5%、异丙醇 0.5%、乙酸乙酯 0.5%、四氢呋喃 0.072%和 DMF0.088%。

本案例介绍了毛细管气相色谱法同时测定甲磺酸伊马替尼原料药中甲醇、乙醇、丙酮、异丙醇、乙酸乙酯、四氢呋喃和 DMF 七种残留溶剂含量的方法，并进行了方法学研究。

【实验方法及结果】

1. 仪器与试药

（1）仪器　实验设备为 7890B 型气相色谱仪（配置 FID 检测器，安捷伦科技公司），详细设置参数见表 4-7。

表 4-7 气相色谱仪分离条件

参数	条件
色谱仪	7890B 型气相色谱仪（配置 FID 检测器，安捷伦科技公司）
色谱柱	6%氰丙基苯-94%二甲基硅氧烷为固定液的毛细管柱（Agilent DB-624，30 m×320 mm，1.8 μm）
载气	氮气
流速	2.0 ml/min
柱温	程序升温：初始温度 45 ℃，保持 4 min，再以每分钟 15 ℃的速率升温至 200 ℃，保持 2 min
进样口温度	220 ℃
检测器温度	FID 温度 250 ℃
进样量	1.0 μl
分流比	15∶1

注：氢气流量 40 ml/min，空气流量 400 ml/min。

（2）**其他仪器** Mettler Toledo XPE205 型电子分析天平。

（3）**试剂** 乙醇、丙酮、异丙醇、乙酸乙酯、二甲基亚砜（均为分析纯），甲醇、四氢呋喃、二甲基甲酰胺（均为色谱纯），水为超纯水；甲磺酸伊马替尼原料药（石药欧意药业提供，批号为 695171257、695180104、695180203）。

2. 溶液配制

（1）**空白溶液** 二甲基亚砜。

（2）**对照品溶液** 精密称取甲醇 3.0103 g、乙醇 5.0239 g、丙酮 5.0155 g、异丙醇 5.0076 g、乙酸乙酯 5.2239 g、四氢呋喃 0.7432 g、二甲基甲酰胺 0.9210 g，分别置 100 ml 量瓶中，用二甲基亚砜稀释至刻度，摇匀。各精密量取 5 ml，置同一 50 ml 量瓶中，用二甲基亚砜稀释至刻度，作为对照品贮备液，精密量取 5 ml，置 50 ml 量瓶中，用二甲基亚砜稀释至刻度，作为对照品溶液。

（3）**供试品溶液** 精密称取甲磺酸伊马替尼样品约 1 g，置 10 ml 量瓶中，用二甲基亚砜溶解并稀释至刻度，摇匀，作为供试品溶液。

3. 有机溶剂气相色谱方法学验证

（1）**专属性** 取空白溶液和对照品溶液，在如表 4-7 所示的色谱条件下进样分析，记录色谱图。如图 4-19 所示，空白溶液（A）色谱图与对照品溶液（B）色谱图显示二甲基亚砜出峰时间与测定的七种溶剂保留时间存在明显差异，且不干扰测定；对照品溶液色谱图显示甲醇、乙醇、丙酮、异丙醇、乙酸乙酯、四氢呋喃、DMF 依次出峰，均能实现完全分离，表明该分离方法专属性良好。

（2）**线性** 精密量取制备好的对照品贮备液 0.25 ml、1 ml、2.5 ml、5 ml、7.5 ml、10 ml，分别置 50 ml 量瓶中，用二甲基亚砜稀释至刻度，摇匀，在如表 4-7 所示的色谱条件下进行分析，以峰面积（A）为纵坐标，以各组分质量浓度（C）为横坐标，进行线性回归，结果见表 4-8，结果显示七种溶剂的线性回归系数均在 0.999 左右，表明结果的线性关系良好。

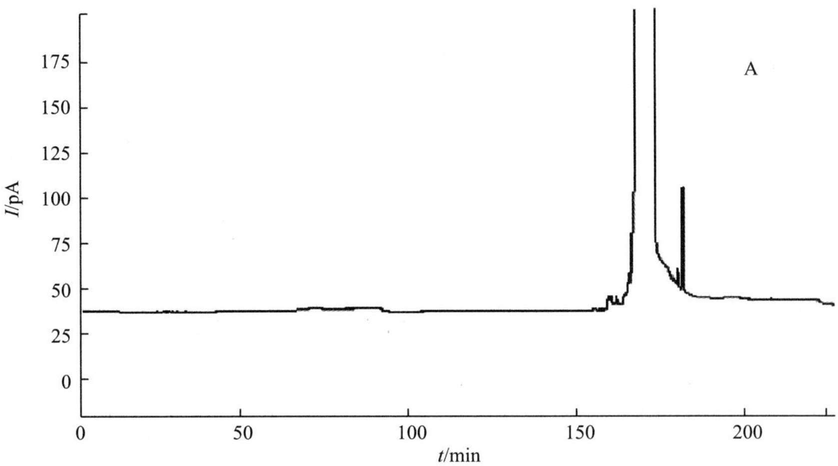

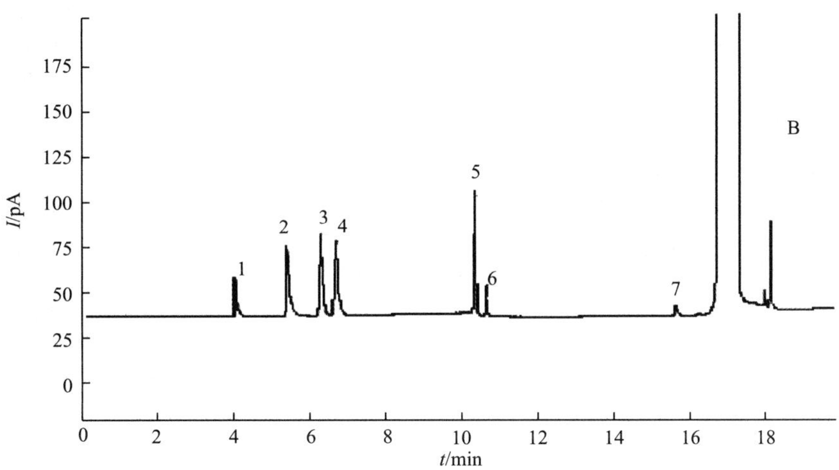

图 4-19　空白溶剂（A）及对照品溶液（B）色谱图

1—甲醇；2—乙醇；3—丙酮；4—异丙醇；5—乙酸乙酯；6—四氢呋喃；7—DMF

表 4-8　七种溶剂的线性范围、回归方程、检测限、回收率

溶剂	线性范围/(μg/ml)	回归方程	r	检测限/(μg/ml)	回收率/%(n=9)	RSD/%(n=9)
甲醇	15.15～606.02	A=351C+1.1733	0.9991	0.01	88.79	7.5
乙醇	25.11～1004.78	A=500C−1.7580	0.9999	0.01	92.61	2.3
丙酮	25.08～1003.10	A=487C+2.6051	0.9997	0.009	83.18	8.9
异丙酮	25.04～1001.52	A=550C+4.0755	0.9996	0.008	110.92	7.8
乙酸乙酯	26.12～1044.78	A=379C+5.6477	0.9991	0.006	91.56	2.5
四氢呋喃	3.72～148.64	A=585C+0.8121	0.9999	0.004	91.45	3.3
DMF	4.60～184.20	A=382C+1.9848	0.9964	0.005	94.66	7.6

(3) **检测限** 精密量取制备好的对照品贮备液 0.5 ml，置于 100 ml 容量瓶中，用二甲基亚砜稀释至刻度，摇匀，在如表 4-7 所示的色谱条件下进行分析，按照信噪比（S/N）= 3 对检测限进行计算，七种溶剂的检测限结果见表 4-8。

(4) **进样精密度** 取制备好的对照品溶液，在如表 4-7 所示的色谱条件下连续进样 6 针，记录色谱图，所得甲醇、乙醇、丙酮、异丙醇、乙酸乙酯、四氢呋喃、DMF 峰面积的 RSD 值分别为 1.72%、2.03%、2.20%、2.22%、2.12%、2.04%、4.91%，该结果表明仪器的精密度良好。

(5) **回收率试验** 精密称取甲磺酸伊马替尼约 0.5 g，置于 5 ml 容量瓶中，共 9 份，每 3 份一组，分别加入约相当于规定各组分限度 50%、100%与 150%的对照品溶液，溶解并稀释至刻度，作为回收率试验供试品溶液。取已制备好的对照品溶液与回收率试验供试品溶液，在如表 4-7 所示的色谱条件下进样分析，按外标法以峰面积计算供试品溶液各溶剂的含量，并以样品本身含量校正，计算加样回收率，结果见表 4-8。

(6) **溶液稳定性试验** 取对照品溶液，在放置 0 h、2 h、4 h、8 h、12 h 后，按表 4-7 所示的色谱条件进样分析，计算各组分峰面积的 RSD，结果见表 4-9，表明对照品溶液在 8 h 内相对稳定。

表 4-9 稳定性试验结果表

溶剂	0 h	2 h	4 h	8 h	12 h	RSD/%
甲醇	106	107	117	115	110	4.37
乙醇	238	246	261	280	275	6.95
丙酮	239	249	256	205	233	8.32
异丙酮	265	284	314	206	258	4.94
乙酸乙酯	212	235	229	241	230	4.72
四氢呋喃	43	45	49	51	50	7.22
DMF	34	44	36	44	41	1.57

(7) **样品测定** 取原料药 3 批，按表 4-7 所示的色谱条件进行测定，七种残留溶剂测定结果均低于检测限。

【案例分析】

应用气相色谱法测定药品中的残留溶剂是首选方法。药品中的残留溶剂是指在原料药、辅料以及制剂生产中使用的，但在工艺过程中未能完全去除的有机溶剂。在原料药合成工艺中，选择适当的溶剂可提高产量或决定药物的性质，如晶型、纯度、溶解速率等，因此，有机溶剂在药物合成反应中是不可或缺的、非常关键的物质。当药品所含的残留溶剂水平高于安全值时，就会对人体或环境产生危害，因此，也需要对残留溶剂进行监测和控制。

药品残留溶剂研究和控制的要求遵循 ICH《Q3C（R9）：杂质：残留溶剂的指导原则》，该指导原则基于风险评估，依据残留溶剂对人体及环境可能造成的危害程度，将残留溶剂分为 4 种类型进行研究。

第 1 类为应避免使用的溶剂，该类溶剂具有已知的人体致癌物、强疑似人体致癌物，以及环境危害物，因此，在药物合成中尽量避免使用，或进行替代研究。第 2 类为应限制使用的溶剂，该类溶剂具有非遗传毒性动物致癌物，或可能导致其他不可逆毒性如神经毒性或致畸性。第 3 类为潜在毒性的溶剂，是 GMP 或其他质量要求限制使用的溶剂，该类溶剂对人体有低潜在毒性的溶剂，无须制定基于健康的暴露限度。第 3 类溶剂的每日允许暴露量（PDE）为每天 50 mg 或 50 mg 以下，可仅对最终产品的精制过程使用的该类溶剂进行的残留量检测。第 4 类为目前尚无足够毒理学资料的溶剂，建议药物研发者根据生产工艺和溶剂的特点，必要时进行溶剂残留量研究。总之，在药物合成和制备过程中，一般首选毒性较低的溶剂，尽量不使用第 1 类溶剂，控制选用第 2 类溶剂，确保药品的使用安全。

本案例中测定方法的建立，考虑和确定了如下参数。

（1）进样方式 采用气相色谱法测定药品中的残留溶剂，溶液直接进样与顶空进样是两种常用方式。顶空进样可以看作是一种气相萃取方法，将待测样品置入密闭的顶空瓶中，通过加热升温使挥发性组分从样品基体中挥发出来，在气-液（或气-固）两相中达到平衡，抽取瓶中顶部气体进行色谱分析，清洁，干扰少，但对浓度低的或者沸点高的组分，灵敏度相对较低。本案例分析的二甲基甲酰胺，其沸点为 153 ℃，限度浓度为 92 μg/ml，采用顶空进样，灵敏度太低，所以，选择直接进样方式，绝对进样量更大，确保二甲基甲酰胺具有更高的灵敏度。

（2）溶剂 在样品制备溶剂的选择方面，由于四氢呋喃、二甲基甲酰胺限度要求较低，对灵敏度要求高，因此需要制备的样品浓度很高。样品仅在水、二甲基乙酰胺、二甲基亚砜中溶解度满足要求，采用二甲基乙酰胺为溶剂，会对二甲基甲酰胺检测产生干扰，同时考虑到直接进样，以水为溶剂影响色谱柱使用寿命，故采用二甲基亚砜为样品制备溶剂。

（3）色谱柱 本案例研究所涉及的有机溶剂极性差异较大，采用常见的非极性和弱极性色谱柱 HP-1（30 m×0.25 mm，1.0 μm）、HP-5（30 m×0.25 mm，1.0 μm），发现丙酮和异丙醇难以实现基线分离；采用强极性色谱柱 DB-WAX（30 m×0.25 mm，0.25 μm）、HP-INNOWAX（30 m×0.25 mm，0.5 μm）和 HP-INNOWAX（30 m×0.32 mm，0.5 μm），异丙醇和乙醇分离度不佳。若同时采用上述色谱柱时，均存在不同程度的空白干扰。最终，选用中等极性色谱柱 DB-624 能对各组分实现良好的分离效果，未发现空白干扰。

参考文献

[1] 邹江，沈丹丹，王东，等．气相色谱法同时测定甲磺酸伊马替尼原料药中 7 种有机溶剂残留量 [J]. 中国药业，2021，30（12）：59-62.

[2] 王善春，张喜全，李洋，等．毛细管气相色谱法测定甲磺酸伊马替尼原料药中 4 种有机溶剂残留量 [J]. 医药导报，2017，36（12）：1390-1393.

[3] 严拯宇，刘新颖，王瑞，等．毛细管气相色谱法测定甲磺酸伊马替尼中残留有机溶剂 [J]. 药学进展，2014，38（10）：761-764.

[4] Kumar R，Pereira R S，Zanetti C，et al. Specific，targetable interactions with the microenvironment influence imatinib-resistant chronic myeloid leukemia [J]. Leukemia，2020，34（8）：2087-2101.

[5] Tantravahi S K，Kim S J，Gilreath J A，et al. Synergistic Effect of Imatinib and Ruxolitinib in a Patient with JAK2V617F positive Myelofibrosis and Concomitant BCR-ABL1 positive Chronic Myeloid Leukemia [J]. Blood，2018，132：5482.

[6] Chen R S，Bagaskoro F，Handayani D A. High sensitivity assay for detection BCR-ABL with T315I mutation in CML patients [J]. Clinica Chimica Acta，2019，493：S580.

[7] 郭家林，杨艺虹，肖军海．甲磺酸伊马替尼的合成［J］．中国医药工业杂志，2013，44（7）：644-647.
[8] 陈灵娟，周和平，黄文峰，等．甲磺酸伊马替尼的合成［J］．河北科技大学学报，2011，32（5）：492-495.
[9] Sojitra C，Tehare A，Dholakia C，et al. Development and validation of residual solvent determination by headspace gas chromatography in Imatinib Mesylate API［J］. SN Applied Sciences，2019，1（3）：233.

案例 4-4　顶空-气相色谱法测定复方感冒灵颗粒中残留溶剂的方法设计

【案例背景】

化学药物的合成和精制过程中，常常会使用到一些有机溶剂，而最终的产品又不能将这些溶剂完全去除，这时往往需要对药物中的残留溶剂进行检测。根据案例 4-2 可知，基于残留溶剂对人体及环境可能造成的危害程度，可以将残留溶剂分为四种类型进行研究，不同类型的残留溶剂其残留限度不同。近年来，气相色谱技术得到迅速的发展，技术也日趋成熟，特别是顶空气相色谱法，在溶剂残留检测领域发挥着越来越重要的作用。

色谱分析主要改进的目标之一就是减少分析时间，提高分离效率。但有些样品在色谱分析前往往需要复杂的前处理过程，因此，提高气相色谱的分析效率，离不开高效的样品前处理方式。为了加快和简化色谱的前处理过程，研究者开发了许多前处理技术，例如液液萃取技术、固相萃取技术、固相微萃取技术、膜萃取技术和顶空技术等。其中，顶空技术作为一种高效、准确的分析方法，已经广泛应用于药物分析、石油化工、环境监测、食品安全等领域。顶空气相色谱法将待分析的液态或固态样品置于密封的顶空瓶中，在顶空瓶中加入惰性气体，通过加热或搅拌样品，使样品中的挥发性物质蒸发到顶空瓶的气相空间中，然后使用进样器将顶空瓶上部的气相样品直接注入气相色谱柱中进行分析，如图 4-20 为岛津顶空进样器 HS-20 NX 的示意图。它采用气体进样，不需要特殊的前处理步骤，分析时，可以不用有机溶剂进行提取，对分析人员和环境更加友好。顶空进样可以将挥发性物质的气相样品直接注入气相色谱柱，因此可以获得较高的分析灵敏度，谱图简单，干扰峰少。

1. 顶空气相色谱原理

顶空气相色谱法（HS-GC）是利用液固体中的挥发性组分在密闭恒温系统中达平衡后，气相和液固相中挥发性组分比值恒定的原理，对平衡后液固体上部的蒸气进行气相色谱分析的一种方法，该方法又称液上气相色谱分析法。

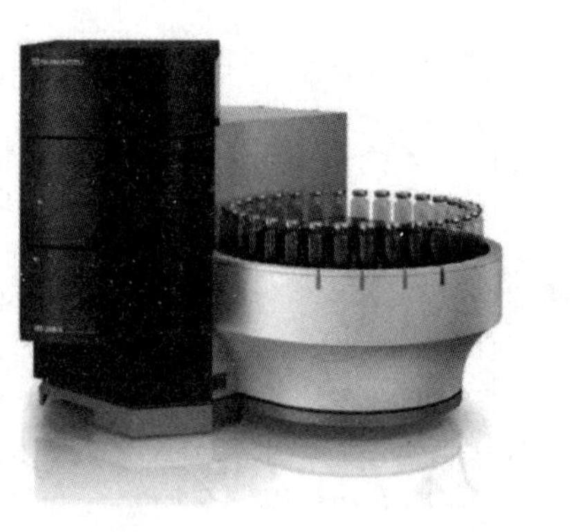

图 4-20　岛津顶空进样器 HS-20 NX 的示意图

当试样置于恒定温度的密闭容器中时，经过一定时间达到气-液平衡后，两相的传质速率达到动态平衡，此时，i 组分在气相中的分压可由拉乌尔定律表示：

$$P_i = P_i^0 X_i$$

式中，P_i 为 i 组分在气相中的分压；P_i^0 为 i 组分在该温度下的饱和蒸气压；X_i 为 i 组分在该溶液中的摩尔分数。采用气相色谱法分析时，由于样品中待检测组分浓度通常比较低，因此该溶液可以近似处理为理想溶液，理想溶液满足拉乌尔定律。

当温度恒定时，组分 i 的饱和蒸气压为定值，因此，当样品置于恒定温度的顶空瓶中时，只要 i 组分的浓度一定，则在顶空瓶上方的 i 组分的分压也为一定值，即该组分的浓度为恒定值。也就是说，只要温度和组分液相中的浓度一定，则顶空瓶上方的该组分浓度也是一个定值。那么，顶空气相色谱法分析得到峰面积 A_i 正比于待测 i 组分在溶液中的浓度。该公式为顶空进样定量计算的基础。

顶空气相色谱法是指对液体或固体中的挥发性成分进行气相色谱分析的一种间接测定法，它是在热力学平衡的蒸气相与被分析样品同时存在于一个密闭系统中进行的。不同于传统的液液萃取或固相萃取等技术，它可以避免引入共萃取物带来的干扰。

2. 顶空气相色谱的分类

根据不同的分析目的和样品特点，顶空气相色谱法可以分为静态顶空气相色谱法（static headspace gas chromatography，SHS-GC）、动态顶空气相色谱法（dynamic headspace gas chromatography，DHS-GC）、顶空固相微萃取法（headspace solid phase microextraction，HS-SPME）等几种类型。

（1）**静态顶空气相色谱法** 静态顶空气相色谱法属于常规顶空气相色谱法，是顶空分析方法最早出现的分析形式。它是在达到平衡状态的气固或气液两相系统中，用进样器吸取顶空瓶上部一定量的气相样品，然后直接注入气相色谱柱中进行分析。该方法通过测定顶空气体来分析原样品中待测组分的含量，属于一种间接分析法。静态顶空法抗干扰能力强，因为该过程不会直接从固体或液体样品中取样，因此样品基质成分不会被带入气相色谱分析仪中，这样就可以在一定程度上消除基质对检测结果的干扰。另外，静态顶空技术可以进行连续取样，与动态顶空相比较，不用配置吸附和解析装置，仪器结构更简单。当所分析的样品中待测组分含量很低时，需要进样的气体体积较大，则不适宜采用静态顶空分析法。当所分析的样品中待测组分含量比较高时，较少的气体进样体积就能够满足分析的需要，那么就可以采取静态顶空分析法。静态顶空属于间接分析法，因此标准和样品测定时实验条件应该保持一致。采用静态顶空分析时，一般对一个样品瓶只进行一次取样，因为一个样品瓶取样后，样品瓶中组分的量减少，并且密封垫穿刺后引起的气体泄漏等因素会引起样品浓度变化，因此再次达到平衡时，顶空瓶上部的气相浓度与第一次的相比较已经发生了变化，所以重复进样测定时应为新的样品瓶，而不能是一个样品瓶重复取样多次。

（2）**动态顶空气相色谱法** 动态顶空气相色谱法是一种用于分离和分析挥发性有机化合物的技术，也称作吹扫-捕集法。该方法采用惰性气体连续不断地通过液态待测样品，样品中的挥发性组分则被惰性气体从基质中“吹扫”出来，挥发性组分随气流进入捕集器，捕集器中的吸附剂会对挥发性组分进行吸附富集（吸附剂一般为多孔高聚物，常用的有二乙烯基苯和苯乙烯类聚体组成的多孔微球），或者采用低温冷阱的方式捕集挥发性组分，然后将捕集的挥发性组分进行解吸，解吸后再利用气相色谱系统进行相应的分析。动态顶空气相色谱法利用气流多次“吹扫”，直至将样品中待测组分完全转移到顶空气体中，即多次取样顶空气体，直至完全或近似完全将挥发性组分从液态待测样品萃取出来，将多次萃取得到的色谱峰面积进行叠加，最终计算出样品中某挥发性组分的含量。

动态顶空法是将液态待测样品中所有挥发性组分都进行了完全的“气体提取”，因此适合分析浓度较低的组分，对于复杂组成样品中挥发性较高的组分分析也具有较高的灵敏度。该方法的缺点就是在吸附和解吸过程中样品组分存在一定的损失。另外，液体样品的性质不同，得到的分析结果也会有所差异，仪器的结构也较为复杂。

（3）**顶空固相微萃取法** 固相微萃取技术结合了顶空技术和固相微萃技术的优点，在抽提气体样本的时候，采用涂有固定相的熔融石英纤维的萃取头对待测组分进行吸附、富集，然后再解吸进样。萃取头可在气相色谱进样器的热区中直接进行热解吸，也可在液相色谱的洗脱池中用溶剂洗脱。它将萃取、浓缩两个步骤合并，操作简单。萃取头具一定的预浓缩作用，该分析方法的灵敏度较静态顶空分析要高，精密度较动态顶空分析更好，是近几年最常用的顶空分析方法。固相微萃取技术对于一些含量较低、低挥发性的组分分析较为适合，对于一些挥发性组分以及半挥发性组分灵敏度较好，结果的重现性也较好，但是该技术检测的范围较窄，周期较长，且固相微萃取纤维价格较贵。

萃取头的极性和厚度对顶空-固相微萃取实验效果非常重要，在选取萃取头时可以依据“相似相溶”原理进行选择。非极性的固相微萃取纤维涂层适合分析非极性和弱至中等极性化合物，以聚二甲基硅氧烷（PDMS）为代表；极性的固相微萃取纤维涂层适合分析极性半挥发性化合物，极性涂层的种类较多，有聚丙烯酸酯类（PA）和碳分子筛（carboxen）等；近几年还出现了一些混合涂层的萃取头，这类型的萃取头适合的分析体系范围更广。

3. 顶空气相色谱法的影响因素

顶空气相色谱法是一种广泛应用于挥发性有机化合物（VOC）检测的分析技术。该方法通过分析样品上方空间中的气体成分来间接评估原始样品中的挥发性组分。尽管顶空气相色谱法具有操作简便、灵敏度高等优点，但其分析结果的准确性和重复性受多种因素的影响，主要的影响因素如下所述。

（1）**样品的性质** 在顶空气相色谱中，样品的性质对分析结果有着显著的影响，顶空气相色谱对样品的处理较为简单，它直接吸取上部气体并进行分析，如果气体组成与基质存在较大差异，样品的性质会对分析结果造成较大的影响。首先，样品中挥发性组分的浓度直接影响顶空气相色谱的检测结果。挥发性较强的组分在顶空部分的浓度较高，因此，更容易被检测到。当检测分析气体样品或者在特定条件下可全部转换为蒸气的样品时，顶空气相色谱与普通气相色谱分析是相同的。其次，样品的基质效应也会对顶空气相色谱的分析造成影响，不同的样品基质（如水、油、聚合物等）对挥发性组分的溶解度不同，这会影响顶空平衡时挥发性组分在气相中的浓度。例如，油类样品中的挥发性有机物可能因为溶解度较高而不易挥发到顶空部分。样品的温度是影响顶空平衡的重要因素，提高温度可以增加挥发性组分在顶空部分的浓度，从而提高检测灵敏度。但是，过高的温度可能导致某些组分的热分解或样品本身的变性；对于含水的样品，水分的存在会影响顶空中挥发性组分的分压，进而影响其在气相中的浓度。湿度较高的样品可能会导致水蒸气与目标分析物竞争吸附位点，降低检测灵敏度。样品的均匀性和稳定性会影响顶空分析的结果重现性。此外，如果样品不稳定，随着时间的推移可能会发生化学变化，从而影响顶空中挥发性组分的浓度。总之，样品的性质对顶空气相色谱分析的影响是多方面的，需要通过优化样品处理和分析条件来减少这些影响，确保分析结果的准确性和可靠性。

（2）**相比和气液（固）分配系数** 相比（β）和气液（固）分配系数（K）是影响顶空气相色谱中两个非常重要的物理参数，它们对分析结果的准确性和灵敏度有着显著的影响。

相比是指封闭系统中气相与液相（或固相）体积的比值。在顶空气相色谱中，相比通常指顶空部分（气相）的体积与样品基质（液相或固相）体积的比值。相比的大小直接影响到挥发性组分在两相之间的分配行为，从而影响顶空部分中挥发性组分的浓度。相比越大，表示气相体积相对于液相体积越大，挥发性组分在顶空部分的浓度就越低。

气液（固）分配系数是指挥发性组分在两相之间达到平衡时，气相与液相（或固相）中组分浓度的比值。分配系数反映了挥发性组分在两相之间的分配倾向，其大小与组分的挥发性和亲水性有关。分配系数的大小受温度的影响，温度升高，分配系数通常会增大。分配系数小，表示组分更倾向于分布液相（或固相），相比所造成的误差就越大。在实际分析中，样品体系的分配常数经常是不可知的，实验时，尽量使每次相比保持一致，这样就可以减少分配系数变化对分析结果的影响。一般通过采用相同的顶空瓶和相同的进样量等措施来保证相比的一致性。在顶空气相色谱分析中，相比和分配系数的影响是相互关联的。为了获得良好的分析结果，需要同时考虑这两个参数的影响。通过优化相比和分配系数，可以提高顶空气相色谱的分析性能，实现对挥发性组分的高灵敏度和准确定量检测。相比和分配系数决定了挥发性组分在顶空部分的浓度，进而影响检测的灵敏度和准确性。通过合理调整相比和分配系数，可以优化顶空气相色谱的分析条件，提高分析结果的可靠性。

(3) **平衡温度** 平衡温度是决定样品中挥发性组分在气液两相中分配系数的关键参数，它直接影响到样品中挥发性组分在顶空部分的浓度，从而影响组分在两相间的分配系数，进而影响检测的灵敏度和准确性。加热温度要保证分析组分从样品中挥发出来，并达到动态平衡。一般来说，平衡温度的高低决定了样品中挥发性组分向气相中蒸发的速度和程度。根据亨利定律，温度升高，挥发性组分在气相中的分压增大，即顶空中的浓度增加。这意味着提高平衡温度可以增加检测的灵敏度，减小检测误差，尤其是对于那些挥发性较低的组分来说，提高温度有助于改善其检测限，增加分析结果的真实性，因此采用较高的平衡温度对同一样品的分析会提高结果的准确度。然而，平衡温度的提升并不是没有限制的。过高的温度可能会引起一些不利影响，例如热分解，对于某些热不稳定的化合物，过高的温度可能导致其分解，产生新的挥发性物质，这些物质可能干扰原有组分的检测，或者无法准确反映样品的真实组成。如果样品中含有溶剂，过高的温度可能导致溶剂的过度蒸发，这不仅会改变顶空的体积，还可能对色谱柱造成损害。因此，在选择平衡温度时，需要综合考虑样品的性质、目标分析物质的挥发性、热稳定性等因素。通常，可以从较低的温度开始尝试，然后逐渐提高温度，观察目标分析物质的响应变化，直至找到一个最佳的平衡温度点。此外，还可以参考相关的标准方法或文献报道，借鉴他人的实验条件来设定平衡温度。

(4) **平衡时间** 在顶空气相色谱分析中，平衡时间的长短决定了挥发性组分是否能够在两相之间充分分配，达到真正的平衡状态。如果平衡时间不足，挥发性组分在两相之间的分配未能达到平衡，那么顶空部分的气体组成将不能真实反映样品中的挥发性组分含量，导致检测结果出现偏差。适当延长平衡时间就可以提高分析的准确性。因为平衡时间越长，挥发性组分在两相之间的分配越接近平衡，顶空部分的气体组成就越能真实反映样品中的挥发性组分含量。然而，过长的平衡时间可能会降低分析效率，增加分析时间，对于某些热不稳定的化合物还可能导致分解。平衡时间还受到样品性质、样品量、介质黏度、平衡温度、相比等因素的影响。对于挥发性较强的组分，平衡时间可以相对较短；而对于挥发性较弱的组分，则需要较长的平衡时间。对于同一样品，如果增加进样量，平衡时间就随之延长，当被分析的样品分配系数足够大时，再加大样品的体积对提高灵敏度的意义不大。为了提高分析效率，可以选择较小的进样量，这样可以减少平衡时间。另外，提高平衡温度以及优化相比都有助于缩短平衡时间。在实际操作中，为了确保分析结果的准确性和灵敏度，需要根据样品的性质和分析需求来优化平衡时间。可以通过绘制平衡时间曲线来确定最佳的平衡时间点。平衡时间曲线是指在不同的平衡时间下，测定顶空中某一挥发性组分的信号响应随时间的变化曲线。当信号响应达到稳定时，即表示达到了平衡状态，此时的平衡时间即为最佳平衡时间。

(5) 顶空样品瓶和密封盖　顶空样品瓶的材质、体积、形状以及表面处理都会对挥发性组分的吸附和释放产生影响。一般来说，样品瓶应选择无活性、无吸附性的材料，如硅化玻璃或特氟龙涂覆的玻璃，以减少样品与瓶壁之间的相互作用，避免挥发性组分的损失。此外，样品瓶的体积也会影响顶空部分的压力和浓度，进而影响检测灵敏度。实际分析工作中，样品瓶的体积要根据仪器要求、样品情况和使用的色谱柱类型来决定。

密封盖的主要作用是确保样品瓶的气密性和防止挥发性组分的泄漏。密封盖的材料应具有良好的化学惰性和耐高温性能，以避免在高温下产生气体或污染物。密封盖的设计也应考虑到易用性和密封性能，确保在取样和封盖过程中不会引入空气或其他污染物。现在广泛使用的密封盖为铝制压盖，采用专用压盖器压紧以保持顶空瓶的密闭性。

(6) 基质效应　基质效应是指样品中除目标分析物以外的其他组分对分析物测量结果的影响。在顶空气相色谱分析中，基质效应是一个常见的现象，它可能导致分析结果的偏差，因此需要引起高度重视。原始样品的性质直接影响分析结果，特别是样品基质中分配系数较大的组分。基质效应对分析结果的影响主要体现在顶空部分气体各组成间的比例和待测样品不同。基质效应可能导致峰形变差或出现干扰峰，为了减小基质效应的影响，可以采取以下措施：

① 优化样品前处理，通过适当的样品前处理方法，如液液萃取、固相萃取或稀释，可以减少样品中潜在的干扰物质，降低基质效应的影响。

② 调节溶液的酸碱度，以改变待测组分的挥发性。

③ 在有机溶液中加入水以改变有机组分的分配系数，增加其在顶空气体中的含量；

④ 稀释样品，降低基质效应。

⑤ 对于少量样品可采用全挥发技术，完全或近似于完全蒸发待测组分，从而消除或减小分配系数的影响。

⑥ 选择适当的内标物，内标物应与目标分析物具有相似的化学性质和行为，在定量分析时往待测样品中加入内标物样品，然后通过对照内标物进入前后信号峰面积的差异来计算样品中待检物质的浓度。

4. 复方感冒灵颗粒中溶剂的残留

顶空气相色谱是一种常用于溶剂残留分析的技术，尤其在测定药品、食品和包装材料中的有机溶剂残留方面显示出高效性和灵敏度。溶剂残留物的检测对于保证产品质量和安全性至关重要，因为这些残留物可能是有毒的，能够对人体健康造成危害，同时也会影响产品的稳定性和性能。在许多工业生产过程中，有机溶剂被广泛用作反应介质、清洁剂或者稀释剂。例如，在制药工业中，溶剂可能被用于活性药物成分的合成、提纯和制剂工艺中。因此，最终产品中可能会存在微量的溶剂残留。由于这些残留可能对消费者的健康构成风险，各国药典和相关指导原则通常规定了可接受的溶剂残留限量。案例 4-2 中介绍了有机残留溶剂分类及使用要求。顶空气相色谱通过将样品置于密闭容器（顶空瓶），让样品中的挥发性成分在样品基质与顶空之间进行分配，达到平衡后，取一定体积的顶空气体注入气相色谱仪进行分析。这种方法避免了直接将复杂基质注入色谱系统，可以减少样品基质对色谱柱和检测器的污染，从而降低了基质效应，提高了分析的准确性。由于顶空技术只分析样品中的挥发性组分，这有助于提高目标溶剂的检测灵敏度。在适当的顶空平衡温度下，挥发性溶剂会在顶空部分富集，使得检测限更低，便于检测到微量溶剂残留。另外，该方法不需要对复杂样品进行前处理，如萃取、浓缩等步骤，只需将样品置于顶空瓶中，加热至适当温度使其达到气液平衡，然后直接取顶空部分的气体进行分析，这大大简化了操作流程。因此，顶空气相色谱适用于多种样品，可以检测多种有机溶剂残留，如甲醇、乙醇、三氯甲烷和甲苯等。顶空气相色谱在溶剂残留测定中具有多方面的优势，这些优势使得顶空气相色谱成为溶剂残留分析的重要工具。

复方感冒灵颗粒是一种中成药，其主要成分包括金银花、连翘、野菊花、三叉苦、岗梅、咖啡因、对乙酰氨基酚、马来酸氯苯那敏等。这些成分在生产过程中可能使用了多种有机溶剂，如甲醇、乙醇、丙酮和异丙醇等。因此，对这些溶剂残留进行检测和控制对于保证产品质量和安全性至关重要。本案例介绍了岛津 GC-2010 Pro 气相色谱仪测定复方感冒灵颗粒中的 11 种溶剂残留的方法。

【实验方法及结果】

1. 仪器与试药

(1) 仪器 实验设备为安捷伦气相色谱仪，详细设置参数见表 4-10。

表 4-10 气相色谱仪条件

参数	条件
色谱仪	岛津 GC-2010 Pro 气相色谱仪（配置 HS-10 顶空进样器）
色谱柱	DB-624，30 m ×0.32 mm × 1.8 μm
流速	1.0 ml/min
柱温	（程序升温）40 ℃保持 2 min，5 ℃/min 升温至 150 ℃，保持 3 min
进样口温度	200 ℃
检测器温度	火焰离子化检测器（FID），250 ℃
进样量	1 ml
分流比	10∶1
炉温	70 ℃
样品瓶恒温时间	30 min
传输管温度	110 ℃

(2) 试剂 甲醇、乙醇、丙酮、异丙醇、丁酮、乙酸乙酯、甲苯、乙酸丁酯、乙苯、对/间二甲苯、邻二甲苯。

(3) 样品 复方感冒灵颗粒。

2. 溶液配制

精密称取 1 g 复方感冒灵颗粒样品，用 5 ml 饱和氯化钠水溶液充分溶解，待测；配制 11 种残留溶剂的标准溶液，用饱和氯化钠水溶液充分溶解，待测。

3. 残留溶剂的标准溶液色谱图

通过气相色谱分析 11 种残留溶剂的标准溶液色谱图，气相色谱图如图 4-21 所示，各个物质的保留时间如表 4-11 所示。

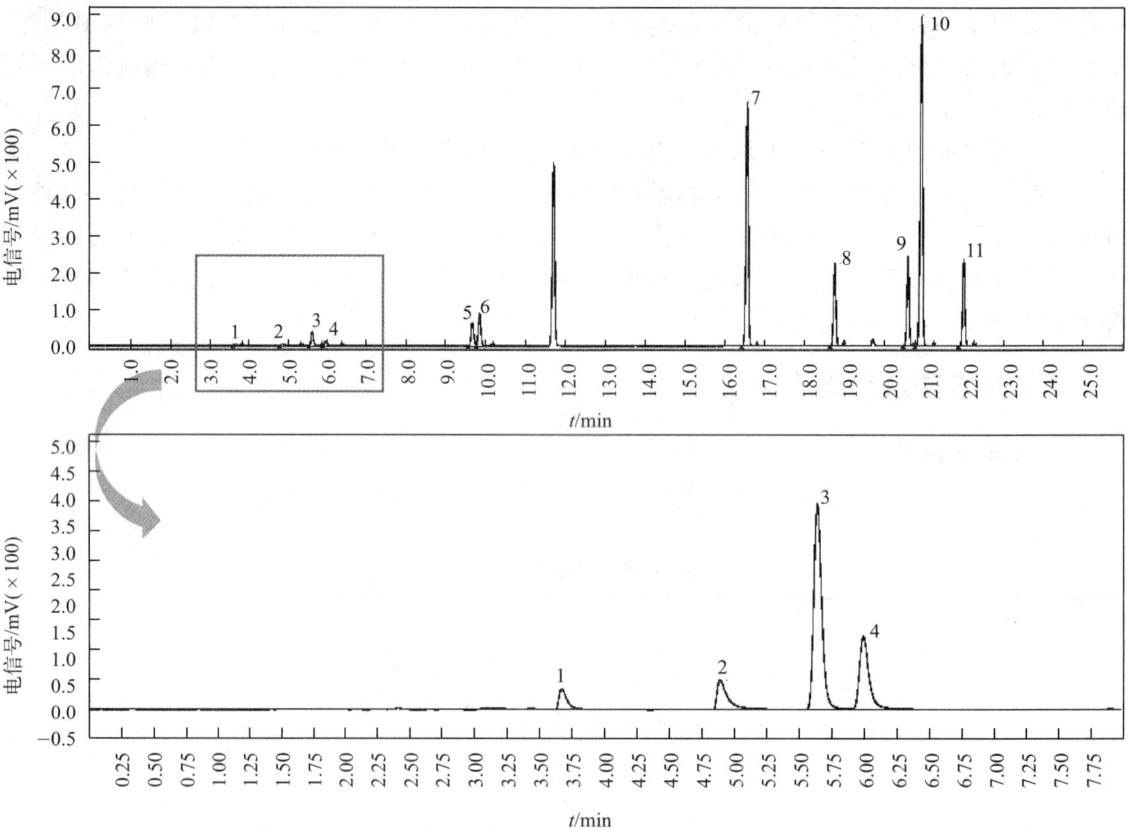

图 4-21　11 种残留溶剂的标准溶液色谱图

表 4-11　11 种残留溶剂的保留时间

序号	溶剂名称	保留时间/min	序号	溶剂名称	保留时间/min
1	甲醇	3.676	7	甲苯	16.565
2	乙醇	4.893	8	乙酸丁酯	18.787
3	丙酮	5.642	9	乙苯	20.582
4	异丙醇	5.997	10	对/间二甲苯	20.915
5	丁酮	9.705	11	邻二甲苯	3.676
6	乙酸乙酯	10.018			

4. 标准曲线

使用饱和氯化钠水溶液作为溶剂，配制溶剂残留混合标准系列，然后从混合标准储备液中分别吸取 0.02 ml、0.1 ml、0.2 ml、0.4 ml 和 0.6 ml 溶液，定容至 5 ml，再转移至 20 ml 的顶空瓶中，以邻二甲苯为例，浓度分别为 45 μg/ml、136 μg/ml、227 μg/ml、454 μg/ml 和

1362 μg/ml，这样就得到不同浓度的混合标准系列。各组分曲线范围见表 4-12。以峰面积为纵坐标，浓度（μg/ml）为横坐标，绘制标准曲线，曲线如图 4-22 所示，各组分标准曲线线性范围和相关系数如表 4-12 所示。从图 4-22 中可以看出，11 种残留溶剂的线性良好，各物质的回归系数 r 均大于 0.999，可以通过建立的工作曲线直接获得待测样品中待测物质的浓度。

表 4-12　11 种残留溶剂的曲线范围及检出限

序号	溶剂名称	相关系数	曲线范围/μg	检出限/(μg/ml)
1	甲醇	0.991	204～6145	1.56
2	乙醇	0.995	205～6175	0.96
3	丙酮	0.996	223～6708	0.12
4	异丙醇	0.998	212～6366	0.34
5	丁酮	0.998	206～6199.2	0.05
6	乙酸乙酯	0.998	108～3243	0.04
7	甲苯	0.994	229～6876	0.01
8	乙酸丁酯	0.998	40～1207	0.03
9	乙苯	0.990	72～3163	0.06
10	对/间二甲苯	0.996	145～4362	0.01
11	邻二甲苯	0.998	45～1362	0.01

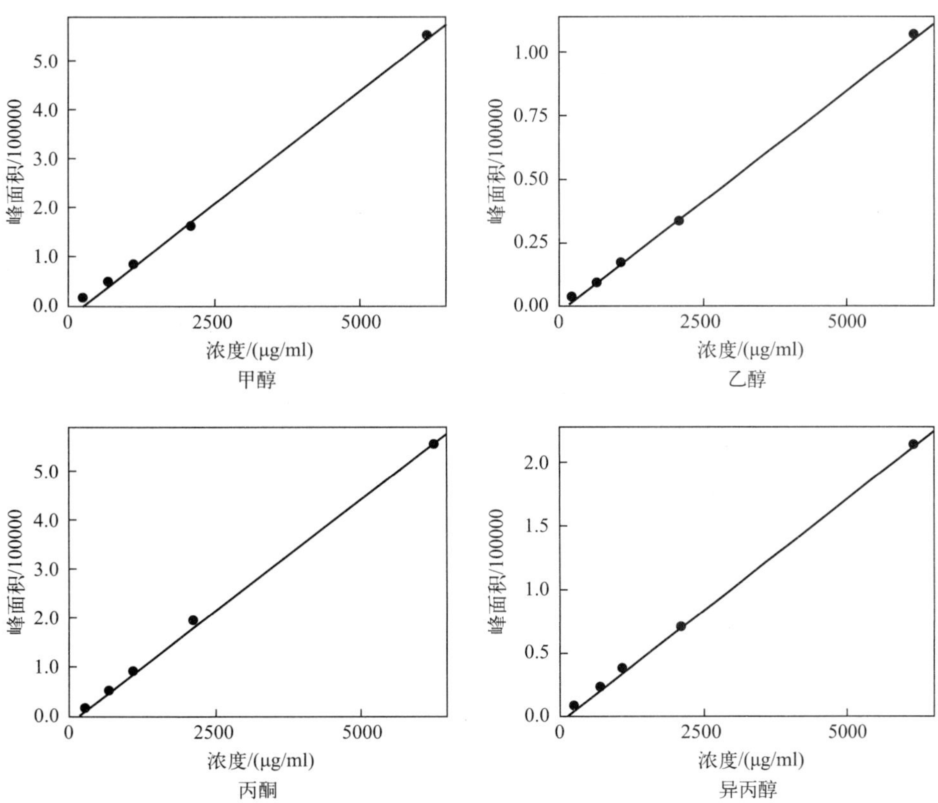

图 4-22

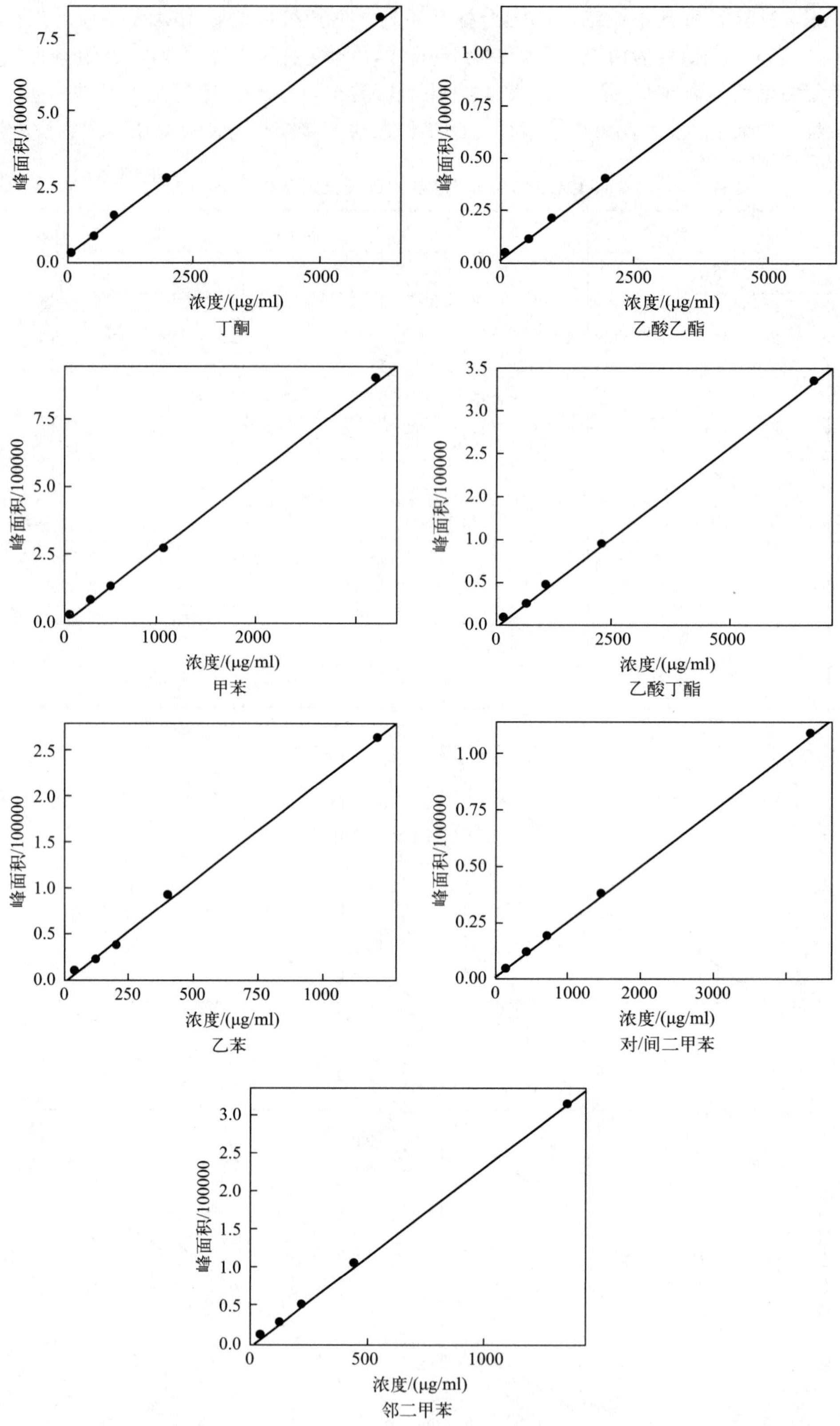

图 4-22　11 种残留溶剂的标准曲线

5. 相关系数及检出限

根据最低浓度点标准样品溶液数据，以3倍信噪比计算11种溶剂残留方法检出限，各组分检出限见表4-12。从表中可以看出，各物种的检出限在0.01～1.56 μg/ml之间，表明该方法的灵敏度很高，能保证微小量的11种残留溶剂被检测出来。

6. 重复性试验

制备6份最低浓度点标准溶液并进行测试，考察重复性，测定结果见表4-13，其中，甲醇、乙醇、丙酮和异丙醇的RSD小于2%。

表4-13　11种残留溶剂的曲线范围及检出限

序号	溶剂名称	RSD/%	序号	溶剂名称	RSD/%
1	甲醇	1.66	7	甲苯	6.07
2	乙醇	1.42	8	乙酸丁酯	4.85
3	丙酮	1.83	9	乙苯	6.47
4	异丙醇	1.73	10	对/间二甲苯	6.35
5	丁酮	2.43	11	邻二甲苯	5.88
6	乙酸乙酯	3.71			

7. 加标回收率试验

称取3份残留溶剂空白样品，向其中分别加入0.02 ml、0.06 ml和0.6 ml溶剂残留混合标准液，按照前处理方法制备，各组分加标浓度与回收率见表4-14～表4-16。从表中可以看出各残留溶剂的回收率在84.1%～103.3%之间。

表4-14　加入量0.02 ml各组分加标回收率试验结果

序号	溶剂名称	加标浓度/μg	回收率/%	序号	溶剂名称	加标浓度/μg	回收率/%
1	甲醇	204	100.6	7	甲苯	108	102.6
2	乙醇	205	99.0	8	乙酸丁酯	229	98.6
3	丙酮	223	91.0	9	乙苯	40	87.8
4	异丙醇	212	96.7	10	对/间二甲苯	145	95.9
5	丁酮	206	92.7	11	邻二甲苯	45	87.0
6	乙酸乙酯	199	92.0				

表4-15　加入量0.06 ml各组分加标回收率试验结果

序号	溶剂名称	加标浓度/μg	回收率/%	序号	溶剂名称	加标浓度/μg	回收率/%
1	甲醇	614	100.1	7	甲苯	324	103.1
2	乙醇	617	103.3	8	乙酸丁酯	687	89.6
3	丙酮	670	93.5	9	乙苯	120	76.1
4	异丙醇	636	100.9	10	对/间二甲苯	435	100.2
5	丁酮	619	95.4	11	邻二甲苯	136	91.3
6	乙酸乙酯	598	92.1				

表 4-16 加入量 0.6 ml 各组分加标回收率试验结果

序号	溶剂名称	加标浓度/μg	回收率/%	序号	溶剂名称	加标浓度/μg	回收率/%
1	甲醇	6145	87.9	7	甲苯	3243	90.4
2	乙醇	6175	87.5	8	乙酸丁酯	6876	90.1
3	丙酮	6708	84.6	9	乙苯	1207	84.1
4	异丙醇	6366	87.2	10	对/间二甲苯	4362	93.9
5	丁酮	6199	86.8	11	邻二甲苯	1362	94.7
6	乙酸乙酯	5982	86.7				

【案例分析】

顶空气相色谱法（HS-GC）是一种用于分析液体或固体样品中挥发性组分的气相色谱技术。顶空色谱进样器可以与气相色谱仪连接，通过气体进样的方式将液体或固体样品中的挥发性组分直接导入气相色谱仪进行分离和检测。这种方式避免了在除去溶剂时引起挥发物的损失，并降低了共提物引起的噪声。由于采用气体进样，顶空气相色谱法具有更高的灵敏度和分析速度。同时，这种方法对分析人员和环境的危害较小，操作简便，符合“绿色分析化学”的要求。需要注意的是，顶空气相色谱法也有其局限性，例如对于非挥发性或难挥发性的组分分析能力有限，因此在实际应用中需要根据具体分析对象选择合适的方法。

本案例介绍了岛津 HS-10 结合气相色谱仪 GC-2010 Pro 建立的检测复方感冒灵颗粒中溶剂残留的分析方法。通过分析可知，各组分在相应浓度范围内标准曲线线性良好，相关系数均在 0.999 以上，各残留溶剂的检出限在 0.01～1.56 μg/ml 之间，检出限较低。最低浓度点标准溶液连续进样 6 针，各化合物峰面积 RSD 在 1.42%～6.47%之间。由低、中、高三个水平的加标回收率试验可知，各个溶剂的回收率分布在 84.1%～103.3%之间。该案例的结果表明顶空技术可以用于复方感冒灵颗粒中 11 种溶剂残留的检测。

参考文献

[1] 岛津企业管理（中国）有限公司-分析中心．顶空-气相色谱法测定复方感冒灵颗粒中溶剂残留［EB/OL］(2022-05-20)［2024-09-30］.

[2] 李明新，陆美清，李薇，等．复方感冒灵颗粒质量标准提升研究［J］. 中医药导报，2023，29（7）：57-62.

[3] 曾亚仑，庞凤华．复方感冒灵颗粒制剂技术改良研究［J］. 亚太传统医药，2015，11（5）：27-28.

[4] 刘冬．顶空气相色谱法用于药物中残留溶剂检测的研究［D］. 北京中医药大学，2007.

案例 4-5 气相色谱法在药品包装材料质量控制中的应用

【案例背景】

在药品的使用和运输过程中，包装材料是不可或缺的。常见的药品包装材料包括塑料、金属、玻璃等。其中，软包装产品以纸张、塑料薄膜、铝箔等材料为基材，经过印刷和黏合工艺制作而成。软包装具有易印刷成型、外观美观以及良好的综合保护性能，因此，其在药品包装领域应用越来越广泛。然而，黏合剂与油墨的使用会导致有毒有害的溶剂残留，例如苯、乙苯、甲苯、二甲苯、乙酸乙酯、丁酮、异丙醇、甲醇、乙醇、异丙醇等有机溶剂，这些残留的溶剂在药品保存期间会迁移析出，对药品造成污染，进而影响人体健康，尤其是苯类溶剂有致癌性。因此，我国药品监管部门对药品包装材料中溶剂残留量的控制标准变得越来越严格。旧版国家药品包装容器（材料）标准对药品包装材料复合膜、袋溶剂残留总量的要求为不得超过 10 mg/m^2，其中，苯类残留量不得超过 3.0 mg/m^2。而 2015 年发布的新版国家药品包装容器（材料）标准对药品包装用复合膜、袋的溶剂残留总量的要求为不得超过 5.0 mg/m^2，其中，苯类残留量不得检出，溶剂残留量检测的溶剂种类也从原来的 7 种增加到了现行标准规定的 12 种，说明国家对药品包装材料的使用安全性越来越重视。目前，对药品包装材料中残留溶剂的分析虽有报道，但涉及有机溶剂残留的种类不多。

本案例介绍了顶空-气相色谱法（HS-GC）同时测定药品包装用复合膜中 12 种有机溶剂残留量的检测方法。为了与实际样品的测定条件保持一致，该案例在制作标准曲线时加入了空白基质。该案例的线性范围、检出限、定量限、准确度、精密度均满足 YBB 00312004-2015《包装材料溶剂残留量测定法》对药品包装材料溶剂残留量检测的要求。

【实验方法及结果】

1. 仪器与试药

（1）仪器　实验设备为 GC-2014C 型气相色谱仪（日本岛津公司），详细设置参数见表 4-17。

表 4-17　气相色谱仪分离条件

参数	条件
色谱仪	GC-2014C 型气相色谱仪（日本岛津公司）
色谱柱	InertCapWax 毛细管色谱柱（30 m×0.32 mm，1.00 μm）
载气	高纯氮气（纯度 99.999%）
流速	1.2 ml/min
柱温	柱箱温度采用程序升温：初始温度 60 ℃，保持 3 min；以 3 ℃/min 速率升温至 80 ℃，保持 5 min；再以 20 ℃/min 速率升温至 120 ℃，保持 10 min
进样口温度	150 ℃
检测器温度	150 ℃
进样量	1.0 μl

注：HS-2 型顶空进样器（北京中惠普），其中顶空条件为样品平衡温度 100 ℃，样品平衡时间 60 min，温度 110 ℃，传输线温度 110 ℃，加压时间 10 s，取样时间 10 s，进样时间 10 s。

（2）试剂　甲醇、异丙醇、丙酮、丁酮、甲苯（色谱纯，国药集团化学试剂有限公司）、乙酸乙酯、乙酸丁酯、苯、乙苯、对二甲苯、邻二甲苯（色谱纯，上海阿拉丁生化科技股份有限公司）、间二甲苯（色谱纯，上海麦克林生化科技有限公司）。

2. 样品处理以及标准曲线绘制

（1）样品处理　取 0.2 m^2 试样，裁成 3 cm×1 cm 的规格，装入顶空瓶然后封口，在

100 ℃顶空进样器中保持 60 min，然后将顶空气注入气相色谱仪中，通过 InertCap Wax 毛细管色谱柱（30 m×0.32 mm，1.00 μm）对 12 种有机溶剂进行分离，经 FID 检测器收集信号，绘制出谱图。

（2）**标准曲线绘制** 将 12 种有机溶剂各取 1 ml，注入 20 ml 的顶空瓶中，迅速封口作为混合标准溶液。选取经加热过的涂塑铝箔（在目标峰位置无溶剂残留峰，厚度与待测样品相当），裁取 0.02 m^2 空白基质，剪成 1 cm× 0.3 cm 规格装入顶空瓶封口，准备一定数量备用。分别吸取 0.1 μl 、0.4 μl 、0.8 μl 、2.0 μl 、6.0 μl 、10.0 μl 混合标准溶液注入准备好的装有空白试样的顶空瓶中。依次放入顶空进样器，100 ℃平衡 60 min 后，抽取 1 ml 顶空气注入气相色谱仪分析。

3. 溶剂残留量的顶空气相色谱方法学验证

（1）**色谱柱的选择** 对弱极性的 Wonda Cap5 毛细管柱（固定相为 5%苯基-95%二甲基聚硅氧烷）与强极性的 InertCap Wax 毛细管色谱柱（固定相为 100%聚乙二醇）进行了实验比较，在经过气相色谱条件优化后，弱极性的 Wonda Cap5 毛细管柱仍不能将 12 种有机溶剂中的间二甲苯和对二甲苯有效地分离。而 12 种有机溶剂在强极性的 InertCap Wax 毛细管色谱柱中分离效果良好，峰形对称无拖尾，保留时间稳定。故选取了 InertCap Wax 毛细管色谱柱作为实验所用色谱柱。12 种有机溶剂的气相色谱图如图 4-23 所示。

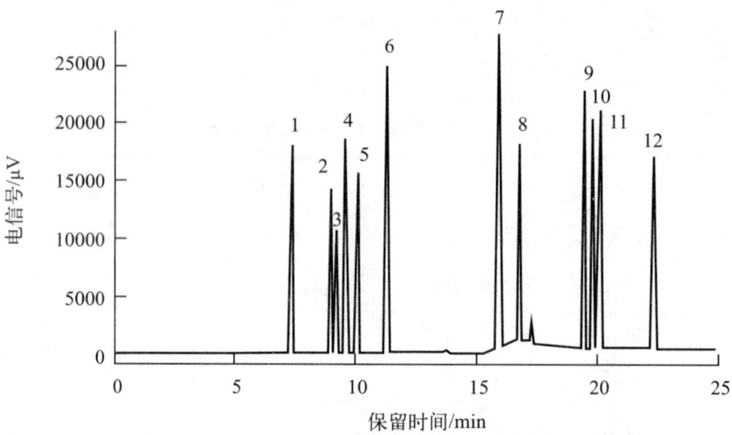

图 4-23 12 种有机溶剂在 InertCap Wax 柱上分离色谱图

1—丙酮；2—乙酸乙酯；3—甲醇；4—丁酮；5—异丙醇；6—苯；7—甲苯；8—乙酸丁酯；9—乙苯；10—对二甲苯；11—间二甲苯；12—邻二甲苯

（2）**标准曲线及检出限** 对一系列标准溶液进行测定，以含量为横坐标（X），峰面积为纵坐标（Y）绘制标准曲线，按 3 倍信噪比（$S/N=3$）计算检出限，10 倍信噪比（$S/N=10$）计算定量限。为了与实际样品的测定条件保持一致，在制作标准曲线时向顶空瓶中加入空白基质。由于在实际样品检测过程中，样品在顶空瓶中占据了一定的容积，顶空瓶中溶剂挥发成的顶空气所占据的容积并不是空瓶全部的容积。在从顶空瓶抽取顶空气注入气相色谱仪的过程中，溶剂残留量比较小，在溶剂全部挥发的情况下，抽取注入气相色谱仪的顶空气中溶剂浓度比没有样品的大。并且由于样品本身对溶剂具有吸附作用，向制作标准曲线的顶空瓶中加入空白基质，可以使其体系更加接近实际样品的检测条件，从而使检测的结果更加准确。结果显示，12 种有机溶剂在 0.3～37.0 mg/m^2 的范围内线性良好，相关系数 r

均大于 0.999，检出限在 0.002～0.004 mg/m^2 之间，定量限在 0.005～0.01 mg/m^2 之间。具体测定结果见表 4-18。

表 4-18　12 种有机溶剂标样的线性回归方程、相关系数、检出限和定量限

序号	化合物	线性范围/(mg/m^2)	线性回归方程	相关系数/r	检出限/(mg/m^2)	定量限/(mg/m^2)
1	丙酮	0.3～32.9	$Y=38466.4X-2081.9$	0.9999	0.002	0.006
2	乙酸乙酯	0.4～37.0	$Y=30144.0X-2291.9$	0.9999	0.003	0.009
3	甲醇	0.3～32.9	$Y=26328.2X-3328.9$	0.9998	0.004	0.01
4	丁酮	0.3～33.5	$Y=44543.8X-4131.3$	0.9998	0.002	0.007
5	异丙醇	0.3～32.7	$Y=41134.9X-5393.4$	0.9998	0.002	0.007
6	苯	0.4～36.4	$Y=71019.6X-1609.8$	0.9999	0.002	0.005
7	甲苯	0.4～36.0	$Y=63861.8X-2217.0$	0.9998	0.002	0.006
8	乙酸丁酯	0.4～36.6	$Y=35423.9X-1774.6$	0.9996	0.003	0.009
9	乙苯	0.4～36.1	$Y=56342.6X+1582.9$	0.9996	0.002	0.006
10	对二甲苯	0.4～35.8	$Y=52905.4X-835.1$	0.9996	0.003	0.008
11	间二甲苯	0.4～36.1	$Y=52985.8X+1076.9$	0.9996	0.003	0.008
12	邻二甲苯	0.4～36.6	$Y=47339.5X+1585.7$	0.9995	0.003	0.01

(3) **精密度和回收试验**　取 5.0 μl 混合标准溶液注入准备好的、装有空白基质的顶空瓶，重复测定 6 次，计算标准偏差，按试验方法进行测定，并根据加标量、加标前后的测定结果计算回收率和相对标准偏差（RSD）。如表 4-19 所示，加标回收率在 98.4%～105.2% 之间，RSD（$n=6$）在 1.3%～4.9%之间，能够满足实际检测要求。由于加入了空白基质，基质效应对检测结果的影响降低了，获得了良好的回收率。

表 4-19　12 种有机溶剂加标回收的精密度和回收率（$n=6$）

序号	化合物	添加量/(mg/m^2)	测定值/(mg/m^2)						回收率/%	相对标准偏差 RSD/%
1	丙酮	16.479	16.134	16.281	16.274	16.783	16.576	16.513	99.7	1.5
2	乙酸乙酯	18.792	18.320	18.580	18.573	19.220	18.885	19.035	99.9	1.8
3	甲醇	16.479	16.552	16.531	16.629	16.996	16.579	16.739	101.0	1.3
4	丁酮	16.792	16.507	16.707	16.814	17.362	17.023	17.266	100.9	2.0
5	异丙醇	16.354	16.275	16.467	16.774	17.125	16.827	17.104	102.5	2.0

续表

序号	化合物	添加量/(mg/m^2)	测定值/(mg/m^2)						回收率/%	相对标准偏差RSD/%
6	苯	18.208	17.589	17.769	17.630	18.383	17.991	18.113	98.4	1.7
7	甲苯	18.042	17.649	17.895	18.059	18.816	18.244	18.878	101.2	2.7
8	乙酸丁酯	18.333	18.107	18.617	19.034	19.795	19.139	20.141	104.5	3.9
9	乙苯	18.063	17.795	18.203	18.604	19.434	18.697	19.812	103.8	4.0
10	对二甲苯	17.938	17.710	18.032	18.482	19.322	18.496	19.768	103.9	4.2
11	间二甲苯	18.083	17.834	18.264	18.709	19.556	18.781	20.025	104.3	4.3
12	邻二甲苯	18.313	18.071	18.584	19.008	20.058	19.192	20.634	105.2	4.9

(4) 样品检测 按照所建立的方法，对10组药品包装材料的溶剂残留量进行检测，结果见表4-20。从表4-20的结果可知，在这10组药品包装材料中，大部分的溶剂残留量符合YBB系列标准要求，其中，最后一组样品为药品包装用铝箔，该包装材料在本次试验测定存在苯类溶剂残留，该溶剂在YBB系列标准中为不允许检出的残留溶剂。另外，聚三氟氯乙烯/聚氯乙烯固体药用复合硬片为进口的药品包装材料，YBB系列标准还未对该产品编写标准，故也未对其溶剂残留量进行限定。

表4-20 10组药品包装材料溶剂残留量的检测结果

样品	溶剂残留量/(mg/m^2)	苯类溶剂/(mg/m^2)	样品	溶剂残留量/(mg/m^2)	苯类溶剂/(mg/m^2)
聚酯/铝/聚乙烯药用复合膜	2.6	未检出	聚酯/真空镀铝聚酯/低密度聚乙烯药用复合膜	0.3	未检出
聚酯/铝/聚乙烯药用复合膜	13.1	未检出	聚氯乙烯/聚偏二氧乙烯固体药用复合硬片	0.3	未检出
聚酯/铝/聚乙烯药包用复合膜	3.7	未检出	聚氯乙烯/聚乙烯/聚偏二氧乙烯固体药用复合硬片	0.4	未检出
聚酯/铝/聚乙烯药包用复合膜	5.9	未检出	聚三氟氯乙烯/聚氯乙烯固体药用复合硬片	3.4	未检出
聚酯/镀铝聚酯/聚乙烯药用复合膜	5.3	未检出	药用包装用铝箔	4.4	0.1

【案例分析】

药包材中的残留溶剂指药包材原辅料和生产过程中使用的，但在药包材生产工艺过程中未能完全除去的有机挥发物。药包材一般不容易制备成溶液，萃取麻烦且容易流失组分，一般采用顶空法测定。

色谱分析主要改进的目标之一就是减少分析时间，提高分离效率。但有些样品在色谱分析前往往需要复杂的前处理过程，因此，提高气相色谱的分析效率，离不开高效的样品前处理方式。为了加快和简化色谱的前处理过程，研究者开发了许多前处理技术，例如液液萃取技术、固相萃取技术、固相微萃取技术、膜萃取技术和顶空技术等。其中，顶空技术作为一种高效、准确的分析方法，已经广泛应用于药物分析、石油化工、环境监测、食品安全等领域。顶空气相色谱法将待分析的液态或固态样品置于密封的顶空瓶中，在顶空瓶中加入惰性气体，通过加热或搅拌样品，使样品中的挥发性物质蒸发到顶空瓶的气相空间中，然后使用进样器将顶空瓶上部的气相样品直接注入气相色谱柱中进行分析。它采用气体进样，不需要特殊的前处理步骤，分析时，可以不用有机溶剂进行提取，对分析人员和环境更加友好。由于顶空进样可以将挥发性物质的气相样品直接注入气相色谱柱，因此可以获得较高的分析灵敏度，谱图简单，干扰峰少。该方法适用于多种类型的药包材，如复合膜、袋等，能够广泛应用于不同类型的药品包装材料的检测。同时，它还能用于测定环氧乙烷灭菌的药包材中环氧乙烷的残留量，表明顶空气相色谱法广泛的适用性。

参考文献

[1] 宋晶丹，贾燕，陈超颖，等．顶空气相色谱法测定药品包装材料的溶剂残留量［J］．塑料，2018，47（4）：122-125.

[2] 付蒙，陈晓莉，周姝，等．顶空气相色谱-质谱法测定药品包装材料中 40 种有机溶剂残留量［J］．中国药品标准，2023，24（1）：96-103.

[3] 国家食品药品监督管理总局．YBB 0013-2002 药品包装用复合膜、袋通则［S］．北京：中国医药科技出版社，2002.

[4] 国家食品药品监督管理总局．YBB 00132002-2015 药用复合膜、袋通则［S］北京：中国医药科技出版社，2015.

[5] 刘颖玲．顶空气相色谱法测定药品包装用复合膜、袋中溶剂残留量的不确定度评定［J］．现代仪器与医疗，2013，19（1）：76-78，85.

案例 4-6　气相色谱法在抗生素类合成药物中间体含量测定中的应用

【案例背景】

N，*N′*-羰基二咪唑（简称 CDI）是咪唑的衍生物，该衍生物具有较强的反应活性，遇水不稳定，可以溶解在有机溶剂中，例如乙腈和乙醇等。CDI 可与—COOH、—OH 和—NH_2 等官能团反应，因此，广泛用作酶和蛋白质黏合剂、抗生素类合成药物中间体，特别是作为合成多肽化合物的键合剂。然而，*N*，*N′*-羰基二咪唑含量难以测定，因为它遇水不稳定，易降解成咪唑，因此，无法采用液相方法对其含量进行测定。而在高温条件下，它会分解、碳化，故直接采用气相色谱法测定含量也具有难度。

当测定这种不稳定化合物含量的时候，可以采用衍生气相色谱法，衍生气相色谱法的核心在于通过化学衍生化反应，将原本不适合直接进行气相色谱分析的化合物转化为易挥发、稳定性好的衍生物。这一过程不仅增加了试样的挥发性和稳定性，而且改善了分离效果，有助于未知物的定性分析，并提高了检测灵敏度和定量的可靠性。衍生化方法多种多样，包括硅烷化法、酯化法、酞化法、卤化法、醚化法、环化法及无机试样衍生法等。选择合适的衍生化方法需要根据试样所含的官能团和性质来决定。衍生气相色谱法通过化学衍生化手段，极大地扩展了气相色谱技术的应用范围，使其能够分析原本不适合直接分析的化合物。这种方法在提高分析灵敏度和选择性方面具有显著优势，是现代分析化学领域中不可或缺的一项技术。

本案例介绍了 N,N'-羰基二咪唑含量的测定，该案例将 CDI 与甲醇衍生，生成碳酸二甲酯，以碳酸二甲酯为对照品，用 GC 法测定 CDI 的含量。

【实验方法及结果】

1. 仪器与试药

（1）**仪器** 实验设备为气相色谱仪（配置 FID 检测器，安捷伦科技公司），详细设置参数见表 4-21。

表 4-21 气相色谱仪分离条件

参数	条件
色谱仪	气相色谱仪（配置 FID 检测器，安捷伦科技公司）
色谱柱	DB-624 毛细管柱（30 m×0.53 mm×3.0 μm）
流速	2.0 ml/min
柱温	起始温度 40 ℃，维持 3 min，以每分钟 10 ℃的速率升温至 240 ℃，维持 5 min
进样口温度	150 ℃
检测器温度	火焰离子化检测器（FID）温度为 280 ℃
进样量	0.5 μl

（2）**试剂** 碳酸二甲酯对照品（阿拉丁），CDI 对照品（百灵威，批号 LC10S66），CDI 样品（苏州昊帆生物股份有限公司，批号 20180101），甲醇（色谱纯）。

2. 溶液配制

（1）**碳酸二甲酯对照品溶液的配制** 精密称定碳酸二甲酯 1.0 g，置于 50 ml 量瓶中，加甲醇溶解稀释并定容至刻度，摇匀。

（2）**供试品溶液的配制** 精密称定 CDI 样品 1.0 g，置于 25 ml 量瓶中，加甲醇 20 ml，50 ℃密闭水浴 3 h 充分衍生化，冷却，用甲醇稀释至刻度，摇匀。

3. N,N''-羰基二咪唑气相色谱方法学验证

（1）**系统适用性** 根据图 4-24 系统适用性结果可知，碳酸二甲酯对照品溶液校正因子的 RSD 不大于 5.0%。供试品溶液中甲醇与碳酸二甲酯、咪唑间分离度应不小于 1.5。以碳酸二甲酯峰计，拖尾因子不大于 2.0，理论塔板数不小于 3000。

（2）**专属性试验** 精密称定碳酸二甲酯 1.0 g，置于 50 ml 量瓶中，加甲醇溶解定溶，摇匀，作为碳酸二甲酯对照品溶液。精密称定 CDI 样品 1.0 g，置于 25 ml 量瓶中，加甲醇 20 ml，50 ℃密闭水浴 3 h 充分衍生化，冷却，用甲醇稀释至刻度，摇匀，作为供试品溶液。精密称定咪唑 1.0 g，置于 25 ml 量瓶中，加甲醇溶解并定容至刻度，摇匀，作为咪唑定位溶液。结果显示空白不干扰碳酸二甲酯的测定，供试品溶液中甲醇与碳酸二甲酯、咪唑间分离度大于 1.5。

（3）**线性关系的考察** 在碳酸二甲酯对照品溶液浓度 2～24 mg/ml 范围内（相当于

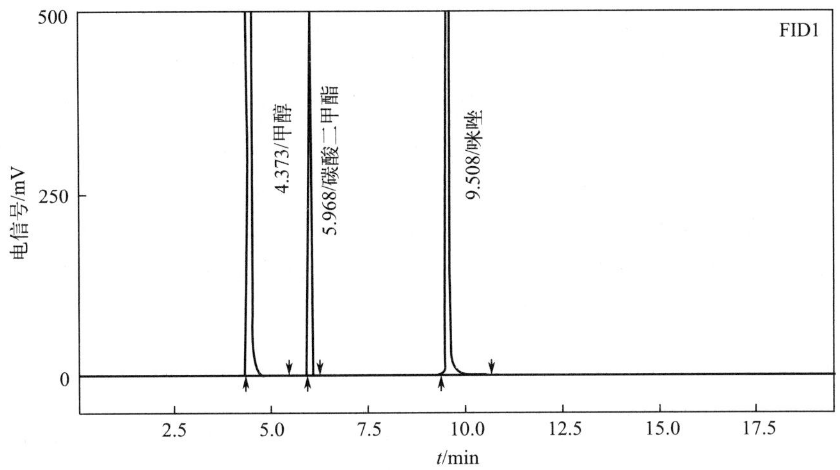

图 4-24　系统适用性色谱图

CDI 浓度范围为 3.6～43.2 mg/ml，即 10%～120%限度水平）选择 5 个浓度点。每个浓度水平各进样一针，记录色谱图。以样品浓度对相应峰面积作回归曲线，计算回归方程及相关系数，结果见表 4-22，结果表明碳酸二甲酯约在 2～24 mg/ml 范围内（相当于 CDI 浓度范围为 3.6～43.2 mg/ml，即 10%～120%限度水平）线性关系良好，相关系数（r）大于 0.999。

表 4-22　线性关系考察结果表

水平	碳酸二甲酯浓度/(mg/ml)	峰面积	相关系数（r）
10%	2.0003	255706	0.9999
50%	10.0014	1239893	
80%	16.0023	1988513	
100%	20.0029	2470801	
120%	24.0035	3006766	
线性方程　$Y=124503X-771.09$			

（4）精密度试验

① 进样精密度：按测试方法中碳酸二甲酯对照品溶液的配制方法配制对照品溶液，连续进样 6 针，记录色谱图。连续进样 6 针峰面积的 RSD 为 2.0%，小于 5.0%，符合可接受标准。

② 重复性：重复性取供试品，按检测方法平行配制 6 份，测得 6 份 CDI 含量的 RSD 为 0.3%，小于 2.0%，符合可接受标准。

③ 中间精密度：按重复性试验，计算不同分析人员、不同分析仪器和不同时间测定同一批样品所得结果。结果 12 份 CDI 含量的 RSD 为 0.6%，小于 2.0%，符合可接受标准。

（5）衍生回收率　用本法检测 CDI 对照品含量，并将测定结果与厂家的 COA 报告结果进行比较，比值为 103.4%，表明本方法衍生完全。

（6）耐用性试验　分别使用正常条件，设定测试的不同检测器温度、不同进样口温度、不同柱流速、不同柱起始温度等，待仪器系统稳定后测试对照品溶液和供试品溶液。每次只改变一个参数。按检验方法进样，记录色谱图，统计各参数变化条件下的系统适用性以及CDI的含量测定结果。结果各条件下碳酸二甲酯对照品溶液响应因子的RSD均小于5.0%，供试品溶液中甲醇与碳酸二甲酯、咪唑间分离度均大于1.5。各参数变化条件下CDI含量结果RSD均小于2.0%。这说明检验方法的色谱条件有微小变动时，对检测结果无明显影响。

综上所述，供试品溶液中碳酸二甲酯、甲醇和咪唑间分离度（R）均大于1.5，分离度符合要求。各参数变化条件下CDI含量结果RSD均小于2.0%。碳酸二甲酯对照品溶液浓度在2～24 mg/ml范围内，线性相关系数大于0.999，说明该分析方法线性良好。CDI衍生回收率在90.0%～110.0%之间，说明CDI衍生化完全。

【案例分析】

本案例以抗生素类合成药物中间体N,N''-羰基二咪唑为例，介绍了在测试物高温不稳定的情况下，采用衍生化的方法进行分析。采用气相色谱法时，对于低挥发性或者稳定性不佳化合物的分析，一般可通过衍生化反应将某些分析物转化为热稳定性强或者低沸点的衍生物，再对其进行准确的分析。该方法能够扩展气相色谱技术的应用范围，使其能够分析原本不适合直接分析的化合物。

衍生化反应是一种重要的样品处理技术，通过选择合适的衍生化方法和条件，可以显著提高色谱分析的准确性和灵敏度。衍生化反应通常包括柱前、柱中和柱后衍生。柱前衍生是在分析物经过色谱柱之前，与衍生剂进行反应，生成的衍生产物在色谱柱上实现分离。柱中衍生是在化合物通过色谱柱的过程中发生的衍生化反应。柱后衍生，在分析物经过色谱柱并实现分离之后，在特定的衍生池内与衍生剂反应，检测器检测的是衍生产物。柱中衍生可以节省时间，因为它将衍生化和分析结合在一起。然而，它的应用范围可能受到限制，因为不是所有的化合物都适合在柱中进行衍生化。而柱后衍生方法，限于一定的溶剂和有限的反应时间，目前只有有限的反应可供选择，并且需要额外的设备，对仪器要求比较高，反应器可造成峰展宽，降低分辨率，过量的试剂也会造成干扰。因此，柱中和柱后衍生应用相对受到较多的限制。而柱前衍生允许相对自由地选择反应条件，不存在反应动力学的限制，且可以预处理衍生副产物以降低或消除其干扰，容易允许多步反应的进行，有较多的衍生剂可选择，不需要复杂的仪器设备，因此在色谱分析中应用最为广泛。

基于柱前衍生化反应类型及其衍生化试剂的不同，衍生化法可分为硅烷化衍生化、烷基化衍生化、卤化衍生化、酰化衍生化、酯化衍生化。

1. 硅烷化衍生化

硅烷化衍生化的核心在于利用硅烷化试剂中的烷基硅烷基与反应物中的羟基或氨基上的氢进行交换，形成烷基硅烷基产物。氨基酸、脂肪酸、胺类、糖类等化合物由于含有羧基、氨基、巯基、羟基等活泼氢，故都能与硅烷化试剂发生衍生反应。当反应中待分析物中的氢原子被取代后，化合物极性降低，从而增强其挥发性。例如，麻黄碱中含有羟基、氨基等极性较大的基团，选用N,O-双（三甲基硅）三氟乙酰胺-三甲基氯硅烷（BSTFA）作硅烷化试剂衍生化后，再采用气相色谱-质谱联用（GC-MS）分析技术，可以极大提高分析方法的检测灵敏度。常见的硅烷化试剂有N,O-双三甲基硅基三氟乙酰胺（BSTFA）和N,O-双三甲基硅基乙酰胺（BTA），它们能够衍生化氨基和羟基，常用于体内药物及其代谢物的检测。

2. 烷基化衍生化

烷基化法衍生化是利用烷基化试剂中烷基取代分析物中的活性氢（如—OH、—COOH、

—SH、—NH和—CONH），从而生成更易于分析的衍生物。这一过程不仅增加了试样的挥发性和稳定性，而且改善了分离效果，有助于未知物的定性分析，并提高了检测灵敏度和定量的可靠性。烷基化法衍生化广泛应用于有机酸和醇、酰胺和胺以及常见药物及其代谢产物的分析。例如，在测定饮用水中的二氯乙酸、三氯乙酸和2,4-二氯苯氧乙酸时，采用液液萃取-超声辅助衍生化气相色谱法，不仅快速、重现性好，而且灵敏度高，适用于这些物质的同时测定。常用的烷基化试剂包括二烷基化合物、重氮烷、五氟苯溴（PFBBr）、溴化苄、甲醇或丁醇中的三氟化硼（BF_3）和四丁基氢氧化铵（TBH）等。这些试剂可以单独使用，也可以与酰基化或硅基化试剂结合使用，以生成酯类、醚类和酰胺类衍生物。在进行烷基化反应时，必须注意选择合适的衍生化试剂和优化反应条件。不同的衍生化试剂具有不同的特点和应用范围，因此在选择时需要综合考虑被分析物的性质、实验目的以及仪器要求等因素。同时，烷基化试剂通常对水分敏感，因此在进行烷基化反应时必须确保样品和溶剂都是干燥的。

3. 卤化衍生化

卤化衍生化的核心在于利用卤素或卤化氢与目标化合物中的活性基团（如不饱和键、羟基等）发生加成或取代反应，从而生成含有卤原子的衍生物。这一过程不仅增加了试样的挥发性和稳定性，而且改善了分离效果，有助于未知物的定性分析，并提高了检测灵敏度和定量可靠性。卤化衍生化广泛应用于有机酸和醇、酰胺和胺以及常见药物及其代谢产物的分析。常用的卤化试剂包括卤素（如氟、氯、溴、碘）、卤化氢（如氯化氢、溴化氢）以及*N*-溴代丁二酰亚胺（NBS）等。这些试剂可以单独使用，也可以与其他衍生化试剂结合使用，以生成不同类型的卤化衍生物。同样，卤化试剂通常也对水分敏感，因此在进行卤化反应时也必须确保样品和溶剂都是干燥的。

4. 酰化衍生化

酰化衍生化是利用羧酸或其衍生物作为酰化试剂，与目标化合物中的活性氢（如羟基、氨基、巯基等）发生反应，生成酯、酰胺或硫酯等产物。酰化衍生化广泛应用于有机酸和醇、酰胺和胺以及常见药物及其代谢产物的分析。常用的酰化试剂包括乙酸酐、三氟乙酸酐、五氟丙酸酐、七氟丁酸酐、*N*-甲基双（三氟乙酸酐）咪唑和1-（三氟酰）咪唑等。

5. 酯化衍生化

酯化衍生化主要是用于羧酸化合物的衍生化，通过衍生化生成酯、酰胺或硫酯等产物。由于羧酸化合物极性较大，色谱峰容易出现拖尾现象，且在温度较高情况下，化合物碳链易断裂，气相色谱分析法存在困难。而采用酯化衍生化的方法，生成的酯、酰胺或硫酯等产物极性小、易挥发，再进行气相色谱分析可行性更高。常用的酯化试剂包括醇类、酚类和重氮类化合物。

总而言之，作为药物分析中的一种样品前处理技术，柱前衍生化能够显著提升待测物的检测灵敏度和分离效果。它不仅有助于更有效地运用色谱分析技术，还能克服仪器分析方法在某些领域的使用限制。

参考文献

[1] 王倩倩，顾铭盼，沈志超.GC法测定*N*,*N'*-羰基二咪唑（CDI）的含量［J］.广东化工，2019，46（2）：183-184.

[2] 陈玉秋，袁琳，何建东，等.*N*,*N'*-羰基二咪唑作为A群脑膜炎球菌荚膜多糖活化剂制备多糖蛋白结合物［J］.药物

生物技术，2018，25（1）：26-30.
[3] 涂昌位，臧阳陵，李萍，等．医药中间体 N,N'-羰基二咪唑的合成研究［J］. 精细化工中间体，2001（2）：33-34.
[4] 高珣，吴文静，秦昆明，等．药物气相色谱分析中柱前衍生反应的教学讨论［J］. 广东化工，2022，49（15）：231-232.
[5] 孙鲁平．基于多标签衍生试剂的样品前处理方法开发及液相色谱-质谱分析应用［D］. 济宁：曲阜师范大学，2020.
[6] 李雪莹，林晨，王李平，等．衍生化-气相色谱法在食品安全检测中的应用［J］. 广州化工，2016，44（8）：21-23.
[7] 熊喜悦，盛小奇，王华，等．代谢组学气相色谱-质谱分析方法中样品衍生化技术的新进展［J］. 化学通报，2015，78（7）：602-607.
[8] 楼乔明，李哲，刘连亮，等．单甘酯硅烷化衍生及气相色谱-质谱分析［J］. 核农学报，2020，34（11）：2519-2525.

案例 4-7　气相色谱在中西合方制剂中化学成分含量测定的应用

【案例背景】

鼻炎康片是一种中西合方制剂，主要成分包括广藿香、苍耳子、鹅不食草、麻黄、野菊花、当归、黄芩、猪胆粉和薄荷油等中药成分，添加马来酸氯苯那敏化学药。它的主要作用是清热解毒、宣肺通窍、消肿止痛，适用于治疗风邪蕴肺引起的急性和慢性鼻炎，以及过敏性鼻炎。同时，它还具有镇静、催眠、抗晕动的作用。鼻炎康片中的化学药马来酸氯苯那敏副作用较强，在药品生产过程中与中药粉末混合容易造成混合不均匀，所以，控制马来酸氯苯那敏含量对鼻炎康片的质量控制尤其重要。马来酸氯苯那敏的化学名称为 2-{对-氯-α-[2-(二甲氨基）乙基］苯基}吡啶马来酸盐，熔点在 130～135 ℃之间，因此，该组分的含量可以用气相色谱法进行测定。

气相色谱的分析方法主要包括外标法和内标法。外标法是一种直接的校准方法，又被称为定量进样-标准曲线法。该方法通过比较待测组分的峰面积或峰高与已知浓度的标准品的峰面积或峰高，从而确定待测物质的含量。在气相色谱外标法中，首先需要准备一系列不同浓度的标准溶液，然后，将待测样品和标准溶液分别注入气相色谱仪中进行分析。根据得到的色谱图，可以计算出待测物质的峰面积或峰高，并将其与标准溶液中相应物质的峰面积或峰高进行比较。通过这种比较，可以得到待测物质在样品中的相对含量。这种方法要求标准品的制备和处理过程与样品尽可能相同，以确保结果的准确性。气相色谱外标法的优点是不使用校正因子，操作简单、快速、准确度高，并且可以同时分析多个组分。此外，由于使用了已知浓度的标准溶液，可以对仪器的性能进行评估和校正，从而提高分析结果的准确性和可靠性。但是该方法需要严格控制实验条件，以保证标准品和样品的测定环境一致。

本案例采用外标法制作标准曲线测定马来酸氯苯那敏的含量。将待测物质（马来酸氯苯那敏）的浓度与对应气相色谱的测定值（峰面积）进行关联。在一定范围内，待测物质的浓度与测定值之间应呈线性关系。通过比较实验测得的测定值与标准曲线上计算得到的预测值，可以测定出马来酸氯苯那敏的浓度。

【实验方法及结果】

1. 仪器与试药

(1) 仪器　实验设备为岛津气相色谱仪，详细设置参数见表 4-23。

表 4-23　气相色谱仪条件

参数	条件
色谱仪	岛津 GC-2010Plus 气相色谱仪
色谱柱	HP-5ms 毛细管色谱柱，30 m × 0.25 mm × 0.25 μm
流速	1.0 ml/min
柱温	（程序升温）100 ℃保持 20 min；20 ℃/min 升温至 210 ℃，保持 20 min；20 ℃/min 升温至 260 ℃，保持 15 min
进样口温度	270 ℃
检测器温度	火焰离子化检测器（FID），300 ℃
进样量	1 μl
分流比	5∶1

（2）试剂　甲醇（分析纯，Avantor Performance MateriaLs，Inc.），自制超纯水。鼻炎康片（批号 13190、14250、14820、15311）。对照品马来酸氯苯那敏（中国食品药品检定研究院，批号 100705-201203）。

2. 溶液配制

（1）对照品储备液的配制　精密称取马来酸氯苯那敏对照品 0.01137 g，在甲醇 60 ml 中再超声处理 15 min，使得马来酸氯苯那敏能够完全溶解，然后转移至 100 ml 容量瓶中定容并摇匀。

（2）供试品溶液的配制　取鼻炎康片 20 片，置于研钵中充分研细，采用天平精密称取研磨之后的细粉，约 1 g（约含马来酸氯苯那敏 2.7 mg），并记录数据，用 30 ml 甲醇并超声处理 30 min，保证样品能够充分溶解，定容至 50 ml 容量瓶中并摇匀。制备得到的溶液采用有机微孔滤膜（0.45 μm）过滤，保留滤液。

3. 马来酸氯苯那敏气相色谱方法的验证

（1）线性关系的考察　用移液管精密量取对照品储备液 1.0 ml、2.0 ml、4.0 ml、6.0 ml、8.0 ml 分别置于 10 ml 容量瓶中，用甲醇定容并摇匀，再加上对照品储备液，可以得到 6 个不同浓度的对照品标准溶液。采用表 4-23 中的气相色谱参数，记录色谱图参数，数据如表 4-24 所示。

表 4-24　系列马来酸氯苯那敏的浓度与峰面积

浓度/(μg/ml)	峰面积	浓度/(μg/ml)	峰面积
11.37	28059.6	68.22	175727.9
22.74	50283.9	90.96	232063.1
45.48	113479.8	113.7	284685.2

以样品的浓度为横坐标（X），测得的峰面积为纵坐标（Y），可以关联出马来酸氯苯那敏溶液溶度与峰面积之间的标准曲线，如图 4-25 所示，马来酸氯苯那敏浓度与峰面积之间的线性关系良好，线性相关系数 $r=0.9988$，回归方程为 $Y=2561X-3064$，该结果表明，马来酸氯苯那敏浓度在 10～100 μg/ml 范围内，可以通过该标准曲线测定样品中马来酸氯苯

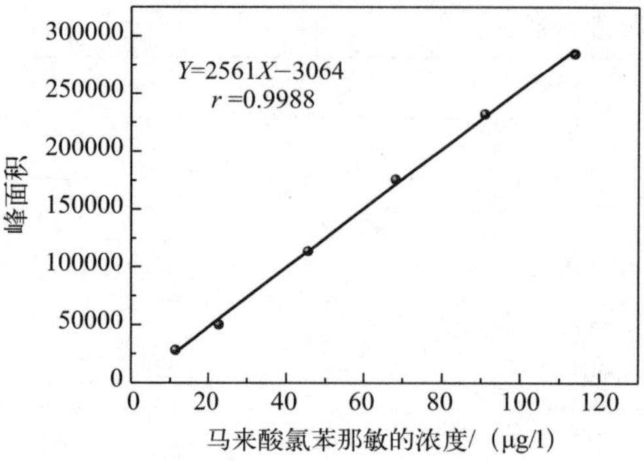

图 4-25　马来酸氯苯那敏浓度与峰面积之间的关系

那敏的浓度。

（2）精密度的考察　用移液管精密量取对照品储备液 5.0 ml，置于 10 ml 量瓶中，采用甲醇定容并摇匀，按照表 4-23 中的气相色谱参数重复进样 6 次，根据色谱结果记录马来酸氯苯那敏的峰面积，其结果见表 4-25。计算 6 次平行实验的峰面积平均值，即将所有测定结果相加后除以测定次数 6，得到峰面积平均值（mean）为 134716.73。然后根据得到的峰面积平均值计算标准偏差（SD），计算公式为：SD = sqrt[Σ（X_i − mean)^2/(n − 1)]。其中，X_i 代表每次测定的结果，n 代表测定次数。计算相对标准偏差（RSD）：RSD=(SD/mean)×100%。根据相对标准偏差的计算公式，得到 6 次平行实验的 RSD 为 0.199%，表明采用本方法分析马来酸氯苯那敏的浓度精密度较高，在药典或相关指导文件中的规定范围之内。

表 4-25　精密度试验

序号	峰面积	峰面积平均值	RSD/%
1	135153.3	134716.73	0.199
2	134566.0		
3	134680.0		
4	134842.7		
5	134715.5		
6	134336.9		

（3）重复性的考察　取同一批号供试品（批号 13190），取该批次鼻炎康片 20 片，置于研钵中充分研细，采用天平精密称取研磨之后的细粉，约 1 g（约含马来酸氯苯那敏 2.7 mg），并记录数据，用 30 ml 甲醇并超声处理 30 min，保证样品能够充分溶解，定容至 50 ml 容量瓶中并摇匀。制备得到的溶液采用有机微孔滤膜（0.45 μm）过滤，保留滤液。同样的方法制备 6 份溶液，分析结果见表 4-26，6 份样品的质量为 1 g 左右，6 个样品测出来的保留时间均非常接近，马来酸氯苯那敏的含量平均值为 86.50%，按照“（2）精密度的考察”计算 RSD 的方法，可得 RSD 的结果为 0.46%，表明该方法测定马来酸氯苯那敏的重复性良好。

表 4-26　重复性试验测试

序号	样品质量/g	保留时间/min	质量分数/%
1	1.00491	32.351	86.47
2	1.00254	32.525	86.01
3	1.00369	32.515	87.07
4	1.00728	32.522	86.25

续表

序号	样品质量/g	保留时间/min	质量分数/%
5	0.99261	32.517	86.32
6	1.10052	32.525	86.88

(4) 稳定性的考察 取供试品溶液（批号 13190），按照表 4-23 中的气相色谱参数进行色谱实验，每间隔 4 个小时进样 1 次，实验结果见表 4-27，根据测定的峰面积计算马来酸氯苯那敏的含量，按照“(2) 精密度的考察”中计算 RSD 的方法，可得 RSD 为 0.38%，表明该方法测定马来酸氯苯那敏的稳定性良好。

表 4-27 稳定性试验测试

时间/h	样品质量/g	峰面积	平均质量分数/%	平均质量分数/%
0	1.00058	132878.7	85.95	86.16
4		133596.5	86.41	
8		132974.0	86.02	
12		133732.3	86.49	
16		133621.1	86.42	
20		132448.4	85.68	

(5) 加样回收试验 按照供试品溶液的配制方法，精密量取批号为 13190 的样品 9 份（根据重复性试验的结果可知，批号 13190 的马来酸氯苯那敏含量平均值为 86.50%）每 3 份一组，置于 50 ml 的容量瓶中，分别加入储备液 5 ml、5 ml、5 ml、10 ml、10 ml、10 ml、20 ml、20 ml、20 ml，再用甲醇定容到刻度并摇匀，制备得到的溶液采用有机微孔滤膜（0.45 μm）过滤，保留滤液作为供试品溶液。按照表 4-23 中的气相色谱参数进行色谱实验，依法进行测定，计算高、中、低 3 种浓度溶液回收率，其结果如表 4-28 所示。从表中可以看出，高、中、低三个浓度批次马来酸氯苯那敏的回收率均比较高，9 次平行实验的平均回收率高达 98.4%。

表 4-28 加样回收试验测试

序号	样品质量/g	样品含量/mg	样品添加量/mg	回收的质量/mg	回收率/%	平均回收率/%
1	1.00043	2.3386	0.5685	2.8986	98.5	98.4
2	1.00095	2.3398		2.9009	98.7	
3	1.00034	2.3383		2.8943	97.8	
4	1.00166	2.3414	1.137	3.4579	98.2	
5	1.00112	2.3401		3.4635	98.8	
6	1.00421	2.3474		3.4560	97.5	
7	1.00362	2.3460	2.274	4.5973	99.0	
8	1.00399	2.3469		4.5913	98.7	
9	1.00295	2.3444		4.5843	98.5	

4. 样品含量测定结果

用移液管精密量取对照品储备液 5 ml，置于 10 ml 容量瓶中，采用甲醇定容并摇匀，即得对照品溶液。然后分别取同一个厂家不同批次鼻炎康片，按照供试品溶液制备方法进行制备。将配制好的供试品溶液与对照品溶液注入气相色谱仪，按照表 4-23 中的气相色谱参数进行色谱实验测定并记录峰面积，根据图 4-25 得到的标准曲线可以计算出马来酸氯苯那敏的含量，计算结果如表 4-29 所示。从表中可以看出，四个批次的马来酸氯苯那敏的质量分数分别为 86.50％、90.30％、87.37％和 83.05％，根据质量标准规定的质量分数在 80％～120％范围内，则四个批次的马来酸氯苯那敏含量均符合质量规定。

表 4-29　样品中马来酸氯苯那敏的含量

产品批号	样品质量/g	保留时间/min	质量分数/％
13190	1.00491	32.532	86.50
14250	1.00138	32.527	90.30
14820	1.00450	32.529	87.37
15311	1.00061	32.534	83.05

【案例分析】

根据上述案例分析可知，经过方法学论证，采用气相色谱外标法测定鼻炎康片中马来酸氯苯那敏的含量可行性较高，该方法线性关系良好、分离度好、精密度和稳定性等均较好且重复性高。与《中国药典》（2020 年版）中的高效液相色谱法相比较，该方法操作步骤简单，避免了频繁操作所导致的产物流失和分析测试时间长等问题。因此，该方法为鼻炎康片中马来酸氯苯那敏的质量控制提供了参考，也是该样品分析检测的另一个可靠选择。

参考文献

[1] 梁凤兰，黄政贵．GC 法测定鼻炎康片中马来酸氯苯那敏的含量 [J]．药物生物技术，2016，23（6）：515-518.
[2] 国家药典委员会．《中华人民共和国药典》2020 年版（一部）[S]．北京：中国医药科技出版社，2020：1835.
[3] 李丹，常威．气相色谱法测定马来酸氯苯那敏乳膏的含量 [J]．中国药师，2013（1）：80-82.

案例 4-8　气相色谱法在气雾剂有效成分含量测定中的应用

【案例背景】

伤益气雾剂为彝族药，依据彝族的用药经验，由云南省药物研究所开发为上市药品，该药品为具有自主知识产权的“国药准字”药品，它的彝药名为“朴莫瑙考茨”。伤益气雾剂是主要由栀子、七叶莲、薄荷脑和冰片等十味药材加工制成的气雾剂，具有清热解毒、消肿止痛和止血散瘀的作用，适用于治疗跌打损伤和轻度水火烫伤等症。《中药新药研究的技术要求》规定，含量测定项目应首选处方中的君药（主药）、贵重药、毒性药。因此，伤益气雾剂中的贵重药材和主要成分薄荷脑和冰片（由龙脑和异龙脑组成）为含量测定的首选组分。其中，薄荷脑是一种单萜类化合物，属于环戊烷衍生物，为无色或白色晶体，具有强烈的薄荷味，其熔点低，在 41～43 ℃，因此，在药物生产及存放过程中容易挥发；而冰片也较易挥发。由于两种物质都容易挥发，因此，采用气相色谱法对它们的含量进行分析。

内标法是一种间接或相对的校准方法，通过在样品中加入一定量的内标物来解决因进样量不准确而引起的误差。内标物是一种纯物质，它与待测组分不同，但在色谱行为上应当与待测组分相似。通过比较内标物与待测组分的峰面积或峰高，可以计算出待测组分的含量。这种方法的优点是内标物和样品组分都会受到同样的影响，因此，可以抵消由于样品体积变化、注射技术不佳或仪器波动、仪器参数和洗脱条件发生非人为的变化时引起的误差。内标法尤其适用于样品矩阵复杂或难以准确测量的情况。

内标物的选择对内标法的测定十分关键，一般来说，内标物选择遵循以下原则。

① 纯度高：内标物应该是一个能得到纯样的已知化合物，这样可以以准确、已知的量加到样品中去。

② 化学性质相似且稳定：内标物的物理化学性质（如化学结构、极性、挥发度及在溶剂中的溶解度等）应与被分析的样品组分尽可能一致，这样可以减少由物理化学性质差异引起的误差。同时，内标物应具有稳定的化学性质，不会在样品制备和分析过程中发生化学反应或分解。

③ 无干扰性：选择的内标物不应与样品中存在的任何组分同时出峰，即在色谱图上能与所有待测组分及内标物本身充分分离，避免相互干扰。

④ 色谱行为相近：理想的内标物应与待测物质具有相似的物理化学特性，如沸点、极性和溶解度等，这有助于减少样品制备和色谱行为的差异。这样内标物的检测响应（如在特定检测器上的灵敏度）应与待测物质更加接近，以便于进行准确的定量分析。

⑤ 其他：在满足上述所有条件的前提下，内标物还应该考虑成本效益，尽可能选择经济实惠且易于获取的物质。从安全角度考虑，内标物应是低毒或无毒的，且最好不产生有害废物。

内标法定量测定可以按照以下方法进行：精密称（量）取对照品和内标物质，分别配制成溶液，精密量取各溶液，配成校正因子测定用的对照溶液。取一定量注入仪器，记录色谱图。测量对照品和内标物质的峰面积（或峰高），按下式可以计算校正因子。

$$f=\frac{A_s/C_s}{A_R/C_R}$$

其中，f 为校正因子；A_s 为内标物质的峰面积或峰高；A_R 为对照品的峰面积或峰高；C_s 为内标物质的浓度；C_R 为对照品的浓度。

再取含有内标物质的供试品溶液，注入仪器记录色谱图，测量供试品中待测成分和内标物质的峰面积（或峰高），按下式计算含量。

$$C_x=f\,\frac{A_x}{A'_s/C'_s}$$

式中，A_x 为供试品峰面积或峰高；C_x 为供试品的浓度；A'_s 为内标物质的峰面积或峰高；C'_s 为内标物质的浓度。

本案例以伤益气雾剂为例，介绍气相色谱法中内标法测定伤益气雾剂中薄荷脑和龙脑的含量。

【实验方法及结果】

1. 仪器与试药

（1）**仪器** 实验设备为 Agilent 6890N 气相色谱仪，详细设置参数见表 4-30。

表 4-30 气相色谱仪条件

参数	条件
色谱仪	Agilent 6890N GC
色谱柱	HP-INNOWax 毛细柱管，0.32 mm×30 m×0.25 μm
流速	1.0 ml/min
柱温	（程序升温）70 ℃保持 2 min；10 ℃/min 升温至 150 ℃，保持 4 min
进样口温度	250 ℃
检测器温度	火焰离子化检测器（FID），250 ℃
进样量	1 μl
分流比	25∶1

（2）**其他仪器** AG285 型电子天平（瑞士 METTLERTOLEDO 公司）。

（3）**试剂** 无水乙醇［分析纯，批号 20150924，利安隆博华（天津）医药化学有限公司］。样品伤益气雾剂（批号 060310、120614、080118、060518，云南省药物研究所制药厂）。对照品薄荷脑（批号 110728-200506，中国食品药品检定研究院）。对照品龙脑（批号 110881—201508，纯度 96.8%，中国食品药品检定研究院）。对照品萘（批号 080122，天津市天达净化材料精细化工厂）。

2. 溶液配制

（1）**内标溶液的配制** 精密称取萘 2.50150 g 置于 250 ml 容量瓶中，采用无水乙醇定容并充分摇匀，保证样品充分溶解，制成每 1 ml 含 10.006 mg 的萘内标溶液。

（2）**内标溶液的稀释** 精密吸取上述内标溶液 4.0 ml 置 100 ml 容量瓶中，用无水乙醇定容并充分摇匀，保证样品充分溶解，即得到内标溶液的稀释液。

（3）**对照品溶液的配制** 精密称取薄荷脑对照品 101.60 mg 置于 100 ml 容量瓶中，加无水乙醇定容并充分摇匀，保证样品充分溶解，制得浓度为 1.0160 mg/ml 的薄荷脑对照品溶液；精密称取龙脑对照品 52.14 mg（纯度 96.8%）置于 50 ml 容量瓶中，加无水乙醇定容并充分摇匀，保证样品充分溶解，制得浓度为 1.0094 mg/ml 的龙脑对照品溶液。

（4）**校正因子对照品溶液的配制** 分别精密称取薄荷脑和龙脑对照品 10.28 mg 和 9.44 mg（纯度 96.8%），置于 25 ml 量瓶中，用移液管精密量取并加入上述内标溶液 1.0 ml，用无水乙醇定容并充分摇匀，保证样品充分溶解。

（5）**供试品溶液的配制** 取伤益气雾剂，用钢锥在开启处钻一个小孔，使得抛射剂缓慢释出，放置在室温下并倒入具塞锥形瓶中作为供试品。取供试品 2.5 g，精密称定，置于 25 ml 容量瓶中，精密量取萘内标溶液 1 ml，用无水乙醇定容并充分摇匀，保证样品充分溶解，再用 0.45 μm 微孔滤膜滤过，保留滤液，即为伤益气雾剂供试品溶液。

(6) 阴性样品溶液的配制　阴性样品通常指不含有待测组分的样品，即作为空白对照的样品。阴性样品的作用是确保实验结果的准确性，通过与添加了内标物质的样品进行比较，可以排除或识别出可能由样品基质或其他非目标组分引起的干扰。精密称取缺薄荷脑和冰片的伤益气雾剂阴性样品 2.5 g 置于 25 ml 容量瓶中，精密量取内标溶液 1 ml，用无水乙醇定容并充分摇匀，保证样品充分溶解，再用 0.45 μm 微孔滤膜滤过，保留滤液，即为伤益气雾剂阴性样品溶液。

3. 测定法

取上述校正因子对照品溶液、供试品溶液和阴性样品溶液适量，按表 4-30 的色谱条件进行测定，进样量为 1.0 μl，得到的阴性样品、对照品和样品的气相色谱图，如图 4-26 所示。图 4-26（A）为不加待测组分的阴性样品，该图中只有内标物萘的色谱峰，图 4-26（B）中的色谱峰依次为薄荷脑、龙脑和萘的色谱峰。由此可以确定样品图 4-26（C）中上述三个物质的出峰位置。

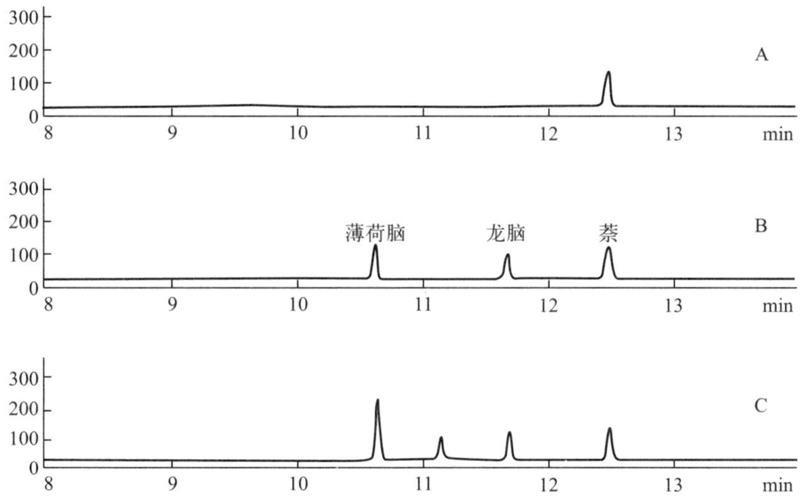

图 4-26　阴性样品、对照品和样品的气相色谱图

A—阴性样品；B—对照品；C—样品

4. 薄荷脑和龙脑气相色谱方法学验证

(1) 线性关系的考察　分别精密称取薄荷脑和龙脑对照品 20.19 mg 和 21.00 mg（纯度为 96.8%）置于 5 ml 容量瓶中，并用“2 项”下内标溶液的稀释液定容，充分摇匀保证对照品充分溶解，制得薄荷脑和龙脑浓度分别为 4.038 mg/ml 和 4.066 mg/ml 的混合对照品溶液。取适量上述混合对照品溶液，再用内标稀释溶液逐级稀释得到一系列浓度的混合对照品溶液。在表 4-30 的色谱条件下，用进样器分别精密吸取系列混合对照品溶液各 1.0 μl，注入至气相色谱仪，测定对应的气相色谱图，并记录薄荷脑、龙脑以及内标物萘的峰面积，横坐标（x）为样品浓度（mg/ml），纵坐标（y）为薄荷脑、龙脑与内标峰面积比值。分析数据可知，薄荷脑的回归直线方程为 $y=1.9407x-0.0175$，$r=0.9999$；龙脑的回归直线方程为 $y=1.9482x-0.0175$，$r=0.9999$。根据所得的数据可知，薄荷脑和龙脑分别在 0.0631～4.038 mg/ml 范围内具有良好的线性关系。

(2) 精密度的考察　取适量的校正因子对照品溶液，在表 4-30 的色谱条件下进行测定，连续进样 6 次，记录峰面积并计算薄荷脑和龙脑的相对校正因子（f）以及相对标准偏差（RSD）。根据计算结果可知，薄荷脑和龙脑校正因子的相对标准偏差为 0.15%和 0.12%，均小于 2.0%，说明仪器具有良好的精密度。

(3) 检测限与定量限　取适量对照品溶液，用无水乙醇将其稀释，配制成一系列浓度梯度的混合对照品溶液，在表 4-30 的色谱条件进样分析，薄荷脑和龙脑的检测限（LOD）和定量限（LOQ）分别以 3 倍和 10 倍信噪比作为指标来进行考察。测定后可知，薄荷脑的检测限为 0.998 μg/ml，定量限为 3.325 μg/ml；龙脑的检测限为 0.992 μg/ml，定量限为 3.972 μg/ml。

(4) 重复性的考察　精密称取 2.5 g 同一批号的伤益气雾剂供试品，平行分成 6 份，按照上述供试品溶液的配制方法制备供试品溶液，在表 4-30 的色谱条件下进行测定，记录薄荷脑、龙脑及内标物的峰面积，用"(1) 线性关系的考察"中内标法测得的薄荷脑和龙脑的回归直线方程算出气雾中薄荷脑和龙脑含量，求相对标准偏差，结果薄荷脑的相对标准为 0.78%，龙脑的相对标准偏差为 0.01%。结果表明，用该方法测定薄荷脑和龙脑的含量有着良好的重复性。

(5) 稳定性的考察　精密称取 2.5 g 同一批号的伤益气雾剂供试品，按照上述供试品溶液的配制方法制备供试品溶液，在表 4-30 的色谱条件下进行测定，于溶液制备后 0 h、2 h、4 h、8 h、12 h、24 h 进样测定，用内标法关联出的回归直线方程计算气雾中薄荷脑和龙脑的含量，结果薄荷脑的相对标准为 0.43%，龙脑的相对标准偏差为 0.45%。该结果表明，用该方法测定薄荷脑和龙脑的含量在 24 h 内有着良好的稳定性。

(6) 加样回收试验　精密称取 9 份质量为 1.25 g 的伤益气雾剂供试品，批号为 060518，薄荷脑和龙脑含量分别为 0.67%和 0.40%，置于 25 ml 容量瓶中，分别按照 50%、100%和 150%的水平适量加入上述已经制备好的薄荷脑和龙脑对照品溶液适量。每组平行 3 份，分别加入精密量取的内标溶液 1 ml，用无水乙醇定容并充分摇匀，保证样品充分溶解，再用 0.45 μm 微孔滤膜滤过，保留滤液，即为供试品溶液。在表 4-30 的色谱条件下进行实验，结果伤益气雾剂中薄荷脑和龙脑的平均加样回收率分别为 96.33%和 100.74%，相对标准偏差分别为 1.04%和 1.00%，满足定量检测方法对准确度的要求。

5. 样品含量测定结果

取三批伤益气雾剂样品，批号如表 4-22 所示，按"(5) 供试品溶液的配制"中所用方法进行配制，按照表 4-30 的色谱条件下进行色谱实验，进样量为 1.0 μl，根据内标法计算样品中薄荷脑和龙脑含量，最终的测定结果见表 4-31。

表 4-31　三批伤益气雾剂样品中薄荷脑和龙脑的含量

产品批号	薄荷脑/%	龙脑/%
060310	0.56	0.34
080118	0.56	0.34
120614	0.68	0.40

【案例分析】

本案例介绍了用内标法测定薄荷脑、龙脑的含量，内标法可以有效消除由于样品体积、注射量等操作条件变化带来的误差，提高了分析结果的准确度和重现性。与文献中的外标法定量相比较，该方法可校准和消除仪器操作条件的波动对分析结果产生的影响，提高了检测结果的准确度。本案例中选择萘作为内标物，因为萘的沸点与薄荷脑和龙脑沸点比较相近，同时易溶于无水乙醇中，并且在表 4-30 的色谱条件下进行实验，内标物萘与样品中的薄荷脑、龙脑能够完全分离。

根据上述案例分析可知，经过方法学论证，该方法专属性较好，采用气相色谱内标法测定伤益气雾剂中薄荷脑和龙脑的含量可行性高，该方法线性关系良好，相关系数均为 0.9999，分离度好，精密度和稳定性均较好，且重复性以及回收率的相对偏差均在 3% 以下。与《中国药典》（2020 年版）中采用外标法定量相比，内标法可以校准和消除仪器操作条件的波动和对分析结果产生的影响，有效提高检测结果的准确度。该方法可为伤益气雾剂产品质量标准控制提供依据。

参考文献

[1] 曹红云，普冰清，牛延菲，等．气相色谱法测定伤益气雾剂中薄荷脑和龙脑的含量［J］．中药与临床，2019，10（2）：5-7.

[2] 国家药典委员会．《中华人民共和国药典》2020 年版（一部）［S］．北京：中国医药科技出版社，2020：152，438.

[3] 邵大志，谢秋红．GC 法同时测定久强脑立清中的薄荷脑和龙脑的含量［J］．解放军药学学报，2014，30（2）：148-150.

[4] 甘勇强．GC 法测定痛肿灵酊中樟脑、薄荷脑、异龙脑、龙脑的含量［J］．中国药师，2013，16（8）：1122-1124.

案例 4-9　气相色谱法在医疗器械质量控制中的应用

【案例背景】

聚乳酸被誉为最具有商业前景的生物降解材料，是从可再生资源如玉米淀粉、木薯或甘蔗等植物中提取的葡萄糖发酵而制得的。这有助于减少对化石燃料的依赖，并能够促进可持续农业的发展。聚乳酸作为一种具有环保特性的塑料替代品，其具有生物降解性、加工方便、应用广泛、环境友好、生物相容性好等一系列优良的性能。它的生产过程无污染，并且产品在使用后可生物降解，实现自然界物质循环。与传统的基于石化的塑料相比，聚乳酸在自然环境中可以在几个月到几年内被微生物分解为水和二氧化碳，在工业堆肥条件下能够在 10 天至 90 天内完成生物降解，而在家庭堆肥环境下也能在一段时间内自然分解，大大减少了对环境的长期污染。

聚乳酸具有良好的机械性能，包括高强度、高刚性以及良好的抗紫外线性能。这些良好的性能使得它可以应用于包装材料、医疗用品、农业、日常用品以及 3D 打印等领域。聚乳酸可通过改性剂和添加剂的加入来调整性能，如改善其热稳定性、增加柔韧性或改变颜色等，提供了广泛的设计和应用可能性。早在 20 世纪 70 年代，聚乳酸就被制成了可吸收的外科手术缝合线和药物长效缓释制剂的载体。随着聚乳酸及其共聚物在医学领域的广泛应用，其应用范围不断扩展至心血管器械、人造骨折内固定材料、一次性输液工具、药物缓释系统等领域。2021 年 12 月，我国发布了《重点新材料首批次应用示范指导目录（2021 年版）》，将聚乳酸列入先进化工材料之列，应用领域为生物医药及高性能医疗装备。当前国家药监局已批准的创新医疗器械现有 120 个，其中有 8 个创新医疗器械原材料使用了医用聚乳酸及其衍生物，在无源植入创新医疗器械的占比超20%（8/39），由此可见，聚乳酸医疗器械市场潜力大。

但在聚乳酸的生产过程中，三氯甲烷可能被用作溶剂，以帮助溶解聚乳酸或其中的单体。然而，三氯甲烷疑为致癌物质，在某些情况下，如果清洗过程不彻底，可能会导致三氯甲烷的残留。如果医用聚乳酸薄膜中三氯甲烷残留量超标，人们的健康会因为接触或吸收了残留量超标的医用品而直接受到损害。因此，三氯甲烷在聚乳酸中的残留是一个值得关注的问题。为了保障人们的健康和环境的安全，对聚乳酸中的有害物质残留进行严格的检测是非常重要的。

科学界已经建立了一些检测方法，以确保其在安全范围内。过去，对残留有机溶剂的测定方法有紫外-可见分光光度法、核磁共振波谱法、红外光谱法等，但测定的结果往往不准确。而气相色谱法能够使液体或固体中的挥发性成分在恒温且密闭的系统中实现平衡。由于挥发性组分比例恒定，气相色谱法可以对平衡之后的液体或固体上方出现的气体进行分析，从而得到液体或固体中某组分的含量。火焰离子化检测器（FID）一般线性范围较宽，经常作为残留有机溶剂测定的检测器，然而，对含有卤族元素，如三氯甲烷等电负性较强基团的残留溶剂的测定时，电子捕获检测器（ECD）具有更高的灵敏度，因此，ECD在含氯等电负性强的物质测定中被广泛应用。

ECD的检测原理是基于对具有电负性物质的高选择性和高灵敏度的检测能力，在没有样品的情况下，由β射线源放出的初级电子与载气分子碰撞，产生次级电子和正离子。这些电子在电场作用下向正极移动，形成恒定的基流。当具有电负性的样品分子进入检测器时，它们会捕获这些低能量的自由电子。物质的电负性越强，即电子吸收系数越大，检测器的灵敏度越高。因此，对于含卤素、硫、磷、氮的物质，ECD能够提供很高的检测响应；而对电中性（无电负性）的物质，如烷烃等，则几乎没有信号。

本案例采用ECD检测器，利用气相色谱方法测定医用聚乳酸薄膜中三氯甲烷的残留量，并且建立了相应的分析方法。

【实验方法及结果】

1. 仪器与试药

（1）仪器 实验设备为岛津GC-2010 Plus气相色谱仪，详细设置参数见表4-32。

表4-32 气相色谱仪条件

参数	条件
色谱仪	岛津GC-2010 Plus气相色谱仪
检测器	电子捕获检测器（ECD）
工作站软件	岛津GC Solution
色谱柱	Restek-Rtx毛细管色谱柱，30 m×0.25 mm× 0.25 μm
载气	氮气
载气流速	1.0 ml/min
柱温	85 ℃维持3 min
进样口温度	200 ℃

续表

参数	条件
检测器温度	270 ℃
进样量	1 μl
分流比	10∶1

（2）**其他仪器** 恒温干燥箱（上海智城分析仪器制造有限公司，ZRD-5210）。电子天平（上海第二天平厂，AL104）。

（3）**试剂** 三氯甲烷（分析纯，广东西陇化工有限公司，99.5%），环己烷（色谱纯，天津市光复精细化工研究所，99.9%）。

（4）**样品** 医用聚乳酸可吸收根管桩（芬兰，Inion）。

2. 溶液配制

（1）**对照品储备液的配制** 精密称取三氯甲烷 20 mg，置于 100 ml 棕色容量瓶中，用环己烷定容并充分摇匀，保证三氯甲烷充分溶解。

（2）**对照品溶液的配制** 精密量取对照品储备液 1 ml，置于 100 ml 棕色容量瓶中，用环己烷定容并充分摇匀，配制成 2000 ng/ml 作为对照品溶液。

（3）**供试品溶液的配制** 将精密称取的 1 g 聚乳酸根管桩和 50 ml 三氯甲烷置于具塞棕色瓶中，密塞并静置 3 h。待聚乳酸根管桩完全溶解后，将 0.2 ml 溶解液涂布在 7 mm×20 mm 的医用载玻片上制膜（0.40 mg/张），将制备好的薄膜分别置于 25 ℃、37 ℃、60 ℃的恒温干燥箱中处理 12 h、24 h。将 400 μl 环己烷加入处理好的薄膜中，并于摇床上固定转速浸泡萃取 10 min。

（4）**加标供试品溶液的配制** 取已知三氯甲烷含量的薄膜样品（1968 ng/ml）一张，置于棕色小瓶中，加入对照品溶液 400 μl，并于摇床上固定转速浸泡 10 min。

3. 测定法

取上述对照品溶液、供试品溶液、加标供试品溶液和环己烷溶剂液各 1.0 μl，在上述表 4-32 的色谱条件下进行色谱实验，色谱图见图 4-27，供试品中三氯甲烷色谱峰与对照品色谱峰保留时间一致均为 2.175 min，并与其他共存成分达到基线分离。环己烷溶剂中没有检测到三氯甲烷色谱峰，表明阴性无干扰，通过计算，色谱柱的理论塔板数大于 5000，色谱峰各项参数均为合格。

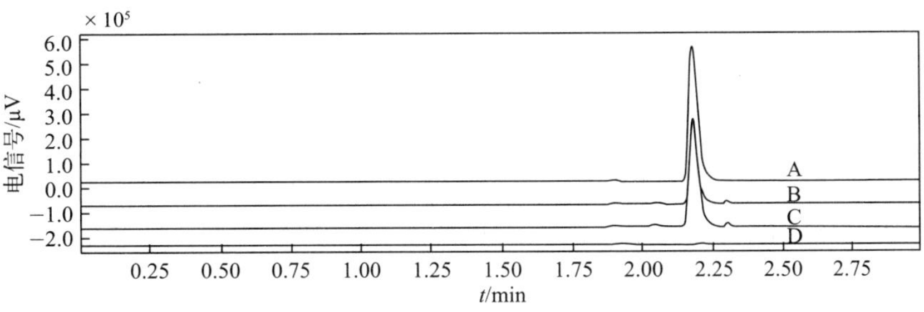

图 4-27 三氯甲烷残留量测定系统适用性及专属性实验色谱图

A—对照品色谱图；B—供试品色谱图；C—加标供试品色谱图；D—环己烷溶剂色谱图

4. 三氯甲烷气相色谱方法学验证

(1) 线性关系的考察 分别精密量取对照品溶液 0.0625 ml、0.125 ml、0.25 ml、0.75 ml、1.25 ml、1.75 ml、2.5 ml，置于 5 ml 容量瓶中，用环己烷定容并充分摇匀，配成 25 ng/ml、50 ng/ml、100 ng/ml、300 ng/ml、500 ng/ml、700 ng/ml、1000 ng/ml、2000 ng/ml 浓度梯度标准液。按表 4-32 色谱条件测定，以浓度（C）为横坐标、峰面积（A）为纵坐标，进行线性回归。其线性方程为 $y=149.56x+99978$（$r=0.9999$）。由此可知，三氯甲烷在 25～2000 ng/ml 浓度范围内有良好的线性关系（图 4-28）。

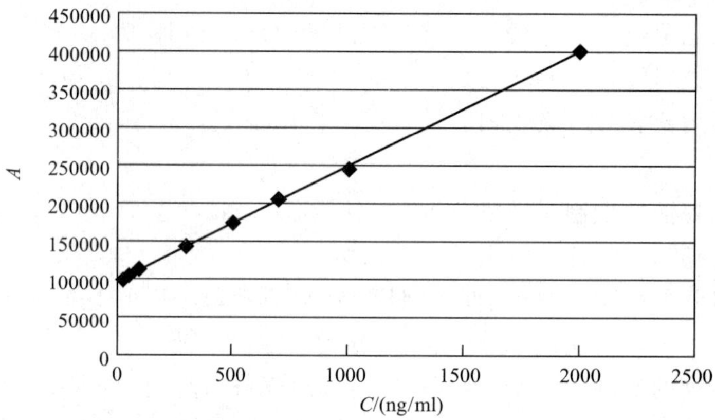

图 4-28 三氯甲烷的标准曲线

(2) 精密度的考察 精密量取 1 μl 浓度为 1000 ng/ml 的三氯甲烷溶液，按表 4-32 色谱条件连续测定 6 次，测定结果如表 4-33 所示，根据 6 次实验测定的峰面积，可以计算出平均峰面积，并计算三氯甲烷峰面积的相对标准偏差（RSD）。根据结果可知，三氯甲烷的相对标准偏差为 0.9%，小于 2.0%，说明该方法具有良好的精密度。

表 4-33 精密度试验

序号	峰面积	峰面积平均值	RSD/%
1	249372	246153	0.9
2	247856		
3	244890		
4	245374		
5	243354		
6	246073		

(3) 检测限与定量限 检测限与定量限采用逐步稀释法测得。三氯甲烷的检测限以 $S/N=3$ 时计算，三氯甲烷的定量限以 $S/N=10$ 时计算。结果检测限为 1.50 ng/ml，折算成样品的含量为 1.50 ng/mg；定量限为 4.62 ng/ml，折算成样品的含量为 4.62 ng/mg。

(4) 重复性和回收率考察 精密称取三份 0.40 mg 样品（其三氯甲烷含量为 1968 ng/ml），分别置于棕色小瓶中，并加入 400 μl 对照品溶液，再置于摇床上浸泡萃取 10 min，按

表 4-32 色谱条件测定并根据外标法计算，测定的结果如表 4-25 所示，可得三氯甲烷的平均回收率为 98.35%，RSD = 1.98%。根据结果可知，重复性和回收率的 RSD 均小于 2.0%，并且回收率在 95.0%～105.0%范围内，这说明该方法有着良好的重复性和回收率（表 4-34）。

表 4-34　重复性和回收率试验测试

序号	样品质量/mg	峰面积	测得量/(ng/mg)	测得量平均值/(ng/mg)	重复性RSD/%	回收率/%	平均回收率/%	回收率RSD/%
1	0.40	358449	300	297	1.98	100.06	98.5	1.98
2	0.40	357545	294			98.05		
3	0.40	356986	290			96.81		
4	0.40	355504	280			93.50		
5	0.40	358126	298			99.35		
6	0.40	359473	307			102.35		

（5）**稳定性的考察**　取同一供试品溶液，分别于 0 h、2 h、4 h、6 h、8 h 和 10 h 后进样，并记录不同时间的峰面积数据，计算得到峰面积的平均值，根据表 4-35 中的数据可得三氯甲烷峰面积的 RSD 为 0.7%。根据结果可知，三氯甲烷峰面积的 RSD 小于 2.0%，说明供试品溶液在 10 h 内有良好的稳定性。

表 4-35　稳定性试验测试

序号	时间/h	峰面积	平均值	RSD/%
1	0	174016	176466	0.7
2	2	176833		
3	4	176641		
4	6	177828		
5	8	176641		
6	10	176834		

5. 样品中三氯甲烷残留量测定及结果

取三氯甲烷，经恒温干燥箱 25 ℃、37 ℃、60 ℃分别处理 12 h、24 h 的 6 批样品、对照品溶液以及供试品溶液，在表 4-32 色谱条件下测定，用外标法计算三氯甲烷的残留量。

经 25 ℃恒温干燥箱处理 12 h 的样品中三氯甲烷的平均残留量分别为 1918 ng/mg，相对标准偏差值为 2.8%；经 25 ℃恒温干燥箱处理 24 h 的样品中三氯甲烷的平均残留量 1428 ng/mg，相对标准偏差值为 4.0%。

经 37 ℃恒温干燥箱处理 12 h 的样品中三氯甲烷的平均残留量分别为 1207 ng/mg，相对标准偏差值为 2.2%；经 37 ℃恒温干燥箱处理 24 h 的样品中三氯甲烷的平均残留量 724 ng/mg，相对标准偏差值为 2.6%。

经 60 ℃恒温干燥箱处理 12 h 的样品中三氯甲烷的平均残留量分别为 68.37 ng/mg，相对标准偏差值为 3.5%；经 60 ℃恒温干燥箱处理 24 h 的样品中三氯甲烷的平均残留量为 18.30 ng/mg，相对标准偏差值为 2.4%。

对比数据可知，经 60 ℃恒温干燥箱处理 24 h 的样品中三氯甲烷的平均残留量为 18.30 ng/mg，远远低于国家限度的 60 ng/mg，经过该处理方式的样品能够极大地保证临床应用的安全性（表 4-36）。

表 4-36　三氯甲烷残留量测定结果

处理条件	三氯甲烷保留时间/min	残留量/(ng/mg)	平均残留量/(ng/mg)	RSD/%
12 h、25 ℃	2.174	1968	1918	2.8
	2.177	1862		
	2.175	1923		
24 h、25 ℃	2.175	1488	1428	4.0
	2.175	1374		
	2.177	1423		
12 h、37 ℃	2.176	1231	1207	2.2
	2.173	1211		
	2.176	1179		
24 h、37 ℃	2.175	741	724	2.6
	2.175	727		
	2.171	704		
12 h、60 ℃	2.183	68.45	68.37	3.5
	2.181	65.92		
	2.184	70.75		
24 h、60 ℃	2.184	18.14	18.30	2.4
	2.184	18.80		
	2.184	17.95		

注：标准品三氯甲烷保留时间为 2.175 min。

【案例分析】

长期或高浓度暴露于三氯甲烷可能导致肝癌、肺癌和肾癌等癌症的发生，因此，三氯甲烷被列为有毒有害物质，并被严格控制和使用。根据上述案例分析可知，在聚乳酸的生产过程中，三氯甲烷可能被用作溶剂，因此，对三氯甲烷在聚乳酸中的残留进行严格的检测是非常必要的。本案例采用 ECD 检测器、气相色谱法测定医用聚乳酸薄膜中三氯甲烷的残留量，可知干燥温度以及时间是影响聚乳酸薄膜中三氯甲烷残留的两个重要因素，经过 60 ℃恒温干燥箱处理 24 h 的样品残留量为 18.30 ng/mg，远低于国家药典规定的 60 ng/mg，为进一步应用于临床提供了参考。方法学论证说明了气相色谱法能够有效地应用于医用聚乳酸薄膜中三氯甲烷残留量的测定，三氯甲烷检测浓度在 25～2000 ng/mg 的范围有着良好的线性关系，其定量限为 4.62 ng/mg，且样品测定过程中有着良好的重复性和回收率。该方法在测定医用聚乳酸薄膜中三氯甲烷残留量时有着良好的灵敏度、准确性以及精密度等一系列优点。

参考文献

[1] 吕丽华，黄华，陆世银，等．气相色谱法测定医用聚乳酸薄膜中三氯甲烷残留量［J］. 实用口腔医学杂志，2018（1）：30-32.

[2] 吕丽华．气相色谱法测定医用聚乳酸薄膜中三氯甲烷残留量［D］. 南宁：广西医科大学，2017.

[3] 龚亚辉，王舒．新型生物医用材料聚乳酸产业及植入应用现状研究［J］. 当代化工研究，2024（6）：24-26.

[4] 马喜峰．聚乳酸复合材料在生物医学领域的应用研究［J］. 化学与粘合，2022，44（5）：436-440.

[5] 陈汀波，李栋，仇萍，等．顶空气相色谱-电子捕获检测器法测定正清风痛宁制剂原料中三氯甲烷的残留量［J］. 药物分析杂志，2015（9）：1645-1648.

案例 4-10　气相色谱-电子捕获检测器在中药有机氯农药残留测定中的应用

【案例背景】

刺五加又名西伯利亚人参，是一种多年生灌木植物。其根部、茎部和叶子均可入药。刺五加在中医中具有补气壮阳、强筋健骨、抗疲劳、抗衰老等多种功效。可以有效增强机体免疫力、耐力和抗疲劳能力等。刺五加中的多种活性成分具有良好的抗氧化作用以及抗肿瘤作用，还可以有效提高白细胞、巨噬细胞和淋巴细胞的活性，增强机体对病毒、细菌等病原体的抵抗力，并且对于长期工作、学习或运动导致的疲劳有很好的缓解作用。

板蓝根，又名大青叶，是一种多年生草本植物。其根部和叶子均可入药。板蓝根在中医中具有清热解毒、凉血消肿、抗病毒等多种功效。对多种病毒、细菌具有抑制作用，如流感病毒、疱疹病毒、金黄色葡萄球菌以及大肠埃希菌等。板蓝根可以减轻炎症反应，降低炎症因子的产生，并且还具有一定的抗肿瘤作用，可以抑制肿瘤细胞的生长和扩散。

刺五加和板蓝根是常见的中药材，其种植和加工的过程中可能会受到农药的污染。一些研究表明，刺五加中的农药残留量较高，同样，板蓝根种植过程中，农药会残留在其茎叶上，这些农药对人体健康有一定的危害性。

有机氯农药是一类用于防治农作物病虫害的化学农药，具有高效、广谱、持久等特点。在农林病虫害防治等方面效果显著而被广泛使用在中草药的种植中，然而，由于其具有高毒性、易残留等特点，有机氯农药容易长时间残留在环境中。长期使用有机氯农药会对人体健康产生严重的影响，有机氯农药主要毒性体现在对人体神经系统的影响上，还会对肝脏、肾脏、生殖系统以及免疫系统造成极大的伤害。虽然我国已于 1983 年禁止生产和使用部分类似有机氯农药这类毒性大的农药，但是由于这类农药的性质稳定，对环境造成了极大的污染。残留在环境中的有毒物质有可能被中药根茎吸收，食用后累积在人的身体里，严重危害人体健康。因此，对刺五加和板蓝根中有机氯农药的检测有重要的意义。

本案例介绍了气相色谱法测定刺五加与板蓝根中六种有机氯农药的方法，由于有机氯农药中的氯元素具有较强的电负性，因此本案例依然采用ECD检测器。

【实验方法及结果】

1. 仪器与试药

（1）仪器 实验设备为Agilent 6890N气相色谱仪，详细设置参数见表4-37。

表4-37 气相色谱仪条件

参数	条件
色谱仪	Agilent 6890N气相色谱仪（ECD检测器）
色谱柱	Agilent弹性石英毛细管色谱柱，30 m × 0.25 mm × 0.25 μm
流速	1.5 ml/min
柱温	初始温度100 ℃，保持1 min；以10 ℃/min的速率升至200 ℃，保持2 min；以8 ℃/min的速率升至280 ℃，保持2 min
进样口温度	290 ℃
检测器温度	电子捕获检测器（ECD），300 ℃
进样量	1.0 μl
分流比	采用不分流进样方式，载气为N_2（>99.999%）

（2）其他仪器 Agilent 7683自动进样器，JP-030ST型超声波清洗机，MSD质谱检测器，R201型旋转蒸发器，W201型数控恒温浴锅，A-1000S型水流抽气机，TDL-80-2B型低速台式离心机，DHG-9140A型电热恒温鼓风干燥箱，DZF-6030A型真空干燥箱，HH-2型数显恒温水浴锅，SHB-Ⅲ循环水式多用真空泵，BS110S型电子天平，10 μl、100 μl、1000 μl移液枪。

（3）试剂 正己烷（分析纯，批号2013416）、丙酮（分析纯，批号2012916）、二氯甲烷（分析纯，批号2013513）、正己烷（色谱纯，批号2013410）、浓硫酸（优级纯，批号2010829）、无水硫酸钠（分析纯，批号2011526）、氯化钠（分析纯，批号2011815）。

（4）样品 刺五加鲜药材（采自辽宁省朝阳市中草药种植产业协会）、板蓝根鲜药材（采自吉林省抚松县大型中药材种植基地）。

（5）对照品 六氯苯（HCB）、*γ*-六六六（*γ*-HCH）、七氯、艾氏剂、*p*,*p*′-DDT（已知浓度100 μg/ml）、反式氯丹（已知浓度20 μg/ml），均购自国家标准物质研究中心。

2. 溶液配制

（1）对照品溶液配制 用正己烷将上述6种对照品农药配制成浓度为10 μg/ml的对照品储备液。再分别精密量取上述6种农药对照品储备液1 ml，并置于10 ml棕色瓶中，再用正己烷溶液定容并充分摇匀，得到上述有机氯类农药的对照品混合储备液。最后分别精密量取对照品混合储备液，并用正己烷作为溶剂配制成一系列不同浓度的对照品混合溶液。

（2）供试品溶液配制 准确称取2.0 g样品药材和10 g无水硫酸钠，将它们置于

250 ml 的具塞锥形瓶内混合均匀，直至样品药材呈松散状。向具塞锥形瓶内加入 60 ml 丙酮-二氯甲烷（1∶1），充分浸泡样品约 12 h 后，再通过超声提取 20 min。将具塞锥形瓶静置一段时间后，将固液混合物过滤，保留其滤液。向所剩残渣分别加入 30 ml 丙酮，重复超声提取上述残渣 3 次，再合并滤液。将提取液置于 40 ℃水浴上并进行减压浓缩至近干，再加入少量正己烷。重复上述操作几次，直到几乎除净二氯甲烷和丙酮。将所得到的浓缩提取液转移至离心管中，加入正己烷定容至 5 ml。再缓慢加入 1 ml 浓硫酸，振摇约 1 min，离心机调至 3000 r/min，离心 10 min。取离心管中的上清液，即可得到供试品溶液。

（3）系列标准溶液配制　精密吸取上述 6 种有机氯的对照品混合溶液，分别用正己烷稀释成 5 个不同的浓度，配制成系列标准溶液，具体每种对照品的浓度见后面线性关系考察部分。

3. 测定法

本实验采用了 HP-5（30 m×0.25 mm×0.25 μm）毛细柱，在表 4-37 所示色谱条件下，6 种有机氯农药标准品的分离情况如图 4-29 所示，6 种有机氯农药的保留时间见表 4-38，从图中可以看出，在该色谱条件下能保证 6 种有机氯农药快速高效地分离，其中 p,p'-DDT 保留时间最长，为 18.94 min。

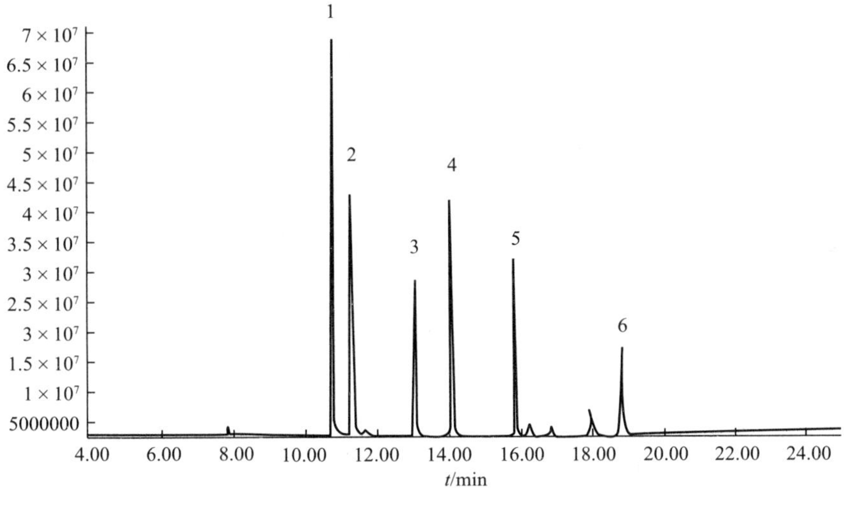

图 4-29　六种有机氯农药混合对照品色谱图

1—六氯苯；2—γ-六六六；3—七氯；4—艾氏剂；5—反式氯丹；6—p,p'-DDT

表 4-38　6 种有机氯农药的保留时间

标准品	六氯苯	γ-六六六	七氯	艾氏剂	反式氯丹	p,p'-DDT
保留时间/min	10.93	11.23	13.31	13.99	15.77	18.94

4. 标准曲线的绘制

（1）六氯苯线性关系考察　用正己烷将浓度为 1 μg/ml 的六氯苯标准溶液进行稀释，并分别配制成一系列浓度分别为 5 μg/L、50 μg/L、100 μg/L、200 μg/L、1000 μg/L 的标准品溶液，在表 4-37 所示色谱条件下进样分析，进样量为 1.0 μl，上述不同浓度标准品的峰面积值如表 4-39，表中的峰面积为不同浓度的六氯苯标准品溶液连续进行 3 次平行实验取得结果的平均值。

表 4-39　系列六氯苯的浓度与峰面积

浓度/(μg/L)	峰面积	浓度/(μg/L)	峰面积
5	32654841	200	456512374
50	105476217	1000	1989521475
100	235478321		

以样品的浓度为横坐标（x），测得的峰面积为纵坐标（y），可以关联出六氯苯溶液浓度与峰面积之间的标准曲线方程 $y=1963921x+29176298$，曲线的相关系数 $r=0.9993$，由此可知六氯苯在 5～1000 μg/L 的范围内具有良好的线性关系（图 4-30）。

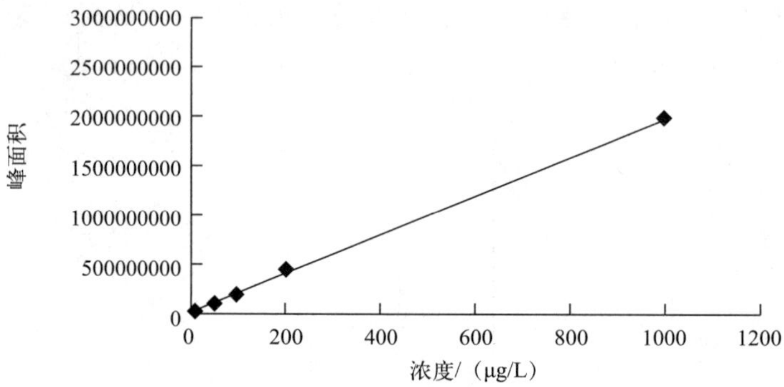

图 4-30　六氯苯浓度与峰面积之间的关系

(2) γ-六六六农药线性关系考察　用正己烷将浓度为 1 μg/ml 的 γ-六六六标准溶液进行稀释，并分别配制成浓度为 5 μg/L、50 μg/L、100 μg/L、200 μg/L、250 μg/L 标准品溶液，在表 4-37 所示色谱条件下进行进样分析，进样量为 1.0 μl，上述不同浓度标准品的峰面积值如表 4-40，表中的峰面积为不同浓度的 γ-六六六标准品溶液连续进行 3 次平行实验取得结果的平均值。

表 4-40　系列 γ-六六六农药的浓度与峰面积

浓度/(μg/L)	峰面积	浓度/(μg/L)	峰面积
5	11657124	200	223572455
50	65324574	250	262147358
100	132157465		

以样品的浓度为横坐标（x），测得的峰面积为纵坐标（y），可以关联出 γ-六六六溶液浓度与峰面积之间的标准曲线方程 $y=1103638x+7217659$，曲线的相关系数 $r=0.9995$，由此可知，γ-六六六在 5～250 μg/L 范围内具有良好的线性关系（图 4-31）。

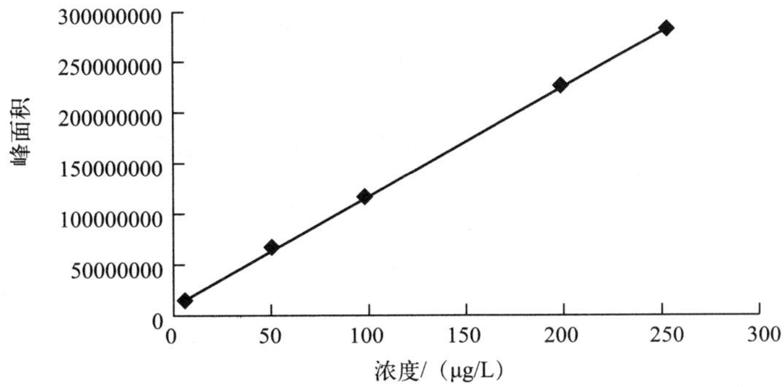

图 4-31　γ-六六六浓度与峰面积之间的关系

(3) 七氯农药线性关系考察　用正己烷将浓度为 1 μg/ml 的七氯标准溶液进行稀释，并分别配制成 5 μg/L、50 μg/L、100 μg/L、200 μg/L、1000 μg/L 标准品溶液，在表 4-37 所示色谱条件下进行进样分析，进样量为 1.0 μl，上述不同浓度标准品的峰面积值如表 4-41，表中的峰面积为不同浓度的七氯标准品溶液连续进行 3 次平行实验取得结果的平均值。

表 4-41　系列七氯农药的浓度与峰面积

浓度/（μg/L）	峰面积	浓度/（μg/L）	峰面积
5	3844766	200	239091532
50	54580692	1000	1101351848
100	115566925		

以样品的浓度为横坐标（x），测得的峰面积为纵坐标（y），可以关联出七氯溶液浓度与峰面积之间的标准曲线方程 $y=1098849x+5099146$，曲线的相关系数 $r=0.9997$，由此可知七氯在 5～1000 μg/L 范围内具有良好的线性关系（图 4-32）。

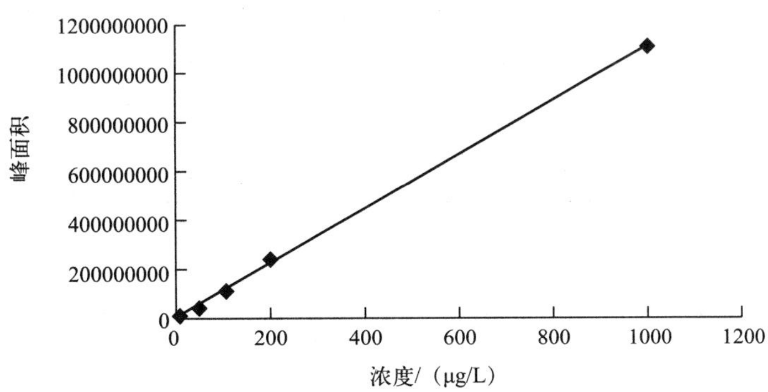

图 4-32　七氯浓度与峰面积之间的关系

(4) 艾氏剂农药线性关系考察　用正己烷将浓度为 1 μg/ml 的艾氏剂标准溶液进行稀释，并分别配制成 5 μg/L、50 μg/L、100 μg/L、200 μg/L、250 μg/L 标准品溶液，在

表 4-37 所示色谱条件下进样分析，进样量为 1.0 μl，上述不同浓度标准品的峰面积值如表 4-42，表中的峰面积为不同浓度的艾氏剂标准品溶液连续进行 3 次平行实验取得结果的平均值。

表 4-42　系列艾氏剂农药的浓度与峰面积

浓度/(μg/L)	峰面积	浓度/(μg/L)	峰面积
5	6466278	200	292768115
50	67288017	250	362648460
100	140879796		

以样品的浓度为横坐标（x），测得的峰面积为纵坐标（y），可以关联出艾氏剂溶液浓度与峰面积之间的标准曲线方程 $y=1468779x-3712072$，曲线的相关系数 $r=0.9997$，由此可知，艾氏剂在 5～250 μg/L 范围内具有良好的线性关系（图 4-33）。

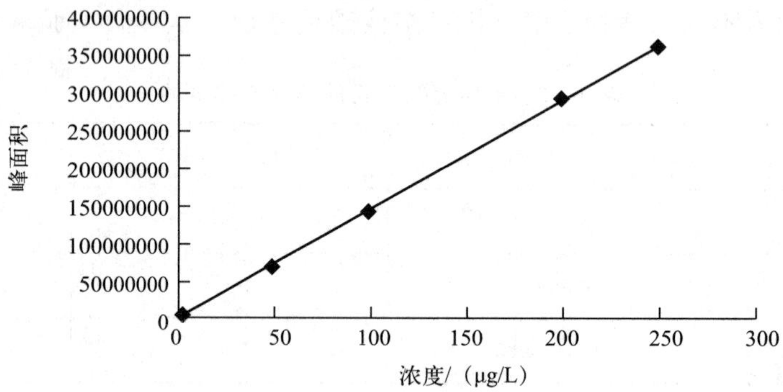

图 4-33　艾氏剂浓度与峰面积之间的关系

（5）**反式氯丹农药线性关系考察**　用正己烷将浓度为 1 μg/ml 的反式氯丹标准溶液用正己烷稀释，并分别配制成 5 μg/L、50 μg/L、100 μg/L、200 μg/L、1000 μg/L 标准品溶液，在表 4-37 所示色谱条件下进行进样分析，进样量为 1.0 μl，上述不同浓度标准品的峰面积值如表 4-43，表中的峰面积为不同浓度的反式氯丹标准品溶液连续进行 3 次平行实验取得结果的平均值。

表 4-43　系列反式氯丹农药的浓度与峰面积

浓度/(μg/L)	峰面积	浓度/(μg/L)	峰面积
5	11724357	200	285604603
50	67125984	1000	1274935296
100	145724977		

以样品的浓度为横坐标（x），测得的峰面积为纵坐标（y），可以关联出艾氏剂溶液浓度与峰面积之间的标准曲线方程 $y=1264048x+14466021$，曲线的相关系数 $r=0.9995$，由此可知，反式氯丹在 5～1000 μg/L 范围内具有良好的线性关系（图 4-34）。

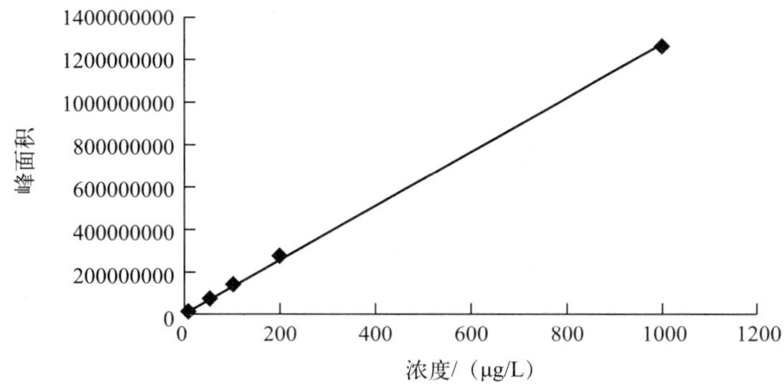

图 4-34　反式氯丹浓度与峰面积之间的关系

(6) p,p'-DDT 农药线性关系考察　用正己烷将浓度为 1 μg/ml 的 p,p'-DDT 标准储备溶液进行稀释，分别配制成 5 μg/L、50 μg/L、100 μg/L、200 μg/L、1000 μg/L 标准品溶液，在表 4-37 所示色谱条件下进行进样分析，进样量为 1.0 μl，上述不同浓度标准品的峰面积值如表 4-44，表中的峰面积为不同浓度的 p,p'-DDT 标准品溶液连续进行 3 次平行实验取得结果的平均值。

表 4-44　系列 p,p'-DDT 农药的浓度与峰面积

浓度/(μg/L)	峰面积	浓度/(μg/L)	峰面积
5	5338483	200	109410437
50	25468209	1000	535422155
100	53859144		

以样品的浓度为横坐标（x），测得的峰面积为纵坐标（y），可以关联出 p,p'-DDT 溶液浓度与峰面积之间的标准曲线方程 $y=534489x+1053094$，曲线的相关系数 $r=0.9999$，由此可知，p,p'-DDT 在 5～1000 μg/L 范围内具有良好的线性关系（图 4-35）。

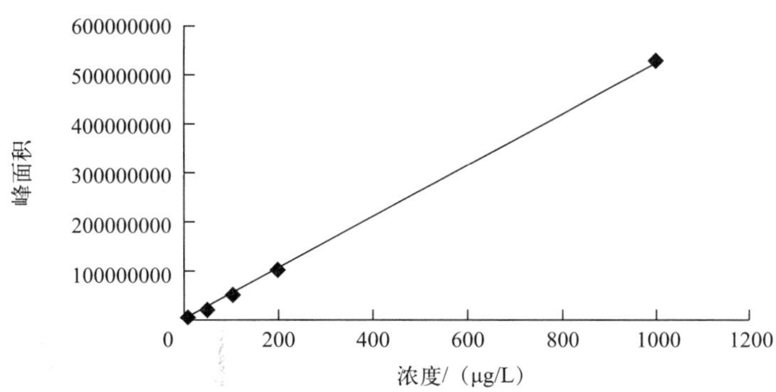

图 4-35　p,p'-DDT 浓度与峰面积之间的关系

综上所述，6 种有机氯农药在所验证的浓度范围内，线性关系良好，相关系数均大于 0.999，每种农药的出峰时间和回归方程如表 4-45 所示。

表 4-45 有机氯农药的回归方程、相关系数及线性范围

农药	保留时间/min	回归方程	相关系数 r	线性范围/(μg/L)
六氯苯	10.69	$y=1963921x+29176298$	0.9993	5～1000
γ-六六六	11.23	$y=1103638x+7217659$	0.9995	5～250
七氯	13.31	$y=1098849x+5099146$	0.9997	5～1000
艾氏剂	13.99	$y=1468779x-3712072$	0.9997	5～250
反式氯丹	15.77	$y=1264048x+14466021$	0.9995	5～1000
p,p'-DDT	18.94	$y=534489x+1053094$	0.9999	5～1000

5. 刺五加中有机氯农药残留含量的测定

(1) 精密度试验 精密吸取已知浓度的对照品混合溶液，按表 4-37 所示色谱条件测定，于 1 天内分别连续重复进样 5 次，每个对照品溶液得到的峰面积如表 4-46 所示，根据每个对照品的 5 次进样峰面积可以计算得到对应的平均值，并计算出 RSD 值，从表中可以看出这六种农药的 RSD 值分布在 0.51%～1.4%之间，均小于 2.0%，说明本实验方法精密度良好。

表 4-46 6 种有机氯农药的日内精密度试验结果

农药	六氯苯	γ-六六六	七氯	艾氏剂	反式氯丹	p,p'-DDT
峰面积	1978565211	1302478562	1122145578	1551332541	1244918311	525514234
	1969652147	1393245586	1133221157	1554114741	1254553228	533265132
	1974321847	13922145557	1154788471	1574144122	1263334926	532642325
	1977210540	1384114754	1032100210	1563365522	1201254714	522336621
	1998294663	1400332214	1155478894	1602154881	1289034386	516565214
平均值	1969608882	1374477135	1119546862	1307518635	1250619113	5266064705
RSD/%	0.51	0.55	0.57	1.3	0.86	1.4

(2) 重现性试验 分别精密称取 5 份刺五加药材样品，每份 2.0 g，按照前述供试品溶液的配制方法制备供试品，按表 4-37 所示色谱条件进行 GC 测定，用标准曲线计算刺五加样品药材中有机氯农药残留量，结果显示六氯苯、七氯、p,p'-DDT 的相对标准偏差值 (RSD) 为 1.1%、3.8%、2.1%，γ-六六六、艾氏剂和反式氯丹均未检出。该数据表明该实验方法的重现性良好。

(3) 回收率试验 分别精密称取 9 份刺五加药材样品，每份 2.0 g，按低 (15 μg/kg)、中 (30 μg/kg)、高 (60 μg/kg) 三个水平添加“(1) 对照品溶液配制”下配制的混合有机氯标准品溶液，每个水平下均进行 3 次平行实验，按照前述供试品溶液的配制方法制备供试品，按表 4-37 色谱条件进行 GC 测定，并取平均值。根据有机氯标准曲线、公式［$P=(m_2-m_1)/m\times100\%$ (P 为加标回收率，m_1 为试样中的物质含量，m_2 为加标试样中的物质含量，m 为加标体积中的物质含量)］计算刺五加样品药材中 6 种农药的加标回收率，并得到不同水平下的 RSD，结果如表 4-47。

表 4-47 有机氯农药的回收率及相对标准偏差（$n=3$）

农药	Ⅰ		Ⅱ		Ⅲ	
	平均回收率/%	RSD/%	平均回收率/%	RSD/%	平均回收率/%	RSD/%
六氯苯	95.9	8.5	97.2	2.5	98.3	5.7
γ-六六六	90.3	3.5	93.2	6.4	98.0	1.8
七氯	97.2	4.4	98.5	5.2	94.2	7.9
艾氏剂	91.7	4.1	95.8	2.4	99.2	8.6
反式氯丹	94.3	3.4	97.3	1.4	92.4	8.5
p,*p*′-DDT	93.6	9.6	97.5	1.2	96.7	4.5

注：添加量Ⅰ为 15 μg/kg；Ⅱ为 30 μg/kg；Ⅲ为 60 μg/kg。

（4）**样品分析** 精确取三份等量的刺五加药材样品，照前述供试品溶液的配制方法制备供试品，用 1 μg/ml 的混合对照品溶液作随行对照，在表 4-37 色谱条件下进样 1.0 μl 对其进行 GC 测定，分别连续进行 3 次平行实验，取平均值。以峰面积外标法定量，根据回归方程计算供试样品药材中残留的有机氯农药含量。结果显示，刺五加样品药材中六氯苯的残留量为 610.73 μg/kg，七氯的残留量为 80.32 μg/kg，*p*,*p*′-DDT 的残留量为 320.15 μg/kg。质谱检测中通过与谱库中标准谱比较，六氯苯、七氯以及 *p*,*p*′-DDT 的确信值（qual 值）分别为 95、93 和 95，与标准谱基本吻合，这三种组分得到了肯定的确证。γ-六六六、艾氏剂和反式氯丹均未检出。刺五加样品药材中有机氯农药含量测定检测报告如表 4-48 所示，三种组分的出峰时间分别是 10.08 min、12.11 min 和 18.01 min。

表 4-48 刺五加样品检测报告

农药	出峰时间/min	峰面积/%	样品批次号	CAS 号	确信值
六氯苯	10.08	2.73	107721	000118-74-1	95
七氯	12.11	4.80	148045	000076-44-8	93
p,*p*′-DDT	18.01	1.85	141715	000050-29-3	95

（5）**样品提取条件的优化** 采用超声提取法对刺五加中残留的有机氯农药进行提取，由于提取效果受提取温度（℃）、提取时间（min）和提取溶剂比例等因素的影响较大，故选取这三个反应条件作为正交设计的 3 个因素，每个因素下选取三个水平，选用 $L_9(3^4)$正交设计表，把其中一列作为空白列。对刺五加中有机氯的提取条件进行正交优化设计，其因素水平表见表 4-49，实验方案及实验结果见表 4-50，实验结果分析见表 4-51，方差分析结果见表 4-52。

表 4-51 中，K 表示某因素某水平对应的实验指标结果之和。例如，对于 A 因素，K_1 是通过将表 4-50 中 A 因素水平 1 对应的实验结果相加得到。即实验号 1、2、3 的结果之和，对应六氯苯含量分别为 125.97、146.53、153.11，三者之和则为 425.61。k 则为某因素某水平对应的试验指标平均值，例如 k_1 则为“六氯苯含量”的因素 A 水平 1 对应 3 次实验的平均值，即等于 K_1 除以实验次数 3，则为 141.87。K 和 k 可用于分析不同水平对实验指标

的影响程度，值越大表示影响越显著，进而帮助确定优水平组合方案。

表 4-49　刺五加中有机氯正交设计因素水平表

水平	(A) 提取温度/℃	(B) 提取时间/min	(C) 提取溶剂比例
1	20	15	丙酮-二氯甲烷（2∶1）
2	30	20	丙酮-二氯甲烷（1∶1）
3	40	25	丙酮-二氯甲烷（1∶2）

表 4-50　刺五加中有机氯实验方案及实验结果

实验号	A	B	C	空列	六氯苯含量/(μg/kg)	七氯含量/(μg/kg)	p,p'-DDT 含量/(μg/kg)
1	1	1	1	1	125.97	13.28	253.11
2	1	2	2	2	146.53	17.75	257.75
3	1	3	3	3	153.11	50.18	298.18
4	2	1	2	3	420.15	63.61	303.65
5	2	2	3	1	452.14	52.57	292.59
6	2	3	1	2	563.12	64.81	306.83
7	3	1	3	2	754.21	118.05	654.58
8	3	2	1	3	487.25	90.98	610.22
9	3	3	2	1	968.82	138.70	769.36

表 4-51　刺五加中有机氯实验结果分析

指标		A	B	C	空列
六氯苯含量/(μg/kg)	K_1	425.61	1300.33	1376.34	1547.93
	K_2	1435.41	1085.92	1536.50	1463.86
	K_3	2211.28	1689.08	1723.41	1060.49
	k_1	141.87	433.41	458.78	515.98
	k_2	478.47	361.93	512.17	487.95
	k_3	737.10	563.03	574.47	353.33
	极差 R	595.22	129.62	115.69	162.64
	因素主次	ABC			
	优方案	$A_3B_3C_3$			
七氯含量/(μg/kg)	K_1	81.21	194.94	169.07	204.55
	K_2	180.99	161.30	220.06	200.61
	K_3	347.73	253.69	220.80	204.77

续表

指标		A	B	C	空列
七氯含量/(μg/kg)	k_1	27.07	64.98	56.36	68.18
	k_2	60.33	53.77	73.35	66.87
	k_3	115.91	84.56	73.60	68.26
	极差 R	88.84	30.80	17.24	1.39
	因素主次	ABC			
	优方案	$A_3B_3C_3$			
p,p'-DDT 含量/(μg/kg)	K_1	809.04	1211.34	1170.16	1315.06
	K_2	903.07	1160.56	1330.76	1219.16
	K_3	2034.16	1374.37	1335.35	1212.05
	k_1	269.68	403.78	390.05	438.35
	k_2	301.02	386.85	443.59	406.39
	k_3	678.05	458.12	445.12	404.02
	极差 R	408.37	71.27	55.01	34.33
	因素主次	ABC			
	优方案	$A_3B_3C_3$			

表 4-52　刺五加中有机氯方差分析

指标	方差来源	离差平方和（SS）	自由度（df）	方差	F 值	显著性
六氯苯含量/(μg/kg)	A	534476.41	2	267238.20	89377.32	* *
	B	62321.71	2	31160.86	10421.69	* *
	C	5.98	2	2.99	1.00	
	误差	5.97	2	2.99		
七氯含量/(μg/kg)	A	12087.91	2	6043.96	3309.04	* *
	B	1457.68	2	728.84	399.04	* *
	C	586.28	2	293.14	160.49	* *
	误差	3.65	2	1.83		
p,p'-DDT 含量/(μg/kg)	A	1272332.52	2	636166.26	57676.00	* *
	B	4916.26	2	2458.13	434.61	* *
	C	22.06	2	11.03	1.00	
	误差	22.06	2	11.03		

注：1. $F_{0.05}$（2,2）=19.00，$F_{0.01}$（2,2）=99.00。

2. “*”表示影响达到显著水平，判断依据是将计算的 F 值与临界值比较，当 $F_{0.01}>F>F_{0.05}$ 则标注为“*”，表示该因素影响显著；如果 $F>F_{0.01}$ 则标注为“* *”，表示该因素影响极显著。如果 $F<F_{0.05}$ 则不进行标注，表示该因素影响不显著。

刺五加药材中共检测出六氯苯、七氯和 p,p'-DDT 这三种有机氯农药，从表 4-50、表 4-51 以及表 4-52 可知：对于这三种有机氯农药，每种因素对提取效果的影响趋势相同，且每个因素的主次顺序相同。其中，提取温度以及提取时间对于三种农药的提取均具有显著影响，溶剂的比例仅对七氯的提取具有显著影响。通过方差计算分析，可以得出其影响因素的大小是 A＞B＞C，即提取温度＞提取时间＞提取溶剂比例。最终确定超声提取刺五加中残留有机氯农药的最佳提取条件为 $A_3B_3C_3$，即在 40 ℃下用 30 ml 的丙酮-二氯甲烷（1∶2）超声提取 25 min。

6. 板蓝根中有机氯农药含量测定

（1）**重现性试验** 准确取 5 份等量的板蓝根样品，每份 2.0 g，按供试品溶液的制备方法制备板蓝根样品溶液，按照前述对刺五加样品重现性测定的方法，对板蓝根提取样进行测定，用标准曲线计算板蓝根药材中有机氯农药残留量，可以得到七氯、p,p'-DDT 农药残留量的 RSD 分别为 0.3%、2.0%，六氯苯、艾氏剂、反式氯丹、γ-六六六、均未检出。实验表明，本实验方法重现性良好。

（2）**回收率试验** 按前述对刺五加样品的回收率试验方法对板蓝根样品进行测定。分别精密称取 9 份板蓝根样品，每份 2.0 g，按低（15 μg/kg）、中（30 μg/kg）、高（60 μg/kg）三个水平添加混合有机氯标准品溶液，每个水平下进行 3 次平行实验，按照前述供试品溶液的配制方法制备供试品，按表 4-37 色谱条件进行 GC 测定，并取平均值。根据有机氯标准曲线、公式［$P=(m_2-m_1)/m$（P 为加标回收率，m_1 为试样中的物质含量，m_2 为加标试样中的物质含量，m 为加标体积中的物质含量）］计算板蓝根样品药材中 6 种农药的加标回收率，并得到不同水平下的 RSD（表 4-53）。

表 4-53 有机氯农药的回收率及相对标准偏差（$n=3$）

农药	Ⅰ		Ⅱ		Ⅲ	
	平均回收率/%	RSD/%	平均回收率/%	RSD/%	平均回收率/%	RSD/%
六氯苯	96.1	3.8	97.2	2.9	97.7	2.1
γ-六六六	97.4	1.8	92.5	6.0	96.6	2.6
七氯	93.9	7.7	96.7	1.3	97.9	1.3
艾氏剂	95.3	3.3	90.5	7.7	98.0	1.6
反式氯丹	90.0	1.9	92.1	9.5	94.9	3.8
p,p'-DDT	95.9	3.0	96.9	3.4	95.5	1.7

注：添加量Ⅰ为 15 μg/kg；Ⅱ为 30 μg/kg；Ⅲ为 60 μg/kg。

（3）**样品分析** 精确取三份等量的板蓝根药材样品，照供试品溶液的配制方法制备供试品，用 1 μg/ml 的混合对照品溶液作随行对照，在表 4-37 色谱条件下进样 1.0 μl 对其进行 GC 测定，分别连续进行 3 次平行实验，然后取平均值。以峰面积外标法进行定量，根据回归方程计算供试样品药材中残留的有机氯农药含量。结果显示，板蓝根样品药材中七氯的残留量为 431.38 μg/kg，p,p'-DDT 的残留量为 50.86 μg/kg。质谱检测中通过与谱库中标准谱比较，七氯和 p,p'-DDT 的确信值分别为 92 和 95，与标准谱基本吻合，这两种组分得到了确证。六氯苯、γ-六六六、艾氏剂和反式氯丹均未检出。板蓝根样品药材中有机氯农药含量测定检测报告见表 4-54，检测出的两种组分出峰时间分别是 12.11 min 和 18.01 min。

表 4-54　板蓝根样品检测报告

农药	出峰时间/min	峰面积/%	样品批次号	CAS 号	确信值
七氯	12.11	4.80	143254	000076-44-8	92
p,*p*′-DDT	18.01	2.05	165415	000050-29-3	95

(4) 样品提取条件的优化　采用超声提取法对板蓝根中残留的有机氯农药进行提取，由于提取效果受提取温度（℃）、提取时间（min）和提取溶剂比例等因素的影响较大，故选取这三个反应条件作为正交设计的 3 个因素，每个因素下选取三个水平，选用 $L_9(3^4)$ 正交设计表，把其中一列作为空白列。对板蓝根中有机氯的提取条件进行正交优化设计，其因素水平表见表 4-55，实验方案及实验结果见表 4-56，实验结果分析见表 4-57，方差分析结果见表 4-58。

表 4-55　板蓝根中有机氯正交设计因素水平表

水平	(A) 提取温度/℃	(B) 提取时间/min	(C) 提取溶剂比例
1	20	15	丙酮-二氯甲烷（2∶1）
2	30	20	丙酮-二氯甲烷（1∶1）
3	40	25	丙酮-二氯甲烷（1∶2）

表 4-56　板蓝根中有机氯试验方案及试验结果

实验号	A	B	C	空列	七氯含量/(μg/kg)	*p*,*p*′-DDT 含量/(μg/kg)
1	1	1	1	1	287.56	21.48
2	1	2	2	2	325.95	25.77
3	1	3	3	3	597.67	37.13
4	2	1	2	3	668.95	29.56
5	2	2	3	1	845.87	43.80
6	2	3	1	2	847.88	38.15
7	3	1	3	2	915.86	49.96
8	3	2	1	3	923.51	66.13
9	3	3	2	1	956.01	69.94

表 4-57　板蓝根中有机氯实验结果分析

指标		A	B	C	空列
七氯含量/(μg/kg)	K_1	1511.18	2672.37	3358.95	3389.44
	K_2	3762.70	2995.33	3350.91	3489.69
	K_3	4795.38	4401.56	3359.40	3190.13

续表

指标		A	B	C	空列
七氯含量/(μg/kg)	k_1	503.73	890.79	1119.65	1129.81
	k_2	1254.23	998.44	1116.97	1163.23
	k_3	1598.46	1467.19	1119.80	1063.38
	极差 R	1094.73	576.40	2.83	99.85
	因素主次	ABC			
	优方案	$A_3B_3C_3$			
p,p'-DDT 含量/(μg/kg)	K_1	84.38	101.00	125.76	135.22
	K_2	111.51	135.70	125.27	113.88
	K_3	186.03	145.22	130.89	132.82
	k_1	28.13	33.67	41.92	45.07
	k_2	37.17	45.23	41.76	37.96
	k_3	62.01	48.41	43.63	44.27
	极差 R	33.88	14.74	1.87	7.11
	因素主次	ABC			
	优方案	$A_3B_3C_3$			

表 4-58 板蓝根中有机氯方差分析

指标	方差来源	离差平方和（SS）	自由度（df）	方差	F 值	显著性
七氯含量/(μg/kg)	A	1880193.33	2	940096.67	123583.10	**
	B	563542.67	2	281771.34	37041.06	**
	C	15.21	2	7.61	1.00	
	误差	15.21	2	7.61		
p,p'-DDT 含量/(μg/kg)	A	1846.89	2	923.45	285.90	**
	B	361.13	2	180.57	55.90	*
	C	6.46	2	3.23	1.00	
	误差	6.46	2	3.23		

注：$F_{0.05}$（2，2）=19.00，$F_{0.01}$（2,2）=99.00。

板蓝根药材中共检测出七氯和 p,p'-DDT 这两种有机氯农药，从表 4-55、表 4-56 以及表 4-57 可知，对于这两种有机氯农药，每种因素对提取效果的影响趋势相同，且每个因素的主次顺序相同。其中，提取温度以及提取时间对两种农药的提取均具有显著影响，溶剂的比例对两种农药的提取没有显著影响。通过方差计算分析，可以得出其影响因素的大小是A>B>C，即提取温度>提取时间>提取溶剂比例。最终确定超声提取板蓝根中残留有机氯农药的最佳提取条件为 $A_3B_3C_3$，即在 40 ℃下用 30 ml 的丙酮-二氯甲烷（1∶2）超声提取 25 min。

【案例分析】

本案例通过气相色谱测定方法，建立了六氯苯、γ-六六六、七氯、艾氏剂、反式氯丹以及 p,p'-DDT 这 6 种有机氯农药的标准曲线。结果显示，在 5～1000 μg/L 浓度范围内，六氯苯、七氯、反式氯丹以及 p,p'-DDT 检测的峰面积与浓度之间具有线性，且线性关系良好，而 γ-六六六和艾氏剂在 5～250 μg/L 浓度范围间峰面积与浓度具有线性，且线性关系良好。另外，该案例考察了整个实验方法的精密度、重现性和回收率，结果表明该实验方法准确度良好。另外，超声提取法提取中药中的残留溶剂，采用丙酮和二氯甲烷的混合溶剂作为提取剂，该分析方法适用于能耐受强酸性物质的有机氯农药，符合农药残留分析的要求。最后分别对刺五加、板蓝根样品中的农药含量进行了测定。其中刺五加样品中检测出三种有机氯农药，分别为六氯苯、七氯、p,p'-DDT；板蓝根样品中检测出两种有机氯农药，分别为七氯、p,p'-DDT。该案例说明 ECD 适合检测含氯等电负性强的物质。

该案例说明了刺五加和板蓝根所生长的环境（涵盖土壤、水体、大气等）遭受了一定程度的有机农药污染，或近期存在有机农药的输入，且农药的使用缺乏科学性和合理性。由于有机氯农药具有稳定的化学性质和较长的残留期，即便在禁用约 30 年后，其在土壤和水体中的残留量仍然较高。这些残留在环境中的农药成分会通过中药材的根部被吸收，进而污染中药材。因此，种植中药材的土壤和水体环境尤为重要。为了保障中药材的质量安全，应加强对土壤和灌溉用水中农药残留量的检测，并积极研究有效的方法去除其中残留的有机氯农药，为中药材创造合适的生长环境。同时，还应加强农药使用的科学性与合理性，避免农药进一步残留，以保护环境和人体健康。

参考文献

[1] 李明辰．东北地道药材刺五加、板蓝根中农药残留含量测定［D］．哈尔滨：哈尔滨商业大学，2016.

[2] 周诗盈．气相色谱法在农作物和中药材农药残留分析中的应用进展［J］．现代农业科技，2021（14）：106-107.

[3] 蔡鸿瑶，金爽，程玉鹏，等．刺五加化学成分及黄酮类提取工艺研究进展［J］．化学工程师，2024，38（8）：72-75.

[4] 高倩，花日茂，汤锋，等．中药材板蓝根中 20 种农药的多残留快速分析方法［J］．安徽农业大学学报，2010，37（1）：97-102.

[5] 白春杰．中药黄芪中 8 种有机氯农药残留气相色谱分析及其检测结果研究［J］．当代医学，2018，24（19）：39-42.

案例 4-11　气相色谱-电子捕获检测器在动物类药材农药残留测定中的应用

【案例背景】

当前阶段，农药的广泛使用导致农药残留超标问题频繁发生。大多数农药具有难降解、易蓄积、毒性高和易污染等特点。农药使用后，很大一部分会进入环境，在土壤、水等环境介质中传播，并随着食物链的传递在动物体内累积，从而破坏整个生态系统的结构和功能。

因此，农药通过食物链的传递也会在动物体内累积，而动物类药材在中医中有着悠久的应用历史，它们通常来源于动物的皮、骨、鳞甲、内脏等部位，经过特定的加工方法制成。这些药材在中医理论中具有独特的药效，可以用于治疗多种疾病。为了确保动物类药材的安全性，必须加强农药残留量的检测力度，建立合适的分析方法来检测和量化中药材中的农药残留，并制定合理的限值范围，以提高中药材在实际使用过程中的安全性。目前，农药残留的检测方法有液相色谱-串联质谱（LC-MS/MS）、液相色谱-紫外检测（LC-UV）、气相色谱-质谱（GC-MS）和气相色谱-电子捕获检测（GC-ECD）等。

地龙，又称蚯蚓，是一种常见的动物类中药材，早在《神农本草经》就有记载。它属于环节动物门、寡毛纲的陆栖无脊椎动物。地龙在中药学中具有多种药理作用和临床应用价值。地龙的性味咸寒，主要归肝、脾、膀胱经。它具有清热定惊、通络、平喘、利尿等功效，常用于治疗高热神昏、惊痫抽搐、关节痹痛、肢体麻木、半身不遂、肺热喘咳、尿少水肿等症状。现代研究表明，地龙含有多种氨基酸、微量元素和其他活性成分，具有抗炎、抗凝血、抗肿瘤、降血压、降血脂等多种药理作用。当前，动物类药材的安全性和质量标准已收录于《中国药典》（2020 年版）一部。在该标准中，对重金属和黄曲霉毒素的含量进行了明确的限量控制和检验。然而，经过文献调研发现，目前尚未有关于农药残留的研究或检测报道。这一情况表明，在动物类药材的安全性和质量控制方面，仍需要进一步的研究和关注。

本案例介绍了动物类药材地龙的 17 种有机氯类农药的残留含量测定的方法，该案例采用的方法为 GC-ECD 法，可有效实现有机氯农药含量的检测。

【实验方法及结果】

1. 仪器与试药

（1）仪器 实验设备为 7890B 型气相色谱仪（配备 Ni-ECD 电子捕获检测器，安捷伦科技公司），详细设置参数见表 4-59。

表 4-59 气相色谱仪分离条件

参数	条件
色谱仪	7890B 型气相色谱仪（配备 Ni-ECD 电子捕获检测器）
色谱柱	OV-1701（30 m×0.32 mm×0.25μm）毛细管色谱柱
载气	氮气
流速	1.5 ml/min
柱温	程序升温：60 ℃，保持 0.3 min，以 60 ℃/min 升至 170 ℃，再以 10 ℃/min 升至 220 ℃，保持 10 min，再以 1 ℃/min 升至 240 ℃，15 ℃/min 升至 280 ℃，保持 5 min
进样口温度	220 ℃
检测器温度	Ni-ECD 电子捕获检测器温度为 300 ℃
进样量	1.0 μl
分流比	不分流

（2）**其他仪器** BP211D型电子天平［赛多利斯科学仪器（北京）有限公司］，RE52-99型旋转蒸发仪（上海亚荣生化仪器厂），TDL-5-A台式离心机（上海安亭科学仪器厂）。

（3）**试剂** 有机氯农药混合对照品溶液（批号610005-202003；特性量值约10 μg/ml，中国食品药品检定研究院）。丙酮、二氯甲烷、正己烷、硫酸均为色谱纯；氯化钠、无水硫酸钠均为分析纯；纯化水为自制。该案例收集到不同产地和批次的地龙药材共10批，基本信息见表4-60。

表4-60 地龙药材样品基本信息表

药材编号	样品名称	产地	药材编号	样品名称	产地
DL_1	广地龙	海南海口	DL_6	广地龙	广西梧州
DL_2	广地龙	广东茂名	DL_7	沪地龙	湖北襄阳
DL_3	广地龙	广东平远	DL_8	沪地龙	河南周口
DL_4	广地龙	广东阳江	DL_9	沪地龙	河南郑州
DL_5	广地龙	广西容县	DL_{10}	沪地龙	浙江绍兴

2. 溶液配制

（1）**混合对照品溶液的制备** 精密量取17种有机氯农药混合对照品溶液1 ml，置100 ml量瓶中，用正己烷逐级稀释制成每1 ml分别约含2 ng、5 ng、10 ng、20 ng、50 ng、100 ng的溶液。

（2）**供试品溶液的制备** 取地龙样品粉碎成细粉（过二号筛），取约5 g，置于具塞锥形瓶中，加水30 ml，振摇10 min，使其分散，精密加入丙酮50 ml，称定质量，超声处理30 min，放冷，再用丙酮进行补重，再加氯化钠约5 g，精密加二氯甲烷25 ml，称定质量，超声处理15 min，放冷，再用二氯甲烷进行补重，振摇使氯化钠充分溶解，静置，转移至具塞离心管中，离心5 min，使完全分层，将有机相转移至装有适量无硫酸钠的具塞锥形瓶中，放置30 min。精密量取15 ml，置于40 ℃水浴中减压浓缩至约1 ml，再加正己烷约5 ml，减压浓缩至近干，用正己烷溶解并转移至5 ml量瓶中，并稀释至刻度，摇匀，转移至离心管中，再加入硫酸溶液（9→10）1 ml，振摇1 min，离心10 min，分取上清液，加水1 ml，振摇，取上清液，即得。

（3）**空白溶液** 除不添加样品外，其余按供试品溶液的制备操作方法，制得空白溶剂溶液。

3. 有机氯类农药气相色谱方法学验证

（1）**系统适用性考察** 分别精密量取混合对照品溶液、样品溶液和空白溶液各1 μl，按表4-58所示的色谱条件进样。结果表明，17种有机氯农药色谱峰分离度均大于1.5，空白溶液无干扰。如图4-36所示。

（2）**线性范围和检出限** 精密量取系列不同浓度的17种有机氯农药混合对照品溶液各1 μl，注入气相色谱仪。以进样浓度X（ng/ml）为横坐标，峰面积Y为纵坐标，绘制标准曲线，分别计算了17种农药的线性回归方程。结果如表4-61所示，各组分线性关系良好。将17种有机氯农药对照品溶液逐步稀释后进样测定，进样1 μl，以3倍基线噪声（$S/N=3$）确定方法的检出限（LOD）。

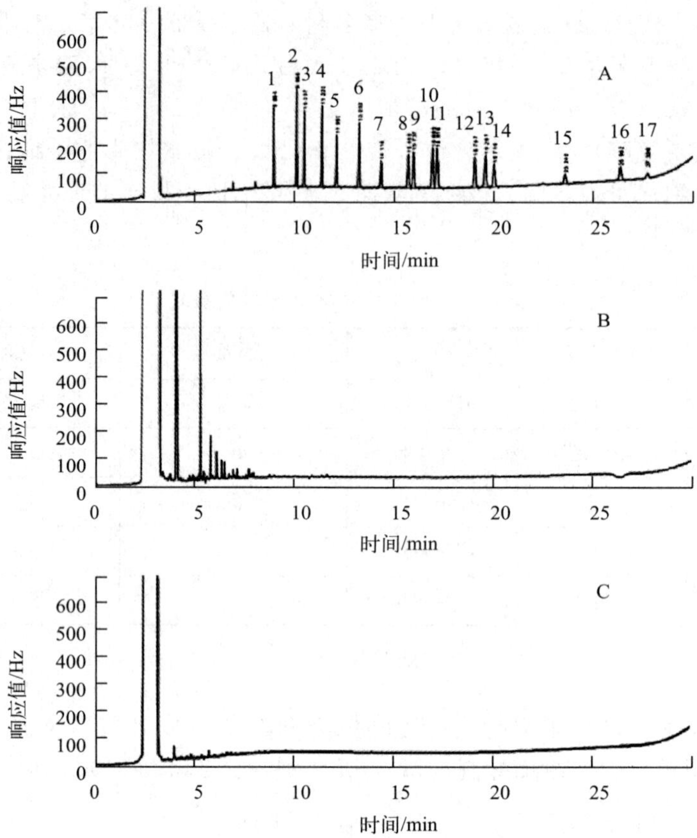

图 4-36　系统适用性考察色谱图

A—对照品溶液（1—六氯苯；2—α-六六六；3—五氯硝基苯；4—γ-六六六；5—七氯；6—艾氏剂；7—β-六六六；8—氧化氯丹；9—δ-六六六；10—顺式环氧七氯；11—反式环氧七氯；12—反式氯丹；13—顺式氯丹；14—*p*，*p*′-DDE；15—*o*，*p*′-DDT；16—*p*，*p*′-DDD；17—*p*，*p*′-DDT）；B—样品溶液；C—空白试剂溶液

表 4-61　线性范围、线性方程、相关系数与检出限

编号	组分	线性范围/(ng/ml)	线性方程	相关系数 r	LOD
1	六氯苯	1.0～100.30	$Y=500.2X+56.2$	0.9965	0.0020
2	α-六六六	0.97～97.10	$Y=483.1X+42.1$	0.9978	0.0019
3	五氯硝基苯	0.99～99.00	$Y=426.3X-177.7$	0.9989	0.0020
4	γ-六六六	0.96～96.20	$Y=483.1X+42.3$	0.9972	0.0019
5	七氯	0.98～98.40	$Y=356.1X+56.5$	0.9963	0.0020
6	艾氏剂	0.98～97.70	$Y=453.2X+104.6$	0.9987	0.0019
7	β-六六六	0.89～88.90	$Y=501.5X+32.2$	0.9994	0.0018
8	氧化氯丹	0.98～97.90	$Y=412.1X-38.8$	0.9993	0.0020
9	δ-六六六	0.76～75.50	$Y=398.8X+102.1$	0.9958	0.0015
10	顺式环氧七氯	0.97～97.30	$Y=553.1X+98.9$	0.9991	0.0019

续表

编号	组分	线性范围/(ng/ml)	线性方程	相关系数 r	LOD
11	反式环氧七氯	0.97～96.50	$Y=474.5X+78.3$	0.9982	0.0019
12	反式氯丹	0.95～94.60	$Y=356.3X-104.7$	0.9976	0.0019
13	顺式氯丹	0.93～93.20	$Y=502.8X+102.9$	0.9994	0.0019
14	p,p'-DDE	0.99～98.60	$Y=422.1X-57.5$	0.9945	0.0020
15	o,p'-DDT	0.99～99.20	$Y=453.1X+89.6$	0.9993	0.0020
16	p,p'-DDD	0.94～93.70	$Y=393.1X-250.7$	0.9987	0.0019
17	p,p'-DDT	0.93～92.80	$Y=501.1X+55.6$	0.9991	0.0019

（3）**精密度试验** 取17种有机氯农药混合对照品溶液（浓度约为20 ng/ml），重复进样6次，计算峰面积的RSD值均小于2.3%（$n=6$），表明仪器精密度良好。

（4）**稳定性试验** 取17种有机氯农药混合对照品溶液（浓度约为20 ng/ml），分别于0 h、4 h、8 h、16 h、18 h、24 h，进样1 μl，记录所测各组分峰面积。结果显示，17种有机氯农药组分峰面积的RSD均小于3.3%（$n=6$），表明17种有机氯农药在24 h内均稳定。

（5）**重复性试验及回收率试验** 经考察10批地龙药材样品中均未检出17种农药残留，故本次实验重复性采用加样回收试验进行考察。取供试品粉末约5 g，各6份，精密称定，再精密加入17种有机氯农药混合对照品溶液0.25 ml，按前述方法制备样品溶液，按表4-58所示的色谱条件测定。计算回收率，结果平均回收率在81.2%～93.1%之间，RSD均小于4.0%（$n=6$），符合规定。这表明方法的重复性和回收率满足实验要求。测定结果见表4-62。

表4-62 重复性与回收率试验结果

编号	组分	加入量/μg	测得量/μg	平均回收率/%	RSD/%（$n=6$）
1	六氯苯	2.51	2.32	92.5	3.3
2	α-六六六	2.43	2.11	86.9	2.3
3	五氯硝基苯	2.48	2.22	89.7	3.1
4	γ-六六六	2.41	2.06	85.7	2.7
5	七氯	2.46	2.23	90.7	3.1
6	艾氏剂	2.44	2.11	86.4	3.1
7	β-六六六	2.22	2.02	90.9	2.7
8	氧化氯丹	2.45	2.26	92.3	3.6
9	δ-六六六	1.89	1.69	89.5	3.1
10	顺式环氧七氯	2.43	1.98	81.4	3.1
11	反式环氧七氯	2.41	1.96	81.2	3.6
12	反式氯丹	2.37	2.02	85.4	3.2

续表

编号	组分	加入量/μg	测得量/μg	平均回收率/%	RSD/% (*n*=6)
13	顺式氯丹	2.33	2.13	91.4	2.6
14	*p*,*p*′-DDE	2.47	2.21	89.7	3.7
15	*o*,*p*′-DDT	2.48	2.31	93.1	3.2
16	*p*,*p*′-DDD	2.34	2.08	88.8	3.9
17	*p*,*p*′-DDT	2.32	2.14	92.2	3.5

(6) 样品测定 应用本方法对采集的10批次样品进行检测，均未检出17种有机氯农药。说明在国家对药品农残的重视和严格的管理下，环境中的农药残留显著减少。

【案例分析】

本案例介绍了气相色谱-电子捕获检测器在动物类药材地龙的农药残留测定方法。电子捕获检测器（ECD）对电负性强的农药如有机氯、菊酯类等具有极高的灵敏度，能够准确检测出极低浓度的农药残留。该检测器对某些特定类型的农药具有高度选择性，能够有效区分不同种类的农药，减少误判和干扰。这种选择性使得ECD在复杂样品基质中的农药检测更具优势。本案例的结果显示在1～100 ng/ml的浓度范围内，17种检测的有机氯农药线性关系良好，回归系数大多在0.999左右，该测试方法的精密度、稳定性和重复性及回收率试验效果都良好，这表明该方法适用于地龙药材的有机氯农药残留测定，该方法对其他动物类药材有机氯农药的测定具有一定的借鉴作用。

参考文献

[1] 李正刚，邵大志，张亦萌，等. GC-ECD法测定地龙药材中17种有机氯类农药残留［J］. 中国民族民间医药，2023，32（18）：45-48.

[2] 江蓉蓉，裘佳波，李书轩，等. 虫类药在肺系疾病中的应用［J］. 浙江中西医结合杂志，2024，34（9）：867-870.

[3] 国家药典委员会.《中华人民共和国药典》2020年版（一部）［S］. 北京：中国医药科技出版社，2020：373.

[4] 李本淳，马彧，程焱. GC-ECD法测定人参健脾丸中17种有机氯类农药残留［J］. 检验检疫学刊，2022（1）：032.

案例4-12 气相色谱-氮磷检测器在测定有机磷和氨基甲酸酯类农药残留中的应用

【案例背景】

当归（*Angelica sinensis*）是中药材中极为重要的一种药材，被誉为“补血圣药”。它在中医药学中的应用历史悠久，具有广泛的药效。当归最为人们所熟知的功效是补血。它能够促进造血功能，用于治疗贫血、面色苍白等症状。同时，当归还具有活血作用，可以用于治疗血瘀引起的疼痛。当归对于女性来说是一种非常重要的药材，它具有调节月经、缓解痛经的作用，常用于治疗月经不调、经血量过多或过少等问题。另外，当归中含有的油脂成分具有润滑肠道的作用，可以帮助缓解便秘。当归还具有增强机体免疫功能的作用，可以提高机体的免疫力，某些成分具有抗氧化作用，可以清除体内的自由基，延缓衰老，对肝脏有一定的保护作用，可以用于辅助治疗肝病。

农药的广泛使用虽然有助于提高中药材的产量，但残留在环境中的农药会被富集在药材中。长期摄入含有农药残留药材可能会增加患癌症的风险，同时会对人的神经系统、免疫系统、生殖系统以及肝脏和肾脏造成不可逆的损伤。因此加强中草药中残留农药的检测是非常有必要的。但中草药本身含有各种复杂的化学成分，再加上农药本身残留量相对较低，这就使得中草药中农药的提取、分离、净化与富集难度较大。在当归的种植过程中，可能会用到有机磷和氨基甲酸酯类农药，因此，本案例介绍了气相色谱法测定当归中有机磷和氨基甲酸酯类农药的残留。

氮磷检测器（NPD）是一种高灵敏度和高选择性的质量检测器，专门用于分析含氮和含磷的有机化合物，通常与气相色谱仪联用，专门用于检测含有氮和磷的化合物。在农药检测中，由于许多农药分子中都含有氮和/或磷原子，氮磷检测器成为这些化合物分析的重要工具。氮磷检测器的工作原理基于气相电离理论和表面电离理论，其中气相电离理论能更好地解释其工作方式。它与火焰离子化检测器（FID）有相似的结构，但在燃烧的氢火焰和收集极之间放置了涂有碱金属盐（如 Na_2SiO_3、Rb_2SiO_3）的陶瓷珠。当样品蒸气和氢气流经这个区域时，含氮或含磷的化合物会在碱金属盐的表面发生化学反应，产生离子。这些离子随后被收集捕获并转化为电流信号，该信号经过放大后由检测系统记录和分析。

本案例选用当归作为研究对象，采用具有萃取效率高、耗时少等优点的微波辅助提取法和成本低、操作简单的超声波提取法分别对当归样品进行取样，并用正交实验来优化两种提取方法的主要条件。

所用农药名称、分子式及分子量见表 4-63。

表 4-63 农药名称、分子式及分子量

农药名称	化学名称	分子式	分子量
速灭磷 mevinphos	3-甲基-（二甲氧基磷酰基）氧代-2-丁烯酸甲酯	$C_7H_{13}O_6P$	224
异丙威 isoprocorb	邻异丙基苯基甲氨基甲酸酯	$C_{11}H_{15}NO_2$	193
草达灭 molinate	*N*,*N*-六亚甲基硫代氨基甲酸-*S*-乙酯	$C_9H_{17}NOS$	187
仲丁威 fenobucarb	2-仲丁基苯基-*N*-甲基氨基甲酸酯	$C_{17}H_{17}NO_2$	207
灭线磷 ethoprophos	*O*-乙基-*S*,*S*-二丙基硫代磷酸酯	$C_8H_{19}O_2PS_2$	242
甲拌磷 phorate	*O*,*O*-二乙基-*S*-（乙硫基甲基）二硫化磷酸酯	$C_7H_{17}O_2PS_3$	260
抗蚜威 pirimicarb	2-二甲氨基-5,6-二甲基嘧啶-4-二甲基氨基甲酸酯	$C_{11}H_{18}N_4O_2$	238
杀螟松 fenitrothion	*O*,*O*-二甲基-*O*-（3-甲基-4-硝基苯基）硫代硫酸酯	$C_9H_{12}NO_5PS$	277

续表

农药名称	化学名称	分子式	分子量
马拉硫磷 malathion	*O*,*O*-二甲基-*S*-[1,2-二（乙氧基羰基）乙基]二硫代磷酸酯	$C_{10}H_{19}O_6PS_2$	330
倍硫磷 fenthion	*O*,*O*-二乙基-*O*-（3,5,6-三氯-2-吡啶基）硫代磷酸酯	$C_{10}H_{15}O_3PS_2$	278
对硫磷 parathion	*O*,*O*-二乙基-*O*-（4-硝基苯基）硫代磷酸酯	$C_{10}H_{14}NO_5PS$	291
甲基异柳磷 isofenphos-methyl	*N*-异丙基-*O*-甲基-*O*-[（2-异丙氧基羰基）苯基]硫代磷酰胺酯	$C_{14}H_{22}NO_4PS$	331
稻丰散 phenthoate	*O*,*O*-二甲基-*S*-（苯基乙酸乙酯）二硫代磷酸酯	$C_{12}H_{17}O_4PS_2$	320
杀扑磷 methidathion	*O*,*O*-二甲基-*S*-(2,3-二氢-5-甲氧基-2-氧代-1,3,4-噻二唑-3-基甲基）二硫代磷酸酯	$C_6H_{11}N_2O_4PS_3$	302
丁草胺 butachlor	*N*-（丁氧甲基）-*N*-氯乙酰基-2,6-二乙基苯胺	$C_{17}H_{26}ClNO_2$	312
克线磷 phenamiphos	乙基 3-甲基-4-（甲硫基）苯基异丙基氨基磷酸酯	$C_{13}H_{22}NO_3PS$	303
乙硫磷 ethion	*O*,*O*,*O*,*O*-四乙基-*S*,*S*′-亚甲基双（二硫代磷酸酯）	$C_9H_{22}O_4P_2S_4$	384
三唑磷 triazophos	*O*,*O*-二乙基-*O*-（1-苯基-1,2,4-三唑-3-基）硫代磷酸酯	$C_{12}H_{16}N_3O_3PS$	313
三硫磷 carbophenothion	*S*-{[（4-氯苯基）硫代]甲基}-*O*,*O*-二乙基二硫代磷酸酯	$C_{11}H_{16}ClO_2PS_3$	343
丁硫克百威 carbosulfan	2,3-二氢-2,2-二甲基苯并呋喃-7-基（二丁基氨基硫代）甲基氨基甲酸酯	$C_{20}H_{32}N_2O_3S$	381
伏杀磷 phosalone	*O*,*O*-二乙基-*S*-(6-氯-2-氧代苯并噁唑啉-3-基甲基）二硫代磷酸酯	$C_{12}H_{15}ClNO_4PS_2$	368

【实验方法及结果】

1. 仪器与试药

(1) 仪器 实验设备为 Agilent 6890N 气相色谱仪，详细设置参数见表 4-64、表 6-65。

表 4-64 气相色谱仪分离条件

参数	条件
色谱仪	Agilent 6890N 气相色谱仪，配氮磷检测器
色谱柱	HP-5 毛细管柱（30 m × 0.32 mm×0.25 μm，膜厚）
流速	1.0 ml/min

续表

参数	条件
柱温	柱温：60 ℃保持 2 min；然后以 25 ℃/min 升至 140 ℃，保持 3 min；以 1 ℃/min 升至 150 ℃，保持 2 min；以 5 ℃/min 升至 180 ℃，保持 2 min；以 10 ℃/min 升至 280 ℃，保持 10 min
进样口温度	250 ℃
检测器温度	氮磷检测器 300 ℃
进样量	1.0 μl
分流比	不分流

表 4-65 质谱定性条件

参数	条件
色谱仪	Agilent 6890N/5973 气相色谱质谱联用仪
色谱柱	DB-35 毛细管柱（30 m×0.32 mm×0.25 um，膜厚）
流速	1.0 ml/min
柱温	色谱柱温度：初温 60 ℃，保持 2 min，以 15 ℃/min 升至 250 ℃，保持 2 min，再以 10 ℃/min 升至 280 ℃，保持 20 min
进样口温度	250 ℃
检测器温度	280 ℃
离子源温度	230 ℃
四极杆温度	150 ℃
进样量	1.0 μl
分流比	不分流
EI 电子能量	70 eV

(2) 试剂 正己烷、二氯甲烷、丙酮、乙腈（以上试剂均为分析纯，均经过全玻璃蒸馏装置重蒸）；实验用水为去离子水；无水 Na_2SO_4（分析纯，使用前 650 ℃灼烧 4 h），弗罗里硅土（农残级，650 ℃灼烧 4 h，转移到 130 ℃烘箱保持 4 h，加 5%水降低其活性）；中性氧化铝（650 ℃灼烧 4 h，转移到 130 ℃烘箱保持 4 h，加 5%水降低其活性）。

(3) 对照品 速灭磷、异丙威、草达灭、仲丁威、灭线磷、甲拌磷、抗蚜威、杀螟松、马拉硫磷、倍硫磷、对硫磷、甲基异柳磷、稻丰散、杀扑磷、丁草胺、克线磷、乙硫磷、三唑磷、三硫磷、丁硫克百威和伏杀磷（以上标准品均由农业农村部环境保护科研监测所研制，100 mg/L）。

(4) 样品 当归中药样品。

2. 溶液配制

(1) 样品提取（微波辅助提取） 取适量自然阴干的当归中药样品，用组织捣碎机捣碎后并用 0.45 mm 粒径筛对其进行过筛。精密称取 1.0000 g 过筛后的样品于微波萃取罐中，并加入 15 ml 正己烷-丙酮混合提取液（体积比为 1∶4）。于 60 ℃下微波萃取约 10 min，取其上清液于浓缩瓶中，再用 10 ml 提取液分别对萃取罐中的残渣洗涤两次，合并提取液，最后在旋转蒸发仪上浓缩至约 1 ml，以备净化。

（2）样品提取（超声波辅助提取） 取适量自然阴干的中药样品，用组织捣碎机捣碎后并用 0.45 mm 粒径筛对其进行过筛。精密称取 1.0000 g 过筛后的样品于 50 ml 离心管中，并加入 20 ml 正己烷-丙酮混合提取液（体积比为 1∶4），超声提取约 20 min。将离心机调至 3600 r/min，并离心 20 min，取其上清液于离心管中，再用 10 ml 提取液分别对萃取罐中的残渣洗涤两次，合并提取液，最后在旋转蒸发仪上浓缩至约 1 ml，以备净化。

（3）提取液净化 色谱柱（25 cm×10 mm）自下而上依次装填 1 cm 无水硫酸钠，5 g 弗罗里硅土，0.5 g 中性氧化铝，1 cm 无水硫酸钠。再用 20 ml 正己烷对色谱柱进行预淋洗，然后将浓缩液转移至柱头。先用 10 ml 丙酮-正己烷（体积比为 1∶4）分多次洗涤浓缩瓶并倒入柱中，再用 10 ml 丙酮-正己烷（体积比为 1∶2）洗脱，最后用 10 ml 丙酮洗脱。收集洗脱液，在旋转蒸发仪上浓缩至近干状态，再用正己烷定容至 1.0 ml，在如表 4-64 所示的色谱条件下对其进行测定。

3. 有机磷和氨基甲酸酯气相色谱方法学验证

（1）色谱条件的选择 实验过程中采用多阶程序升温的方式，这样能够使有机农药更有效地分离。对不同的升温方式进行反复实验，最终确定如表 4-64 的色谱分离条件，色谱分离情况如图 4-37。由图可知，分析的 21 种有机农药均能得到较好的分离，但由于异丙威和草达灭在 HP-5 柱上分配性质十分相似，所以在程序升温的初期阶段需保证升温速率缓慢，才能使这两个化合物接近基线分离，而这也是前阶段分离时间偏长的原因。

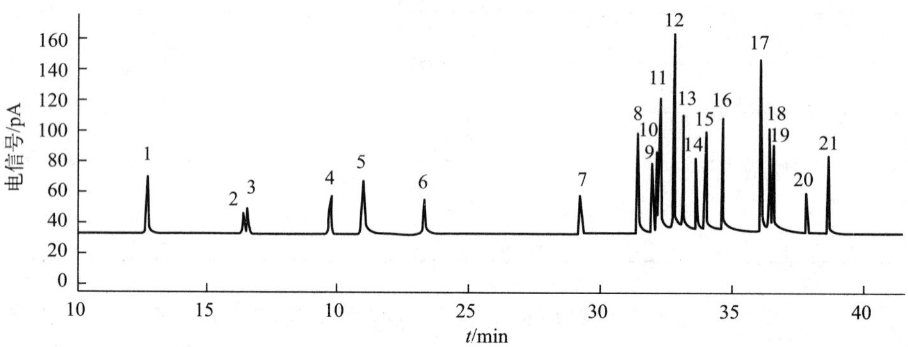

图 4-37 农药标准品色谱图（1 mg/L）

1—速灭磷；2—异丙威；3—草达灭；4—仲丁威；5—灭线磷；6—甲拌磷；7—抗蚜威；8—杀螟松；9—马拉硫磷；10—倍硫磷；11—对硫磷；12—甲基异柳磷；13—稻丰散；14—杀扑磷；15—丁草胺；16—克线磷；17—乙硫磷；18—三唑磷；19—三硫磷；20—丁硫克百威；21—伏杀磷

（2）提取条件的优化

① 微波提取条件的优化：使用微波辅助提取法对当归中残留农药的提取条件进行优化。选取提取温度、提取时间、溶剂用量和提取溶剂四个因素在三个不同水平下进行提取条件正交设计（见表 4-66）。按表 4-67 的方式进行 9 组实验，且每组实验重复 3 次，最后取其平均值作为实验结果。21 种农药的平均实验结果汇总于表 4-67 中，其中 K_1、K_2 和 K_3 分别为每个因素下水平 1、2、3 的平均回收率。

表 4-66　正交试验设计表

水平	因素			
	提取温度/℃	提取时间/min	溶剂用量/ml	提取溶剂
1	60	5	10	正己烷-丙酮（体积比为 4∶1）
2	80	10	15	正己烷-丙酮（体积比为 1∶1）
3	100	15	20	正己烷-丙酮（体积比为 1∶4）

表 4-67　21 种农药正交试验安排及结果（$n=3$）

实验顺序	因素				平均回收率/%
	A	B	C	D	
1	1	1	1	1	111.0
2	1	2	2	2	118.6
3	1	3	3	3	113.6
4	2	1	2	3	77.9
5	2	2	3	1	77.2
6	2	3	1	2	72.2
7	3	1	3	2	57.0
8	3	2	1	3	75.8
9	3	3	2	1	71.9
K_1	114.4	82.0	86.3	86.7	
K_2	75.8	90.5	89.5	82.6	
K_3	68.2	85.9	82.6	89.1	
极差	46.2	8.6	6.9	6.5	
优化水平	A_1	B_2	C_2	D_3	

由表 4-67 可知，因素 A 的极差为 46.2，而因素 B 的极差为 8.6，因素 C 的极差为 6.9，因素 D 的极差为 6.5，即因素 A 比因素 B、C 和 D 对各农药提取效率的影响要大得多。最终确定优化后的提取条件为 $A_1B_2C_2D_3$，即用 15 ml 正己烷-丙酮（体积比为 1∶4）的混合溶剂在 60 ℃下微波萃取 10 min。

② 超声波提取条件的优化：使用超声波法对当归中残留农药提取条件进行优化试验。选取提取时间、溶剂用量、提取溶剂、提取次数这四个因素在三个不同水平下进行提取条件正交设计（见表 4-68）。按表 4-64 的方式进行 9 组实验，且每组实验重复 3 次，最后取平均值作为实验结果。21 种农药的平均实验结果汇总于表 4-69 中，其中 K_1、K_2 和 K_3 分别为每个因素下水平 1、2、3 的平均回收率。

表 4-68　正交试验设计表

水平	提取时间/min	溶剂用量/ml	提取溶剂	提取次数
1	10	10	正己烷-丙酮（体积比为 4∶1）	1
2	20	20	正己烷-丙酮（体积比为 1∶1）	2
3	30	30	正己烷-丙酮（体积比为 1∶4）	3

表 4-69　21 种农药正交试验安排及结果（$n=3$）

实验顺序	因素				平均回收率/%
	A	B	C	D	
1	1	1	1	1	64.9
2	1	2	2	2	96.2
3	1	3	3	3	71.3
4	2	1	2	3	134.6
5	2	2	3	1	117.8
6	2	3	1	2	146.6
7	3	1	3	2	105.1
8	3	2	1	3	117.1
9	3	3	2	1	102.6
K_1	74.2	101.5	109.5	95.1	
K_2	133.0	107.0	107.8	112.6	
K_3	108.2	106.8	98.1	107.7	
极差	58.8	5.5	11.5	17.6	
优化水平	A_1	B_2	C_2	D_3	

由表 4-69 可知，因素 A 的极差为 58.8，因素 B 的极差是 5.5，因素 C 的极差是 11.5，因素 D 的极差是 17.6，即因素 A 比因素 B、C 和 D 对各农药提取效率的影响要大得多。最终确定优化后的提取条件为 $A_2B_2C_1D_2$，即用 20 ml 正己烷-丙酮（体积比为 4∶1）的混合溶剂超声提取 20 min，并重复提取一次。

(3) 净化条件的选择　中草药本身含有各种复杂的化学成分，如脂肪、蜡质以及色素等。为避免共存杂质的影响，需采用柱色谱法对提取液进行净化。本实验采用弗罗里硅土和中性氧化铝联合装柱进行净化，其中弗罗里硅土和中性氧化铝都能够大量吸附脂肪、蜡质、色素等杂质，使得净化效果较好。洗脱溶剂考察了二氯甲烷-丙酮（体积比为 7∶3）、二氯甲烷-正己烷（体积比为 3∶7）、丙酮-正己烷（体积比为 1∶4）等混合溶剂对农药的洗脱情况，发现二氯甲烷-丙酮（体积比为 7∶3）和二氯甲烷-正己烷（体积比为 3∶7）对异丙威、甲拌磷等洗脱不完全，而丙酮-正己烷（体积比为 1∶4）混合溶剂洗脱情况良好，但消耗溶剂较多。通过不同的配比实验，最终确定先用 10 ml 丙酮-正己烷（体积比为 1∶4），再用

10 ml丙酮-正己烷（体积比为1∶2），最后用10 ml丙酮洗脱，这样21种农药就能够较好地淋洗下来。

（4）工作曲线及检测限 将各种农药的标准储备液（100 mg/L）配制成浓度分别为0.01 mg/L、0.02 mg/L、0.05 mg/L、0.1 mg/L、0.2 mg/L、0.5 mg/L、1.0 mg/L的混合标准工作液，在表4-64所示的色谱条件下进行测定，以样品的浓度为横坐标（x），测得的峰面积为纵坐标（y），可以得到21种农药的线性范围、线性方程、相关系数和检测限（见表4-70）。由表可知，测试的21种有机农药在0.01～1.0 mg/L或0.02～1.0 mg/L浓度范围内有良好的线性关系，其线性相关系数r在0.9950～0.9998之间。根据3倍信噪比计算出各种农药的检测限为0.002～0.015 mg/L。最终结果表明，测得的农药残留数据基本上都满足农残的检测要求。

表4-70 21种农药的线性范围、线性方程、相关系数和检测限

农药	线性范围/(mg/L)	线性方程	相关系数（r）	检测限/(mg/L)
速灭磷	0.01～1.0	$y=141.6x-1.39$	0.9994	0.007
异丙威	0.02～1.0	$y=54.8x+1.52$	0.9961	0.015
草达灭	0.02～1.0	$y=69.6x+2.04$	0.9955	0.013
仲丁威	0.02～1.0	$y=129.5x+4.10$	0.9950	0.011
灭线磷	0.01～1.0	$y=185.0x-0.76$	0.9993	0.008
甲拌磷	0.01～1.0	$y=204.5x-0.77$	0.9994	0.007
抗蚜威	0.01～1.0	$y=81.6x+1.33$	0.9980	0.010
杀螟松	0.01～1.0	$y=210.8x-2.26$	0.9998	0.004
马拉硫磷	0.01～1.0	$y=118.5x-1.38$	0.9998	0.007
倍硫磷	0.01～1.0	$y=135.6x-0.27$	0.9997	0.006
对硫磷	0.01～1.0	$y=250.0x-1.35$	0.9998	0.003
甲基异柳磷	0.01～1.0	$y=367.6x-1.00$	0.9996	0.002
稻丰散	0.01～1.0	$y=240.2x-1.30$	0.9997	0.004
杀扑磷	0.01～1.0	$y=131.2x-0.61$	0.9991	0.006
丁草胺	0.01～1.0	$y=172.9x-1.49$	0.9991	0.005
克线磷	0.01～1.0	$y=190.5x-1.30$	0.9985	0.004
乙硫磷	0.01～1.0	$y=247.3x+0.58$	0.9992	0.003
三唑磷	0.01～1.0	$y=125.4x-0.79$	0.9972	0.005
三硫磷	0.01～1.0	$y=146.2x-1.13$	0.9984	0.006
丁硫克百威	0.02～1.0	$y=45.3x+1.10$	0.9971	0.011
伏杀磷	0.01～1.0	$y=104.2x-0.05$	0.9997	0.006

（5）方法回收率和精密度 精密称取1.0000 g当归中药材样品，并分别加入50 μl和200 μl的1.0 mg/L的有机农药混合标准液，静置一段时间，使当归中药材样品得到充分浸泡，保证农药充分渗透到药材中。用前述选定的微波和超声波实验条件对其进行提取、净化

及色谱分析，且每个添加水平均平行测定 6 次。微波辅助提取方法和超声波提取方法的各添加水平的代表性色谱图见图 4-38，微波辅助提取方法的回收试验结果见表 4-71，超声波提取方法的回收试验结果见表 4-72。从表 4-71 可知，在微波辅助提取中，0.05 mg/kg 和 0.2 mg/kg 两个添加水平的平均回收率分别为 75.1%～129%和 75.9%～121%，相对标准

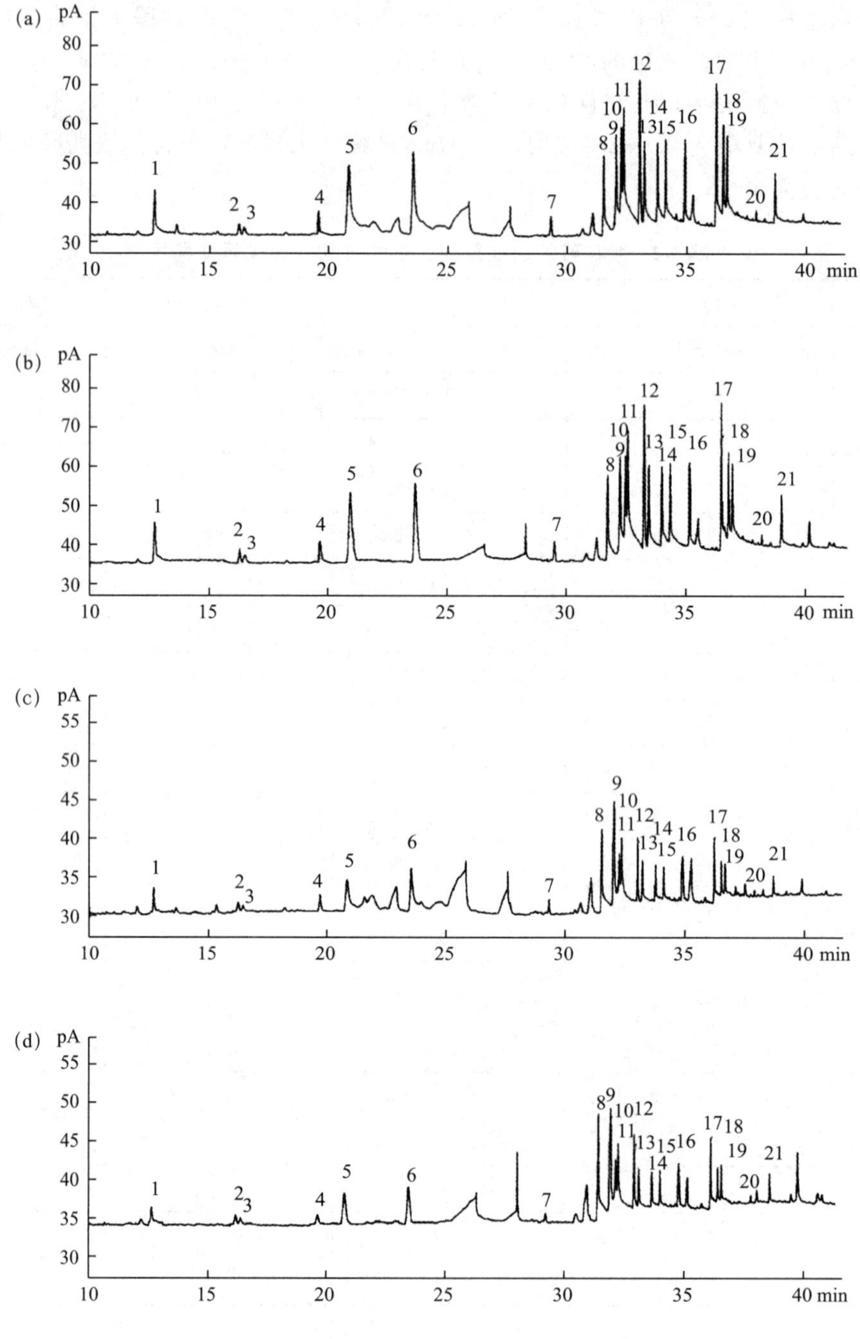

图 4-38　微波辅助提取和超声波提取获得的代表性当归样品加标色谱图

微波辅助提取：(a) 0.2 mg/kg 和 (c) 0.05 mg/kg

超声波辅助提取：(b) 0.2 mg/kg 和 (d) 0.05 mg/kg

偏差（RSD）分别为 3.1%～10.6%和 5.3%～9.9%。从表 4-72 可知，在超声波提取中，0.05 mg/kg 和 0.2 mg/kg 两个添加水平的平均回收率分别为 70.6%～129%和 77.4%～121%，相对标准偏差（RSD）分别为 1.0%～17.8%和 3.4%～15.3%。上述结果表明，以上两种提取方法都能够基本满足实际样品的分析要求。

表 4-71 微波辅助提取回收试验结果（$n=6$）

农药	添加 0.05 mg/kg 有机磷和氨基甲酸酯标准农药		添加 0.2 mg/kg 有机磷和氨基甲酸酯标准农药	
	平均回收率/%	RSD/%	平均回收率/%	RSD/%
速灭磷	122	9.4	101	5.5
异丙威	125	6.2	77.8	9.7
草达灭	109	8.3	112	7.9
仲丁威	86.4	7.0	90.0	6.4
灭线磷	127	6.9	101	5.3
甲拌磷	128	7.0	104	6.8
抗蚜威	103	8.6	83.8	9.4
杀螟松	129	8.0	106	8.6
马拉硫磷	75.1	5.6	78.7	9.3
倍硫磷	104	5.8	86.6	8.7
对硫磷	113	5.0	117	9.1
甲基异柳磷	111	5.1	109	8.2
稻丰散	79.7	7.0	86.1	7.1
杀扑磷	120	3.1	111	7.1
丁草胺	88.0	7.4	82.1	9.3
克线磷	116	5.8	121	6.4
乙硫磷	91.8	5.0	95.8	9.9
三唑磷	102	9.7	107	9.9
三硫磷	82.8	10.6	86.2	9.1
丁硫克百威	75.5	5.5	75.9	5.3
伏杀磷	75.9	9.1	80.0	7.4

表 4-72 超声波辅助提取回收试验结果（$n=6$）

农药	添加 0.05 mg/kg 有机磷和氨基甲酸酯标准农药		添加 0.2 mg/kg 有机磷和氨基甲酸酯标准农药	
	平均回收率/%	RSD/%	平均回收率/%	RSD/%
速灭磷	96.2	8.2	87.9	7.8
异丙威	126	10.0	121	11.5

续表

农药	添加 0.05 mg/kg 有机磷和氨基甲酸酯标准农药		添加 0.2 mg/kg 有机磷和氨基甲酸酯标准农药	
	平均回收率/%	RSD/%	平均回收率/%	RSD/%
草达灭	72.0	17.8	77.4	15.3
仲丁威	70.6	12.6	78.8	12.2
灭线磷	110	6.3	109	7.0
甲拌磷	88.0	15.9	80.5	11.0
抗蚜威	90.0	12.5	79.3	5.6
杀螟松	129	5.2	109	6.9
马拉硫磷	89.5	5.6	80.7	10.8
倍硫磷	83.4	5.8	78.0	8.2
对硫磷	98.2	6.9	77.6	10.0
甲基异柳磷	92.5	7.9	85.0	10.4
稻丰散	76.8	15.1	81.2	9.2
杀扑磷	120	5.4	118	8.4
丁草胺	97.3	12.5	86.4	10.8
克线磷	122	10.7	116	9.8
乙硫磷	120	1.0	108	8.4
三唑磷	111	5.6	95.1	3.4
三硫磷	108	3.3	100	6.6
丁硫克百威	76.4	9.3	78.4	12.3
伏杀磷	121	3.0	94.1	4.5

(6) **微波辅助提取和超声波提取方法的比较** 在本实验中，微波辅助提取能够以更高的效率提取当归中21种有机磷和氨基甲酸酯类等农药残留，且该方法不仅有更好的重现性，而且耗时更少（超声波提取需要40 min，微波辅助提取仅需要10 min）。与此同时，超声波提取还具有低成本、操作简单等优势。但总的来说，两种提取方法都能够得到满意的回收率，可以很好地满足农残提取的要求。

(7) **样品分析** 适量称取已制备好的当归试样，并按实验方法对样品进行提取、净化和色谱分析，农药测定结果如表4-73所示。从气相色谱的测定结果可看出，在微波辅助提取和超声波提取液中，杀螟松、马拉硫磷、倍硫磷和对硫磷等农药都有检出（色谱图见图4-39）。同时为了证实这些农药的真实存在，样品提取液在如表4-65所示的质谱条件下测定，上述四种化合物均被检测到，四种化合物的全扫描质谱如图4-40所示。从图4-40可知四种化合物保留时间分别为15.517 min、15.377 min、15.829 min和15.699 min，各保留时间所对应的全扫描质谱图和NIST 02质谱数据库匹配度进行对比分析，结果分别与NIST 02 base Ref＃104719的匹配度是98%，与NIST 02 base Ref＃132362的匹配度是91%，与

NIST 02 base Ref＃104737 的匹配度是 91％，与 NIST 02 base Ref＃112396 的匹配度是 97％，上述质谱结果进一步表明当归样品中含有杀螟松、马拉硫磷、倍硫磷和对硫磷等农药的残留。

表 4-73 微波辅助提取和超声波提取当归中农药残留量（$n=3$）

农药	分析结果/(mg/kg)	
	微波辅助提取	超声辅助提取
杀螟松	0.060±0.003①	0.063±0.003
马拉硫磷	0.073±0.003	0.071±0.003
倍硫磷	0.008±0.001	0.008±0.001
对硫磷	0.011±0.001	0.012±0.001

① 平均值±标准偏差。

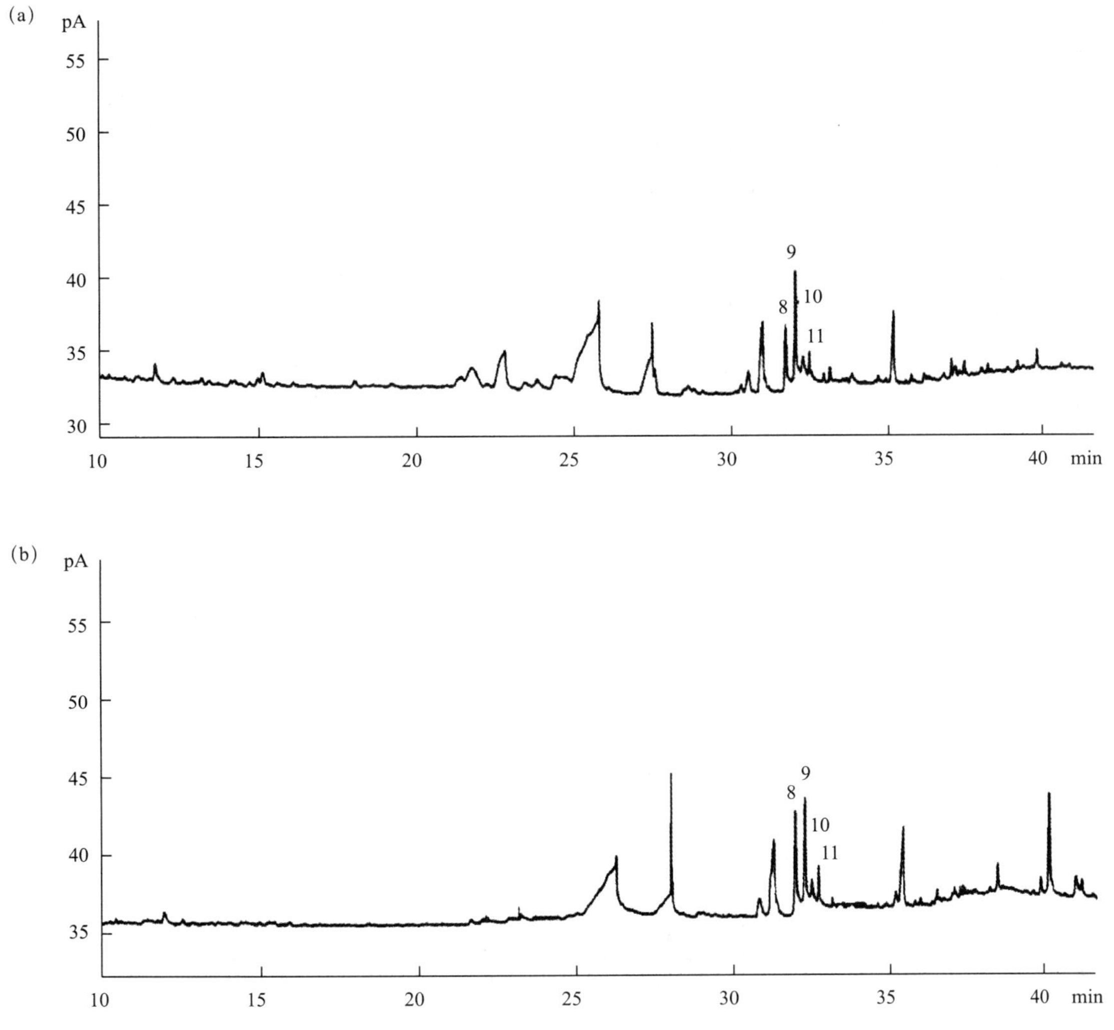

图 4-39 微波辅助提取（a）和超声波提取（b）获得的当归样品色谱图

Scan 1819 (15.517 min)：10.D

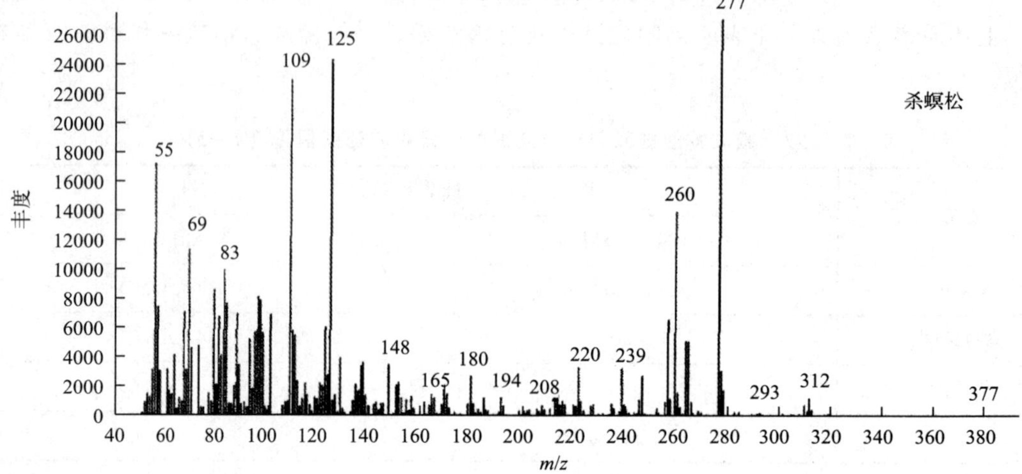

Scan 1792(15.377 min)：10.D

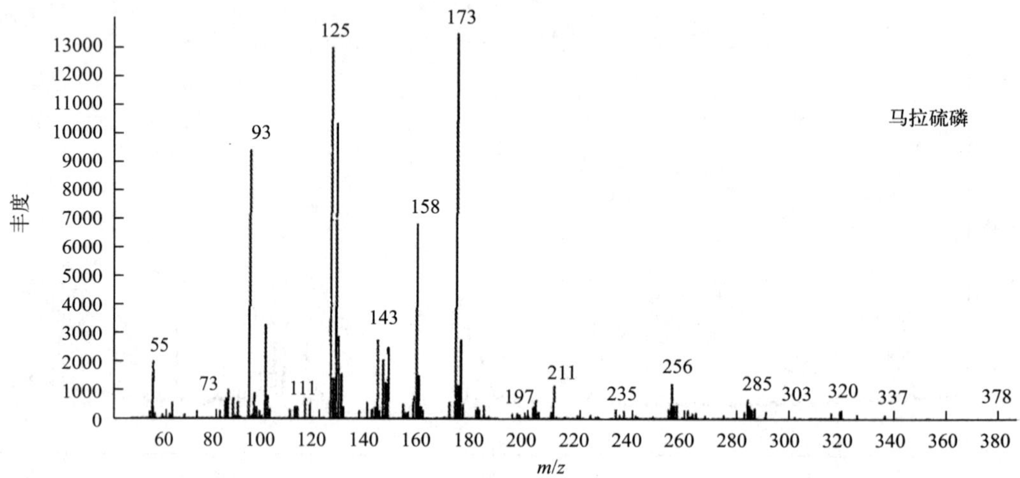

Scan 1879(15.829 min)：10.D

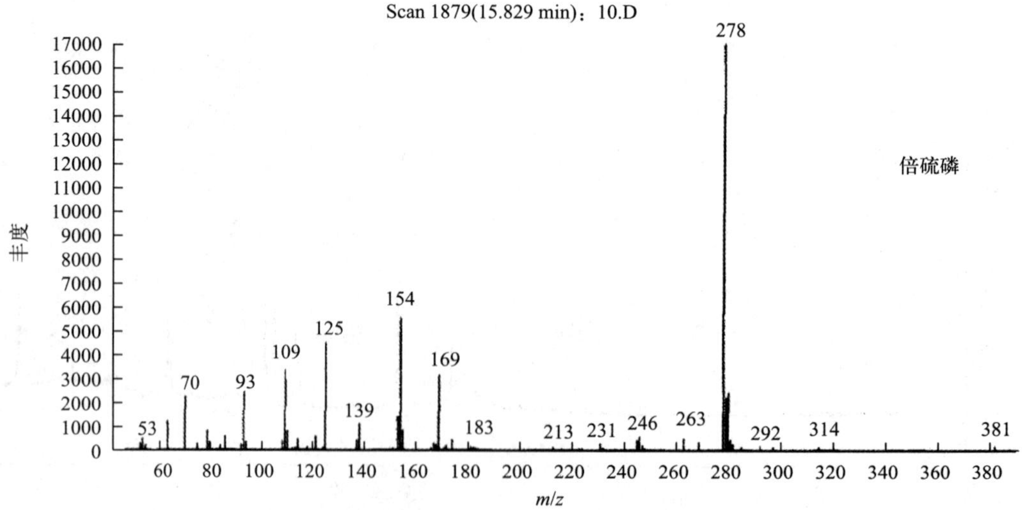

Scan 1854(15.699 min)：10.D

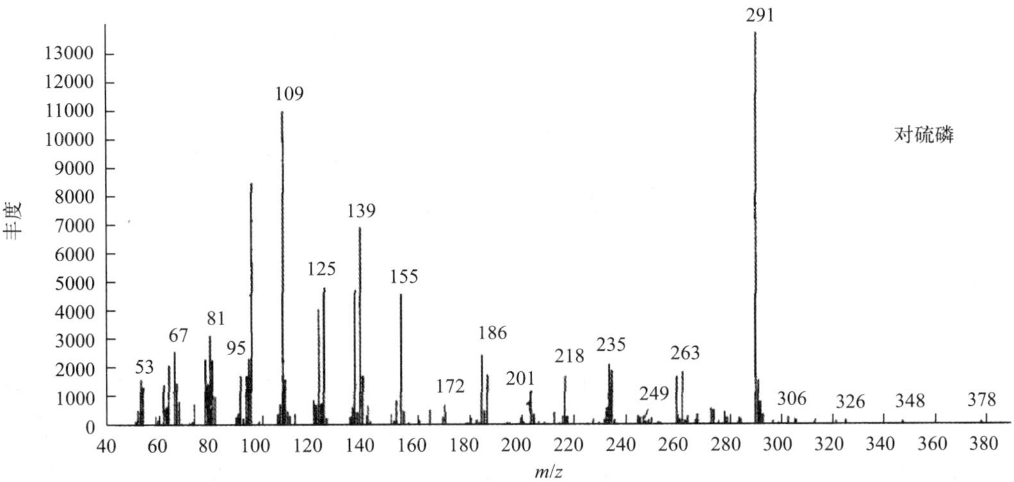

图 4-40 当归样品种中检测到的杀螟松、马拉硫磷、倍硫磷和对硫磷等农药的质谱图

【案例分析】

本案例通过对中草药中 15 种有机磷和 6 种氨基甲酸酯类农药残留量的检测，分别介绍了两种辅助提取方式：微波辅助提取和超声波辅助提取。微波辅助提取技术利用微波能量快速加热样品，使得目标分析物迅速从基质中释放出来，大大提高了提取效率。相比传统的索氏提取法，微波辅助萃取可以在几分钟完成，而传统方法可能需要数小时。另外，该方法使用的溶剂量远少于传统方法，这不仅减少了实验成本，也降低了对环境的污染。超声波辅助提取技术通过超声波产生的高频振动和空化效应，能够迅速破坏样品细胞壁，使农药残留释放到溶剂中，从而大大提高了提取效率。相比传统的振荡漂洗法或匀浆萃取法，超声波辅助萃取可以在更短的时间内完成提取过程，节省了大量的时间和资源。超声波辅助萃取不仅适用于液态样品，如饮料、果汁等，也适用于经过其他方法溶剂提取后的液态基质。这使得超声波辅助萃取成为一种灵活多变的分析技术，能够满足不同类型样品的提取需求。

本案例通过实验证明这两种辅助提取方法都能够得到满意的回收率，能够满足农残检测的要求。相比于传统的单一种类的农药残留分析方法，该方法不仅简化了操作步骤，还提高了分析效率，节约了成本，并且具有较好的实用价值。这些结果对其他中草药中有机磷和氨基甲酸酯类农药残留的分析研究具有一定的理论指导意义。

参考文献

[1] 毛雪金. 气相色谱法在中草药中多种农药残留分析中的应用研究 [D]. 南昌：南昌大学，2010.

[2] 高冬，王欣婷，祝仁涛，等. 浅析气相色谱仪检测器的选择 [J]. 品牌与标准化，2022 (S02)：103-105.

[3] 李红艳，卢骋，王倩，等. 溶剂超声提取-气相色谱-串联质谱法同时测定硅胶驱蚊手环中 73 种致敏性芳香剂与 4 种农药 [J]. 分析试验室，2023，42 (5)：638-645.

[4] 陈顺琴，杨晖，王爱民，等. 超声提取-气相色谱法测定高粱中腈菌唑与烯唑醇农药残留量 [J]. 湖北农业科学，2019，58 (10)：146-149.

[5] 刘培勇，张惠，张光仁，等. 微波辅助提取-分散固相萃取-高效液相色谱-串联质谱法测定果蔬中 20 种农药的残留 [J]. 食品安全质量检测学报，2019，10 (21)：7379-7386.

[6] 龚道新，杨仁斌，赵卫星，等．气相色谱氮磷检测器法用于大米和面粉中 22 种有机磷和有机氮农药多残留检测[J]．农业环境科学学报，2005，24（6）：1243-1248.

案例 4-13　气相色谱-分散固相萃取技术在测定有机磷农药残留中的应用

【案例背景】

有机磷农药是一种广泛使用的农药，其主要成分是磷酸酯类化合物，主要作用是抑制害虫神经系统中的酯酶活性，导致神经递质乙酰胆碱在神经突触中积聚，从而引起害虫的神经系统紊乱和死亡。随着中草药的商业化种植，人们频繁地使用有机磷农药来预防和消灭病虫害，但残留在中草药中的有机磷农药被人们食用后会对人体造成不可逆的损害。有机磷农药会对人体的神经系统、呼吸系统、消化系统、免疫系统以及生殖系统造成损害。因此，加强对中草药中有机磷农药的残留检测是十分有必要的。

气相色谱技术是一种常见的分析技术，用于分离和检测复杂样品中的挥发性和半挥发性化合物。因此，气相色谱技术是农残分析中最常用的技术。在气相色谱分析前，通常需要对样品进行提取和净化的前处理步骤，以确保样品中的待测组分能够被有效分离和准确定量。气相色谱前的提取和净化前处理技术是确保分析结果准确性和可靠性的关键步骤，根据样品的特性和分析目的选择合适的前处理方法，是获得高质量分析数据的前提。尽管以往大多数前处理技术都是合适和有效的，但它们一般都会消耗大量的时间和试剂。因此探索更加省时、省试剂的前处理已经引起了越来越多科学工作者的兴趣。

分散固相萃取技术（dispersive solid-phase extraction，d-SPE）是一种基于传统固相萃取的样品净化方法，但与传统固相萃取相比，它具有快速高效、操作简便、灵活性高以及环境友好等优点。分散固相萃取技术主要用于样品的前处理阶段提取和净化目标化合物，以便于后续的分析。分散固相萃取技术适用于各种类型的分析和检测，随着新型固相萃取剂的开发和分析技术的进步，该项技术有望在未来的样品前处理领域发挥更大的作用。

本案例采用微波辅助提取技术来提取中草药中 16 种有机磷农药（表 4-74），并运用分散固相萃取技术来除去提取液中杂质的干扰。用无水乙醇来提取样品，并通过正交设计来优化提取条件。同时对影响分散固相萃取净化效果的吸附剂用量也进行了考察。

表 4-74　16 种有机磷农药名称、分子式、分子量

农药名称	化学名称	分子式	分子量
异吸硫磷	*S*-[2-（硫代乙烷基）乙基]-*O*,*O*-二甲基硫代磷酸酯	$C_6H_{15}O_3PS_2$	230
治螟磷	二硫代焦磷酸四乙酯	$C_8H_{20}O_5P_2S_2$	322
二嗪农	*O*,*O*-二乙基-（2-异丙基-4-甲基嘧啶-6-基）硫代磷酸酯	$C_{12}H_{21}N_2O_3PS$	304
乙拌磷	*O*,*O*-二乙基-*S*-2-（乙硫基）乙基二硫代磷酸酯	$C_8H_{19}O_2PS_3$	274
异稻瘟净	*O*,*O*-二异丙基-*S*-苄基硫代磷酸酯	$C_{13}H_{21}O_3PS$	288

续表

农药名称	化学名称	分子式	分子量
甲基对硫磷	*O*,*O*-二甲基-*O*-（4-硝基苯基）硫代磷酸酯	$C_8H_{10}NO_5PS$	263
皮蝇磷	*O*,*O*-二甲基-*O*-（2,4,5-三氯苯基）-硫代磷酸酯	$C_8H_8Cl_3O_3PS$	322
甲基嘧啶磷	*O*-（2-二乙基氨基-6-甲基-4-嘧啶基）-*O*,*O*-二甲基硫代磷酸酯	$C_{11}H_{20}N_3O_3PS$	305
马拉硫磷	*O*,*O*-二甲基-*S*-[1,2-二（乙氧基羰基）乙基]二硫代磷酸酯	$C_{10}H_{19}O_6PS_2$	330
毒死蜱	*O*,*O*-二甲基-*O*-(3,5,6-三氯-2-吡啶基）-磷酸酯	$C_9H_{11}Cl_3NO_4P$	365
水胺硫磷	*O*-甲基-*O*-(2-异丙氧基羧基苯基）硫代磷酰胺	$C_{11}H_{16}NO_4PS$	289
溴硫磷	*O*-(4-溴-2,5-二氯苯基)-*O*,*O*-二甲基硫代磷酸酯	$C_8H_8BrCl_2O_3PS$	366
甲基异柳磷	*N*-异丙基-*O*-甲基-*O*-[(2-异丙氧基羰基）苯基]硫代磷酰胺酯	$C_{14}H_{22}NO_4PS$	331
喹硫磷	*O*,*O*-二乙基-*O*-(喹喔啉-2-基）硫代磷酸酯	$C_{12}H_{15}N_2O_3PS$	298
丙溴磷	*O*-乙基-*O*-(4-溴-2-氯苯基)-*S*-丙基硫代磷酸酯	$C_{11}H_{15}BrClO_3PS$	374
硫丙磷	*O*-乙基-*O*-(4-甲硫基）苯基-*S*-丙基二硫代磷酸酯	$C_{12}H_{19}O_2PS_3$	322

【实验方法及结果】

1. 仪器与试药

（1）**仪器**　实验设备为 Agilent 6890N 气相色谱仪，配火焰光度检测器、Agilent 7863 自动进样器和 Agilent 色谱工作站。详细设置参数见表 4-75。

表 4-75　气相色谱仪条件

参数	条件
色谱仪	Agilent 6890N 气相色谱仪
色谱柱	HP-5 毛细管色谱柱，30 m × 0.32 mm × 0.25 μm
载气	高纯氮气（99.999%）
流速	1.2 ml/min
柱温	（程序升温）80 ℃以 30 ℃/min 升至 180 ℃，保持 2 min；以 0.5 ℃/min 升温至 185 ℃，保持 2 min；以 60 ℃/min 升温至 250 ℃，保持 8 min
进样口温度	240 ℃
检测器温度	火焰光度检测器，250 ℃

续表

参数	条件
进样量	1.0 μl
分流比	不分流

注：氢气流量 110 ml/min，空气流量 100 ml/min，尾吹起 60 ml/min。

（2）其他仪器 Milestone ETHOS 微波仪（意大利）；KQ-100DE 型数控超声波清洗器（昆山超声仪器有限公司）；MS2 迷你振荡器（广州仪科实验室技术有限公司）；RE-52A 旋转蒸发仪（上海荣生化仪器厂）；Milli-Q Gradient 超纯水器（美国 Millipore 公司）

（3）农药标准品 异吸硫磷、治螟磷、二嗪农、乙拌磷、异稻瘟净、甲基对硫磷、皮蝇磷、甲基嘧啶磷、马拉硫磷、毒死蜱、水胺硫磷、溴硫磷、甲基异柳磷、喹硫磷、丙溴磷和硫丙磷（以上标准品均由农业农村部环境保护科研监测所研制，100 mg/L）。

（4）试剂 正己烷、乙醇、乙腈（色谱纯），实验用水为去离子水；无水硫酸镁（$MgSO_4$）和乙二胺-*N*-丙基硅烷（PSA）（购于北京振翔国际贸易有限公司）。

（5）样品 黄芪、菊花、银杏果仁和白芥子。

2. 溶液配制

（1）样品提取 精密称取 1.0000 g 样品，并置于微波萃取罐中，向微波萃取罐加入 15 ml 无水乙醇提取液，在温度 80 ℃下微波萃取 10 min，保留其上清液并转移至浓缩瓶中，将浓缩瓶置于旋转蒸发仪上，在 50 ℃的水浴条件下浓缩至近干，然后用移液枪精密移取 1.0 ml 正己烷到浓缩瓶中，于 1800 r/min 的迷你振荡器上涡旋 1 min 以备净化。

（2）样品净化 在上述提取液中加入 100 mg 乙二胺-*N*-丙基硅烷（PSA）和 50 mg $MgSO_4$，然后在 1800 r/min 的迷你振荡器上涡旋 1 min 后静置。用 0.45 μm 有机相滤膜过膜至进样瓶中，在如表 4-75 所示的色谱条件下测定。

3. 有机磷农药气相色谱方法学验证

（1）色谱条件的选择 实验过程中采用多阶程序升温的方式能够使有机农药更有效地分离。对不同的升温方式进行反复实验，最终确定如表 4-75 的色谱分离条件。同时，为保证各有机农药检测的灵敏度，本案例对影响检测器灵敏度的空气与氢气流量比进行了优化。先固定空气流量（100 ml/min）及其他条件后，然后调节氢气流量，每次改变氢气流量后，让仪器稳定 30 min，再进样（1 mg/L）进行测定。将测定的峰高数据汇总于表 4-76。分析表 4-76 中的数据，可以知道大多数农药在氢气流量 110 ml/min，空气流量 100 ml/min 时峰高都达到最大值，即达到较高的灵敏度。因此，确定分析时的氢气流为量 110 ml/min，空气流量为 100 ml/min。在表 4-75 的色谱条件下，16 种有机磷农药的分离情况见图 4-41，从图中可看出 16 种农药的分离效果很好。

表 4-76 空气氢气流量比的影响（氢气流量：空气流量）

农药	氢流量：空气流量/(ml/min)							
	160：100	150：100	140：100	130：100	120：100	110：100	100：100	90：100
异吸硫磷	1600	1890	1928	1983	2153	2225	1866	1778
治螟磷	4280	4160	4124	4421	4406	4446	3882	3729

续表

农药	氢流量：空气流量/(ml/min)							
	160：100	150：100	140：100	130：100	120：100	110：100	100：100	90：100
二嗪农	997	1008	1042	1082	1089	1097	1017	980
乙拌磷	872	958	944	1037	1068	1090	1029	1066
异稻瘟净	654	572	596	582	598	592	561	576
甲基对硫磷	943	1005	1038	1059	1110	1115	982	1030
皮蝇磷	569	590	628	658	691	722	670	630
甲基嘧啶磷	638	678	645	678	685	708	658	627
马拉硫磷	450	490	496	517	547	554	521	531
毒死蜱	524	547	547	567	574	576	535	532
水胺硫磷	391	407	445	442	499	498	459	466
溴硫磷	404	425	440	444	469	465	419	424
甲基异柳磷	355	372	370	814	415	896	836	795
喹硫磷	761	796	991	1328	660	1480	1317	1386
丙溴磷	563	618	622	593	707	671	615	636
硫丙磷	514	732	607	599	706	667	622	681

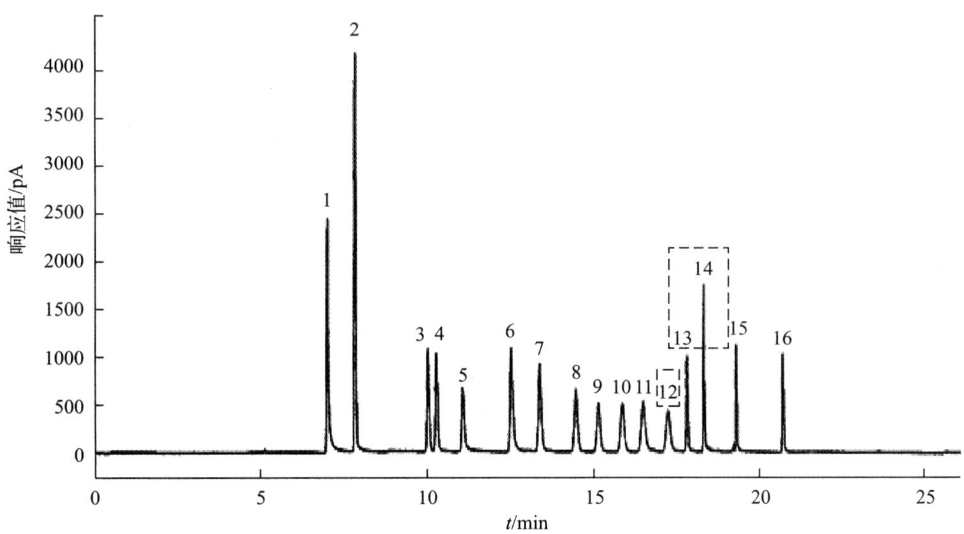

图 4-41　农药标准品色谱图

1—异吸硫磷；2—治螟磷；3—二嗪农；4—乙拌磷；5—异稻瘟净；6—甲基对硫磷；7—皮蝇磷；8—甲基嘧啶磷；9—马拉硫磷；10—毒死蜱；11—水胺硫磷；12—溴硫磷；13—甲基异柳磷；14—喹硫磷；15—丙溴磷；16—硫丙磷

(2) 微波辅助提取条件的优化

① 提取溶剂的选择：在添加了 100 μl 混合农药标准储备液的黄芪样品（浓度 1.0 mg/L）

中分别加入乙醇和乙腈两种溶剂后，以考察两种溶剂的有机磷农药提取效率。黄芪因为不含研究的 16 种农药而被选作代表性中草药［图 4-42（A）］，乙醇对水胺硫磷的提取效率为 66.0%，对其他 15 种农药的提取效率为 76.0%～115%；乙腈对水胺硫磷的提取效率为 24.2%，对其他 15 种农药的提取效率为 79.9%～107%。虽然乙醇和乙腈的提取效率大体上都满足农残的提取要求，但是相对来说乙腈毒性更大，对操作者的健康和环境均造成很大的损害。因此最终选取无水乙醇作提取溶剂。

② 提取条件优化：正交设计是一种用于多因素实验的统计方法，能够有效地优化实验条件并分析实验结果。本体系也采用正交设计来优化微波提取条件。选择提取温度、提取时间和无水乙醇用量三个因素在三个不同水平下进行正交设计（见表 4-77）。向 1.0 g 黄芪样品中加入 100 μl 混合农药标准储备液（1.0 mg/L）并静置 60 min，安排 9 组正交试验，且每组重复 3 次，取其平均值作为实验结果，16 种农药的平均实验结果见表 4-78，其中 K_1、K_2 和 K_3 分别为每个因素下水平 1、2 以及 3 的平均回收率。

从表 4-78 中的结果可以知道，因素 A 的极差是 23.4，因素 B 的极差是 11.5，因素 C 的极差是 1.9，即因素 A 比因素 B 和 C 对有机磷农药提取效率的影响要大得多。因此，得到的最终优化的提取条件为 $A_1B_2C_2$，即在 80 ℃下用 15 ml 的无水乙醇微波萃取 10 min。

表 4-77 正交试验设计表

水平	因素		
	温度/℃	时间/min	溶剂用量/ml
1	80	5	10
2	100	10	15
3	120	15	20

表 4-78 16 种农药正交试验安排及结果

实验顺序	因素			平均回收率/%
	A	B	C	
1	1	1	1	79.8
2	1	2	2	96.1
3	1	3	3	79.7
4	2	1	2	58.1
5	2	2	3	67.5
6	2	3	1	59.6
7	3	1	3	64
8	3	2	1	65.9
9	3	3	2	55.4
K_1	85.2	67.3	68.5	—

续表

实验顺序	因素			平均回收率/%
	A	B	C	
K_2	61.8	76.5	69.9	—
K_3	61.8	61.8	65.0	—
极差	23.4	11.5	1.9	—
优化水平	A_1	B_2	C_2	—

（3）**净化条件选择**　PSA是同时含有伯胺和仲胺基团的弱阴离子交换剂，这两种基团能够选择性吸附糖、色素、有机酸及其他一些干扰杂质。因此，吸附剂PSA的用量对分散固相萃取的净化能力具有重要的影响。本案例系统研究了不同用量的PSA对净化效果的影响，实验结果如表4-79所示。从表中可得知，当PSA量从50 mg增加到100 mg时，除水胺硫磷外，大多数农药的回收率均在91.5%～109%之间。通过标准混标农药验证，发现水胺硫磷的回收率偏低是因为水胺硫磷本身被PSA吸附了。而当PSA量增加到150 mg时，异吸硫磷和丙溴磷的回收率分别下降到56.2%和56.1%，可能原因是当PSA量增加到150 mg时，异吸硫磷和丙溴磷也被不同程度被PSA吸附了。所以，最终选择100 mg PSA作为优化的吸附剂量。此外，实验中还使用50 mg $MgSO_4$来吸附中草药中残留的水分。

表4-79　16种有机磷农药回收率受不同PSA量的影响

农药	回收率/%			
	50 mg PSA	100 mg PSA	150 mg PSA	200 mg PSA
异吸硫磷	95.4	94.9	56.2	37.8
治螟磷	10.3	102	89.9	96.0
二嗪农	97.5	102	90.9	96.0
乙拌磷	105	104	95.3	101
异稻瘟净	94.0	101	81.2	76.5
甲基对硫磷	94.8	98.7	74.6	73.4
皮蝇磷	95.8	103	88.3	93.4
甲基嘧啶磷	96.7	98.7	86.4	92.6
马拉硫磷	93.6	91.5	77.1	74.3
毒死蜱	102	109	95.3	101
水胺硫磷	52.1	92.4	24.0	18.1
溴硫磷	103	109	90.3	93.1
甲基异柳磷	108	92.4	76.6	76.9
喹硫磷	104	102	86.2	91.3
丙溴磷	92.0	97.8	56.1	47.5
硫丙磷	97.2	106	91.0	97.7

(4) 工作曲线及检测限 将各种农药标准储备液（100 mg/L）配制成浓度分别为 0.01 mg/L、0.05 mg/L、0.1 mg/L、0.5 mg/L、1.0 mg/L 的混合标准工作液，在如表 4-75 所示的色谱条件下测定，以样品的浓度为横坐标（x），测得的峰面积为纵坐标（y），可以得到 16 种农药的线性方程、相关系数（见表 4-80）。从表中可知，16 种有机磷农药在 0.01～1.0 mg/L 浓度范围内有良好的线性关系，其线性相关系数 r 在 0.9992～0.9999 之间。根据 3 倍信噪比计算出各种农药的检测限为 0.001～0.009 mg/L。

表 4-80 16 种农药的线性方程、相关系数和检测限

农药	线性方程	相关系数	检测限/(mg/L)
异吸硫磷	$y=8207.01x-59.22$	0.9998	0.008
治螟磷	$y=13080x+27.32$	0.9999	0.001
二嗪农	$y=4649.13x+14.01$	0.9998	0.005
乙拌磷	$y=4690.24x+4.14$	0.9996	0.005
异稻瘟净	$y=4030.78x+25.97$	0.9999	0.006
甲基对硫磷	$y=6908.96x+40.65$	0.9996	0.005
皮蝇磷	$y=5768.00x+2.98$	0.9998	0.005
甲基嘧啶磷	$y=4490.95x+25.86$	0.9999	0.008
马拉硫磷	$y=3753.55x+11.21$	0.9997	0.009
毒死蜱	$y=4022.11x+0.17$	0.9997	0.009
水胺硫磷	$y=4514.78x-24.90$	0.9995	0.009
溴硫磷	$y=3755.28x+6.70$	0.9997	0.009
甲基异柳磷	$y=3672.19x+3.11$	0.9998	0.005
喹硫磷	$y=4405.39x-1.86$	0.9997	0.003
丙溴磷	$y=2881.04x-14.22$	0.9994	0.005
硫丙磷	$y=3103.68x-10.67$	0.9992	0.005

(5) 样品测定 分别精密称取 1.0000 g 黄芪、菊花、银杏果仁和白芥子 4 种中草药，并按上述优化确定的实验方法进行提取、净化和色谱分析，样品检测的气相色谱图见图 4-42，农药测定结果见表 4-81。从测定结果可看出，黄芪样品不含上述 16 种农药，而其他 3 种中草药都含有一种以上的农药，其中治螟磷在这 3 种中草药中都有检测到，这说明治螟磷常被用在中草药的害虫防治上。

表 4-81 中草药样品中农药测定结果（$n=3$）

农药	分析结果/(mg/kg)			
	黄芪	菊花	银杏果仁	白芥子
异吸硫磷	ND	ND	ND	ND
治螟磷	ND	0.002	0.001	0.01

续表

农药	分析结果/(mg/kg)			
	黄芪	菊花	银杏果仁	白芥子
二嗪农	ND	ND	ND	0.005
乙拌磷	ND	ND	ND	ND
异稻瘟净	ND	ND	ND	ND
甲基对硫磷	ND	ND	ND	ND
皮蝇磷	ND	ND	ND	ND
甲基嘧啶磷	ND	ND	ND	ND
马拉硫磷	ND	0.010	ND	ND
毒死蜱	ND	0.009	ND	ND
水胺硫磷	ND	ND	ND	ND
溴硫磷	ND	ND	ND	ND
甲基异柳磷	ND	ND	ND	ND
喹硫磷	ND	ND	ND	ND
丙溴磷	ND	ND	ND	ND
硫丙磷	ND	ND	ND	ND

注："ND"表示未检出或小于方法检测限。

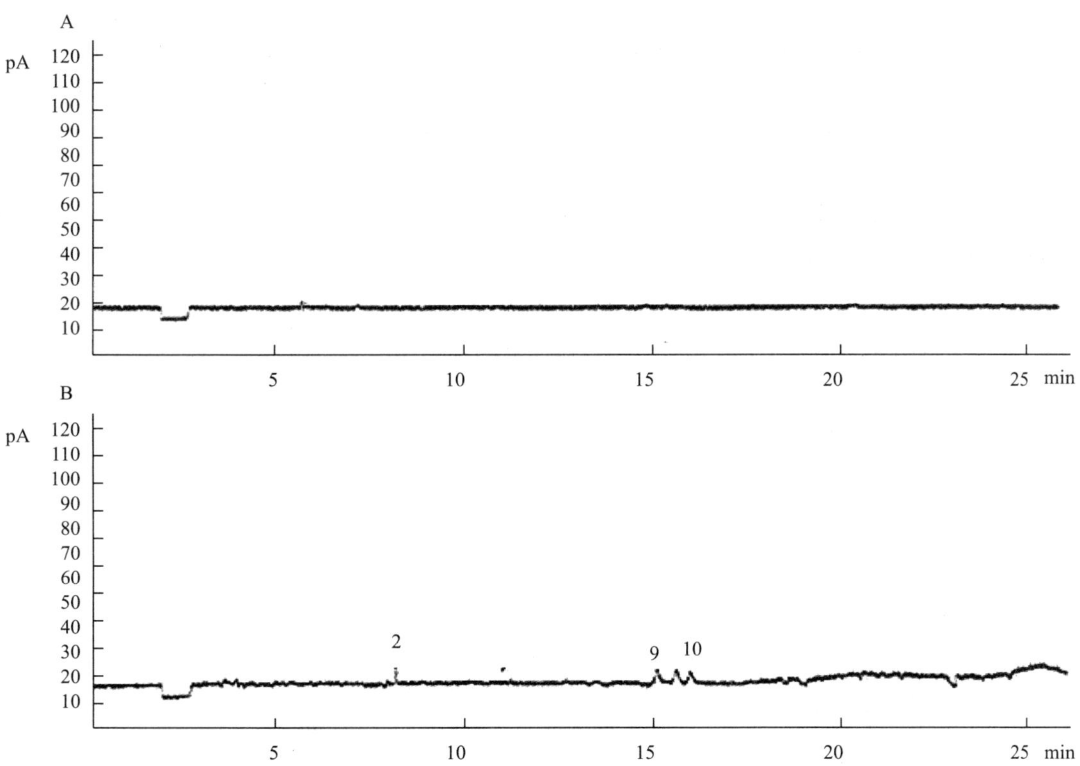

图 4-42

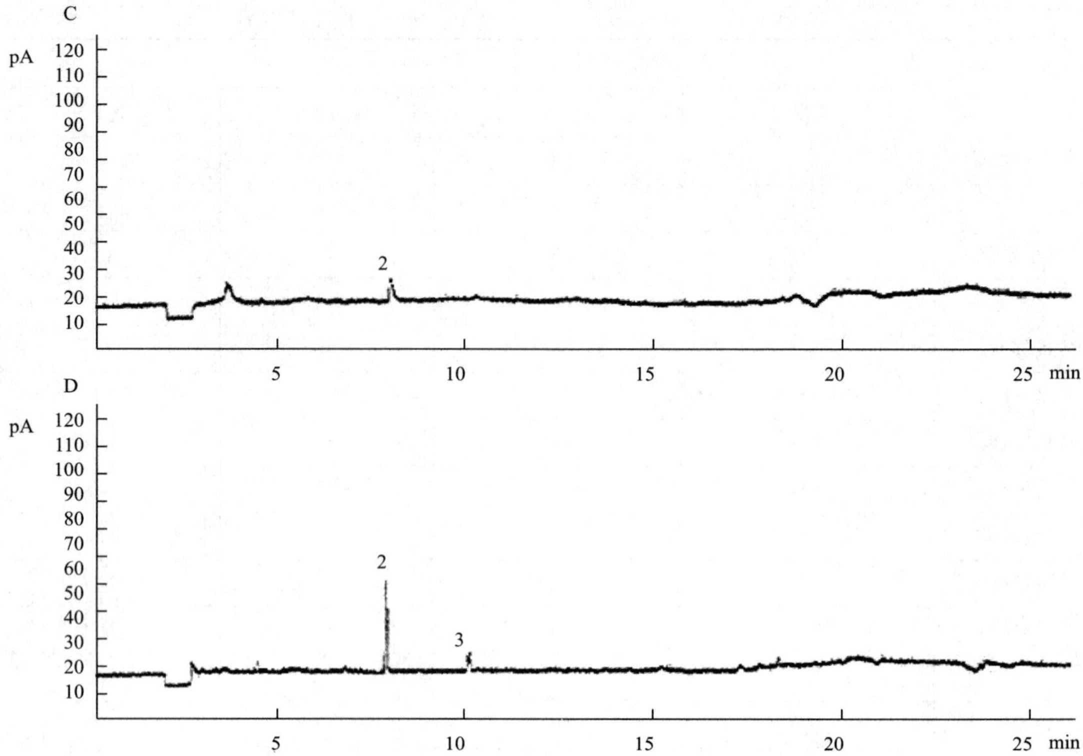

图 4-42　空白样品的 GC-FPD 色谱图

A—黄芪；B—菊花；C—银杏果仁；D—白芥子

（6）**方法回收率和精密度**　分别取黄芪、菊花、银杏果仁和白芥子 4 种中药材样品，每种样品均为 1.0000 g，每种样品各 3 份，向 3 份样品种分别加入 1.0 mg/L 的有机农药混合标准液 50 μl、100 μl 和 500 μl，静置一段时间，使药材样品得到充分浸泡。按前述优化确定的实验方法进行提取、净化以及色谱分析，每个添加水平平行测定 5 次。如图 4-43 为黄芪中代表性的加标色谱图（添加 500 ng 的加标图），黄芪、菊花、银杏果仁和白芥子 4 种中草药样品的加标回收试验平均结果分别见表 4-82、表 4-83、表 4-84 和表 4-85。

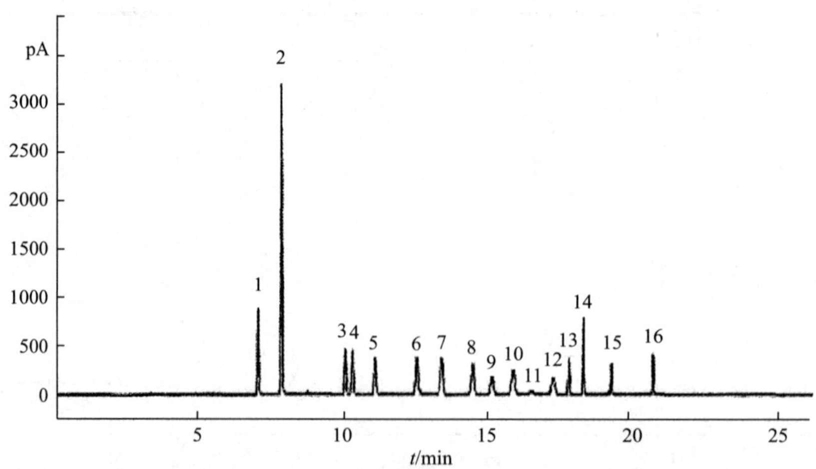

图 4-43　黄芪加标色谱图

表 4-82 黄芪样品加标水平获得的回收率和相对标准偏差（$n=5$）

农药	添加 50 ng 标准农药		添加 100 ng 标准农药		添加 500 ng 标准农药	
	平均回收率/%	RSD/%	平均回收率/%	RSD/%	平均回收率/%	RSD/%
异吸硫磷	101	13.1	82.9	10.5	80.6	12.5
治螟磷	88.3	9.0	95.6	8.7	98.4	7.5
二嗪农	86.8	7.9	92.3	8.7	96.9	6.7
乙拌磷	89.1	4.7	93.3	6.9	96.1	6.8
异稻瘟净	96.5	11.3	93.5	9.7	93.6	10.9
甲基对硫磷	108	11.1	90.7	8.1	93.0	11.5
皮蝇磷	96.1	9.9	95.3	8.2	101	7.7
甲基嘧啶磷	93.1	9.9	95.1	8.6	99.9	7.1
马拉硫磷	86.6	10.5	90.7	7.4	91.9	9.9
毒死蜱	96.5	10.4	96.9	7.2	99.5	7.0
水胺硫磷	22.9	12.0	41.5	12.8	26.6	9.2
溴硫磷	107	9.5	98.1	7.9	105	8.1
甲基异柳磷	80.5	14.1	85.2	8.1	83.6	12.6
喹硫磷	95.5	8.5	93.5	8.1	97.1	7.8
丙溴磷	106	12.8	101	9.4	99.2	11.4
硫丙磷	97.8	7.2	96.7	7.1	99.7	8.4

从表 4-82 可以看出，在黄芪样品的加标回收试验中，除了水胺硫磷，其他农药在 50 ng/g、100 ng/g 和 500 ng/g 三个添加水平的平均回收率分别为 80.5%～108%、82.9%～101%和 80.6%～105%，相对标准偏差（RSD）分别为 4.7%～14.1%、6.9%～12.8%和 6.7%～12.6%。

表 4-83 菊花样品加标水平获得的回收率和相对标准偏差（$n=5$）

农药	添加 50 ng 标准农药		添加 100 ng 标准农药		添加 500 ng 标准农药	
	平均回收率/%	RSD/%	平均回收率/%	RSD/%	平均回收率/%	RSD/%
异吸硫磷	98.6	13.3	101	4.2	79.3	7.7
治螟磷	94.9	7.8	88.4	9.2	82.2	6.8
二嗪农	94.0	3.3	90.5	10.1	85.3	7.4
乙拌磷	85.8	14.4	87.2	10.8	77.6	11.0
异稻瘟净	104	12.3	91.2	11.7	76.3	11.0
甲基对硫磷	77.5	15.1	87.6	12.0	75.4	13.6
皮蝇磷	92.5	15.2	111	10.3	91.4	10.6
甲基嘧啶磷	76.3	10.9	89.3	4.0	82.0	7.9

续表

农药	添加 50 ng 标准农药		添加 100 ng 标准农药		添加 500 ng 标准农药	
	平均回收率/%	RSD/%	平均回收率/%	RSD/%	平均回收率/%	RSD/%
马拉硫磷	74.0	11.1	83.6	13.0	77.8	9.5
毒死蜱	116	11.9	102	6.3	91.2	10.8
水胺硫磷	22.3	8.8	14.3	12.3	20.0	8.3
溴硫磷	123	10.5	111	9.4	83.1	7.6
甲基异柳磷	97.4	13.7	80.9	13.2	77.8	9.9
喹硫磷	101	4.6	90.3	10.5	82.5	7.4
丙溴磷	108	8.3	87.4	8.6	79.6	7.8
硫丙磷	108	10.3	93.3	6.4	87.5	8.2

从表 4-83 可以看出，在菊花样品的加标回收中，除了水胺硫磷，其他农药在 50 ng/g、100 ng/g、500 ng/g 三个添加水平的平均回收率分别为 74.0%～123%、80.9%～111%和 75.4%～91.4%，相对标准偏差（RSD）分别为 3.3%～15.2%、4.0%～13.2%和 6.8%～13.6%。

表 4-84　银杏果仁样品加标水平获得的回收率和相对标准偏差（$n=5$）

农药	添加 50 ng 标准农药		添加 100 ng 标准农药		添加 500 ng 标准农药	
	平均回收率/%	RSD/%	平均回收率/%	RSD/%	平均回收率/%	RSD/%
异吸硫磷	75.9	6.8	75.4	7.3	73.8	5.4
治螟磷	107	8.0	104	7.0	107	5.5
二嗪农	109	9.2	109	6.3	114	4.8
乙拌磷	88.5	9.5	83.5	7.3	91.0	4.6
异稻瘟净	108	9.7	119	6.3	102	5.7
甲基对硫磷	114	10.5	83.2	5.9	93.7	4.2
皮蝇磷	113	11.9	109	7.8	111	4.0
甲基嘧啶磷	110	9.7	112	5.6	114	4.5
马拉硫磷	110	5.6	103	7.2	105	4.2
毒死蜱	111	9.7	120	6.4	117	4.7
水胺硫磷	38.3	11.9	25.1	13.8	30.3	5.2
溴硫磷	109	8.4	109	7.3	111	3.5
甲基异柳磷	102	10.3	96.1	8.8	99.9	4.5
喹硫磷	111	14.8	119	5.4	111	4.4
丙溴磷	108	14.8	112	7.3	99.9	4.1
硫丙磷	107	8.5	91.4	4.2	86.4	5.6

从表 4-84 可以看出，在银杏果仁样品的加标回收中，除了水胺硫磷，其他农药在 50 ng/g、100 ng/g、500 ng/g 三个添加水平的平均回收率分别为 75.9%～114%、75.4%～120%和 73.8%～117%，相对标准偏差（RSD）分别为 5.6%～14.8%、4.2%～8.8%和 3.5%～5.7%。

表 4-85　白芥子样品加标水平获得的回收率和相对标准偏差（$n=5$）

农药	添加 50 ng 标准农药		添加 100 ng 标准农药		添加 500 ng 标准农药	
	平均回收率/%	RSD/%	平均回收率/%	RSD/%	平均回收率/%	RSD/%
异吸硫磷	87.9	13.0	87.4	8.7	81.3	10.7
治螟磷	105	5.7	107	8.9	101	4.5
二嗪农	107	6.9	104	8.1	104	4.6
乙拌磷	106	5.2	100	6.4	103	2.5
异稻瘟净	105	3.7	99.5	7.4	98.7	4.0
甲基对硫磷	116	14.6	78.6	10.5	123	8.0
皮蝇磷	114	14.2	92.4	8.7	121	7.8
甲基嘧啶磷	105	9.6	111	12.7	111	4.6
马拉硫磷	120	11.3	108	9.7	109	4.6
毒死蜱	116	14.2	116	11.9	115	6.2
水胺硫磷	33.3	11.9	33.3	14.5	32.5	9.9
溴硫磷	109	7.9	87.9	8.1	108	3.8
甲基异柳磷	98.0	5.6	107	9.8	101	9.4
喹硫磷	122	7.3	108	7.1	108	4.9
丙溴磷	94.3	14.9	116	14.5	98.2	2.0
硫丙磷	118	11.7	104	11.3	95.6	9.7

从表 4-85 可以看出，在白芥子样品的加标回收中，除了水胺硫磷，其他农药在 50 ng/g、100 ng/g、500 ng/g 三个添加水平的平均回收率分别为 87.9%～122%、78.6%～116%和 81.3%～123%，相对标准偏差（RSD）分别为 3.7%～14.9%、6.4%～14.5%和 2.0%～10.7%。

以上测试数据说明该方法满足农残的检测要求，并且不同的中草药基体对该方法检测效果的影响不大。但该方法对于水胺硫磷的回收率偏低，有待进一步探索。

【案例分析】

本案例使用微波辅助提取-分散固相萃取技术结合气相色谱建立了中草药中 16 种有机磷农药残留量同时检测的新方法。如果将提取的样品液直接进行气相分析，不经过净化处理，那么中草药中的色素等杂质可能会污染色谱的进样口、色谱柱以及检测器等，进而影响仪器的寿命和分析结果的准确性和稳定性。而分散固相萃取技术是一种基于传统固相萃取的样品净化方法，它基于吸附剂的添加，将样品中的目标物吸附在吸附剂上，然后使用溶剂洗脱出目标物，从而实现对目标物的富集和分离。与传统的固相萃取技术相比，d-SPE 技术不需要使用大量的溶剂，操作简便、快速和高效，能够有效地去除背景污染物，提高分析信息的准确性。

本案例采用微波辅助提取技术来提取中草药中 16 种有机磷农药，并运用分散固相萃取技术来除去提取液中杂质的干扰。用无水乙醇来提取样品，并通过正交设计来优化提取条件。同时对影响分散固相萃取净化效果的吸附剂的用量也进行了考察。该案例采用的火焰光度检测器（FPD），是一种专门用于检测含硫和含磷化合物的检测器。当含有硫或磷的化合物在富氢火焰中燃烧时，这些化合物会被激发并发射特征波长的光。对于含硫化合物，它们会发出 350～480 nm 的光谱。而对于含磷化合物，则会发出 480～600 nm 的光谱。这些特征波长的光强度与样品中硫或磷的含量成正比，因此，FPD 适用于有机磷农药残留的测定。

参考文献

[1] 毛雪金．气相色谱法在中草药中多种农药残留分析中的应用研究［D］．南昌：南昌大学，2010.

[2] 高冬，王欣婷，祝仁涛，等．浅析气相色谱仪检测器的选择［J］．品牌与标准化，2022（S02）：103-105.

[3] 唐晖慧，金美东．分散液液微萃取结合气相色谱-火焰光度检测器法测定芝麻香型白酒中 3-甲硫基丙醇［J］．食品与发酵工业，2016，42（5）：210-216.

[4] 孔维恒，邱烨，郝欣，等．全自动固相萃取-气相色谱法同时测定茶叶中 4 种有机磷类农药残留［J］．分析仪器，2019（4）：109-111.

第五章

液相色谱-质谱联用分析技术

第一节 质谱分析概述

一、质谱法概述

质谱分析法（mass spectrometry，MS）是通过对待测物离子的质量和强度的测定进行化合物的定性、定量分析及研究分子结构的一种分析方法。该方法是将化合物分子电离成具有不同质量的离子，利用电磁学原理，按照离子质量（m）与所带电荷（z）比值（mass-charge ratio，m/z，简称质荷比）的大小顺序进行收集，最终以质谱图的形式记录下来。在结构分析中，质谱法不仅能提供待测化合物的分子量，还能给出其碎片离子的质量信息及分子式，它可与核磁共振波谱法共同确定分子的结构。因其可以测定化合物的分子量、分子式及分子结构的特点，在药学领域的使用率日益提升。

质谱分析法诞生于20世纪初，是目前化学分析中常用的一种分析方法，最初应用于测定原子量和发现同位素。20世纪30年代离子光学理论建立之后，质谱分析仪诞生，进而促进了质谱分析法的发展。20世纪50年代到70年代是分析对象为有机物的质谱分析法发展最为快速的时期，其广泛地应用于测定有机化合物的分子量和结构，所能检测的有机物分子量一般不超过1000。随后，质谱法开始与核磁、红外、紫外等谱学方法结合，用于分子结构的解析。随着离子化接口技术的成熟与发展，气相色谱（GC）、高效液相色谱（HPLC）、毛细管电泳（capillary electrophoresis，CE）、电感耦合等离子体发射光谱（ICP）等仪器和质谱联机成功，使得色谱、质谱及ICP-MS等各类联用仪器分析法成为分析、鉴定复杂混合物及微量、痕量金属元素研究的最有效工具。20世纪80年代后，随着一批软电离技术的出现，如快原子轰击电离、电喷雾电离及基质辅助激光解吸电离技术，有机质谱法开始被应用于研究热不稳定及生物大分子化合物，从而进入了生命科学领域，生物质谱法也因此迅速发展起来，尤其是针对大规模的蛋白质组学的研究，质谱已经成为不可替代的重要工具。

现代质谱法有着其显著的特点：

① 灵敏度高，样品用量少。一般可测定 10^{-8} mol以下物质的量，通常只需要几微克甚至更少的样品量就可以得到较好的信号，质谱仪的灵敏度比其他化合物鉴定方法都要高。

② 分析速度快，效率高。几分钟内即可完成测试，且能测定化学反应中存在的中间产物。静态质谱仪每秒可记录 200 个质谱图。

③ 应用范围广，可用于气体、液体、固体的有机物和无机物分析，能够对有机化合物的结构进行分析，也可用于热稳定和热不稳定化合物的分析。

④ 分辨率高。可提供待测样品的准确分子量，化合物的元素组成、官能团种类、分子式及分子结构等信息。可以分辨有机化合物中性质极为相似的不同物质。

⑤ 质谱分析法是唯一可以测定化合物分子量的分析方法。高分辨率质谱所检测到的信息可以对未知化合物进行结构解析。

⑥ 可用于定性分析，也可用于定量分析。

⑦ 可与各种色谱仪联用，用于复杂混合物的分离鉴定，如高效液相色谱-质谱联用。

另一方面，质谱法也有不足之处。如质谱仪造价高昂，结构复杂，使用和维修成本均较高；对于异构体、立体化学方面，区分能力差；有离子源产生的记忆效应、污染等问题；质谱图需要专业的有机化学结构知识，难以解析；质谱仪结构具有特殊性，对样品的纯度要求较高等。

二、质谱分析法基本原理

质谱分析法是开展纯物质鉴定的重要方法之一，它是基于气态离子的质荷比（m/z）进行分离与检测的分析技术，其包括测定分子量、确定化学式、开展结构鉴别等多项内容，是当前药物分析、代谢研究及有机化合物鉴定等领域的重要工具。该方法通过将待测样品转化为带电离子，并依据其在电场或磁场中运动特性的差异，实现对不同分子或原子离子的质量测定与定性分析。

质谱分析通常包括以下几个基本过程。

1. 电离（ionization）

样品在进入质谱仪前首先需要被转化为气态离子。在高真空（小于 10^{-3} Pa）环境中，不同类型的电离源（如电子轰击、电喷雾、基质辅助激光解吸等）通过提供高能电子束、电场或激光能量，使中性分子失去电子形成分子离子，或进一步裂解为一系列具有代表性的碎片离子。电离方式的选择取决于样品的理化性质和分析目的。

2. 加速与聚焦（acceleration and focusing）

生成的离子被引入高真空系统，在加速电压的作用下获得一定动能。此过程可确保离子具有统一的能量水平，便于后续的质量分析。为减少离子束发散，通常配有离子透镜或聚焦装置，使离子轨迹趋于一致，形成离子束，提高进入质量分析器的效率与稳定性。

3. 质量分析（mass analysis）

带电离子经加速后进入质量分析器，在其中根据质荷比差异被空间分离。不同类型的质量分析器（如四极杆、飞行时间、磁场、离子阱、傅里叶变换等）通过电场、磁场或射频场的作用，使不同 m/z 的离子沿不同轨迹、在不同时间或频率上抵达检测器，从而实现高分辨率的质量分离。

4. 检测与数据采集（detection and acquisition）

分离后的离子到达检测器（如电子倍增管、离子计数器等），转化为电信号。信号强度与离子丰度成正比，结合其质荷比信息，形成质谱图。该图谱反映了样品中不同离子种类及其相对含量，是后续定性、定量和结构解析的基础。

总之，质谱分析法具有灵敏度高、速度快、分辨率强等特点，特别适用于微量成分测定、分子结构解析、同分异构体鉴别及代谢物筛选等多种复杂分析任务。通过不同的离子源与质量分析器组合，质谱仪可覆盖从小分子药物到大分子蛋白的广泛分析范围，是现代分析科学中的核心技术之一。

三、质谱的表达方式

质谱仪只记录正离子产生的信号，而负离子的信号在电场中往相反方向运动，中性碎片则不受磁场影响，因此负离子和中性碎片在质谱中均不出峰。不同质荷比的正离子在经过质量分析器后，输出信号，被记录下来的数据用三种方式表示：质谱图、质谱表和元素图。

1. 质谱图

质谱图通常以棒状图表示（如图 5-1），是质谱分析中最常用的表示方法。其中横坐标表示质荷比，因质荷比中离子所带电荷一般为 1，所以 m/z 在大多数情况下即表示离子的质量；纵坐标表示离子相对强度（又称相对丰度）。把最强的离子峰定义为基峰（base peak），并规定其相对强度为 100%，其他离子峰的相对强度以相对于此基峰强度的百分数表示。质谱图具有简单明了、易于比较的特点，且易得到分子及其碎片的质量。

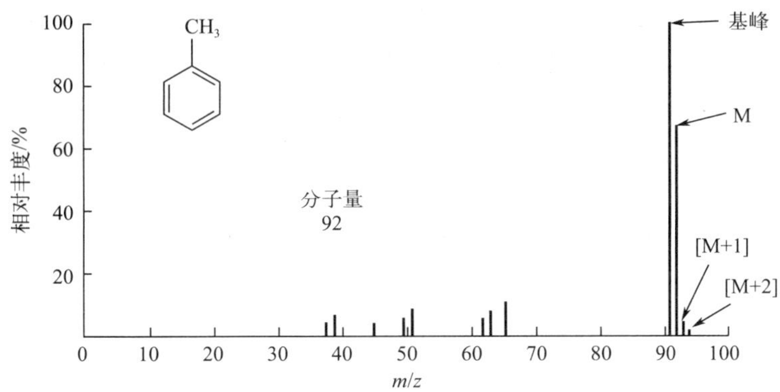

图 5-1　甲苯的质谱图

2. 质谱表

质谱表是以列表的形式表示质谱数据，一般由各个峰的 m/z 及其相对丰度组成。表 5-1 为正戊烷的电子轰击电离质谱表。质谱表可以给出精确的 m/z 值和相对丰度数值。

表 5-1　正戊烷的电子轰击电离质谱表

m/z	相对丰度/%	m/z	相对丰度/%
15	3.2	30	1.7
26	2.8	39	12
27	35	40	1.3
28	4.3	41	50
29	30	42	68

续表

m/z	相对丰度/%	m/z	相对丰度/%
43	100	58	1.1
44	3.5	72	9
57	15	73	0.5

3. 元素图

元素图是高分辨质谱仪经过计算机数据程序运算处理所给出的检测结果。根据元素图表可确定分子离子和碎片离子的元素组成。

第二节　质谱仪

完成质谱分析的仪器称为质谱仪（mass spectrometer）。质谱仪的工作流程如图5-2所示，样品通过进样系统进入离子源，在电子流的冲击下被电离成离子和碎片离子，通过质量分析器时被分离并按照质荷比大小依次进入检测器检测，检测信号经放大、记录，最终以质谱图的形式输出。质谱仪通常由真空系统、进样系统、离子源、质量分析器、检测器和数据处理系统六部分组成。根据所使用的质量分析器不同，质谱仪可分为磁质谱仪、四极杆质谱仪、离子阱质谱仪、飞行时间质谱仪和傅里叶变换离子回旋共振质谱仪。

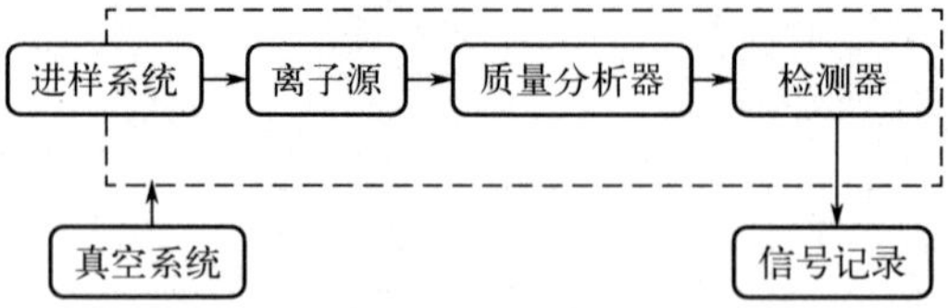

图5-2　质谱仪基本结构简图

一、真空系统

与光学仪器和色谱仪器不同，在质谱分析中，为了降低背景及减少离子之间、分子与离子之间的碰撞，离子产生和经过的系统必须在高真空条件下工作。其中质谱仪的离子源和接口真空度需达到$10^{-5}\sim10^{-4}$ Pa，质量分析器则需要更高的真空条件，真空度一般可达$10^{-7}\sim10^{-6}$ Pa，并且要求真空度十分稳定。

若真空度过低，将会造成下列问题：①系统中残留的氧气使离子源的灯丝损坏；②本底升高，干扰普通检测；③副反应增多，使物质裂解类型发生改变，导致谱图复杂化，增大解析难度；④干扰离子源中电子束的正常调节；⑤引起加速极的异常放电。

真空系统一般由机械真空泵和扩散泵（或涡轮分子泵）组成。由机械真空泵预抽真空（最高为10^{-1}Pa），再使用高效率扩散泵连续不断地运行以保持真空状态。由于扩散泵具有启动慢等缺点，近年来生产的质谱仪大多改用了启动快、使用方便、没有油的扩散污染问题的涡轮分子泵。涡轮分子泵直接与离子源或质量分析器相连，抽出的气体再由机械真空泵排出系统外。

二、进样系统

待测样品需经过分离、提纯、浓缩、干燥之后才能进入质谱仪进行检测。进样系统是把待测样品导入离子源的装置。由于质谱仪处于高真空状态工作，对进样量和进样方式有较高的要求，因此进样系统应通过适当的装置，在不引起整个系统真空度降低的情况下，将待测样高效重复地导入离子源，根据样品的物态和性质选择合适的导入方式。常见的进样系统有间歇式进样、直接探针进样和色谱进样。

1. 间歇式进样

该进样方式适用于气体、液体和中等蒸气压的固体样品。样品通过可拆卸式试管将少量（10～100 μg）的固体或液体试样转移到样品储存器中。进样系统的低压和储存器的加热装置使得储存器中的样品保持气态。由于进样系统的压力要比离子源的压力大 1～2 个数量级，贮存器中加热的样品离子可以通过分子漏孔以分子流的形式渗透进高真空的离子源中，如图 5-3 所示。

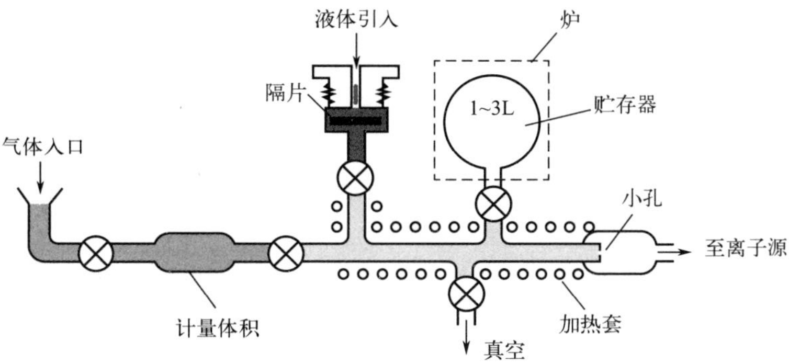

图 5-3 间歇式进样系统简图

2. 直接探针进样

该进样方式适用于在间歇式进样系统的条件下无法变成气体的固体、热敏性固体及非挥发性液体。探针中通常有一个直接进样杆或称探针杆，可以将微克级以下的待测样品直接送入离子源，并在数秒内将探头加热，使样品气化，如图 5-4 所示。

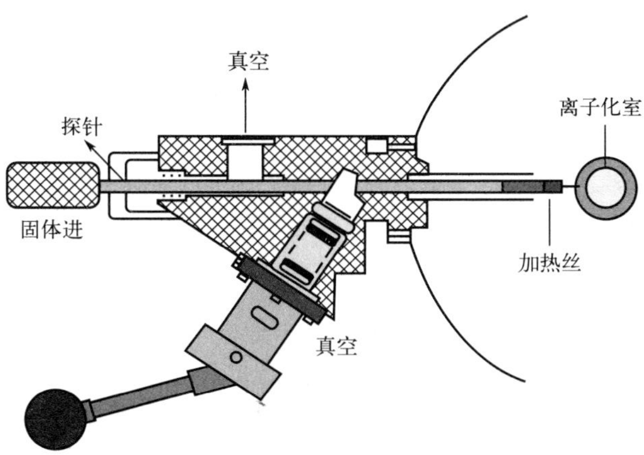

图 5-4 直接探针进样系统

3. 色谱进样

适用于质谱仪与气相色谱、高效液相色谱或毛细管色谱联用的装置，使色谱仪器作为质谱仪的进样系统，待测试样经过色谱仪的色谱柱分离后，流出的样品经过分子分离器除去流动相和溶剂之后，通过接口装置进入质谱仪中。

现代色谱-质谱联用技术，使质谱分析兼具了色谱法的优良分离功能和质谱法的强鉴定能力，因此成为现代研究中分析复杂混合物最常用、最有效的工具。质谱联用技术将在本章第五节中介绍。

三、离子源

离子源（ion source）是质谱仪的核心部件，其性能决定了化合物离子化的效率，也一定程度上决定了质谱图的呈现及仪器的灵敏度。离子源的作用是提供能量，使被测物的分子或原子发生离子化，形成不同 m/z 离子组成的离子束，还兼有聚焦及为离子束提供初始动能的作用。质谱仪的离子源有多个种类，由于离子化方式不同，质谱图也会有相应区别。常见的离子化方式主要有气相离子化和解吸离子化。前者是样品在离子源中以气态的形式被离子化，主要包括电子轰击离子源、场致电离源、化学电离源等；后者是从固体介质表面或溶液介质中溅射出带电离子，主要类型有场解吸源、快原子轰击源、基质辅助激光解吸电离源等。表 5-2 列出了几类常见离子源的特点。

表 5-2　主要离子源种类及特点

类型	离子源名称	简称	离子化能量	特点及主要应用
气相	电子轰击离子源（electron ionization）	EI	高能电子	灵敏度高、重现性好；生成特征碎片离子、标准谱图库，适合挥发性试样的分子结构判定
	化学电离源（chemical ionization）	CI	反应气离子	生成准分子离子、分子量确定，适合挥发性试样
解吸	快原子轰击源（fast atom bombardment）	FAB	高能电子	生成准分子离子，适合难挥发、极性大的样品
	电喷雾离子源（electron spray ionization）	ESI	高场	生成多电荷离子，碎片少，适合极性大分子分析，也用作液相色谱-质谱仪的接口
	大气压化学电离源（atmospheric pressure chemical ionization）	APCI	高场	生成单电荷离子，碎片少，适用于中等极性小分子化合物
	基质辅助激光解吸电离源（matrix assisted laser desorption ionization）	MALDI	激光束	高分子及生物大分子分析，主要生成准分子离子

离子源与质谱仪的灵敏度、分辨能力等主要性能指标有很大关系，会直接影响仪器的总体技术指标。因此，对各种离子源的共性要求有如下几点：

① 产生的离子流稳定性高，强度能满足测量精度。

② 离子的能量发散小。

③ 记忆效应小。

④ 质量歧视效应小。

⑤ 工作压强范围宽。

⑥ 样品和离子的利用率高。

下面介绍几种常用的离子源。

1. 电子轰击离子源

电子轰击离子源（EI）是应用最为广泛的离子源，主要用于易挥发性样品的电离。这一离子源主要由离子化区和离子加速区组成，如图 5-5。离子源的高速电子束来自被加热到 2000 ℃的钨丝或铼丝，其可产生能量为 10～70 eV（一般为 70 eV）的高速电子流。被气化的样品分子进入电离室后，被高速电子束轰击，若轰击电子的能量大于待测分子的离子化能，分子将失去一个外层电子，形成带正电荷的分子离子，即待测分子发生电离。

$$M + e^-（高速）\longrightarrow M^{+\cdot} + 2e^-（低速）$$

式中，M 表示分子；$M^{+\cdot}$ 表示分子离子。$M^{+\cdot}$ 有可能进一步被更高能量的电子轰击发生化学键的断裂或分子重排，进而产生各种各样的碎片离子（正离子、离子分子复合物、负离子等）、中性粒子或游离基，在电场作用下，正离子进入加速区，被加速、聚集，进入质量分析器分析，而负离子和中性粒子则被真空泵抽走。

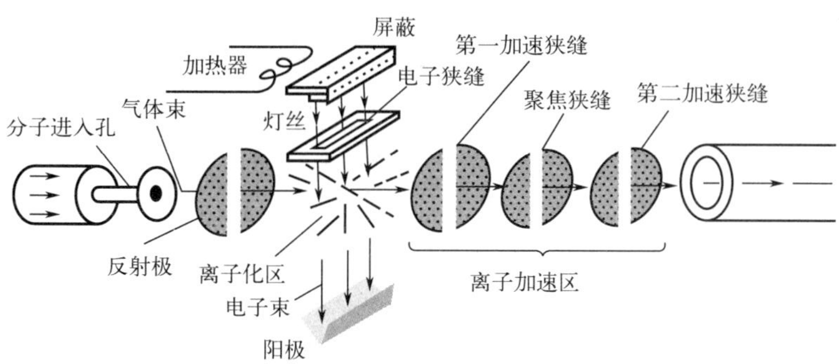

图 5-5 电子轰击离子源示意图

一般情况下，EI 的轰击电子能量会维持在 70 eV，而有机物分子的电离电位一般为 7～15 eV，高压电子束轰击下，相当多的分子离子会发生碎裂，产生碎片离子，因此 EI 也被称为硬电离源。

EI 结构简单，操作方便，性能稳定，离子化效率高，所得到的质谱图重现性好，有丰富的碎片离子信息，且有标准质谱图可以检索。其缺点是样品必须气化，不适合难挥发、热不稳定的样品；谱图中分子离子峰的强度较弱或没有分子离子峰，质谱解析时，可以由分子离子确定化合物的摩尔质量，由碎片离子得到化合物的结构，而对于分子量较大或稳定性较差的样品，EI 常常得不到分子离子峰，因而也不能得到其分子量信息；EI 只能检测正离子，不能检测负离子。

2. 化学电离源

化学电离源（CI）与 EI 在结构上的主体部件相同，差别在于 CI 工作过程中要引入一种反应气（通常为甲烷、异丁烷、氨气等）来稀释样品，且反应气浓度比样品浓度大得多［约

$(10^3 \sim 10^4):1$]，导致样品分子受到高能电子束轰击的概率极小，产生的离子主要来自反应气分子。被离子化的反应气与进入离子源的样品分子进行离子-分子反应，使气态样品分子电离。

以甲烷作为反应气为例，说明化学电离的过程。电子先与反应气发生碰撞，使其电离：

$$CH_4 + e^- \longrightarrow CH_4^{+\cdot} + 2e^-$$

$$CH_4^{+\cdot} \longrightarrow CH_3^+ + H^\cdot$$

$CH_4^{+\cdot}$ 与 CH_3^+ 很快与大量存在的 CH_4 分子发生反应，即

$$CH_4^{+\cdot} + CH_4 \longrightarrow CH_5^+ + CH_3^\cdot$$

$$CH_3^+ + CH_4 \longrightarrow C_2H_5^+ + H_2$$

更活泼的 CH_5^+ 和 $C_2H_5^+$ 不与中性的 CH_4 分子反应，而与进入电离室的样品分子 M 发生质子化或复合反应：

产生［M+1］峰（准分子离子峰）：

$$CH_5^+ + M \longrightarrow MH^+ + CH_4$$

$$C_2H_5^+ + M \longrightarrow MH^+ + C_2H_4$$

产生［M−1］峰：

$$CH_5^+ + M \longrightarrow [M-H]^+ + CH_4 + H_2$$

$$C_2H_5^+ + M \longrightarrow [M-H]^+ + C_2H_6$$

产生［M+17］峰：

$$CH_5^+ + M \longrightarrow [M+CH_5]^+$$

产生［M+29］峰：

$$C_2H_5^+ + M \longrightarrow [M+C_2H_5]^+$$

即形成了一系列准分子离子，出现 $[M+1]^+$、$[M-1]^+$、$[M+17]^+$、$[M+29]^+$ 等质谱峰。

CI 是一种软电离方式，其适合用 EI 的方式不易得到分子离子信息的样品分子。采用 CI，可简化质谱图，准分子离子峰信号强，易确定分子量和进行定量分析。但是 CI 得到的谱图重现性差，一般不用于制作标准图谱；产生的碎片离子峰少，得到的分子结构信息相对偏少；不适合难挥发、热不稳定化合物的分析。EI 和 CI 可互相补充，得到更充分的分子结构信息，对化合物结构分析非常有利。EI 和 CI 一般只适用于小分子化合物的质谱分析，分子量较大的化合物要使用新的软电离离子源。

3. 快原子轰击源

快原子轰击源（FAB）也是应用较广的软电离技术。它利用中性原子轰击待测样品使有机物分子电离。"快原子"通常是指惰性气体（常用 Ar）先在电场中电离成 Ar^+，经电场加速形成高能离子，再通过电荷交换得到高能量的快速中性 Ar 原子流。待测样品制成溶液，溶于涂有底物（如甘油）的金属靶上，使样品电离，电离出的样品在电场的作用下进入质量分析器。

FAB 电离过程中不要求待测样品先进行气化，因此适用于高极性、难气化、热稳定性差的大分子样品。FAB 得到的样品质谱图中分子离子和准分子离子峰较强，常见的离子有 $[M+H]^+$、$[M+Na]^+$ 或 $[M+K]^+$ 等的准分子离子峰。缺点是溶解样品的底物也易发生电离，如以甘油为基质，生成的离子中还可能会有样品分子和甘油的加和离子，使质谱图复

杂化。

4. 电喷雾离子源

电喷雾离子源（ESI）主要用于高效液相色谱-质谱联用仪中，既是电离源，也是液相色谱和质谱之间的接口装置。它的主要部件是一个多层套管组成的电喷雾喷针，如图 5-6 所示。最内层是液相色谱流出物，外层是雾化气（常用氮气）。大流量的雾化气将喷出的液体分散成微小雾滴。

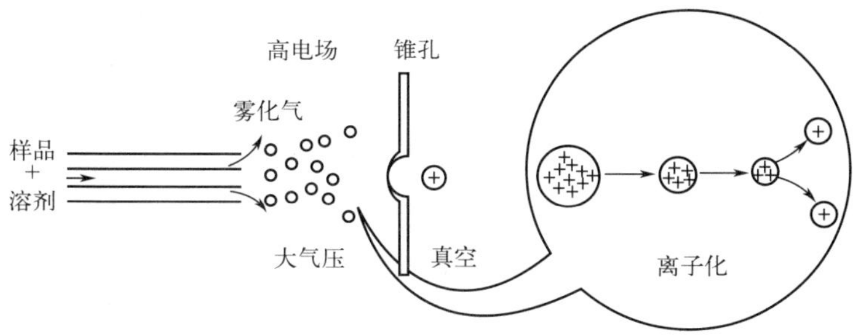

图 5-6 电喷雾离子源电离示意图

样品从喷雾针喷出时，受到了数千伏高电压的作用，在强电场作用下，正、负离子被分离，带电荷的雾滴生成。另外，在点喷雾针斜前方有一个辅助气喷嘴，所喷出的气体使雾滴中的溶液迅速蒸发，雾滴逐渐缩小，雾滴表面的电荷密度逐渐增大，雾滴内电荷间排斥力也逐渐增大，当电荷密度增加到极限时，雾滴发生“爆炸”，变成数个更小的带点雾滴，此过程不断反复直到雾滴变得足够小，表面电荷形成的电场足够强，最终把样品分子离子化，离子产生后，在喷嘴和锥孔之间电压的作用下，穿过取样孔进入质量分析器中。加在喷嘴上的电压可正可负，取决于样品的 pK_a。通过调节极性，当加到喷嘴上的电压是正电压时，得到的是正离子质谱；所加电压是负电压时，得到的是负离子质谱。

ESI 是一种较弱的电离方式，属于软电离，非常适合分析极性强、热稳定性差的有机大分子，如蛋白质、肽、糖等。ESI 的优点在于样品分子不发生裂解，通常只有分子离子和准分子离子峰；另外，它还能获得多电荷离子信息，从而使摩尔质量大的离子出现在质谱图中。如一个分子量为 10000 的分子，若带有 10 个电荷，则其质荷比为 1000，属于一般的质谱仪可以分析的范围之内。

5. 大气压化学电离源

大气压化学电离源（APCI）的结构与 ESI 的结构近似，也是液相色谱-质谱联用仪常用的离子源。APCI 是在大气压条件下，在其流出样品的喷嘴下方放置一个针状放电电极，通过放电电极高压放电，使空气中部分中性分子电离，产生 H_3O^+、N_2^+、O_2^+ 和 O^+ 等离子，流动相中的溶剂分子也会被电离成离子，这些离子与被测物分子发生分子-离子化反应，使被测物分子离子化。APCI 主要产生单电荷离子，能分析的被测物分子量一般较低，且要求样品能挥发，因此主要用于分析中等极性到弱极性的小分子化合物。有些化合物由于结构和极性方面的原因，使用 ESI 无法产生较强的离子，需采用 APCI 加强离子效率，可以将 APCI 看成 ESI 的补充。APCI 主要产生准分子离子，很少有碎片离子。

6. 基质辅助激光解吸电离源

基质辅助激光解吸电离源（MALDI）是一种结构简单、灵敏度很高的新型电离源。此电离源中使用的基质一般是小分子有机物或结晶化合物，样品与基质以一定的比例（样品：基质<1：100）均匀混合溶解，涂布于金属靶上，使样品分散在基质分子中经空气干燥形成共结晶薄膜。送入离子源内，在真空环境下，利用激光照射晶体得以使样品离子化。

MALDI 特别适合与飞行时间（TOF）质量分析器联用组成 MALDI-TOF。MALDI 属于软电离技术，主要用于分子量较大的样品分子，特别是生物大分子，如肽、蛋白质、核酸等，所获得的质谱图中，主要是分子离子、准分子离子，以及质子化的和与碱金属离子加和的复合离子，碎片离子和多电荷离子较少。MALDI 必须要有合适的基质才能得到较好的离子化效率，常用的基质有芥子酸、2,5-二羟基苯甲酸、烟酸、甘油、α-氰基-4-羟基肉桂酸等。

四、质量分析器

质量分析器（mass analyzer）是质谱分析仪的核心部件，连接离子源和检测器，其作用是采用不同的方式将离子源产生的离子按质荷比（m/z）顺序分开并排列成质谱图。

目前常用的质量分析器主要有磁单聚焦分析器、磁多聚焦分析器、四极杆质量分析器、离子阱质量分析器、飞行时间质量分析器和傅里叶变换回旋共振质量分析器（FT-MS）等。五种常用质量分析器的比较见表 5-3。

表 5-3　五种质量分析器的比较

质量分析器	测定参数	m/z	分辨率	优点	缺点
磁场	动量/电荷	20000	10000	分辨率高，测试准确，中等测量范围	扫描速率慢，要求高真空，价格高，操作烦琐
四极杆	按 m/z 大小过滤	3000	2000	适合 ESI，易于切换正负离子模式，体积小，价格低	测量范围限于 3000 m/z，与 MALDI 兼容性差
离子阱	频率	2000	1500	体积小，中等分辨率，设计简单，价格低，适合多级质谱，易于切换正负离子模式	测量范围限于商品水平，但尚在研究中
飞行时间（TOF）	飞行时间	∞	15000	质量范围宽，扫描速率快，高分辨率，高灵敏性，设计简单	价格昂贵
FT	频率	10000	30000	高分辨率，适合多级质谱	需高真空（$<10^{-5}$ Pa）和超导磁体，操作困难，价格昂贵

1. 单聚焦质量分析器

单聚焦质量分析器（single focusing mass analyzer）通过磁场将离子按照 m/z 的大小分开。它由加速器、磁铁、质量分析管、出射狭缝和真空系统组成，因其形状像一把扇子，又称磁扇形质量分析器。来自离子源的高速离子束进入质量分析器后，由于磁场的作用，离子束的运动轨道发生偏转，由直线运动改做圆周运动，如图 5-7 所示。当离心力等于向心力（即磁场引力）时，离子运动半径（R）为：

$$R=\frac{1.44\times10^{-2}}{B}\times\sqrt{\frac{m}{z}U}$$

式中，m 为粒子质量；z 为离子电荷量（以电子的电荷量为单位）；B 为磁感应强度；U 为离子加速电压。

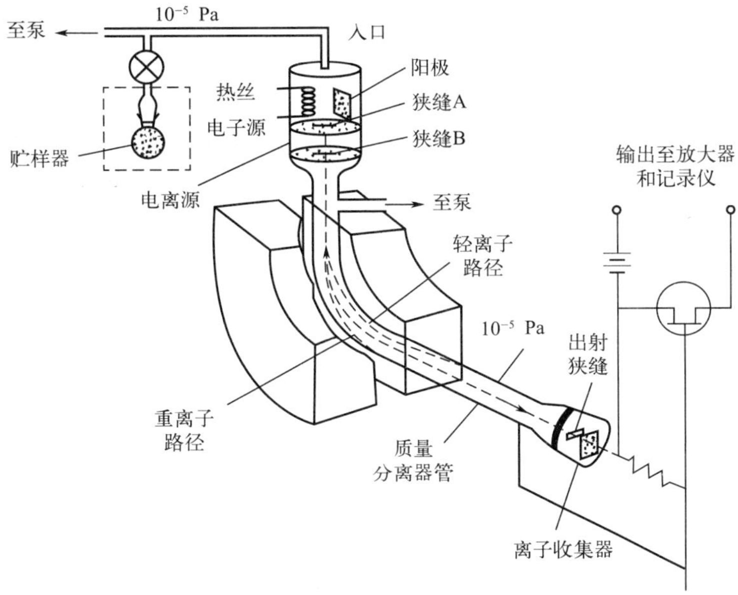

图 5-7　单聚焦质量分析器的结构原理示意图

由上式可知，当 B、U 为一定值时，不同 m/z 的离子进入质量分析器所运动的半径 R 是不同的，由此可实现离子的分离，即方向不同、相同质荷比的离子重聚，达到方向（角度）聚焦。对于固定设备，由于出射狭缝和离子检测器的位置相对固定，即离子运动的曲线半径 R 固定，则连续改变加速电压 U 和磁场强度 B，可以使不同 m/z 的离子依次通过出射狭缝，进入检测器，实现质量扫描，得到质谱图。

单聚焦质量分析器具有结构简单、操作方便的优点。其缺点也较为显著，如离子在加速之前其动能并非绝对为零；同一质荷比的离子，初始动能的差别使其经磁场偏转后不能准确地聚焦于一点，因此仪器的分辨率不是很高，一般小于 500，只适用于离子能量分散较小的离子源，如电子轰击离子源、化学电离源等组合使用。其质量范围中等（小于 20000），不能满足有机化合物的分析要求，目前只用于同位素质谱和气体质谱仪。

2. 双聚焦质量分析器

双聚焦质量分析器（double focusing mass analyzer）是在单聚焦质量分析器的基础上逐渐发展起来的。为了弥补单聚焦质量分析器分辨率低的缺点，在原来的离子源和磁场之间增加了一个扇形静电场 E，扇形电场是一个能量分析器，不起质量分离的作用。加速后的正离子先进入静电场，在电场力作用下带电离子发生偏转，只有当偏转产生的向心力等于静电力时，带电离子才能保持半径 R 的轨道运动。即

$$\mathrm{e}E=\frac{mv^2}{R}$$

因此可得：

$$R=\frac{m}{\mathrm{e}}\times\frac{v^2}{E}$$

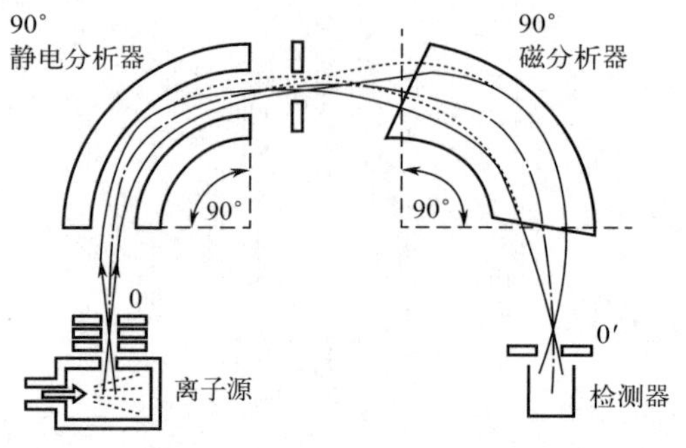

图 5-8 双聚焦质量分析器原理示意图

这种由电场和磁场共同实现质量分离的分析器，同时具有方向聚焦和能量聚焦的功能，如图 5-8，称为双聚焦质量分析器。当 E 为一定值时，只有动能相同的离子才具有相同的运动曲率半径 R。由此可见，静电场的作用是产生了一次能量分离聚焦，先将具有相同速度（或能量）的离子聚集，因其 R 相同，故这部分离子可以通过中间狭缝，进入后面的磁场分析器。在磁场分析器中再进行一次偏转分离，将具有不同 m/z 的离子进行又一次分离，由此提高质量分析器的分辨率。

双聚焦质量分析器最大的优点是分辨率高，可达 10^5，可以测定化合物的精确分子量和元素组成，质量范围中等（小于 20000）。缺点是扫描速率慢，操作、维护困难，仪器造价昂贵。广泛应用在气相色谱-质谱联用仪。

3. 四极杆质量分析器

四极杆质量分析器（quadrupole mass analyzer），又称四极滤质器。仪器由四根棒状电极组成，电极材料一般选用镀金陶瓷或钼合金材质。两组相对电极之间分别施加一定的直流电压（DC）和频率在射频范围内的交流电压（RF），两对电极之间的电位相反，四根棒状电极形成一个四极电场。当离子束由离子源进入四极电场后，离子做横向摆动，在一定条件下，被检测的离子的质荷比与电压呈线性关系，即进入的离子束中只有一种（或一定范围）质荷比（m/z）的离子（被称为共振离子）能够通过电场到达收集器并产生信号。其他离子则在运动过程中碰撞到柱形电极上而被“过滤”掉，最后被真空泵抽除。因此，改变 DC 和 RF 即可达到质量扫描的目的，实现不同 m/z 的离子依次到达检测器并得到质谱图。

四极杆质量分析器的优点是结构小巧、质量轻、价格低、易于操作；灵敏度高、扫描速率快、适合与色谱联用，其在操作时的真空度低，特别适合与液相色谱联用；还具有多级质谱的功能。缺点是分辨率和质量范围有限，特别是对高质量的离子有质量歧视效应。

4. 离子阱质量分析器

离子阱质量分析器（ion trap mass analyzer）主要由一个环形电极及上下各一个端盖电极构成。三电极构成的空腔称为阱，环形电极和端盖电极之间绝缘，如图 5-9 所示。端盖电极接地，在环形电极上施加变化的射频电压。由离子源（一般为 CI 或 EI）产生的离子进入阱中且具有合适的 m/z 时，离子将在阱中指定的轨道上稳定地旋转，若增加电压，则质量较大的离子将转至其他稳定的轨道，而轻些的离子将偏出原轨道并撞击到环状电极上而滤除。当离子进入阱中后，环状电极上的射频电压开始扫描，离子阱中的离子会按质荷比大小依次从离子阱底端离开，从而被检测器检测。

离子阱质量分析器的优点是结构简单，质量轻巧，价格低，操作简便，灵敏度高，单一离子阱可以实现时间上的多级串联质谱功能，常常被用于与气相色谱、液相色谱联用，适用于 m/z 在 200～2000 的分子分析检测。它的缺点是分辨率不够高（约为 10^3～10^4），所采集到的谱图与标准谱图有一定差别。

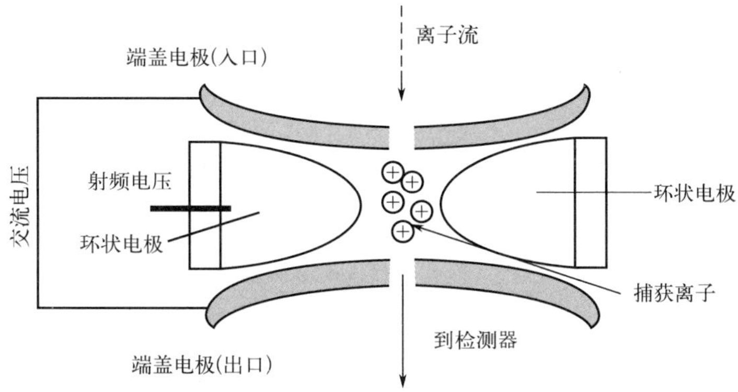

图 5-9 离子阱质量分析器原理示意图

5. 飞行时间质量分析器

飞行时间（TOF）质量分析器的核心部件是一个离子漂移管。由灯丝（阴极）发射的电子，在电离室中被加速之后，撞击电离室中的待测组分分子使其电离；待测离子经过内部加速电压加速之后获得一定动能，具有相同动能的离子进入漂移管。m/z 最小的离子具有最快的速度，最先到达检测器，耗时最短；m/z 最大的离子最后到达检测器，耗时最长。在通过漂移区的这段无电场无磁场的自由空间后，不同 m/z 的离子得以分开，依次被检测器检测，且可以通过适当增加漂移管的长度来提高分辨率。

TOF 的优点是：检测离子的质量范围宽，特别适合分析蛋白质等生物大分子；扫描速率快，适合与色谱联用和研究快速反应；仪器结构简单，既不需要电场也不需要磁场；不存在聚焦狭缝，灵敏度高。TOF 的分辨率低是一直以来比较明显的缺点，分辨率会随 m/z 的增加而降低，质量越大，飞行时间的差值越小，分辨率越低，一般在 $10^3 \sim 10^4$ 之间。目前，与 TOF 联用的多为 MALDI，广泛用于大分子的分析检测。

6. 傅里叶变换分析器

傅里叶变换（Fourier transform，FT）分析器是离子回旋共振光谱法与现代计算机技术结合而成的一种新型高分辨质谱方法。其基本过程是将离子源产生的离子束引入离子回旋共振（ion cyclotron resonance，ICR）分析器中，通过发射极向离子施加一个涵盖了所有离子回旋频率的宽频域射频信号。回旋离子被激发后能够吸收与其回旋频率相同的共振能量，发生共振并沿着一个半径逐渐增大的环形路径运动。停止电场使脉冲结束后，共振离子在回旋时不断碰撞而失去能量，并趋于热平衡状态，所有离子的运动半径回到原值。此时，检测器板上将形成一个自由感应的衰减信号，这个复合的衰减信号经傅里叶变换，可获得一个完整的频率域谱，并由频域信号转变为与 m/z 相关的信号，即质谱图。

利用以上原理制成的傅里叶变换质谱仪是一种高分辨仪器，分辨率可轻松达到 10000。其分辨率与磁场强度（B）、信号持续时间（T）成正比，与离子的 m/z 成反比。FT-ICR 质谱仪具有比其他质谱仪明显的优点：

① 分辨率远超其他质谱仪，在 m 为 1000u 时，仪器分辨率可超过 10^6，而且在高分辨率下不影响灵敏度。

② 分析灵敏度高。离子是同时激发同时检测，因此其灵敏度比普通回旋共振质谱仪高 4 个数量级。

③ 分析精度好，可达百万分之几，有助于得到离子的元素组成。

④ 可完成多级串联质谱操作，且一般采用外电离源，可以和任何离子源联合使用，拓宽仪器功能。

⑤ 分析质量范围宽，分析速度快，性能稳定可靠。

FT-ICR 具有诸多检测优点，因此得到了广泛应用。但是由于仪器运行需要超导磁场而需要液氮，仪器的售价和运行费用都比较高。

五、检测器

质谱仪中的检测器是一种信号转换装置。它的作用是接收被分离后的很小的离子流，并将其放大，检测粒子流强度，最终由计算机数据处理系统接收到信号显示和输出质谱图及相关数据。

检测器最常用的是电子倍增器（electron multiplier），工作原理与电子倍增管类似，如图 5-10 所示。电子倍增器将来自质量分析器的具有一定能量的离子束轰击到阴极的高能电极上导致电子发射，产生二次电子，电子在稳定电场的作用下依次轰击下一级电极并被放大，二次电子经过以上过程的多级倍增后产生电信号，并得到放大，收集记录不同的离子信号。这些信号送入计算机储存、处理和变换、检索打印出的结果即为质谱图或质谱表。电子倍增器通常有 10～20 级，增益为 10^4～10^6 倍。电子通过电子倍增器的时间非常短，因此可利用电子倍增器作为检测器，具有灵敏度高、测定快速的优点。但是电子倍增器存在质量歧视效应，且随着时间增加，增益会逐渐减小。

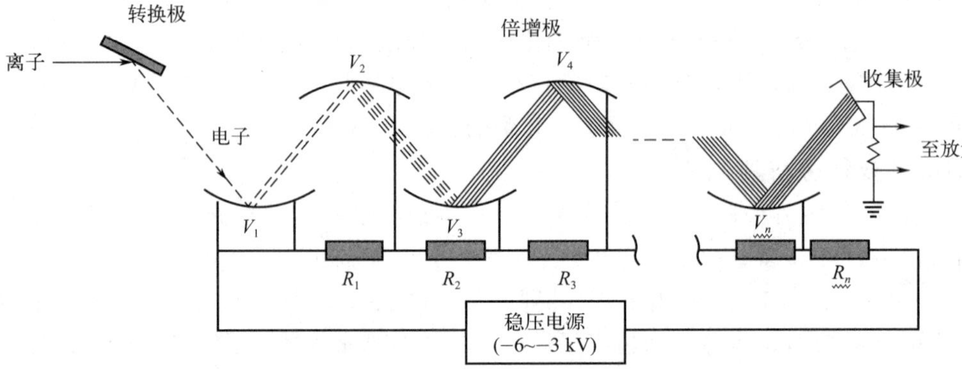

图 5-10　电子倍增器工作原理

电子倍增器的信号增益与倍增器电压有关，提高倍增器的电压会提高检测的灵敏度，但同时会降低电子倍增器的使用寿命，因此在使用时应注意在保证仪器灵敏度的前提下尽量使用低的电子倍增器电压。其他常用的离子检测器还有隧道电子倍增器、照相板、法拉第杯和光电倍增管等。

六、质谱仪的性能指标

衡量一台质谱仪性能好坏主要看质谱仪的一些性能指标。这些指标主要包括分辨率、灵敏度、质量范围、质量稳定性和质量精度等。质谱仪的种类繁多，其性能指标的表示方法也不完全相同，现将主要的指标说明如下。

1. 分辨率

质谱的分辨率（resolution，R）是指质谱仪把相邻两个质量数分开的能力。如果某质谱仪在质量 M 处刚好能分开质量为 M 和（$M+\Delta M$）的两个离子，则该质谱仪的分辨率 R 表示如下：

$$R=\frac{M}{\Delta M}$$

例如：CO 和 N_2 的整数质量都是 28，它们的精确质量 CO 为 27.994914，N_2 为 28.006158。要分开这两种物质，需要仪器满足以下分辨率：

$$R=\frac{27.994914}{28.006158-27.994914}\approx 2490$$

一般认为，当强度相等的两个相邻的质谱峰重叠部分高度小于峰高的 10%（即每个峰提供 5%），则认为两峰分离度较好，"已经分开"。如图 5-11 所示。

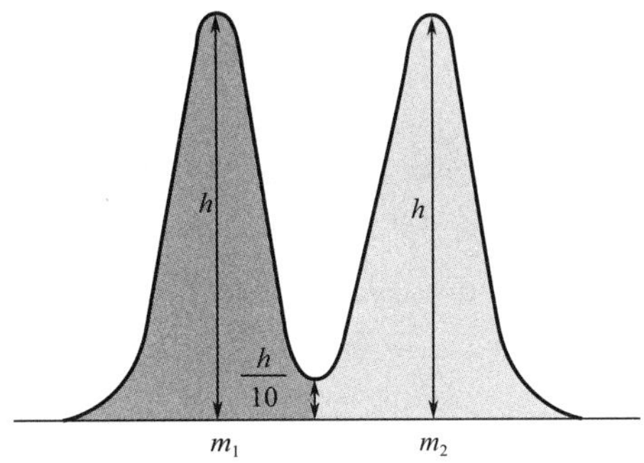

图 5-11　分辨率示意图

从上式可以看出，当两峰质量差越小，分析测试的质量越大，要求仪器的分辨率 R 值越大。在实际测量中，很难找到两个相等强度刚刚分开的峰，因此强度相等可以取近似值。如果没有刚刚分开的两个相邻峰，分辨率可以表示为：

$$R=\frac{M}{W_{0.05}}$$

式中，M 为任意选择单峰的离子质量；$W_{0.05}$ 为峰高 5%处对应的峰宽（代替 ΔM）。

分辨率是反映质谱仪性能的重要指标，而质谱仪的价格也几乎由此决定。质谱仪可根据分辨率大小分为低、中、高三个级别，R 在 10000 以下的称为低分辨质谱，在 10000 以上的称为中或高分辨质谱。

不同类型的仪器有不同的分辨率，一般有机化合物分析要求质谱仪的分辨率在 500 左右，低分辨率质谱仪分辨率可达 2000 左右，能够满足要求。例如采用四极滤质器、离子阱质量分析器等作为质量分析器，仪器价格相对便宜；当进行同位素分子及有机分子质量的准确测定时，则要求质谱仪具有较高分辨率，通常使用双聚焦磁式质量分析器作为此类质谱仪的质量分析器。一般来讲，磁质谱、飞行时间质谱仪、傅里叶变换离子回旋共振质谱仪的分辨率、线性和稳定性好，属于高分辨质谱仪；离子阱质谱仪分辨率高、线性低，属于准高分辨质谱仪；四极杆质谱仪分辨率相对低、线性好，不属于高分辨质谱仪，但是在定量研究方面有优势。

低分辨质谱只能给出离子质量的整数位，中分辨质谱可以给到小数点后四位，高分辨质谱可以得到小数点后第五位，R 值可达 10^5，能提供有机物精确结构的准确信息。

2. 灵敏度

灵敏度是仪器记录所产生的峰信号强度与所用样本量之间关系的度量，即在一定操作条件下，质谱仪能给出定性信息（信噪比）时，所需样品的最小量。质谱仪的灵敏度有绝对灵敏度、相对灵敏度和分析灵敏度等几种表示方法。绝对灵敏度是指在一定分辨率时产生一定信噪比的分子离子峰所需要的样品量，即仪器可检测到的最小样本量。相对灵敏度，是指仪器可以同时检测的大组分与小组分含量之比。分析灵敏度则是指输入仪器的样品量与仪器输出的信号之比。

灵敏度受多种因素的影响，主要与采用的样品离子化的方式有关。在表示仪器灵敏度数据时，须注明检测样品、检测峰（常为分子离子峰）、分辨率、扫描速度及信噪比（S/N）等测定条件。只有使用相同操作条件测得的灵敏度数据，才具有可比性。

3. 质量范围

质谱仪的质量范围（mass range）是指质谱仪所能测定的离子质荷比的范围，或者表示质谱仪所能够进行分析样品的分子量范围，通常采用原子质量单位（atomic mass unit，amu）或 u、Da、D 进行量度。对于多数离子源，电离得到的离子为单电荷离子。质量范围实际上是可以测定的分子量范围；对于电喷雾离子源，由于形成的离子带有多电荷，尽管质量范围只有几千，但可以测定的分子量可达 10 万以上。质量范围的大小取决于质量分析器。四极杆分析器的质量范围上限一般在 1000 左右，也有的可达 3000。而飞行时间质量分析器可达几十万。由于质量分离的原理不同，不同的质量分析器有不同的质量范围，彼此间比较没任何意义。在应用上，气相质谱适用于 800 Da，液相质谱适用于 2000 Da，生物分子质谱适用于 10000 Da 或分子量达几十万的生物样品。同类型分析器则在一定程度上反映质谱仪的性能。

4. 质量稳定性和质量精度

质量稳定性主要是指仪器在工作时质量稳定的情况，通常用一定时间内质量漂移的质量单位来表示。例如，某质谱仪的质量稳定性为 0.1 amu/12 h，意思是该仪器在 12 小时之内，质量漂移不超过 0.1 amu。

质量精度，又称质量准确度，是指质量测定的精确程度，即离子质量实测值 M 与理论值 M_0 的相对误差。其定义式为：

$$\text{质量精度}=\frac{|M-M_0|}{m}\times 10^6$$

式中，m 为离子质量数的整数。

质量精度是高分辨质谱仪的一项重要指标，对低分辨质谱仪没有太大意义。

第三节　质谱中常见的离子类型

待测样品在离子源中可能形成各种类型的离子，主要包括分子离子、准分子离子、碎片离子、同位素离子、重排离子、亚稳离子、多电荷离子等。解析质谱图，必须要区别各种类型的质谱峰，研究峰的形成过程、变化规律及其与分子结构的关系。

一、分子离子峰

样品分子在离子源中受到高速电子轰击后失去一个电子所形成的离子被称为分子离子（molecular ion），也称母离子（mother ion）。

$$\mathrm{M+e} = \mathrm{M^{+\cdot}+2e^-}$$

在质谱图中产生的峰称为分子离子峰或母峰。在质谱分析中，分子离子标记为 $M^{+\cdot}$，其中"$^{+}$"表示有机物分子 M 失去一个电子而电离，"·"表示失去一个电子后剩下的未配对电子。分子离子与原分子相比只丢失了一个电子，电子质量可忽略不计，故在质谱分析中，通常以分子离子峰的质荷比表示分子质量（M）。

对于有机物来讲，杂原子上的孤对电子（n 电子）最容易失去，其次是 π 电子，最难失去的是 σ 电子。关于离子的电荷位置，一般认为有如下几种情况：

① 对于含有氧、氮、硫等杂原子的分子，杂原子首先失去一个电子而形成分子离子，此时电荷位置表示在杂原子上，如：

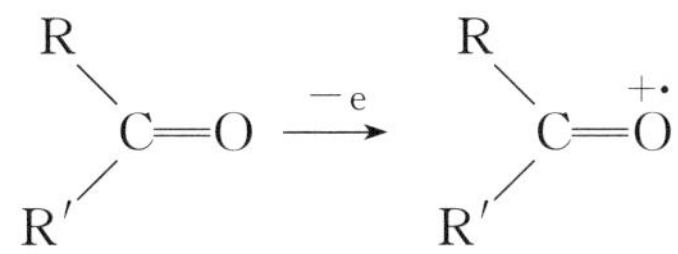

② 含有双键、无杂原子的分子，其分子离子的正电荷位于双键的一个碳原子上：

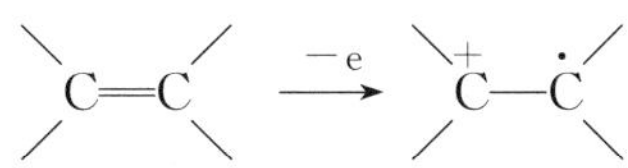

③ 如果电荷位置不确定或难以判断分子离子的电荷位置时可表示为"⌉$^{+\cdot}$"，例如：

$$CH_3CH_2CH_3 \xrightarrow{-e} CH_3CH_2CH_3\ ⌉^{+\cdot}$$

分子离子峰的质荷比就是化合物的分子量，其相对丰度可以辅助判断化合物的类型，所以分子离子在化合物的质谱解析中具有特殊的重要意义。分子离子峰出现在质谱图的右端，其强度取决于分子离子的稳定性，稳定性越高，分子离子峰越强。各类有机化合物的分子离子稳定性顺序一般为：芳香族化合物＞共轭烯烃＞烯烃＞脂环化合物＞硫醚、硫酮＞酰胺＞酮＞醛＞直链烷烃＞醚＞酯＞胺＞羧酸＞腈＞伯醇＞仲醇＞叔醇＞高度支链烃。

分子离子峰很弱或不出现时，需要采取一些方法得到分子离子峰。常用的改变实验条件的方法有以下几种。

(1) 降低轰击电子的能量　通常 EI 所用的电子能量为 70 eV，在如此高压下，某些有机化合物很难得到分子离子。此时可将 70 eV 改变为 10～20 eV 左右的低轰击能量，以减少形成的分子离子继续断裂的概率，降低碎片离子的丰度，使分子离子峰的相对丰度增加，从而可能辨认出分子离子。

(2) 采取软电离方式　降低轰击电子能量的方法会使仪器的灵敏度下降，虽然可以得到部分的分子离子峰，但离子的绝对强度降低。另外，一些热不稳定和低挥发性的化合物在低轰击能量的条件下也得不到分子离子峰。这时可采取各种软电离的办法，如化学电离源、快原子轰击源、场解吸源及电喷雾离子源等，根据试样特点选择适宜的软电离方式。

(3) 制备衍生物　某些化合物不易挥发或热稳定性差，可以进行衍生化处理。例如，可将某有机酸制备成相应的酯，酯容易气化，而且易得到分子离子峰，由此来推断有机酸的分子量。

(4) 降低样品气化温度　气化温度的降低可以减少分子离子进一步断裂的可能性，分子离子峰的相对丰度增加。如三十烷烃在 340 ℃时气化，不出现分子离子峰，变为 70 ℃气化时分子离子峰的丰度接近基峰。

二、准分子离子峰

准分子离子是指分子获得一个质子或失去一个质子，一般由软电离技术产生，记为 $[M+H]^+$、$[M-H]^-$。其对应的质谱峰称为准分子离子峰。准分子离子不含未配对电子，结构比较稳定。

三、碎片离子

碎片离子由分子离子碎裂产生，且可以进一步碎裂成更小的离子。在离子源中，当轰击电子的能量超过分子电离所需的能量时，原子之间的键还会进一步断裂，产生质量数较低的离子碎片，称为碎片离子（fragment ion）。碎片离子在质谱图上相应的峰称为碎片离子峰，位于分子离子峰的左侧。

在质谱图上，除了分子离子以外的峰，基本上都是碎片离子峰。碎片离子的相对丰度与分子结构有密切关系，高丰度的碎片离子峰代表分子中易于裂解的部分。如果有几个主要碎片峰分别代表着分子的不同部分，则由这些碎片峰就可以粗略地把分子骨架拼凑起来。分子的断裂过程与其结构有着密切的关系，通过对各种碎片离子峰的分析，有可能获得整个分子的结构信息。

四、同位素离子

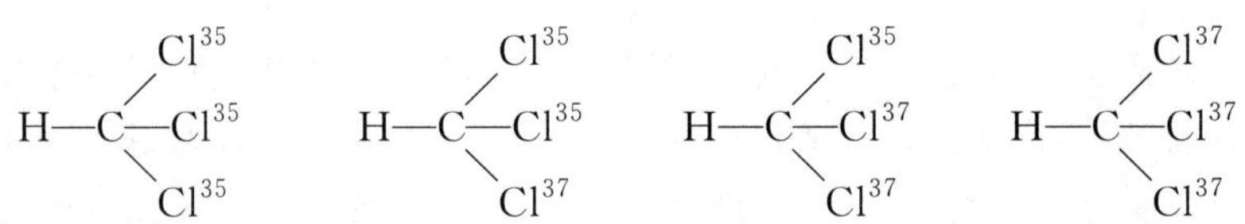

m/z	118	120	122	124
丰度比	27	27	9	1

含有同位素的离子称为同位素离子。在质谱图上，与同位素离子相对应的峰称为同位素离子峰。除 P、F、I 以外，大多数元素都具有一定自然丰度的同位素，如 C、H、O、N、S、Cl、Br 等元素都具有同位素。几种常见元素同位素的天然丰度与同位素丰度比如表 5-4 所示，其中将低质量的同位素丰度定义为 100%。质谱图上会出现强度不等的同位素离子峰。各元素最轻的同位素的天然丰度最大，所以与摩尔质量有关的分子离子峰 $M^{+\cdot}$ 是由最大丰度同位素产生的。质谱图上的同位素离子峰一般位于分子离子峰的右侧 1～2 个质量单位处，呈现 [M+1] 或 [M+2] 峰，构成同位素离子峰簇，其强度与同位素的丰度比相当。质谱同位素离子峰的相对强度之比可以按 $(a+b)^n$ 展开式各项数值之比来表示。式中，a 为某元素轻同位素的相对丰度，b 为某元素重同位素的相对丰度，n 为同位素个数。例如，^{35}Cl 和 ^{37}Cl 天然丰度较大，含 Cl 元素的同位素离子峰有明显的特征。如某化合物分子中含有三个 Cl，则 $n=3$，a 为 ^{35}Cl 的相对丰度（100%），b 为 ^{37}Cl 的相对丰度（31.99%），将以上数据代入公式 $(a+b)^n$ 进行计算可得 $(a+b)^3=a^3+3a^2b+3ab^2+b^3$，由于 a、b 的相对丰度之比约为 3∶1（即认为 $n=3$，$a=3$，$b=1$），根据上式展开及各项的系数可知，三个 Cl 有四种质量的同位素离子峰：M（含 3 个 ^{35}Cl）、[M+2]（含两个 ^{35}Cl 和 1 个 ^{37}Cl）、[M+4]（含 1 个 ^{35}Cl 和 2 个 ^{37}Cl）、[M+6]（含 3 个 ^{37}Cl），其强度比为 M∶[M+2]∶[M+4]∶[M+6] 约为 27∶27∶9∶1，如表 5-4 所示。

表 5-4　常见元素的同位素及其天然丰度

元素	同位素	天然丰度/%	同位素	天然丰度/%
H	^{1}H	100	^{2}H	0.015
C	^{12}C	100	^{13}C	1.11
N	^{14}N	100	^{15}N	0.37
O	^{16}O	100	^{17}O	0.04
			^{18}O	0.20
Si	^{28}Si	100	^{29}Si	5.06
			^{30}Si	3.36
S	^{32}S	100	^{33}S	0.79
			^{34}S	4.43
Cl	^{35}Cl	100	^{37}Cl	31.99
Br	^{79}Br	100	^{81}Br	97.28

五、重排离子

重排离子（rearrangement ion）是分子离子在裂解过程中，可能发生两个或两个以上化学键断裂，某些原子或原子团重排，导致其结构发生一系列的改变，生成比较稳定的重排离子。经重排裂解产生的离子称为重排离子，重排反应往往会导致原化合物碳架发生变化，其结构与原来分子的结构单元不同。在重排反应中，化学键的断裂和生成同时发生，并丢失中性分子或碎片。

重排离子在质谱图上的峰称为重排离子峰，转移的基团常常是氢原子。重排的类型有很多，最常见的一种是麦氏重排（Mclafferty rearrangement）。

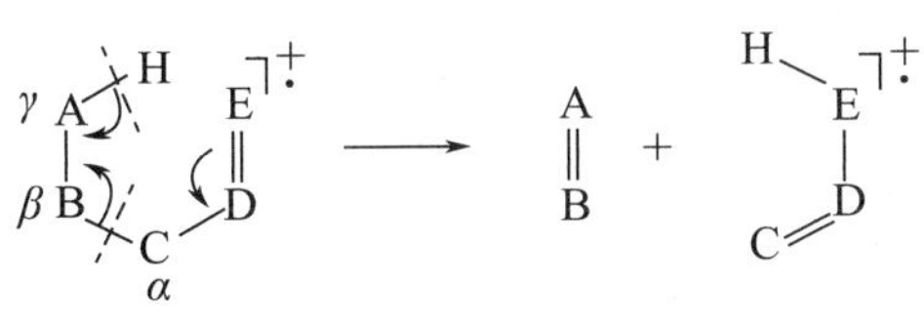

可以发生麦氏重排的化合物结构上应具有不饱和中心 C═X（X 为 O、N、S、C）且具有 γ-H，此 H 原子可以转移到 X 原子上，同时 β 键发生断裂，脱掉一中性分子。例如：酮、醛、酸、酯和其他含羰基的化合物，烯烃类和苯环化合物等。

六、亚稳离子

从离子源出来的母离子，在进入检测器之前，有一部分由于自身不稳定，在飞行过程中发生了分解，变成 m/z 更小的离子，进入检测器被检测，这种新产生的离子称为亚稳离子（metastable ion），其在质谱图中产生的峰称为亚稳离子峰。

亚稳离子的形成过程可表示为：

$$m_1^+ \longrightarrow m_2^+ + N$$

式中，m_1^+ 表示母离子；m_2^+ 表示亚稳离子；N 表示分解产生的中性碎片（neutral fragment）。在产生亚稳离子时，中性碎片不仅带走了（$m_1^+ - m_2^+$）质量，还丢失了母离子的部分动能，因此 m_2^+ 的动能比直接在离子源中产生的离子小得多。

在质谱图中，亚稳离子峰出现在母离子峰的左侧，且强度很弱，仅为母离子峰的 1%～3%，峰形宽且矮，一般可跨 2～5 个质量单位；m/z 的数值一般不是整数，与母离子和正常离子之间的关系满足 $m_2^+ = m^2/m_1^+$。式中，m_1^+ 表示母离子；m_2^+ 表示亚稳离子；m 表示正常离子。

【例 5-1】如图 5-12 所示，对氨基茴香醚在 m/z 为 94.8 及 59.2 出现亚稳离子峰，可由此推断各离子之间的“亲缘关系”。

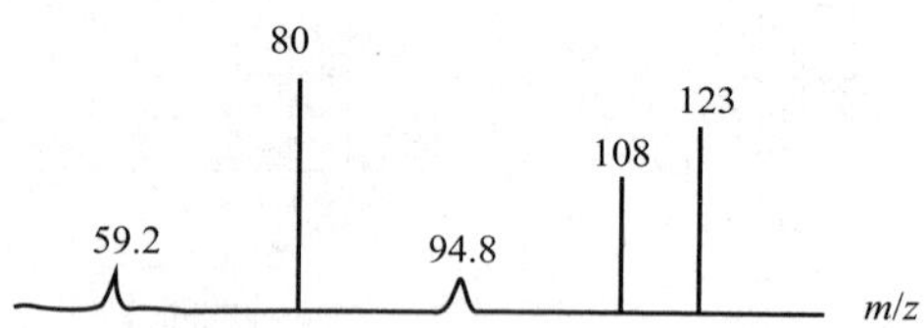

图 5-12　对氨基茴香醚的质谱

由公式 $m_2^+ = m^2/m_1^+$ 可计算得到：

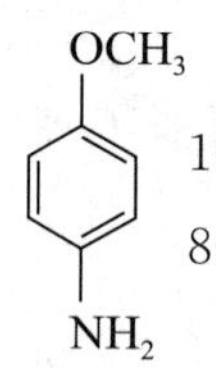

$$108^2/123 \approx 94.8$$

$$80^2/108 \approx 59.3$$

由此可推断各离子之间的“亲缘关系”及裂解过程为：

$$m/z\ 123 \xrightarrow{94.8} m/z\ 108 \xrightarrow{59.2} m/z\ 80$$

两个亚稳离子 m/z 94.8 和 59.3 的存在，也证明了 m/z 80 的离子是由母离子经过两步断裂得到的。其发生了如下裂解过程：

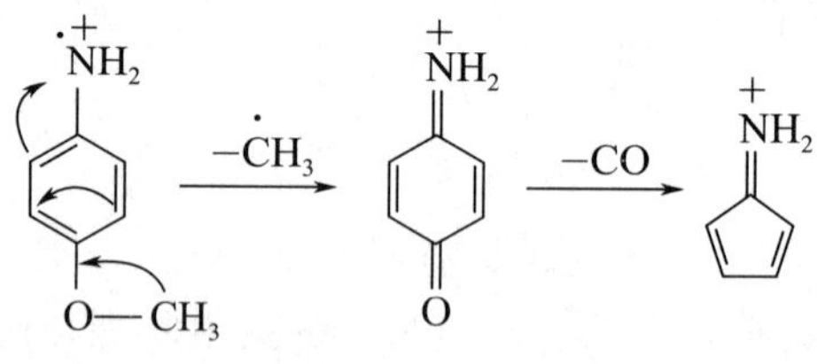

由此可见，在存在亚稳离子的质谱图中，可以由子离子协助找到母离子，有助于确定分子离子峰。

七、多电荷离子

一些带有多个官能团的分子在离子源中被电离，可以失去两个或两个以上的电子形成多电荷离子（multiple-charged ion）。当离子带有多个电荷时，其质荷比 m/z 下降，因此可以用常规的质谱检测器来分析分子量大的化合物。具有 π 电子的芳香烃、杂环、高度不饱和的化合物、有机金属化合物等在受电子轰击时，易产生多电荷离子，这是这类化合物的特征，可供结构分析时参考。

当离子带有多电荷时，其质荷比下降，因此可以利用常规的四极杆质量分析器来检测大分子量化合物。

第四节 质谱定性与定量分析

化合物的质谱图包含着与化合物相关的丰富信息，例如通过分析质谱图，大多数情况下可以得到化合物的摩尔质量、化学式和分子结构等信息，而且所需样品量很少，因此质谱法是进行有机物结构鉴定的有力工具。除此之外，还需要借助核磁共振法、红外光谱法、紫外光谱法等分析手段，共同解析结构复杂的有机化合物。

一、质谱定性分析

（1）**分子量的测定** 质谱法可以直接测定样品分子的分子量。当化合物分子在适宜的离子源中进行离子化时，一般情况下，分子会失去一个电子形成分子离子，而电子的质量很小，可以忽略不计，所以分子离子的质荷比（m/z）在数值上等于该分子的分子量。分子离子峰的强度与分子结构及类型等因素有关。在实际检测过程中，可能出现质谱图上没有分子离子峰的情况。例如，结构不稳定化合物只出现碎片离子峰，或者沸点高的化合物只得到热分解产物的质谱图等情况。因此，在实际判断分子离子峰的时候还应该注意以下几点：

① 分子离子峰是质谱图中除同位素以外最高质荷比的离子峰。也有可能是复合离子，如 $[M+H]^+$、$[M-H]^-$、$[M+NH_4]^+$、$[M+Na]^+$，或聚合离子（特别是原子源使用ESI或MALDI时）。当出现同位素离子峰时，可以通过分子离子同位素峰簇中各峰的相对强度来确定低质量同位素组成的分子离子的质荷比。

② 分子离子存在着合理的中性碎片（小分子和自由基）损失，即分子离子峰与相邻质谱峰的质量数之差应有意义，这是判断分子离子峰的最重要依据。如果待测物分子在结构上不可能裂解出两个以上氢原子和小于一个甲基的基团，则质谱图上不可能出现［M－3］～［M－14］范围内的碎片峰；有机物分子中也不含有质量数在20～25之间的基团，因此也不会出现［M－20］～［M－25］的碎片峰。若出现［M－15］或［M－18］的碎片峰，可能是由于分子离子裂解出一个 $\cdot CH_3$ 或一分子水，这种质量差是合理的。

③ 分子离子峰的质量数应符合氮规律。氮规律体现在两个方面：当分子中不含氮或含有偶数个氮原子时，其分子离子峰的 m/z 为偶数，即该化合物的摩尔质量为偶数；当分子中含有奇数个氮原子时，其分子离子峰的 m/z 为奇数，即该化合物的摩尔质量为奇数。这是因为氮元素在有机化合物中的质量数是偶数而化合价是奇数。其他组成有机化合物的主要元素如C、H、O、S、卤素等的化合价和质量数同是偶数或同是奇数。

④ 分子离子的稳定性与分子结构密切相关。稳定性越好，分子离子峰的强度越大。有机化合物稳定性的一般规律是：碳链越长，碳数目越多，含支链越多，分子离子的稳定性越低；含 π 键的芳香族化合物、共轭烯烃的稳定性高。在实际检测中，离子源对化合物的离子化过程情况复杂，可能会出现例外。如果未出现分子离子峰，如对非挥发或热不稳定的化合物的检测，可以采取改变离子源类型的方法，采用软电离源电离（如化学电离、大气压化学电离、电喷雾电离等），加大分子离子峰的强度。

⑤ 某些有机化合物或产生质子化分子离子 $[M+H]^+$ 峰或去质子离子 $[M-H]^-$ 峰。醚、酯、胺、酰胺、氰化物、氨基酸酯和胺醇等化合物的分子离子不稳定，因此分子离子峰很小或不出现，可能会捕获一个质子，形成较强的 $[M+H]^+$ 峰。芳醛、某些醇和含氮化合物可能会失去一个质子形成 $[M-H]^-$ 峰。

（2）分子式的确定

① 高分辨质谱法确定分子式：高分辨质谱能精确地测定分子离子或碎片离子的质荷比（m/z），误差小于 10^{-5}。碳、氢、氧、氮的原子量分别为 12.000000、1.007825、15.994914、14.003074，利用元素的精确质量和丰度比（表 5-4）可求出元素组成。例如分子量相同的几个化合物，它们的精确质量是有区别的。在高分辨质谱给出的可能分子式中，分子量与精确质量相差最小的则可能为该化合物的分子式。对于复杂分子的化学式，在强大的计算机数据处理系统的帮助下，不仅能给出分子离子峰的元素组成及分子式，还能给出碎片离子峰的元素组成及分子式。

② 低分辨率质谱仪确定分子式：低分辨质谱不能测得化合物的精确分子量，则可利用同位素离子峰的丰度比来推测化合物的分子式，又称同位素相对丰度法。有机化合物基本由 C、H、O、N 等元素构成，这些元素都有其对应的同位素，因此在质谱中除了有分子量为 M 的分子离子峰之外，还具有分子量为 [M+1]、[M+2] 的同位素峰。不同的同位素组成，其同位素丰度不同，[M+1] 和 [M+2] 与 M 的比值也不同。如果以质谱法测定分子离子峰及分子离子峰的同位素峰（[M+1]、[M+2]）的相对丰度，就能通过计算 [M+1]/M 及 [M+2]/M 比值来确定化合物的分子式。著名化学与物理学家贝农（J. H. Beynon）等计算了含 C、H、O、N 元素的各种组合的化合物的 M、[M+1]、[M+2] 的丰度值，并以离子质量为序编制了质量与丰度表，称为贝农表（Beynon table）。如果质谱测出了化合物的分子量和 M 及 [M+1]、[M+2] 的丰度比，即可查贝农表来确定化学式。

【例 5-2】某化合物的分子量 M 为 150（相对丰度 100%），[M+1] 的相对丰度为 9.9%，[M+2] 的相对丰度为 0.88%，求化合物的分子式。

解：① 由 [M+2]/M=0.88%知，该化合物不含 S、Cl 或 Br。

② 查 Beynon 表可知，M=150 的化合物有 29 个，其中 [M+1]/M 在 9%～11%的化学式有 7 个，如表 5-5 所示。

③ 根据氮规律，化合物的分子量 150 为偶数，分子式中应不含 N 或含偶数 N，将序号为 2、4、6 的 3 个分子式排除。

④ 在剩下的 4 个分子式中，[M+1]/M 与 9.9%最接近的是序号为 5 的分子式（$CH_{10}O_2$），[M+2]/M 也与 0.88%接近。

⑤ 化合物的分子式可能为 $C_9H_{10}O_2$。

表 5-5 从 Beynon 表中查到的相关化学式

序号	分子式	[M+1]/M	[M+2]/M
1	$C_7H_{10}N_4$	9.25%	0.38%
2	$C_8H_8NO_2$	9.23%	0.78%
3	$C_8H_{10}N_2O$	9.61%	0.61%

续表

序号	分子式	[M+1]/M	[M+2]/M
4	$C_8H_{12}NO_3$	9.98%	0.45%
5	$C_9H_{10}O_2$	9.96%	0.84%
6	$C_9H_{12}NO$	10.34%	0.68%
7	$C_9H_{14}N_2$	10.71%	0.52%

(3) 结构鉴定 有机化合物电离生成的离子质量和强度与该化合物分子本身的结构有密切联系，即化合物的质谱图中包含许多结构信息。用质谱法测定有机化合物的结构，可通过图谱中各种分子离子峰、碎片离子峰、亚稳离子峰及其相对丰度、质荷比等信息，结合化合物的裂解规律，找出碎片离子产生的途径，从而判断化合物的分子结构。

用质谱法鉴定纯化合物的结构时，通过 SCAN 模式（扫描模式）下得到的质谱图应首先与标准图谱进行对照以核对该化合物的结构，谱图库检索可得到可信度列表，从而推测出最相似的化合物结构。选择依据要求分子量吻合，主要碎片峰能够得到合理的解释。当分析未知物的化学结构时，质谱图可提供化合物的结构片段信息，还需要结合核磁共振、红外、紫外等其他检测技术才能确定其结构。

对于混合物可以利用质谱联用技术，如液相色谱-质谱联用、气相色谱-质谱联用，将化合物分离后再行鉴定。许多现代质谱仪都配有计算机质谱图库，利用工作站软件的谱库检索功能，大大方便了利用质谱进行有机化合物的结构鉴定。常用的质谱图库如 Wiley Registry 质谱数据库，其 2023 年版可提供 873000 多条谱图数据；还有一些仪器厂家开发的质谱图库作为商用软件，在购买质谱设备的时候附加购买其数据库也可以进行质谱图的检索对照，如 Agilent ChemStation、MassHunter、Thermo Xcalibur、Shimadzu GCMS Solutions、Waters MassLynx、PE TurboMass 等。

(4) 质谱图解析 从未知物的质谱图推断该化合物分子结构式的步骤大致如下：

① 识别分子离子峰。分子离子峰一般位于质谱的高质量端，据此求出分子量。通过分子离子峰的强度可初步判断是否为芳香族化合物或脂肪族化合物；通过同位素峰簇的相对强度比及峰与峰间的 Δm 值可判断化合物是否含有氯、溴、硫等元素。

② 根据分子离子峰的高分辨 MS 数据，确定化合物的分子式。利用同位素丰度数据，查找 Beynon 表，可确定分子的化学式。这种查表的方式适用于以下两种情况：其一是同位素的相对丰度是以分子离子峰 100%为前提；其二是只适合含 C、H、O、N 的化合物。

③ 由分子的化学式计算化合物的不饱和度，即确定化合物中环和双键的数目。

④ 由分子离子峰的相对强度了解分子结构的信息。分子离子峰的相对强度由分子的结构决定，结构稳定性大，相对强度就大。对于分子量约 200 的化合物，若分子离子峰为基峰或强峰，谱图中碎片离子较少，表明该化合物是高稳定性分子，可能为芳烃或稠环化合物。例如：萘分子离子峰 m/z 128 为基峰，蒽醌分子离子峰 m/z 208 也是基峰。分子离子峰弱或不出现，化合物可能为多支链烃类、醇类、酸类等。

⑤ 解析主要碎片离子峰。其一是着重研究高质量端的离子峰，质谱高质量端的离子峰是由分子离子失去碎片形成的，从分子离子失去的碎片，可推导出化合物中含有哪些取代基，从而推测化合物的结构。若质谱图中出现系列 C_nH_{2n+1} 峰，则化合物可能含长链烷基。

其二是研究低质量端离子峰，寻找不同化合物断裂后生成的特征离子系列。如直链烷烃的特征离子系列为 $m/z=15$、29、43、57、71……，烷基苯的特征离子系列为 $m/z=39$、65、77、91……。根据特征离子可推测出化合物基本类型。

⑥ 综合上述各方面信息，确定化合物的结构单元。再根据之前判断的化合物分子量、分子式、不饱和度、样品来源、物理与化学性质等，推导出一种或几种可能的结构式。必要时，可结合红外吸收光谱和核磁共振波谱数据得出最后结果。

⑦ 验证所得结构。验证的方法如下：a. 将所得结构式按质谱裂解机理进行断裂分析，检查所得离子是否与未知物谱图一致；b. 核对该化合物的标准质谱图，看是否与未知物的谱图相同；c. 寻找标样，做标样的质谱图，与未知物谱图比较等。

二、质谱定量分析

质谱法定量分析的依据是可以建立实验测量信号与待测分析物的量的关系，即质谱检出的离子流强度与离子数目成正比，因此可通过离子流强度测量进行定量测定。由于质谱法的灵敏度大大高于常规紫外检测器等，近年来被广泛用于药物代谢等研究。

（1）质谱定量分析常用的方法　在质谱法进行定量的过程中，常采用的方法有内标法和外标法。

① 内标法：在待测样品 A 中加入已知浓度的内标化合物 B 作为参照物，内标化合物 B 与待测样品 A 在相同基质和相同条件下完成检测，则可以利用 A 和 B 的质量峰强度比值确定待测样品的浓度。内标法的优点是可以消除两次实验和基质不同造成的误差。

内标物的选择要满足以下基本要求：a. 试样中不含有该物质；b. 与被测组分性质比较接近；c. 不与试样发生化学反应；d. 峰位置应位于被测组分附近。

② 外标法：用已知量的标准样品 A 和未知量的待测样品 A 分别进行实验，通过外标溶液质量峰的强度与浓度之间的线性关系来确定样品中目标化合物的浓度。

外标法主要有以下两方面的局限：a. 标样和待测样是独立进行实验的，实验间的偶然误差无法消除；b. 标样和待测样的基质（即待分析物以外的组分）不同，基质有可能会带来不同的影响，也会产生误差。

（2）质谱定量分析常用的检测模式　用质谱法进行化合物的定量分析也可以在色谱-质谱联用仪上进行。将质谱仪当作检测器，而峰面积与含量成正比，因此可对待测样品进行定量分析。用质谱法作定量分析，其灵敏度比单纯色谱法要高，而且能克服一些色谱法的不足。

质谱仪可选择全扫描（full scan）或选择离子监测（selective ion monitoring，SIM）扫描模式。前者可对指定范围内的离子全部扫描并记录，得到全质量范围的总离子流图（total ion chromatogram，TIC）；而 SIM 只对选定的离子进行检测，消除了选定离子之外的干扰，把由全扫描方式得到的非常复杂的总离子流图变得十分简单。

对于复杂样品（如血清药样），SIM 图仍显示许多峰，不能确认目标化合物，则可选用选择反应监测（selected-reaction monitoring，SRM）。SRM 模式是选定一个特征的母离子做二级质谱，在其碎片离子中再选定一个特征的子离子作为监测离子，因此其图谱非常简单，通常只包含一个峰，灵敏度更高，特异性更强，可实现在非常复杂的样品中进行定量分析。

三、质谱图解析实例

【例 5-3】一未知物 MS 如图 5-13 所示，分子式 $C_9H_{10}O_2$，试确定其分子结构。

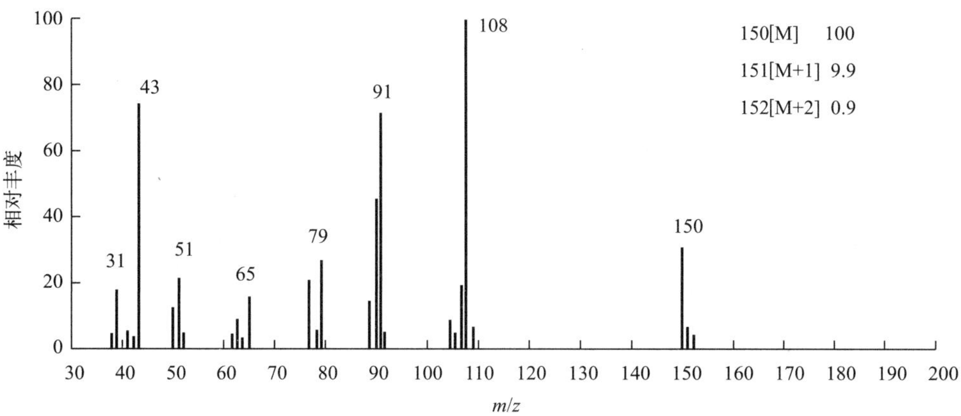

图 5-13 分子式为 $C_9H_{10}O_2$ 的未知物质谱图

解：

（1）统观质谱 *m/z* 150，分子离子峰的质量数为偶数，由氮规律可知，含偶数 N 或无 N，且同位素峰相对强度弱，说明不含 Br、Cl、S。

m/z 91 为强峰，说明未知物可能含 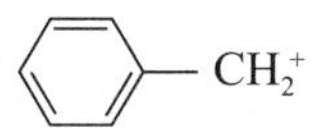。

（2）分子式 $C_9H_{10}O_2$。

（3）求不饱和度 $\Omega=(2+2\times9-10)/2=5$，$\Omega>4$，说明化合物中可能含苯环。

（4）谱图解析 *m/z* 108 峰为重排离子峰。

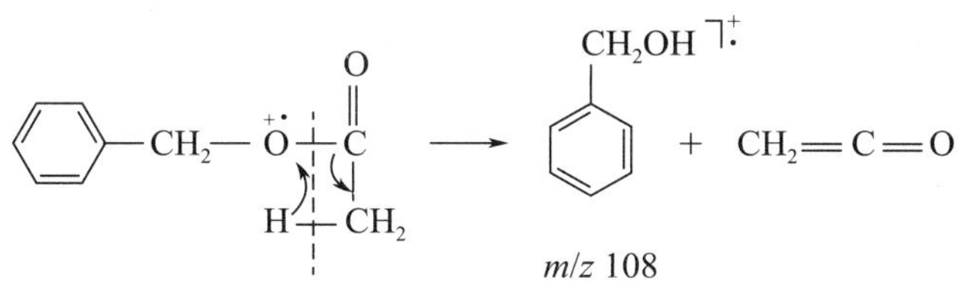

m/z 91 峰是苯环上 β 键断裂后形成的鎓离子峰，且根据以下裂解过程也说明了 *m/z* 65、77、51 峰的来源。

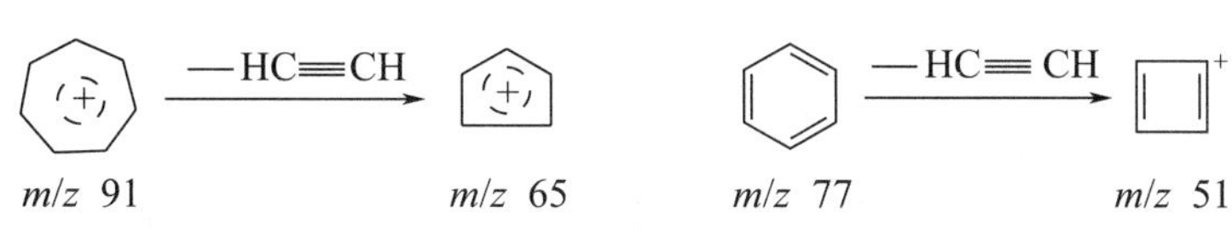

（5）推测结构 $C_9-C_7=C_2$，分子中还有 2 个碳没有归属，由 *m/z* 43 的强峰，可推断只能是符合 $CH_3C{\equiv}O^+$ 特征（酯的 α 裂解），又因（$C_9H_{10}O_2-C_6H_5CH_2-CH_3C{\equiv}O$）余一个 O，所以未知物可能为醋酸苄酯结构：

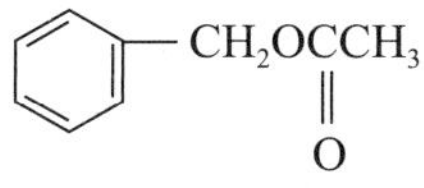

（6）验证

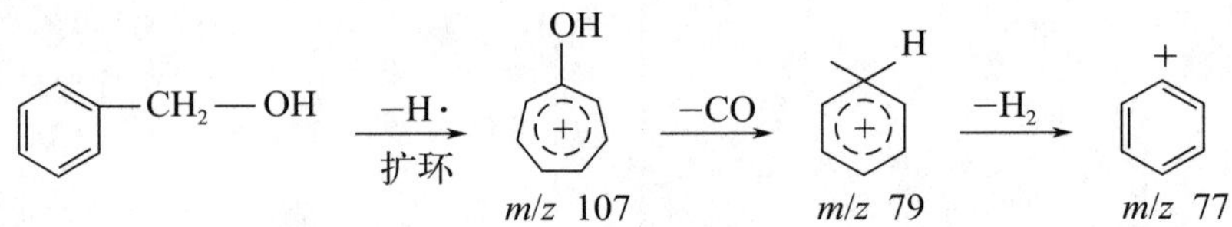

上述离子均可在未知物的质谱上找到，此类重排三至六元环均可产生。

【例 5-4】有一种未知化合物，从样品来源及初步实验判断是一种酮类化合物，它的质谱如图 5-14 所示，推测结构式。

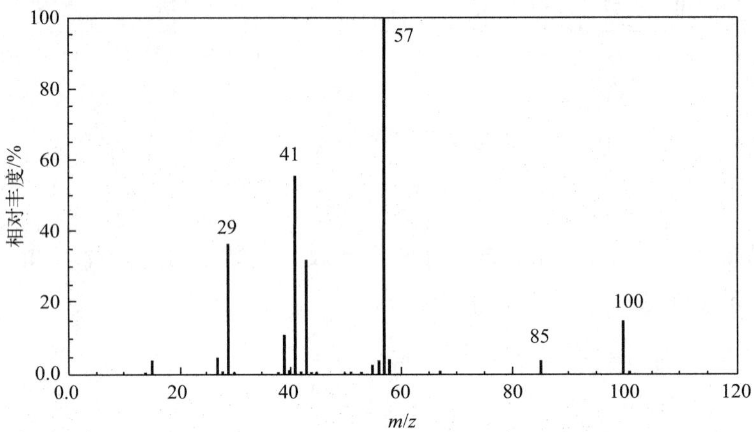

图 5-14　一种酮类未知物的质谱图

解：

（1）确定分子离子峰，求出摩尔质量　酮类化合物的分子离子峰明显，判定质谱图中 m/z 100 的高质量端离子峰是分子离子峰，其摩尔质量 $M=100$。

（2）由碎片离子信息得到结构式

①分子离子（m/z 100）裂解失去 1 个—CH_3（质量为 15）得到 m/z 85 的碎片离子峰，此离子再裂解失去 CO（分子量为 28）形成 m/z 57 的碎片离子。m/z 57（$C_4H_9^+$）的碎片离子峰是基峰，说明该离子很稳定并且与分子其余部分相连的化学键易断裂，可能是 $(CH_3)_3C^+$ 离子。

$$\underset{m/z\ 100}{\text{酮类化合物}} \xrightarrow[\text{裂解}]{-\dot{C}H_3} \underset{m/z\ 85}{\text{碎片离子}} \xrightarrow[\text{裂解}]{-CO} \underset{m/z\ 57}{{}^{+}C(CH_3)_3}$$

② m/z 57（$C_4H_9^+$）的碎片离子重排裂解失去 CH_4（分子量为 16），形成 m/z 41（$C_3H_5{}^+$）的碎片离子。

③ m/z 57（$C_4H_9^+$）的碎片离子重排后裂解失去 $CH_2=CH_2$（分子量为 28），形成 m/z 29（$C_2H_5{}^+$）的碎片离子。

酮类化合物的可能结构为：

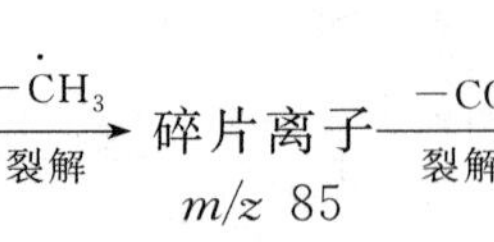

(3) 分子裂解过程

① 分子离子裂解：

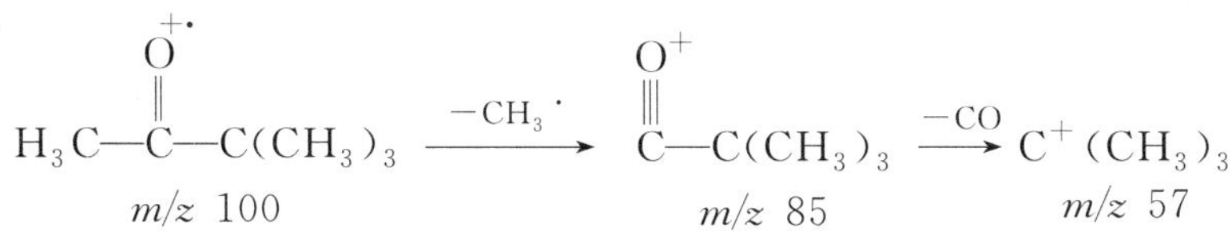

② 碎片离子裂解：

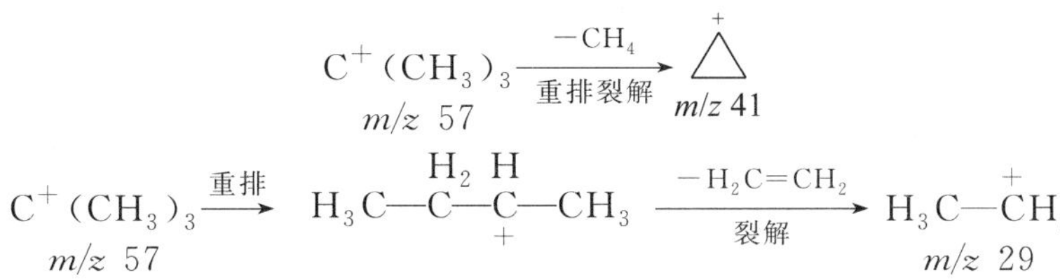

(4) 验证结构式

① 计算不饱和度：分子的化学式为 $C_6H_{12}O$，$\Omega=1$，存在 C＝O 双键。

② 分子离子失去碎片形成的离子合理，与质谱相符，所推测结构式正确。

第五节　现代质谱联用分析技术

质谱法具有高灵敏度和鉴定分子结构能力，它与其他技术的联用目前已经应用非常广泛。联用技术是指两种或两种以上的仪器联合在一起在线使用，以实现更快、更有效地分离和分析的技术或方法。较常用的方法包括质谱-质谱联用、液相色谱-质谱联用、气相色谱-质谱联用、毛细管电泳-质谱、电感耦合等离子体质谱、基质辅助激光解吸离子化-飞行时间质谱等。下面将分别介绍这几种现代常用的质谱分析技术。

一、质谱-质谱联用技术

质谱-质谱联用技术又称串联质谱（tandem mass spectrometry，MS/MS，或 MS_n，$n\geqslant2$），通常是指质谱仪在空间和时间上的串联使用。为了得到更多的有关分子离子和碎片离子的结构信息，需要将研究目标放在亚稳离子上。通过生成亚稳离子的过程研究离子的母子关系和结构特点。尽管亚稳离子能提供一些结构信息，但是因为其形成的概率小，亚稳峰太弱，不易被检测到，而且原有的质谱质量分析器用于检测亚稳离子操作较困难，因此质谱仪不断改进，在磁场和电场间增加碰撞活化室，人为碎裂离子，通过进一步检测母离子和子离子的信息得到结构信息。典型的串联质谱仪主要由三大部分构成，即一级质量分析器、碰撞室、二级质量分析器。一级质量分析器的作用是分离出特定的母离子，将母离子导入碰撞室，使其活化，同时产生碎片离子，即子离子，再导入二级质量分析器进行扫描及其他分析并记录，得到与母离子相关的结构信息。

1. 质谱串联方式

质谱-质谱联用技术可以分为两类：空间串联型和时间串联型。空间串联型质谱仪是将两个以上的质量分析器联合使用，中间增加一个碰撞活化室，目的是将前一级质量分析器选定的母离子打碎，由后一级质量分析器进行分析。时间串联质谱则只有一个质量分析器，离子的选取、裂解和碎片离子的分析都在此质量分析器中完成，前一刻选定离子，在分析器中打碎，后一刻再进行进一步分析。空间串联质谱具备多种扫描模式，时间串联质谱仪却不能进行前体离子扫描和中性丢失扫描。

这里主要介绍各种串联质谱中技术最为成熟的一类——三重四极杆串联质谱。图 5-15 为三重四极杆串联质谱仪的简图。它的第一组和第三组四极杆分别为 Q1 和 Q3，用于母离子或子离子的质量分离，第二组四极杆分析器 Q2 作为碰撞活化室。在实际检测中，待测化合物在离子源中被离子化，经过 Q1 选择一定质荷比的离子导入二级质谱（碰撞室）。在碰撞室中，通常采用碰撞活化分解（collisionally activated decomposition，CAD）技术将母离子“打碎”。碰撞活化分解也称为碰撞诱导裂解（collision-induced dissociation，CID），在碰撞室内进行，常用的碰撞气体为 He、Ar、N_2、CH_4 等。带有一定能量的离子进入碰撞室后，与这些惰性气体的分子或原子发生碰撞，使离子发生碎裂，继而进入第三级质谱（Q3）中对碎片离子进行选择性分析。

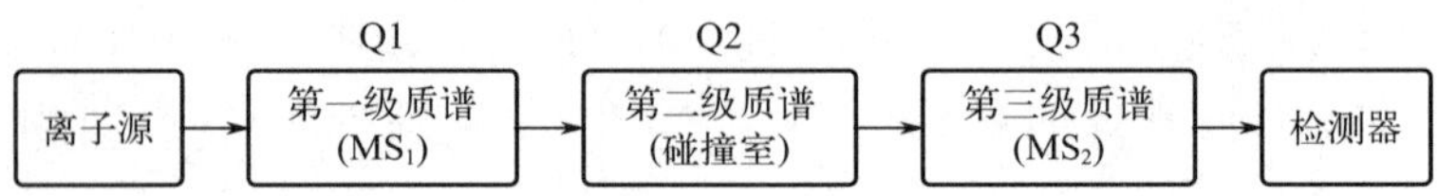

图 5-15　Q-Q-Q 串联模式的基本工作原理

2. 三重四极杆 MS-MS 联用仪的产物扫描模式

三重四极杆串联质谱仪中质量分析器的常见扫描模式有以下四种。

(1) 全扫描（full scan）模式　全扫描模式是最常用的扫描方式之一。全扫描用于检测离子源产生的离子流中各种分子离子和碎片离子的 m/z 和强度，得到的是化合物的全谱。这时对简单的成分可以直接定性；对于复杂的成分可以作进一步的分析。对于连接 ESI 的质谱，由于 ESI 能够产生许多 m/z 大于 3000 的离子，但是三重四极杆所能检测到的 m/z 上限一般达不到 3000，所以并不是所有离子都被检测出来。全扫描模式的作用有：监视全部离子，挑选需要进一步分析的离子，定量简单的组分，可对未知化合物进行初步的定性分析。

(2) 子离子扫描（product ion scan）模式　这种模式下，由 MS_1 固定扫描电压，选择某一质量离子（母离子）进入碰撞室，在此处母离子发生碰撞解离形成多个碎片离子（子离子）。这些离子都进入 MS_2 进行全扫描，产生由选定的母离子而得来的子离子谱。也可以把 MS_1 看作 MS_2 的离子源，这种子离子扫描模式得到的子离子谱没有其他碎片离子的干扰。子离子扫描的作用是：通过母离子碎片种类和强度的差异来区别 m/z 相同的母离子，推测母离子的结构。

(3) 母离子扫描（precursor ion scan）模式　由 MS_1 按照全扫描模式扫描母离子（如分子离子），进入碰撞室碰裂后，MS_2 固定扫描电压，只选择某一特征离子质量进行监测，该特征离子是由 MS_1 中的母离子产生的，由此得到所有能产生该子离子的母离子谱。母离子扫描的作用是：寻找产生特定碎片离子的化合物和同系物的分析。

(4) 中性丢失扫描（neutral loss scan）模式　MS_1 扫描所有离子，所有离子进入碰撞室碎裂后，MS_2 以与 MS_1 相差固定的质量差进行联动扫描，检测丢失该固定质量的中性碎片（如质量数 15、18、45）离子对，得到中性碎片谱。对于多电荷母离子，在计算时应考虑多电荷的影响，很可能子离子的 m/z 在电荷数减少后比母离子的 m/z 还要大。所以没有扫描到中性丢失并不意味着这里一定没有这样的反应，很可能是母离子的电荷状态影响了检测结果。这种扫描模式可以筛选出产生特殊中性丢失的化合物，利用中性丢失能确定化合物的特征官能团。

上述三种扫描模式主要用于定性和结构分析，特别是子离子谱，被广泛应用于未知化合物的定性和结构分析中。

(5) 选择离子扫描 (selective ion monitoring，SIM) 模式　SIM 模式是选择性地扫描某几个选定的质量，而不是连续扫描某一质量范围，得到的不是化合物的全谱。在 MS_1 中选择某一质量的母离子，经过 Q2 碰撞室产生碎片离子，在 MS_2 中只分析一个碎片离子。此过程只产生一个简单的离子碎片谱图。该模式主要用于对特定目标化合物和复杂混合物中的杂质进行定量分析。

(6) 多反应监测 (multi-reaction monitoring，MRM) 模式或者选择反应监测 (selected-reaction monitoring，SRM) 模式　此处的“反应”是指通过 MS_1 选择的母离子在 Q2 碰撞室内诱导碎裂成离子碎片的过程。MS_1 选择一个（或多个）特征离子，经过碰撞解离，到达 MS_2 再进行选择离子检测，只有符合特殊要求的离子才能被检测到，MRM 模式是进行了前后两次选择，可以限定母离子 m/z 和子离子 m/z 两个参数，比 SIM 模式具有更高的选择性，能有效排除干扰，专属性也更强，信噪比更高。MRM 非常适用于从很多复杂的体系中选择某特定质量的离子，经常用于微小成分的定量或定性分析。

三重四极杆质量分析器的工作模式总结如表 5-6 所示。

表 5-6　三重四极杆质量分析器的工作模式

模式	各部分质量分析器作用			用途和特点
	Q1	Q2	Q3	
全扫描	扫描离子	不碰撞，传输	无分辨，传输	定量简单组分；初步定性分析
子离子扫描	固定过滤母离子	打碎母离子	扫描子离子	研究母离子结构特征
母离子扫描	扫描母离子	打碎母离子	固定过滤子离子	筛选具有特征离子的分子
中性丢失扫描	扫描母离子	打碎母离子	扫描子离子，与母离子有特征差异	筛选具有特征结构的分子，此结构不易形成离子
SIM	固定过滤母离子	不打碎，传输	无分辨，传输	定量
MRM/SRM	固定过滤母离子	打碎母离子	固定过滤子离子	定量，假阳性低

串联质谱在有机化合物结构鉴定、药物代谢研究、天然产物鉴定、环境污染分析、农药残留监测、法医鉴定等方面有重要意义。如串联质谱中二级或多级质谱比一级质谱图简单，而且消除了背景的干扰，提高了选择性和灵敏度，增加了质谱的信息，使得结构解析变得相对容易。串联质谱技术在药物研究领域也得到了广泛的应用，如通过产物离子扫描模式，可获得药物或污染物的前体离子的结构信息，这对于未知化合物的结构鉴定有重要意义。

3. 离子阱质谱仪 MS-MS 的工作方式

离子阱质谱仪属于时间串联质谱，它的碰撞室和质量分析器在同一个阱内。它的主要特点是在较高真空度下的低能碰撞，可产生多级质谱分析。理论上，只要有足够强的前体离子，就能进行 n 次 MS-MS 分析。但是实际上在多数情况下只能进行 3～4 次的 MS-MS 分析。

离子阱串联质谱仪的操作方式如图 5-16 所示。在 A 阶段，打开电子门，此时基础电压置于低质量的截止值，使所有的离子被阱集，然后利用辅助射频电压抛射掉所有高于被分析母离子的离子。进入 B 阶段，增加基频电压，抛射掉所有低于被分析母离子的离子，以阱集即将碰撞活化的离子。在 C 阶段，利用加在端电极上的辅助射频电压激发母离子，使其与阱内本底气体碰撞。在 D 阶段，扫描基频电压，抛射并接收所有 CID 过程形成的子离子，获得子离子谱。以此类推，可以进行多级 MS 分析。由离子阱的工作原理可以知道，它的 MS-MS 功能主要是多级子离子谱，利用计算机处理软件，还可以提供母离子谱、中性丢失谱和多反应监测（MRM），其中全扫描和选择离子扫描的灵敏度是相似的。离子阱串联质谱广泛应用于蛋白质组学和药物代谢分析。已经出现了很多离子阱质谱与其他分析仪器联用的技术，如气相色谱-离子阱质谱联用仪（GC-ITMS）、FTR-ITMS 联用技术等。

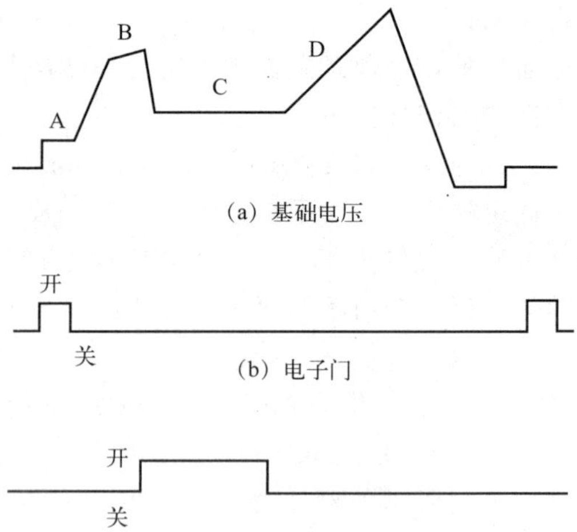

(a) 基础电压
(b) 电子门
(c) 辅助RF电压

图 5-16　离子阱质谱仪 MS-MS 工作模式

二、基质辅助激光解吸-飞行时间质谱

基质辅助激光解吸-飞行时间质谱（MALDI-TOF-MS）是将 20 世纪 80 年代发展起来的基质辅助激光解吸离子化技术（MALDI），与 TOF 质量分析器组合发展起来的一种新型软电离生物质谱分析技术。MALDI-TOF-MS 中使用了有机酸作为基质，减少了分析中产生的碎片离子，也解决了难挥发性物质和热不稳定性生物大分子的解吸离子化问题，因此具有操作简便、高灵敏度、高准确性和高分辨率的特点，广泛应用于生物大分子，如蛋白质、核酸、糖及多肽、核苷酸、多聚物的鉴定和结构分析，是蛋白质组学研究的核心技术之一。

1. MALDI-TOF-MS 的基本原理

MALDI-TOF-MS 的基本原理可简单描述为：被测高分子样品或生物大分子以一定的比例与一小分子基质化合物溶液相混合，使得所测样品以单分子状态分散在基质中。将样品混合物滴于一平板或载玻片上挥发，样品与基质形成共结晶薄膜，待干燥后，用一脉冲激光照射到基质和样品上，在这一激光波长下，基质有强烈的吸收，所以基质吸收能量而激发解吸，由此产生的能量将被传递给生物分子，而固态样品混合物变成气态，电离过程中将质子传递给生物分子或直接从生物分子得到质子，由此转换成离子信号，这一过程并不导致高分子发生链断裂，通常只生成分子离子以及分子离子的多聚体。生物分子离子在强电场的作用下被加速，获得动能，然后沿飞行管无场区飞行。因为不同离子信号到达检测器的飞行时间是不相同的，所以离子的质荷比（m/z）与离子的飞行时间成正比。依据质荷比的不同被检测器检测记录，最终通过形成质谱图实现样品分析。

2. 化学基质的作用及选择

基质作为MALDI-TOF-MS分析研究的核心，决定着此检测方法对分析物研究的发展。合适的基质主要有两方面的作用。

① 对试样起着溶剂的作用。一般认为，基质的第一功能本质上是稀释和分离分析物分子，减少试样分子间的相互作用，使被测分子分离成单分子状态，这发生在溶剂蒸发和固溶体伴随形成的过程中。因此要求基质能与被测高分子相溶，同时不能有分子间的相互作用。

② 在激光照射下，它充当激光脉冲能量吸收的介质。这要求基质对激光光源有很强的吸收，当激光脉冲照射时，基质吸收激光的绝大部分能量，同时将吸收的能量转变成固体混合物内基质的电子激发能，瞬间使试样由固态转变成气态形成基质离子。通常，高极性分析物在高极性基质中更好，非极性分析物最好与非极性基质结合使用。常用的基质有烟酸、2,5-二羟基苯甲酸、2,6-二羟基苯乙酮、芥子酸和α-氰基-4-羟基肉桂酸等。

一般来讲，质谱的基质辅助激光解吸离子化基质必须满足以下几个要求：

① 能够嵌入并分散被测物（如通过共结晶的方式）。

② 能与被测物共溶于合适的溶剂体系。

③ 在真空下能稳定存在。

④ 能吸收激光。

⑤ 在激光照射下，能与被测物共解吸。

⑥ 能促进被测物离子化。离子化是一个复杂的过程，取决于共结晶体系中样品和基质的物理化学性质。

MALDI-TOF-MS还可以用于完整质量测定、肽质量指纹图谱、源后降解、寡核苷酸分析、微生物分类和鉴定等领域。

三、电感耦合等离子体质谱

电感耦合等离子体质谱（inductively coupled plasma mass spectrometry，ICP-MS）是20世纪80年代发展起来的无机元素和同位素分析测试技术，它以独特的接口技术将电感耦合等离子体的高温电离特性与质谱仪的灵敏、快速扫描的优点相结合而形成一种高灵敏度、低检出限的分析技术，几乎可以分析地球上所有元素，并在痕量元素分析和同位素分析领域占据了重要地位，属于无机质谱。

1. ICP-MS检测原理

ICP-MS的检测原理大致如下：等离子体是通过等离子炬管组件形成的，利用等离子体高温产生出可以被质谱识别的离子。等离子体组件由一组同心石英炬管和缠绕在炬管末端的感应线圈组成。外部的石英炬管可以导入工作气体，通常为氩气（Ar），中间的炬管用来引入辅助气流，内管用来引入雾化样品。当需要产生等离子体时，在感应线圈里引入大功率射频电流，射频电流产生射频磁场，经过短暂放电，带电粒子产生高频振动，与周围粒子产生激烈碰撞，由此产生很高热量。等离子体工作温度可达6000～8000 K，接近太阳表面温度。在此温度下，中心石英管引入的雾化样品会被分解成原子，进而发生电离，多数情况下会产生单电荷离子。在ICP-MS中，ICP起到离子源的作用，高温的等离子体使大多数样品中的元素都电离出一个电子而形成了一价正离子。质谱是一个质量筛选和分析器，通过选择不同质荷比（m/z）的离子通过来检测到某个离子的强度，进而分析计算出某种元素的强度。它能同时测定几十种痕量无机元素。

2. ICP-MS的仪器组成及功能

ICP-MS仪器主要由进样系统、ICP离子源、接口单元、离子透镜、质量分析器、检测及数据处理系统、真空系统等单元组成。ICP中产生的等离子体形成离子流，通过接口单元进入真空系统，在离子透镜中，负离子、中性粒子以及光子被拦截，而正离子正常通过，并且达到聚焦的效果。将离子束导入质量分析器中。在分析器中，仪器通过改变分析器参数的设置，仅使需要的 m/z 的元素离子顺利通过并且进入检测器，在检测器中对进入的离子个数进行计数，得到最终的元素含量。最终被检测到的离子信号进入数据处理系统转化为电信号，经过放大、转换、记录得到质谱图。

接口单元连接了常压高温的ICP离子源以及高真空常温的质谱单元，是ICP-MS中一个重要而关键的部分，也直接影响着仪器的性能。离子通过离子透镜系统进入质量分析器中被识别。目前，能够用于ICP-MS商品仪器的质量分析器主要有双聚焦质量分析器、四极杆质量分析器、飞行时间质量分析器、离子阱质量分析器等。质谱单元质量分析器的不同，也决定了ICP-MS仪器的灵敏度及分辨率不同。接口单元、离子透镜、质量分析器都需要保持特定的真空度，以降低离子之间的碰撞概率并保证离子的传输效率，通常需要由机械泵及涡旋分子泵来维持ICP-MS仪器系统的真空度。

3. ICP-MS分析应用的特点

ICP-MS具有非常强的综合分析能力，利用待测元素质荷比，可以定性或定量检测待测元素或元素标志物。标志物可以是小分子、多肽，也可以是大分子，如抗体、蛋白质、DNA、RNA以及细胞或组织。

ICP-MS分析应用具有如下特点。

① 测定的元素范围广，达80多个元素（金属、类金属、非金属元素）。

② 可以同时测定多个元素，包括同位素分析，有机物中金属元素的形态分析。

③ 灵敏度高，检出限低。可以测量ng/ml甚至pg/ml浓度级别的微量元素。

④ 特异性好，谱线干扰小。

⑤ 动态线性范围宽（最高可达9个数量级或更高），可以实现常量、痕量及超痕量元素同时检测，同时对样本的需求量小。

⑥ 实验操作是在大气压下进样，便于与其他操作平台或进样技术（HPLC、CE、GC、LA）联用。

⑦ 可进行多元素同时快速分析，可使用同位素稀释法与多种分离技术及进样方法相结合，能适用于复杂体系的痕量或超痕量元素分析。

ICP-MS自20世纪80年代被开发以来，传统上被应用于环境科学、地球科学、无机金属材料学、半导体、新材料、食品等领域，也被应用于药物研发。从20世纪末以来，ICP-MS也被用于生命科学和临床研究（样品类型如头发、血样、尿样、组织），如可以进行毒理学检验、安全性评估、营养学分析以及含有金属元素的药物的生物分析等。

第六节 色谱-质谱联用分析技术

色谱法具有很强的分离能力，分离效率高，定量分析能力强，但其结构鉴定能力较弱，通常用保留时间来对被测组分定性。质谱法则具有较强的定性和结构分析能力，但对复杂混合的分离分析能力不足。因此，色谱-质谱联用技术能很好地克服彼此的缺点。将色谱仪作为质谱仪的进样系统和分离系统，质谱仪则作为色谱仪的检测器，就能取长补短，发挥二者的优点。色谱-质谱联用技术同时具有色谱的高分辨率和质谱的高灵敏度，是生物样品中药物与代谢物定性定量的有效工具。

色谱-质谱联用技术主要包括气相色谱-质谱（gas chromatography-mass spectrometry，GC-MS）联用技术、液相色谱-质谱（liquid chromatography-mass spectrometry，LC-MS）联用技术、毛细管电泳-质谱（capillary electrophoresis-mass spectrometry，CE-MS）联用技术等。色谱-质谱联用技术中的关键技术主要有以下两点：一是接口的选择，目的是降低压力使色谱柱的出口与质谱的进样系统连接，达到两部分速度的匹配；二是必须除去色谱中大量的流动相分子。下面将从色谱-质谱联用的角度介绍液相色谱-质谱联用技术。

一、液相色谱-质谱联用技术概述

GC-MS只能检测低沸点、能气化且分子量低的化合物，然而在有机化合物中，约有80%是不能气化的，因此这些样品不能用GC-MS进行分离鉴定。针对GC-MS的这一局限性，人们开始尝试将液相色谱与质谱联用。液相色谱-质谱联用仪就是将液相色谱技术与质谱技术相结合的一种分析仪器，它能够胜任GC-MS难以分析的极性较大、热不稳定、高沸点、难挥发的有机物或生物样品，进一步扩展了色谱-质谱联用的应用范围。LC-MS从20世纪70年代开始研究，直到20世纪90年代才开始出现被广泛接受和应用的商品化LC-MS仪器。LC-MS可以通过对化合物在液相色谱柱中的分离与质谱仪的检测相结合，实现对复杂样品中目标化合物的高灵敏度分析、定性和定量分析。

液相色谱-质谱联用仪主要由高效液相色谱仪、接口装置（同时也是离子源）、质谱仪和数据处理系统构成。高效液相色谱仪和一般的液相色谱仪基本相同，其作用是将混合物试样分离后进入质谱仪。该仪器生物关键部分是LC和MS之间的接口装置，其主要作用是去除溶剂并使试样离子化。由于接口装置同时就是离子源，因此质谱仪部分只包括质量分析器，对进入的离子进行质量分离，分离后的离子按质量的大小先后由收集器收集，并记录质谱图。

同GC-MS一样，实现LC-MS联用也要解决两个方面的问题。第一是真空度匹配的问题。不同于GC的流动相是气体，LC流动相是液体，而MS工作环境要求高真空系统，且常规的情况是在气相中实现样品的离子化。要想对流动相中的试样进行分析，首先要解决色谱流出物含有大量溶剂的问题。而要维持与质谱相匹配的真空，解决办法是增加真空泵的抽速，并采用分段、分级抽真空，形成真空梯度来满足接口真空度与质谱正常工作所需的真空度不同的要求。第二是接口的问题。因质谱检测的是气体离子，而LC的分析对象主要是极性大、热不稳定及不易挥发的物质，所以接口技术必须解决液体离子化的难题。只有解决上述问题后才能实现LC-MS的联用。高效液相色谱-质谱（HPLC-MS）联用技术与LC-MS的接口、基本组成等类似。

1. 液相色谱-质谱联用仪的接口

20世纪80年代，将大气压电离源（atmospheric pressure ionization，API）用作LC-MS的接口和离子源，有效地解决了液相色谱和质谱联用的接口问题，之后，LC-MS联用技术也得到了迅速的发展。目前，几乎所有的LC-MS都使用大气压离子源作为接口和离子源。大气压离子源实现了在大气压条件下使待测物电离，并将离子束引入质量分析器进行进一步的质谱分析。离子可在室温条件下被离子化，这也成功避免了试样的受热分解现象。

API接口/离子源由五部分组成：①流动相导入装置或喷雾探针；②大气压离子化区，如ESI、大气压化学电离源（APCI）或其他方式在此产生离子；③样品离子取样孔；④由大气压转换至真空的接口装置；⑤离子光学系统，该区域的离子随后进入质量分析器。API接口/离子源包括电喷雾离子源和大气压化学电离源（APCI）两种，下面将主要介绍这两种接口装置。

（1）电喷雾离子源（ESI）接口 电喷雾技术作为质谱的一种进样方法起源于20世纪60年代末Dole等的研究，直到1984年Fenn实验组对这一技术的研究取得了突破性进展。1985年，将电喷雾进样与大气压电离源成功连接。1987年，Bruins等发展了空气压辅助电喷雾接口，解决了流量限制问题，随后第一台商业化生产的带有API源的液相色谱-质谱联用仪问世。ESI的突破性进展主要是使用电喷雾离子化蛋白质的多电荷离子在四极杆质量分析器上分析出大分子蛋白质，大大拓宽了分析化合物的分子量范围。ESI电离接口主要由大气压离子化室和离子聚焦组件构成，其工作流程已在本章第二节离子源相关部分作了说明。

ESI技术的突出特点是：a. 可以生成高度带电的离子而不发生碎裂；b. 高的离子化效率，对蛋白质而言接近100%；c. 可使用正、负离子化模式；d. 可将质荷比降低到各种不同类型的质量分析器都能检测的程度，通过检测带电状态可计算离子的真实分子量，解析分子离子的同位素峰也可确定带电数和分子量；e. 热不稳定化合物可被测定，并具有高丰度的准分子离子峰；f. 气动辅助电喷雾技术在接口中的应用使得接口可与其他分离技术联合使用，如液相色谱、毛细管电泳等，可方便地纯化样品用于质谱分析，在药残、药物代谢、蛋白质分析、分子生物学研究等诸多方面得到广泛的应用。

（2）大气压化学电离源（APCI）接口 大气压化学离子化技术应用于LC-MS联用仪，是由Horning等于20世纪70年代初发明的，直到20世纪80年代末才真正得到突飞猛进的发展，与ESI的发展基本上是同步的。但是APCI技术不同于传统的化学电离接口，它借助于电晕放电启动一系列气相反应以完成离子化过程，因此也称为放电电离或等离子电离。APCI的工作原理是：LC流出的流动相经过中心毛细管被雾化气和辅助气喷射进入加热的常压环境中（100～200 ℃），通过加热喷射形成雾滴。在APCI中，试样的电离主要通过化学电离的途径，APCI主要在电离反应区通过放电针产生的自由电子首先轰击空气中O_2、N_2、H_2O等中性分子，使其电离产生O_2^+、N_2^+、H_2^+O、NO^+等初级离子，这些初级离子进一步与样品分子碰撞，诱导化合物产生电离，样品分子被离子化后进入载气系统，如图5-17所示。

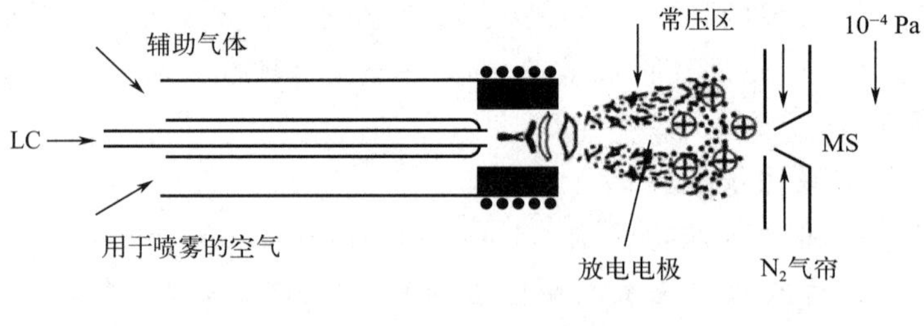

图5-17 大气压化学电离接口示意图

APCI接口与ESI接口类似，其电离过程也在大气压环境下进行，是ESI的补充技术。

但它又与ESI有所区别：第一，APCI源更适合中极性、弱极性甚至非极性的化合物电离，此类化合物分子量一般在1500以内；第二，APCI通常产生的是单电荷离子。值得注意的是，APCI在电离过程中溶液需加热使其快速气化，再通过靶离子与样品分子碰撞发生电离——快速加热和高频率碰撞，可能会诱导化合物分子发生热分解，产生少数碎片离子。

APCI的优点是：形成的是单电荷的准分子离子，不会发生ESI过程中因形成多电荷离子而出现信号重叠、降低图谱清晰度的问题；适用于高流量的梯度洗脱的流动相；采用电晕放电使流动相离子化，能大大提高离子与样品分子的碰撞频率，比化学电离的灵敏度高3个数量级；液相色谱-大气压化学电离串联质谱成为精确、细致分析混合物结构信息的有效技术。

2. 液相色谱-质谱联用仪的质量分析器

LC-MS联用仪最常用的质量分析器有四极杆质量分析器、离子阱质量分析器、飞行时间质量分析器等。由于LC-MS主要提供分子量信息，为了增加结构信息的单元，LC-MS大多采用具有串联质谱功能的质量分析器，如三重四极杆质量分析器、四极杆-飞行时间串联质量分析器等。此外，现在LC-MS联用仪的HPLC单元一般都带有紫外或二极管阵列检测器，与质谱的质量分析器联用后，LC-MS的应用范围得到了空前的拓宽。

二、液相色谱-质谱联用技术的应用

1. 定性和结构分析

LC-MS的定性分析可分别利用液相中的检测器和质谱中的检测器进行，主要方法有保留时间定性、光谱相似度定性、质谱检测器提供的质谱信息定性几种方式。

（1）利用保留时间定性 液相色谱中，保留时间用于反映被分离的组分在性质上的差异。通常以在相同的色谱条件下待测成分的保留时间与对照品的保留时间是否一致作为待测成分定性的依据。在相同的色谱条件下，待测成分的保留时间与对照品的保留时间应无显著性差异；两个保留时间不同的色谱峰归属于不同化合物，但两个保留时间一致的色谱峰有时未必可归属为同一化合物，在做未知物鉴别时应特别注意。若改变流动相组成或更换色谱柱的种类，待测成分的保留时间仍与对照品的保留时间一致，可进一步证实待测成分与对照品为同一化合物。当待测成分（保留时间 $t_{R,1}$）无对照品时，可以采用样品中的另一成分或在样品中加入其他已知化合物作为参比物（保留时间 $t_{R,2}$），计算其相对保留时间（relative retention time，RRT）作为定性（或定位）的方法。在相同条件下，除另有规定外，相对保留时间通常是指待测成分保留时间相对于主成分保留时间的比值，以未扣除死时间的非调整保留时间计算：

$$\mathrm{RRT}=\frac{t_{R,1}}{t_{R,2}}$$

若需以扣除死时间的调整保留时间计算，应在相应的条件下予以注明。

（2）利用光谱相似度定性 化合物紫外-可见光区的全波长扫描光谱图能提供一些有价值的定性信息。待测成分的光谱与对照品光谱的相似度可用于辅助定性分析。二极管阵列检测器开启一定波长范围的扫描功能时，可以获得更多的信息，包括色谱信号、时间、波长的三维色谱光谱图，既可用于辅助定性分析，还可用于峰纯度分析。同样应注意，两个光谱不同的色谱峰表征了不同化合物，但两个光谱相似的色谱峰未必可归属为同一化合物。

（3）利用质谱检测器提供的质谱信息定性 利用质谱检测器提供的色谱峰分子量和结构

的信息进行定性分析，可获得比仅利用保留时间或光谱相似性进行定性分析更多、更可靠的信息，不仅可用于已知物的定性分析，还可提供未知化合物的结构信息。

2. 定量分析

质谱检测器与常用的液相色谱检测器相比，具有通用性和选择性，最突出的优点是灵敏度和选择性都很高。LC-MS 进行定量分析的方法除了液相色谱检测中使用的内标法、外标法、主成分自身对照法和面积归一化法之外，还可以用质谱检测器的不同模式进行定量分析。LC-MS 中利用质谱检测器进行定量分析，分析信号的选择主要采用选择离子扫描（SIM）模式和多反应监测（MRM）模式，一般不选择全扫描模式，且在 MRM 模式中，选择的反应越多，检测灵敏度越低。在以 ESI 为离子源的高效液相色谱三级四级串联质谱仪中，使用同位素标志物作内标，可以得到更理想的质谱检测和分析结果。

第七节　液相色谱-质谱联用分析案例

案例 5-1　中药炮制品的质量控制

【案例背景】

液相色谱-质谱联用技术（LC-MS）是一种应用非常普遍的色谱联用技术，这一技术早期应用于挥发性低、极性和热不稳定药物成分的分析。液相色谱在进行药物分析时对于那些复杂样品中各个组分有着高效的分离能力，但是该技术方法的定性能力较弱，对于药物分析中的那些未知组分，仅能借助同标准物的比对来简略判断大体信息。而质谱分析正好具备提供液相色谱所缺少的测定未知组分分子量以及结构信息的能力，并且所用到的样品量比较少；但是这一分析方法对样品的纯度要求较高，需要先进行纯化才能够分析。液相色谱分析技术同质谱进行联用，在发挥各自优势的基础上弥补了单一分析技术在药物分析中的不足，现已在研发新药、农药残留检测、药物及其代谢物分析以及与疾病相关的生物标志物的分析等领域实践应用。

自古以来，天然药物都是医疗药物的重要来源。天然药物一般直接作为药物，或作为药物先导化合物使用，随着其开发应用，对天然药物的追求从最初的药用治疗作用上升到高效低毒、高品质等方面。近年来，牛黄解毒片等中药重金属超标、四磨汤口服液含致癌物槟榔等中成药安全问题案例层出不穷。轻则导致人体慢性中毒，重则有诱发癌症的风险，极大危害消费者生命健康。因此，作为药食同源的天然药物品质安全问题被高度重视。天然药物的生长环境与生产周期会影响其成分的组成和含量，其加工、贮藏方式也会影响其化学成分继而影响其功效。因此严格监测天然药物的成分和含量尤其重要。

天然药物的化学成分研究对于挖掘天然药物资源、发现新的生物活性物质具有重要意义。研究天然药物化学成分可以为科学家提供寻找新的药物活性分子的重要线索。许多天然药物中具有丰富多样的天然产物资源，包括生物碱、酚酸、多酚类等，这些活性物质对于人体具有重要的生理活性，可以被用于治疗疾病。在现代药物研发领域，许多重要的药物原料都来自天然药物，如阿司匹林、秋水仙碱等。研究天然药物化学成分也可以为天然药物的质量控制和生产提供重要的科学依据。

选择合适的检测手段是进行天然药物成分和含量分析的第一步。色谱法在检测药食同源类物质中的应用十分广泛，《中国药典》中也多有使用，但是单一的色谱检测局限性明显。色谱-质谱联用技术可以针对未知化合物进行准确的定性定量分析，还可以避免样品转移时外界基质的干扰，其优越性显而易见。现对色谱-质谱联用技术在天然药物成分检测中的应用进行简单总结。

1. GC-MS 在天然药物成分分析中的应用

贺敏以止咳平喘类天然药物为研究对象，利用 GC-MS 结合化学计量学方法用于天然药物复杂体系的解析和毒理学研究，确定 GC-MS 在处理类似复杂成分分析时具有较高的应用价值。王桂红等将水蒸气蒸馏法提取的橘叶挥发油使用 GC-MS 分析鉴定其化学成分，并应用面积归一法测定各成分的相对含量。结果显示，从橘叶挥发油中分离出 50 种化学组分，鉴定出其中 34 种，占总油量的 83%。王彬等将水蒸气蒸馏提取出的石菖蒲中挥发油成分，采用 GC-MS 进行分析，结果表明挥发油主要化学成分多为萜类化合物、芳香族化合物以及脂肪酸类等不饱和含氧化合物，且多是 15 个碳以下的小分子化合物，共分离出 75 个化学成分，其中 26 个化学成分匹配度在 95%以上，占挥发油总量的 60.68%。裴建云等通过 GC-MS 在当归根和须挥发油中分别鉴定出 67 和 65 个化学成分，分别占总含量的 89.68%和 87.07%，为当归化学指纹图谱和能客观反映当归质量的评价体系的建立奠定基础。韩蔓等首次采用顶空固相微萃取法（HS-SPME）和 GC-MS 对紫菀生品及其蜜炙品的挥发性成分进行提取和分析。结果表明，从紫菀生品中检测出 85 个峰，鉴定出 70 种成分，占挥发性成分的 92.66%；从蜜炙品中检测出 75 个峰，鉴定出 63 种成分，占挥发性成分的 90.54%，且二者的共有挥发性成分有 36 种，为其资源的进一步开发利用提供了物质基础，也从挥发性成分的角度为临床用药提供科学依据。Kao W Y 等首次利用顶空进样 GC-MS 分析沉香熏烟的化学成分，为沉香品质分析提供了新的方法。Jarouche M 等开发了一种结合 GC-MS 量化关键生物活性分析物的有效方法来定性评估市售枸杞。

2. LC-MS 在天然药物成分分析中的应用

天然药物化学成分的研究是阐明其药效物质、作用机制及临床疗效的先决条件。但天然药物化学成分复杂，类型多样，存在次生代谢产物等，这使其分离提纯和检测的难度较大，因此需要高灵敏度和高选择性的分析技术对天然药物化学成分进行分析。LC-MS 因其特点在天然药物化学成分分析中得到广泛应用。LC-MS 分析在天然药物成分分析中的应用一般流程是：中药提取物先经过 HPLC 分离，混合物被分成单一组分化合物后直接导入质谱仪进行分析，根据采集的质谱图（一级至多级），可解析单一组分化合物的部分结构（如化合物类型、特征取代基等）。如此，在一台仪器上即可获得待测样品的相对含量和可能结构信息。因为 MS 的高灵敏性，LC-MS 还能够检测到在传统分离过程中可能被忽略的低含量化合物，有助于发现新化合物的存在。

王琰等采用 LC-MS 对蒙药扑勒蒙（白沙蒿）的乙醇提取物进行分离检测，从中分离出 11 个化合物并分别进行鉴定，其中有 6 种化合物为在该植物中首次发现，为扑勒蒙的新药研发及开发利用提供科学依据。张楠茜等通过液-质联用技术结合多元统计分析方法从整体化学组成差异上对鹿茸热炮制前后的化学组成进行比较分析。通过主成分分析以及正交偏最小二乘法判别分析技术分别找出鹿茸炮制前后的化学组成存在差异性的成分，最后得到在热炮制过程中鹿茸核苷类成分的组成及其含量的整体变化规律，初步阐明符合中医学整体观的鹿茸热炮制机理。Ma 等首次分离纯化了桔梗提取物中具有增白活性的提取物，并通过

HPLC-MS快速识别分析鉴定了45种化学成分，为进一步开发桔梗资源的美白药效物质基础提供科学依据。李小英采用UPLC-Q/TOF-MS技术采集远志木心、茎叶质谱数据，并结合几种数据库全面解析了中药远志非药用部位化学成分。通过检测，木心和茎叶中共鉴定出280种化合物，茎叶与木心中的细叶远志皂苷、远志酮Ⅲ和3,6′-二芥子酰基蔗糖成分含量均低于远志酮。随后进行了代谢组学和网络药理学的研究，为远志非药用部位的资源利用奠定了化学基础。范鑫宇等采用UPLC-Q-TOF/MS技术分析满山红中的主要化学成分，鉴定或推断出其中60个化合物，为满山红的药效物质基础及药材质量评价奠定了基础。金莹等采用LC-MS技术比较了郁香忍冬花蕾与金银花的化学成分。以UPLC-TOF-MS分析成分种类，以HPLC-QQQ-MS测定成分含量，经多元统计分析确定成分差异。结果发现郁香忍冬花蕾与金银花成分种类相近，在郁香忍冬花蕾与金银花中共鉴定出52种成分，但含量差异明显，有20种定量成分含量差异显著，郁香忍冬花蕾具有重要药用价值，可进一步开发利用。

中药三七为五加科人参属植物三七［*Panax notoginseng*（Burkill）F. H. Chen ex C. H. Chow］的干燥根及根茎，为云南省特有的中药大品种资源。三七在临床上有着生熟异用之分，生三七及其制剂主要用于治疗心血管疾病。血塞通、血栓通等以三七为主的中成药已广泛应用于血栓性疾病治疗。中医临床认为熟三七具有补益功效，可用于改善身体虚弱和气血亏虚。研究认为，三七经炮制后的化学成分尤其是三萜皂苷类成分变化显著，由多糖苷降解为单糖苷，可能是造成三七生熟异用、产生不同临床效果的原因。利用LC-MS/MS结合分子网络技术可以对生三七和砂烫三七的三萜皂苷类成分进行快速识别鉴定，阐明两种三七中三七皂苷类化合物的成分差异，可为三七生熟异用的药效物质基础差异研究提供支持，为砂烫三七的质量标准研究提供依据。下面将介绍LC-MS/MS结合分子网络技术快速鉴定生三七和砂烫三七的三萜皂苷类成分的具体方法。

【实验方法及结果】

1. 实验部分

（1）材料与试剂与仪器 三七于2022年10月购自昆明螺蛳湾药材市场，由云南中医药大学赵荣华教授鉴定为五加科（*Araliceae*）植物三七的根茎。对照品人参皂苷CK、F_1、F_2、F_{11}、Rb_1、Rc、Re、Rg_1、Rg_2、Rg_3、Ro、Rh_1、Rh_2、Rh_4、Rk_3和三七皂苷R_1购自成都植标化纯生物科技有限公司，纯度大于98%。色谱纯乙腈、甲酸和甲醇购于德国默克公司。

Agilent 1260液相色谱仪。Agilent1290超高效液相色谱-Agilent 6530四极杆飞行时间串联质谱仪：配有电喷雾双喷离子源及Agilent MassHunter Qualitative Analysis B. 10. 0数据处理系统。

（2）三七的炮制与样品提取处理

① 砂烫三七的炮制：经分拣且过20目筛的河砂置于锅内升温至170～220 ℃；生三七切成厚片，放入河砂中翻炒，河砂、药材的质量比为30∶1，待药材呈棕褐色，筛掉砂粒，取出三七片，即得砂烫三七。

② 三七皂苷的提取与富集：将生三七片与砂烫三七片各500 g打成细粉，分别置于2500 ml 70%乙醇-水中浸泡过夜，回流提取3次，每次2 h，合并浓缩得到生三七和砂烫三七浸膏各约60 g。两者浸膏分别取10 g，以100 ml超纯水分散，1000 ml D101大孔树脂柱

色谱（3 cm× 20 cm），以水和 70%（体积分数）乙醇-水洗脱，收集洗脱流分，即为三七总皂苷部位。将得到的浸膏冷冻干燥成粉，分别记为生三七（A）和砂烫三七（B）总皂苷。

③ 样品的配制：取生三七和砂烫三七总皂苷各 10 mg，用甲醇溶解配制为 2 mg/ml 的溶液。精密称取 1.0 mg 对照品，用甲醇溶解配制为 0.25 mg/ml 的溶液。根据保留时间的差异，将对照品混合为混合对照样品，分别为：以下三组。Gs-1 组：人参皂苷 CK、F_1、F_{11}、F_2、Re、Rg_2。Gs-2 组：人参皂苷 Rb_1、Rg_1、Rh_4、Ro。Gs-3 组：人参皂苷 Rc、Rg_3、Rh_1、Rh_2、Rk_3 和三七皂苷 R_1。以上样品均离心（10000 r/min，10 min）后取上清液进行 LC-MS/MS 分析。

（3）LC-MS/MS 分析及质谱分子网络构建

① 色谱条件：Agilent C_{18} 柱（100 mm×2.1 mm，3.5 μm），流动相 A 为 0.05%（体积分数）甲酸水，流动相 B 为乙腈，进样量为 5 μl，流速为 0.2 ml/min，柱温为 30 ℃。梯度洗脱条件：0～1 min，5%～15% B；1～40 min，15%～45% B；40～50 min，45%～70% B；50～55 min，70%～90% B；55～60 min，90% B；60～61 min，90%～5% B；61～65 min，5% B。

② 质谱条件：扫描模式为负离子电离模式。干燥气温度 320 ℃；干燥气流速 8 L/min；鞘气温度 350 ℃；鞘气流速 11 L/min；喷嘴电压 1000 V。毛细管出口电压 70 V；毛细管电压 1000 V（ESI－）；碰撞能量 10 eV、20 eV、30 eV、40 eV。质谱扫描范围 *m/z* 100～3000。参比为嘌呤和 HP-0921，负离子模式下 *m/z* 分别为 112.9856 和 1033.9881。

③ GNPS 分子网络：采用 ProteoWizard 软件将原始的 LC-MS/MS 数据文件转化成“.mzXML”格式的数据文件；将数据文件导入 GNPS 平台，建立分子网络，母离子之间的最大质量偏差设置为 20 mDa，其余参数为默认值；运用 Cytoscape 3.9.1 软件使其可视化。

（4）三萜皂苷的定量分析　基于 LC-MS/MS 分析结果，选取人参皂苷 Rb_1、Rg_1、Rg_3、Rh_4、Rk_3 和三七皂苷 R_1 作为对照品，采用高效液相色谱法测定生三七和砂烫三七总皂苷中三萜皂苷的含量。色谱柱为 Agilent ZORBAX Eclipse Plus C_{18}（4.6 mm×100 mm，3.5 μm）。流动相为乙腈（A）和水（B）。梯度洗脱条件：0～20 min，20% A；20～45 min，20%～46% A；45～55 min，46%～55% A；55～60 min，55% A；60～90 min，55%～100% A。检测波长 203 nm，流速 1.0 ml/min，进样量 10 μl。

混合对照品溶液配制：精密称取人参皂苷 Rb_1、Rg_1、Rg_3、Rh_4、Rk_3 和三七皂苷 R_1 适量，加甲醇定容，制成含上述人参皂苷质量浓度依次为 1.2 mg/ml、1.9 mg/ml、0.1 mg/ml、0.1 mg/ml、1.5 mg/ml、0.6 mg/ml 的混合对照品。

供试品溶液配制：精密称取 A 和 B 总皂苷各 1.0 mg 溶于 1 ml 甲醇中，摇匀即得供试品溶液。以上样品均经 0.45 μm 微孔滤膜过滤后，待分析。

分别精密吸取上述混合对照品溶液 0.5 ml、1 ml、2 ml、4 ml、8 ml、10 ml，置于 10 ml 容量瓶中，加甲醇定容至刻度，摇匀。按上述色谱条件测定，以进样量（μg）为 *x* 轴，峰面积为 *y* 轴进行线性回归计算。

2. 结果与讨论

（1）三萜皂苷的 MS/MS 裂解行为　为揭示三萜皂苷类成分的质谱裂解方式，对 16 种皂苷类成分的 MS/MS 裂解行为进行分析。Gs-1、Gs-2 和 Gs-3 三组混合对照品的总离子流如图 5-18 所示。分析显示，三萜皂苷类成分在负离子模式下响应较强，容易检测到 $[M-H]^-$、$[M+Cl]^-$ 和 $[M+HCOO]^-$ 等加和离子，根据加和离子可确认对照品的分子量和分子式信息。因 $[M+Cl]^-$ 和 $[M+HCOO]^-$ 的丰度高，本研究中的母离子主要为 $[M+HCOO]^-$，少数为 $[M+Cl]^-$ 或 $[M-H]^-$。

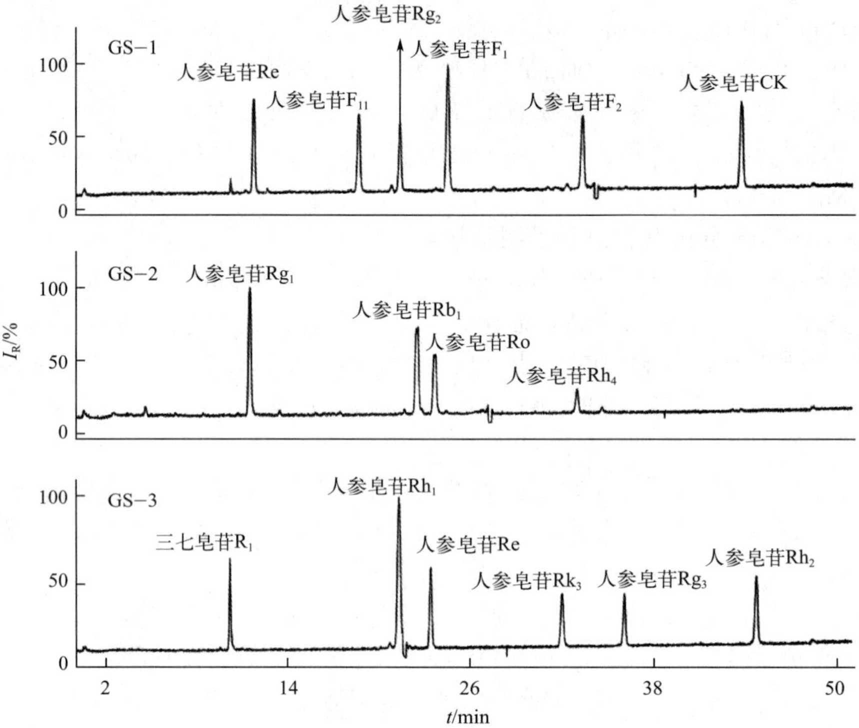

图 5-18　三萜皂苷对照品的 LC-MS 总离子流图

如图 5-19 所示，三萜皂苷类成分因含有葡萄糖基、鼠李糖基或阿拉伯糖基，在负离子模式下易断裂得到糖基碎片。如丢失葡萄糖基（Glc）后产生 *m/z* 179（$C_6H_{11}O_6$）或 *m/z* 161（$C_6H_9O_5$）碎片，丢失鼠李糖基（Rha）产生 *m/z* 143（$C_6H_7O_4$）碎片，丢失阿拉伯糖基（Ara）则产生 *m/z* 149（$C_5H_9O_5$）碎片。此外，对于单糖取代的皂苷类成分，人参皂苷 F_1 和人参皂苷 CK 丢失 C-20 位葡萄糖基后产生 *m/z* 179 碎片，伴随产生 *m/z* 119 碎片；人参皂苷 Rh_1 和人参皂苷 Rh_2 丢失 C-3 或 C-6 位葡萄糖基则直接产生 *m/z* 161 碎片。C-20 取代基较易丢失，故该取代基丢失产生的碎片丰度较高。对于单个葡萄糖基取代的皂苷，化合物极性顺序为：6-Glc 取代＞20-Glc 取代＞3-Glc 取代。故该规律为区别含有 C-20、C-3 或 C-6 位糖基的皂苷类成分提供了依据。对于含有二糖的皂苷类成分，若为—Glc（2→1）Rha 取代（人参皂苷 F_{11} 和人参皂苷 Rg_2），二糖基丢失产生 *m/z* 205（$C_8H_{13}O_6$）碎片；若为—Glc（2→1）Glc 取代（人参皂苷 Rg_3），二糖基丢失生成 *m/z* 221（$C_8H_{13}O_7$）碎片；若为—Glc（6→1）Ara 取代（人参皂苷 Rc），二糖基丢失生成 *m/z* 293（$C_{11}H_{17}O_9$）、*m/z* 191（$C_7H_{11}O_6$）碎片。

(2) 生三七和砂烫三七中三萜皂苷的快速鉴定　将生三七总皂苷和砂烫三七总皂苷进行 LC-MS 分析，获得总离子流图（图 5-20）。进一步进行 MS/MS 分析，获得二级质谱图，将二级质谱数据在 GNPS 平台进行分析，通过 Cytoscape 3.9.1 软件获得分子网络可视化图（图 5-21）。该分子网络中每个节点代表一种化合物，相连的节点说明二者之间有共有的离子碎片，分子网络中箭头的指向代表相互关联的两个化合物节点间可能存在的基团修饰与

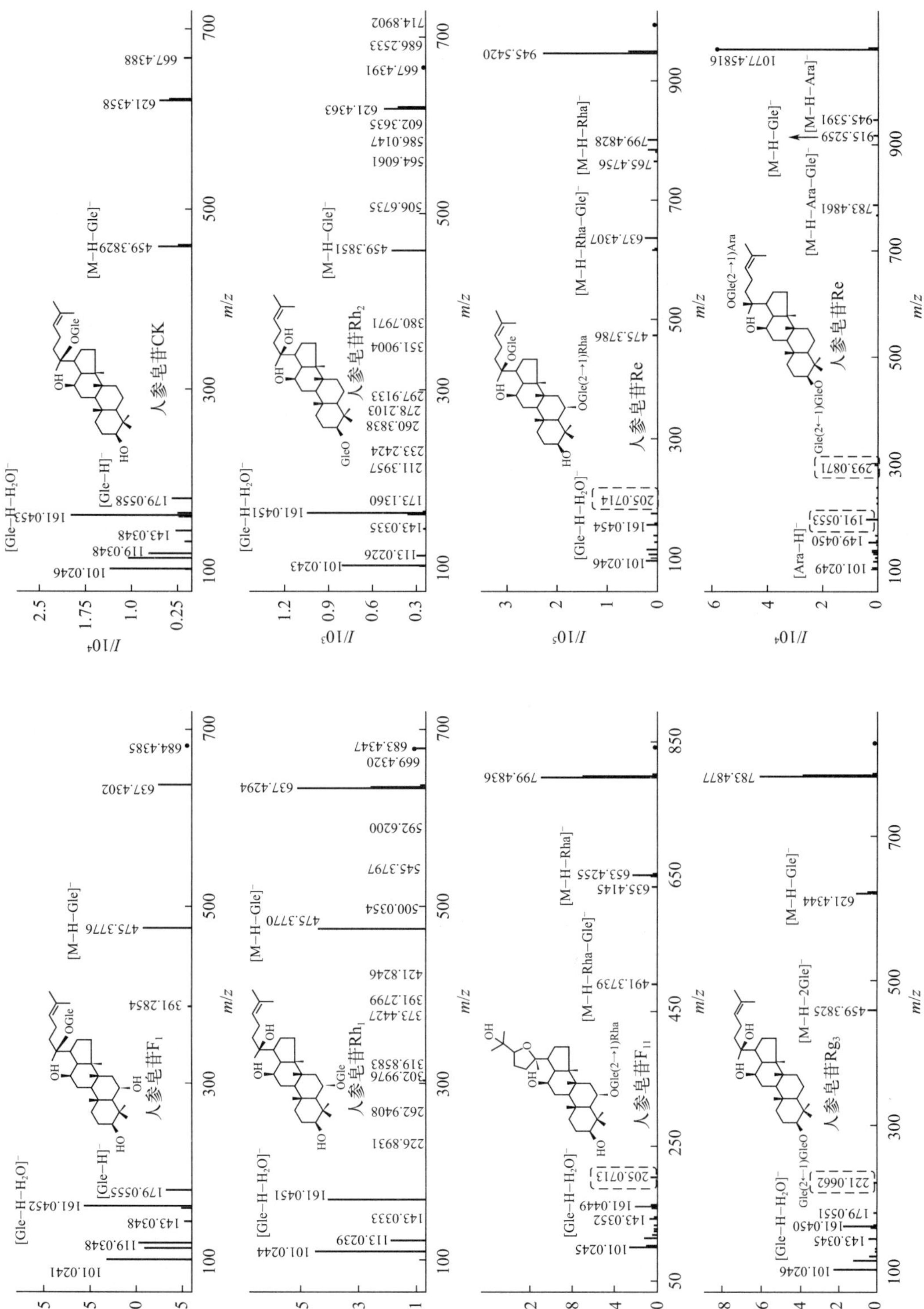

图 5-19　三萜皂苷对照品的二级质谱图

被修饰关系（如糖基化、酰基化等）。在本研究中，对于糖基化等常见的修饰类型，多以低质量化合物为基础对其进行相应的化学修饰或官能团反应，从而实现对高质量化合物的结构解析和推断。网络中数据点间的距离大小（边距）为相应化合物对应的二级质谱的余弦相似性，网络中距离较近的两个节点具有更高的二级质谱相似性，即二者结构的相似性越高。本实验从生三七中鉴定出 50 种三萜皂苷，从砂烫三七中鉴定出 60 种三萜皂苷，经分析后发现二者共有 23 种皂苷类成分；生三七单独有 27 种成分，包括 11 种丙二酰基取代的皂苷；砂烫三七单独含有 37 种皂苷，包括 19 种乙酰基取代的成分（有 1 个未鉴定结构）。

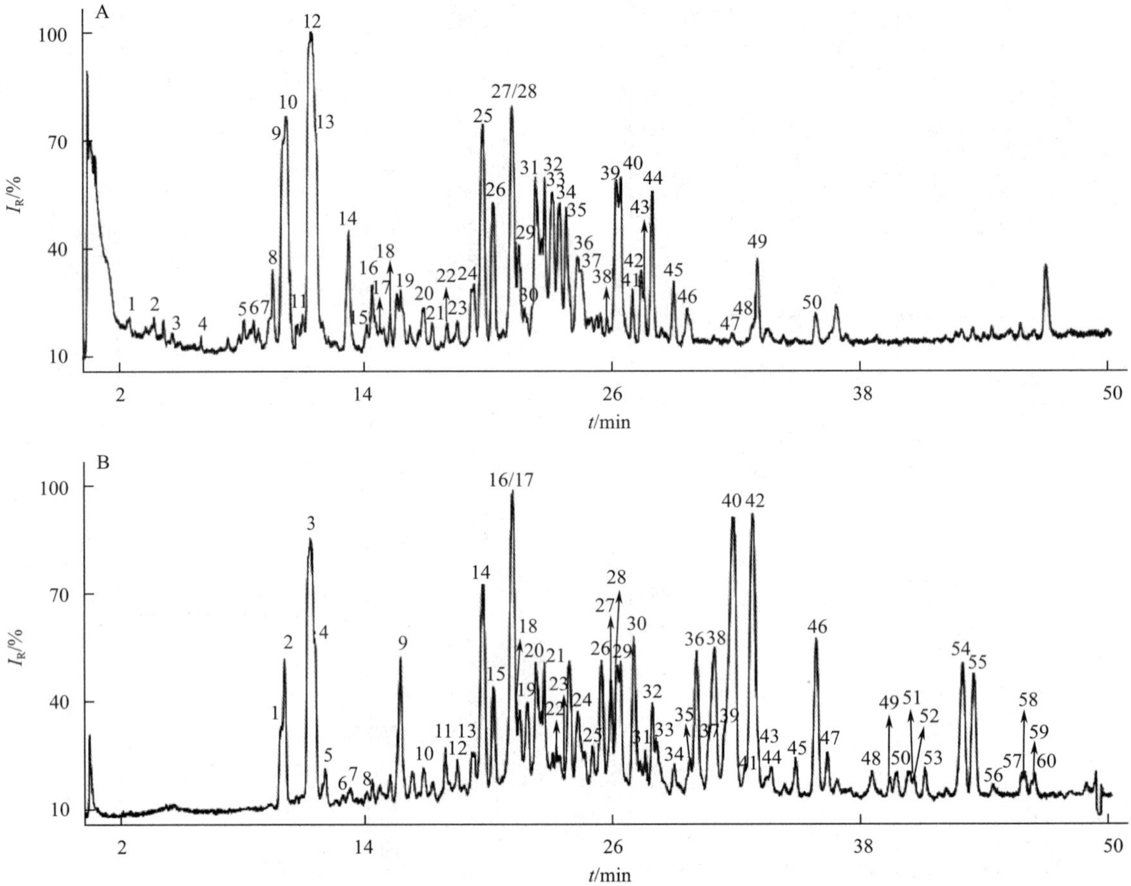

图 5-20　生三七（A）和砂烫三七（B）总皂苷的 LC-MS/MS 总离子流图

三萜皂苷类成分的鉴定一般遵循以下过程：首先，通过研究对照品的质谱裂解行为，归纳总结三萜皂苷的裂解规律，应用于样品中三萜皂苷的鉴定；其次，对于保留时间和质谱裂解行为与对照品一致的，则将其鉴定为对照品；最后，对于对照品中不包括的三萜皂苷，则依赖质谱分子网络，找到其相似结构，再分析其质谱裂解行为，进而解析结构。

① 共有皂苷类成分的鉴定：在生三七和砂烫三七中，检测到共有皂苷类成分 23 种，其中有 11 种成分可通过对照品鉴定，分别为人参皂苷 F_1、F_2、Rb_1、Re、Rg_1、Rg_2、Rg_3、Rh_1、Rh_4、Rk_3 和三七皂苷 R_1。以峰 B1 为例，说明共有皂苷类成分的鉴定过程。在负离子检测模式下，测得峰 B1 的 $[M-H]^-$ 为 m/z 931.5236， $[M+Cl]^-$ 为 m/z 967.5010，

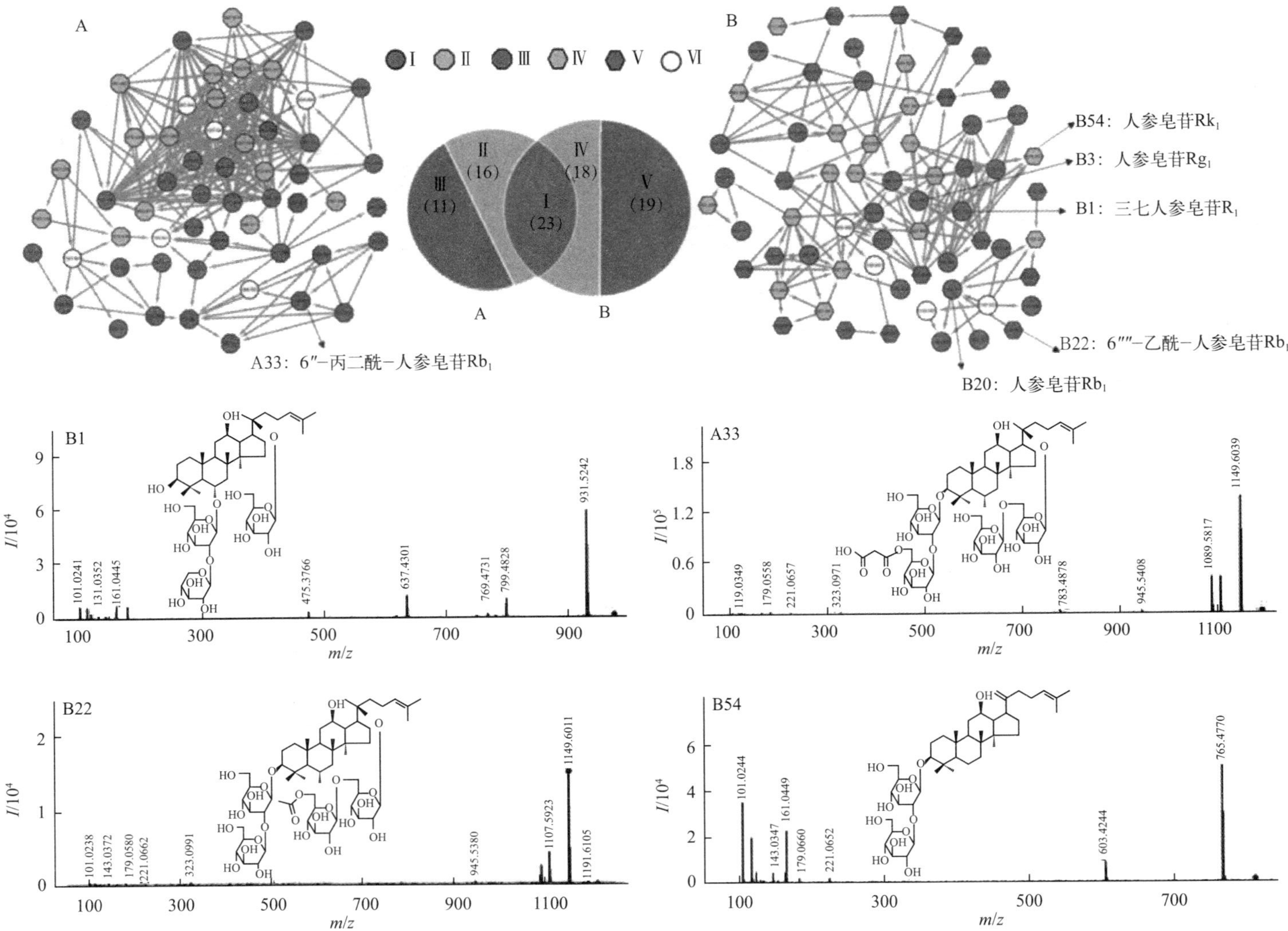

图 5-21 生三七（A）和砂烫三七（B）总皂苷的分子网络图及代表性色谱峰的二级质谱图

Ⅰ—共有皂苷；Ⅱ—生三七单独含有的皂苷（不包括丙二酰基取代的成分）；Ⅲ—丙二酰基取代的皂苷；Ⅳ—砂烫三七单独含有的皂苷（不包括乙酰基取代的成分）；Ⅴ—乙酰基取代的皂苷；Ⅵ—未鉴定成分

$[M+HCOO]^-$为 *m/z* 977.5305，预测其分子式为$C_{47}H_{80}O_{18}$，不饱和度为 8。三七中三萜皂苷的苷元含有 5 个不饱和度，说明该化合物还含有 3 个糖，共组成 8 个不饱和度。进行 MS/MS 分析（图 5-21）发现 *m/z* 799.4828｛$C_{42}H_{71}O_{14}$，−2.1（实测值与计算值的误差，单位为 mDa，下同），$[M-H-Xyl]^-$｝、769.4731｛$C_{41}H_{69}O_{13}$，−1.3，$[M-H-Glc]^-$｝、637.4301｛$C_{36}H_{61}O_9$，−2.0，$[M-H-Xyl-Glc]^-$｝和 475.3766｛$C_{30}H_{51}O_4$，−2.7，$[M-H-Xyl-2Glc]^-$｝等碎片，上述碎片均为 B1 脱去 1～3 分子糖基碎片所产生，且经高分辨质谱分析，发现这些糖基碎片为两分子葡萄糖和一分子木糖（Xyl）。另外检测到 *m/z* 179.0558｛$C_6H_{11}O_6$，−0.3，$[Glc-H]^-$｝、161.044 5｛$C_6H_9O_5$，−1.2，$[Glc-H-H_2O]^-$｝、149.0457｛$C_5H_9O_5$，+0.1，$[Xyl-H]^-$｝和 119.0351（$C_4H_7O_4$，+1.1）等碎片，其中 *m/z* 179.0558、161.0445 和 119.0351 的碎片为 C-20 位丢失 Glc 后产生，*m/z* 149.0457 碎片与 Xyl 裂解有关。在分子网络中，峰 B1 与对照品人参皂苷 Rg_1（B3）高度相关，说明它们结构相似；箭头由 B3 指向 B1，二者分子量的精确差值表明 B1 为 B3 的木糖基修饰产物，即 B1 较 B3 多一分子木糖基取代。进一步检索数据库，发现三七皂苷 R_1 的 C-20 位为 Glc 取代、C-6 位为 Glc(2→1)Xyl 取代，与质谱裂解行为相符，与对照品的质谱行为和保留时间也吻合。因此，将 B1 鉴定为三七皂苷 R_1。

② 丙二酰基取代的皂苷类成分的鉴定：从生三七中检测到 10 种丙二酰基取代的皂苷类成分，在砂烫三七中未发现。以峰 A33 为例说明丙二酰基取代皂苷的鉴定过程。如图 5-21 所示，在负离子检测模式下，测得峰 A33 $[M-H]^-$为 *m/z* 1193.5946，预测其分子式为 $C_{57}H_{94}O_{26}$，不饱和度为 11。MS/MS 检测到的碎片有 *m/z* 1149.6039｛$C_{56}H_{93}O_{24}$，−2.3，$[M-H-CO_2]^-$｝、1107.5924｛$C_{54}H_{91}O_{23}$，−3.3，$[M-H-CO_2-C_2H_2O]^-$｝、1089.5821｛$C_{54}H_{89}O_{22}$，−3.0，$[M-H-CO_2-C_2H_2O-H_2O]^-$｝、945.5387｛$C_{48}H_{81}O_{18}$，−4.4，$[M-H-CO_2-C_2H_2O-Glc]^-$｝、783.4868｛$C_{42}H_{71}O_{13}$，−4.2，$[M-H-CO_2-C_2H_2O-2Glc]^-$｝，明显观察到因丙二酰基脱去 CO_2 或 C_2H_2O 所产生的碎片，如 *m/z* 1149.6039 和 *m/z* 1107.5924，其他脱糖基碎片与对照品人参皂苷 Rb_1（B20）的脱糖基碎片类似。这些丙二酰基取代的皂苷类成分往往聚集成簇，并与其他非丙二酰基取代的皂苷因箭头指向而存在修饰与被修饰的关系，为解析其他丙二酰基皂苷提供了依据。结合数据库检索结果，将峰 A33 确定为 6″-丙二酰人参皂苷 Rb_1。

③ 乙酰基取代的皂苷类成分的鉴定：乙酰基取代的皂苷类成分主要在砂烫三七中发现，本案例从砂烫三七中共发现 19 种乙酰基取代的皂苷类成分，鉴定了其中的 18 种。以峰 B22 为例说明该类皂苷的鉴定过程。如图 5-21 所示，负离子模式下，测得峰 B22 的$[M-H]^-$为 1149.6021 和$[M+HCOO]^-$为 1195.6079，预测其分子式为 $C_{56}H_{94}O_{24}$，不饱和度为 10。MS/MS 测定其碎片为 *m/z* 1107.5923｛$C_{54}H_{91}O_{23}$，−3.4，$[M-H-C_2H_2O]^-$｝、1089.5788｛$C_{54}H_{89}O_{22}$，−6.3，$[M-H-AcOH]^-$｝、945.5349｛$C_{48}H_{81}O_{18}$，−8.2，$[M-H-C_2H_2O-Glc]^-$｝、783.489 4｛$C_{42}H_{71}O_{13}$，−1.6，$[M-H-C_2H_2O-2Glc]^-$｝，最典型的为丢失乙酰基产生的碎片 *m/z* 1089.5788，其余碎片为乙酰基或葡萄糖基交替丢失产生，与对照品人参皂苷 Rb_1 的碎片类似。在质谱分子网络中，峰 B22 与对照品人参皂苷 Rb_1 相连，说明二者结构有相似性，存在乙酰化的修饰关系。进一步检索数据库，将峰 B22 确定为 6″″-乙酰人参皂苷 Rb_1。

④ C-20 位脱糖基皂苷类成分的鉴定：三七在炮制时，高温会造成皂苷 C-20 位糖苷键断

裂，生成 C-20 位脱糖基皂苷类成分，这类成分在熟三七中较常见。在本案例中，生三七仅检测到 2 种此类成分，而砂烫三七中则检测到 19 种此类成分，说明砂烫也会造成皂苷 C-20 位糖苷键的断裂，形成转化皂苷。这些皂苷类成分通过对照品鉴定出 2 种，即人参皂苷 Rh_4、Rk_3，其他需根据质谱裂解行为和分子网络进行推断。以峰 B54 为例说明解析过程，如图 5-21 所示，负离子检测模式下，测得峰 B54 的 $[M+Cl]^-$ 为 801.4538，$[M+HCOO]^-$ 为 811.4833，预测其分子式为 $C_{42}H_{70}O_{12}$，具有 8 个不饱和度。碎片离子可检测到 *m/z* 603.4244 {$C_{36}H_{59}O_7$，−2.2，$[M-H-Glc]^-$} 和 457.3626 {$C_{30}H_{49}O_3$，−6.1，$[M-H-2Glc]^-$}，为连续脱去两分子葡萄糖基所产生；进一步检测到 *m/z* 221.0652 {$C_8H_{13}O_7$，−1.5)、179.0560 {$C_6H_{11}O_6$，−0.1，$[Glc-H]^-$} 和 161.0449 {$C_6H_9O_5$，−0.8，$[Glc-H-H_2O]^-$} 等碎片，证明存在—Glc(2→1)Glc 取代基。在分子网络中，峰 B54 与峰 B28 相关，说明二者糖基碎片相同，经检索数据库，发现人参皂苷 Rk_1 与推测裂解途径符合，该化合物在 C-3 位含—Glc(2→1)Glc 取代，C-20 脱去糖基形成双键。最终将峰 B54 鉴定为人参皂苷 Rk_1。

此外，在推测结构时，发现三七皂苷类成分存在较多的同分异构体，如 A41、A42 和 A43，B54 和 B55，这些化合物在质谱分析中产生相同的离子碎片，通过质谱解析其结构存在较大困难。B54 和 B55 的结构差异在于双键的位置不同。由对照品得知，人参皂苷 Rk_3 的保留时间小于人参皂苷 Rh_4，说明人参皂苷 Rk_3 型的化合物极性较大，推测在质谱碎片相同的情况下，B54 应为人参皂苷 Rk_3 型的化合物，B55 应为人参皂苷 Rh_4 型的化合物。

(3) 生三七和砂烫三七中三萜皂苷的定量分析　选取 6 种代表性的皂苷作为对照品，通过高效液相色谱法测定了生三七和砂烫三七中三萜皂苷的含量（表 5-7）。结果显示，人参皂苷 Rb_1、Rg_1 和三七皂苷 R_1 作为原生皂苷，在生三七中含量较高，在砂烫三七中含量降低，尤其是人参皂苷 Rg_1 和三七皂苷 R_1 的含量降低较明显，说明炮制会促进三萜皂苷的降解；人参皂苷 Rg_3、Rh_4 和 Rk_3 作为转化皂苷，虽在生三七的 LC-MS 总离子流图中被检测到（图 5-20），但由于其含量较低，且高效液相色谱不如质谱灵敏，因此在生三七中未检测到上述 3 种成分（表 5-7）；相反，上述 3 种成分在砂烫三七中的含量较高，分别为 1.03%、5.49%和 4.85%，说明三七经砂烫等方法炮制后，原生皂苷会脱水或降解生成转化皂苷。

表 5-7　生三七（A）和砂烫三七（B）总皂苷中三萜皂苷的定量分析结果

化合物	线性方程	*r*	含量	
			A	B
人参皂苷 Rb_1	$y=339.33x+7.5181$	0.9999	12.92	10.21
人参皂苷 Rg_1	$y=394.84x+17.763$	0.9999	14.86	4.37
人参皂苷 Rg_3	$y=380.93x-1.5725$	0.9999	—	1.03
人参皂苷 Rh_4	$y=425.87x-5.8284$	0.9999	—	5.49
人参皂苷 Rk_3	$y=343.22x+14.494$	0.9999	—	4.85
三七皂苷 R_1	$y=379.80x-16.661$	0.9999	3.92	1.68

【案例分析】

炮制是使用中药的常用方法，通过炮制可促进中药化学成分发生变化，降低毒副作用或产生不同的生物学作用。三七作为云南省道地药材，其生熟异用具有广泛的研究基础，而三萜皂苷的变化被认为是生熟三七产生不同功能的物质基础。常见的三七炮制方法为高温蒸制，高温蒸制后三七中的三萜皂苷发生脱水反应，脱去糖基，在 C-20 位形成双键。LC-MS/MS 分析发现，砂烫三七与生三七相比，能检测到较多的三萜皂苷类成分，这些成分多为糖基降解形成的转化皂苷，这与其他方法炮制获得的熟三七化学成分相符。本案例中检测结果还发现，生三七中含有大量的丙二酰基取代的皂苷类成分，而在砂烫三七中均未检测到，反而检测到乙酰基取代的皂苷，这说明三七经砂烫后，可促进丙二酰基取代的皂苷转化为乙酰基取代的皂苷。本案例丰富了生三七和砂烫三七的化学成分研究内容，为进一步揭示生三七和砂烫三七的生物活性差异奠定了基础。

参考文献

[1] 刘宇航，李治东，王俊龙．气相色谱串联质谱技术在天然药物中的应用进展［J］．精细化工中间体，2022（6）：23-29.

[2] 贺敏．止咳类天然药物联用色谱分析及升压毒理快速评估［D］．长沙：中南大学，2013.

[3] 王桂红，胡俊杰，肖伊，等．橘叶挥发油化学成分的气相色谱-质谱分析［J］．中国医院药学杂志，2011，31（4）：272-274.

[4] 王彬，裴科，汪小莉，等．气相色谱-质谱联用测定石菖蒲中 26 种挥发性成分的研究［J］．时珍国医国药，2015，26（11）：2627-2630.

[5] 裴建云，贺云彪，姚惠平，等．气相色谱-质谱联用和正交投影法分析当归不同部位挥发油成分［J］．药物分析杂志，2017，37（5）：826-831.

[6] 韩蔓，江汉美，郑颖．HS-SPME-GC-MS 对紫菀及其蜜炙品的挥发性成分分析［J］．湖北农业科学，2020，59（13）：132-136.

[7] Kao W Y，Hsiang C Y，Ho S C，et al. Chemical profiles of incense smoke ingredients from agarwood by headspace gas chromatography-tandem mass spectrometry［J］. Molecules，2018，23（11）：2969.

[8] Jarouche M，Suresh H，Hennell J，et al. The quality assessment of commercial lycium berries using LC-ESI-MS/MS and chemometrics［J］. Plants，2019，8（12）：604.

[9] 王琰，李艳，张希玉，等．基于液质联用技术的蒙药扑勒蒙化学成分分析与鉴定［J］．中国科技论文，2015，10（18）：2127-2129，2168.

[10] 张楠茜，孙慧，吕经纬，等．基于液质联用技术结合多元统计分析的鹿茸热炮制机理研究［J］．时珍国医国药，2020，31（2）：327-330.

[11] Ma X，Shao S，Xiao F，et al. Platycodon grandiflorum extract：chemical composition and whitening，antioxidant，and anti-inflammatory effects［J］. RSC Advances，2021，11（18）：10814-10826.

[12] 李小英．基于液质联用技术的远志非药用部位木心、茎叶化学成分及代谢组学研究［D］．太原：山西大学，2023.

[13] 范鑫宇，任晓蕾，霍金海，等．基于液质联用技术的满山红化学成分分析［J］．中国中医药科技，2023，30（3）：470-477，507.

[14] 金莹，熊乐文，蒲高斌，等．基于液质联用技术比较郁香忍冬花蕾与金银花化学成分［J］．中成药，2024，46（3）：850-859.

[15] 陈兴龙，周堂，白同尘，等．LC-MS/MS 结合分子网络技术快速鉴定生三七和砂烫三七的三萜皂苷类成分［J］．分析测试学报，2024，43（3）：421-431.

案例 5-2 化学药物中杂质的分析检测

【案例背景】

近年来，随着各类药害事件发生频率的提高及人们对食品、药品安全性的关注程度的提高，国家药品监督管理局对药物临床前研究中的杂质相关分析越来越重视，对杂质研究的要求已被提到一个空前的高度。2005 年国家食品药品监督管理局颁布的《化学药物杂质研究的技术指导原则》中规定：任何影响药物纯度的物质统称为杂质。它具体是指药物中无治疗作用、可能带来毒性以及影响疗效的物质，来源于工艺过程和储存等过程中的杂质和氧化、水解、聚合产物等。按化学类别和特性，杂质可分为有机杂质、无机杂质、残留溶剂。按照来源，也可以将杂质分为工艺杂质（合成过程中未反应完全的反应物及试剂、中间体、副产物等）、降解产物及从反应物或试剂中引入的各类杂质等。从药物毒性出发，又可以将杂质分为基因毒性杂质和普通杂质。

对于药品杂质的控制理念，经历了纯度、限度和杂质谱控制 3 个阶段。杂质谱分析是对药品中各种可能存在的杂质的概貌（种类、数量、来源和结构等）的掌握，是杂质研究工作的基础。随着对药品杂质特性的深入研究，依据杂质的药理特性逐一制定每一个杂质限度的“杂质谱控制理念”已经被国内外普遍接受。全面的杂质谱分析，可指引药品制备工艺的开发和优化、质量控制策略的制定；可使杂质检查工作有的放矢，是建立合理可行检查方法的基础。2010 年胡昌勤首次提出实施杂质控制的基本策略并提出与“杂质谱控制”相关的关键技术问题：复杂体系样本的分离分析、微量组分的结构分析和微量组分的毒性评价 3 个方面。经过系列推进，在《中国药典》（2015 年版）中，已经基本形成了较为完善的杂质谱控制体系。《中国药典》（2020 年版）中则直接在第四部给出了“药品杂质分析指导原则”。

目前国内常用原料药杂质控制涉及的相关法规列举如下：

① ICH Q3A：新原料药杂质研究指导原则。

② ICH Q3B：新药制剂杂质研究指导原则。

③ ICH Q3C：残留溶剂研究指导原则。

④ ICH Q3D：元素杂质研究指导原则。

⑤ ICH M7：基因毒性杂质研究指导原则。

⑥《中国药典》（2020 年版）四部 9102 药品杂质分析指导原则。

新原料药和新制剂中的杂质，应按我国有关新药申报有关要求进行研究，也可参考 ICH 的文件和 ICH（Q3A）（新原料药中的杂质）和（Q3B）（新制剂中的杂质）指导原则进行研究，必要时对杂质和降解产物进行安全性评价。新药研制部门对在合成、纯化和贮存中实际存在的杂质和潜在的杂质，应采用有效的分离分析方法进行检测。对于表观含量在 0.1%及以上的单个杂质，以及表观含量在 0.1%以下的具强烈生物作用的单个杂质或毒性杂质，予以定性或确证其结构。对在药品稳定性试验中出现的降解产物，也应按上述要求进行研究。新药质量标准中的杂质检查项目应包括经质量研究和稳定性考察检出的，以及在批量生产中出现的杂质和降解产物，且需要包括制定相应的检查限度。结构已知和未知的这类杂质属于特定杂质。

ICH 根据不同的杂质摄入量对人体造成危害的风险级别对杂质设定了 3 个不同限度，按“低-中-高”风险递增分为报告限、鉴定限和界定限。关于原料药和制剂中的药品杂质和降解产物的报告、鉴定和界定限度参照 ICH（Q3A）新原料药中的杂质和（Q3B）新制剂中的杂质指导原则（表 5-8）。在以上两个质量标准中规定，任意一个单个非特定杂质或降解产物的限度不得超过鉴定限度。若制定的限度高于表 5-8 阈值，则需科学评估；若杂质的毒性很大，应制定更低阈值。

表 5-8　原料药杂质和制剂降解产物的报告、鉴定和质控阈值

项目	每日主成分最大剂量	报告限度	鉴定限度	界定限度
原料药	≤2 g	0.05%	0.10%或1.0 mg	0.15%或1.0 mg①
	>2 g	0.03%	0.05%	0.05%
制剂	>1 g	0.05%		
	≤1 g	0.10%		
	<1 mg		1.0%或5 μg①	
	1～10 mg		0.5%或20 μg①	
	10 mg～2g		0.2%或2 mg①	
	>2 g		0.1%①	
	<10 mg			1.0%或50 μg①
	10～100 mg			0.5%或200 μg①
	100 mg～2 g			0.2%或3 mg①
	>2 g			0.15%①

① 表示取最小值。

因杂质在药物中的含量较低，故检测手段至关重要，必须选择灵敏度高、专属性强、重复性好的方法。杂质检查应尽量采用现代分离分析手段，主成分与杂质和降解产物均能分开，其检测限应满足限度检查的要求，对于需作定量检查的杂质，方法的定量限应满足相应的要求。杂质的研究是药品研发的一项重要内容。它包括选择合适的分析方法，准确地分辨与测定杂质的含量并综合药学、毒理学及临床研究的结果确定杂质的合理限度。这一研究贯穿于药品研发的整个过程。杂质是否能被全面准确地加以控制，直接关系到药品的质量可控性与安全性。所以在药物的研究、生产、供应和临床使用等方面，必须保证药物的纯度。规范地进行杂质的研究，并将其控制在一个安全、合理的限度范围之内，才能保证药物的有效性和安全性。杂质研究是否全面、准确已逐渐成为药物临床前申报是否成功的瓶颈之一。但与杂质研究的标准日益提高严重不适应的是目前研究的技术手段过于单一和陈旧。在传统的药物质量控制研究过程中，杂质分析主要以色谱方法为主，大多数搭配单一检测器，这就给药物的杂质研究带来以下几个问题：

第一，单一检测器难以对不同物化特性的杂质进行全面检测，容易造成杂质的遗漏。

第二，色谱方法只能对能够获取对照品的杂质进行鉴别，检测灵敏度及检测信息的局限性导致其在发现及鉴别痕量杂质及未知杂质方面存在困难。

第三，色谱方法在检测限及线性范围方面的局限性导致其在低丰度杂质的定量检测方面亦存在困难。

除了杂质检测手段需要提高，杂质研究理念及风险意识也存在欠缺。国内对杂质谱理念引入的时间较晚，多数早期申报的品种因当时注册要求低，基本上均未进行杂质谱研究，这直接导致目前国内大多数药品标准中收载的已知杂质数量与国外标准差距巨大。西方发达国家在研究药物杂质控制时以杂质谱为主线，同时并重安全性，并与 CMC（药物化学、生产与控制）相照应，与药理毒理及临床等进行紧密联系，体现了更多的全面性，研究参考的问题和数据更多，更为严谨合理。自2017年我国加入ICH后，国内药品研发工作按照其相关指导原则，已经逐渐和国际接轨。在药物杂质研究方面，国内相关从业者和职能部门从理念意识到检测手段均有了较大的提升。

随着技术的进步，人们对于药物杂质的检测手段从传统的色谱、光谱技术逐步发展到将不同仪器进行串联，串联技术逐步成为痕量物质鉴别鉴定的首要选择，例如GC-MS、LC-MS、CE-MS、LC-NMR、LC-NMR/MS、CE-NMR、LC-IR、LC-MS-NMR等，其中以LC-MS、GC-MS的应用最为广泛。另外，近几年二维液相色谱（2D-LC）-质谱串联技术在药物杂质检测鉴定方面也有了较多的应用。从色谱到色谱质谱联用技术，再到2D-LC质谱联用技术，在不断地为药物的杂质研究提供新的进展。下面主要列举LC-MS、GC-MS和2D-LC质谱联用在药物杂质检测方面的应用。

1. LC-MS在药物杂质检测中的应用

LC-MS联用检测方法是综合利用高效液相的分离特性和质谱技术的灵敏、专属、可提供分子量信息的特性，两者优势互补，逐渐成为药品质量控制的重要分析工具和分析技术。其在药物杂质的分离分析领域也具有不可替代的重要地位。三重四极杆液质联用仪为低分辨质谱，利用其经典的多反应监测模式（MRM）擅长痕量物质的精确定量。飞行时间质谱液质联用仪为高分辨质谱仪，以提供目标分析物精确分子量，在定性鉴别上发挥优势力量。液质联用能够推断药物中杂质的结构，确证同分异构体杂质，确认差向异构体杂质，同时能够快速发现药物中的痕量杂质，在化学药杂质研究中被广泛应用。

Li等利用液相色谱-高分辨质谱（LC-HEMS）法对合成催产素（OXT）原料中存在的18种结构相关肽杂质进行了定性鉴定和定量检测，该方法还被用于测量进行国际比较的OXT研究材料，以评价实验室进行肽表征的能力。Yang等利用LC-MS/MS技术对辅酶A生产过程和主药降解产生的10种杂质进行了确证，并合成了其中3种未知杂质，且利用核磁共振技术进行了结构鉴定。替格瑞洛主要用于急性冠状动脉综合征的治疗，但其工艺杂质*N*,*N*-二乙基苯胺却被视为遗传毒性杂质，能引起DNA损伤，王庆鹏等建立了替格瑞洛原料药中的*N*,*N*-二乙基苯胺的LC-MS/MS测定法，结果显示该法灵敏度高，线性关系良好，定量限（LOQ）为0.2 ng/ml，回收率95.3%，可满足基因毒性杂质测定要求。刘沙等利用LC-MS/MS测定并比较氨苄西林/氨苄西林钠原料及制剂的杂质谱，采用梯度洗脱方式，分别以光二极管阵列检测器（PDA）与电喷雾离子化质谱法，采集杂质谱的PDA数据、质谱的母离子及子离子数据，结合杂质的色谱行为，比较氨苄西林/氨苄西林钠原料及制剂的杂质谱。此法可以检测出19个主要杂质，其中13个已知杂质准分子离子峰与EP杂质对照品一致，推测了6个未知杂质结构。

2. GC-MS在药物杂质检测中的应用

气相色谱-质谱联用技术（GC-MS）结合了气相色谱的高分离效能以及质谱检测器的高选择性、高灵敏度，能够较好地应对药物中多种痕量杂质的分析，结合其适用于非极性和弱极性化合物检测的特点，较为广泛地应用在药物杂质检测领域。药物杂质中的基因毒性杂质反应活性高、稳定性差，这使得药物中此类痕量杂质的分析极具挑战性，GC-MS可以检测卤代烷烃、磺酸酯、环氧化物、芳香胺以及肼类化合物等常见基因毒性杂质，也可以针对其他类型的药物杂质进行高灵敏度的检测。

李靖坤等用气相色谱-质谱联用法对吉非替尼中的对苯磺酸酯类遗传毒性杂质（对甲苯磺酸甲酯、对甲苯磺酸乙酯、对甲苯磺酸异丙酯）的含量进行测定。对甲苯磺酸甲酯、对甲苯磺酸乙酯的检出限低于 1.0 mg/kg，对甲苯磺酸异丙酯的检出限为 1.2 mg/kg，该方法可以很好地应用于吉非替尼中对苯磺酸酯类杂质的检测。钱叶飞等建立了气相色谱-串联质谱法（GC-MS/MS）检测抗菌药物普托马尼中 3 个潜在的致突变工艺杂质，3 个工艺杂质均需按照毒理学灌注阈值（TTC）进行控制，建立的 GC-MS/MS 经验证 3 个杂质可有效分离，线性关系良好，方法定量限均低于拟定限度的 15%，平均回收率（$n=9$）分别为 105.5%、104.4%和 108.5%，重复性 RSD（$n=6$）分别为 2.2%、5.8%和 2.2%。刘小琼等建立气相色谱-质谱法检测沙格列汀中的甲磺酸甲酯（杂质 1）、甲磺酸乙酯（杂质 2）、甲磺酸异丙酯（杂质 3）的含量。方法采用 CP-SIL 8 CB 毛细管色谱柱，以氦气作为载气，应用电子轰击离子源（EI）和离子监测模式（SIM），对原料药沙格列汀中的 3 种甲磺酸酯类杂质进行检测。结果显示 3 种甲磺酸酯类在 0.1～1.0 μg/ml 内与峰面积线性关系良好。三种杂质的检测限和平均回收率均在良好的范围内。朱婧等建立同时检测替格瑞洛原料药中 3 种 *N*-亚硝胺类杂质［*N*-亚硝基二异丙胺（NDIPA）、NDMA 和 NDEA］的气相色谱串联质谱法（GC-MS/MS），使用 EI，MRM 模式检测三种杂质的质量浓度，结果显示 NDMA、NDEA 和 NDIPA 的质量浓度分别在 2.09～20.88 ng/ml（$r=1.0000$，$n=5$），0.61～6.14 ng/ml（$r=0.9999$，$n=5$）和 0.58～5.83 ng/ml（$r=0.9999$，$n=5$）范围内，与各自和内标物峰面积的比值线性关系良好；精密度、稳定性、重复性试验结果的 RSD 均小于 5.0%；定量限和检测限也都取得了较好的检测结果。郭常川等建立了一种测定奥美沙坦酯中基因毒性杂质偶氮二异庚腈（ABVN）的气相色谱-质谱（GC-MS）联用方法。采用 EI 和选择性反应监测模式（SRM），监测选定 *m/z* 的离子对，结果显示 ABVN 在浓度 0.051～10.17 μg/ml 范围内线性关系良好，相关系数 $r=0.9990$，方法验证结果均在合理范围。应用该方法对 6 批奥美沙坦酯供试品中的 ABVN 进行测定，6 批样品中有 3 批检出 ABVN，检出量在 10.5～13.4 μg/g 范围内，未超过可接受限度（37.5 μg/g）。

3. 二维液相色谱（2D-LC）与质谱联用技术在药物杂质检测中的应用

质谱作为强大的定性鉴别的技术手段，是杂质分析不可或缺的一部分，但因其不能与非挥发性盐类相容，药典中许多杂质检查方法不能应用于质谱。但 2D-LC 质谱联用技术的在线脱盐技术解决了这一困境，使很多药典方法可以应用于质谱当中，使得色谱图可以与药典方法对应。同时，基于 2D-LC 能够解决共流出的问题，可以发现更多之前未被定性鉴别过的未知杂质，这让药物的质量安全得到了进一步的保障。

孙玉双等利用 2D-LC-HR-MS/MS 对头孢唑啉钠中的 2 个未知杂质进行了结果鉴定，并推测了其生成的途径。其中，2D-LC 技术完美地解决了其非挥发性盐的色谱系统与质谱不相容的问题。Wang 等利用 2D-LC-QTOF/MS/MS 和 NMR 对罗红霉素中的两种未知杂质进行了结构确证。Luo 等运用 2D-LC-QTOF/MS/MS 对二甲双胍的四种降解产物进行了结构确证。赵敬丹等利用二维液相色谱-四极杆飞行时间质谱法定性鉴别了盐酸特比萘芬中的一种弱极性未知杂质，这为复杂基质样品中微量杂质的分析鉴别提供了思路。阮昊等开发二维高效凝胶色谱-反相色谱-质谱联用对注射阿洛西林钠中的聚合物杂质进行了分离分析，得到了 4 种聚合物杂质，该实验为有效控制 β-内酰胺类抗生素中的聚合物杂质提供了新思路。徐明明等利用在线二维液相色谱-四极杆飞行时间质谱法对二丁酰磷腺苷钙的 7 个杂质进行了结构鉴定，并尝试建立了其杂质谱。韩彬等利用 2D-LC-IT-TOF-MS 对他克莫司原料药的有关物质进行分析，利用 2D-LC 解决了子囊霉素杂质和他克莫司异构体Ⅰ出峰时间很接近，在对应的时间处样品中只检出一个色谱峰的问题。Wang 等利用 2D-LC-IT-TOF-MS 技术建立了一种对地奈德乳膏杂质的检查方法，以此对《美国药典》中的杂质检查方法改进，解决了其一种光解杂质与地奈德共流出的问题，并对此杂质进行了结果确证。

2D-LC 质谱联用技术的不断发展，弥补了传统液质联用技术在共流出问题和非挥发性缓冲盐类与质谱不相容的短板，使得药物分析得到了更深一步的发展，也将不断完善药物的质量标准，让药物更加安全有效。同时，2D-LC 质谱联用技术的出现，也将为其他药学研究提供新的技术手段，如在阐述药物作用机制和一些病理机制方面，2D-LC 质谱联用技术也存在着巨大的应用前景。

抗生素药物的杂质检测是药物杂质中重要的一类。因抗生素药品多通过发酵工艺生产，其纯度较全合成的化学药品要低，同系物、异构体和降解产物较多，且其活性组分已发生变异，稳定性差，杂质谱复杂且难以预测。大量文献证实，抗生素类药品中的异构体杂质、大分子致敏性杂质和基因毒性杂质等是导致抗生素药品临床发生不良反应的重要原因。目前国内外对抗生素药品中杂质的研究仍然不足，导致药品的临床不良反应发生率居高不下。在研究中发现，单一色谱分析手段难以提供准确、完整的分析信息。故宜利用多种液相分离方法及联用技术，并与其他化学、生物技术有效结合，全面深入地分析抗生素中的杂质组成以及相关的毒性、药效关系，为提高抗生素药品质量及临床用药安全性提供依据，这是一项关系国计民生的重要课题。在研发过程中，根据《中国药典》（2020 年版）采用注射用头孢美唑钠的有关物质检查方法，该方法采用的流动相含不挥发的磷酸盐和离子对试剂四丁基氢氧化铵（tetrabutyl ammonium hydroxide，TBAH），不能直接用质谱法对该系统下检出的未知杂质（包括其中的热降解杂质）进行定性分析。本案例将采用二维色谱-高效液相色谱串联四极杆飞行时间质谱法（2D-LC-QTOF）对热降解头孢美唑钠中的未知杂质进行定性鉴定。

【实验方法及结果】

1. 仪器与试药

（1）仪器 一维色谱［LC-20A 液相泵，SPD-20AV 紫外检测器，SIL-30AC 进样器，CTO-20AC 柱温箱（日本岛津公司）］。二维色谱［LC-30A 液相泵，SPD-30AV 二极管阵列检测器和 LCMS-9030 四极杆飞行时间质谱仪（QTOF）（日本岛津公司）］。六通阀（FCV-30AH2）、LabSolutions（version 5.96）色谱工作站、Formula Predictor 软件、Unibloc 电子天平 AP135W（日本岛津公司）。

（2）试药 头孢美唑钠对照品（批号 130580-201301，纯度 98.4%，中国食品药品检定研究院）；1-甲基-5-巯基四氮唑对照品（批号 130617-201702，中国食品药品检定研究院）；头孢美唑内酯对照品（批号 10-may-18-1，美国 Quality Control Chemicals INC. 公司）；参比制剂（批号 EJA1005、EJA1006、EJA1007、JPA1072、JPA1076、JPA1101，日本第一三共株式会社）；自制品（批号 200714801、200714802、200714803、200714001、200714002、200714003，中国食品药品检定研究院）。磷酸二氢铵、甲酸、乙酸、乙酸铵（色谱级），四丁基氢氧化铵（TBAH，40%），甲醇、乙腈（质谱级），超纯水（Milli-Q，18.2 MΩ · cm）。

2. 方法与结果

（1）液相色谱条件 一维色谱条件：岛津 Shim-pack GIS C_{18}（4.6 mm × 250 mm，5 μm）色谱柱，流动相为磷酸二氢铵溶液（取磷酸二氢铵 5.75 g，加水 730 ml 使溶解，加 10% TBAH 19.2 ml）-四氢呋喃-甲醇（730∶12.5∶300）（用磷酸调节 pH 值至 4.5），流速 1 ml/min，柱温为 25 ℃，进样量根据样品浓度控制在 10～40 μl，检测波长 254 nm。

二维色谱条件：岛津 Shim-pack GIS C_{18}（4.6 mm ×150 mm，5 μm）色谱柱，流动相为1% 甲酸水溶液（A 相）/乙腈（B 相），梯度洗脱；流速 1.0 ml/min；柱温 25 ℃。梯度条件为 0～20 min（25% B）→20～25 min（25%～70% B）→25～27 min（70% B）→27～28 min（70%～25% B）→28～32 min（25% B）。采用二极管阵列检测器，检测波长为 254 nm。

中心切割方法：杂质峰 1 的切换时间为 21.8 min，杂质峰 2 的切换时间为 26.3 min，杂质峰 3 的切换时间为 34.8 min，共采样 0.2 min，定量环为 50 μl。

（2）质谱条件 采用电喷雾离子源（ESI），全扫描-数据相关分析模式进行检测，质谱参数见表 5-9。

表 5-9 用于注射用头孢美唑钠中未知杂质鉴别的高分辨质谱参数

参数	数值	参数	数值
质谱模式	MS/MS（DDA）①	加热气/（L·min^{-1}）	10
接口电压/kV	4.5/－3.0	雾化气/（L·min^{-1}）	3.0
接口温度/℃	300	加热模块/℃	400
脱溶剂气温度/℃	250	加热气/（L·min^{-1}）	10.0

① 数据依赖分析。

（3）样品的制备 热降解样品的制备方法：取注射用头孢美唑钠（规格 1.0 g，批号 200714001）内容物约 0.5 g，置于西林瓶中密封，在 105 ℃ 的烘箱中放置 60 min，自然冷却至室温，然后称取 0.1 g 样品置于 10 ml 量瓶中（约 10 mg/ml），用一维流动相溶解，制成供试品储备液备用。

（4）热降解头孢美唑的紫外色谱图 对 6 批注射用头孢美唑钠仿制品（规格 0.5 g）以及 6 批参比制剂（日本第一三共株式会社）中的杂质 1～3［出峰位置见图 5-22（a）］的量进行了定量分析，见表 5-10。结果发现，申报的仿制药品中的杂质 3 接近 ICH Q3B 规定的鉴定阈值 0.10%（日用最大剂量为 4 g），而所有批次的参比制剂中杂质 3 均超过 0.10%，EJA10005 批中杂质 1、EJA10007 和 JPA1101 批中杂质 2 也已超过 0.10%，因此需要对杂质 2、杂质 3 的结构进行鉴定，并在质量控制中重点关注。采用二维色谱-阀切换技术对热降解的注射用头孢美唑钠（105 ℃，60 min）一维色谱图中主峰后出现的未知杂质 1、2、3［图 5-22（a）］进行结构鉴定。采用中心切割法，3 种目标杂质的二维液相紫外提取色谱图（提取波长：254 nm）见图 5-22（b）。

表 5-10 注射用头孢美唑钠的仿制品和参比制剂中杂质 1～3 含量结果

含量	注射用头孢美唑钠											
	仿制品						参比制剂					
	200714801	200714802	200714803	200714001	200714002	200714003	EJA1005	EJA1006	EJA1007	JPA1072	JPA1076	JPA1101
杂质 1/%	0.01	0.02	0.01	0.01	0.01	0.01	0.39	0.02	0.03	0.03	0.02	0.05
杂质 2/%	0.02	0.02	0.02	0.01	ND	0.01	ND	0.07	0.16	0.03	0.05	0.12
杂质 3/%	0.13	0.13	0.12	0.12	0.11	0.11	0.53	0.42	0.33	0.49	0.58	0.18

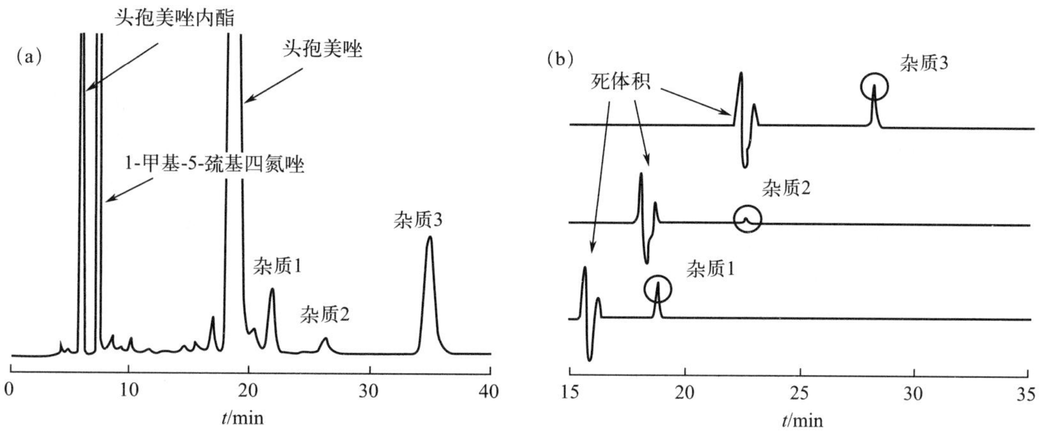

图 5-22 注射用头孢美唑钠热解样品的一维（a）和 3 种目标杂质的二维（b）色谱图（254 nm）

（5）**头孢美唑钠的二维质谱确认** 头孢美唑钠色谱峰的一级扫描离子质谱图见图 5-23（a），其中 m/z 472.0533 为母离子加氢峰 $[M+H]^+$。m/z 472.0533 的二级全扫描质谱图见图 5-23（b）。结合文献报道的头孢美唑质谱裂解规律，其分子离子 m/z 472.0533 在正模式下 ESI-QTOF 检测器的裂解规律见图 5-24。

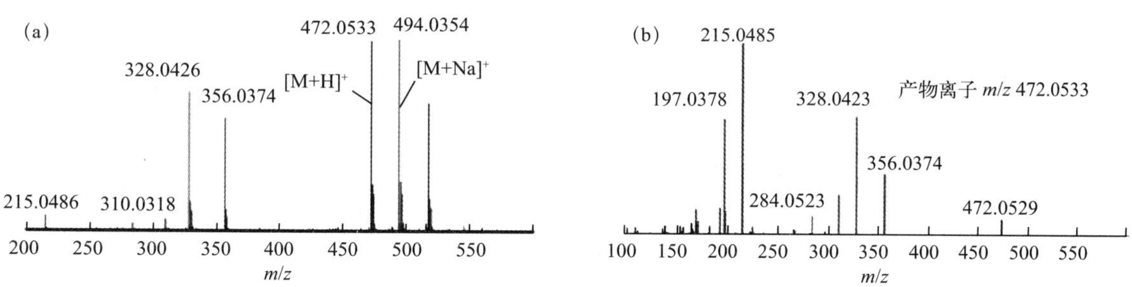

图 5-23 正离子模式下，头孢美唑钠的扫描离子（a）及其产物离子（b）质谱图

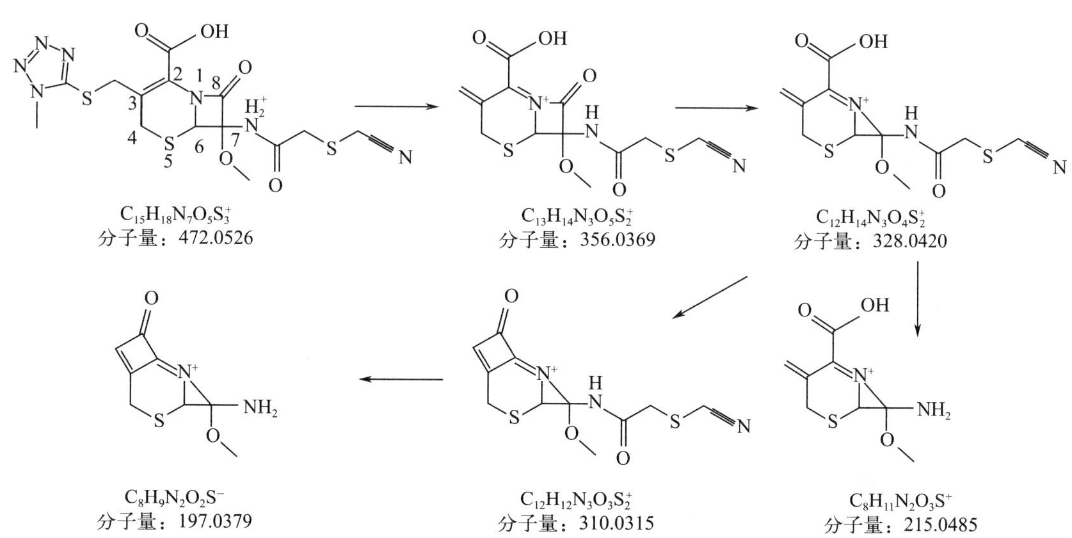

图 5-24 头孢美唑钠的质谱裂解规律

(6) 杂质 1 的鉴定 杂质 1 的一维及二维液相色谱图见图 5-22，杂质 1 色谱峰的一级质谱图见图 5-25（a）。正离子模式下，杂质 1 的主要质谱峰为 *m/z* 472.0540 和 *m/z* 328.0427，*m/z* 489.0801 与 *m/z* 472.0540 相差 17，可以确认 *m/z* 472.0540 的峰为［M+H］$^+$峰，而 *m/z* 489.0801 为［M+NH_4］$^+$峰。*m/z* 472.0540 的二级全扫描质谱图［图 5-25（b）］，主要产物离子包括 *m/z* 356.0378、*m/z* 328.0428 和 *m/z* 201.0334。*m/z* 472.0533 与头孢美唑的［M+H］$^+$峰具有相同的精确质量，同时 *m/z* 356.0374 和 *m/z* 328.0423 均为头孢美唑的特征碎片离子（图 5-23）。因此，可以推断杂质 1 可能为头孢美唑的同分异构体。

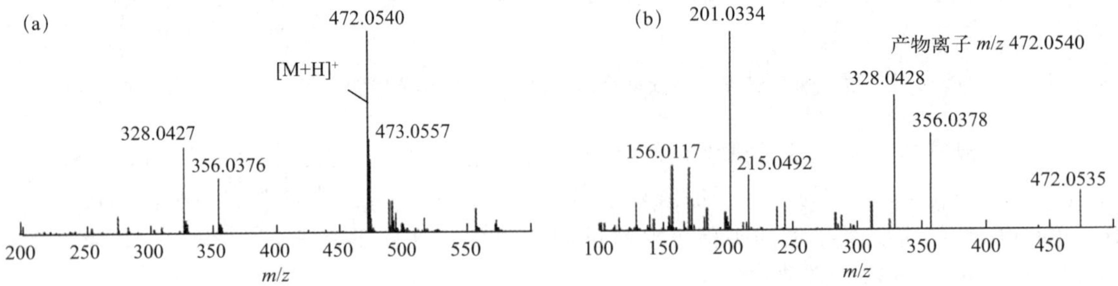

图 5-25 杂质峰 1 在正模式下的扫描离子（a）及 *m/z* 472.0540 产物离子（b）质谱图

(7) 杂质 2 的鉴定 杂质 2 在正模式下的一级质谱图见图 5-26（a）：正离子模式下，其主要离子：*m/z* 488.0320，*m/z* 372.0160，*m/z* 505.0586。*m/z* 488.0320 与 *m/z* 505.0586 相差 17，可推断 *m/z* 505.0586 为 *m/z* 488.0320 的［M+NH_4］$^+$峰。*m/z* 488.0320 的二级产物离子质谱图见图 5-26（b）。推测杂质 2 的结构和裂解规律见图 5-27。推测杂质 2 可能为 7-甲巯基头孢美唑。同时，7-甲巯基头孢美唑也是一种常见的头孢美唑杂质。

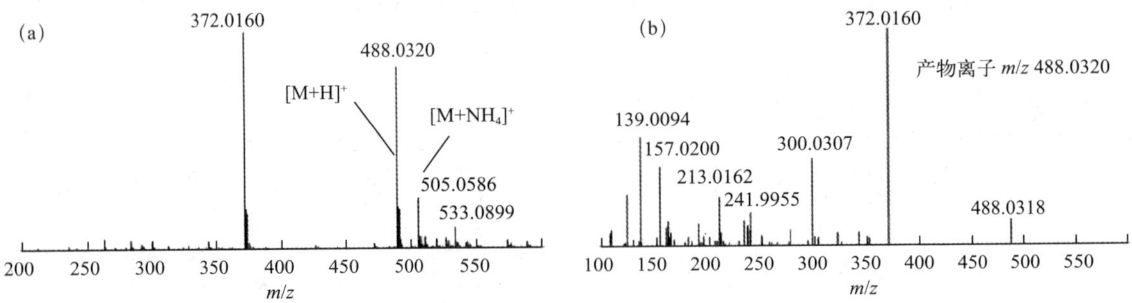

图 5-26 杂质 2 在正离子模式下的扫描离子（a）和 *m/z* 488.0320 的产物离子质谱图（b）

(8) 杂质 3 的鉴定 杂质 3 的一级扫描离子质谱图见图 5-28。在正离子模式下，杂质 3 的主峰 *m/z* 489.0810，*m/z* 472.0543，*m/z* 356.0383 和 *m/z* 328.0433。其中，*m/z* 489.0810 比 *m/z* 472.0543 多 17，可判定 *m/z* 489.0810 为 *m/z* 472.0543［M + NH_4］$^+$峰，*m/z* 472.0543 为［M + H］$^+$峰。杂质 3 的碎片离子 *m/z* 472.0543 与杂质 1 相同，二者精确质量差为 0.5。因此，推测杂质 3 也可能是头孢美唑的另外一种同分异构体。

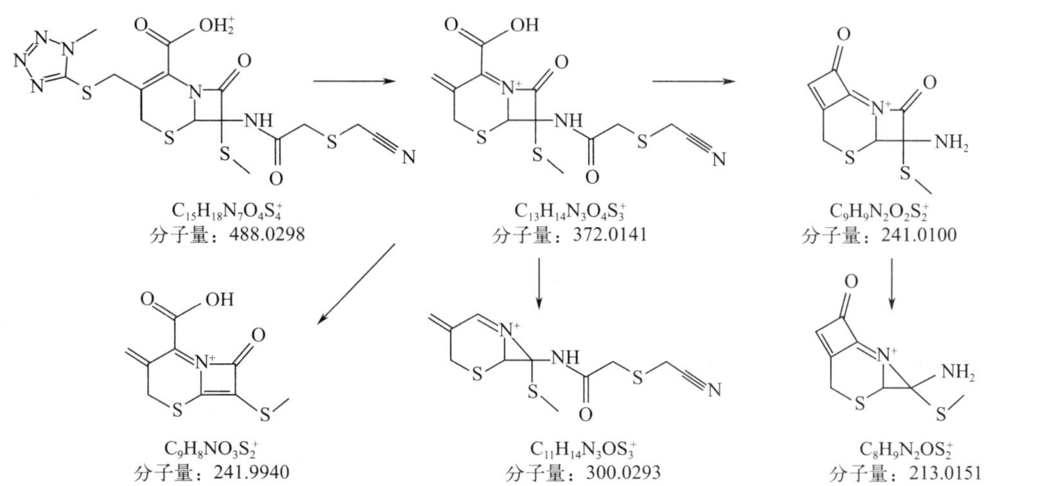

图 5-27 杂质 2 的质谱裂解规律

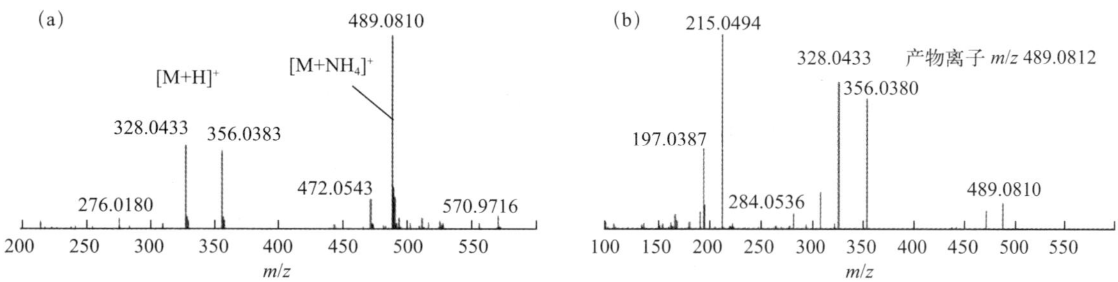

图 5-28 杂质峰 3 在正离子模式下的扫描离子质谱图（a）和 m/z 489.0812 的产物离子质谱图（b）

（9）**杂质来源分析** 鉴定的未知杂质的分子结构和误差总结见表 5-11。杂质的预测结构与测量值的误差在 0.0030‰～0.0045‰，在可接受的范围内。杂质 1 和杂质 3 为头孢美唑的同分异构体。在加热条件下，头孢美唑钠可以生成甲氧亚胺键的双键顺反异构体、（6R,7S）-的异构体、Δ^3 双键异构体。文献报道，Δ^3 双键异构体在主成分前出峰。因此，杂质 1 和杂质 3 应该为头孢美唑的甲氧亚胺键的顺反异构体和（6R,7S）-的异构体。7-甲巯基头孢美唑可能是在合成过程中原料药中残留的甲硫醇与头孢美唑上的甲氧基发生取代反应生成的杂质。

表 5-11 头孢美唑钠中杂质的分子式、加和离子和误差

项目	分子式	加和离子	m/z		误差/‰
			预测值	测定值	
杂质 1	$C_{15}H_{17}N_7O_5S_3$	$[M+H]^+$	472.0526	472.0540	0.0030
杂质 2	$C_{15}H_{17}N_7O_4S_4$	$[M+H]^+$	488.0298	488.0320	0.0045
杂质 3	$C_{15}H_{17}N_7O_5S_3$	$[M+NH_4]^+$	489.0792	489.0812	0.0041

【案例分析】

头孢美唑是第二代半合成的头孢类抗生素。《中国药典》（2020 年版）、《美国药典》（USP43）和《日本药典》（JP17）都收录了注射用头孢美唑钠。在注射用头孢美唑钠的质量研究中，发现其对热比较敏感，头孢美唑内酯和 1-甲基-5-巯基四氮唑在高温条件下均有明显增加，而且主峰后出现 3 个明显的未知杂质，自制品和参比制剂（日本第一三共株式会社）样品中实际检出的上述 3 个未知杂质含量超过了国际人用药品注册技术协调会（ICH）Q3B 规定的鉴定阈值（本品日用最大剂量为 4 g，对应的杂质鉴定阈值为 0.10%；部分样品中杂质 3 的量超过 0.10%），故本案例对注射用头孢美唑钠检出的上述 3 个未知杂质进行结构分析。本案例通过搭建二维高效液相色谱串联四极杆飞行时间质谱分析系统，对头孢美唑中的 3 种未知杂质进行了科学合理的定性分析，对于头孢美唑的质量控制及安全性评价具有重要意义。本分析方法适用于 β-内酰胺类抗生素中未知杂质的分离和定性，具有很强的通用性，同时可对化学药物、天然产物、多组分生化药等复杂组成体系进行定性鉴别，从而提供可靠的质量控制分析方法。

参考文献

[1] 田冶，韩莹，胡昌勤．注射用盐酸头孢替安杂质谱研究［J］．中国新药杂志，2019，28（5）：513-522.

[2] 胡昌勤．化学药品杂质控制的现状与展望［J］．中国科学 B 辑，2010，40（6）：679-687.

[3] ICH. Q3（R2）新原料药中的杂质．ICH 指导原则［Z］．2006-10-25.

[4] 陈刚，章蔷．浅析我国药物研发中杂质研究面临的挑战与思考［J］．科技资讯，2018，16（32）：227，229.

[5] 许晓辉，刘建飞，党子龙，等．液质联用技术在化学药杂质谱研究中的应用［J］．转化医学电子杂志，2018，5（6）：51-54.

[6] Li M，Josephs R D，Daireaux A，et al. Structurally related peptide impurity identification and accurate quantification for synthetic oxytocin by liquid chromatography-high-resolution mass spectrometry［J］. Anal Bioanal Chem. 2021；413（7）：1861-70.

[7] Yang Y，Lian Y，Zhong P，et al. Characterization and quantitative analysis of related substances in Coenzyme A by HPLC and LC-MS/MS［J］. J Pharm Biomed Anal，2018，150：220-232.

[8] 王庆鹏，骆献丽，陈晓英，等．LC-MS/MS 法检测替格瑞洛原料药中 4,6-二氯-2-（丙硫基）-5-氨基嘧啶和 5-硝基-2-（丙硫基）嘧啶-4,6-二醇［J］．药物分析杂志，2022，42（10）：1822-1830.

[9] 刘沙，邹玉明，姜学美，等．LC-MS/MS 测定氨苄西林原料及制剂的杂质谱［J］．中国抗生素杂志，2023，48（10）：1151-1162.

[10] 李靖坤，王珊珊，林云良，等．气相色谱-质谱联用法测定对甲苯磺酸脂类基因毒性杂质的方法学验证［J］．当代化工，2017，46（2）：378-380.

[11] 钱叶飞，鲁辉，许奇，等．抗菌药普托马尼中 3 个工艺杂质的（Q）SAR 遗传毒性评价与气相色谱-串联质谱法测定［J］．中国抗生素杂志，2024，49（2）：181-188.

[12] 刘小琼，曹杰永，刘春亮，等．气相色谱-质谱法测定沙格列汀中的 3 种甲磺酸酯类杂质［J］．中南药学，2022，20（9）：2151-2154.

[13] 朱婧，徐海燕，朱跃芳，等．气相色谱串联质谱法检测替格瑞洛原料药中 *N*-亚硝胺类杂质［J］．中国药业，2022，31（12）：84-88.

[14] 郭常川，文松松，王维剑，等．气相色谱-质谱联用法测定奥美沙坦酯中的基因毒性杂质偶氮二异庚腈［J］．分析试验室，2024，43（12）：1679-1683.

[15] 孙玉双，胡利敏，贾全，等．2D-LC-HR-MS/MS 法对头孢唑林钠中未知杂质的鉴定［J］．中国抗生素杂志，2021，46（12）：1115-1122.

[16] Wang J, Zhou J, Xu Y, et al. Characterization of two unknown impurities in roxithromycin by 2D LC-QTOF/MS/MS and NMR [J]. J Pharm Biomed Anal, 2020, 184: 113196.
[17] Luo M, Zheng L, Wang S, et al. Characterization of four major degradation products in metformin by 2D LC-QTOF/MS/MS [J]. J Pharm Biomed Anal, 2021, 192: 113662.
[18] 赵敬丹，秦峰，刘浩．中心切割二维液相色谱-质谱法定性鉴别盐酸特比萘芬乳膏中的未知杂质及其校正因子的测定[J]. 中国现代应用药学，2021，38（14）：1717-1722.
[19] 阮昊，王勇跃，罗英，等．二维高效凝胶色谱反相液相色谱-质谱联用技术分析注射用阿洛西林钠中的聚合物杂质[J]. 中国药学杂志，2017，52（14）：1273-1279.
[20] 徐明明，尹红锐，邵泓，等．在线二维液相色谱-四极杆飞行时间质谱法检测二丁酰环磷腺苷钙的杂质谱 [J]. 中国医药工业杂志，2018，49（7）：981-987.
[21] 韩彬，庞文哲，高燕霞，等．2D-LC-IT-TOF-MS 鉴定他克莫司原料有关物质 [J]. 中国现代应用药学，2021，38（6）：734-738.
[22] Wang J, Zheng S, Xu Y, et al. Development of a novel HPLC method for the determination of the impurities in desonide cream and characterization of its impurities by 2D LC-IT-TOF MS [J]. J Pharm Biomed Anal, 2018, 161: 399-406.
[23] 车雨轩，赵云丽，王东凯．2D-LC 与质谱联用技术及其在药物质量研究中的应用 [J]. 中国药剂学杂志（网络版），2024，22（1）：1-7.
[24] 邹文博，陈振贺，王明娟，等．采用二维高效色谱-串联四级杆飞行时间质谱法对注射用头孢美唑钠的未知杂质进行结构解析 [J]. 中国药学杂志，2022，57（8）：645-650.
[25] 李进，姚尚辰，胡昌勤．柱切换-LC/MS_n 法快速推定注射用头孢美唑钠的杂质 [J]. 中国新药杂志，2019（8）：12.
[26] 陈秀明，郑孝贤，周璟明，等．UPLC-Q-TOF-MS 分析头孢美唑钠中有关物质 [J]. 中国抗生素杂志，2020，45（10）：1017-1026.
[27] 李少华，魏玮，韩增影，等．甲氧头孢中间体 7-MAC 的合成工艺改进 [J]. 化学研究与应用，2013，25（4）：547-549.

案例 5-3 中药材中农药残留分析检测

【案例背景】

农药是保障农业生产的重要手段之一，但同时也会造成农产品中的残留问题。农药残留是指在农药使用后残存于生物体、农产品（或食品）及环境中的农药母体，以及具有毒理学意义的衍生物，如代谢物、转化物、反应物和杂质。残存的农药数量称为残留量，一般都是微量级的，以每千克样本中的质量（mg/kg）表示。使用农药防治农作物病虫草害后，在农产品中必然会产生农药残留。但是施用在农作物上的农药，经过自然降解和生物降解，在农产品收获时的残留量是微量的，通常在每千克农产品中仅存有毫克或微克级以下。科学合理地使用农药，农产品中的农药残留风险是可以避免的。但在实际使用过程中，不可避免地会出现农药用药过量问题，这不仅会污染土壤和水源，还会使农作物中农药残留过量，最终进入食物链，对人类健康构成潜在危害，可能引发各种急性（如贫血、恶心、出汗、四肢无力和尿频）和慢性疾病（如糖尿病、高血压、胃炎、支气管炎疾病和心脏病）。国际食品法典委员会（Codex Alimentarius Commission，CAC）为促进国际贸易、保障消费者健康，规定了各种农药的残留限量。农药残留限量标准（MRL）指规定某种农药在某种农产品、食品、饲料中的最高法定允许残留浓度。在残留限量内合理使用农药保护农作物，可确保食品中的农药残留尽可能低，从而保障消费者的安全。传统型农药典型代表如表 5-12 所示。

表 5-12 传统型农药毒性分析及典型代表

类别	性质	毒性	代表农药
有机氯	难分解，化学性质稳定	免疫系统毒性、致癌、影响生殖和发育	狄氏剂、滴滴涕
有机磷	对光、热、氧稳定，遇碱难分解，残效期较短	神经系统毒性、内脏器官毒性、生殖系统毒性	灭蝇磷、丙溴磷、敌百虫
拟除虫菊酯	高效性，杀虫谱广，低毒，能生物降解	影响神经轴突的传导而导致肌肉痉挛	溴氰菊酯、氰戊菊酯、胺菊酯
氨基甲酸酯类	酸性条件下结构稳定，遇碱易分解	致癌、致突变、致畸	叶蝉散、西维因

针对农药残留问题，国家不仅制定了严格的标准，更有严格的监管，最大程度保障公民的身体健康。近几年，国家卫生健康委员会、农业农村部、国家市场监管总局三部门联合发布了 GB 2763—2021《食品安全国家标准　食品中农药最大残留限量》、GB 2763.1—2022《食品安全国家标准　食品中 2,4-滴丁酸钠盐等 112 种农药最大残留限量》等农药残留限量标准。标准中共规定了食品中 676 种农药最大残留限量，共涉及 234 项检测标准。除了食品，农药残留问题在中药材领域的危害也不容忽视。中医药在我国已有几千年的历史，中药材包括动物药、植物药以及多种天然存在的化学物质。农药也会应用在中草药种植过程中以帮助其生长，但也带来了农药残留的风险，其残留毒性有时会影响药材自身有效成分，甚至会危害人体健康。针对中药中可能存在的有害残留物问题，在《中国药典》(2020 年版) 中制定了“9302 中药有害残留物限量制定指导原则”，该原则提供了中药中有害残留物限量制定的理论依据、计算方法和影响限量制定的因素，主要适用于中药材及其饮片中有害残留物限量的制定，其他药品中有害残留物限量的制定也可以参考这个指导原则。该指导原则中的有害残留物主要包括残留农药、重金属及有害元素和生物毒素等。

《中国药典》(2020 年版) 四部通则对 33 种禁用农药作了相关规定并给出通用性检测方法，规定不得超过定量限。33 种禁用农药包括其代谢物和氧化物在内共计 54 个化合物，其中的甲胺磷、苯线磷（苯线磷及其氧类似物砜、亚砜之和，以苯线磷表示）、地虫硫磷、治螟磷、克百威（克百威与 3-羟基克百威之和，以克百威表示）、胺苯磺隆、甲磺隆、氯磺隆、硫线磷、氯唑磷、甲拌磷（甲拌磷及其氧类似物砜、亚砜之和，以甲拌磷表示）、蝇毒磷、硫环磷、磷胺、涕灭威（涕灭威及其氧类似物砜、亚砜之和，以涕灭威表示）、久效磷、内吸磷、灭线磷、特丁硫磷砜、特丁硫磷亚砜、杀虫脒、甲基异柳磷共计 29 个化合物，因在液质联用仪上响应信号更强，建议使用液质联用法测定；另外的甲基对硫磷、对硫磷、六六六（α-六六六、β-六六六、γ-六六六、δ-六六六之和，以六六六表示）、DDT（4,4′-DDT、2,4′-DDT、4,4′-DDE、4,4′-DDD 之和，以 DDT 表示）、除草醚、艾试剂、狄氏剂、特丁硫磷、水胺硫磷、硫丹（α-硫丹、β-硫丹与硫丹硫酸酯之和，以硫丹表示）、氟虫腈（氟虫腈、氟甲腈、氟虫腈砜、氟虫腈亚砜之和，以氟虫腈表示）、三氯杀螨醇（O,P'-异构体与 P,P'-异构体之和，以三氯杀螨醇表示）、甲基硫环磷共计 25 个化合物，在气质联用仪上响应信号更强，建议使用气质联用法测定。

传统的农药残留检测方法操作复杂，并且使用大量有害试剂，检测效率低，建立高灵敏度和快捷的农药残留多组分高通量的定性、定量检测技术显得十分关键，色谱-质谱联用技术以其良好的分离效果和较高的灵敏性，在食品、药品农药残留检测工作中得到了良好的应用效果。

1. GC-MS 在中药材农药残留分析中的应用

根据农药本身的性质特点，《中国药典》中列出了建议使用气质联用仪的系列农药，再结合中药材的前处理和有效成分等因素，使用气质联用仪可以同时检测出中药材中的多种农药。王嘉琦等采用 GC-MS/MS 对何首乌中的 100 种农药进行测定。质谱以动态多反应监测模式（MRM）采集数据，采用空白基质匹配-分析保护剂标液进行定量计算。结果显示 100 种农药线性关系良好，r 均大于 0.99，加标回收率试验中 100 种农药（113 个单体）的回收率为 70.4%～107.4%，RSD 均小于 11.40%，符合痕量测定的要求。检测的 53 批何首乌样品中均未检测到本方法涉及的农药，初步表明何首乌农药残留引起的风险较小。Cui 等通过 QuEChERS 法与 GC-MS 相结合，同时测定人参中的 20 种有机氯农药残留。结果表明，样品中农药的平均回收率为 70.41%～114.06%，测定相对标准偏差为 0.76%～15.47%。其中 α-BHC、δ-BHC、六氯苯和 p,p'-DDE 等有机氯农药的含量分别为 0.011、0.014、0.007、0.018 mg/kg，该方法操作简单，检出限低，符合天然药物农药残留分析的要求。Li 等通过 QuEChERS 与 GC-MS 结合，测定市售陈皮中的 133 种有机磷、有机氯和拟除虫菊酯类农药成分残留，结果表明，133 种农药在各自的浓度范围内呈良好的线性关系，农药加标样品的平均回收率为 70.0%～112.2%，相对标准偏差为 0.2%～14.4%。王一帆等建立了 GC-MS/MS 同时测定三七中 212 种农药残留的方法，样品经 FaPEx-BKT50 固相萃取柱净化，以保留时间和特征离子对其定性，外标法定量。结果表明，212 种农药在 10～200 μg/L 范围内线性关系良好，相关系数（r）均大于 0.999，检出限（$S/N=3$）为 0.003～0.02 mg/kg，定量下限（$S/N=10$）为 0.01～0.05 mg/kg。此方法经过验证可有效去除复杂基体的干扰，各项技术指标均满足国内外农药残留的限量要求，适用于中药材三七中痕量农药的残留测定。王玮等采用 QuEChERS 与气相色谱-三重四极杆串联质谱（GC-MS/MS）相结合的技术同时测定西洋参中 227 种农药的检测方法，并对 50 批次西洋参样品进行农药残留筛查。方法验证均符合要求；50 批次西洋参中样品检出率为 80.0%，共检出 29 种农药，其中灭菌磷检出率最高，达到 66.0%。常巧英等采用气相色谱/液相色谱-四极杆飞行时间质谱（GC/LC-Q/TOF MS）对 100 例市售当归样品进行了 989 种农药残留分析，按照风险排序法对检出农药的风险等级进行归类，采用点评估法评估了检出农药的慢性、急性膳食摄入风险，通过危害指数法（HI）计算了累积风险值。100 例当归的总检出率为 95%，共检出 27 种农药，其中甲拌磷和毒死蜱的检出率较高，农药残留量为 0.0010～1.4077 mg/kg。依据《中国药典》（2020 年版）和 GB 2763—2021，检出农药中只有甲拌磷、甲基异柳磷、特丁硫磷有最大残留限量（MRL）值，其中甲拌磷的超标率最高，其慢性和急性膳食摄入风险及累积风险均处于可接受水平。GC-MS 适合检测并解决天然药物中农药的残留问题，对于天然药物有害物的残留、有害成分的鉴定具有深刻意义，对未来天然药物安全方面的发展也有深远影响。

2. LC-MS 在中药材农药残留分析中的应用

高效液相色谱或超高效液相色谱等色谱方法可以实现样品的在线分离，是《中国药典》（2020 年版）规定的药品分析的主要方法之一，质谱（MS）是强有力的结构分析工具，可以作为色谱检测器，而串联质谱是在单级质谱给出分子量信息后，对化合物进行多级裂解，通过监测碎片信息，定量检测被测物质含量，得到化合物结构信息。农残检测前处理技术包括固相萃取（SPE）、分散固相萃取（dSPE）、固相微萃取（MSPE）和凝胶渗透色谱技术（GPC）等，在食品药品检测领域目前使用最多的技术就是dSPE，也就是QuEChERS技术，其操作步骤主要是先用1%乙酸乙腈溶液或缓冲溶液提取样品，然后用无水硫酸镁或氯化钠等进行盐析，用乙二胺-*N*-丙基硅烷（PSA）、C_{18}粉末或石墨炭黑（GCB）吸附杂质，离心过滤后，对上清液进行上机分析。该方法灵活性强，提取溶液和吸附剂用量可以根据药材和目标物性质进行调整，也可与其他方法配合使用，能对大多数农药进行高质量提取，已经成为世界各国农药残留分析技术的模板。

程似锦等建立了超高效液相色谱-串联质谱（UPLC-MS/MS）法测定加味藿香正气丸中农药残留量。质谱分析采用三重四极杆串联质谱仪，电喷雾离子源（ESI），正离子扫描模式，多反应监测（MRM）。29种禁用农药化学成分浓度在5～200 ng/ml范围内线性关系良好，相关系数（*r*）均大于0.992，回收率在52.8%～143.8%，101批抽检加味藿香正气丸中29种禁用农药成分均未检出。

茵栀黄口服液处方由四种中药提取物组成，常用于新生儿黄疸的治疗中，检测和控制其农药残留尤为重要，李媛等采用QuEChERS法结合UPLC-MS/MS技术快速测定茵栀黄中的14种农药残留，该法前处理快速简便，用时短，平均回收率为71.64%～127.58%（RSD<15%），检出限（LOD）为0.04～3.58 μg/L，满足我国药典和欧盟标准的要求。武晓丽等使用了一种新型QuEChERS样品制备系统，实现了振荡、离心、提取液转移和净化的自动化，一次可以处理10批次样品，提高了效率，通过从根茎类、花类、叶类药材中各选择1种代表性药材，即半夏、金银花、紫苏叶进行加样回收试验，并将自动QuEChERS与手动法对比，结果显示两种方法处理后，3种药材中农药的回收率和RSD基本一致，均小于15%，30种禁用农药的回收率均在60%～130%之间，LOQ均低于《中国药典》（2020年版）对禁用农药残留的限量要求，能够满足分析方法的要求。王嘉琦等结合QuEChERs净化法和液相色谱-串联质谱检测法同时测定不同产地人参中147种农药残留。该方法针对147种农药的线性关系良好，相关系数均不低于0.995，3个添加水平（1.0、5.0、20.0 ng/kg）下，81.2%农药残留的回收率范围在60%～140%，相对标准偏差均小于14.02%，适用于人参中农药残留的筛查测定。宋邦燕等同样采用了经典QuEChERS前处理结合超高效液相色谱串联质谱（UPLC-MS/MS）检测方法，同时检测半夏块茎中31种农药残留。结果显示，使用该方法检测的31种农药在0.01～1000 μg/L范围内色谱峰面积与质量浓度呈良好线性关系，决定系数（R^2）大于0.9990；31种农药的定量限为0.00002～0.002 mg/kg。采用所建方法对贵州省赫章县23批半夏块茎样品进行残留检测，结果显示，31种农药残留范围小于LOQ～0.14374 mg/kg，方法的精密度、准确度和灵敏度均满足农药残留检测分析要求。采用液相色谱-质谱联用法对中药材中农药残留进行检测，具有高效、灵敏的优势，可满足中药材农药残留检测工作的需求。

中药材党参为桔梗科植物党参［*Codonopsis pilosula*（Franch.）Nannf.］、素花党参［*Codonopsis pilosula* Nannf. var. modesta（Nannf.）L. T. Shen］或川党参（*Codonopsis tangshen* Oliv.）的干燥根，是应用广泛的药材品种之一。因其含糖量高，容易招惹病虫害，曾经在种植过程中出现滥用农药的情况，该现象目前已经得到良好的控制，且党参药材的无公害种植已形成规模，常被作为根茎类代表性药材用于农药相关实验中。本部分案例以党参为研究对象，以《中国药典》（2020年版）禁用农药多残留测定法为检测方法，选择适用于液质联用测定的29种禁用农药为考察对象，对该实验方法进行探讨。同时，对根类（党参）、叶类（杜仲叶）、花类（槐米）、果类（化橘红）4种中药材的29种禁用农药残留情况进行研究，探索不同性质的中药材、不同的前处理方法对实验结果造成的差异性，为中药材农药残留相关研究的深入开展提供参考。

【实验方法及结果】

1. 材料与方法

（1）仪器 LC-MS-8050超高效液相色谱联用三重四极杆质谱仪（日本岛津公司），3K30型台式高速冷冻离心机（德国Sigma公司），CP224S电子天平（赛多利斯科学仪器有限公司），AutoEVA-30 Plus全自动平行浓缩仪（睿科集团股份有限公司），XHF-DY高速分散器（宁波新芝生物科技股份有限公司），N1100D-WD旋转蒸发仪（上海爱朗仪器设备有限公司），Reax top试管振荡器（德国海尔道夫公司），JM-30D-28/45超声波清洗器（深圳洁盟技术股份有限公司），20 μl、200 μl、1000 μl移液器（法国吉尔森公司）。

（2）供试材料 分散型净化管（内装无水硫酸镁1200 mg、*N*-丙基乙二胺300 mg、十八烷基硅烷键合硅胶100 mg的15 ml离心管），HLB固相萃取小柱（HLB SPE 200 mg，6 ml），GCB石墨化炭黑氨基复合固相萃取小柱（500 mg/500 mg，6 ml），QuEChERS复合提取盐包（内装无水硫酸镁6 g、无水乙酸钠1.5 g混合粉末），QuEChERS分散固相萃取净化管（内装无水硫酸镁900 mg、*N*-丙基乙二胺300 mg、十八烷基硅烷键合硅胶300 mg、硅胶300 mg、石墨化炭黑90 mg的15 ml离心管），均购自日本岛津公司；聚丙烯高速圆底离心管（100 ml，浙江贝兰伯生物技术有限公司），尖底离心管（15 ml，美国康宁公司），玻璃刻度离心管（10 ml，北京玻璃仪器厂）；针式过滤器（聚偏氟乙烯PVDF，13 mm×0.22 μm）、微孔滤膜（有机系和水系，50 mm×0.22 μm，天津津腾实验设备有限公司）。

（3）供试样品 有机种植党参饮片，批号Y220527，北京同仁堂健康药业（宁夏）有限公司，粉碎过3号筛，得355 μm±13 μm粉末备用。杜仲叶、山银花、化橘红药材均购于广西各地药材市场，经鉴定确认符合相关药材质量标准规定，粉碎过筛得355 μm±13 μm粉末备用。

（4）试剂及对照品 乙腈、甲酸、甲醇均为HPLC级（德国默克）；甲酸铵为优级纯（西亚试剂）；氯化钠为优级纯，甲苯、冰乙酸均为分析纯（国药试剂）；禁用农药混合对照溶液，质量浓度为2.0～20.2 mg/L（见表5-13），来自中国食品药品检定研究院（批号610020-202001）。

表5-13 禁用农药混合对照溶液中29种农药质量浓度

序号	农药名称	质量浓度/(mg/L)	序号	农药名称	质量浓度/(mg/L)
1	甲胺磷	10.2	6	治螟磷	4.1
2	苯线磷	4.0	7	克百威	10.1
3	苯线磷砜	4.0	8	3-羟基克百威	10.4
4	苯线磷亚砜	4.0	9	胺苯磺隆	10.0
5	地虫硫磷	4.1	10	甲磺隆	9.7

续表

序号	农药名称	质量浓度/(mg/L)	序号	农药名称	质量浓度/(mg/L)
11	氯磺隆	10.1	21	涕灭威砜	20.2
12	硫线磷	4.0	22	涕灭威亚砜	19.9
13	氯唑磷	2.0	23	久效磷	6.0
14	甲拌磷	4.1	24	内吸磷	4.2
15	甲拌磷亚砜	4.1	25	灭线磷	4.1
16	甲拌磷砜	3.9	26	特丁硫磷砜	4.2
17	蝇毒磷	10.1	27	特丁硫磷亚砜	4.0
18	硫环磷	6.2	28	杀虫脒	4.2
19	磷胺	10.3	29	甲基异柳磷	4.2
20	涕灭威	20.2			

（5）液质联用仪器条件

① 色谱条件：岛津 Shim-pack GIST C_{18} 色谱柱（100 mm×2.1 mm，2 μm）及预柱（10 mm×1.5 mm，2 μm）；流动相 A 为 0.1% 甲酸水溶液（含 5 mmol/L 甲酸铵）；流动相 B 为乙腈-0.1% 甲酸水溶液（含 5 mmol/L 甲酸铵）（95：5），即 950 ml 乙腈中加入 50 ml 流动相 A，混匀；梯度洗脱（0～1 min，30% B；1～12 min，30%～100% B；12～14 min，100% B；14～14.1 min，100%～30% B；14.1～20 min，30% B）；流速为 0.3 ml/min；柱温 40 ℃；进样器温度 15 ℃。

② 质谱条件：电喷雾离子源（ESI），正离子扫描模式；监测模式为多反应检测（MRM）；雾化气流量 3 L/min；加热气流量 10 L/min；接口温度 300 ℃；脱溶剂温度 526 ℃；DL 管温度 200 ℃；加热块温度 400 ℃；干燥气流量 10 L/min；碰撞气压力 270 kPa。其他参数见表 5-14。

表 5-14　各禁用农药仪器分析参数

序号	化合物	保留时间/min	定量		定性	
			离子对 m/z	碰撞电压/V	离子对 m/z	碰撞电压/V
1	甲胺磷	0.942	142.05>94.00	15.0	142.05>124.95	17.0
2	苯线磷	8.061	304.10>217.00	23.0	304.10>202.05	36.0
3	苯线磷砜	5.277	336.30>265.90	19.0	336.30>188.10	28.0
4	苯线磷亚砜	3.807	320.10>233.00	26.0	320.10>291.95	16.0
5	地虫硫磷	10.548	247.20>108.80	20.0	247.20>137.10	10.0
6	治螟磷	10.52	323.00>115.05	31.0	323.00>171.15	14.0
7	克百威	5.676	222.10>123.10	21.0	222.10>165.10	11.0
8	3-羟基克百威	2.247	238.10>181.00	10.0	238.10>163.10	14.0

续表

序号	化合物	保留时间/min	定量		定性	
			离子对 m/z	碰撞电压/V	离子对 m/z	碰撞电压/V
9	胺苯磺隆	6.062	411.20>168.10	30.0	411.20>196.00	17.0
10	甲磺隆	5.294	382.30>167.20	19.0	382.30>199.00	23.0
11	氯磺隆	5.702	358.00>167.10	19.0	358.00>141.20	19.0
12	硫线磷	10.16	271.10>131.00	22.0	271.10>159.00	14.0
13	氯唑磷	9.576	314.00>120.00	27.0	314.00>162.10	16.0
14	甲拌磷	10.692	260.75>74.90	11.0	261.25>47.10	32.0
15	甲拌磷亚砜	5.996	277.00>97.00	33.0	277.00>199.05	10.0
16	甲拌磷砜	7.555	293.00>114.90	25.0	293.00>171.05	12.0
17	蝇毒磷	10.283	363.00>226.90	28.0	363.00>306.80	18.0
18	硫环磷	3.184	256.00>140.00	23.0	256.00>168.00	17.0
19	磷胺	4.136	300.20>174.15	14.0	300.20>127.00	26.0
20	涕灭威	4.21	208.10>115.90	8.0	208.10>88.90	17.0
21	涕灭威砜	1.392	240.10>86.00	21.0	240.10>223.00	9.0
22	涕灭威亚砜	0.955	207.10>89.00	15.0	207.10>132.00	9.0
23	久效磷	1.245	224.10>127.00	16.0	224.10>193.10	9.0
24	内吸磷	6.975	259.00>88.95	14.0	259.00>61.15	32.0
25	灭线磷	8.497	243.20>130.90	20.0	243.20>97.00	34.0
26	特丁硫磷砜	8.609	321.10>96.90	44.0	321.10>170.95	14.0
27	特丁硫磷亚砜	7.347	305.00>186.90	12.0	305.00>96.95	41.0
28	杀虫脒	1.707	197.10>46.10	21.0	197.10>117.05	27.0
29	甲基异柳磷	10.246	332.05>231.00	17.0	332.05>272.90	6.0

(6) 供试品溶液制备　供试品溶液制备方法参照《中国药典》(2020年版) 四部通则2341农药残留量测定法中第五法药材及饮片（植物类）中禁用农药多残留测定法，包括直接提取法、快速样品处理（QuEChERS）法、固相萃取法方式一（分散型净化法）、固相萃取法方式二（HLB法）、固相萃取法方式三（GCB法）共5种供试品溶液制备方法。其中，3种固相萃取方式均以直接提取法制备的供试品溶液继续处理。由于直接提取法的供试品溶液未经净化步骤，所含杂质较多，本案例不考虑使用直接提取法，仅考察另外4种供试品溶液制备方法。

① 直接提取加分散型净化法

a. 提取：取供试样品粉末约5 g，精密称量，置于50 ml离心管中。加氯化钠1 g，立即摇散，再加入乙腈50 ml，匀浆处理2 min（转速15000 r/min），离心（10000 r/min），吸取上清液，沉淀再加乙腈 50 ml，匀浆处理 1 min，离心，合并 2 次上清液，减压浓缩，放冷，用乙腈稀释至 10 ml，摇匀。

b. 净化：取提取后的乙腈稀释液约 3～5 ml 置于分散型净化管（无水硫酸镁 1200 mg、*N*-丙基乙二胺 300 mg、十八烷基硅烷键合硅胶 100 mg）中，涡旋使充分混匀，剧烈振荡 5 min，离心，取上清液，即得。

② 直接提取加固相萃取 HLB 法

a. 提取：步骤与“直接提取加分散型净化法”提取相同。

b. 净化：取 3～5 ml 通过 HLB 固相萃取柱净化，收集全部净化液，混匀，即得。

③ 直接提取加固相萃取 GCB 法

a. 提取：步骤与“直接提取加分散型净化法”提取相同。

b. 净化：取 2 ml 通过 GCB 石墨化炭黑氨基复合固相萃取小柱，用乙腈-甲苯（体积比 3∶1）混合溶液 20 ml 洗脱，收集洗脱液，减压浓缩至近干，用乙腈转移并稀释至 2 ml，混匀，即得。

④ 快速样品处理 QuEChERS 法：取供试样品粉末约 3 g，精密称量，置于 50 ml 离心管中。加 1%冰醋酸溶液 15 ml，涡旋使充分浸润，静置 30 min，再加入乙腈 50 ml，混匀，剧烈振荡 5 min。加入 QuEChERS 复合提取盐包（无水硫酸镁 6 g、无水乙酸钠 1.5 g 混合粉末），立即摇散，再剧烈振荡 3 min，冰浴冷却 10 min，离心 5 min。取上清液 9 ml，加入 QuEChERS 分散固相萃取净化管（无水硫酸镁 900 mg、*N*-丙基乙二胺 300 mg、十八烷基硅烷键合硅胶 300 mg、硅胶 300 mg、石墨化炭黑 90 mg）中，涡旋使充分混匀，剧烈振荡 5 min，离心 5 min。精密吸取上清液 5 ml 至玻璃刻度离心管中，氮吹浓缩至近干，加乙腈稀释至 1.0 ml，混匀，即得。

(7) 混合对照品储备液的制备 精密量取禁用农药混合对照品溶液 1 ml，置 20 ml 量瓶中，用乙腈稀释至刻度，摇匀，即得。其中各禁用农药质量浓度为 100～1010 μg/L（见表 5-15）。

表 5-15 对照溶液中各禁用农药的质量浓度

序号	农药名称	储备液中质量浓度/(μg/L)	加入不同体积储备液的基质混合对照溶液中各农药质量浓度/(μg/L)					
			10 μl	20 μl	50 μl	100 μl	150 μl	200 μl
1	甲胺磷	510	5.10	10.20	25.50	51.00	76.50	102.00
2	苯线磷	200	2.00	4.00	10.00	20.00	30.00	40.00
3	苯线磷砜	200	2.00	4.00	10.00	20.00	30.00	40.00
4	苯线磷亚砜	200	2.00	4.00	10.00	20.00	30.00	40.00
5	地虫硫磷	205	2.05	4.10	10.25	20.50	30.75	41.00
6	治螟磷	205	2.05	4.10	10.25	20.50	30.75	41.00
7	克百威	505	5.05	10.10	25.25	50.50	75.75	101.00
8	3-羟基克百威	520	5.20	10.40	26.00	52.00	78.00	104.00
9	胺苯磺隆	500	5.00	10.00	25.00	50.00	75.00	100.00
10	甲磺隆	485	4.85	9.70	24.25	48.50	72.75	97.00

续表

序号	农药名称	储备液中质量浓度/(μg/L)	加入不同体积储备液的基质混合对照溶液中各农药质量浓度/(μg/L)					
			10 μl	20 μl	50 μl	100 μl	150 μl	200 μl
11	氯磺隆	505	5.05	10.10	25.25	50.50	75.75	101.00
12	硫线磷	200	2.00	4.00	10.00	20.00	30.00	40.00
13	氯唑磷	100	1.00	2.00	5.00	10.00	15.00	20.00
14	甲拌磷	205	2.05	4.10	10.25	20.50	30.75	41.00
15	甲拌磷亚砜	205	2.05	4.10	10.25	20.50	30.75	41.00
16	甲拌磷砜	195	1.95	3.90	9.75	19.50	29.25	39.00
17	蝇毒磷	505	5.05	10.10	25.25	50.50	75.75	101.00
18	硫环磷	310	3.10	6.20	15.50	31.00	46.50	62.00
19	磷胺	515	5.15	10.30	25.75	51.50	77.25	103.00
20	涕灭威	1010	10.10	20.20	50.50	101.00	151.50	202.00
21	涕灭威砜	1010	10.10	20.20	50.50	101.00	151.50	202.00
22	涕灭威亚砜	995	9.95	19.90	49.75	99.50	149.25	199.00
23	久效磷	300	3.00	6.00	15.00	30.00	45.00	60.00
24	内吸磷	210	2.10	4.20	10.50	21.00	31.50	42.00
25	灭线磷	205	2.05	4.10	10.25	20.50	30.75	41.00
26	特丁硫磷砜	210	2.10	4.20	10.50	21.00	31.50	42.00
27	特丁硫磷亚砜	200	2.00	4.00	10.00	20.00	30.00	40.00
28	杀虫脒	210	2.10	4.20	10.50	21.00	31.50	42.00
29	甲基异柳磷	210	2.10	4.20	10.50	21.00	31.50	42.00

(8) 基质混合对照溶液的制备　分别精密量取 6 份同种前处理方式的基质溶液 1 ml 至玻璃刻度离心管中，氮吹浓缩至近干，再分别加入禁用农药混合对照品储备液 10 μl、20 μl、50 μl、100 μl、150 μl、200 μl，用乙腈定容至 1 ml，涡旋混匀，即得。其中各禁用农药质量浓度为 1.00～202.00 μg/L（见表 5-15）。

(9) 基质筛查对照溶液的制备　精密量取同种前处理方式的基质溶液 1 ml 至玻璃刻度离心管中，氮吹浓缩至近干，加入禁用农药混合对照品储备液 50 μl，用乙腈定容至 1 ml，涡旋混匀，即得。其中各禁用农药质量浓度为 5.00～50.50 μg/L（见表 5-15）。

(10) 溶剂混合对照溶液的制备　取禁用农药混合对照品储备液 50 μl，用乙腈定容至 1 ml，涡旋混匀，即得。其中各禁用农药质量浓度为 5.00～50.50 μg/L（见表 5-15）。

(11) 测定方法　将各供试品溶液 1 ml，精密加入水 0.3 ml，混匀，过 0.22 μm 微孔滤膜。同法处理各对照溶液。精密吸取上述各溶液 2 μl，注入液质联用仪分析。

2. 结果与分析

(1) 方法验证　以党参为基质，按“直接提取加固相萃取 HLB 法”，对《中国药典》（2020 年版）禁用农药多残留测定法进行验证。

(2) 专属性考察 采用党参基质筛查对照溶液对各色谱峰定位，确认各试剂、材料对供试品中各色谱峰无干扰，方法专属性良好，见图 5-29～图 5-31。

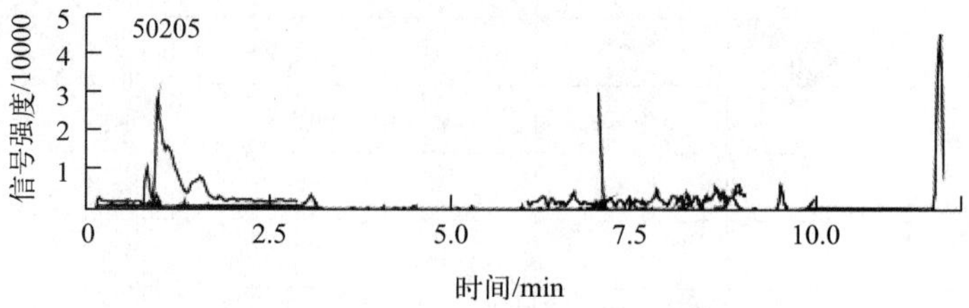

图 5-29 党参基质 TIC-MRM 图谱

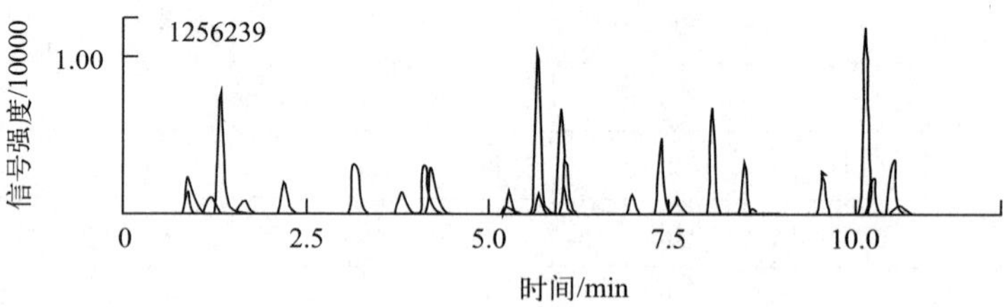

图 5-30 溶剂混合对照溶液 TIC-MRM 图谱（各禁用农药质量浓度为 5.00～50.50 μg/L）

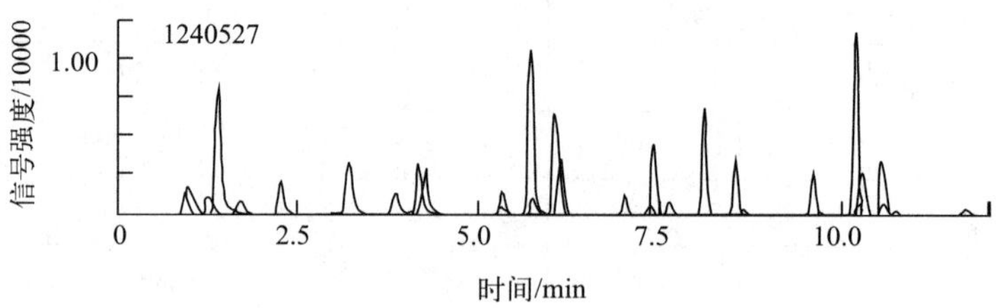

图 5-31 党参基质筛查对照溶液 TIC-MRM 图谱（各禁用农药质量浓度为 5.00～50.50 μg/L）

(3) 线性关系考察 以基质混合对照溶液中各禁用农药的质量浓度为横坐标，以相应峰面积为纵坐标，按外标标准曲线法计算。结果表明，r 在 0.9936～0.9999 之间，各禁用农药在各自范围内线性良好。根据《中国药典》（2020 年版）四部通则 9101 分析方法验证指导原则中关于定量限的要求，按信噪比法测得的方法定量限（LOQ）在 0.1～9.7 μg/kg 之间，均小于《中国药典》(2020 年版）四部通则 0212 药材和饮片检定通则对中药材及饮片禁用农药的要求。结果见表 5-16。

表 5-16 各禁用农药线性关系

序号	农药名称	标准曲线	相关系数 r	线性范围/(μg/L)	定量限（LOQ）/(μg/kg)
1	甲胺磷	$y=19610.3x+3449.9$	0.9993	5.10～102.00	0.2
2	苯线磷	$y=197434.0x+87159.2$	0.9974	2.00～40.00	0.2
3	苯线磷砜	$y=13251.8x-415.6$	0.9984	2.00～40.00	0.1
4	苯线磷亚砜	$y=38558.2x+5359.9$	0.9990	2.05～41.00	0.2

续表

序号	农药名称	标准曲线	相关系数 r	线性范围/(μg/L)	定量限（LOQ）/(μg/kg)
5	地虫硫磷	$y=12546.9x+145.3$	0.9996	2.05～41.00	1.1
6	治螟磷	$y=53085.7x+6231.8$	0.9982	2.05～41.00	0.2
7	克百威	$y=118329.0x+1027.9$	0.9996	5.05～101.00	0.2
8	3-羟基克百威	$y=7627.8x-2673.7$	0.9936	5.20～104.00	5.8
9	胺苯磺隆	$y=40368.5x-21986.5$	0.9999	5.00～100.00	0.1
10	甲磺隆	$y=24839.3x+12696.4$	0.9999	4.85～97.00	0.3
11	氯磺隆	$y=12904.3x-13062.5$	0.9999	5.05～101.00	0.5
12	硫线磷	$y=208159.0x+23049.0$	0.9990	2.00～40.00	0.3
13	氯唑磷	$y=155724.0x-4836.6$	0.9997	1.00～20.00	0.5
14	甲拌磷	$y=5084.4x+143.6$	0.9993	2.05～41.00	4.5
15	甲拌磷亚砜	$y=98012.9x+23453.8$	0.9990	2.05～41.00	0.1
16	甲拌磷砜	$y=10279.6x+4800.5$	0.9992	1.95～39.00	1.4
17	蝇毒磷	$y=18191.7x+8044.8$	0.9994	5.05～101.00	0.2
18	硫环磷	$y=103829.0x+21662.6$	0.9994	3.10～62.00	0.1
19	磷胺	$y=50388.5x+24212.4$	0.9997	5.15～103.00	0.1
20	涕灭威	$y=17535.7x+50056.7$	0.9972	10.10～202.00	0.5
21	涕灭威砜	$y=57327.3x+173525.0$	0.9986	10.10～202.00	9.7
22	涕灭威亚砜	$y=18076.4x+16345.6$	0.9996	9.95～199.00	4.8
23	久效磷	$y=36258.2x+10121.6$	0.9994	3.00～60.00	3.7
24	内吸磷	$y=31257.0x+755.9$	0.9995	2.10～42.00	0.1
25	灭线磷	$y=91191.6x+24371.2$	0.9993	2.05～41.00	0.2
26	特丁硫磷砜	$y=13376.4x-7041.9$	0.9999	2.10～42.00	1.3
27	特丁硫磷亚砜	$y=137337.0x-6947.1$	0.9997	2.00～40.00	0.1
28	杀虫脒	$y=39203.5x+5166.1$	0.9997	2.10～42.00	2.4
29	甲基异柳磷	$y=81261.4x-9425.5$	0.9999	2.10～42.00	0.3

（4）加样回收率试验　设定加标质量浓度低、中、高3个水平，以党参为基质，分别加入禁用农药混合对照品贮备液0.3 ml、0.5 ml、1.0 ml，各平行处理3份，代入标准曲线计算。结果29种禁用农药残留的平均加标回收率在65.1%～107.2%之间，精密度RSD在0.5%～9.0%之间，均满足《中国药典》（2020年版）禁用农药多残留测定法的要求。结果见表5-17。

表 5-17　各禁用农药平均加标回收率及精密度

序号	农药名称	平均加标回收率/%	RSD/%	平均加标回收率/%	RSD/%	平均加标回收率/%	RSD/%
1	甲胺磷	67.3	4.0	65.1	1.3	65.5	1.7
2	苯线磷	75.0	2.3	78.0	3.3	82.5	1.6
3	苯线磷砜	90.0	3.8	77.0	3.8	79.0	2.8
4	苯线磷亚砜	85.5	2.9	83.3	2.8	87.3	2.7
5	地虫硫磷	82.3	9.0	76.5	4.7	72.7	3.2
6	治螟磷	87.1	4.7	85.3	1.2	87.3	5.4
7	克百威	82.2	3.2	77.0	3.0	79.6	1.7
8	3-羟基克百威	72.4	6.7	69.2	7.5	76.9	1.6
9	胺苯磺隆	88.7	1.6	88.0	0.8	91.4	2.3
10	甲磺隆	90.4	2.5	94.6	3.4	107.2	2.1
11	氯磺隆	87.5	0.9	83.7	2.2	82.8	1.2
12	硫线磷	85.0	2.3	79.0	0.8	81.5	4.1
13	氯唑磷	93.3	2.1	82.0	1.5	85.0	1.4
14	甲拌磷	88.7	3.8	83.3	3.6	85.9	2.0
15	甲拌磷亚砜	79.0	4.8	76.5	2.7	80.5	3.4
16	甲拌磷砜	91.4	5.8	74.5	2.1	80.5	6.0
17	蝇毒磷	84.9	1.7	80.6	5.4	84.0	2.8
18	硫环磷	87.1	3.3	83.2	2.7	86.1	0.8
19	磷胺	87.0	1.2	88.0	1.3	92.0	1.8
20	涕灭威	71.6	4.0	73.5	2.3	77.0	3.0
21	涕灭威砜	79.2	1.8	77.0	2.2	81.8	1.9
22	涕灭威亚砜	79.9	2.5	73.5	1.2	76.7	1.9
23	久效磷	80.0	2.5	76.7	4.3	79.3	0.5
24	内吸磷	84.1	2.2	77.1	3.6	80.0	1.8
25	灭线磷	82.3	1.2	80.4	2.2	86.8	1.2
26	特丁硫磷砜	92.1	5.0	77.1	2.9	77.6	1.3
27	特丁硫磷亚砜	86.7	1.2	80.0	1.3	82.5	1.7
28	杀虫脒	77.8	3.6	75.2	1.3	82.4	1.6
29	甲基异柳磷	88.9	2.1	82.9	4.2	82.9	1.2

（5）**不同药材的考察**　对根类（党参）、叶类（杜仲叶）、花类（槐米）、果类（化橘红）4 种中药材的 29 种禁用农药残留情况进行研究，探索不同性质的中药材、不同的前处理方法对实验结果造成的差异性。

将各药材按“直接提取加固相萃取 HLB 法”项下的前处理方式加以处理，各药材基质与其相应的基质筛查对照溶液图谱见图 5-32。

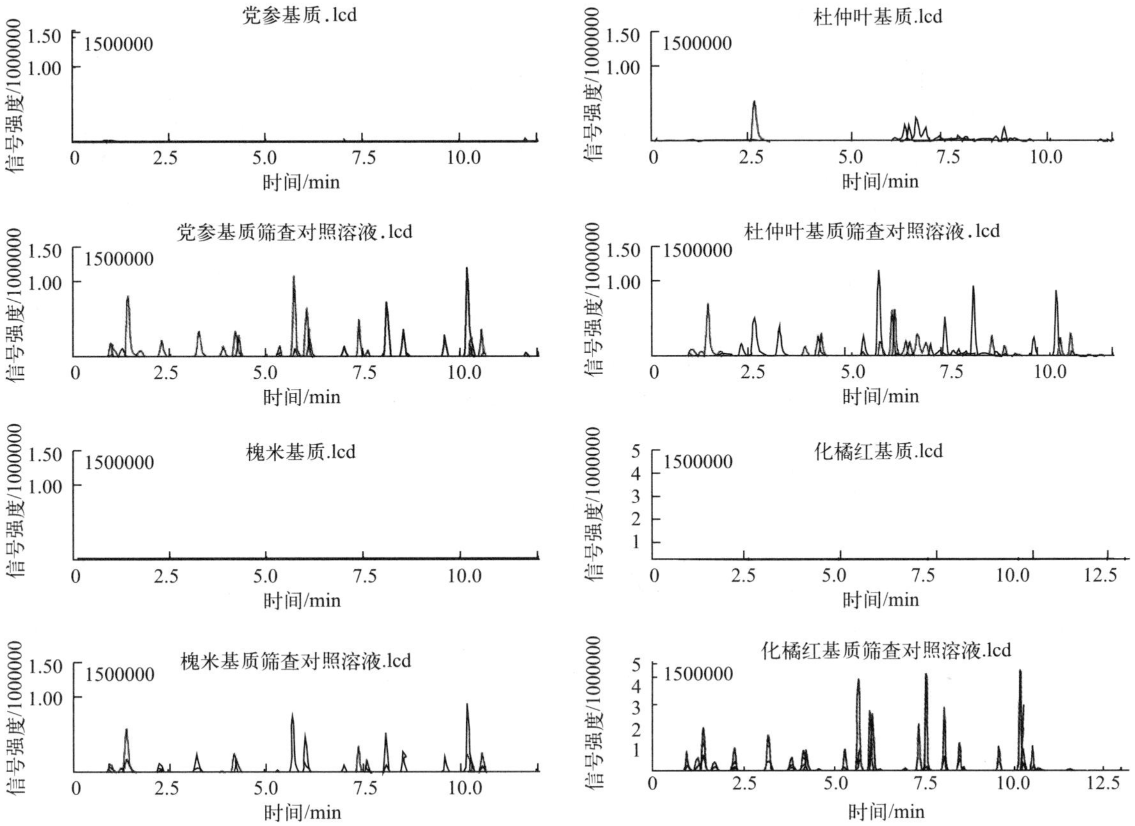

图 5-32　各药材基质与其相应的基质筛查对照溶液 TIC-MRM 图谱

（6）**基质效应**　以各药材基质筛查对照溶液中农药的峰面积与同浓度的溶剂混合对照溶液中农药的峰面积进行比较，根据以下公式计算基质效应（matrix effect，ME）。

$$ME(\%)=\frac{基质中目标物峰面积}{溶剂中目标物峰面积}$$

一般认为，ME 值大于 100%则表现为基质增强，小于 100%则表现为基质抑制。当 ME 在 80%～120%的范围内基质效应不显著，称为弱基质效应；在 70%～80%和 120%～130% 之间基质效应略显著，称为较强基质效应；在此范围外基质效应显著，称为强基质效应。29 种禁用农药在 4 种基质中的基质效应见图 5-33。

同一种农药在不同药材基质中，基质效应略有差别。在党参基质中，除甲胺磷外，其他农药均为弱基质效应；杜仲叶、槐米中，磺隆类农药基质增强效应较为明显，原因可能是这些药材中有机酸和黄酮类成分比较多，偏酸性环境容易保护并增强磺隆类农药的信号响应；而在化橘红中，全部农药均表现为基质抑制，其中，甲胺磷、涕灭威、涕灭威砜 3 个甚至低

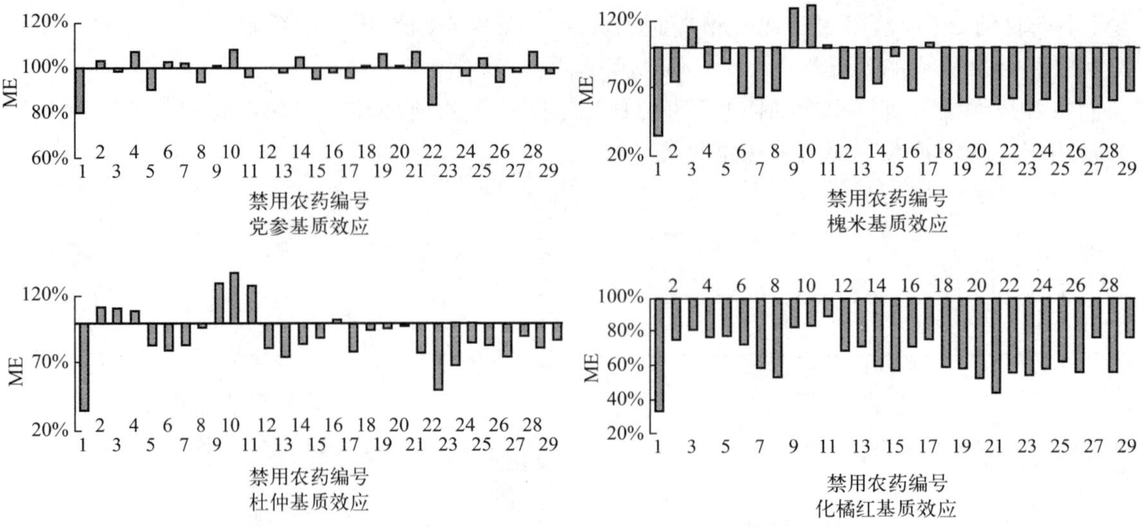

图 5-33　各药材中 29 个禁用农药的基质效应

1—甲胺磷；2—苯线磷；3—苯线磷砜；4—苯线磷亚砜；5—地虫硫磷；6—治螟磷；7—克百威；8—3-羟基克百威；9—胺苯磺隆；10—甲磺隆；11—氯磺隆；12—硫线磷；13—氯唑磷；14—甲拌磷；15—甲拌磷亚砜；16—甲拌磷砜；17—蝇毒磷；18—硫环磷；19—磷胺；20—涕灭威；21—涕灭威砜；22—涕灭威亚砜；23—久效磷；24—内吸磷；25—灭线磷；26—特丁硫磷砜；27—特丁硫磷亚砜；28—杀虫脒；29—甲基异柳磷

于 50%，原因可能是这几种药材中挥发性小分子成分多，更容易竞争性占据离子化位点。

(7) 不同的前处理方法对回收率的影响　将各药材按“供试品溶液制备”项下不同的前处理方式加以处理，以禁用农药混合对照品储备液 0.5 ml 为加入量，考察不同前处理方法对回收率的影响。其中，29 种禁用农药在添加样品中的添加水平范围在 0.01～0.101 mg/kg。

结果显示，不同前处理方法对回收率的影响，共同点为在 4 种不同基质中，甲胺磷、甲拌磷、甲拌磷砜、涕灭威亚砜、内吸磷、杀虫脒回收率均偏低（60%～80%），原因可能是这几种农药碎片分子量较小，易受基质干扰。不同之处如下：

① 经直接提取加分散型净化法处理的样品，回收率大部分符合要求（60%～120%），干扰成分相对较多，且 3 个磺隆类农药回收率低于 10%，原因可能是净化材料中的 *N*-丙基乙二胺中的氨基与磺隆类农药中的酰胺键形成氢键作用造成吸附。

② 经直接提取加固相萃取 HLB 法处理的样品，回收率全部符合要求（60%～120%），油脂类杂质相对较少，干扰成分相比直接提取加固相萃取 GCB 法较多，但操作方便快捷。

③ 经直接提取加固相萃取 GCB 法处理的样品，色素含量最少，干扰杂质相对较少，回收率大部分符合要求（80%～110%），非常适合色素含量高的药材，如全草及茎叶类药材，但 3 个磺隆类农药回收率低于 10%，原因可能是被净化材料中的 GCB（石墨化炭黑）吸附。

④ 经快速样品处理 QuEChERS 法处理的样品，回收率大部分偏高（90%～140%），原因可能是提取步骤的 1%冰醋酸溶液与乙腈发生乳化，离心效果不佳，导致后续净化步骤吸取待净化液体积不准确，3 个磺隆类农药回收率低于 30%，原因可能是被净化材料中的 *N*-丙基乙二胺和石墨化炭黑所吸附。

【案例分析】

党参作为根茎类药材，色素、油脂、有机酸类成分相对较少，容易被净化干净，对待测农药色谱峰的干扰较少，各待测农药在党参基质中线性关系良好。经验证，以党参作为基质验证该检测方法，各项结果符合相关规定。

通过比较不同前处理方式对实验结果及回收率的影响发现，快速样品处理 QuEChERS 法虽然速度快，适合高通量处理，但是净化效果及回收率相对不理想，其前处理过程使用冰醋酸溶液使得化橘红等含糖量丰富的药材发生溶胀，且浓缩过程极易出现沉淀或絮状物质析出，从而干扰实验后续步骤。而直接提取结合固相萃取的净化方式，根据固相萃取填料对特定成分的选择性净化，除杂效果相对较理想。由于待测农药的结构差异大、极性范围广，某些农药种类比如有机磷类，对温度敏感，因此旋转蒸发及氮吹浓缩温度不宜高于 40 ℃。挥发油含量高的药材，可在净化步骤前，将试样溶液冷冻 4 h 以上，使挥发油冻结沉淀，取上清液进行净化，除杂效果理想。

《中国药典》（2020 年版）中利用“禁用农药多残留测定法”测定中药材中的禁用农药，方法稳定可靠，但是不同性质的中药材、不同的前处理方法会对实验结果造成一定的差异。本实验为中药材农药残留相关研究的深入开展提供参考，对建立科学的农药残留分析方法具有一定意义。

参考文献

[1] 童婷婷，冀晓雯，廖苏奇，等．基于液质联用对《中国药典》（2020 版）禁用农药多残留测定法的探讨［J］. 农药，2024，63（3）：196-203，223.

[2] 国家药典委员会．中华人民共和国药典［M］. 2020 年版（四部）．北京：中国医药科技出版社，2020.

[3] 王嘉琦，金书含，高海云，等．GC-MS/MS 测定何首乌中 100 种农药多残留［J］. 中国现代中药，2022，24（10）：1886-1892.

[4] Cui L L，Yan M X，Piao X M，et al. Rapid determination of pesticide multiresidues in panax ginseng by QuEChERS-gas chromatography-mass spectrometry［J］. Chinese Journal of Chromatography，2018，36（11）：1173-1180.

[5] Li S，Yu P，Zhou C，et al. Analysis of pesticide residues in commercially available chenpi using a modified QuEChERS method and GC-MS/MS determination［J］. J Pharm Anal，2020，10（1）：60-69.

[6] 王一帆，吴易峰，徐敦明，等．气相色谱-串联质谱法同时测定三七中 212 种农药残留［J］. 分析测试学报，2023，42（10）：1251-1264.

[7] 王玮，赵莹，郭蓉，等．QuEChERS-三重四极杆-气质联用法测定西洋参中 227 种农药残留［J］. 药物分析杂志，2023（11）：1897-1908.

[8] 常巧英，杨志敏，白若镔，等．GC/LC-Q/TOF MS 测定当归中农药残留及膳食风险评估［J］. 分析测试学报，2024，43（2）：292-300.

[9] 张杰，赵文法，王春雷，等．液质联用技术在药品质量分析中的应用进展［J］. 山东化工，2023，52（16）：118-123.

[10] 程似锦，李恒，谢裕．UPLC-MS/MS 法测定加味藿香正气丸中 29 种禁用农药残留［J］. 广东化工，2023，50（18）：159-164.

[11] 李媛，王娟，张楠，等．QuEChERS 结合 UPLC-MS/MS 法测定茵栀黄口服液中 14 种农药残留［J］. 中成药，2022，44（2）：652-655.

[12] 武晓丽，易鹏，戚仓，等．自动 QuEChERs 样品制备系统在中药禁用农药残留检测中的应用［J］. 农产品质量与安全，2022（3）：36-42，49.

[13] 王嘉琦，金书含，高海云，等．QuEChERS-液相色谱-串联质谱法测定不同产地人参中 147 种农药残留［J］. 中草药，

2023，54（14）：4662-4671.

[14] 宋邦燕，张海艳，龙育鋆，等．QuEChERS-UPLC-MS/MS 法同时检测中药材半夏中 31 种农药残留［J］．农药，2023，62（10）：735-740.

[15] 鲍忠赞．气相色谱法探究果蔬中有机氯和拟除虫菊酯类农药残留的基质效应［J］．农药，2018，57（12）：890-894.

案例 5-4　农产品中的农药残留分析检测

【案例背景】

香蕉是芭蕉科芭蕉属的一种植物，起源于东南亚，因其细腻的肉质和高营养价值而广受喜爱。香蕉不仅在全球鲜果交易和消费中作为一种重要的水果和粮食作物，同时也是发展中国家的第四大粮食作物。中国是世界上主要的香蕉种植地和生产地，在"十三五"期间，香蕉产业对提高品质、增加效益、增加农民收入、精准脱贫和推动热区农业现代化建设作出了重要贡献。尽管中国是世界领先的香蕉生产国，但现状是长期以来依然面临着香蕉进口远大于出口的情况。以 2019 年为例，全国出口香蕉仅为 2.33 万吨，而进口香蕉却是出口的 83 倍多。其中，香蕉出口面临的一个关键挑战是确保其质量和安全性。而农药残留问题，作为影响农产品安全和出口竞争力的一个核心因素，必须得到高度重视，为保障产品的安全和质量，需要建立准确、高效、快速进行农药残留检测的方法。

农药残留有可能通过食物链途径进入人体内，从而对人体健康造成隐性的不良影响。由于这直接影响了食品的安全性和大众的健康状况，所以农药残留的问题在全球范围内引起了普遍的关注，目前，世界各国都把控制和消除食品中的农药残留作为重要的工作内容。我国农业在迅速发展的同时，致使农药使用不断增加，到 2023 年 3 月 30 日为止，中国农药信息网记录了用于香蕉种植的农药产品共计 765 种，其中包括杀虫剂 4 种、杀菌剂 703 种、除草剂 26 种、杀线虫剂 2 种以及植物生长调节剂 30 种。尽管如此，仍有一些未被正式记录的农药显示出较高的检测率。例如，马晨等的研究指出，香蕉杀菌剂和杀虫剂中检出率最高的分别是吡唑醚菌酯（32.27%）和吡虫啉，而吡虫啉在全果和果肉中的检出率均是最高的，分别为 26.45% 和 19.48%；Almutairi M 等为了研究从厄瓜多尔和菲律宾进口至沙特阿拉伯的香蕉中的农药残留情况，使用了常规的 QuEChERS 方法，并结合 LC-MS/MS 和 GC-MS/MS 对从全国各地的超市购买的 87 个香蕉样品进行了分析，而嘧菌酯、多菌灵、毒死蜱和噻苯达唑作为两国香蕉中最常见的农药也被检测出。

本案例的研究对象是包括杀虫和杀菌两类的八种常见的农药。这些常见农药在香蕉中的残留会导致人体慢性中毒，影响生殖系统和免疫系统，甚至引发癌症。本研究检测的八种农药具体如下：

① 杀虫类：噻虫胺、噻虫嗪、吡虫啉、联苯菊酯。

② 杀菌类：腈苯唑、多菌灵、吡唑醚菌酯、苯醚甲环唑。

这些农药大多直接喷洒在香蕉表面，通过香蕉的表皮和导管组织渗透进入内部组织中。世界各地人吃香蕉的方式不同，有的只吃果肉，有的连皮带肉一起食用，因此本案例的研究对象为香蕉全果，采取将香蕉连皮带肉打碎后进行均匀取样检测。

【实验方法及结果】

1. 仪器与试药

(1) 主要仪器设备 Triple Quad 5500+UHPLC LC-30A 液相色谱三重四极杆质谱联用仪，型号 AB Sciex5500（岛津），配有电喷雾离子源（ESI）；MP5002 分析天平（上海舜宇恒平科学仪器有限公司），感量 0.1 mg 和 0.01 g；TG16G 高速离心机（常州金坛良友仪器有限公司），转速不低于 5000 r/min；组织捣碎机（品牌九阳，型号 C012）；VORTEX3 涡旋混合器（IKA）；SB25-12DTN 超声机（宁波新芝生物科技股份有限公司）。

(2) 试剂与材料 乙腈［色谱纯，重庆川东化工（集团）有限公司］。甲醇［色谱纯，安徽时联特种溶剂股份有限公司］。氯化钠。QuEChERS 净化管 15 ml。885 mg $MgSO_4$，150 mg PSA，45 mg GCB［华谱生物科技（重庆）有限公司］。微孔过滤器 HPSW Filter Nylon6 13 mm×0.22 μm［华谱生物科技（重庆）有限公司］。

2. 实验方法

(1) 标准溶液的配制 用甲醇将八种农药标准品配制成质量浓度为 1.00μg/ml 的混合储备液，于−4 ℃保存。使用前，将标准储备液配制成质量浓度为 100 ng/ml 的混合标准稀释液。用甲醇将混合标准稀释液准确配制成质量浓度分别为 5 ng/ml、10 ng/ml、20 ng/ml、50 ng/ml、100 ng/ml、200 ng/ml 的标准工作溶液，并定容为 1 ml。

(2) 样品前处理 采集香蕉样品并进行粉碎。称取 10 g 试样于 50 ml 塑料离心管中，加入 2 g 氯化钠，乙腈 10 ml，涡旋振荡充分混匀后，超声 10～15 min，离心 5 min，吸取一定量上清液至 QuEChERS 净化管，摇晃混匀，静置，吸取上清液过微孔滤器用于测定。按以上样品制备过程对同一样品进行平行实验。

(3) 仪器条件

① 液相色谱条件。流动相 A 相：称取甲酸铵 0.1261 g，用 0.01%甲酸甲醇溶液溶解并稀释至 1000 ml，配制成 2 mmol/L 的甲酸铵-甲酸甲醇溶液。流动相 B 相：称取甲酸铵 0.1261 g，用 0.01%甲酸水溶液溶解并稀释至 1000 ml，配制成 2 mmol 的甲酸铵-甲酸水溶液。流速 0.3 ml/min。柱温 40 ℃。进样量 1 μl。

液相色谱Ⅰ：色谱柱 Waters BEH C_{18}，粒径 1.7 μm，2.0 mm（内径）×100 mm，流动相梯度条件见表 5-18。

液相色谱Ⅱ：色谱柱 Waters BEH C_{18}，粒径 1.7 μm，2.0 mm（内径）×50 mm，流动相梯度条件见表 5-19。

表 5-18 液相色谱Ⅰ的流动相及其梯度条件表

梯度时间/min	A/%	B/%	梯度时间/min	A/%	B/%
0	3	97	23	98	2
1	3	97	27	98	2
1.5	15	85	27.1	3	97
2.5	50	50	30	3	97
18	70	30			

表 5-19 液相色谱Ⅱ的流动相梯度洗脱条件表

梯度时间/min	A/%	B/%	梯度时间/min	A/%	B/%
0.00	5.0	95.0	6.00	98.0	2.0
0.50	5.0	95.0	6.10	5.0	95.0
1.50	50.0	50.0	8.0	5.0	95.0
4.00	98.0	2.0			

② 质谱条件。离子源类型是电喷雾离子源 ESI+/ESI-。扫描方式为正离子和负离子同时扫描。电子喷雾电压，正离子模式为 5500 V，负离子模式为 -4500 V。离子源温度 550 ℃。雾化气 0.345 MPa。辅助加热气 0.345 MPa。多反应监测。各项参数见表 5-20。

表 5-20 8 种农药的质谱参数

序号	农药名称	离子对/(*m/z*)	去簇电压/V	碰撞能/eV
1	噻虫胺	250.0/169.1，250.0/132.0	35	17，21
2	噻虫嗪	292.0/211.1，292.0/181.1	81	16，30
3	吡虫啉	256.1/175.1，256.1/209.1	45	27，22
4	联苯菊酯	440.2/181.1，440.2/166.1	40	22，58
5	腈苯唑	337.1/125.0，337.1/70	95	42，43
6	多菌灵	192.1/160.1，192.1/132.1	80	25，41
7	吡唑醚菌酯	388.1/194.1，388.1/163.1	50	18，36
8	苯醚甲环唑	406.1/251.0，406.1/337.0	105	35，24

3. 实验结果分析与讨论

(1) 目标检测物色谱条件的筛选 在上述液相色谱Ⅰ和Ⅱ分别与相同质谱条件下，对噻虫胺、噻虫嗪、吡虫啉、联苯菊酯、腈苯唑、多菌灵、吡唑醚菌酯、苯醚甲环唑标准品混合溶液进行上机测定，八种农药的提取离子流色谱图（extracted ion chromatogram，EIC）色谱图见图 5-34（左为液相色谱条件Ⅰ下的色谱图，右为液相色谱条件Ⅱ下的色谱图），总离子色谱图（EIC+MRM 色谱图）见图 5-35（上为液相色谱条件Ⅰ下的色谱图，下为液相色谱条件Ⅱ下的色谱图），检测的农药保留时间结果见表 5-21。

表 5-21 八种农药的保留时间表

农药名称	保留时间/min		农药名称	保留时间/min	
	Ⅰ	Ⅱ		Ⅰ	Ⅱ
噻虫胺	3.91	2.29	腈苯唑	13.21	3.71
噻虫嗪	3.64	2.11	多菌灵	3.59	2.04
吡虫啉	3.85	2.26	吡唑醚菌酯	16.01	3.91
联苯菊酯	23.39	4.77	苯醚甲环唑	17.55	4.03

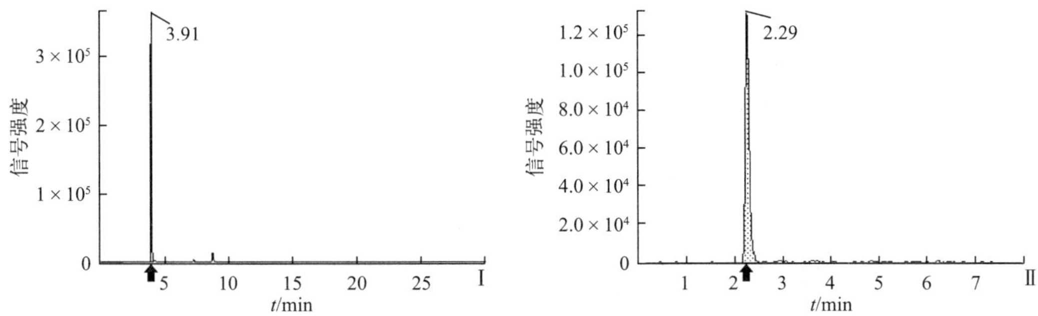

(a) 噻虫胺

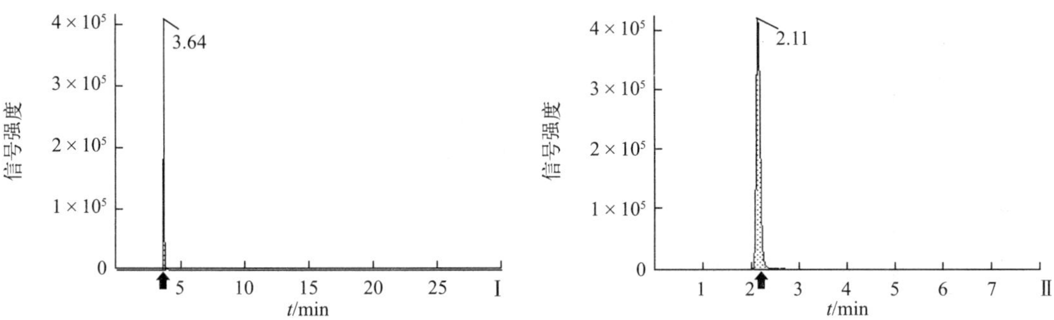

(b) 噻虫嗪

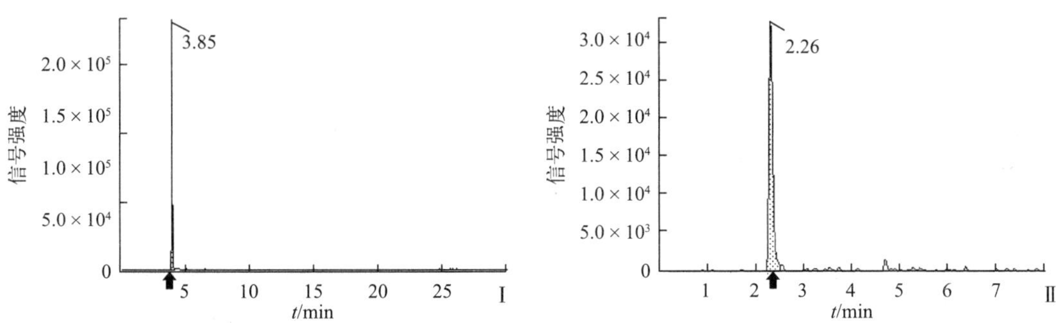

(c) 吡虫啉

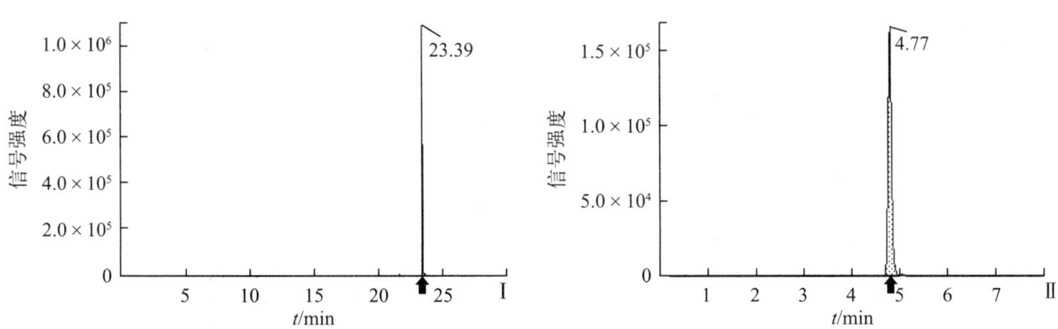

(d) 联苯菊酯

图 5-34

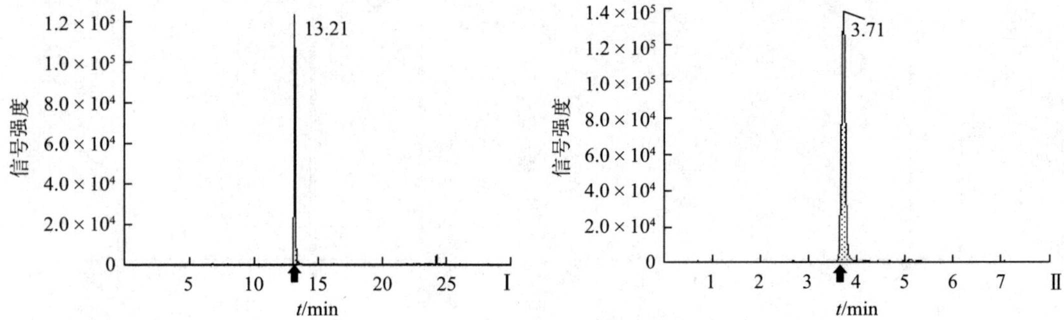

(e) 腈苯唑

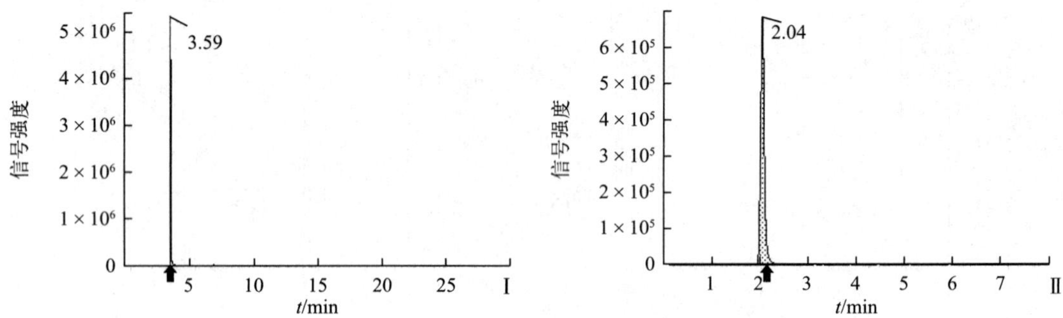

(f) 多菌灵

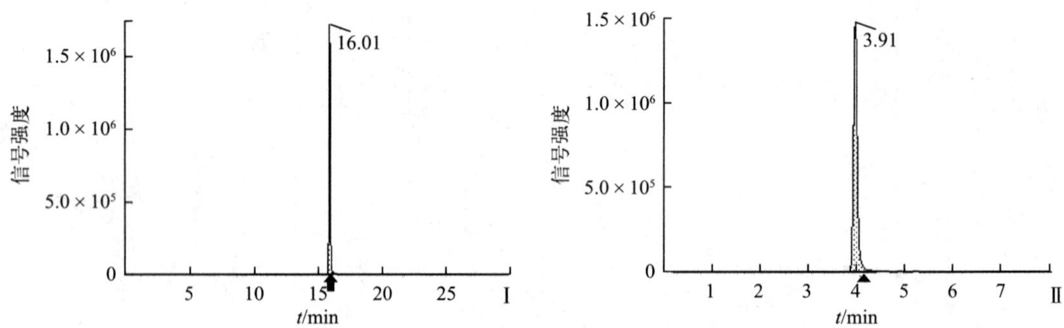

(g) 吡唑醚菌酯

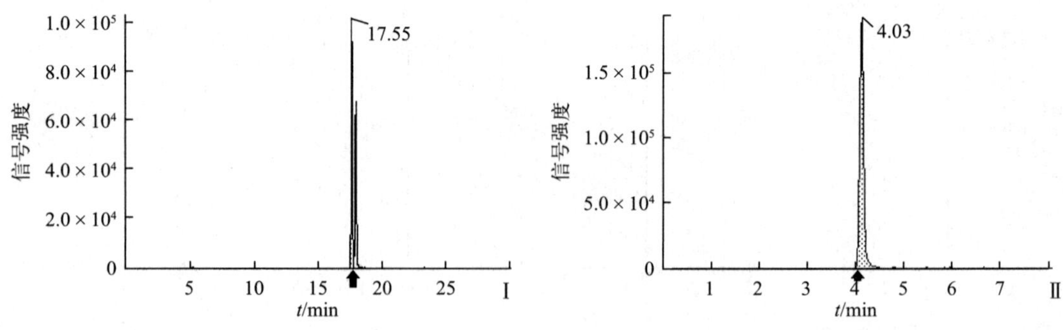

(h) 苯醚甲环唑

图 5-34 八种农药的 EIC 色谱图

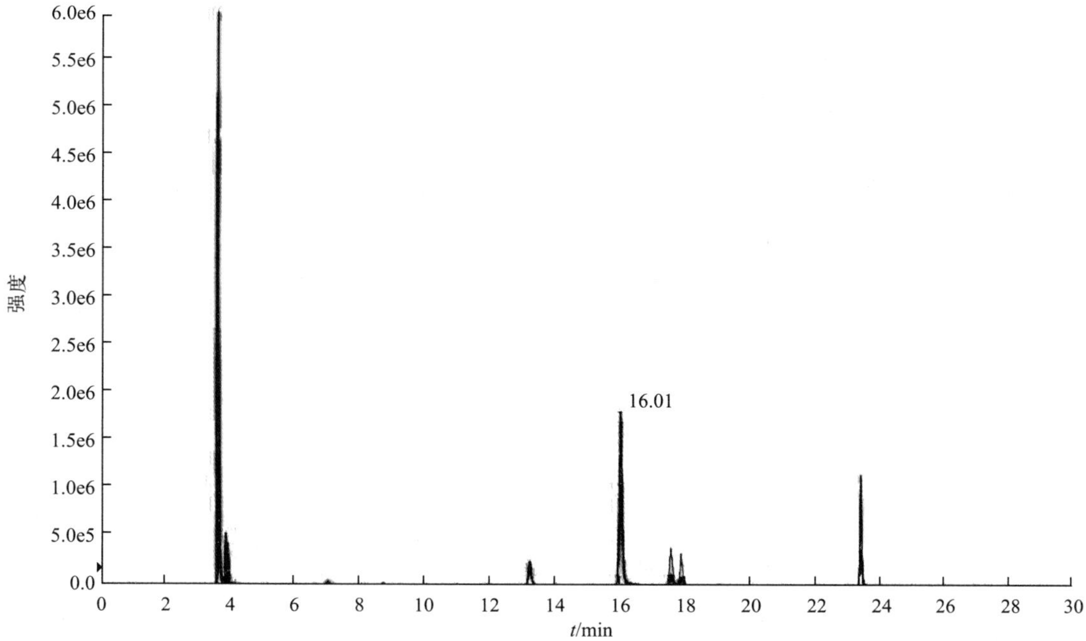

(a) 液相色谱条件Ⅰ下八种农药EIC+MRM色谱图

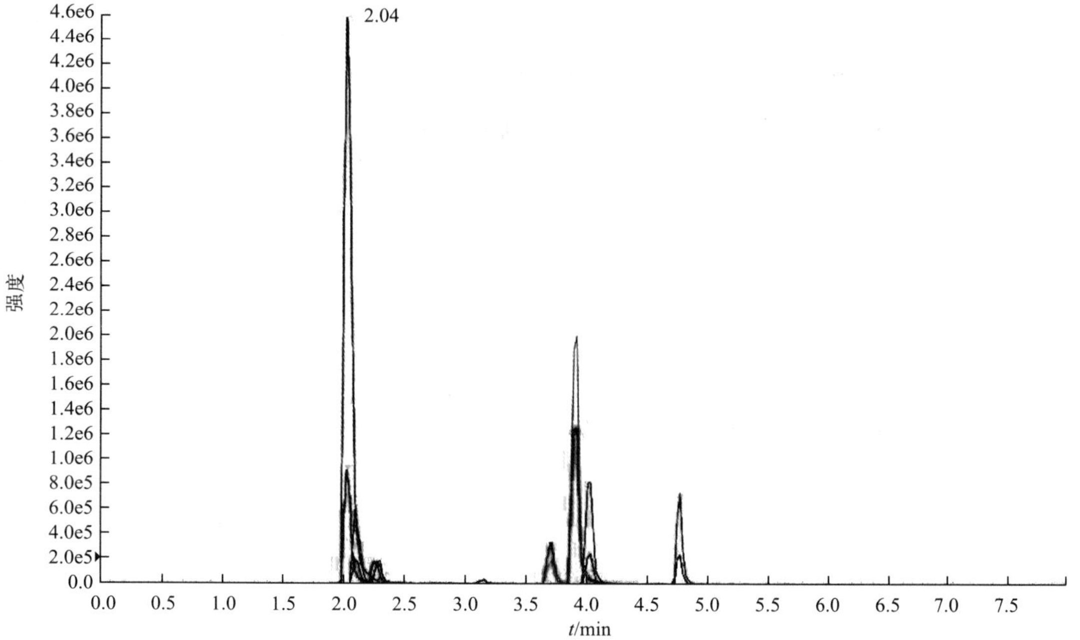

(b) 液相色谱条件Ⅱ下八种农药EIC+MRM色谱图

图 5-35 八种农药总离子色谱图

由图 5-35 可知，在液相色谱液Ⅰ、Ⅱ两种色谱条件下，所测定的目标物均能分离，但在液相色谱液Ⅱ下出峰时间和整体分析时间更短，更加满足快速检测大量样品的需求。

(2) **标准曲线的绘制** 按照“标准溶液的配制”方法配制的混合标准工作溶液，在液相色谱Ⅱ与质谱条件下上机测定，以各目标物质量浓度为横坐标，对应色谱峰面积为纵坐标，绘制标准曲线，计算线性方程、相关系数。分别以 3 倍信噪比（$S/N \geqslant 3$）和 10 信噪比

($S/N \geqslant 10$) 确定方法检出限和定量限。

由表 5-22 可知，在所给条件下 8 种农药在 5～200 ng/ml 范围内均呈现良好的线性关系，线性相关系数 $r>0.998$，检出限为 0.0338～1.0135μg/kg，定量限为 0.1127～3.3783μg/kg，详见表 5-22。在 GB 23200.121—2021 中规定的最大残留限量值为 0.010 mg/kg 即 10μg/kg，液相色谱Ⅱ下方法检出限和定量限均在范围内，能够满足实际需要。

表 5-22　八种农药的线性方程、相关系数、检出限及定量限

农药名称	线性方程	相关系数	检出限 /(μg/kg)	定量限 /(μg/kg)
噻虫胺	$y=14942.65586x+5835.70565$	0.99860	0.4918	1.6393
噻虫嗪	$y=4.92710e^4x-15934.62570$	0.99887	0.3158	1.0526
吡虫啉	$y=16526.19199x-538.34680$	0.99879	1.0135	3.3783
联苯菊酯	$y=5.06304e^4x+5.74170e^4$	0.99877	0.3178	1.0593
腈苯唑	$y=13905.18390x+11695.01198$	0.99850	0.2041	0.6803
多菌灵	$y=7.12955e^4x+704.62735$	0.99993	0.0338	0.1127
吡唑醚菌酯	$y=1.55804e^5x+8.73078e^4$	0.99883	0.0477	0.1590
苯醚甲环唑	$y=19787.92445x-13031.18353$	0.99878	0.1195	0.3984

（3）**回收率和精密度**　分别向空白样品中添加浓度为 1μg/ml 的 8 种农药混合标准储备液 50 μl、100 μl、200 μl，按照样品前处理方法提取，加标后样品含量在液相色谱Ⅱ与质谱条件下进行 4 次平行测定并计算加标回收率，结果见表 5-23。结果发现，液相色谱Ⅱ下平均回收率为 91.5%～109.1%，相对标准偏差（RSD）为 3.2%～9.4%。其回收率和 RSD 均符合 GB 23200.121—2021 的规定，回收率均在 60%～120%之间，RSD 均小于 10%，平行性较好，能够满足实验要求。

表 5-23　八种农药的加标回收率表（$n=4$）

农药名称	加标质量/ng	加标回收率/%				平均回收率/%	RSD/%
		1	2	3	4		
噻虫胺	50	96.3	100.2	98.6	99.9	98.8	7.9
	100	104.1	103.8	106.0	104.7	104.6	7.8
	200	101.6	101.4	100.8	102.2	101.5	9.4
噻虫嗪	50	103.6	102.4	101.4	99.9	101.9	6.6
	100	109.9	108.8	108.5	109.1	109.1	5.0
	200	98.7	99.3	99.5	99.1	99.1	5.8
吡虫啉	50	103.3	103.4	103.0	101.8	102.9	3.2
	100	108.2	105.9	106.5	107.5	107.0	8.4
	200	100.9	100.6	101.1	101.5	101.0	6.8

续表

农药名称	加标质量/ng	加标回收率/%				平均回收率/%	RSD/%
		1	2	3	4		
联苯菊酯	50	101.9	103.5	105.4	103.2	103.5	6.1
	100	90.9	92.7	91.1	91.5	91.5	7.5
	200	100.7	100.0	100.5	100.6	100.6	8.0
腈苯唑	50	96.6	101.2	97.9	98.9	98.7	8.6
	100	103.3	102.5	101.8	103.0	102.6	5.6
	200	99.3	100.1	99.7	99.8	99.7	5.8
多菌灵	50	93.2	92.3	95.0	93.6	93.5	5.1
	100	92.9	91.1	92.5	92.0	92.1	7.5
	200	103.5	104.7	103.9	104.3	104.1	8.5
吡唑醚菌酯	50	97.3	98.5	95.1	99.1	97.5	7.9
	100	98.0	98.3	99.2	98.8	98.6	4.9
	200	100.0	98.9	99.5	99.2	99.4	7.6
苯醚甲环唑	50	101.8	99.2	103.1	100.3	101.1	7.3
	100	98.4	97.2	97.3	98.3	97.8	5.7
	200	98.9	99.7	99.1	98.4	99.0	9.2

加标样品（加标量为 100 ng）的 EIC 色谱图如图 5-36 所示。

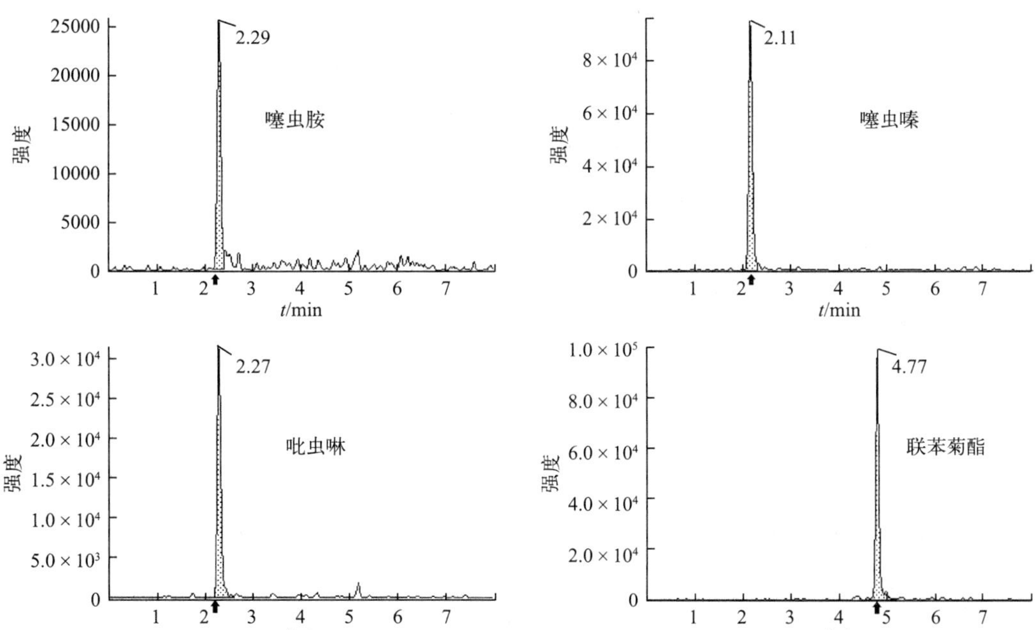

图 5-36

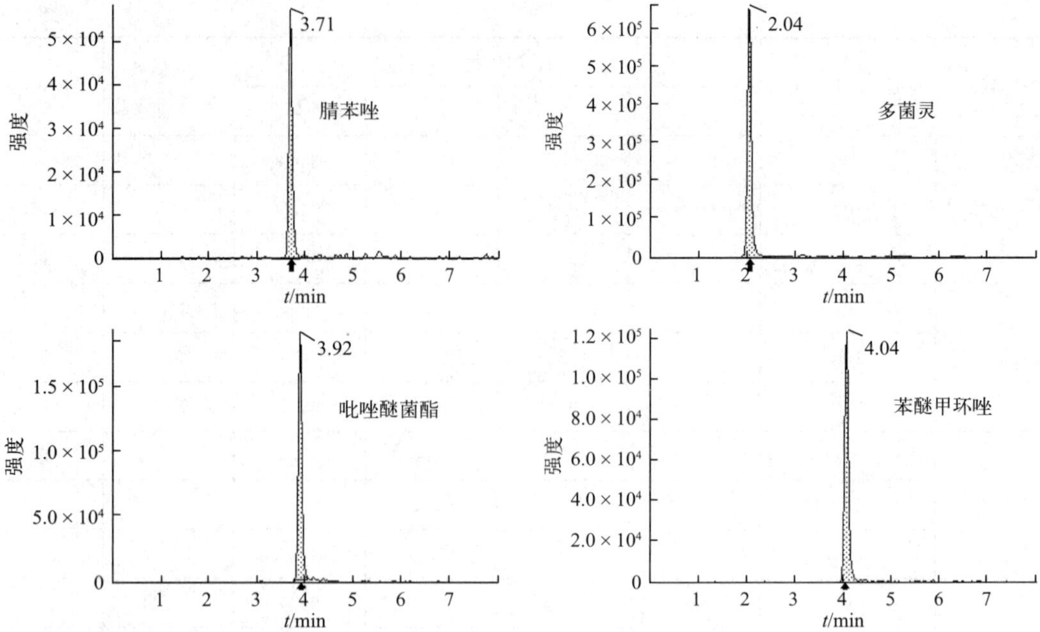

图 5-36 加标 100 ng 的香蕉样品 EIC 色谱图

（4）分析与讨论 本实验为了能快速、准确地检测出目标物，在原有的色谱条件下，缩短色谱柱柱长，但色谱柱变短意味着目标物在柱中的流动路径变短，这样将导致整体分离时间减少，同时柱子变短，会影响分离效能和分辨率，因此，为了确保目标物能够在缩短的分析时间内得到有效分离和减少溶剂的消耗，通过改变液相色谱流动相梯度，选择更快的梯度和更大的梯度效率来适应更短的柱子。

由上述实验结果比较可知，在液相色谱液Ⅱ与质谱条件下进行检测，其平均回收率为 91.5%～109.1%，相对标准偏差为 3.2%～9.4%。在符合 GB 23200.121—2021 中农药最大限量规定的同时，不仅提高了加标回收率，还缩短每针进样时间为 8 min/针，在保证准确率和可靠性的同时又能够满足大批量样品同时快速检测的实际需要，提高样品检测效率。由此可见，在液相色谱液Ⅱ下可以准确、快速地检测出目标物。因此，在下述实际样品的检查中，选择液相色谱Ⅱ与质谱条件进行检测。

4. 实际样品的检测

本案例针对 30 个香蕉样本进行了采样检测，实验结果表明，在液相色谱Ⅱ和质谱条件下可以有效地检测出香蕉中的农药残留，各农药检测含量见表 5-24，在 30 个样品中检出农药类别及检出率见表 5-25。

表 5-24 香蕉样本中 8 种农药含量检测结果

样品	检测值/(ng/ml)							
	噻虫胺	噻虫嗪	吡虫啉	联苯菊酯	腈苯唑	多菌灵	吡唑醚菌酯	苯醚甲环唑
1	N/A	N/A	N/A	N/A	N/A	26.442	N/A	N/A
2	N/A	N/A	N/A	N/A	N/A	142.166	249.374	153.009
3	68.229	143.836	17.757	N/A	N/A	N/A	110.016	32.928

续表

样品	检测值/(ng/ml)							
	噻虫胺	噻虫嗪	吡虫啉	联苯菊酯	腈苯唑	多菌灵	吡唑醚菌酯	苯醚甲环唑
4	N/A	N/A	N/A	N/A	N/A	11.741	15.827	N/A
5	17.513	N/A	N/A	N/A	N/A	54.522	39.504	N/A
6	N/A	N/A	8.799	N/A	N/A	23.230	116.757	26.848
7	N/A	N/A	31.616	N/A	N/A	N/A	30.497	N/A
8	N/A	5.190	N/A	N/A	N/A	222.880	237.648	33.691
9	6.010	N/A	N/A	N/A	N/A	68.383	23.321	8.567
10	69.261	144.898	N/A	N/A	N/A	68.879	80.376	N/A
11	N/A	N/A	N/A	N/A	N/A	N/A	86.050	99.097
12	N/A	N/A	N/A	N/A	N/A	N/A	97.855	113.988
13	5.008	N/A	N/A	N/A	N/A	33.177	96.288	N/A
14	8.368	N/A	N/A	N/A	N/A	162.218	88.079	N/A
15	37.531	98.235	N/A	N/A	N/A	13.429	73.510	N/A
16	31.789	31.554	N/A	N/A	N/A	N/A	9.773	8.074
17	N/A	N/A	N/A	N/A	N/A	N/A	N/A	39.877
18	N/A	N/A	N/A	N/A	N/A	N/A	22.028	N/A
19	N/A	N/A	N/A	N/A	N/A	N/A	8.538	51.325
20	10.922	16.482	N/A	N/A	N/A	N/A	84.442	N/A
21	N/A	N/A	N/A	N/A	N/A	N/A	N/A	N/A
22	N/A	6.297	N/A	N/A	N/A	N/A	68.632	N/A
23	N/A	N/A	N/A	N/A	N/A	72.767	N/A	74.972
24	N/A	N/A	N/A	N/A	N/A	8.508	62.857	21.269
25	N/A	N/A	N/A	N/A	N/A	48.953	N/A	76.025
26	N/A	N/A	N/A	N/A	N/A	N/A	13.581	21.972
27	N/A	N/A	N/A	N/A	N/A	N/A	N/A	N/A
28	N/A	N/A	N/A	N/A	N/A	99.387	N/A	105.912
29	N/A	N/A	N/A	N/A	N/A	N/A	5.091	15.417
30	N/A	N/A	84.485	N/A	N/A	10.150	8.930	N/A

表 5-25　30 个香蕉样本中检出农药类别及检出率

检出类别	检出个数	检出率/%	检出类别	检出个数	检出率/%
噻虫胺	9	30	腈苯唑	0	0
噻虫嗪	7	23.3	多菌灵	15	53.3
吡虫啉	4	13.3	吡唑醚菌酯	23	76.7
联苯菊酯	0	0	苯醚甲环唑	16	53.3

从 30 个样品中抽取第 15 个样品的八种农药的 EIC 图如图 5-37 所示。

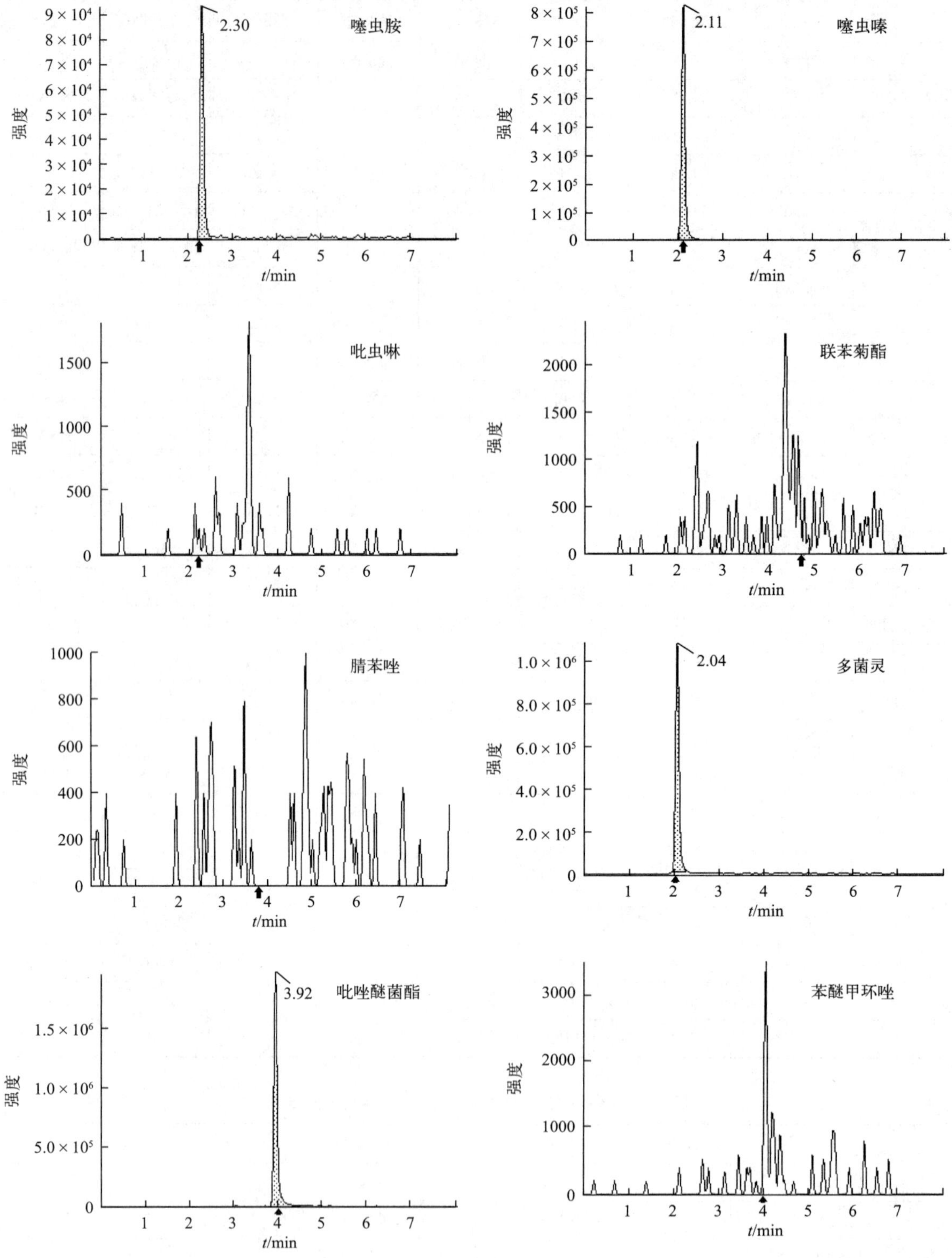

图 5-37　第 15 个香蕉样品的农药 EIC 色谱图

【案例分析】

本实验采用液相色谱联合质谱的方法对香蕉中八种农药进行了检测。首先，通过对色谱柱柱长的改变和液相色谱的流动相梯度的调整进行优化，对液相色谱Ⅰ和Ⅱ的 EIC＋MRM 色谱图进行分析，发现在液相色谱Ⅱ下，不仅可以将目标物清楚地分离，还能有效地缩短整体的分析时间；进一步进行标准溶液的制备和校准，确定检测限和定量限；再通过加标回收试验和方法重复性试验计算加标回收率和各农药残留的相对标准偏差，比较检测结果的一致性、可行性与优先性；最后，选择合适的方法进行实际样品的测定。经过实验验证，在上述液相色谱Ⅱ和质谱条件下可以有效、快速地检测出香蕉中的农药残留，通过液相色谱Ⅱ，可以提高检测的准确性和缩短检测时间，从而满足香蕉及其他果蔬的质量安全监测和高频检测的需求，为确保香蕉的质量安全提供了坚实的技术支撑。

根据样本的实际检测数据，香蕉样本中同时存在两种或更多农药残留的情况是比较常见的。在马晨等对香蕉生产过程中经常使用的 21 种农药进行了检测，其中包括杀虫剂和杀菌剂，常见的农药组合有吡唑醚菌酯/吡虫啉、吡唑醚菌酯/多菌灵等。而杀虫剂和杀菌剂这两类农药都具有一定毒性且残留量较高，这些农药均可造成不同程度的中毒症状，甚至会造成死亡，严重危害大众的身体健康。农药残留问题依然严峻，为了减少农药残留对人体的危害，我们需要实施有效的农药管理和食品安全措施，这包括合理使用农药，遵守安全间隔期，加强农产品的检测和监管，以及提高农药残留危害在大众中的认识。

参考文献

[1] 田海，王明月，马晨，等．我国香蕉农药残留限量标准分析［J］．中国南方果树，2022，51（3）：196-204.

[2] 王芳，谢江辉．我国香蕉产业“十三五”回顾与“十四五”展望［J］．中国热带农业，2022（3）：15-22.

[3] 黄惠玲，王朝政，庄鹏，等．海南省蔬菜、水果中有机磷农药残留情况的调查和风险评估［J］．中国卫生检验杂志，2021，31（13）：1637-1640.

[4] 文小卉．香蕉中农药的残留试验及降解模型研究［D］．武汉：华中农业大学，2023.

[5] 马晨，张群，刘春华，等．香蕉中农药多残留分析及短期膳食摄入风险评估［J］．农药学学报，2022，24（1）：161-167.

[6] 马晨，张群，刘春华，等．香蕉果实中杀虫剂的残留分布及膳食风险［J］．江苏农业科学，2022，50（9）：185-190.

[7] Almutairi M，Alsaleem T，Al Herbish H，et al. LC-MS/MS and GC-MS/MS analysis of pesticide residues in Ecuadorian and Filipino Cavendish bananas imported into Saudi Arabia［J］. Food Additives & Contaminants：Part A，2021；38（8）：1376-1385.

[8] 胡翠，唐婧苗，谢柏艳．超高效液相色谱-串联质谱法测定水果中 42 种农药残留［J］．食品安全质量检测学报，2021，12（9）：3635-3641.

[9] 张方圆，丁少曼，李欣洁，等．基于 QuEChERS-高效液相色谱串联质谱法测定水果中 44 种农药残留［J］．食品科技，2023，48（11）：287-295.

案例 5-5　抗生素药物残留检测

【案例背景】

兽药残留是指动物饲养或治疗过程中所使用的药物残留在动物体内的组织、产品或排泄物中的化学物质，以及这些化学物质的代谢物。兽药残留可能存在于动物肉类、奶制品、蛋类等食品中。兽药根据作用机制主要分为抗菌治疗的抗生素类药物（四环素、磺胺、呋喃等）、降低动物外界感知提高新鲜度的精神类药物［（盐酸）氯丙嗪、利血平、地西泮等］，以及改变新陈代谢与蛋白脂肪合成的激素类药物（克仑特罗、沙丁胺醇、莱克多巴胺等 β-肾上腺素受体阻断剂）。除农产品及中药材中可能含有农药残留外，近年来在禽畜养殖过程中不合理使用或滥用抗生素等药物的现象越来越严重，导致动物源性食品中残留了大量抗生素类兽药，并随食物链进入人体，在人体内蓄积，部分药物可能使人体产生耐药性，或引起急性、慢性中毒，部分药物还有潜在的致畸、致突变和致癌性，对人类健康造成威胁。兽药残留对食品安全带来的隐患引起了越来越多的关注，为切实保护消费者的健康安全，农业农村部与国家卫生健康委员会、国家市场监管总局在“十三五”期间共同制定并公布了 GB 31650—2019《食品安全国家标准　食品中兽药最大残留限量》，规定了多种兽药的残留限量。2022 年 9 月，三部门再次联合发布 GB 31650.1—2022《食品安全国家标准　食品中 41 种兽药最大残留限量》（以下简称“新标准”），并于 2023 年 2 月 1 日起实施。该标准是 GB 31650—2019 的增补版，新增 16 种兽药，针对已规定的兽药，新增了 25 个限量值。

在众多兽药中，抗生素类药物的不规范使用需要尤其重视。在现代农业中，抗生素的使用对于控制和预防动物养殖过程中的疾病起到了至关重要的作用。抗生素可以预防和治疗疾病，提高养殖效率并维护动物的健康状况。然而，滥用和过度使用抗生素可能产生抗生素残留和抗生素耐药性的问题。残留的抗生素可能通过农产品进入人类食物链，对人体健康构成潜在风险。同时，抗生素耐药性的发展使得原本有效的抗生素对细菌失去了作用，威胁动物和人类健康。抗生素还会造成动植物毒性和生态风险，破坏生态平衡。因此，养殖业中广泛使用抗生素的情况引起了公众的担忧。为了应对抗生素的滥用和相关风险，许多国家禁止或限制在农业生产中使用某些抗生素，并加强抗生素的监管。为了保障农产品的安全和质量，需要使用现代先进的检测技术和手段，准确、快速和及时地对农产品中的抗生素进行有效监测，控制抗生素污染，保障人民的健康。

高效液相色谱-串联质谱（HPLC-MS/MS）和超高效液相色谱-串联质谱（UPLC-MS/MS）因高灵敏度和高选择性，已被用于农产品中多种抗生素的检测（表 5-26）。为了全面检测样品中存在的抗生素残留，近年来的检测技术将新兴的四极杆轨道阱高分辨质谱（Q-Orbitrap MS）与 UPLC 结合用于农产品检测，既可实现未知物确证，也大幅提升了准确性。样品前处理方法也在不断地改进提升，与传统萃取相比，双水相萃取在保证效率的同时可节约时间成本和物质成本，将其与 UPLC-MS/MS 结合，具有集富集、净化于一体且耗时短和效率高等优势。QuEChERS 是振荡法萃取、液液萃取法初步净化、基质分散固相萃取净化相结合所形成的一种样品前处理方法，简化了提取步骤，在抗生素检测应用中越来越普遍。通过改良 QuEChERS 前处理法，可同时快速检测农产品中 20 种以上抗生素残留。季宝成等开发了硅烷化三聚氰胺海绵的改良 QuEChERS，结合 UPLC-MS/MS，测得猪肉中 49 种抗生素检出限为 0.1～10 μg/kg，定量限为 0.3～30.3 μg/kg。除了动物产品，UPLC-MS/MS 在蔬菜抗生素残留检测中也有应用。龚蕾等用 UPLC-MS/MS 测定蔬菜中 31 种抗生素，检测限为 0.5～2.0 μg/kg，定量限为 1.5～6.0 μg/kg，适用于蔬菜中四环素类、磺胺类、喹诺酮类抗生素的快速检测。张今君等建立的超高效液相色谱-三重四极杆复合线性离子阱质谱法能同时测定水生蔬菜中 45 种抗生素类化合物，检测限为 0.3～1.0 μg/kg，定量限为 1.0～3.0 μg/kg。总之，液相色谱-质谱技术的发展提高了抗生素残留检测的灵敏度、准确性和效率。液相色谱-质谱技术常与 SPE、Q-Orbitrap MS 和 QuEChERS 等技术相结合，进一步简化了检测过程，提高了检测效率，扩大了应用场景和适用范围。

表 5-26 农产品中抗生素的快速检测方法

样品	检测方法	抗生素	检测限	定量限
水产品	高效液相色谱-串联质谱	氯霉素、甲砜霉素、氟苯尼考、氟苯尼考胺	0.01 μg/kg	0.02 μg/kg
猪肉和鱼肉	高效液相色谱-串联质谱	多肽类等 12 种	—	0.05～0.5 mg/kg
蟹黄	高效液相色谱-串联质谱	林可霉素、克林霉素、吡利霉素	0.22～0.35 μg/kg	0.72～1.16 μg/kg
牛奶	TpPa-SO_3H 结合高效液相色谱	恩诺沙星、环丙沙星、达氟沙星	0.002～0.004 mg/kg	0.007～0.013 mg/kg
禽畜肉	超高效液相色谱	阿莫西林、土霉素、四环素、金霉素、氟苯尼考、多西环素、氯霉素	5～7 ng/g	16.67～23.33 ng/g
水产品	超高效液相色谱-四极杆轨道阱高分辨质谱	12 种抗生素	0.073～17 μg/kg	0.24～55 μg/kg
鸡肉	QuEChERS 结合超高效液相色谱-串联	大环内酯类等 9 种	0.5～2.5 μg/kg	2～10 μg/kg
水产品	QuEChERS 结合超高效液相色谱-串联质谱	氟喹诺酮类等 6 种	0.30～0.80 μg/kg	1.0～2.5 μg/kg
鱼肉	QuEChERS 结合超高效液相色谱-串联质谱	磺胺类等 24 种	0.01～0.48 μg/kg	0.02～1.59 μg/kg
鱼肉	磁弛豫传感器	氯霉素	16.6 pg/ml	—
鱼肉	光电化学传感器	四环素	3×10^{-12} mol/L	—
牛奶	光电化学传感器	土霉素	8.75 pmol/L	—
鸡蛋	碳纳米管修饰电化学传感器	恩诺沙星	2.3×10^{-7} mol/L	7.7×10^{-7} mol/L
牛奶等 5 种	量子点传感器	四环素	0.95 ng/ml	—
牛奶和蜂蜜	量子点传感器	四环素	6.5 μg/L	—
牛奶	电化学传感器	卡那霉素、妥布霉素	0.12 nmol/L 和 0.49 nmol/L	—
冬虫夏草	表面增强拉曼光谱	虫草素	1 mg/L	—
鸡蛋	中空纤维液相微萃取耦合表面增强拉曼光谱	11 种抗生素	10 ng/g	—
牛奶	基于表面增强拉曼光谱的 DNA 结合金银纳米传感器	卡那霉素	0.90 pg/ml	—

续表

样品	检测方法	抗生素	检测限	定量限
牛奶	基于表面增强拉曼光谱的碳纳米管/金纳米复合基底	磺胺吡啶	—	8.8 ng/ml
牛奶	多重免疫层析试纸条	磺胺类、喹诺酮类、林可霉素	46.7 pg/ml、27.6 pg/ml 和 51.4 pg/ml	
蜂蜜	金纳米颗粒免疫层析试纸条	氯霉素	0.5 ng/ml	
牛奶、火鸡肉、蜂蜜、鸡蛋	金纳米颗粒免疫层析试纸条	新霉素	0.1 ng/ml	

氨基糖苷类抗生素（aminoglycosides，AG）是以碱性环己多元醇为苷元，与氨基糖缩合而成的苷。由链霉菌（链霉素、新霉素）和绛红小单孢菌（庆大霉素）分离得到并逐步开发出了半合成衍生物，包括阿米卡星、卡那霉素等。AG 具有较强的耳毒性和肾毒性，一般被用来治疗严重感染，如新霉素和链霉素制剂可用于治疗牛犊细菌性肠炎、牛乳腺炎等。基于 AG 显著的毒副作用，我国在 GB 31650—2019 中对链霉素、双氢链霉素、卡那霉素、庆大霉素、安普霉素以及大观霉素 6 种 AG 的限量作出了明确规定，牛奶中 AG 最大残留限量在 150～1500 μg/kg 之间。AG 的测定一直是兽药残留分析的难点之一。由于 AG 自身无发色基团，无紫外吸收，需要进行衍生化反应才能通过液相色谱法测定。且 AG 分子具有碱性和较强极性，在普通 C_{18} 柱上几乎没有保留。因此选择适合 AG 的色谱柱，使其可以使用液相色谱-质谱的方法进行检测尤为关键。本部分案例选用了一种新型的“液态分离池技术”的混合型离子交换色谱柱——Obelisc R 色谱柱。此色谱柱分离氨基糖苷类药物，可以在不使用缓冲盐流动相的情况下获得满意的分离度和灵敏度。下面将详细介绍一种同时测定牛奶中 8 种氨基糖苷类药物的液相色谱-四极杆-静电场轨道阱高分辨质谱方法，此方法在避免离子对试剂、缓冲盐流动相对质谱损伤的基础上，有效提高了方法灵敏度。

【实验方法及结果】

1. 材料与方法

（1）仪器和设备 Thermo Q-Exactive 液相色谱-四极杆-静电场轨道阱高分辨质谱联用仪、Heraeus Multifuge X1R 离心机，美国 Thermo Fisher 公司；MS 3 basic 涡旋仪、KS501 振荡器，德国 IKA 公司；MV5 全自动氮吹仪，美国 LabTech 公司；N-D 氮气发生器，金浪科技有限公司。

（2）试剂与材料 乙腈（色谱纯），德国 Merck 公司；乙酸（色谱纯）、乙酸铵（色谱纯），美国 Anaqua Chemicals Supply 公司；三氯乙酸（分析纯）、二水合乙二胺四乙酸二钠（Na_2EDTA-$2H_2O$，分析纯）、氢氧化钠（分析纯），购自南京化学试剂有限公司；所用水为超纯水。SupelMIP Aminoglycosides 分子印迹固相萃取柱，50 mg/3 ml，美国 Supelco 公司；Oasis WCX 固相萃取净化柱，60 mg/3 ml，美国 Waters 公司；Bond Elut CBA，100 mg/3 ml，美国 Agilent 公司；聚丙烯离心管，美国 Thermo Fisher 公司；聚丙烯进样瓶，美国 Agilent 公司。

标准品纯度及来源：硫酸链霉素（STR）90.3%；硫酸双氢链霉素（DHSTR）93.2%；庆大霉素（GEN）94.4%，含 GEN C1 29.1%、GEN C1a21.3%、GEN C2 49.6%；硫酸安普霉素（APR）81.5%；大观霉素（SPC）98.0%；硫酸卡那霉素（KANA）90.1%；阿米卡星（AMK）99.1%；硫酸新霉素（NEO）86.5%。标准品均购于 Dr. Ehrenstorfer 公司。

（3）溶液的配制

① 标准溶液的配制：精密称取各氨基糖苷类标准品约 10 mg，分别于 100 ml 量瓶中，用水溶解并定容，制成 100 mg/ml 的标准储备液，转移至塑料瓶中，于 4 ℃冷藏保存。精密量取各氨基糖苷储备液 1 ml 分别于 100 ml 量瓶中，用水稀释成 1 μg/ml 的标准工作液，转移至塑料瓶中，于 4 ℃冷藏保存。

② 氨基糖苷类提取液（5%三氯乙酸，10 mmol/L 乙酸铵，0.4 mmol/L EDTA）：取三氯乙酸 50 g，乙酸铵 0.771 g，Na_2EDTA-$2H_2O$ 0.149 g，用水溶解并稀释至 1000 ml。

③ 5 mol/L 氢氧化钠溶液：取氢氧化钠 20 g，用水溶解并稀释至 100 ml。

④ 氨基糖苷类洗脱液（100 mmol/L 乙酸铵，pH 3）：取乙酸铵 7.708 g，加入 800 ml 水溶解，用乙酸调节 pH 至 3，用水定容至 1000 ml。

（4）仪器条件

① 色谱条件：色谱柱为 SiELC Obelisc R 色谱柱（150 mm×2.1 mm，5 μm，美国 SIELC 公司）。流动相 A 为 1%甲酸水溶液，流动相 B 为 1%甲酸乙腈溶液。梯度洗脱：0～2 min 保持 95% B；2～2.5 min 线性变化到 20% B；2.5～5.5 min 保持 20% B；5.5～6 min 线性变化到 95% B；6～10 min 保持 95% B。流速 0.4 ml/min。柱温 30 ℃。进样量 10 μl。

② 质谱条件：高能电喷雾离子源（high-electro spray ionization，H-ESI）；正离子模式；喷雾电压 4000 V；雾化气 40 L/h；辅助气 15 L/h；离子传输温度 350 ℃；辅助加热温度 400 ℃；检测方式为平行反应监测模式（parallel reaction monitoring，PRM）；分辨率 17500（FMWH）（*m/z* 200）；AGC target 5×10^4；C-trap 最大注入时间 50 ms。目标物及其定量子离子的精确质量数、碰撞能量见表 5-27。

表 5-27　氨基糖苷类化合物及其定量子离子信息

目标化合物	母离子		子离子		碰撞能量/eV
	组成	质荷比（*m/z*）	组成	精确质量数	
STR	$[M+H]^+$	582.27295	$C_8H_{19}O_4N_6{}^+$	263.14623	35
DHSTR	$[M+H]^+$	584.28860	$C_8H_{19}O_4N_6{}^+$	263.14623	30
GEN C1	$[M+H]^+$	478.32353	$C_{13}H_{28}O_6N_3{}^+$	322.19726	15
GEN C1a	$[M+H]^+$	450.29222	$C_{13}H_{28}O_6N_3{}^+$	322.19726	15
GEN C2	$[M+H]^+$	464.30788	$C_{13}H_{28}O_6N_3{}^+$	322.19726	15
SPC	$[M+H_2O+H]^+$	351.17619	$C_8H_{19}O_4N_2{}^+$	207.13393	35
NEO	$[M+H]^+$	615.31956	$C_6H_{13}O_3N_2{}^+$	161.09207	25
KANA	$[M+H]^+$	485.24533	$C_6H_{15}O_3N_2{}^+$	163.10772	20
AMK	$[M+H]^+$	586.29301	$C_{16}H_{33}O_9N_4{}^+$	425.22420	20
APR	$[M+H]^+$	540.28753	$C_9H_{17}O_4N_2{}^+$	217.11828	20

（5）样品前处理

① 样品的提取：称取试料（2 ± 0.02）g 于 50 ml 聚丙烯离心管中，加入 10 ml 氨基糖苷类提取液，涡旋使之充分混合，振荡提取 15 min，4 ℃下 10000 r/min 离心 10 min。将上清液转移至另一离心管中，用 5 mol/L 氢氧化钠溶液调节 pH 至 7.0 ± 0.5，涡旋混匀，4 ℃下 10000 r/min 离心 5 min，移取全部上清液，备用。

② 样品的净化：SupelMIP Aminoglycosides 分子印迹固相萃取柱依次用 3 ml 甲醇、3 ml 水活化，取 1.5.1 中备用液上样，控制流速约 1 ml/min，用 3 ml 水淋洗后真空抽干 1 min。用 2 ml 氨基糖苷类洗脱液洗脱，过 0.22 μm 水相微孔滤膜于聚丙烯进样瓶中，待测。

（6）基质匹配标准曲线绘制 精密量取适宜浓度的氨基糖苷类标准工作液适量，用 1% 甲酸水溶液稀释成不同浓度的系列标准工作液（STR 为 1 ng/ml、2 ng/ml、4 ng/ml、10 ng/ml、20 ng/ml、50 ng/ml；DHSTR、GEN C1、GEN C1a、GENC2、KANA 为 0.2 ng/ml、0.5 ng/ml、1 ng/ml、2 ng/ml、5 ng/ml、10 ng/ml；SPC 为 10 ng/ml、20 ng/ml、40 ng/ml、100 ng/ml、200 ng/ml、500 ng/ml；NEO、AMK、APR 为 2 ng/ml、5 ng/ml、10 ng/ml、20 ng/ml、50 ng/ml、100 ng/ml），从中各取 2.0 ml，分别加入空白牛奶经提取、净化和吹干后的残余物中，充分溶解，过微孔滤膜，作为系列基质匹配标准溶液上机测定。以特征离子质量色谱峰面积为纵坐标，基质匹配标准溶液浓度为横坐标，绘制标准曲线，并计算回归方程和相关系数。

（7）方法灵敏度 添加适量浓度的氨基糖苷类混合标准工作液于空白牛奶中，经前处理后测定，观察药物特征离子质量色谱峰信噪比（S/N）和对应药物浓度，以 $S/N>3$ 作为方法的检测限，$S/N>10$ 作为方法的定量限。

（8）方法准确度及精密度 采用标准添加法，通过向空白牛奶中添加不同浓度（LOQ、2LOQ、10LOQ 或 LOQ、1/2MRL、MRL、2MRL）的氨基糖苷类混合标准工作液进行回收率试验，各浓度进行 5 个样品平行试验，分别考察 3 批次，按照样品前处理方法处理后上机测定，基质匹配标准溶液外标法定量，计算回收率，并用相对标准偏差（RSD）评价批内和批间精密度。

2. 结果和分析

（1）定性分析 采用高分辨模式下 PRM 监测方式，选择一个母离子和一个子离子进行定性和定量分析，获得的高质量精度离子可以有效排除干扰离子的影响，定性定量结果准确可靠。100 ng/ml 标准溶液色谱图及对应高分辨质谱图见图 5-38，空白牛奶色谱图及对应高分辨质谱图见图 5-39，空白牛奶添加试样色谱图及对应高分辨质谱图见图 5-40。

根据图 5-38 可确定标准溶液中各化合物丰度最大的子离子，并与图 5-41（添加试样）综合考虑，可确定用于定量的子离子。除大观霉素外，其余化合物标液与添加图中丰度最大的子离子完全一致，可以确认为定量离子。大观霉素标液中响应最大的离子依次为 333（分子离子峰）、98 和 207；分子离子峰不适合作为定量离子，因而需从 98 和 207 中选择一个，添加图中 98 响应较小，可能与基质导致的离子抑制有关，而 207 依然保持较高响应，综合考虑选择了 207 作为大观霉素定量离子。根据各化合物子离子精确质量数及同位素离子丰度比等信息，仪器自带软件可推导出定量子离子的元素组成；根据元素组成、母离子结构和裂解规律，可以推导出各化合物定量子离子可能的裂解位置（图 5-41）。

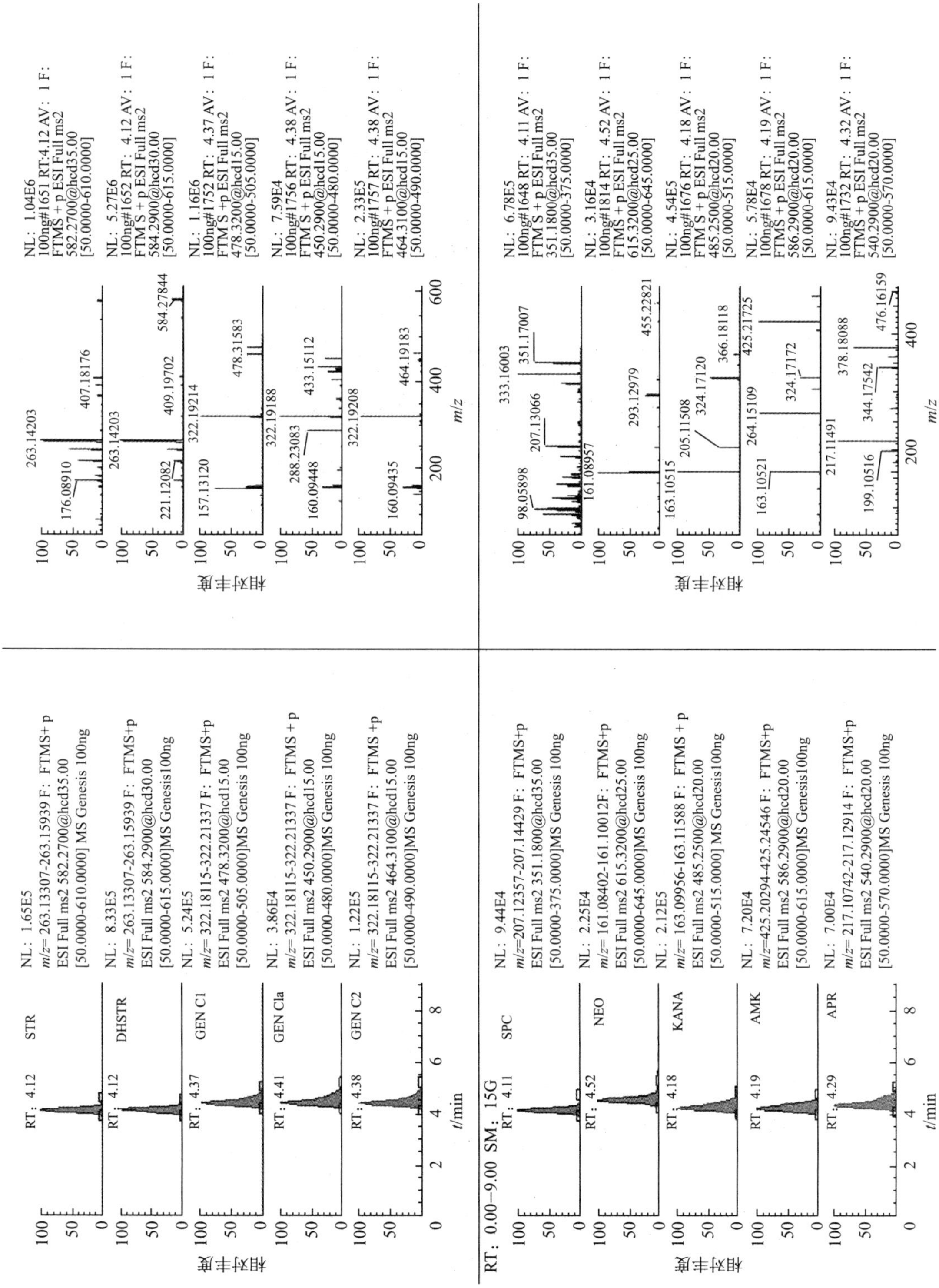

图 5-38 标准溶液（100 ng/ml）中8种氨基糖苷类化合物色谱图及对应的高分辨质谱图

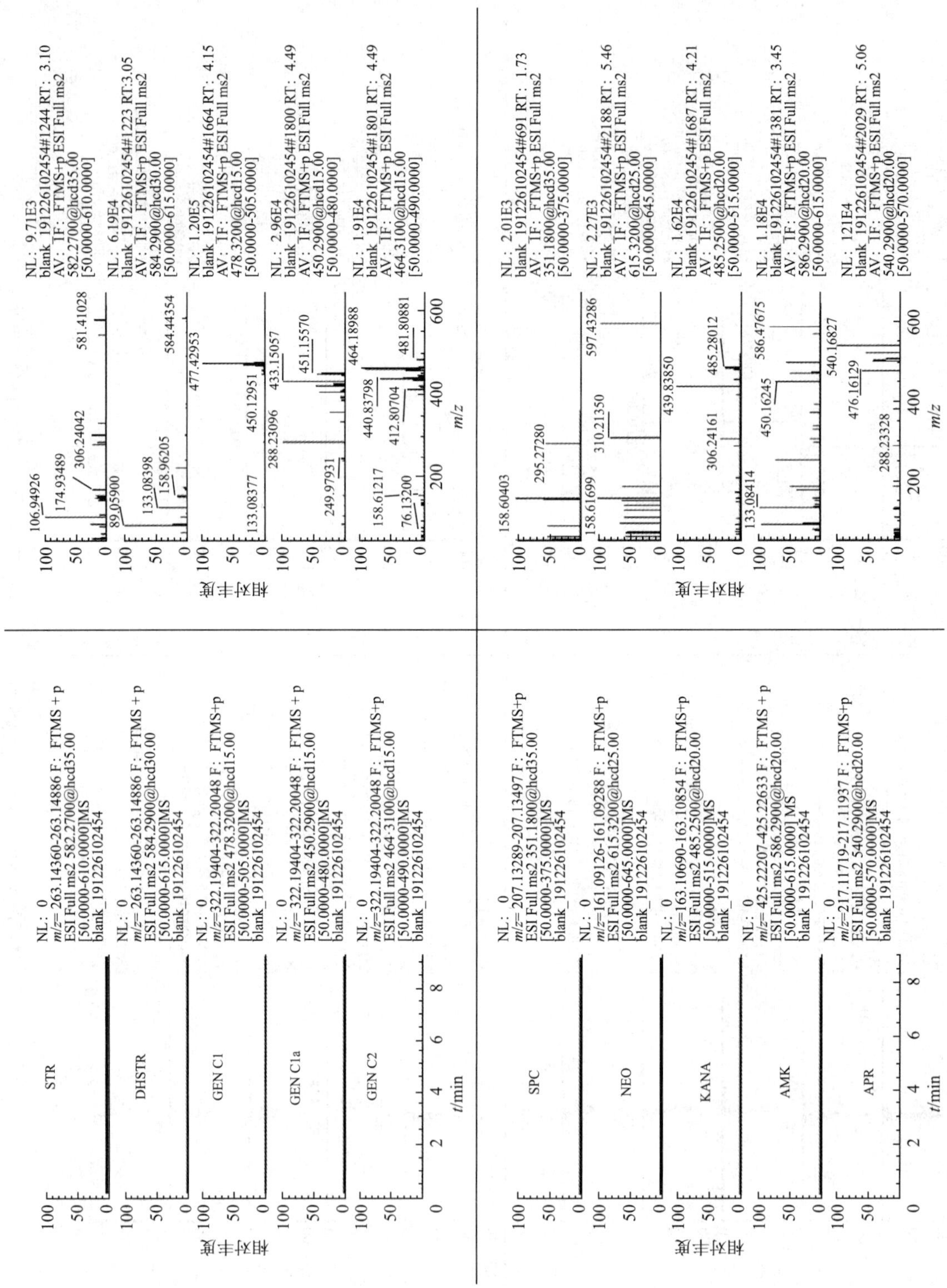

图 5-39　空白牛奶中8种氨基糖苷类化合物色谱图及对应的高分辨质谱图

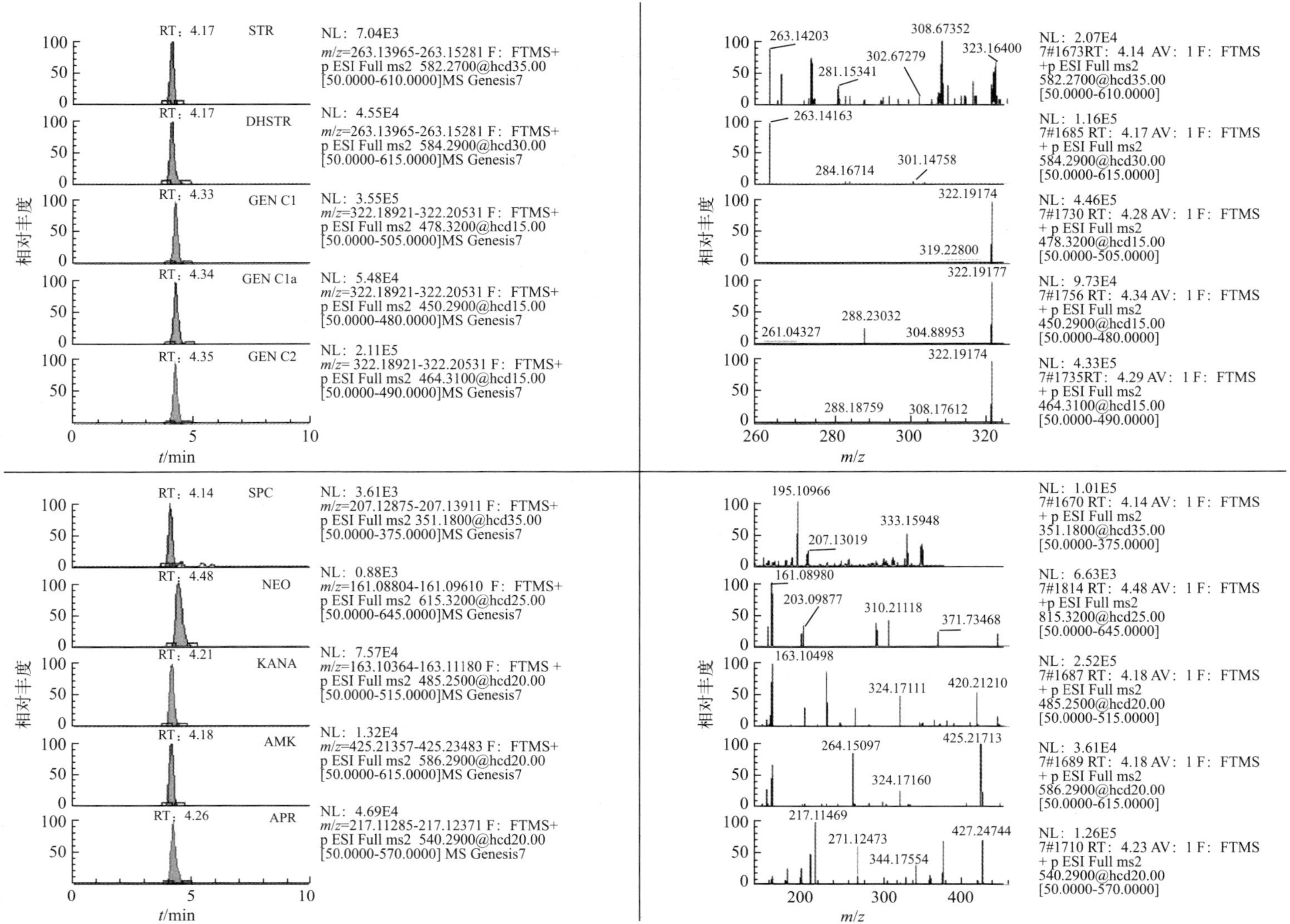

图 5-40　空白牛奶添加试样中8种氨基糖苷类化合物色谱图及对应的高分辨质谱图

STR为2 μg/kg；DHSTR、GEN C1、GEN C1a、GEN C2、KANA为0.5 μg/kg；SPC为20 μg/kg；NEO、AMK、APR为5 μg/kg

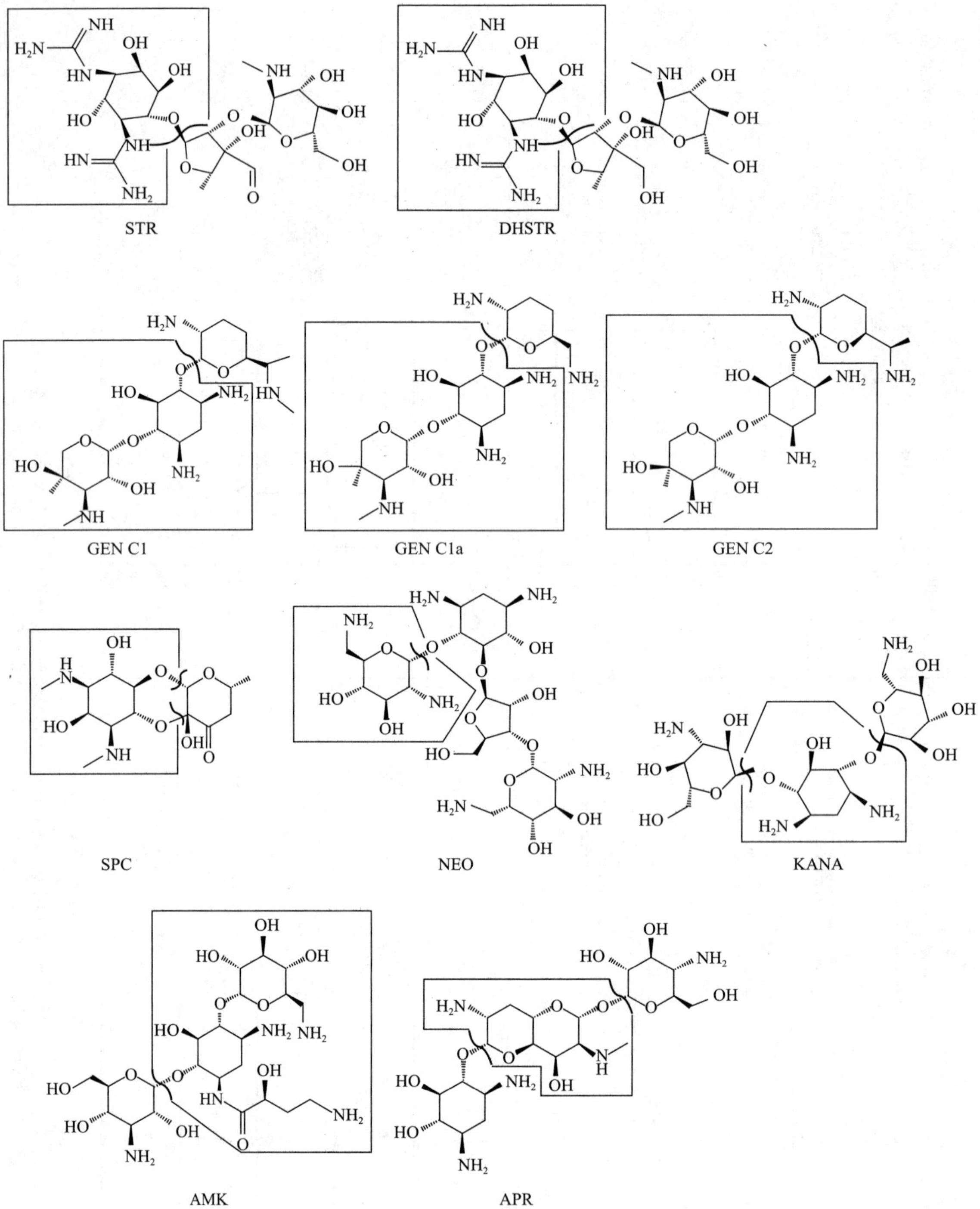

图 5-41　8 种氨基糖苷类化合物定量子离子可能断裂位置

（2）**基质匹配标准曲线**　以氨基糖苷类各化合物的特征离子质量色谱峰面积与其对应的基质匹配标准溶液浓度作图，得到相应的标准曲线，线性范围、线性回归方程及相关系数（r）。结果表明：链霉素、双氢链霉素、庆大霉素（GEN C1、GEN C1a、GEN C2）、安普霉素、大观霉素、卡那霉素、阿米卡星和新霉素在各自线性范围内，线性关系良好，r 均大于 0.990。

(3) 方法灵敏度　按样品前处理方法进行处理，当添加浓度 STR 为 2 μg/kg，DHSTR、GEN C1、GEN C1a、GEN C2、KANA 分别为 0.5 μg/kg，SPC 为 20 μg/kg；NEO、AMK、APR 分别为 5 μg/kg 时，测得各化合物 $S/N > 10$；当添加浓度 STR 为 0.5 μg/kg，DHSTR、GEN C1、GEN C1a、GEN C2、KANA 分别为 0.2 μg/kg，SPC 为 5 μg/kg，NEO、AMK、APR 分别为 2 μg/kg 时，测得各化合物 $S/N>3$；牛奶中各氨基糖苷类化合物的定量限和检测限见表 5-28。

表 5-28　空白牛奶中氨基糖苷类药物基质匹配标准曲线、线性范围、相关系数、定量限和检测限

目标化合物	线性范围/(ng/ml)	标准曲线回归方程	相关系数（r）	LOQ/(μg/kg)	LOD/(μg/kg)
STR	1～50	$y=9.78\times10^3x-20.4$	0.9958	2	0.5
DHSTR	0.2～10	$y=7.24\times10^4x-3.45\times10^3$	0.9983	0.5	0.2
GEN C1	0.2～10	$y=1.03\times10^6x-6.54\times10^4$	0.9979	0.5	0.2
GEN C1a	0.2～10	$y=1.89\times10^5x-3.95\times10^4$	0.9964	0.5	0.2
GEN C2	0.2～10	$y=6.16\times10^5x-4.65\times10^4$	0.9959	0.5	0.2
SPC	10～500	$y=218x+54$	0.9973	20	5
NEO	2～100	$y=1.01\times10^4x-2.08\times10^4$	0.9971	5	2
KANA	0.2～10	$y=3.32\times10^5x-6.11\times10^3$	0.9988	0.5	0.2
AMK	2～100	$y=8.03\times10^3x-2.02\times10^4$	0.9978	5	2
APR	2～100	$y=2.21\times10^4x-4.11\times10^3$	0.9957	5	2

(4) 方法的准确度和精密度　在空白牛奶中添加不同浓度的各氨基糖苷类药物的标准工作液（LOQ、2LOQ、10LOQ 或 LOQ、1/2MRL、MRL、2MRL）进行回收率试验，结果见表 5-29。牛奶中 8 种氨基糖苷类药物回收率在 68.0%～104.6%范围内，批内与批间 RSD 均不高于 11.3%。

表 5-29　空白牛奶中氨基糖苷类药物的添加回收率（$n=5$）

化合物	添加浓度/(μg/kg)	批内						批间RSD/%
		Ⅰ		Ⅱ		Ⅲ		
		回收率/%	RSD/%	回收率/%	RSD/%	回收率/%	RSD/%	
STR	2	80.2	2.8	86.0	6.8	90.8	3.7	6.9
	50	94.2	4.8	100.4	7.2	91.8	9.2	7.8
	100	96.1	5.5	99.4	6.5	95.3	7.9	6.4
	200	100.4	7.8	104.4	6.6	103.1	7.5	6.9

续表

化合物	添加浓度/(μg/kg)	批内						批间RSD/%
		Ⅰ		Ⅱ		Ⅲ		
		回收率/%	RSD/%	回收率/%	RSD/%	回收率/%	RSD/%	
DHSTR	0.5	81.4	6.9	87.0	5.1	89.0	6.5	6.2
	50	92.8	7.4	94.0	8.0	98.6	6.8	7.4
	100	92.2	9.9	95.8	6.7	96.1	6.5	7.5
	200	95.2	9.7	104.6	2.6	100.6	8.8	8.0
GEN C1	0.5	76.6	3.6	82.8	3.1	80.8	8.4	6.2
	30	96.2	7.2	95.4	6.1	97.3	4.8	5.7
	60	94.6	7.3	97.1	6.2	95.2	5.4	6.0
	120	92.3	5.1	97.5	7.0	94.3	7.9	6.7
GEN C1a	0.5	91.6	9.8	96.6	8.3	98.0	4.8	7.8
	20	97.8	7.5	94.0	3.4	99.4	5.6	5.9
	40	92.0	7.0	90.5	5.0	96.3	8.0	7.0
	80	96.3	5.4	91.5	6.4	90.7	7.6	6.7
GEN C2	0.5	87.6	4.2	92.0	6.6	96.6	7.2	7.1
	50	99.2	8.5	97.0	5.0	97.3	9.5	7.4
	100	102.0	7.0	101.4	8.9	101.1	9.2	7.8
	200	100.8	8.8	104.0	7.2	103.8	6.0	7.0
SPC	20	72.8	5.7	70.6	5.8	74.2	9.0	6.9
	100	89.2	5.7	87.2	5.8	88.8	5.8	5.4
	200	91.0	4.7	87.5	2.9	90.7	5.1	4.4
	400	89.7	5.2	89.4	5.4	93.1	4.7	5.1
NEO	5	70.8	6.1	68.0	4.0	72.8	6.7	6.1
	750	88.4	6.3	86.3	3.9	86.8	7.2	5.5
	1500	91.6	2.9	85.1	6.2	85.7	5.0	5.6
	3000	84.8	4.8	93.5	3.8	83.7	5.0	6.7
KANA	0.5	71.2	7.6	72.0	4.5	68.0	6.1	6.3
	75	94.5	7.2	95.6	7.0	93.2	6.2	6.4
	150	95.0	8.0	89.6	5.5	93.5	8.6	7.4
	300	99.4	7.3	90.1	3.0	92.4	4.2	6.5
AMK	5	76.4	9.0	78.8	9.5	88.6	10.5	11.3
	10	76.0	6.0	72.6	7.9	78.0	10.1	8.2
	50	79.8	9.1	78.6	8.4	82.2	6.0	7.5

续表

化合物	添加浓度/(μg/kg)	批内						批间RSD/%
		Ⅰ		Ⅱ		Ⅲ		
		回收率/%	RSD/%	回收率/%	RSD/%	回收率/%	RSD/%	
APR	5	87.2	5.6	89.2	7.0	98.6	6.4	8.1
	10	72.0	6.1	70.6	6.7	76.8	8.0	7.5
	50	83.0	4.5	73.8	5.3	76.9	9.2	7.9

3. 讨论与结论

（1）**提取溶液的选择**　AG与样品基质中的蛋白结合很紧密并且会与金属离子反应形成螯合物，因此AG提取液中应加入一定量的EDTA以释放出待测物。据报道，AG提取溶液通常含有2%～10%三氯乙酸、低浓度的EDTA以及乙酸铵或磷酸氢二钾缓冲溶液。本文提取方法选择三氯乙酸、0.4 mmol/L EDTA、10 mmol/L乙酸铵溶液作为提取液，并比较了不同浓度的三氯乙酸对提取效果的影响。实验发现，当三氯乙酸浓度为2%时，离心后的上清液较浑浊，影响后续固相萃取过程；当三氯乙酸浓度提高至5%时，上清液澄清，且提取效率已达峰值，若继续提高浓度，可能会影响后续净化过程，因此最终确定提取液为5%三氯乙酸、0.4 mmol/L EDTA、10 mmol/L乙酸铵溶液。此外，由于氨基糖苷类药物易被玻璃和滤纸吸附，因此整个实验过程中不仅要避免使用玻璃器皿，还需避免过滤操作。

（2）**净化条件的选择**　AG的净化方法与其较强极性和碱性的性质密切相关。文献报道中多选用C_{18}小柱、HLB小柱、离子交换小柱、分子印迹固相萃取小柱。分子印迹固相萃取小柱利用分子印迹聚合物特异性锁定目标物，再将目标物洗脱下来从而实现净化与富集。考虑到C_{18}小柱和HLB小柱净化时通常会引入易对离子源造成污染的离子对试剂七氟丁酸，因此本案例选择了2种阳离子交换固相萃取柱Oasis WCX（60 mg/3 ml，Waters）、Bond Elut CBA（100 mg/3 ml，Agilent），以及1种分子印迹固相萃取柱SupelMIP Aminoglycosides（50 mg/3 ml，Supelco）进行了净化效果的比较。具体操作如下：称取空白牛奶3份，按20 μg/kg添加混合标准溶液，按样品前处理方法处理，分别经3种不同柱净化。由图5-42可见，分子印迹固相萃取柱对待测物的净化效果最好，回收率最高。当使用WCX小柱净化

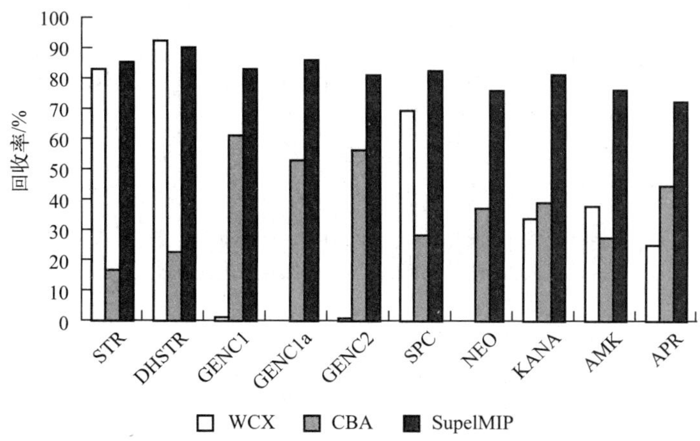

图5-42　不同净化方式对分析物响应的影响

时，STR、DHSTR 回收较高，但 GEN 和 NEO 几乎无回收；当使用 CBA 小柱净化时，各待测物都有一定程度保留但均低于分子印迹固相萃取柱。因此，本文选择了能够特异性保留氨基糖苷类化合物的分子印迹固相萃取柱进行净化。

(3) 洗脱溶液的选择 AG 洗脱溶液通常有 3 类：含少量七氟丁酸的缓冲溶液；含 5% 甲酸的甲醇或乙腈溶液；酸性乙酸铵或甲酸铵缓冲溶液（缓冲盐浓度在 50～175 mmol/L 之间，溶液 pH 3）。本案例比较了 5% 甲酸乙腈和 175 mmol/L 乙酸铵溶液（pH 3）的洗脱效果，结果如图 5-43 所示：当乙酸铵溶液作为洗脱液时，各 AG 洗脱效率明显更高，说明乙酸铵溶液（pH 3）的洗脱效果远优于 5% 甲酸乙腈。随后又通过实验比较了不同浓度乙酸铵洗脱液（20 mmol/L、50 mmol/L、100 mmol/L、125 mmol/L、175 mmol/L）对结果的影响，结果如图 5-44 所示：当乙酸铵浓度达到 100 mmol/L 时，各化合物洗脱效率基本达到峰值，其后即使加大缓冲盐浓度，回收率也只在一个稳定范围内略有波动，基本达到平衡状态，而此时继续加大洗脱液中盐浓度反而会增大上机溶液的离子强度，从而造成质谱端的不稳定，综合考虑提取效率与离子强度两个因素，最终选择 100 mmol/L 乙酸铵溶液（pH 3）作为洗脱溶液。

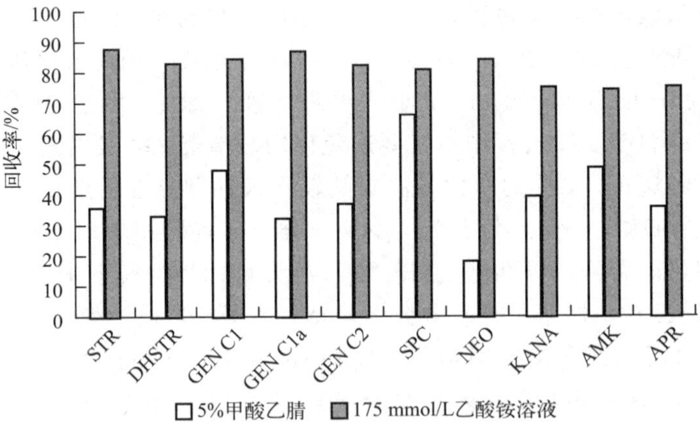

图 5-43 不同种类洗脱液对牛奶中 AG 洗脱效果研究

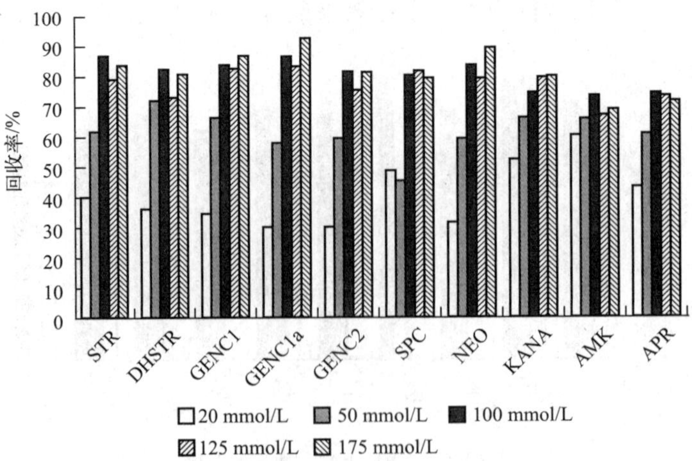

图 5-44 不同浓度乙酸铵对牛奶中 AG 洗脱效果研究

（4）**色谱柱的选择** 本文选择了适合强极性样品分析的亲水作用色谱（HILIC）法。HILIC 色谱柱固定相包括硅胶、氨基、酰氨基、磺酸甜菜碱两性离子型等。

Waters 公司 BEH HILIC 柱是代表型硅胶分析柱，其固定相仅为 BEH 杂化颗粒，被称为“裸柱”，相关文献及实验表明，AG 与固定相之间的强氢键作用会导致大部分 AG 难以洗脱、峰形较差，因此能够分析的化合物非常有限。Phenomenex 公司 Luna NH_2 柱、Waters 公司 BEH Amide 柱的固定相上分别键合了氨基和酰胺基团，主要通过亲水分配作用对氨基糖苷类药物进行分离，流动相中通常含有较高浓度的甲酸铵。Merck 公司的 ZIC-HILIC 两性离子色谱柱固定相上带有共价键合的永久型磺酸甜菜碱型两性离子官能团。实验表明，ZIC-HILIC 柱可同时分析多种氨基糖苷类药物并获得良好的分离度、峰形和灵敏度；但是这种色谱柱仍有一定欠缺：在酸性流动相条件下，碱性的氨基糖苷类化合物带正电，此时需要引入高浓度的 NH_4^+ 作为流动相（甲酸铵或乙酸铵），以竞争抑制带正电的 AG 与带负电的固定相磺酸根阴离子基团之间的作用，从而加快待测物的洗脱，因此通常需要盐浓度为 100～200 mmol/L 的流动相。高盐流动相引发的盐沉积现象会导致色谱峰对称性差、检测器灵敏度降低等问题。本文选用的 SiELC Obelisc R 色谱柱有效避免了上述 3 种色谱柱的不足，这种色谱柱采用新型化学修饰方法形成一个液态分离池，类似于活细胞与外界环境之间的平衡，液态分离池存在于一个与流动相不断平衡的环境中，内部分离池环境与外部（流动相）有很大不同。即使外部流动相为低浓度缓冲盐，也能实现带电分析物快速进出分离池的高通量转换。随着外环境的变化，液态池内部会形成新的长疏水链或亲水链，离子化程度、电荷分布和反离子特性都会发生变化，被长的有机链分开的分离池配合基正负离子可以使正负电荷同时参与静电作用，从而实现低浓度缓冲盐流动相条件下对 AG 的有效分离。因此，本文选择了 Obelisc R 色谱柱对待测物进行分离，并在此基础上对方法进一步优化。

（5）**流动相的选择** 本文分别比较了体积分数为 0.1%、0.5%、1%甲酸水溶液和乙腈作为流动相时 AG 色谱保留情况。实验中发现，当甲酸体积分数为 0.1%时，仅 STR、DHSTR、SPC 可以获得良好的峰形，NEO 难以洗脱，其余 4 种化合物拖尾严重；当甲酸体积分数为 0.5%时，STR、DHSTR、SPC、APR 出现双峰，其余化合物均有不同程度拖尾现象；当甲酸体积分数为 1%时，各化合物均获得满意的保留和峰形。因此最终选取 1%甲酸水溶液和 1%甲酸乙腈溶液作为流动相。

（6）**基质效应** 质谱分析过程中，样品基质中的干扰组分会对目标待测物产生影响，从而产生基质增强或基质抑制效应。本文中评价基质效应的方法是：基质效应＝空白基质配制标液响应值/溶剂配制标液响应值×100% 。当基质效应在 80%～120%之间时，可用标准曲线定量；当基质效应小于 80%，为基质抑制效应；当基质效应大于 120%时，为基质增强效应，可用基质匹配标准曲线定量。

本案例在 20 μg/kg 添加水平考察牛奶中 AG 基质效应，结果见表 5-30。由表中数据可以看出，STR、DHSTR、SPC、KANA、AMK 表现为显著的基质抑制，GEN、NEO 和 APR 表现为显著的基质增强。因此，本文选用基质匹配标准曲线进行定量。

表 5-30 氨基糖苷类化合物在牛奶中的基质效应

化合物	STR	DHSTR	GEN C1	GEN C1a	GEN C2	SPC	NEO	KANA	AMK	APR
基质效应/%	11.3	16.9	433.6	415.4	473.9	7.3	225.0	67.0	42.9	161.8

（7）**实际样品分析** 运用本文建立的方法进行分析，对本实验室采集的 200 批次牛奶样品进行测定，检出链霉素 2 批次，含量在 37.4～85.2 μg/kg 范围内，其余氨基糖苷类化合物未检出，检出样品符合 GB 31650—2019 相关规定，未超出限量范围，200 批次样品均合格。

【案例分析】

本案例采用液态分离池 Obelisc R 色谱柱，建立了牛奶中 8 种氨基糖苷类药物的液相色谱-四极杆-静电场轨道阱高分辨质谱方法。该方法灵敏度高、专属性强，适用于牛奶中氨基糖苷类药物的定性筛查和定量测定。案例中详细介绍了不同的前处理方法对氨基糖苷类抗生素的提取效果，对检测氨基糖苷类抗生素的药物残留具有较强的指导意义。

参考文献

[1] 李钰、王雅蓉．农药残留与兽药残留检测及其在农产品质量安全监管中的应用 [J]. 中国食品，2024（06）：74-77.

[2] 赵云峰，周爽．加强农残兽残检测技术研究保障食品安全 [J]. 食品安全质量检测学报，2013，4（1）：1-2.

[3] 张根，陈宝锐，潘璐璐，等．农产品抗生素残留现状及快速检测方法研究进展 [J]. 应用生态学报，2024，35（5）：1408-1418.

[4] 李涛，谭璐，徐文泱，等．UPLC-Q/Orbitrap MS 法检测水产品中 12 种抗生素残留 [J]. 食品工业，2020；41（5）：300-303.

[5] 李雨薇，张洪昌，胡双庆，等．双水相-超高效液相色谱串联质谱法 [J]. 东华大学学报：自然科学版，2023，49（2）：159-166.

[6] 季宝成，侯铸琛，任承雨，等．基于硅烷化三聚氰胺海绵的改良 QuEChERS 结合 UPLC-MS/MS 快速测定猪肉中 49 种抗生素多残留 [J]. 食品科学，2024，45（2）：290-298.

[7] 颜伟华，周莹，郭浩炜，等．UPLC-MS/MS 快速筛查豆芽中 27 种植物生长调节剂和抗生素类药物 [J]. 食品科学，2021；42（12）：302-308.

[8] 龚蕾，韩智，曹琦，等．超高效液相色谱串联质谱法测定蔬菜中 31 种抗生素 [J]. 食品安全质量检测学报，2021，12（1）：43-49.

[9] 张今君，夏慧丽，高海波，等．液相色谱——串联三重四极杆复合线性离子阱质谱法测定水生蔬菜中 45 种抗生素 [J]. 食品与机械，2022，38（11）：68-75.

[10] Ye H，Li S，Xi Y，et al. Highly Sensitive Determination of Antibiotic Residues in Aquatic Products by High-Performance Liquid Chromatography-Tandem Mass Spectrometry [J]. Antibiotics（Basel），2022，11（10）：1427.

[11] 黄孟丽，张博文，江改青，等．ASE 净化-HPLC-MS/MS 法测定动物源性食品中 12 种多肽类抗生素 [J]. 食品科技，2023，48（5）：278-286.

[12] 邱稀木，朱晓华，边文冀，等．高效液相色谱-串联质谱法测定河蟹肝胰腺组织中林可酰胺类抗生素残留 [J]. 福建农业学报，2021，36（10）：1231-1237.

[13] 张璐，姜伟．基于磺酸基共价有机框架快速测定牛奶中氟喹诺酮类抗生素残留 [J]. 食品工业科技，2023，44（7）：269-277.

[14] 王露，司晓萍，唐辉，等．禽畜肉中 7 种抗生素残留检测 [J]. 分析试验室，2019，38（7）：854-858.

[15] 李涛，谭璐，徐文泱，等．UPLC-Q/Orbitrap MS 法检测水产品中 12 种抗生素残留 [J]. 食品工业，2020，41（5）：300-303.

[16] 吴婉琴，范小龙，黄坤，等．超高效液相色谱-串联质谱法测定鸡肉中 9 种大环内酯类抗生素 [J]. 食品安全质量检测学报，2021，12（1）：34-42.

[17] 薛荣旋，卢丽明，黄诚，等．QuEChERS-超高效液相色谱-串联质谱法测定水产品中 6 种氟喹诺酮类抗生素残留量 [J]. 中国食品卫生杂志，2020，32（5）：519-523.

[18]. 李朔，张璨，马玲，等．QuEChERS 结合超高效液相色谱-串联质谱法同步测定鱼肉制品中 24 种磺胺类抗生素 [J].

食品工业科技，2022，43（9）：301-308.

[19] Hu X，Zhao J，Cheng X，et al. Polydopamine-mediated quantity-based magnetic relaxation sensing for the rapid and sensitive detection of chloramphenicol in fish samples [J]. Food Res Int，2022，162（Pt A）：111919.

[20] 刘倩，张航，蒋开拓，等．便携式水产品四环素含量检测装置研制 [J]. 农业工程学报，2023，39（5）：8-14.

[21] Zhang H，Pan Q，Cai W，et al. C-doped ZnO nanocomposites molecularly imprinted photoelectrochemical sensor for ultrasensitive and selective detection of oxytetracycline in milk [J]. Food Chem，2023，426：136535.

[22] Wu S，Mao J，Zhang Y，et al. Sensitive electrochemical detection of enrofloxacin in eggs based on carboxylated multi-walled carbon nanotubes-reduced graphene oxide nanocomposites：Molecularlyimprintedrecognition versus direct electrocatalytic oxidation [J]. Food Chem，2023，413：135579.

[23] Zhang L，Wang J，Deng J，et al. A novel fluorescent "turn-on" aptasensor based on nitrogen-doped graphene quantum dots and hexagonal cobalt oxyhydroxide nanoflakes to detect tetracycline [J]. Analytical and Bioanalytical Chemistry，2020，412（25）：1343-1351.

[24] Wang W，Deng P，Liu X，et al. A CsPbBr3 quantum dots/ultra-thin BN fluorescence sensor for stability and highly sensitive detection of tetracycline [J]. Microchemical Journal，2021，162：105876.

[25] Li F，Wu Y，Chen D，et al. Sensitive dual-labeled electrochemical aptasensor for simultaneous detection of multi-antibiotics in milk [J]. International Journal of Hydrogen Energy，2021，46（45）：23301-23309.

[26] Wang Y，Zhang B，Guo M，et al. Rapid detection of cordycepin in food by surface-enhanced Raman technique [J]. Journal of Future Foods，2023，3（1）：24-28.

[27] Jin M，Wang X，Russel M，et al. Towards the rapid detection of multiple antibiotics in eggs by Surface-enhanced Raman spectroscopy coupled with hollow fiber micro-extraction [J]. Microchemical Journal，2022，181：107743.

[28] Jiang Y，Sun DW，Pu H，et al. Ultrasensitive analysis of kanamycin residue in milk by SERS-based aptasensor [J]. Talanta，2019，197：151-158.

[29] Moreno V，Adnane A，Salghi R，et al. Nanostructured hybrid surface enhancement Raman scattering substrate for the rapid determination of sulfapyridine in milk samples [J]. Talanta，2019，194：357-362.

[30] Zhang Y，Liao T，Wang G，et al. An ultrasensitive NIR-IIa' fluorescence-based multiplex immunochromatographic strip test platform for antibiotic residues detection in milk samples [J]. Journal of advanced research，2023，50：25-34.

[31] Wu S W，Wang M Y，Liu B H，et al. Sensitive enzyme - linked immunosorbent assay and gold nanoparticle immunochromatocgraphic strip for rapid detecting chloramphenicol in food [J]. Journal of food safety，2020，40（2）：e12759.

[32] Hendrickson O D，Byzova N A，Zvereva E A，et al. Sensitive lateral flow immunoassay of an antibiotic neomycin in foodstuffs [J]. Journal of Food Science Technology，2021，58：292-301.

[33] GB 31650. 1—2022 食品安全国家标准 食品中 41 种兽药最大残留限量．

[34] 刘善菁，宋慧敏，曲斌，等．液相色谱-四极杆-静电场轨道阱高分辨质谱法测定牛奶中 8 种氨基糖苷类抗生素残留 [J]. 中国兽药杂志，2022，56（08）：46-57.

[35] Diez C，Guillarme D，Staub Sporri A，et al. Aminoglycoside analysis in food of animal origin with a zwitterionic stationary phase and liquid chromatography-tandem mass spectrometry [J]. Anal Chim Acta，2015，882：127-139.

[36] Bohm D A，Stachel C S，Gowik P. Confirmatory method for the determination of streptomycin and dihydrostreptomycin in honey by LC-MS/MS [J]. Food Addit Contam Part A Chem Anal Control Expo Risk Assess，2012，29（2）：189-196.

第六章

气相色谱-质谱联用分析技术

第一节　气相色谱-质谱联用分析技术概述

质谱相关基础知识参考第五章液相色谱-质谱联用技术。本章将着重介绍气相色谱-质谱联用技术的基础知识及案例分析。

气相色谱-质谱联用仪是分析仪器中较早实现联用技术的仪器。在 20 世纪 60 年代人们就开始了气相色谱-质谱联用技术的研究，并出现了早期的 GC-MS 联用仪。在 20 世纪 70 年代末 GC-MS 技术已经达到较高的水平，它在所有联用技术中发展最完善，应用最广泛。

一、气相色谱-质谱联用仪的组成

GC-MS 系统主要由四部分组成：气相色谱仪部分、接口、质谱仪部分以及计算机系统。其框架图如图 6-1。气相色谱仪部分和一般的色谱仪基本相同，有柱温箱、气化室和载气系统，也带有分流-不分流进样系统等，一般不带有检测器，而是利用质谱仪作为色谱的检测器。气相色谱仪将混合样品分离成单个组分，起到样品制备的作用。此部分特别适用于易挥发、半挥发性有机小分子化合物的分析。接口将气相色谱仪流出的各组分送入质谱仪中进行检测，起到气相色谱和质谱之间的适配器的作用。质谱仪部分可以是磁式质谱仪、四极杆质谱仪，也可以是飞行时间和离子阱质谱仪。目前最常用的是四极杆质谱仪。离子源根据色谱分离出的组分特点，主要使用 EI 或 CI。经过色谱分离后的各组分在接口处除去载气，进入

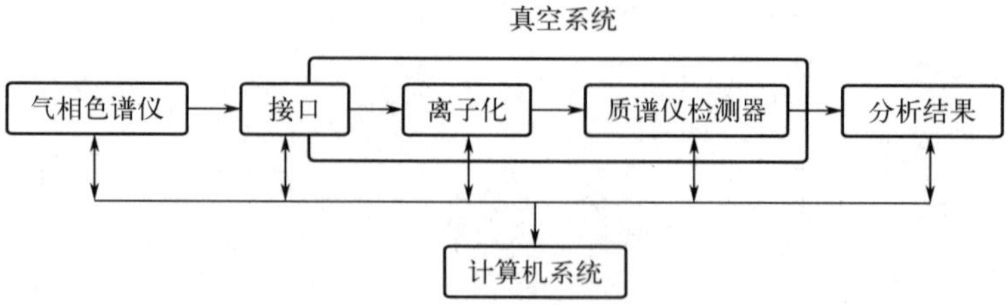

图 6-1　GC-MS 仪组成框架图

质谱仪的离子源，之后生成分子离子或各具质量特征的碎片离子。这些带正电荷的离子，由于其质荷比（m/z）不同，在质量分析器中被分离，逐一被收集记录，获得质谱图，通过解析谱图，可获得组分的分子量和结构信息。计算机系统控制着气相色谱仪、接口和质谱仪，进行数据采集和处理，是GC-MS的中央控制单元。

气相色谱和质谱适合联用的原因如下：

① 两者在分析的时候样品都呈气态。

② 两者的灵敏度都很高，气相色谱分离的样品量够质谱检测所用，对某些物质的灵敏度可高达10^{-13}～10^{-11} g。

③ 气相色谱法和质谱法对样品的制备和预处理有相同之处。

④ 两者的分析速度都很快，一般分析样品的时间只需几分钟到几十分钟。

这些相同之处使得气相色谱仪与质谱仪在联用时几乎不需做改动。

二、气相色谱-质谱联用仪的接口

色谱仪在常压下工作，而质谱仪需要高真空的环境，因此，如果色谱仪使用填充柱，必须经过一种接口装置，既需要将色谱载气去除，又要解决气相色谱仪的大气压工作条件和质谱仪的真空工作条件的匹配问题。因此接口单元是色谱质谱联用技术的关键装置。理想的接口应当能够除去全部载气，却不损失待测样品组分。目前GC-MS仪常用的接口主要有直接导入型接口、开口分流型接口、分子分离器接口这三种方式。

1. 直接导入型接口

随着毛细管制作技术的进步，毛细管柱广泛应用于GC-MS分析中。直接导入型接口就是通过一根金属毛细管（内径在0.25～0.32 μm）直接引入质谱仪的离子源。这种接口方式是迄今最常用的一种技术。当载气和待测物一起从气相色谱柱流出后立即进入离子源的作用场。由于载气氦气是惰性气体，不发生电离，而待测物却容易形成带电粒子。待测物带电粒子在电场作用下加速向质量分析器运动，而载气却由于不受电场影响，被真空泵抽走。接口的实际作用是支撑插入端毛细管，使其准确定位。

另一个作用是控制GC出口到MS入口这段空间的温度，使色谱柱流出物始终不产生冷凝。适用于这种接口的载气限于氦气或氢气。当气相色谱仪出口的载气流量高于2 ml/min时，质谱仪的检测灵敏度会下降。一般使用这种接口，气相色谱仪的流量在0.7～1.0 ml/min。色谱柱的最大流速受质谱仪真空泵流量的限制。最高工作温度和最高柱温相近。接口组件结构简单，容易维护，传输率达100%。但使用这种接口时没有富集浓缩作用，对超痕量组分的检测不利。

2. 开口分流型接口

在色谱柱的出口处设有分流连接器，经过色谱柱分离后的洗脱物，一部分被送入质谱仪，这样的接口称为分流型接口。在多种分流型接口中，开口分流型接口最为常用，其工作原理见图6-2。气相色谱柱的一端插入接口，其出口正对着另一毛细管，该毛细管称为限流毛细管。限流毛细管承受将近0.1 MPa的压力，与质谱仪的真空泵相匹配，把色谱柱洗脱物的一部分定量地引入质谱仪的离子源。毛细管色谱柱和限流毛细管之间由一个内套管固定并接合，使这两根毛细管的出口和入口对准。内套管置于一个外套管中，外套管充满氦气。当色谱柱的流量大于质谱仪的工作流量时，过多的色谱柱流出物和载气随氦气流出接口并被真空抽走；当色谱柱的流量小于质谱仪的工作流量时，外套管中的氦气将会作为补充，进入质谱仪中。因此，更换色谱柱时不影响质谱仪工作，质谱仪也不影响色谱仪的分离性能。

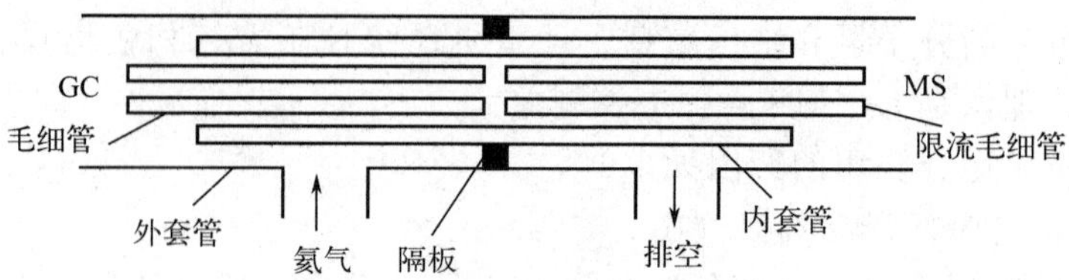

图 6-2　开口分流型接口

这种接口的结构简单，但与直接导入型相比，样品利用率低，尤其当色谱仪流量较大时，分流比较大，产率较低，灵敏度也不高，使得这种接口的应用受到限制。

3. 分子分离器接口

为了使填充柱与质谱仪相连，需要除去大量的载气，同时又要减少样品的损失，于是出现了分子分离器接口。它的主要作用是富集样品分子，使得进入质谱仪中的样品气体的比例增加，同时维持质谱仪中离子源的真空度。最常用的一种类型是喷射式分子分离器接口。图 6-3 是喷射式分子分离器接口的工作原理图。工作原理具体为：根据气体在喷射过程中不同质量的分子都以超声速的相同速度运动，不同质量的分子具有不同的动量。动量大的分子，易保持沿喷射方向运动；而动量小的易于偏离喷射方向，被真空泵抽走。因此，分子量较小的载气（一般为氦气）在喷射过程中偏离质谱端接口，分子量较大的待测物得到浓缩后进入接口。通过这样的接口装置，就能起到分离载气、浓缩待测组分的作用。喷射式分子分离器的体积较小同时具有较高的分离效率，此外，待测样品在分离器中停留时间也比较短。这些优点都使得这种分离器在实际的分析中得到广泛的应用。

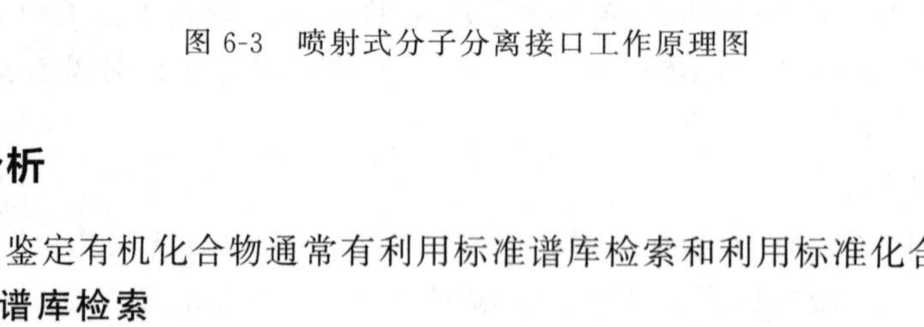

图 6-3　喷射式分子分离接口工作原理图

三、定性分析

利用 GC-MS 鉴定有机化合物通常有利用标准谱库检索和利用标准化合物两种方式。

1. 利用标准谱库检索

目前，色谱-质谱联用仪数据库中，一般存有近 30 万个化合物标准质谱图。常用的商用标准质谱库有三个，即 NIST 库、Wiley 库和 Pmw 库，此外还有各大仪器厂家开发的各自的数据库。因此，GC-MS 最主要的定性方式是库检索。由总离子色谱图可以得到任一组分的质谱图，由质谱图可以利用计算机在数据库中检索。检索结果可以给出几种最可能的化合物，包括化合物名称、分子式、分子量、基峰及可靠程度。需要说明的是，数据库中的标准谱图基本上由静态磁质谱仪获得，而实际检测中，使用的质谱仪可能是其他类型，由于实验参数的不同，可能会影响谱库检索的匹配率。一般来说，一个未知化合物在谱库检索中匹配率不低于80%，且二者在全谱离子丰度上的差值小于20%，才认为检索鉴定得到的结果比较可靠。

利用计算机进行谱库检索是一种快速、方便的定性方法，但是，在利用计算机检索时应注意如下几个问题：

a. 数据库中所存质谱图有限，如果未知物是数据库中没有的化合物，检索结果也会给出几个相近的化合物。显然，这种结果是错误的。

b. 由于质谱法本身的局限性，一些结构相近的化合物其质谱图也相似，这种情况也可能造成检索结果不可靠。

c. 由于色谱峰分离不好以及本底和噪声的影响，得到的质谱图质量不高，这样所得到的检索结果也会不准确。因此，在利用数据库检索之前，应首先得到一张优质的质谱图，并利用质量色谱图等技术判断质谱中有没有杂质峰。

待测物质结构的最终确证必须结合未知物的物理、化学性质以及红外、核磁谱等综合考虑。

2. 利用标准化合物

利用标准谱库检索的方式虽然便捷高效，但它往往对有机化合物的异构体很难认定。由于实验条件的差异，获得的质谱图并不完全相同，这种差异性有时会掩盖异构体之间的差异，使得检索结果很难区分匹配率相差很小的几个化合物。在这种情况下，可以将谱库检索结果作为初步判断的依据，再结合使用标准化合物的方法。GC-MS可以在有标准品的情况下根据色谱的保留时间定性，与普通气相色谱的定性方法相同，即同一实验条件下测量标准品和被鉴定化合物的保留值，以决定哪一种化合物是正确的结果。

四、定量分析

GC-MS在定性分析中有很大的优势，但也可以用于定量分析。GC-MS定量分析方法类似于色谱法定量分析，由GC-MS得到的总离子色谱图或质量色谱图，其色谱峰面积与相应组分的含量成正比，若对某一组分进行定量测定，可以采用色谱分析法中的归一化法、外标法、内标法等不同方法进行。这时，GC-MS可理解为将质谱仪作为色谱仪检测器。其余均与色谱法相同。

与色谱法定量不同的是，GC-MS除了可利用总离子色谱图进行定量之外，还可利用质量色谱图进行定量，这样做可最大限度去除其他组分的干扰。为提高检测灵敏度及减少其他组分的干扰，GC-MS的定量分析常采用选择性离子扫描方式，利用其各自特征离子保留时间的差异，根据化合物特征离子的峰面积或峰高与相应待测组分含量的比例关系，对其中的化合物分别进行定量。而且选择性离子流色谱图相对不易受干扰，定量结果更可靠。在用质谱进行定量前，应首先根据其保留时间和质谱图确认目标化合物的特征离子，以免产生假阳性。

GC-MS检测技术具有显著的优点：①一般应用可省略色谱检测器，GC作为进样系统，将待测样品分离后直接导入质谱进行检测；②定性能力高；③可利用提取离子、选择离子检测等结合数据处理方法，分离总离子流色谱图上尚未分离或被噪声掩盖的色谱峰；④可提高定量分析精度；⑤提高仪器功能，实现分析自动化。

同时，它也存在一些不足之处。①分析对象有限制。分析对象限于在300 ℃左右及以下可以气化且能离子化的样品。②测试条件有限制。GC-MS分析样品应是有机溶液，固体或水溶液中的有机物一般不能测定，需进行萃取分离变为有机溶液，或采用热裂解、顶空进样技术。③质谱应用有限制。目前质谱还有一个很重要的不足是对很多异构体（尤其是位置异构）无法分辨。

GC-MS 在许多领域的分析检测中扮演着越来越重要的角色，已成为一种必备的分析有机化合物的常规检测工具，广泛应用在有机化学、生物化学、药物代谢、临床药学、毒物学、农药测定、环境保护、食品化学、植物化学等领域。

第二节　气相色谱-质谱联用分析案例

案例 6-1　中药复方制剂中药物成分分析

【案例背景】

药物成分及含量检测是药物检测的重要环节，主要是对药物的组成成分进行鉴定和检测，以确保药物的组成成分以及含量与规定相符。药物成分及含量的检测方法主要有光谱法、色谱法、质谱法等，这些方法有各自的优缺点，需根据具体情况选择合适的方法进行检测。此外，药物成分及含量分析的结果对于后续的药物有效性评估、安全性评估和稳定性评估等具有重要意义。近年来，药品的质量和安全问题备受关注，各国政府在加强监管的同时，对未取得《药品生产许可证》及未按 GMP 从事药品生产、经营的企业和个人进行了严厉的处罚。因此对药物成分的准确分析和监测至关重要。本部分包含三个具体方向的案例，将分别从抗生素、天然药物及中药复方制剂三个方面介绍质谱联用技术在成分分析和含量测定中的重要应用。

气相色谱-质谱（GC-MS）联用技术早期主要应用于热稳定、小分子或挥发性药物的分析中，随着这一分析技术的逐渐成熟，已经逐步应用到了药物治疗中关于生物标志物以及代谢组学的分析。这一联用技术在药物分析中同时具备气相色谱的高分离能力以及质谱高检测灵敏度的特点，并且分析专属性比较强，所需要的样品用量也比较少。GC-MS 在药物分析中能够同时对多种成分进行测定，而且还可以免受基质的干扰。这种色谱质谱联用分析技术现在是为匹克级别的样品提供有效结构信息的重要分析方法，对于混合物中痕量组分的结构以及未知组分分析有着显著的优势。此外，这一分析技术还能够对中草药有效成分及挥发性进行分析，在对中草药挥发性、生物大分子研究、药代动力学研究和药物的质量控制等方面有显著作用。

中药复方制剂是中药的重要组成部分，是中医临床用药的重要形式和手段。中药成分复杂，中药复方制剂由多种中药组成，同样具有多成分、多靶点的特点。近年来，随着中药的现代化发展，中药越来越受到国际社会的普遍重视，但目前，在中药复方制剂的作用机制及有效成分现代化研究方面却未能取得突破性进展。因此，中药复方制剂的研究需建立符合其自身特点的研究方法，对其安全性、有效性、可控性等方面进行深入研究。

陈芳园等利用 GC-MS 建立了华佗救心丸特征图谱，同时测定了龙脑、异龙脑和麝香酮 3 个成分的含量。应用中药色谱指纹图谱相似度评价软件（2012 版）对 12 批华佗救心丸进行相似度分析，同时对龙脑、异龙脑和麝香酮 3 个成分含量进行测定，能较全面地反映华佗救心丸中挥发性化学成分质量。丁凯悦等采用液质联用技术和分子对接相结合的方法准确、快速鉴定出锦红汤中主要化学成分，并进一步发现锦红汤中活性成分主要通过参与调节免疫、细胞增殖和凋亡以及炎症的靶点相结合发挥治疗作用。Li 等首次开发出一种简单、特异、快速的 HPLC-MS 方法，用于同时检测柴芩清宁胶囊中的 10 种成分（黄芩苷、胆酸、牛磺胆酸、脱氧胆酸、透明氧胆酸、鹅去氧胆酸、柴胡皂苷 A、柴胡皂苷 B_1、柴胡皂苷 C 和柴胡皂苷 D），为建立更加精准的柴芩清宁胶囊的质量控制提供了有力的支持。Ji 等开发了离线亲水相互作用×反相二维液相色谱的方法，全面分析了桑菊感冒片的成分，其分离得到了 456 个峰，并通过四极杆飞行时间质谱对其中 54 个化合物进行了鉴定和表征，其中 12 个化合物是首次发现，这为探索中药药材配伍的机制提供了帮助。田世民等联合使用超高效液相色谱-四极杆-静电场轨道阱高分辨质谱（UPLC-Q-Orbitrap HRMS）技术和气相色谱-质谱联用（GC-MS）技术快速鉴定抗病毒颗粒的化学成分。共从抗病毒颗粒中共鉴别出了 155 个化合物，包括木脂素类 8 个、黄酮类 15 个、香豆素类 9 个、生物碱类 9 个、有机酸类 31 个、糖类 6 个、萜类 38 个、氨基酸类 6 个、核苷类 7 个、苯乙醇苷类 11 个和其他类化合物 15 个。色谱联合质谱的检测方法对于中药复方制剂中成分的检查有着得天独厚的优势。

复方鲜竹沥液又名祛痰灵，是临床常用的止咳化痰类非处方药，常用于痰热咳嗽、痰黄黏稠，疗效显著，被誉为热痰妙方。复方鲜竹沥液由鲜竹沥、鱼腥草、枇杷叶、桔梗、生半夏、生姜、薄荷素油 7 味中药组成，方中占比达 40%的鲜竹沥性寒滑利，清肺降火，化痰止咳，为君药。鲜竹沥为禾本科植物粉绿竹（*Phyllostachys glauca* McClure）、净竹（*Phyllostachys nuda* McClure）及同属的数种植物的鲜杆经加热后自然沥出的液体，具有清热化痰之功效。研究报道，鲜竹沥祛痰止咳作用的有效成分主要是愈创木酚类，具有愈创木酚母核结构的化合物，如丁香醛等，同样具有止咳化痰作用。现收载于《中国药典》（2020 年版）的复方鲜竹沥液的质量标准未对复方鲜竹沥液中酚类有效成分进行质量控制。因此，为了研究复方鲜竹沥的止咳作用机制，需要对复方鲜竹沥液的酚性有效成分检测控制。GC-MS 可以同时测定复方鲜竹沥液中苯酚、愈创木酚、甲基愈创木酚、乙基愈创木酚、乙烯基愈创木酚、2,6-二甲氧基苯酚、香兰素和丁香醛共 8 个药效学成分的含量，苯酚具有抗炎杀菌作用，其他 7 个组分均具有愈创木酚母核结构，见图 6-4。成功对这 8 个成分进行检测可以为复方鲜竹沥液、鲜竹沥及其制剂的质量评价和控制提供科学依据，也可为中药复方制剂的进一步研发提供参考。下面将详细介绍利用 GC-MS 同时测定复方鲜竹沥液中 8 个酚类有效成分的方法及结果分析。

【实验方法及结果】

1. 仪器与试剂

(1) 仪器　7890B-5977B 型号气相色谱-质谱联用仪（美国 Agilent 公司）；BT 25S 型十万分之一电子天平（德国赛多利斯公司）；Milli-Q 超纯 水仪（美国 Millipore 公司）。

(2) 试剂　苯酚 对照 品（批号 G181013-04；纯度 99.61%）、甲基愈创木酚对照品（批号 AL190815-27；纯度 99.98%）、乙基愈创木酚对照品（批号 ZS190617-02；纯度 98.46%）、乙烯基愈创木酚对照品（批号 MX190811-23；纯度 98.46%）、2,6-二甲氧基苯酚对照品（批号 MA190816-07；纯度 99.08%）均购自 Stanford Chemicals；愈创木酚对照（中国食品药品检定研究院，批号 111510-200202；纯度 100.0%）；香兰素对照品（批号 82718；纯度 99.0%）、丁香醛（批号 93727；纯度 99.0%）均购自 LGC-Dr. Ehrenstorfer。

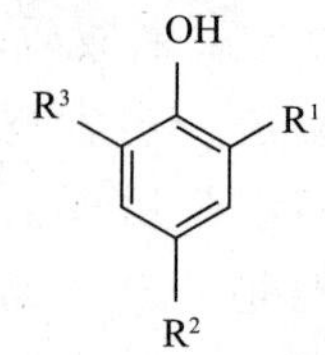

化合物	R^1	R^2	R^3
苯酚	—H	—H	—H
愈创木酚	—OCH_3	—H	—H
甲基愈创木酚	—OCH_3	—CH_3	—H
乙基愈创木酚	—OCH_3	—CH_2CH_3	—H
乙烯基愈创木酚	—OCH_3	—CH_2CH_2	—H
2,6-二甲氧基苯酚	—OCH_3	—H	—OCH_3
香兰素	—OCH_3	—CHO	—H
丁香醛	—OCH_3	—CHO	—OCH_3

图 6-4　8 个酚性化合物结构式

甲醇为色谱纯，水为超纯水，其他试剂均为分析纯。复方鲜竹沥液为 2020 年国家药品评价抽验项目的市场抽样，分别来自 5 个生产企业，见表 6-1。

表 6-1　样品信息

生产企业	批次	批号
A	1	B190708
	2	B190438
	3	B191235
B	1	191019
	2	191206
	3	200116
C	1	1909013
	2	1911019
	3	1905010
D	1	191203
	2	200110
	3	190901
E	1	20200212
	2	20200211
	3	20200305

2. 方法与结果

(1) 色谱和质谱条件

① GC 条件：DB-35MS UI 色谱柱（30 m×0.25 mm，0.25 μm），以 He 为载气，柱流速为 1.0 ml/min，进样 1 μl，分流比 10∶1；进样口温度为 260 ℃。程序升温：初始温度 65 ℃，保持 0.5 min；6 ℃/min 升至 180 ℃保持 0.5 min；20 ℃/min 升至 280 ℃后运行 10 min。

② MS 条件：EI 电子轰击源，电子轰击能量为 70 eV，离子源温度 230 ℃，四极杆温度 150 ℃，溶剂切除时间 3.5 min；选择离子监测（SIM）模式，特征离子见表 6-2。

表 6-2　目标化合物的特征离子表

序号	化合物	保留时间/min	定量离子/m/z	定性离子/m/z
1	苯酚	4.977	94	65，66
2	愈创木酚	7.660	109	124，81
3	甲基愈创木酚	9.857	138	123，95
4	乙基愈创木酚	11.658	152	137，122
5	乙烯基愈创木酚	12.855	135	150，107
6	2,6-二甲氧基苯酚	14.365	154	139，111
7	香兰素	15.365	155	139，112
8	丁香醛	21.365	182	111，181

(2) 溶液的配制

① 供试品溶液的制备：精密量取鲜竹沥 20 ml，用稀盐酸调节 pH 值至 1～2，用乙醚振摇提取 3 次，每次 20 ml，合并乙醚液，乙醚液用 5%碳酸氢钠溶液 20 ml 洗涤，分取乙醚层，挥干，残渣加甲醇溶解并定容至 5 ml 为供试品溶液。

② 混合对照品储备液的制备：准确称取 8 个酚类化合物对照品（精确至 0.01 mg），加甲醇制成质量浓度分别为每毫升含 19.74 μg 苯酚、29.17 μg 愈创木酚、27.72 μg 甲基愈创木酚、25.99 μg 乙基愈创木酚、11.83 μg 乙烯基愈创木酚、129.44 μg 2,6-二甲氧基苯酚、16.68 μg 香兰素和 14.21 μg 丁香醛的混合对照品储备液。

(3) 测试方法学验证

① 专属性考察：取混合对照品储备液，用甲醇稀释 25 倍作为对照溶液，另取缺鲜竹沥的同法制备的阴性样品溶液以及供试品溶液，按色谱和质谱条件进样测定，结果阴性无干扰，各组分分离度均>1.5，满足系统适用性要求，结果见图 6-5。

② 线性关系考察：取混合对照储备液，用甲醇依次稀释成 6 个浓度梯度，按色谱和质谱条件对 8 种酚性成分进行测定，以质量浓度（μg/ml）为横坐标，定量离子峰面积为纵坐标，绘制标准曲线并进行回归分析，结果表明 8 种酚性成分线性关系良好，相关系数（r）为 0.9990～0.9997，见表 6-3。

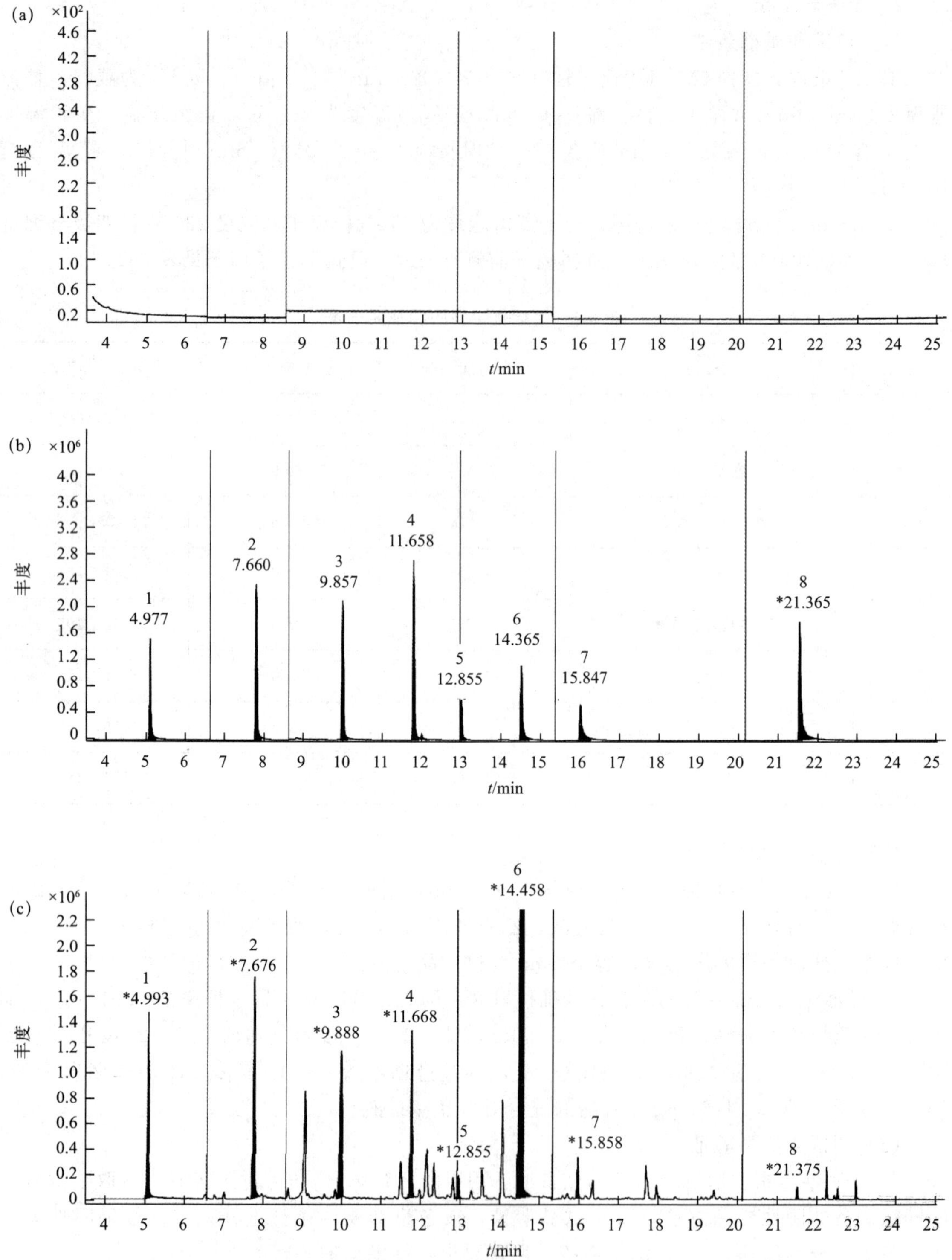

图 6-5　专属性试验的 GC-MS 色谱图：(a) 阴性样品溶液；(b) 对照品溶液；(c) 供试品溶液

1—苯酚；2—愈创木酚；3—甲基愈创木酚；4—乙基愈创木酚；5—乙烯基愈创木酚；

6—2,6-二甲氧基苯酚；7—香兰素；8—丁香醛

表 6-3　8 种化合物的相关系数、线性范围、检出限和定量限

序号	化合物	r	线性范围	LOD/(μg/ml)	LOQ/(μg/ml)
1	苯酚	0.9991	0.1974～19.74	0.0012	0.0039
2	愈创木酚	0.9995	0.2917～29.17	0.0014	0.0042
3	甲基愈创木酚	0.9997	0.2772～27.72	0.0013	0.0047
4	乙基愈创木酚	0.9990	0.2599～25.99	0.0009	0.0031
5	乙烯基愈创木酚	0.9997	0.1183～11.83	0.0017	0.0058
6	2,6-二甲氧基苯酚	0.9993	1.2944～129.44	0.0430	0.1320
7	香兰素	0.9995	0.1668～16.68	0.0112	0.0401
8	丁香醛	0.9993	0.1421～14.21	0.0019	0.0062

③ 检出限和定量限考察：取混合对照品储备液，用甲醇稀释，按色谱和质谱条件进样测定，以离子信噪比 $S/N \geqslant 3$ 以及 $S/N \geqslant 10$ 确定各化合物的检出限（LOD）和定量限（LOQ），得到 8 种酚性成分的 LOD 为 0.0009～0.0430 μg/ml 和 LOQ 为 0.0031～0.1320 μg/ml，见表 6-3。

④ 仪器精密度考察：取混合对照品储备液，用甲醇稀释 25 倍，按色谱和质谱条件连续进样 6 针，以峰面积计算苯酚、愈创木酚、甲基愈创木酚、乙基愈创木酚、乙烯基愈创木酚、2,6-二甲氧基苯酚、香兰素和丁香醛的 RSD 分别为 2.6%、1.5%、1.5%、2.6%、2.3%、1.8%、1.4%以及 1.2%，表明仪器精密度良好。

⑤ 回收率考察：取已知含量的复方鲜竹沥液样品（批号 B190708）10 ml，加入 3 个浓度对照品溶液进行加样回收试验，每个加标水平做 3 个平行样，按色谱和质谱条件进样测定。结果显示，8 种酚类化合物的加样平均回收率为 93.76%～101.33%，RSD 为 1.61%～3.08%，见表 6-4。

表 6-4　加样回收试验结果

序号	化合物	取样量/ml	样品中的量/μg	加入量/μg	测得量/μg	回收率/%	平均回收率/%	RSD/%
1	苯酚	10	7.4102	6.0165	12.7916	95.27	96.26	2.09
					12.9286	96.29		
					12.6855	94.48		
				7.5206	13.9334	93.32		
					14.7979	99.11		
					14.4500	96.78		
				9.0247	16.0700	97.78		
					15.5408	94.56		
					16.2229	98.71		

续表

序号	化合物	取样量/ml	样品中的量/μg	加入量/μg	测得量/μg	回收率/%	平均回收率/%	RSD/%
2	愈创木酚	10	2.9063	2.2991	4.9035	94.20	95.90	1.61
					4.9639	95.36		
					5.0133	96.31		
				2.8739	5.6201	97.23		
					5.5091	95.31		
					5.4502	94.29		
				3.4487	6.1071	96.10		
					6.0487	95.18		
					6.2991	99.12		
3	甲基愈创木酚	10	2.7753	2.2506	4.7082	93.68	95.61	2.18
					4.6394	92.31		
					4.7937	95.38		
				2.8132	5.5265	98.89		
					5.3476	95.69		
					5.3856	96.37		
				3.3758	5.7882	94.10		
					5.9026	95.96		
					6.0355	98.12		
4	乙基愈创木酚	10	0.4032	0.3306	0.7308	99.60	98.06	1.78
					0.7211	98.27		
					0.7065	96.28		
				0.4132	0.7968	97.60		
					0.7775	95.23		
					0.8002	98.01		
				0.4958	0.9107	101.30		
					0.8807	97.96		
					0.8838	98.31		
5	乙烯基愈创木酚	10	4.4251	3.4317	7.4954	95.40	97.88	2.51
					7.7162	98.21		
					7.7052	98.07		
				4.2896	8.4968	97.50		
					8.9944	103.21		
					8.6520	99.28		

续表

序号	化合物	取样量/ml	样品中的量/μg	加入量/μg	测得量/μg	回收率/%	平均回收率/%	RSD/%
5	乙烯基愈创木酚	10	4.4251	5.1475	9.1706	95.80	97.88	2.51
					9.4013	98.21		
					9.1141	95.21		
6	2,6-二甲氧基苯酚	10	225.1503	175.9008	370.1702	92.30	93.76	1.95
					374.0604	93.27		
					378.0308	94.26		
				219.8760	415.6546	93.40		
					420.8169	94.56		
					405.7750	91.18		
				263.8512	474.8205	97.10		
					451.0061	92.23		
					467.3387	95.57		
7	香兰素	10	2.5253	2.0390	4.4638	97.80	97.55	3.08
					4.3502	95.31		
					4.2539	93.20		
				2.5487	5.0273	99.08		
					4.8355	95.30		
					5.2399	103.27		
				3.0584	5.5843	100.01		
					5.4625	97.83		
					5.3665	96.11		
8	丁香醛	10	1.7751	1.4418	3.2909	102.30	101.33	2.71
					3.3202	103.21		
					3.1870	99.07		
				1.8023	3.7895	105.93		
					3.5262	98.57		
					3.5499	99.23		
				2.1628	3.8579	97.97		
					4.0151	101.96		
					4.0840	103.71		

⑥ 重复性考察：取同生产企业同批次样品，按供试品溶液的制备方法平行制备供试品溶液 6 份，按色谱和质谱条件下进行分析测定，苯酚、愈创木酚、甲基愈创木酚、乙基愈创

木酚、乙烯基愈创木酚、2,6-甲氧基愈创木酚、香兰素和丁香醛含量的RSD分别为1.2%、0.6%、1.6%、0.9%、2.1%、1.4%、0.7%以及0.9%，表明试验重复性良好。

⑦ 稳定性考察：取同生产企业同批次样品，按供试品溶液的制备方法平行制备供试品溶液，按色谱和质谱条件分别于0 h、6 h、2 h、18 h、24 h进样测定，以峰面积计算苯酚、愈创木酚、甲基愈创木酚、乙基愈创木酚、乙烯基愈创木酚、2,6-二甲氧基苯酚、香兰素和丁香醛的RSD分别为0.9%、1.8%、1.5%、0.6%、1.3%、0.8%、1.4%以及1.2%，表明供试品溶液在24 h内稳定。

(4) 样品的测定 采用建立的方法对5家生产企业的3个批次的样品进行测定，结果见表6-5。结果表明，同企业的不同批次中8种酚性成分的含量几乎无差别，其中8个酚性成分中以2,6-二甲氧基苯酚含量最高，且2,6-二甲氧基苯酚越高，其余7种酚性成分也整体越高；反之亦然。不同生产企业之间的8种酚性成分的含量相差较大，甚至D、E企业8种酚性有效成分均未检出。另外，根据样品的烟熏味浓淡程度发现，烟熏味越浓，样品中8种酚性有效成分的整体含量越高；反之亦然。

表6-5 不同样品的测定结果

生产企业	批次	苯酚	愈创木酚	甲基愈创木酚	乙基愈创木酚	乙烯基愈创木酚	2,6-二甲氧基苯酚	香兰素	丁香醛
A	1	0.74	0.29	0.28	0.04	0.44	22.52	0.25	0.18
	2	0.72	0.47	0.32	0.06	0.54	27.59	0.22	0.23
	3	0.76	0.25	0.35	0.08	0.39	26.72	0.31	0.31
B	1	0.42	0.22	0.18	0.04	0.38	24.44	0.28	0.22
	2	0.39	0.29	0.25	0.05	0.44	21.55	0.34	0.18
	3	0.53	0.27	0.25	0.06	0.44	20.59	0.27	0.18
C	1	0.008	—	—	—	—	0.42	—	—
	2	0.008	—	—	—	—	0.45	—	—
	3	0.010	—	—	—	—	0.42	—	—
D	1	—	—	—	—	—	—	—	—
	2	—	—	—	—	—	—	—	—
	3	—	—	—	—	—	—	—	—
E	1	—	—	—	—	—	—	—	—
	2	—	—	—	—	—	—	—	—
	3	—	—	—	—	—	—	—	—

(1) 前处理条件的考察

① 提取方式考察：由于复方鲜竹沥液为8味药材组成的复方制剂，成分复杂，实验考察了挥发油提取、减压蒸干溶解提取、溶剂直接萃取以及顶空进样4种前处理方式，实验结果发现挥发油提取方式回收率低，而减压蒸干溶解提取干扰较大，同时因被测组分沸点较高，顶空进样无法提取，直接萃取方式简单、高效而且准确，因此实验最终选用直接萃取方式。

② 萃取溶剂考察：实验考察了正丁醇、乙酸乙酯、乙醚 3 种溶剂对样品的直接萃取，并重点对愈创木酚和丁香醛的含量进行对比，结果表明相对于乙醚萃取，正丁醇和乙酸乙酯萃取得到的愈创木酚和丁香醛含量较低，且乙醚易挥发，因此实验最终选择乙醚作萃取溶剂。

③ 萃取体积和次数考察：实验比较考察了乙醚不同体积（10 ml、20 ml、30 ml、40 ml）和不同萃取次数的萃取效果，并重点对愈创木酚和丁香醛的含量进行对比，结果发现与样品等比体积时，萃取愈创木酚和丁香醛的含量已经达到最高，增加体积和次数含量无变化，因此实验最终选择乙醚 20 ml 萃取 3 次。

（2）色谱条件的优化考察

① 分析方法选择：实验最初选用了 GC 和 HPLC，但因样品中 8 个组分的含量较低且相差较大，色谱无法达到检测要求，同时因样品中的防腐剂苯甲酸以及薄荷脑对 GC 和 HPLC 存在较大干扰，因此实验最终选择 GC-MS 法。

② 色谱柱的选择和优化：本研究重点考察了 HP-5MS（30 m×0.25 mm，0.25 μm）、DB-1701MS（30 m×0.25 mm，0.25 μm）、HP-INNOWax（30 m×0.25 mm，0.25 μm）以及 DB-35MS（30 m×0.25 mm，0.25 μm）色谱柱对 8 种酚性有效成分分离的影响，结果表明 DB-35MS 对 8 种酚性有效成分分离的效果最好，且分析时间最短，各组分间的分离度均符合要求（$R>1.5$）。

【案例分析】

本案例建立了 GC-MS 检测复方鲜竹沥液中 8 种酚性有效成分的方法，该法操作简单，定性定量准确，重现性好。通过该方法对不同企业的样品进行检测，发现企业之间存在较大差别，该方法可用于复方鲜竹沥以及其他含鲜竹沥制剂的质量控制以及评价，同时解决现有质量标准的缺失，为提升标准提供相应的技术支撑。

参考文献

[1] 孙强，林翠华．探究色谱联用技术在药物分析中的应用特点和新趋势［J］．临床医药文献电子杂志，2019，6（64）：2.

[2] 祁昆，王洋，陈涛，等．液质联用在中药复方制剂研究中的应用［J］．天津中医药大学学报，2017，36（5）：396-400.

[3] 陈芳园，张云静，赵冰，等．华佗救心丸 GC-MS 特征图谱及 3 个成分的含量测定［J］．药物分析杂志，2022，42（11）：1917-1926.

[4] 丁凯悦，黄嘉彧，霍晓奎，等．基于液质联用技术研究锦红汤的化学成分及潜在靶点蛋白的预测［J］．世界科学技术-中医药现代化，2022，24（9）：3375-3383.

[5] Li T Y，Huo X K，Zheng L，et al. Simultaneous determination of ten constituents in chaiqin qingning capsule by high-performance liquid chromatography coupled with triple-quadrupole mass spectrometry［J］. Pharmacognosy Magazine，2017，13（52）：566-570.

[6] Ji S，Liu Z Z，Wu J，et al. Chemical profiling and comparison of sangju ganmao tablet and its component herbs using two-dimensional liquid chromatography to explore compatibility mechanism of herbs［J］. Frontiers in Pharmacology，2018，9：1167.

[7] 田世民，谢锦，尚强，等．基于 UPLC-Q-Orbitrap HRMS 和 GC-MS 技术的抗病毒颗粒化学成分分析［J］．中国医院药学杂志，2023，43（2）：134-144.

[8] 肖小武，刘静佳，周志强，等．GC-MS 同时测定复方鲜竹沥液中 8 个酚类有效成分［J］．中国现代应用药学，2022，39（6）：788-793.

附录

色谱分析易混淆积分参数介绍

1. 斜率（slope）

色谱峰的斜率（切线斜率）用于检测色谱峰的起点，当色谱峰的斜率大于设定值时，该峰被检测；色谱峰的斜率低于设定值时作为峰的终点。

如果色谱峰检测开始，为获得精确的峰面积，色谱峰的起点和终点相应地移动一个半峰宽。色谱峰的斜率设置参数称为峰检测灵敏度（斜率）。斜率增加时，峰检测灵敏度降低，斜率值降低时，峰检测灵敏度提高，可以检测扩展的色谱峰（扁宽峰）。

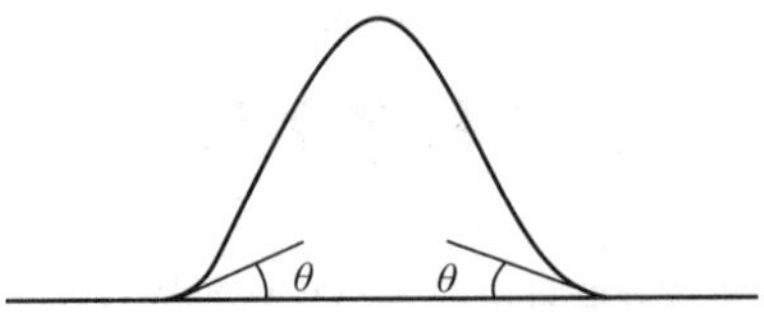

2. 半峰宽（width）

半峰宽（width）是指峰高 1/2 处的宽度（半高宽）。

半峰宽参数对所有峰积分参数都有影响。LC solution 软件用半峰宽参数检测色谱峰，使色谱峰在最适条件下进行峰积分。该参数值设定为色谱图中最窄峰的峰高一半时的宽度（或略低），单位为秒。（色谱峰窄于设定的半峰宽的 1/4 时，不能被检测。）

该参数可以去掉不需要的色谱峰。噪声宽度通常小于色谱峰，正确设定半峰宽，可以使不需要的窄峰或噪声不积分。

通常普通液相色谱填充柱设为 5 秒。

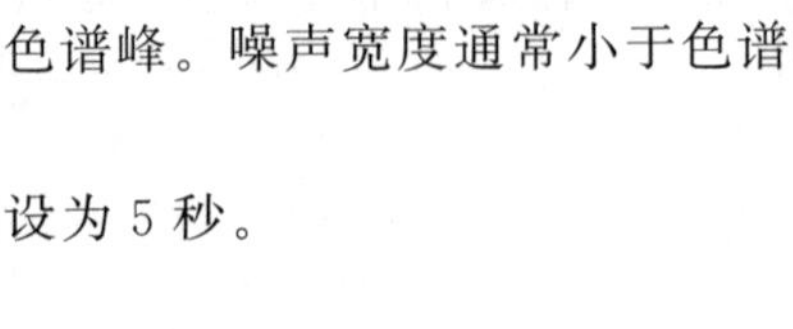

3. 漂移（drift）

色谱峰作为重叠峰时：

当设定值小于峰谷切线时，峰面积以垂直分割的方式计算。

当设定值大于峰谷切线时，峰面积以基线方式计算。

当漂移设定为0时，工作站自动处理（注：漂移的缺省为0）。

本书彩图

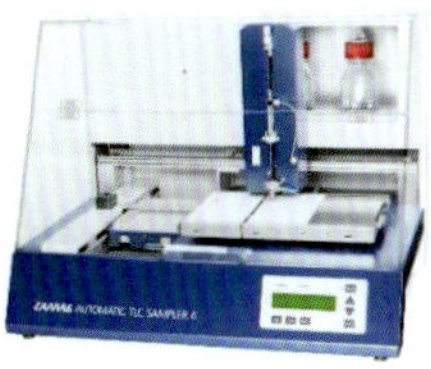

(a) 自动点样

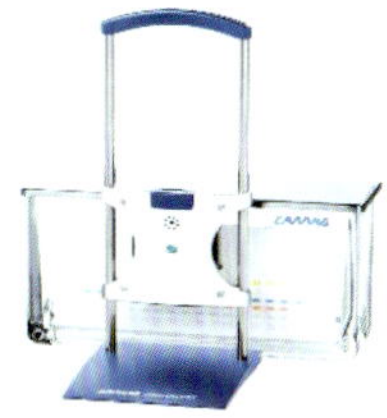

(b) 自动展开

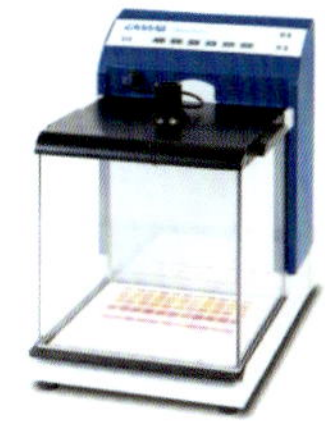

(c) 自动显色（衍生化）

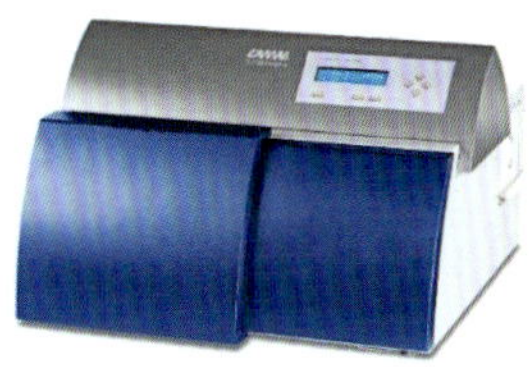

(f) 薄层扫描

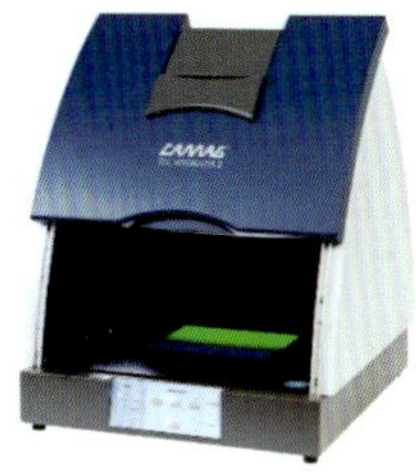

(e) 可视化检测

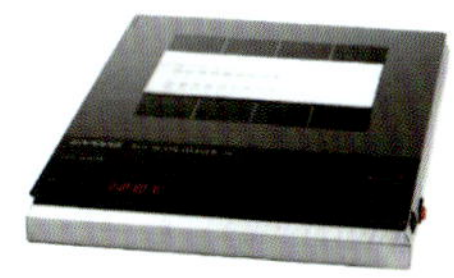

(d) 自动平板加热

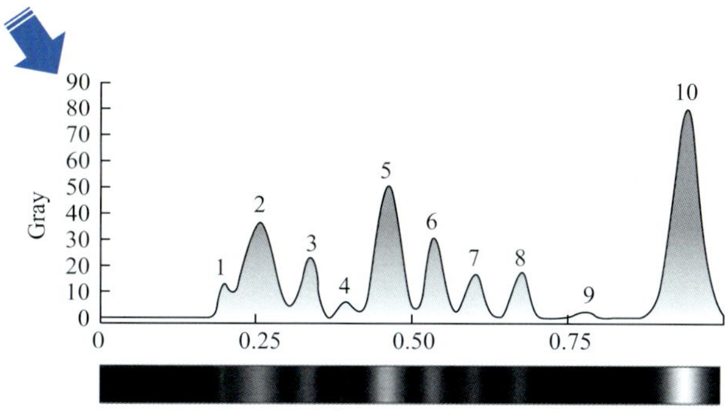

(g) 微机数据处理

图 2-1　薄层色谱的自动化流程

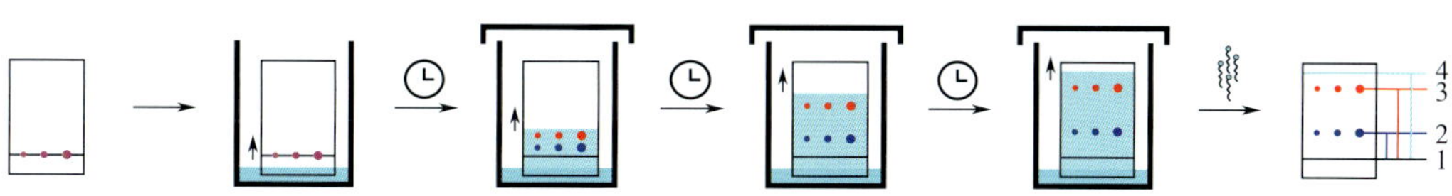

图 2-2　TLC 操作示意图

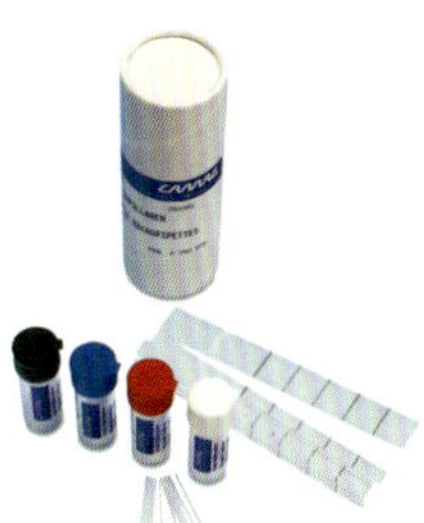

(a) 定量点样毛细管

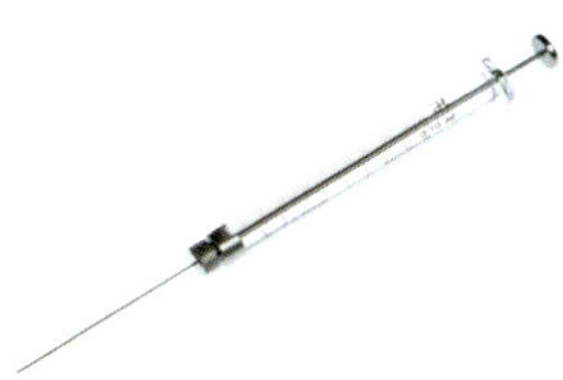

(b) 微量注射器

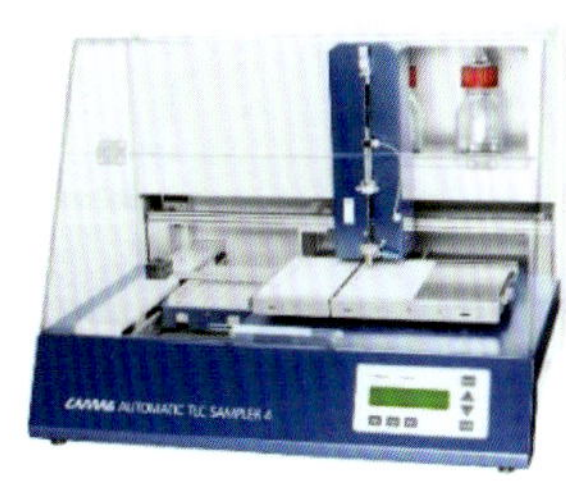

(c) 自动点样器

图 2-3　常用点样器材

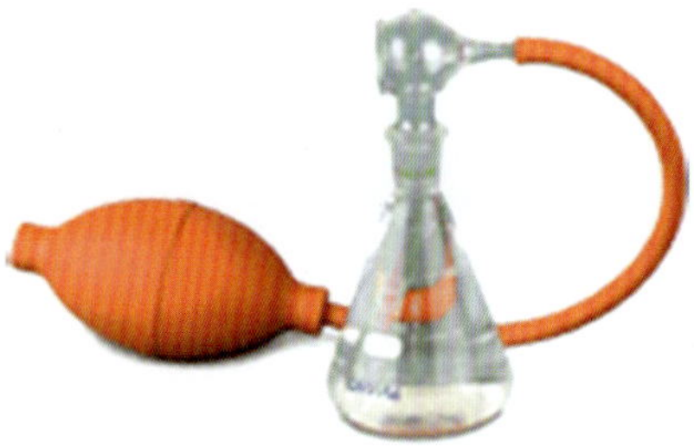

图 2-4　喷雾瓶

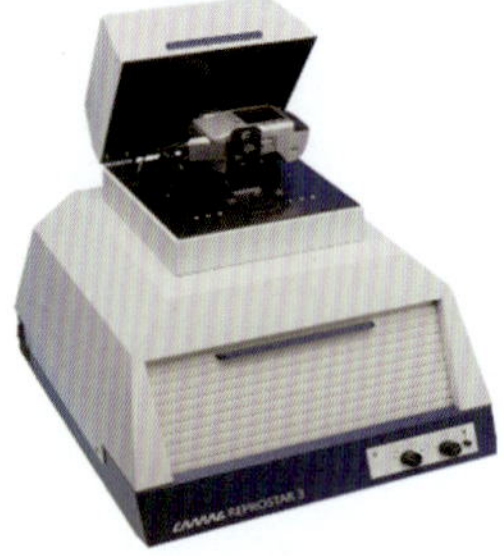

图 2-5　薄层色谱检视装置

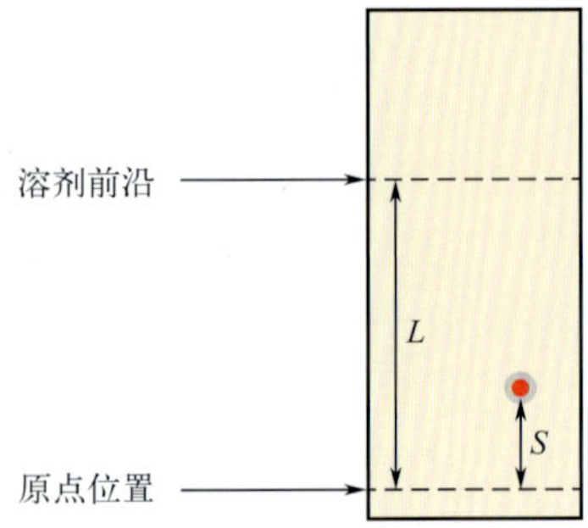

图 2-6　薄层色谱化合物的 R_f 值

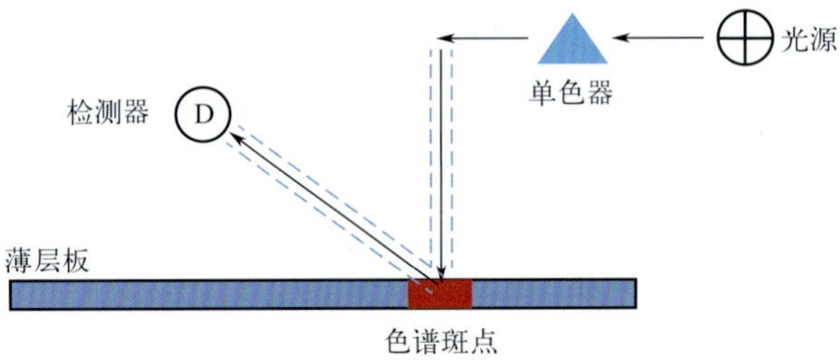

图 2-7　薄层扫描反射式吸收法

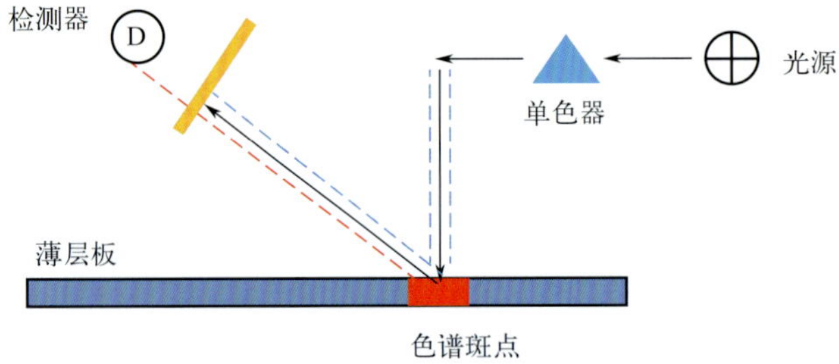

图 2-8　薄层扫描反射式荧光法

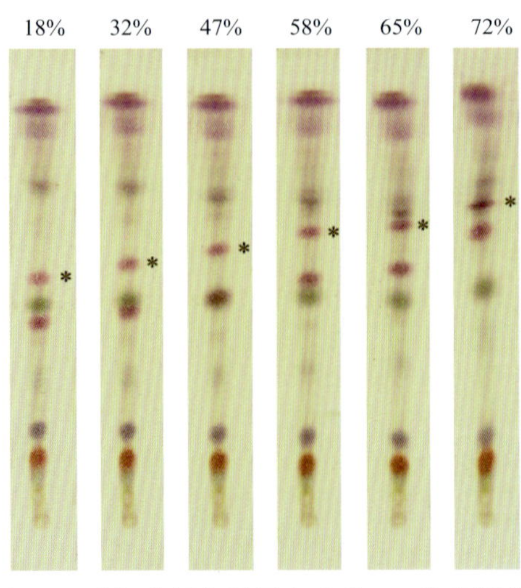

图 2-9　连翘薄层色谱湿度比较（* 为连翘苷）

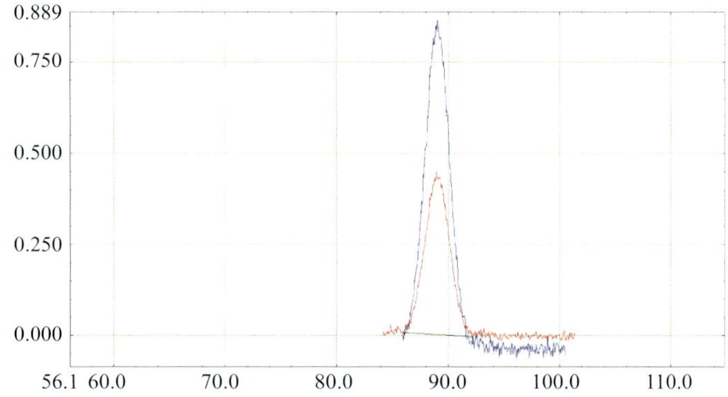

图 2-10　阿魏酸对照品薄层色谱扫描图

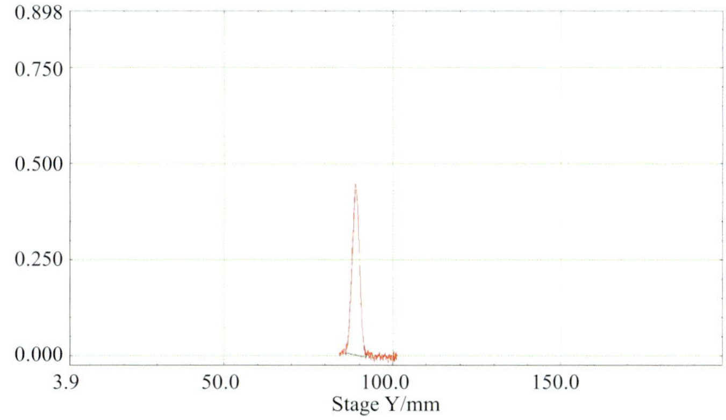

图 2-11　活血止痛胶囊薄层色谱扫描图

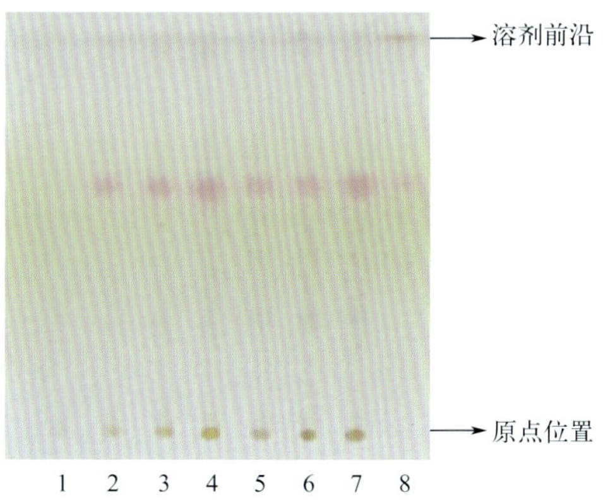

图 2-12　乐脉胶囊 TLC 图（丹参）

1—阴性对照（缺丹参）；2—乐脉胶囊 A 企业；3—乐脉胶囊 A 企业；4—乐脉胶囊 B 企业；5—乐脉胶囊 B 企业；6—乐脉胶囊 B 企业；7—丹参对照药材；8—丹参素钠对照品；温度 29 ℃；相对湿度 55%；自制硅胶 G 板

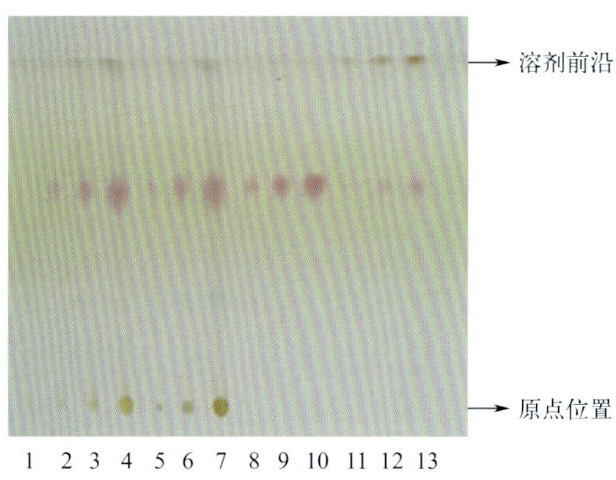

图 2-13　乐脉胶囊 TLC 图（丹参，点样量考察）

1—阴性对照（缺丹参）8 μl；2—乐脉胶囊 A 企业 1 μl；3—乐脉胶囊 A 企业 3 μl；4—乐脉胶囊 A 企业 8 μl；5—乐脉胶囊 B 企业 1 μl；6—乐脉胶囊 B 企业 3 μl；7—乐脉胶囊 B 企业 8 μl；8—丹参素钠对照品 2 μl；9—丹参素钠对照品 5 μl；10—丹参素钠对照品 10 μl；11—丹参对照药材 2 μl；12—丹参对照药材 5 μl；13—丹参对照药材 10 μl；温度 29 ℃；相对湿度 55%；自制硅胶 G 板

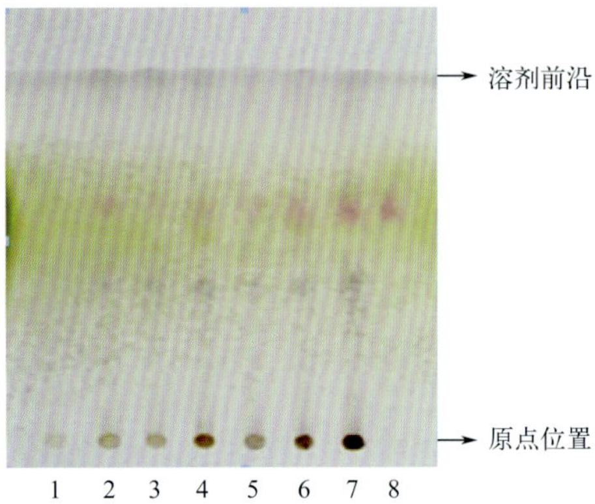

图 2-14 乐脉胶囊 TLC 图（丹参，薄层板考察）

1—阴性对照（缺丹参）；2—乐脉胶囊 A 企业；
3—乐脉胶囊 A 企业；4—乐脉胶囊 B 企业；
5—乐脉胶囊 B 企业；6—乐脉胶囊 B 企业；
7—丹参对照药材；8—丹参素钠对照品；
温度 28 ℃；相对湿度 54%；预制硅胶 G 板

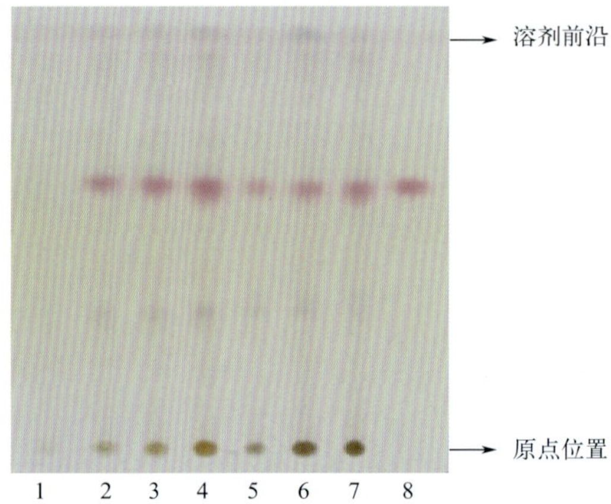

图 2-15 乐脉胶囊 TLC 图（丹参，低温低湿）

1—阴性对照（缺丹参）；2—乐脉胶囊 A 企业；
3—乐脉胶囊 A 企业；4—乐脉胶囊 B 企业；
5—乐脉胶囊 B 企业；6—乐脉胶囊 B 企业；
7—丹参对照药材；8—丹参素钠对照品；
温度 5 ℃；相对湿度 20%；自制硅胶 G 板

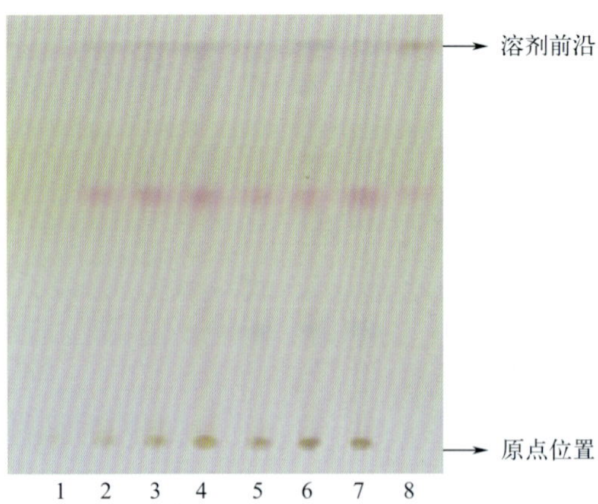

图 2-16 乐脉胶囊 TLC 图（丹参，高温高湿）

1—阴性对照（缺丹参）；2—乐脉胶囊 A 企业；
3—乐脉胶囊 A 企业；4—乐脉胶囊 B 企业；
5—乐脉胶囊 B 企业；6—乐脉胶囊 B 企业；
7—丹参对照药材；8—丹参素钠对照品；
温度 30 ℃；相对湿度 75%；自制硅胶 G 板

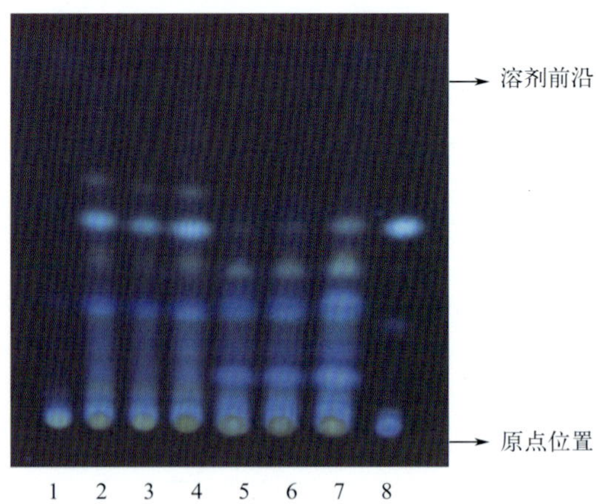

图 2-17 乐脉胶囊 TLC 图（川芎）

1—阴性对照（缺川芎）；2—乐脉胶囊 A 企业；
3—乐脉胶囊 A 企业；4—乐脉胶囊 A 企业；
5—乐脉胶囊 B 企业；6—乐脉胶囊 B 企业；
7—乐脉胶囊 B 企业；8—川芎对照药材；
温度 28 ℃；相对湿度 58%；自制硅胶 G 板

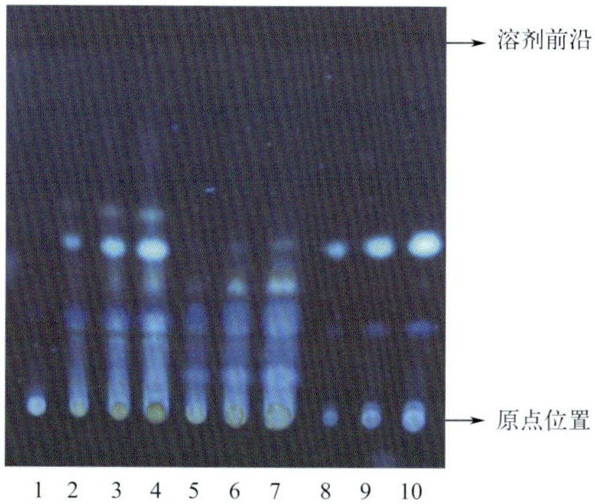

图 2-18　乐脉胶囊 TLC 图（川芎，点样量考察）

1—阴性对照（缺川芎）10 μl；2—乐脉胶囊 A 企业 2 μl；
3—乐脉胶囊 A 企业 5 μl；4—乐脉胶囊 A 企业 10 μl；
5—乐脉胶囊 B 企业 5 μl；6—乐脉胶囊 B 企业 10 μl；
7—乐脉胶囊 B 企业 20 μl；8—川芎对照药材 2 μl；
9—川芎对照药材 5 μl；10—川芎对照药材 10 μl；
温度 27 ℃；相对湿度 55%；自制硅胶 G 板

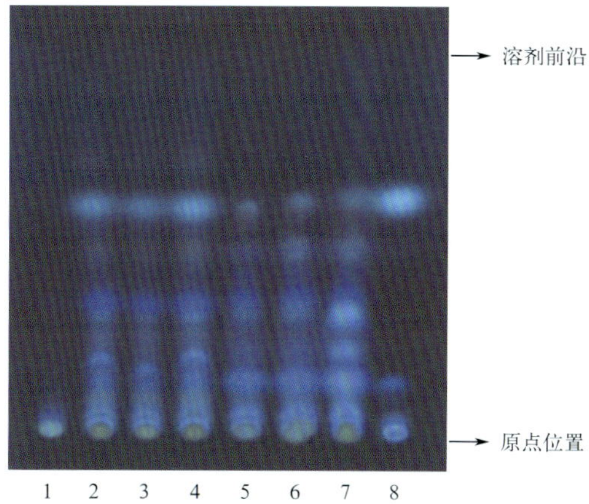

图 2-19　乐脉胶囊 TLC 图（川芎，薄层板考察）

1—阴性对照（缺川芎）；2—乐脉胶囊 A 企业；
3—乐脉胶囊 A 企业；4—乐脉胶囊 A 企业；
5—乐脉胶囊 B 企业；6—乐脉胶囊 B 企业；
7—脉胶囊 B 企业；8—川芎对照药材；
温度 28 ℃；相对湿度 58%；预制硅胶 G 板

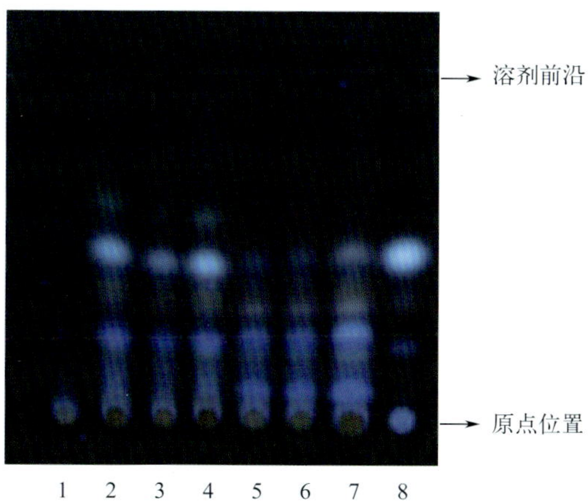

图 2-20　乐脉胶囊 TLC 图（川芎，低温低湿）

1—阴性对照（缺川芎）；2—乐脉胶囊 A 企业；
3—乐脉胶囊 A 企业；4—乐脉胶囊 A 企业；
5—乐脉胶囊 B 企业；6—乐脉胶囊 B 企业；
7—乐脉胶囊 B 企业；8—川芎对照药材；
温度 5 ℃；相对湿度 20%；自制硅胶 G 板

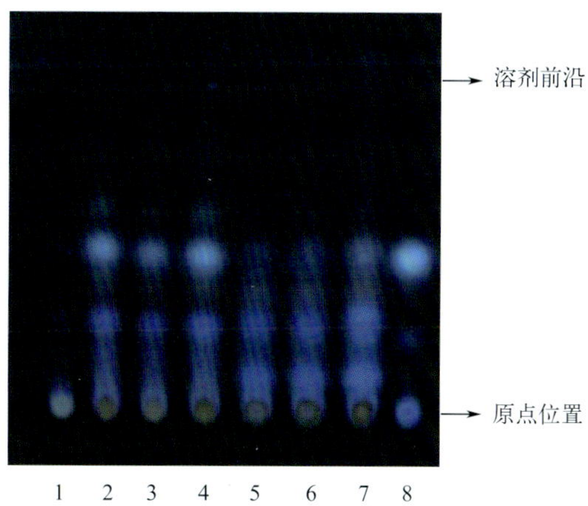

图 2-21　乐脉胶囊 TLC 图（川芎，高温高湿）

1—阴性对照（缺川芎）；2—乐脉胶囊 A 企业；
3—乐脉胶囊 A 企业；4—乐脉胶囊 A 企业；
5—乐脉胶囊 B 企业；6—乐脉胶囊 B 企业；
7—乐脉胶囊 B 企业；8—川芎对照药材；
温度 30 ℃；相对湿度 75%；自制硅胶 G 板

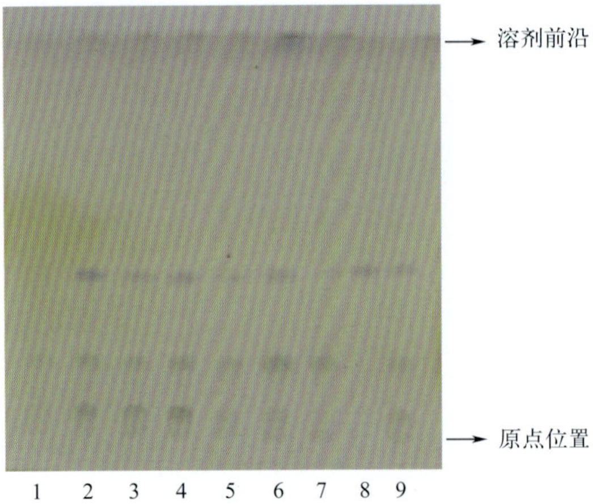

图 2-22　乐脉胶囊 TLC 图（赤芍）

1—阴性对照（缺赤芍）；2—乐脉胶囊 A 企业；
3—乐脉胶囊 A 企业；4—乐脉胶囊 A 企业；
5—乐脉胶囊 B 企业；6—乐脉胶囊 B 企业；
7—乐脉胶囊 B 企业；8—芍药苷对照品；
9—赤芍对照药材；
温度 24 ℃；相对湿度 50%；自制硅胶 G 板

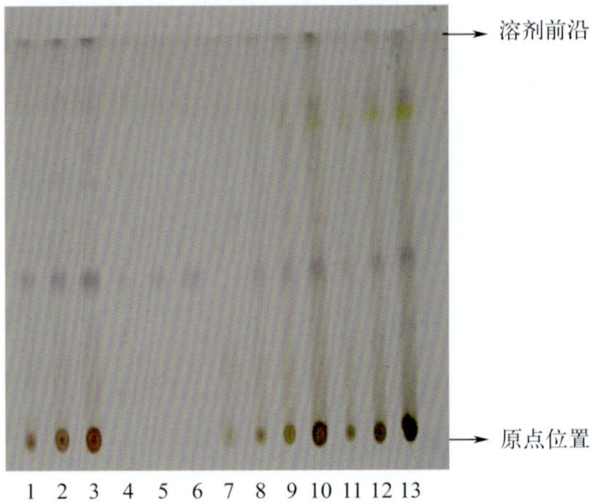

图 2-23　乐脉胶囊 TLC 图（赤芍，点样量考察）

1—赤芍对照药材 2 μl；2—赤芍对照药材 5 μl；
3—赤芍对照药材 10 μl；4—芍药苷对照品 2 μl；
5—芍药苷对照品 5 μl；6—芍药苷对照品 10 μl；
7—阴性对照（缺赤芍）10 μl；8—乐脉胶囊 A 企业 2 μl；
9—乐脉胶囊 A 企业 5 μl；10—乐脉胶囊 A 企业 10 μl；
11—乐脉胶囊 B 企业 2 μl；12—乐脉胶囊 B 企业 5 μl；
13—乐脉胶囊 B 企业 10 μl；
温度 26 ℃；相对湿度 53%；自制硅胶 G 板

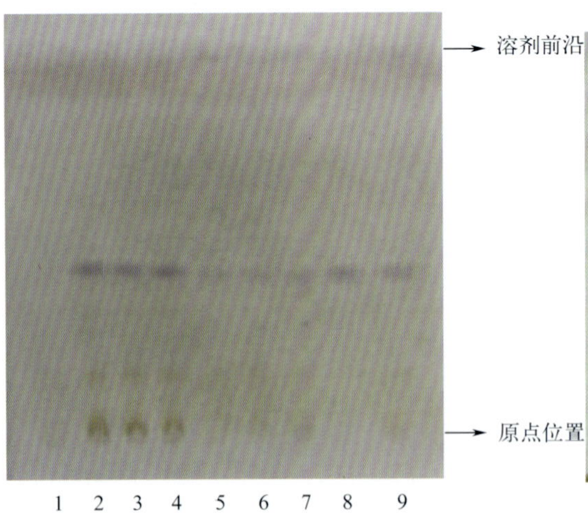

图 2-24　乐脉胶囊 TLC 图（赤芍，薄层板考察）

1—阴性对照（缺赤芍）；2—乐脉胶囊 A 企业；
3—乐脉胶囊 A 企业；4—乐脉胶囊 A 企业；
5—乐脉胶囊 B 企业；6—乐脉胶囊 B 企业；
7—乐脉胶囊 B 企业；8—芍药苷对照品；
9—赤芍对照药材；
温度 28 ℃；相对湿度 54%；预制硅胶 G 板

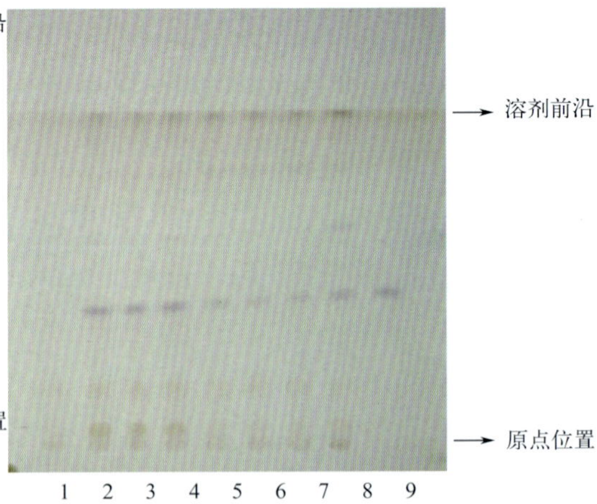

图 2-25　乐脉胶囊 TLC 图（赤芍，低温低湿）

1—阴性对照（缺赤芍）；2—乐脉胶囊 A 企业；
3—乐脉胶囊 A 企业；4—乐脉胶囊 A 企业；
5—乐脉胶囊 B 企业；6—乐脉胶囊 B 企业；
7—乐脉胶囊 B 企业；8—芍药苷对照品；
9—赤芍对照药材；
温度 5 ℃；相对湿度 20%；自制硅胶 G 板

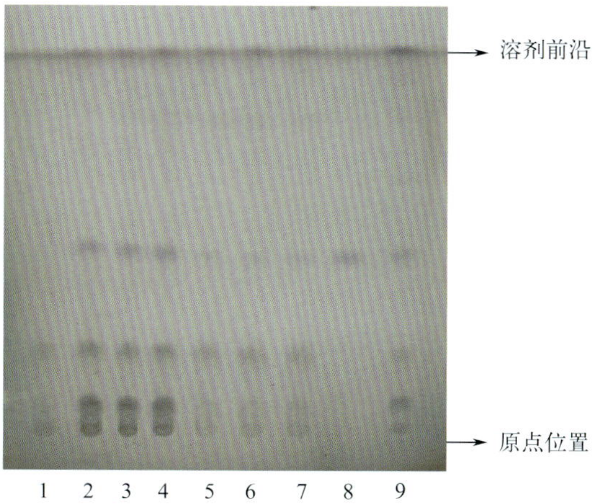

图 2-26 乐脉胶囊 TLC 图（赤芍，高温高湿）

1—阴性对照（缺赤芍）；2—乐脉胶囊 A 企业；
3—乐脉胶囊 A 企业；4—乐脉胶囊 A 企业；
5—乐脉胶囊 B 企业；6—乐脉胶囊 B 企业；
7—乐脉胶囊 B 企业；8—芍药苷对照品；
9—赤芍对照药材；
温度 30 ℃；相对湿度 75%；自制硅胶 G 板

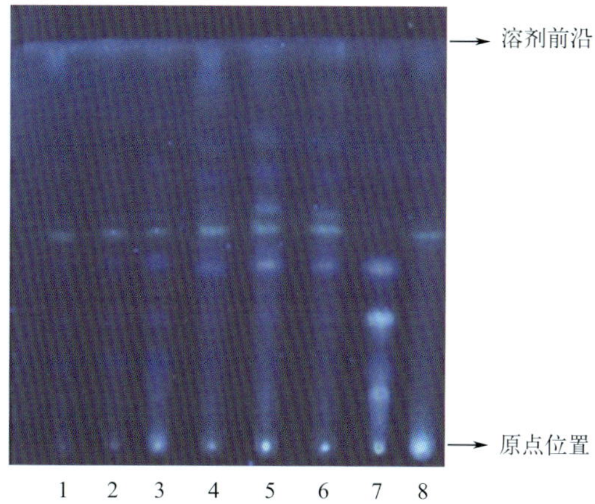

图 2-27 乐脉胶囊 TLC 图（香附）

1—乐脉胶囊 A 企业；2—乐脉胶囊 A 企业；
3—乐脉胶囊 A 企业；4—乐脉胶囊 B 企业；
5—乐脉胶囊 B 企业；6—乐脉胶囊 B 企业；
7—阴性对照（缺香附）；8—香附对照药材；
温度 25 ℃；相对湿度 51%；自制硅胶 G 板

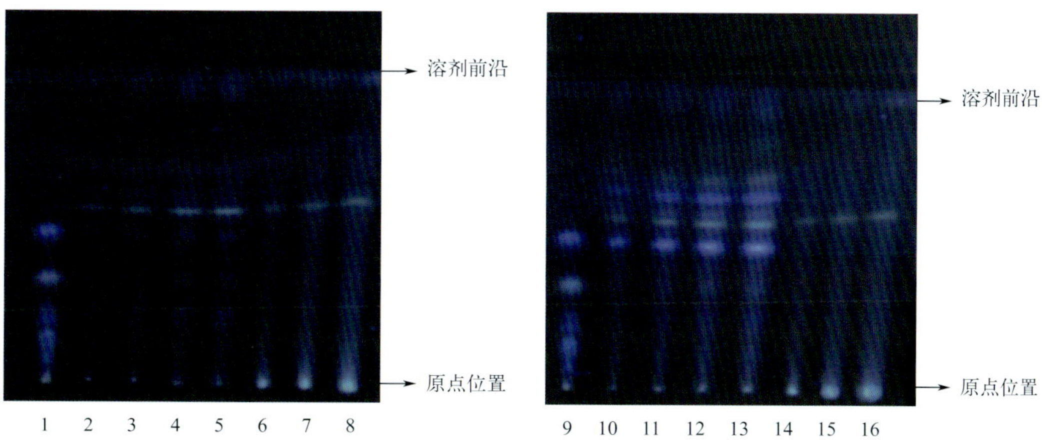

图 2-28 乐脉胶囊 TLC 图（香附，点样量考察）

1—阴性对照（缺香附）20 μl；2—乐脉胶囊 A 企业 5 μl；3—乐脉胶囊 A 企业 10 μl；4—乐脉胶囊 A 企业 15 μl；
5—乐脉胶囊 A 企业 20 μl；6—香附对照药材 10 μl；7—香附对照药材 15 μl；8—香附对照药材 20 μl；
9—阴性对照（缺香附）20 μl；10—乐脉胶囊 B 企业 5 μl；11—乐脉胶囊 B 企业 10 μl；12—乐脉胶囊 B 企业 15 μl；
13—乐脉胶囊 B 企业 20 μl；14—香附对照药材 10 μl；15—香附对照药材 15 μl；16—香附对照药材 20 μl；
温度 25 ℃；相对湿度 51%；自制硅胶 G 板

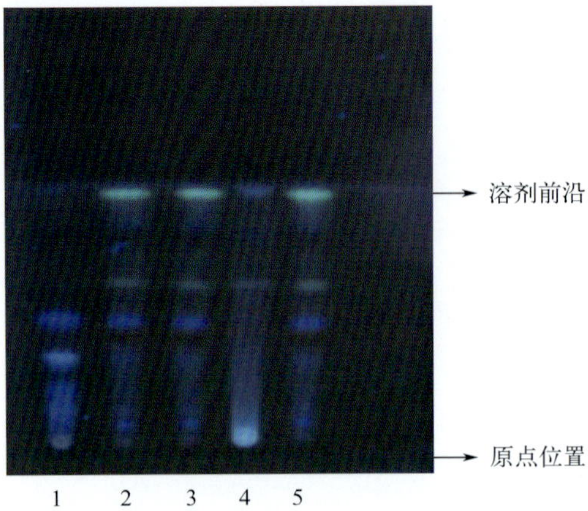

图 2-29　乐脉胶囊 TLC 图（香附，薄层板考察）

1—阴性对照（缺香附）；2—乐脉胶囊 A 企业；

3—乐脉胶囊 A 企业；4—香附对照药材；

5—乐脉胶囊 B 企业；

温度 27 ℃；相对湿度 54%；预制硅胶 G 板

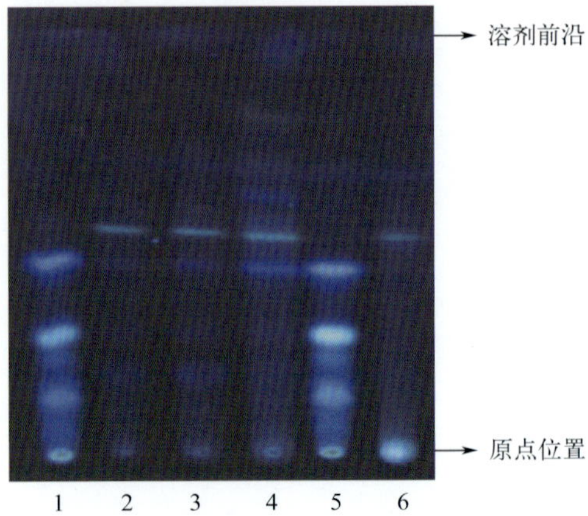

图 2-30　乐脉胶囊 TLC 图（香附，低温低湿）

1—阴性对照（缺香附）；2—乐脉胶囊 A 企业；

3—乐脉胶囊 A 企业；4—乐脉胶囊 B 企业；

5—阴性对照（缺香附）；6—香附对照药材；

温度 5 ℃；相对湿度 20%；自制硅胶 G 板

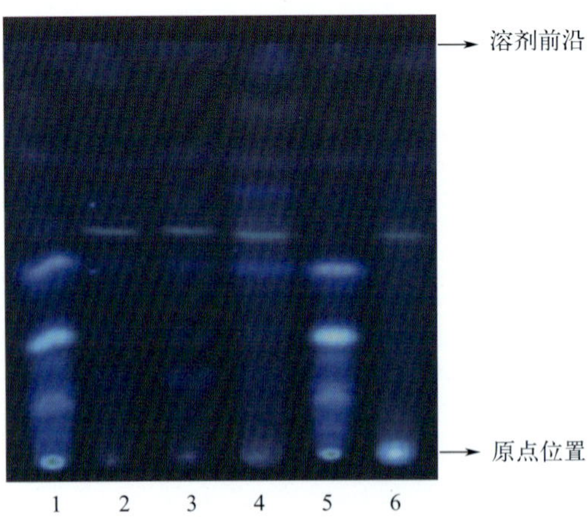

图 2-31　乐脉胶囊 TLC 图（香附，高温高湿）

1—阴性对照（缺香附）；2—乐脉胶囊 A 企业；

3—乐脉胶囊 A 企业；4—乐脉胶囊 B 企业；

5—阴性对照（缺香附）；6—香附对照药材；

温度 30 ℃；相对湿度 75%；自制硅胶 G 板

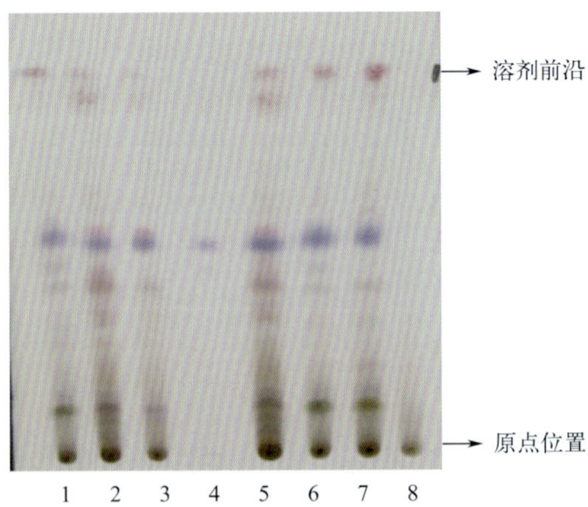

图 2-32　乐脉胶囊 TLC 图（木香）

1—乐脉胶囊 A 企业；2—乐脉胶囊 A 企业；

3—乐脉胶囊 B 企业；4—木香对照药材；

5—乐脉胶囊 B 企业；6—乐脉胶囊 B 企业；

7—乐脉胶囊 B 企业；8—阴性对照（缺木香）；

温度 21 ℃；相对湿度 50%；自制硅胶 G 板

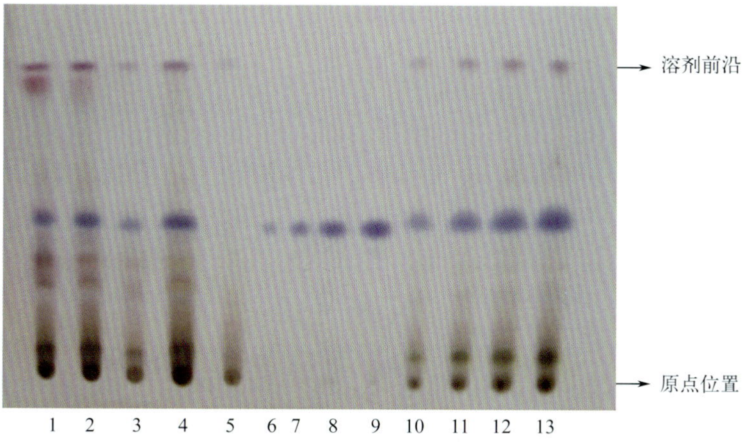

图 2-33　乐脉胶囊 TLC 图（木香，点样量考察）

1—乐脉胶囊 A 企业 10 μl；2—乐脉胶囊 A 企业 15 μl；3—乐脉胶囊 A 企业 5 μl；4—乐脉胶囊 A 企业 20 μl；
5—阴性对照（缺木香）20 μl；6—木香对照药材 1 μl；7—木香对照药材 2 μl；8—木香对照药材 5 μl；
9—木香对照药材 8 μl；10—乐脉胶囊 B 企业 5 μl；11—乐脉胶囊 B 企业 10 μl；12—乐脉胶囊 B 企业 15 μl；
13—乐脉胶囊 B 企业 20 μl；
温度 21 ℃；相对湿度 50%；自制硅胶 G 板

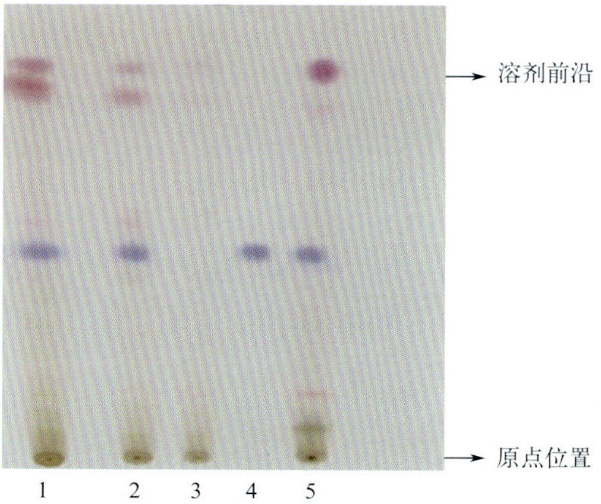

图 2-34　乐脉胶囊 TLC 图（木香，薄层板考察）

1—乐脉胶囊 A 企业；2—乐脉胶囊 A 企业；
3—阴性对照（缺木香）；4—木香对照药材；
5—乐脉胶囊 B 企业；
温度 27 ℃；相对湿度 54%；预制硅胶 G 板

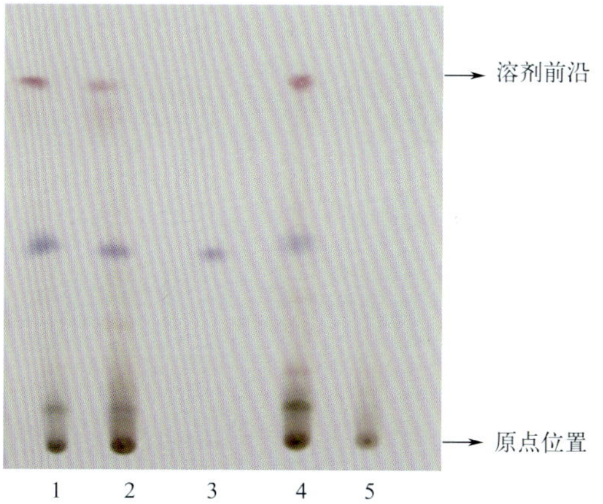

图 2-35　乐脉胶囊 TLC 图（木香，低温低湿）

1—乐脉胶囊 A 企业；2—乐脉胶囊 A 企业；
3—木香对照药；4—乐脉胶囊 B 企业；
5—阴性对照（缺木香）；
温度 5 ℃；相对湿度 20%；自制硅胶 G 板

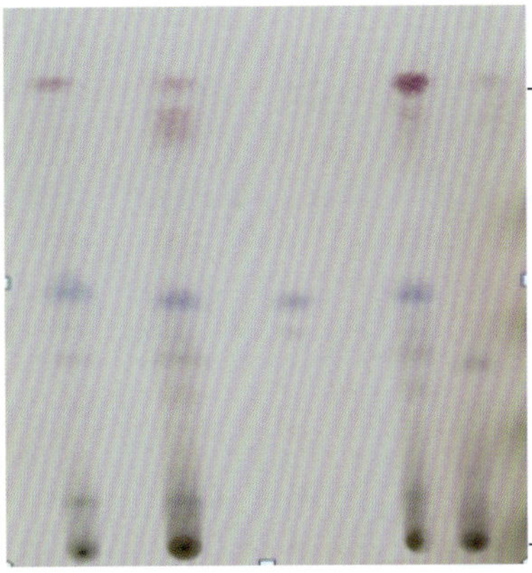

图 2-36 乐脉胶囊 TLC 图（木香，高温高湿）

1—乐脉胶囊 A 企业；2—乐脉胶囊 A 企业；3—木香对照药；4—乐脉胶囊 B 企业；5—阴性对照（缺木香）；温度 30 ℃；相对湿度 75%；自制硅胶 G 板

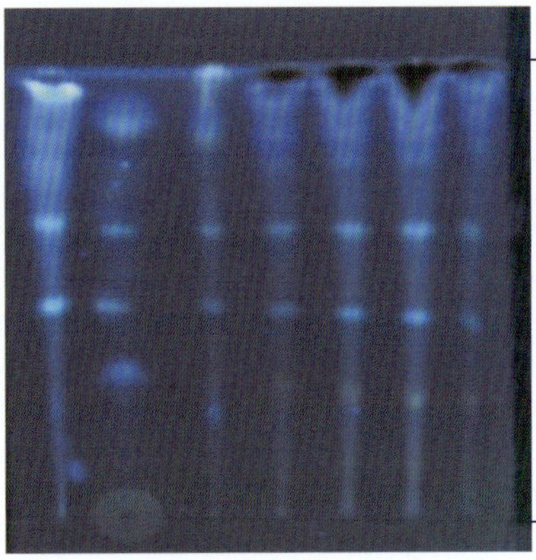

图 2-37 乐脉胶囊 TLC 图（红花一）

1—阴性对照（缺红花）；2—红花对照药材；3—乐脉胶囊 B 企业；4—乐脉胶囊 B 企业；5—乐脉胶囊 A 企业；6—乐脉胶囊 C 企业；7—乐脉胶囊 C 企业；温度 26 ℃；相对湿度 51%；自制硅胶 G 板

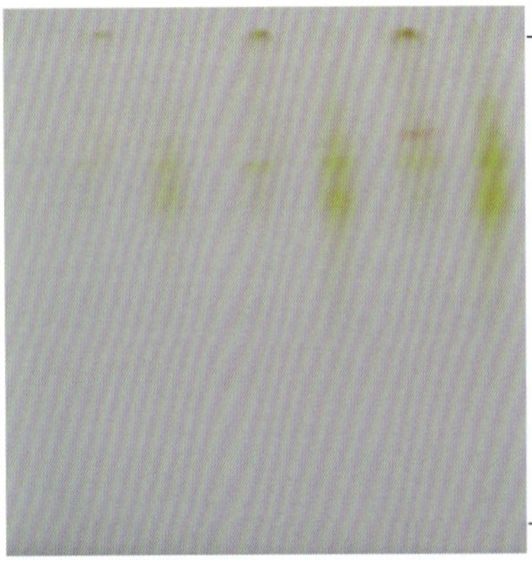

图 2-38 乐脉胶囊 TLC 图（红花二）

1—乐脉胶囊 C 企业；2—乐脉胶囊 A 企业；3—乐脉胶囊 B 企业；4—乐脉胶囊 B 企业；5—红花对照药材；6—阴性对照（缺红花）；温度 26 ℃；相对湿度 51%；自制硅胶 G 板

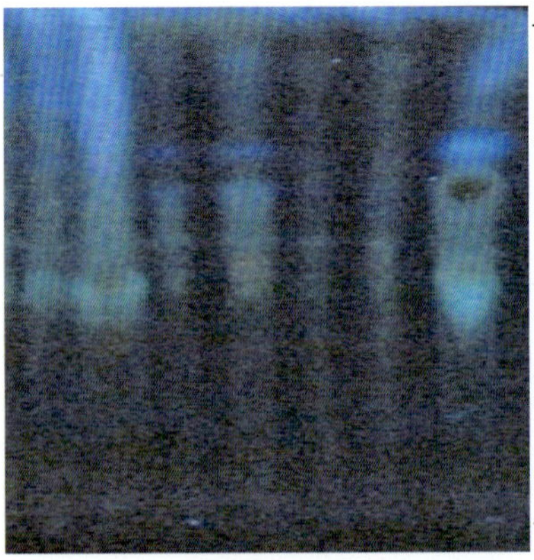

图 2-39 乐脉胶囊 TLC 图（红花三）

1—乐脉胶囊 A 企业；2—乐脉胶囊 B 企业；3—乐脉胶囊 C 企业；4—乐脉胶囊 C 企业；5—红花对照药材；6—红花对照药材；7—阴性对照（缺红花）；温度 26 ℃；相对湿度 51%；自制硅胶 G 板

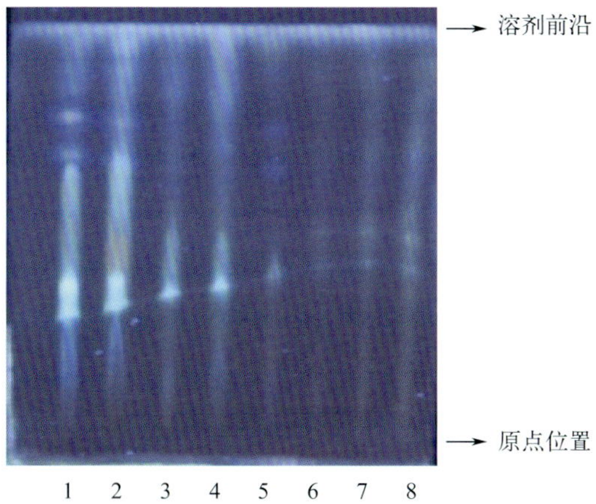

图 2-40 乐脉胶囊 TLC 图（红花四）

1—阴性对照（缺红花）；2—红花对照药材；3—乐脉胶囊 C 企业；4—乐脉胶囊 C 企业；5—乐脉胶囊 A 企业；6—乐脉胶囊 B 企业；7—乐脉胶囊 B 企业；8—乐脉胶囊 B 企业；温度 26 ℃；相对湿度 51%；自制硅胶 G 板

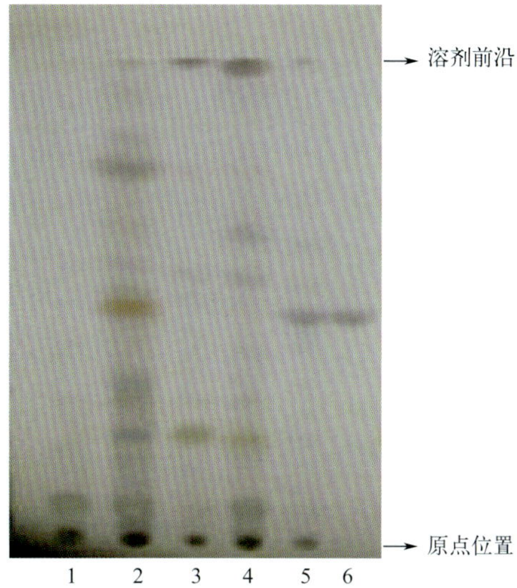

图 2-41 乐脉胶囊 TLC 图（山楂一）

1—阴性对照（缺山楂）；2—乐脉胶囊 A 企业；3—乐脉胶囊 B 企业；4—乐脉胶囊 C 企业；5—山楂对照药材；6—熊果酸对照品；温度 25 ℃；相对湿度 53%；自制硅胶 G 板

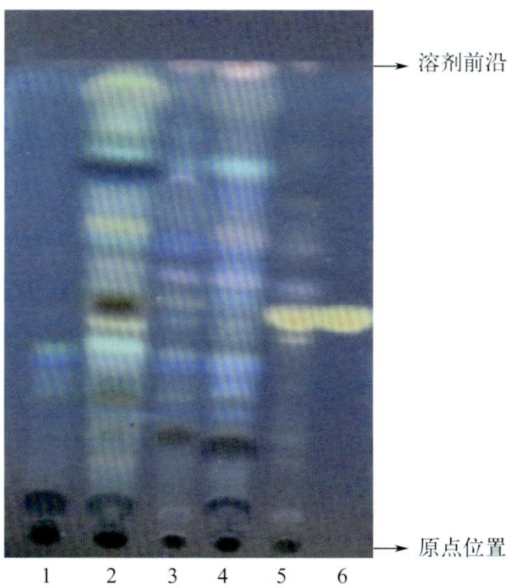

图 2-42 乐脉胶囊 TLC 图（山楂二）

1—阴性对照（缺山楂）；2—乐脉胶囊 A 企业；3—乐脉胶囊 B 企业；4—乐脉胶囊 C 企业；5—山楂对照药材；6—熊果酸对照品；温度 25 ℃；相对湿度 53%；自制硅胶 G 板

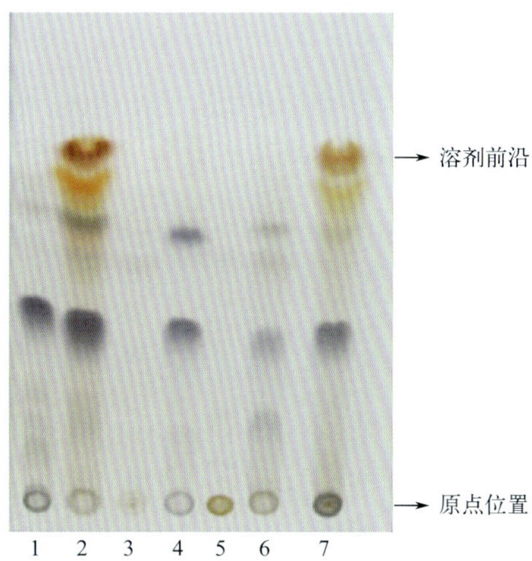

图 2-43 乐脉胶囊 TLC 图（山楂三）

1—阴性对照（缺山楂）；2—乐脉胶囊 A 企业；3—乐脉胶囊 B 企业；4—山楂对照药材；5—熊果酸对照品；6—乐脉胶囊 C 企业；7—乐脉胶囊 A 企业；温度 25 ℃；相对湿度 53%；自制硅胶 G 板

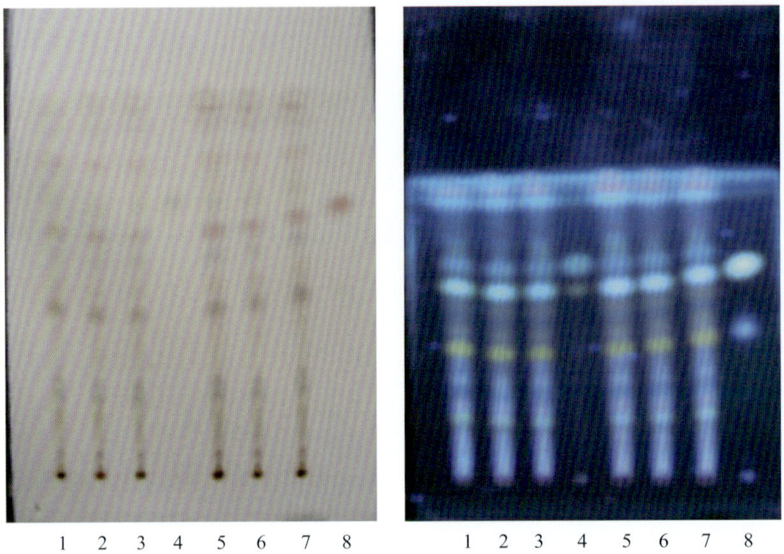

图 2-44　麝香保心丸样品蟾酥 TLC 鉴别

1～3、5～7—麝香保心丸；4、8—华蟾酥毒基

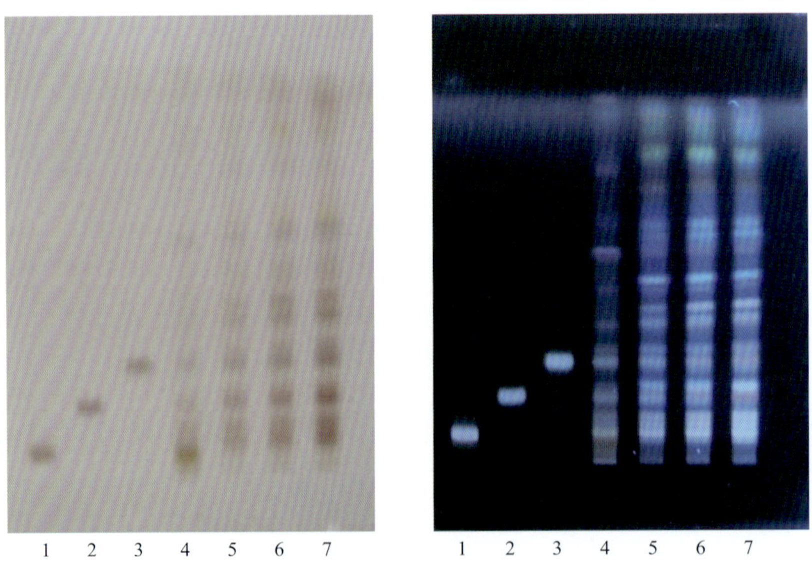

图 2-45　麝香保心丸样品人参 TLC 鉴别

1—人参皂苷 Rb_1；2—人参皂苷 Re；3—人参皂苷 Rg_1；4—人参对照药材；5～7—麝香保心丸

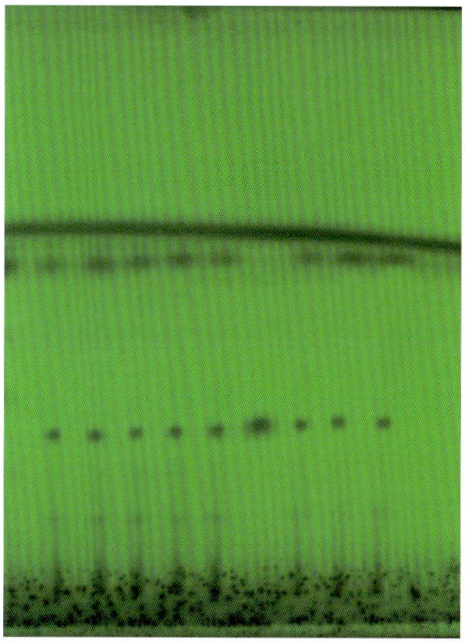

1 2 3 4 5 6 7 8 9

图 2-46 麝香保心丸样品肉桂 TLC 鉴别

1～5、7～9—麝香保心丸；6—肉桂酸对照品

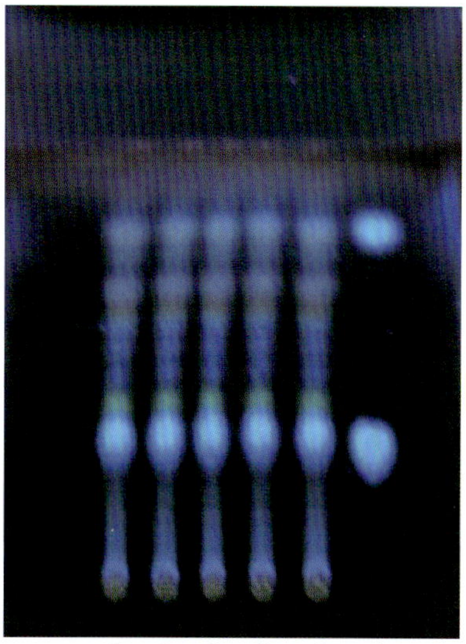

1 2 3 4 5 6

图 2-47 麝香保心丸样品人工牛黄 TLC 鉴别

1～4—麝香保心丸；6—胆酸、去氧胆酸对照品

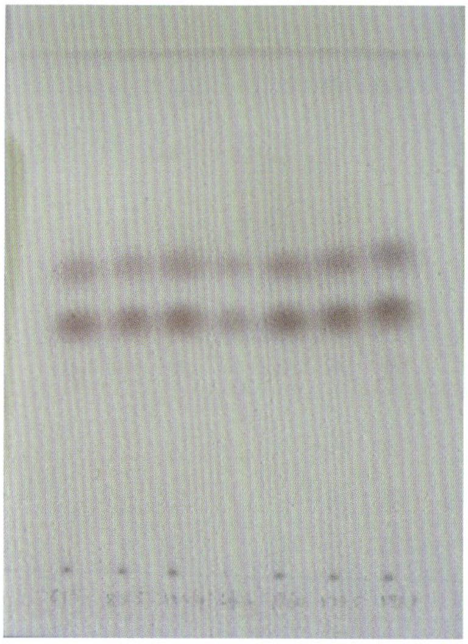

1 2 3 4 5 6 7

图 2-48 麝香保心丸样品冰片 TLC 鉴别

1～3、5～7—麝香保心丸；4—冰片对照品

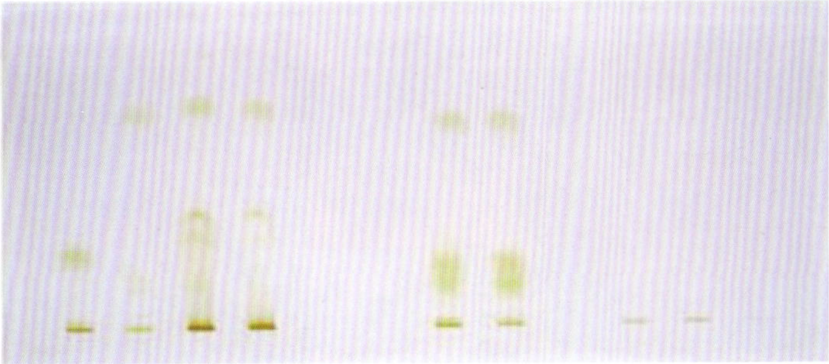

图 2-49 日光下检视（鉴别人工麝香）

1—缺人工麝香阴性；2—麝香酮对照；3—供试品溶液Ⅱ；4—供试品溶液Ⅱ；5—苏合香对照药材；6—脂蟾毒配基、华蟾酥毒基对照；7—缺苏合香阴性；8—缺蟾蜍阴性；9—冰片对照；10—供试品溶液Ⅰ；11—供试品溶液Ⅰ；12—缺冰片阴性

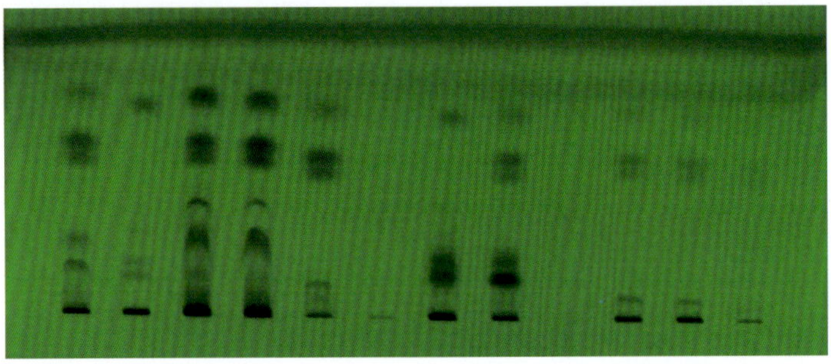

图 2-50 UV 254 nm 下检视（鉴别苏合香）

1—缺人工麝香阴性；2—麝香酮对照；3—供试品溶液Ⅱ；4—供试品溶液Ⅱ；5—苏合香对照药材；6—脂蟾毒配基、华蟾酥毒基对照；7—缺苏合香阴性；8—缺蟾蜍阴性；9—冰片对照；10—供试品溶液Ⅰ；11—供试品溶液Ⅰ；12—缺冰片阴性

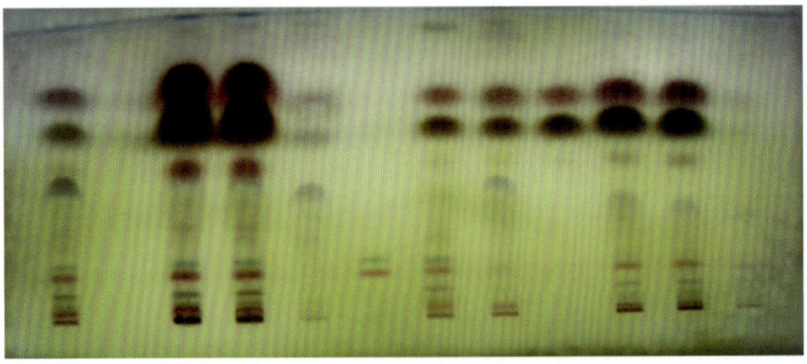

图 2-51 喷 5%香草醛后（鉴别蟾蜍、冰片）

1—缺人工麝香阴性；2—麝香酮对照；3—供试品溶液Ⅱ；4—供试品溶液Ⅱ；5—苏合香对照药材；6—脂蟾毒配基、华蟾酥毒基对照；7—缺苏合香阴性；8—缺蟾蜍阴性；9—冰片对照；10—供试品溶液Ⅰ；11—供试品溶液Ⅰ；12—缺冰片阴性

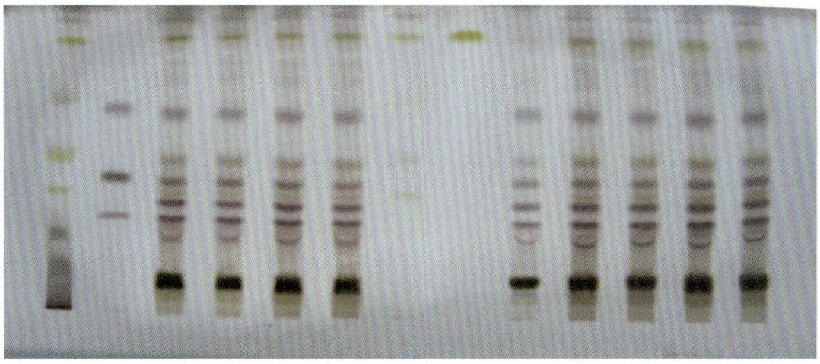

图 2-52　日光下检视（鉴别人工牛黄、人参）

1—缺人参对照溶液；2—人参皂苷 Rg_1、Rb_1、Re 对照品；3—供试品溶液；4—供试品溶液；5—供试品溶液；6—供试品溶液；7—人工牛黄对照品；8—胆酸对照品；9—缺人工牛黄阴性液；10—供试品溶液；11—供试品溶液；12—供试品溶液；13—供试品溶液

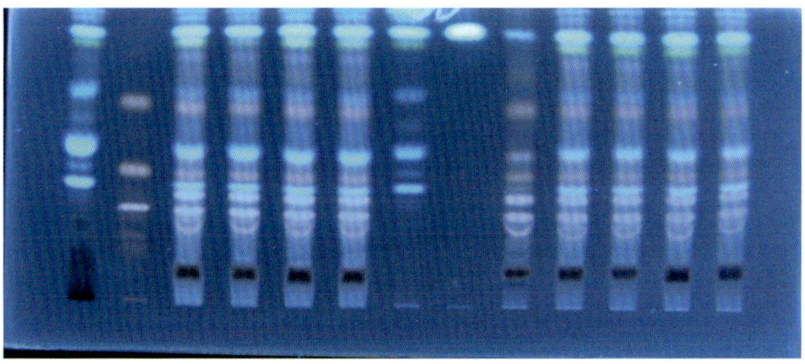

图 2-53　UV 365 nm 下检视（鉴别人工牛黄、人参）

1—缺人参对照溶液；2—人参皂苷 Rg_1、Rb_1、Re 对照品；3—供试品溶液；4—供试品溶液；5—供试品溶液；6—供试品溶液；7—人工牛黄对照品；8—胆酸对照品；9—缺人工牛黄阴性液；10—供试品溶液；11—供试品溶液；12—供试品溶液；13—供试品溶液

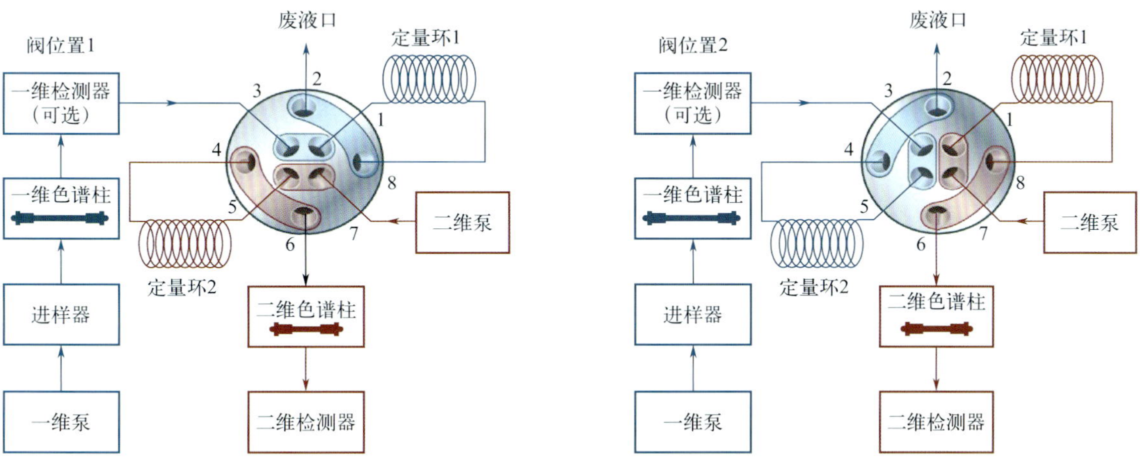

图 3-7　二维液相色谱系统示意图

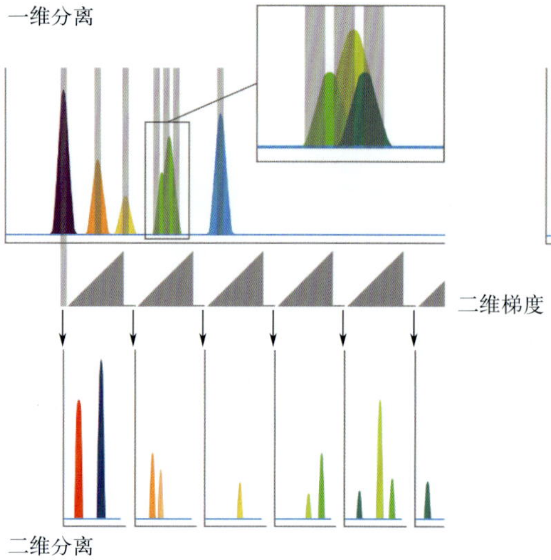

图 3-8　全二维液相色谱

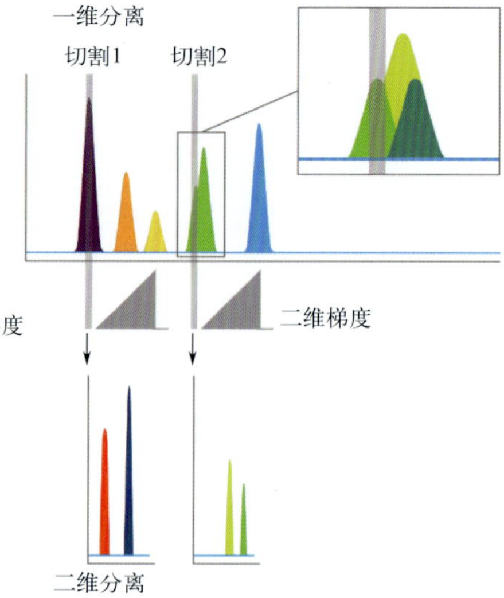

图 3-9　中心切割二维液相色谱

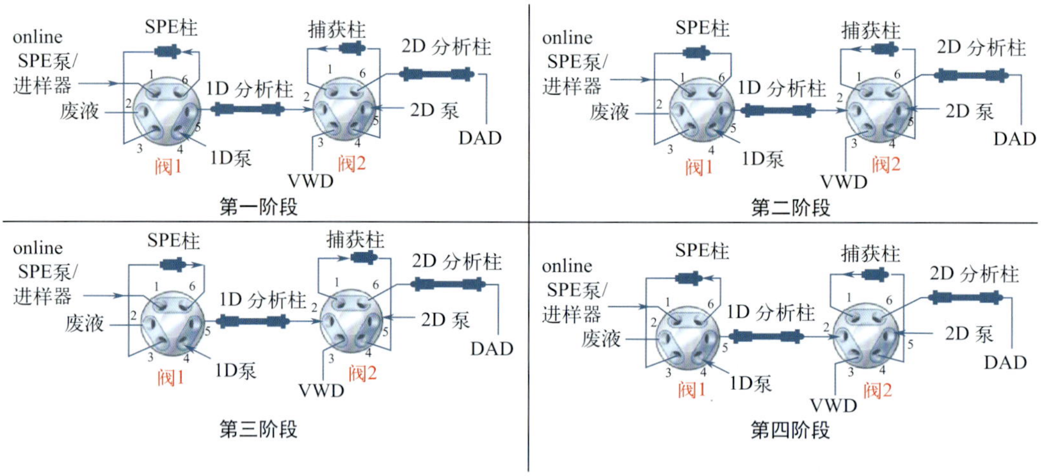

图 3-10　在线 SPE-二维液相法分析维生素 A、维生素 D 与三种维生素 E 的阀切换示意图

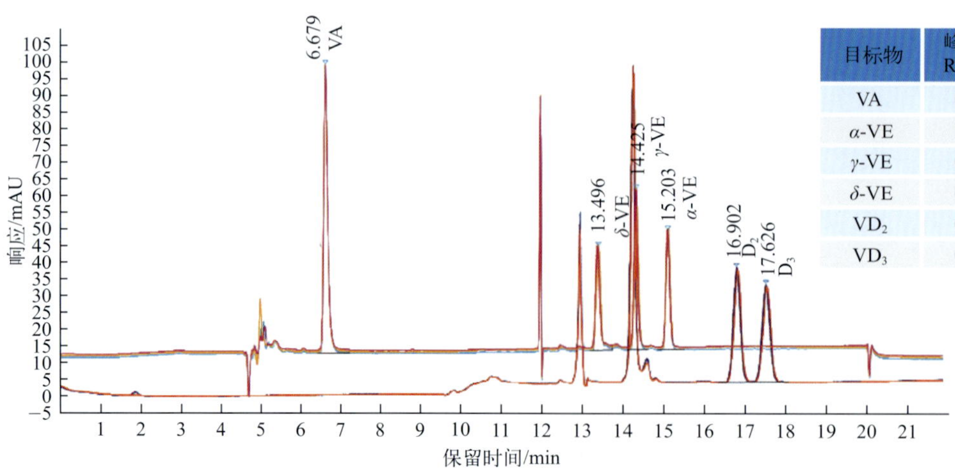

目标物	峰面积 RSD/%	保留时间/min
VA	0.13	0.01
α-VE	0.11	0.10
γ-VE	0.02	0.08
δ-VE	0.19	0.05
VD_2	0.43	0.10
VD_3	0.25	0.11

图 3-13　维生素 A、维生素 E 和维生素 D 标准品连续进样 6 次色谱图

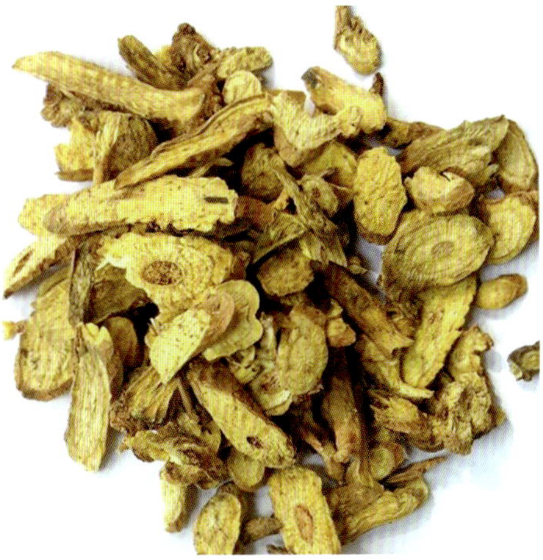

图 3-21　黄芩饮片

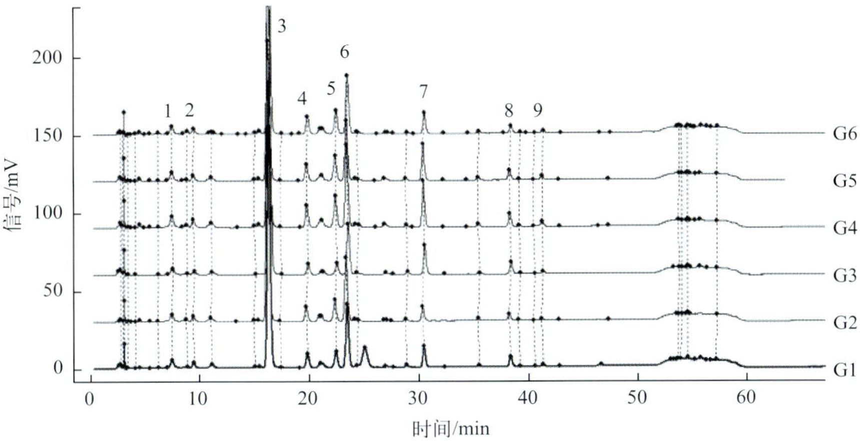

图 3-25　黄芩市售配方颗粒和自制配方颗粒 HPLC 指纹图谱比较

G1～G5—市售配方颗粒；G6—自制配方颗粒对照指纹图谱

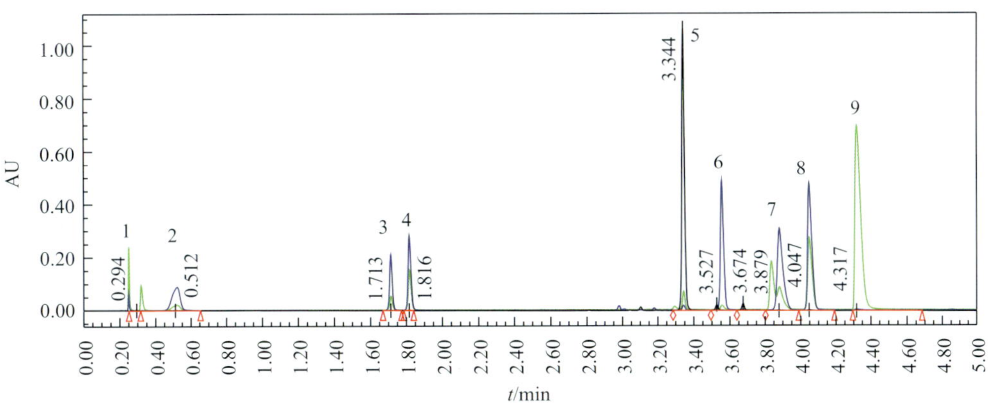

图 3-52　Waters ACQUITY HSS T3 C_{18} 柱（100 mm×2.1 mm，1.8 μm）

1—柠檬黄；2—苋菜红；3—胭脂红；4—日落黄；5—亮蓝；6—赤藓红；7—酸性红 73；8—金橙Ⅱ；9—金胺 O

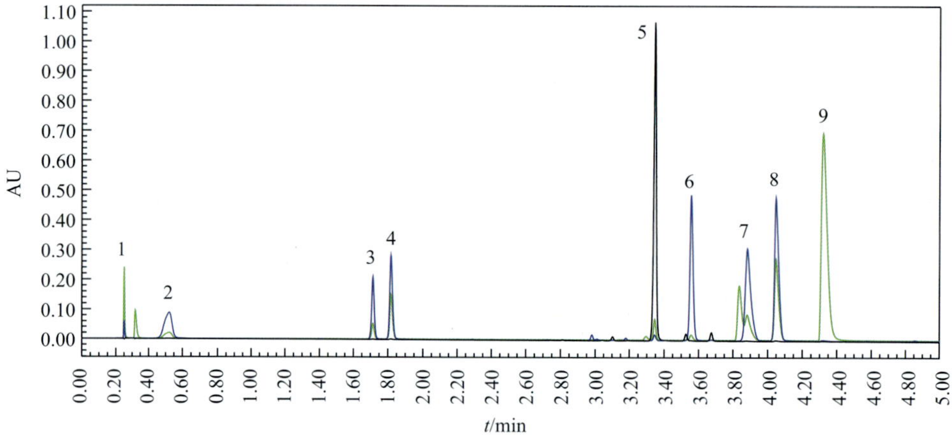

图 3-53 Waters ACQUITY BEH C_{18} 柱（100 mm×2.1 mm，1.7 μm）

1—柠檬黄；2—苋菜红；3—胭脂红；4—日落黄；5—亮蓝；6—赤藓红；7—酸性红 73；8—金橙Ⅱ；9—金胺 O

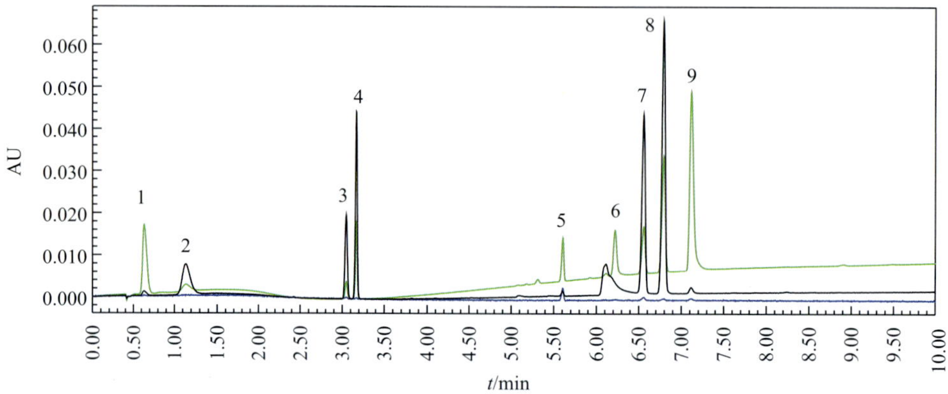

图 3-54 Agilent ZORBAX RRHD Eclipse Plus C_{18} 柱（100 mm×3.0 mm，1.8 μm）

1—柠檬黄；2—苋菜红；3—胭脂红；4—日落黄；5—亮蓝；6—赤藓红；7—酸性红 73；8—金橙Ⅱ；9—金胺 O

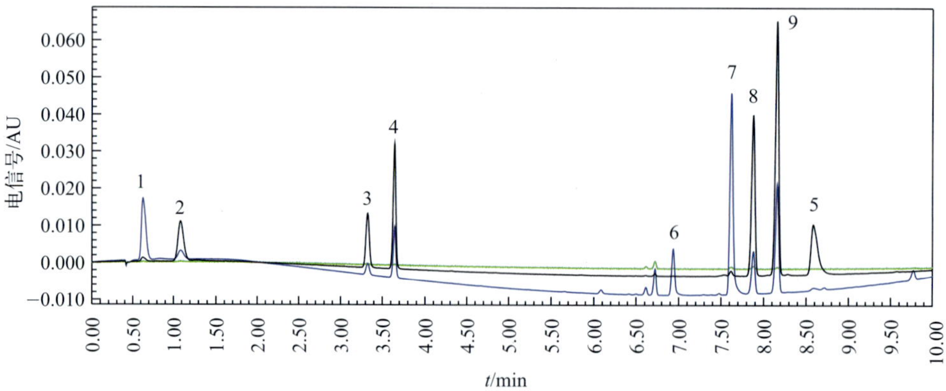

图 3-55 Kromasil C_{18}（100 mm×2.1 mm，1.8 μm）

1—柠檬黄；2—苋菜红；3—胭脂红；4—日落黄；5—亮蓝；6—赤藓红；7—酸性红 73；8—金橙Ⅱ；9—金胺 O

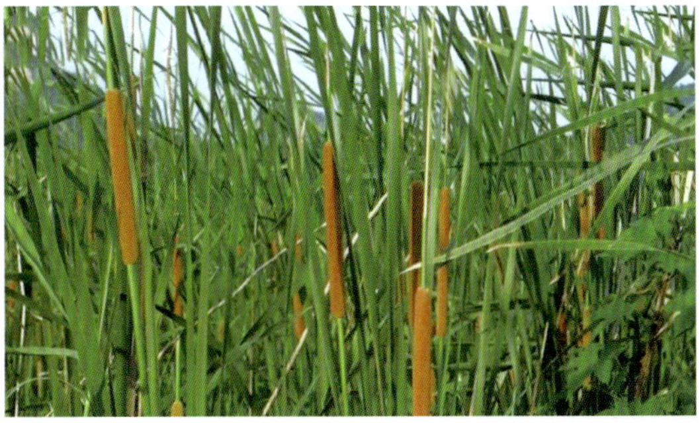

图 3-56　水烛香蒲

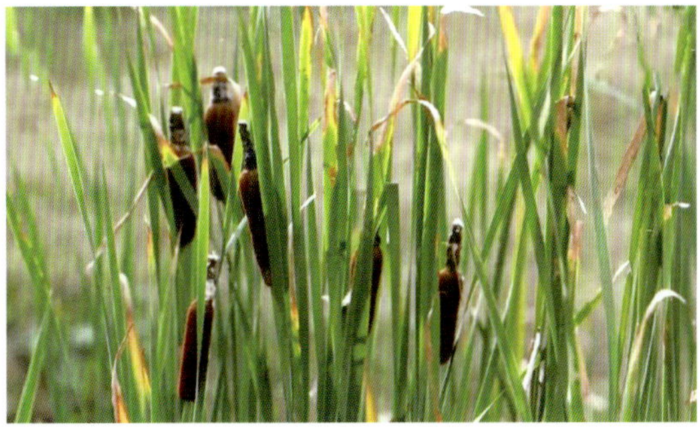

图 3-57　东方香蒲

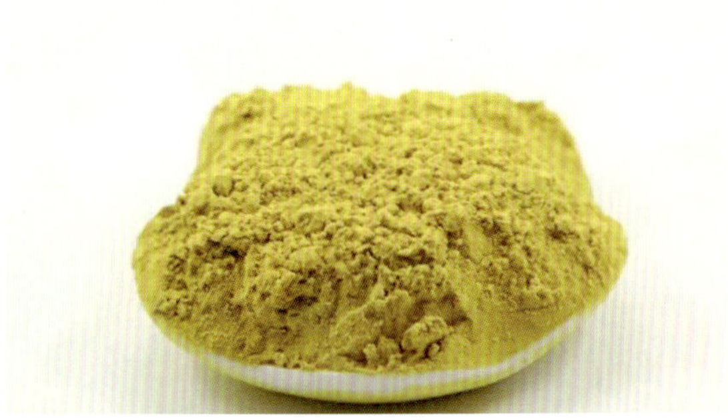

图 3-58　蒲黄

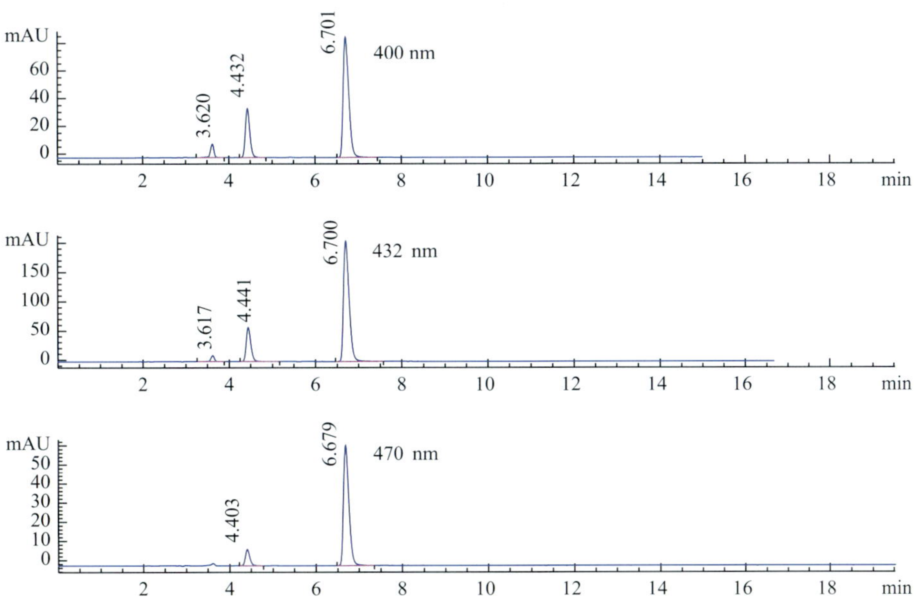

图 3-60　波长筛选

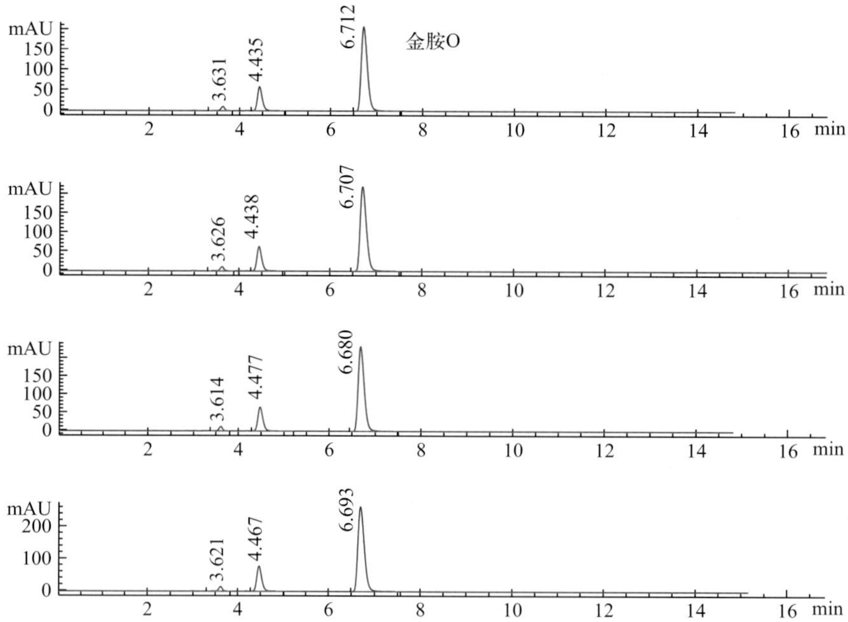

图 3-61　超声时间考察

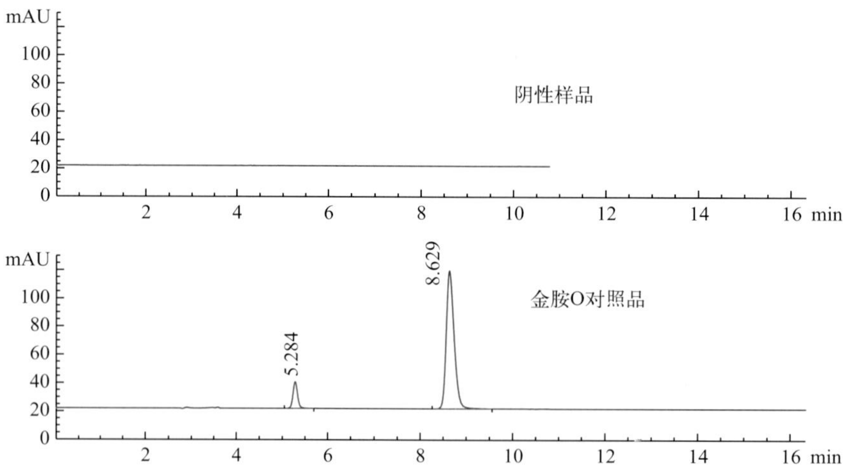

图 3-62　专属性考察

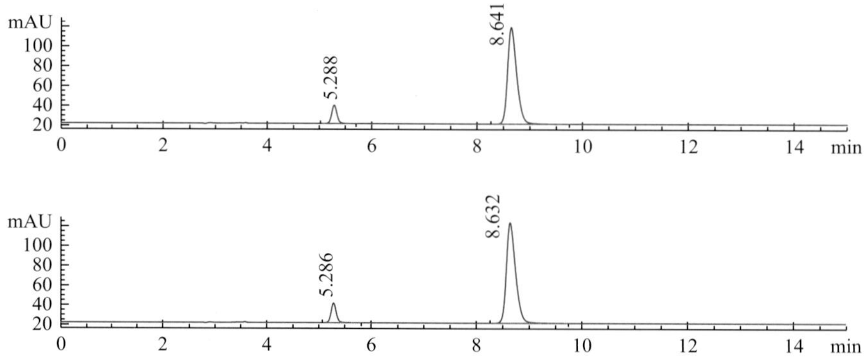

图 3-63

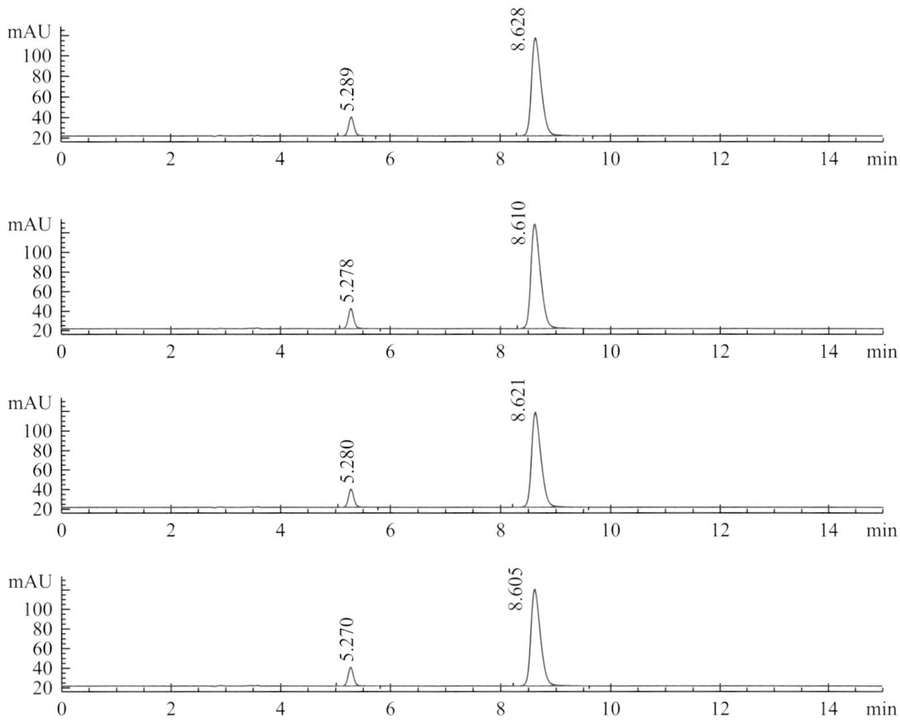

图 3-63　金胺 O 的精密度考察

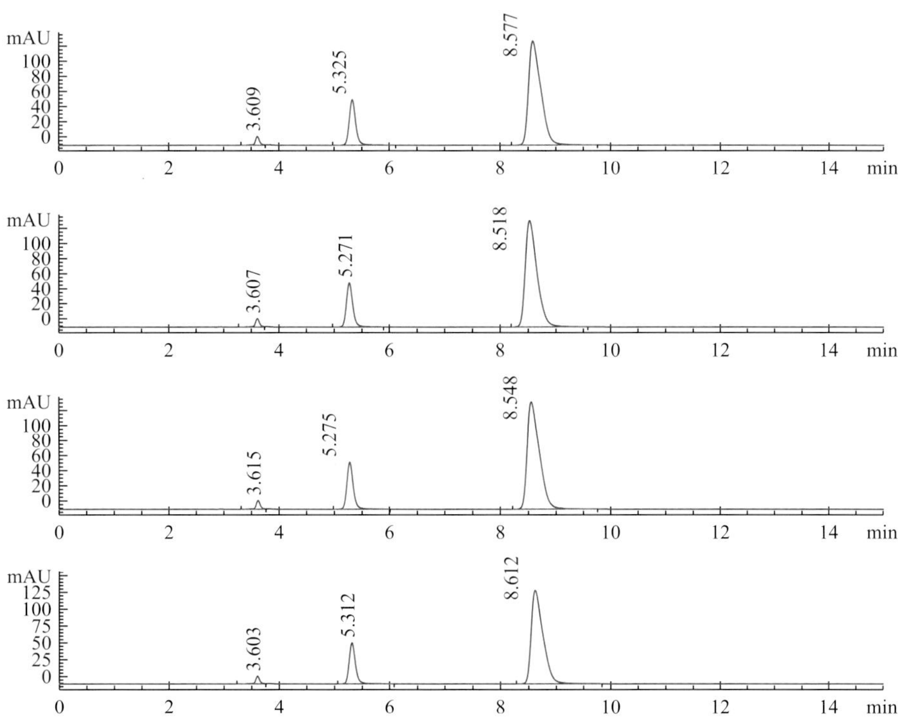

图 3-64

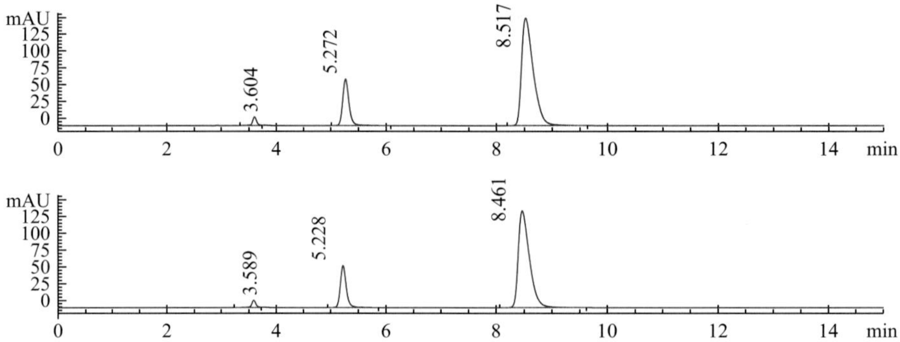

图 3-64　金胺 O 的重复性考察

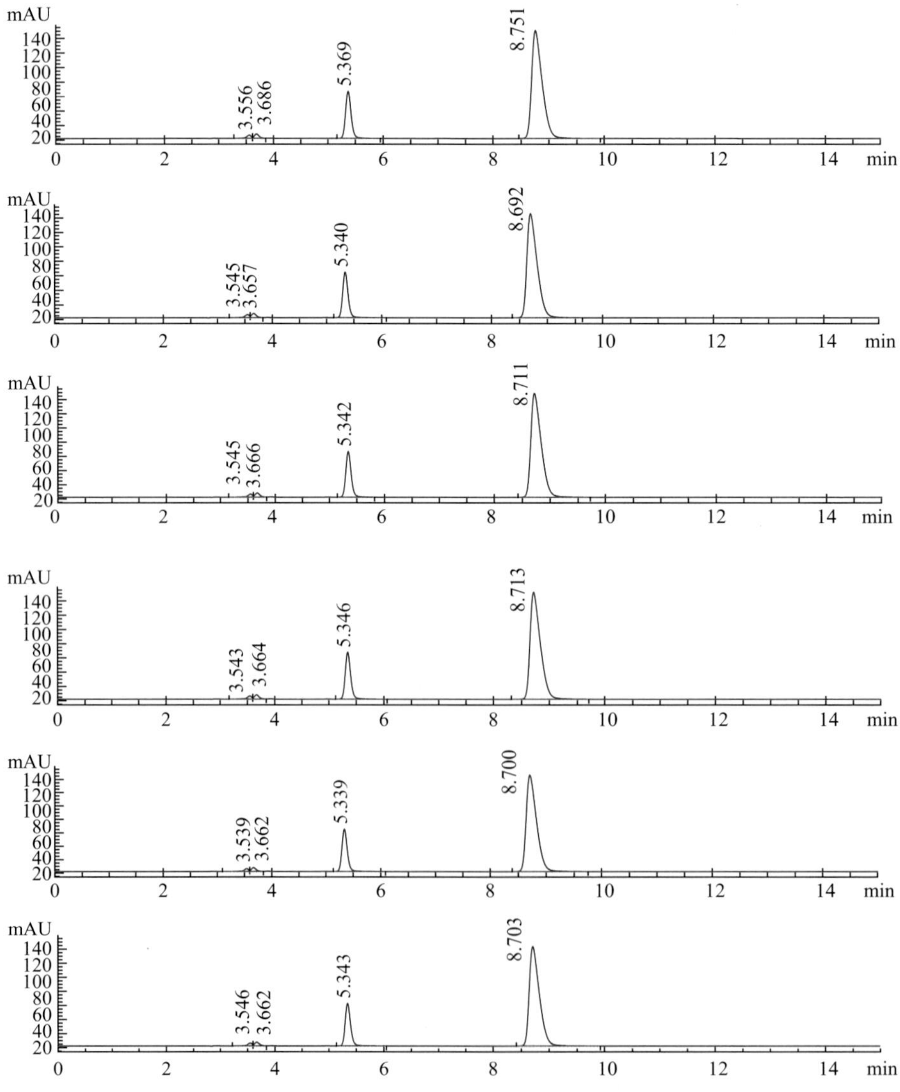

图 3-65　金胺 O 供试品溶液稳定性考察

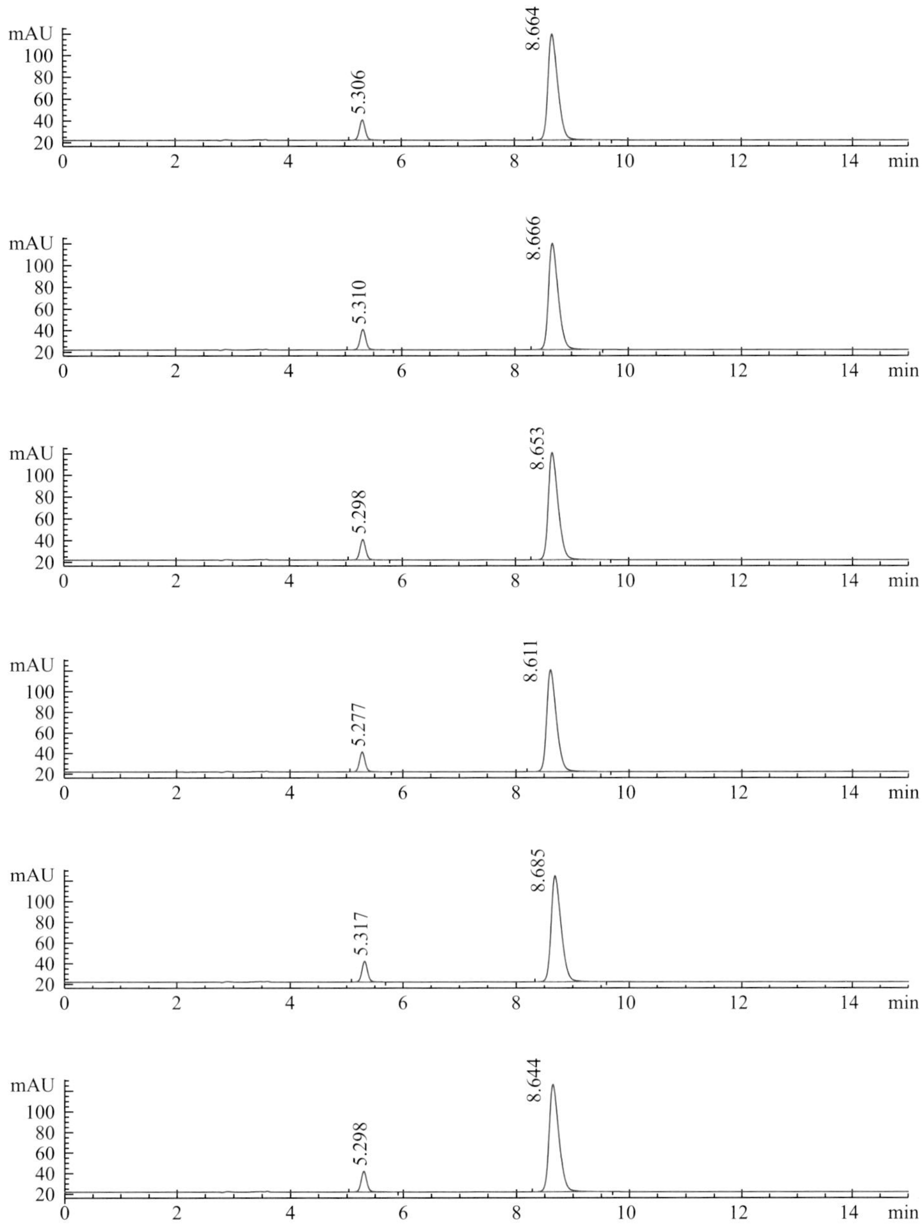

图 3-66　金胺 O 对照品溶液稳定性考察

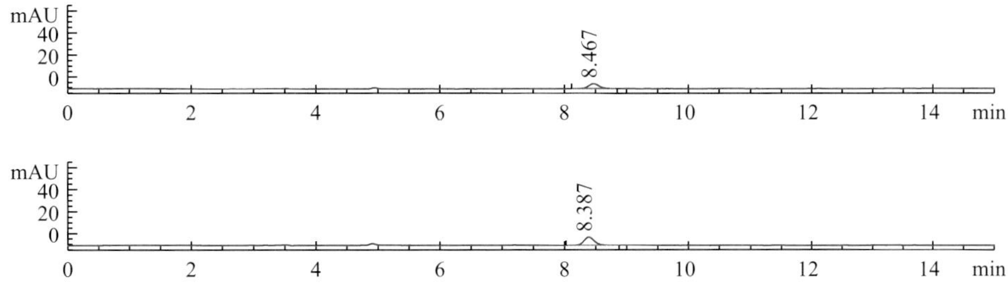

图 3-68

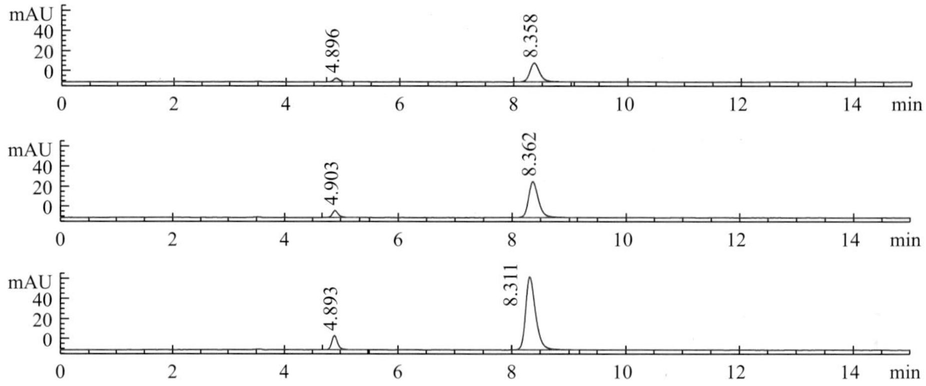

图 3-68　金胺 O 线性关系考察

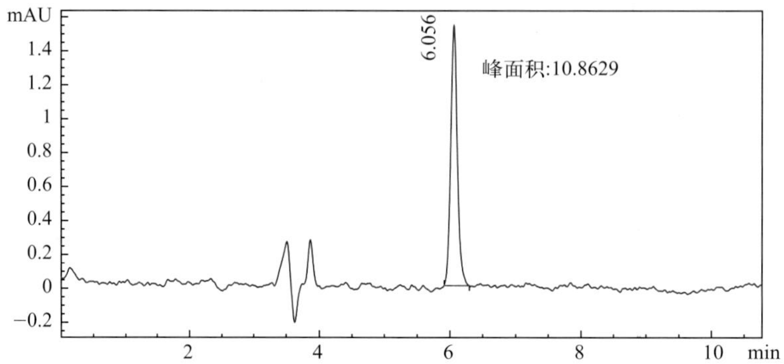

图 3-69　检测限考察